AF355937

NOUVELLE BIBLIOTHÈQUE

DE

L'ÉTUDIANT EN MÉDECINE

PUBLIÉE SOUS LA DIRECTION

DE

L. TESTUT

Professeur à la Faculté de médecine de Lyon.

PAR MM. LES PROFESSEURS ET AGRÉGÉS

ARNOZAN (de Bordeaux), AUGAGNEUR (de Lyon), BOISSON (de Lyon),
BORDIER (de Lyon), BOURSIER (de Bordeaux), CASSAËT (de Bordeaux),
COLLET (de Lyon), J. COURMONT (de Lyon), DUBREUILH (de Bordeaux),
FLORENCE (de Lyon), FORGUE (de Montpellier), GANGOLPHE (de Lyon),
HÉDON (de Montpellier), HEIM (de Paris), HERRMANN (de Toulouse),
HUGOUNENQ (de Lyon), IMBERT (de Montpellier), JEANBRAU (de Montpellier
LAGRANGE (de Bordeaux), LANDE (de Bordeaux), LANGLOIS (de Paris),
LANNOIS (de Lyon), LE DANTEC (de Bordeaux), MAYGRIER (de Paris),
MONGOUR (de Bordeaux), DE NABIAS (de Bordeaux), PAPILLAULT (de Paris),
PAVIOT (de Lyon), PIC (de Lyon), PIÉCHAUD (de Bordeaux),
M. POLLOSSON (de Lyon), POUSSON (de Bordeaux), ROUX (de Lyon),
J. TELLIER (de Lyon), TESTUT (de Lyon), THOINOT (de Paris),
TOUBERT (de Paris), TOURNEUX (de Toulouse),
VALLAS (de Lyon), VIALLETON (de Montpellier), WEILL (de Lyon).

Cette bibliothèque est destinée avant tout, comme son
nom l'indique, aux étudiants en médecine : elle renferme
toutes les matières qui, au point de vue théorique et pratique, font l'objet de nos cinq examens de doctorat.

Les volumes sont publiés dans le format in-18 colom-
bier (grand in-18), avec cartonnage toile et tranches de
couleur. Ils comporteront de 400 à 900 pages et seront
illustrés de nombreuses figures en noir ou en couleurs.

Le prix des volumes variera de 6 à 10 francs.

La Nouvelle Bibliothèque de l'Étudiant en Médecine
comprend actuellement (le nombre pourra en être
augmenté dans la suite) cinquante volumes, qui se répar-
tissent comme suit :

PREMIER ET DEUXIÈME EXAMENS

Précis d'Anatomie descriptive, par L. TESTUT, professeur d'anatomie
à la Faculté de médecine de Lyon. 2e édit., 1 vol. de 832 p. 8 fr.

Précis d'Histologie, par F. TOURNEUX, professeur d'histologie à la
Faculté de médecine de Toulouse. 1 volume de 1000 pages avec
480 figures dont 100 en couleurs dans le texte . . . . 12 fr.

Précis d'Embryologie, par F. TOURNEUX, professeur d'histologie à la Faculté de médecine de Toulouse, 1 volume de 450 pages, avec 156 figures dans le texte, dont 35 tirées en couleurs. . . . **7 fr.**

Précis de Technique histologique et embryologique (Guide de l'étudiant aux travaux pratiques d'histologie), par L. VIALLETON, professeur d'histologie à la Faculté de médecine de Montpellier, 1 vol. de 440 p., avec 118 fig. dans le texte, dont 35 tirées en couleurs. **8 fr.**

Précis de Physiologie, par L. HÉDON, professeur de physiologie à la Faculté de médecine de Montpellier, 3e édition, 1 volume de 640 pages, avec 491 figures dans le texte. . . . . **8 fr.**

Précis de Chimie physiologique et pathologique, par L. HUGOUNENQ, professeur de chimie à la Faculté de médecine de Lyon, 2e édit, 1 volume de 612 pages, avec 111 figures dans le texte, dont 44 tirées en couleurs, et 6 planches chromolithographiques hors texte. **9 fr.**

Précis de Physique biologique, par H. BORDIER, professeur agrégé à la Faculté de médecine de Lyon, 1 volume de 640 pages, avec 278 figures dans le texte, dont 20 tirées en couleurs, et une planche chromolithographique hors texte. . . . . **8 fr.**

Précis de Manipulations de physique biologique (Guide de l'étudiant aux travaux pratiques), par H. BORDIER, 1 volume de 325 pages, avec 82 figures dans le texte . . . . **5 fr.**

TROISIÈME ET CINQUIÈME EXAMENS

Précis de Pathologie générale, par J. COURMONT, professeur à la Faculté de médecine de Lyon, médecin des Hôpitaux. . **1 vol.**

Précis de Pathologie externe, par E. FORGUE, professeur de clinique chirurgicale à la Faculté de médecine de Montpellier, 2 volumes formant 1800 p., avec 400 fig. dans le texte . . . . **20 fr.**

Précis d'Anatomie topographique, par L. TESTUT, professeur d'anatomie à la Faculté de médecine de Lyon. . . . . **1 vol.**

Précis de Médecine opératoire (Manuel de l'Amphithéâtre), par M. POLLOSSON, professeur de médecine opératoire à la Faculté de médecine de Lyon, 1 volume de 400 pages, avec 140 figures dans le texte. . . . . **6 fr.**

Précis de Chirurgie opératoire, par T. JEANBRAU, professeur agrégé à la Faculté de Médecine de Montpellier. . . . . **1 vol.**

Précis de Thérapeutique chirurgicale, par L. IMBERT, professeur agrégé à la Faculté de Médecine de Montpellier . . . . . **1 vol.**

Précis de Pathologie chirurgicale générale, par M. VALLAS, professeur agrégé à la Faculté de médecine de Lyon, chirurgien des hôpitaux . . . . **1 vol.**

Précis de Pathologie interne, par F. J. COLLET, professeur agrégé à la Faculté de médecine de Lyon, médecin des hôpitaux, 3e édition, 2 volumes formant 1448 pages, avec 182 figures dans le texte, dont 32 tirées en couleurs . . . . **16 fr.**

Précis de Pathologie exotique, par A. LE DANTEC, professeur agrégé à la Faculté de médecine de Bordeaux, professeur à l'Ecole de

Santé de la Marine, 1 volume de 920 pages, avec 98 figures dans le texte, dont une partie tirées en couleurs et 4 planches chromolithographiques hors texte . . . . 10 fr.

Précis de Chirurgie d'armée, par J. TOUBERT, professeur agrégé au Val-de-Grâce, 1 volume de 550 pages, avec 234 graphiques ou figures dans le texte, dont 104 tirés en couleurs . . . . . . 8 fr.

Précis d'Auscultation et de Percussion, par E. CASSAËT, professeur agrégé à la Faculté de médecine de Bordeaux, médecin des hôpitaux, 1 volume de 700 pages, avec 158 figures dans le texte, dont 97 tirées en couleurs. . . . . 9 fr.

Précis d'Anatomie pathologique, par G. HERRMANN, professeur à la Faculté de médecine de Toulouse . . . . 1 vol.

Précis de Diagnostic médical, par PAVIOT, professeur agrégé à la Faculté de médecine de Lyon. . . . . 1 vol.

Précis des Opérations d'urgence, par M. GANGOLPHE, professeur agrégé à la Faculté de médecine de Lyon, chirurgien en chef de l'Hôtel-Dieu, 1 volume de 450 pages, avec 138 figures en noir et en couleurs dans le texte. . . . . 7 fr.

Précis de Bactériologie, par J. COURMONT, professeur d'hygiène, à la Faculté de médecine de Lyon, médecin des hôpitaux, 2e édition, 1 volume de 900 pages, avec 374 figures en noir et en couleurs dans le texte . . . . 10 fr.

Précis de Parasitologie humaine (parasites animaux et végétaux, bactéries exceptées), par G. ROUX, professeur agrégé à la Faculté de médecine de Lyon. . . . . 1 vol.

Précis de Dermatologie, par W. DUBREUILH, professeur agrégé à la Faculté de médecine de Bordeaux, médecin des hôpitaux, 1 volume de 520 pages, avec figures dans le texte. . . . . 7 fr.

Précis des Maladies vénériennes, par V. AUGAGNEUR, professeur à la Faculté de médecine de Lyon, chirurgien en chef de l'Antiquaille . . . . 1 vol.

Précis d'Ophtalmologie, par F. LAGRANGE, professeur agrégé à la Faculté de médecine de Bordeaux, chirurgien des hôpitaux, 2e édit. 1 vol. de 800 pages, avec 286 figures en noir et en couleurs dans le texte et 5 planches en chromolithographie hors texte. . 9 fr.

Précis des Maladies du larynx, du nez et des oreilles, par R. LANNOIS, professeur agrégé à la Faculté de médecine de Lyon, médecin des hôpitaux . . . . 1 vol.

Précis des Maladies du foie, par Ch. MONGOUR, professeur agrégé à la Faculté de médecine de Bordeaux. . . . . 1 vol.

Précis des Maladies des voies urinaires, par A. POUSSON, professeur agrégé à la Faculté de médecine de Bordeaux, chirurgien des hôpitaux, chargé du cours complémentaire des maladies des voies urinaires, 1 volume de 850 pages, avec 206 figures dans le texte dont 25 tirées en couleurs . . . . 9 fr.

Précis de Médecine infantile, par E. WEILL, professeur agrégé et chargé du cours complémentaire des maladies des enfants à la Faculté de médecine de Lyon, médecin des hôpitaux, 1 volume de 700 pages, avec 77 figures dans le texte . . . . 8 fr.

Précis de Chirurgie infantile, par T. Piéchaud, professeur de clinique des maladies des enfants à la Faculté de médecine de Bordeaux, chirurgien des hôpitaux, 1 volume de 850 pages, avec 224 figures originales dans le texte . . . . 9 fr.

Précis des Maladies des vieillards, par A. Pic, professeur agrégé de la Faculté de médecine de Lyon, médecin des Hôpitaux.   1 vol.

Précis des Maladies du système nerveux, par A. Pic, professeur agrégé à la Faculté de médecine de Lyon, médecin des hôpitaux . . . . 2 vol.

Précis d'Obstétrique, par Ch. Maygrier, professeur agrégé à la Faculté de médecine de Paris, accoucheur de la Charité . 1 vol.

Précis de Gynécologie, par A. Boursier, professeur de clinique des maladies des femmes à la Faculté de médecine de Bordeaux, chirurgien des hôpitaux, 1 vol. . . . . 10 fr.

Précis d'Hydrologie médicale, par A. Florence, professeur à la Faculté de médecine de Lyon . . . . 1 vol.

Précis des Maladies des Dents et de la Bouche, par J. Tellier, ancien chef de clinique de la Faculté de médecine de Lyon. 1 vol.

QUATRIÈME EXAMEN

Précis de Thérapeutique, par X. Arnozan, professeur de thérapeutique à la Faculté de médecine de Bordeaux, médecin des hôpitaux. 2 vol. formant 1 200 pages, avec figures dans le texte. 15 fr.

Précis d'Hygiène publique et privée, par J.-P. Langlois, professeur agrégé à la Faculté de médecine de Paris, 2ᵉ édition, 1 volume de 625 pages, avec 78 figures dans le texte. . . . . 8 fr.

Précis de Médecine légale, par L. Lande, professeur agrégé et chef des travaux de médecine légale à la Faculté de médecine de Bordeaux, médecin expert des tribunaux . . . . 1 vol.

Précis d'Histoire naturelle, appliquée à l'hygiène, à la médecine légale et à la toxicologie, par F. Heim, professeur agrégé à la Faculté de médecine de Paris . . . . 1 vol.

Précis de Matière médicale, par de Nabias, professeur de matière médicale à la Faculté de médecine de Bordeaux . . . . . 1 vol.

Précis de Déontologie médicale, par L. Thoinot, professeur agrégé à la Faculté de médecine de Paris . . . . 1 vol.

Précis d'Anthropologie, par G. Papillault, professeur à l'École d'anthropologie de Paris. . . . . 1 vol.

Précis de Législation et d'Administration militaires, par le docteur A. Boisson, médecin-major à l'École du service de santé militaire à Lyon. 1 volume de 672 pages, avec 26 figures dans le texte et une planche chromolithographique hors texte. . . 8 fr.

Les volumes pour lesquels il n'y a pas d'indication de prix ne sont pas parus, mais sont en cours de rédaction ou d'impression (avril 1903).

NOUVELLE BIBLIOTHÈQUE

DE

L'ÉTUDIANT EN MÉDECINE

PUBLIÉE SOUS LA DIRECTION DE

L. TESTUT

Professeur à la Faculté de Médecine de Lyon.

OPHTALMOLOGIE

PRÉCIS
D'OPHTALMOLOGIE

PAR

Félix LAGRANGE

Professeur agrégé à la Faculté de Médecine de Bordeaux,
Chirurgien des hôpitaux,
Médecin-oculiste de l'hôpital des Enfants.

DEUXIÈME ÉDITION REVUE, CORRIGÉE ET AUGMENTÉE

Avec 286 figures dans le texte.
et 5 planches en chromolithographie hors texte.

PARIS

OCTAVE DOIN, ÉDITEUR

8, PLACE DE L'ODÉON, 8

1903

PRÉFACE

DE LA PREMIÈRE ÉDITION

Le *Précis d'ophtalmologie* que nous publions aujourd'hui a spécialement été écrit pour les étudiants. En le rédigeant, nous avons eu pour principal but de mettre sous leurs yeux, dans un ordre logique et dans un cadre simple, les données fondamentales de l'ophtalmologie, telle que l'ont faite les progrès récents des sciences médicales. Nous avons dû nous souvenir à chaque instant que les étudiants sont de futurs praticiens et, par conséquent, les préparer à faire de la clinique dans les meilleures conditions possibles. Nous avons dû également ne jamais oublier que l'ophtalmologie est la partie la plus scientifique de l'art de guérir et ne pas reculer devant les explications rigoureuses et les détails de la technique.

Il ne nous était cependant pas possible de renfermer, dans le cadre naturellement restreint de cet ouvrage, tout un traité, même élémentaire, d'ophtalmologie, et force nous a été de faire un choix parmi les questions les plus importantes, de développer celles qui concernent les affections les plus communes, dont la connaissance importe à tous les médecins, pour négliger les maladies rares et celles dont le diagnostic nécessite une spécialisation quotidienne. Cependant, même pour ces dernières affections, nous avons toujours indiqué les lignes principales, et le lecteur fera entrer aisément dans le cadre que nous lui présentons les connaissances complémentaires qu'il pourra acquérir dans la suite, en se consacrant à l'oculistique.

Les ouvrages analogues à celui que nous offrons au public médical font une large place à l'anatomie et à la physiologie de l'appareil de la vision. Dans notre *Précis* le lecteur ne trouvera, à ce sujet, que des notions très sommaires; notre ouvrage est, en effet, presque essentiellement consacré à la pathologie. De même qu'au commencement de sa leçon, un professeur de chirurgie ou de médecine se contente de rappeler à son auditoire les grandes lignes de l'anatomie normale de l'organe dont il étudie les troubles morbides, de même, après un aperçu anatomique rapide et schématique, nous avons cru pouvoir renvoyer le lecteur à ses connaissances antérieures ou aux ouvrages contenant la description détaillée de l'œil normal et de ses annexes.

L'anatomie et la physiologie normales étant ainsi plus ou moins sacrifiées, il a été possible d'insister davantage sur la pathologie oculaire et sur les moyens d'exploration qui constituent la technique spéciale, aujourd'hui si importante, de l'ophtalmologie.

Cette technique aurait mérité qu'un long chapitre lui fut consacré. Il nous a cependant paru plus pratique d'en disséminer l'étude dans les différentes parties de ce *Précis*. Les procédés d'exploration ont été exposés successivement, à mesure que le nécessitait la description des affections oculaires. Avec le chapitre des vices de réfraction, l'exa-

men ophtalmoscopique (image droite, image renversée, etc., etc.) a trouvé sa place ; l'examen du champ visuel
sert d'introduction à l'histoire de l'hémiopie ; celui du
sens chromatique précède l'étude du daltonisme ; l'exploration de la cornée est suivie de la description des kératites, etc.

Nous espérons avoir ainsi donné à notre ouvrage le
plus grand caractère de concision possible et, sans rien
sacrifier à la clarté, qui doit rester la qualité dominante,
nous nous sommes efforcé de condenser, dans cet unique
et court volume, à la fois toutes les théories essentielles et
tous les détails pratiques, c'est-à-dire ce qui importe le
plus parmi les notions certaines de l'ophtalmologie.

Félix Lagrange.

Bordeaux, 15 avril 1897.

PRÉFACE
DE LA DEUXIÈME ÉDITION

En soumettant à l'appréciation du public médical cette deuxième édition, de notre Précis d'ophtalmologie, nous n'avons rien à ajouter d'important à la préface de la première édition, qui fait connaître le plan général du livre.

Nous nous sommes efforcé de conserver à cet ouvrage la concision qui lui est nécessaire, et tout en le revisant sur bien des points et en le mettant complètement au courant de la science, nous l'avons maintenu dans le cadre primitivement tracé.

Nous nous bornerons à signaler au lecteur l'adjonction de 55 figures nouvelles et inédites et d'un formulaire détaillé, destiné à rendre de véritables services aux praticiens.

Félix Lagrange.

Bordeaux, 15 février 1903.

PRÉCIS D'OPHTALMOLOGIE

CHAPITRE PREMIER

MÉTHODE A SUIVRE
DANS L'EXAMEN DES AFFECTIONS OCULAIRES

Le diagnostic des affections oculaires, et par conséquent le traitement judicieux qui en découle, dépendent essentiellement d'une bonne méthode d'examen ; il ne faut pas étudier les diverses fonctions de l'œil et les différentes parties qui le constituent lui et ses annexes, au hasard.

L'ensemble des patients peut se diviser en deux grandes catégories principales : ceux qui sont atteints d'une affection externe, visible sans instruments spéciaux, et ceux qui, avec un appareil de la vision, en apparence intact, présentent une lésion profonde, un trouble fonctionnel plus ou moins accusé.

Dans les deux cas il convient d'avoir des renseignements sur l'âge, la profession, le lieu d'habitation du sujet, et il sera presque toujours nécessaire d'étudier attentivement les antécédents : *a*) héréditaires, *b*) du malade, *c*) de la maladie.

Pour le *premier groupe* de malades, ceux qui sont atteints d'une affection externe, on s'applique, dans une investigation complète, à examiner les sourcils, les paupières, les cils, la région lacrymale, à apprécier le degré de sécrétion de la muqueuse oculaire et sa couleur, l'éclat de la cornée et particulièrement la région du limbe dont la vascularisation anormale est souvent l'un des premiers symptômes de multiples affections.

Cela fait, dans quelques cas le diagnostic s'impose, mais le plus souvent il est nécessaire d'aller plus loin ; l'observateur doit porter son attention du côté de la conjonctive palpébrale et des culs-de-sac. Il faut retourner les paupières ; l'inférieure est facilement réclinée en bas, et si le malade, pendant cet examen, regarde fortement en haut, on explore très aisément le cul-de-sac inférieur, ainsi que l'angle externe, en tirant sur la commissure.

La paupière supérieure est plus difficile à retourner, et à la façon dont s'y prend l'explorateur, on voit immédiatement l'habitude qu'il a de l'ophtalmologie. Pour arriver à bien retourner cette paupière, il faut inviter le malade à regarder sa main placée au niveau de la poitrine, et, après avoir rejeté sa tête en arrière, prendre les cils entre le pouce et l'index pendant que le pouce de l'autre main déprime la peau au-dessous du rebord orbitaire. On tire alors la paupière en bas et en avant en la faisant basculer sur le point d'appui fourni par le pouce. Quelquefois, notamment chez les granuleux qui n'ont plus de cul-de-sac, ce renversement est difficile ; on doit alors se servir d'un manche d'instrument, qu'on applique en avant de la paupière, parallèlement au rebord orbitaire, et qui sert de point d'appui plus efficace pour faire basculer le voile membraneux.

Si le malade regarde bien en bas, il peut arriver qu'on découvre ainsi aisément tout le cul-de-sac, en particulier chez les sujets qui ont l'œil saillant et la paupière très souple ; plus souvent l'extrémité supérieure, le fornix, reste cachée et, si l'on tient absolument à l'explorer, il faut y introduire un stylet mousse qui en parcourt rapidement toute l'étendue.

Cet examen montre l'état de la conjonctive, de ses glandes, la présence des corps étrangers dont le point d'élection est sur la paupière supérieure, dans le sillon parallèle au tarse, à 2 ou 3 millimètres du bord libre ; en outre, il permet, chemin faisant, de recueillir des renseignements précieux sur l'exophtalmie ou l'enophtalmie, la sensibilité de la cornée, la tension oculaire qu'on apprécie bien avec les doigts, et mieux encore avec un tonomètre (voy. p. 448).

Il faut observer la direction, la situation des points lacrymaux, interroger par la pression la région du sac dont le contenu trop abondant, muqueux ou purulent, pourra refluer vers la conjonctive. La couleur de la peau au niveau du grand angle, le gonflement de la région sont des indications précieuses: enfin, dans les cas douteux, il sera nécessaire d'apprécier la perméabilité des voies lacrymales par des injections appropriées. Au besoin on dilatera le point lacrymal qui sera très exceptionnellement incisé.

Parmi les lésions apparentes, il faut encore noter celles des muscles dont la rétraction, la paralysie et la contracture sont indiquées par des déviations plus ou moins évidentes de l'œil. La recherche de la diplopie, l'étude du champ du regard, la strabométrie (voy. *Strabisme*), établiront le diagnostic avec l'étude des antécédents du sujet et l'examen de la réfraction.

Derrière la cornée se trouve l'humeur aqueuse et le cristallin qui, comme elle, seront avantageusement explorés par l'éclairage oblique (voy. p. 248).

Cet éclairage renseigne sur le degré de transparence de ces différents milieux, la présence des corps étrangers ou des produits inflammatoires, l'intégrité de la pupille, l'existence des synéchies antérieures et postérieures. Grâce à cet examen on peut apprécier exactement la valeur de la contractilité pupillaire en couvrant alternativement l'un des deux yeux. On interrogera successivement le réflexe lumineux et accommodatif dont la dissociation est un signe très important (signe d'ARGYLL-ROBERTSON).

La *deuxième catégorie* de malades comprend ceux qui n'ont aucune lésion apparente de l'œil. Le sujet accuse une amblyopie plus ou moins marquée, ou des douleurs consécutives au mauvais fonctionnement de l'organe.

Il convient alors de pratiquer l'exploration profonde, de recourir à l'examen ophtalmoscopique, mais il ne faut pas envoyer le malade à la chambre noire et l'y suivre, ainsi qu'on le fait trop souvent, sans avoir des renseignements précis sur son acuité, son champ visuel et son sens chromatique. Plus loin nous verrons comment on doit faire l'étude de ces fonctions visuelles; remarquons ici qu'il faut les interroger avant l'examen ophtalmoscopique, parce qu'ensuite le malade, fatigué par cet examen, pourrait fournir des renseignements erronés.

La réfraction sera immédiatement appréciée à la chambre noire grâce à la méthode des ombres pupillaires, qui permet d'aller vite en donnant des indications très précises. Lorsqu'on soupçonnera la présence de l'astigmie, on n'hésitera pas cependant à faire passer le sujet devant l'ophtalmomètre de JAVAL qui donnera, en moins d'une minute, la valeur de chaque méridien de la cornée.

Le moment de l'ophtalmoscopie est alors venu; il faut se servir d'abord du miroir plan, ensuite du miroir concave. Le miroir plan renseigne sur la marche des ombres, sur l'existence des opacités placées dans le champ pupillaire, quel que soit leur siège; beaucoup de fines opacités sont inaperçues par les élèves parce qu'ils emploient un miroir concave, d'un éclairage trop puissant.

Lorsque le miroir plan a révélé la présence d'une opacité dans le champ de la pupille, pour en déterminer le siège il faut, le sujet continuant à regarder directement devant lui, se mettre sur le côté; on voit alors l'opacité se mouvoir, changer de place par rapport au bord pupillaire selon le siège réel de la lésion (voy. p. 409).

Après le miroir plan le miroir concave a son tour; il sert à pratiquer l'examen à l'image droite ou à l'image renversée selon le grossissement qu'on désire obtenir (voy. p. 89 et suivantes : *Théorie de l'ophtalmoscope, grossissement des images,* etc., etc.).

L'examen de membranes profondes se fait d'autant plus complètement que la pupille est plus large, on peut examiner le fond de l'œil à travers une pupille étroite, mais il est souvent utile de la dilater par la cocaïne ou la scopolamine. L'atropine présente quelques dangers chez les sujets prédisposés au glaucome, aussi est-elle, dans ce cas, nettement contre-indiquée. Quand les milieux dioptriques sont transparents, l'examen du fond de l'œil montre très exactement l'état de la papille, de la rétine et de la choroïde.

Cet examen terminé, l'observateur doit tout connaître de son patient, les signes subjectifs ou fonctionnels et les lésions objectives. S'il ne l'a déjà fait complètement, il peut revenir sur les antécédents, les anamnestiques, pour établir un diagnostic étiologique capable de diriger une thérapeutique raisonnée.

En somme la méthode d'examen des affections oculaires doit se dérouler de la façon suivante :

1° Étude des antécédents : *a*) héréditaires, *b*) du malade. *c*) de la maladie ;

2° Inspection de la région orbitaire et oculaire ;

3° Examen des paupières, qui devront être retournées de façon à explorer les culs-de-sac aussi complètement que possible ;

4° Examen de la région du sac lacrymal, on recherchera au besoin la perméabilité des voies lacrymales par une injection ;

5° Étude de la pupille, de ses dimensions, de ses réflexes lumineux et accommodatifs, comparaison avec la pupille du côté opposé;

6° Recherche de la tension oculaire avec les deux index ou mieux avec un tonomètre ;

7° Mesure de la puissance des muscles par les prismes, de la déviation par le strabomètre ; recherche de la diplopie, contrôle de la vision binoculaire ;

8° Étude de l'acuité visuelle de loin et de près ; si elle est défectueuse, avant de poursuivre l'examen, mensuration de la cornée par l'ophtalmomètre de JAVAL et SCHIOTZ;

9° Étude du sens chromatique, particulièrement lorsqu'il y a lieu de craindre une affection du système nerveux central ;

10° Examen campimétrique ;

11° Dans la chambre noire : *Éclairage oblique* pour étudier la cornée, l'humeur aqueuse, l'iris et le cristallin ; — *Miroir plan*, mesure de la réfraction par la méthode de CUIGNET, exploration des milieux transparents dont les fines opacités ne sont visibles qu'au miroir plan avec un faible éclairage ; — *Miroir concave*, examen à l'image *droite;* 1° peut faire connaître tous les vices de réfraction, mais recommandable surtout pour mesurer l'hypermétropie faible ou moyenne ; 2° permet d'étudier les fines lésions des membranes profondes, à un fort grossissement ; — examen à l'image *renversée*, pour voir à la fois une assez grande étendue du fond de l'œil, la région papillaire ou maculaire par exemple.

Il arrivera souvent que l'exploration n'aura pas besoin d'être poussée jusque dans tous ces détails. Quand il s'agit d'une affection externe évidente, le diagnostic peut être bientôt fait ; de même le relèvement de l'acuité visuelle par la correction de la réfraction souvent indique suffisamment la nature du mal pour dispenser d'aller plus loin ; mais, dans les cas difficiles ou douteux, il faudra toujours recourir à la série d'examens ou de recherches que nous venons d'indiquer.

Ces diverses manœuvres doivent être connues en détail ; nous aurions pu les exposer ici dans un premier chapitre sur la *technique de l'exploration oculaire*, mais ce chapitre aurait dû être très gros et cette méthode d'exposition, rationnelle d'ailleurs, ne nous a pas paru compatible avec la nature de cet ouvrage.

Les procédés d'exploration seront décrits successivement à mesure que nous étudierons les unes ou les autres des affections qu'ils servent à reconnaître. Le côté technique n'y perdra rien, la rapidité de l'exposition y gagnera.

Dans la division de notre ouvrage nous aurions pu suivre l'ordre même indiqué par la méthode d'examen que nous venons d'exposer, commencer par les paupières et finir par les affections des membranes profondes, mais il nous a paru plus conforme à l'intérêt de l'étudiant pour lequel ce livre est écrit, de commencer par l'étude des anomalies de la réfraction ; outre que c'est là le chapitre le plus difficile et le plus complexe de l'ophtalmologie théorique, il a l'avantage de nous mettre en mesure d'exposer immédiatement les procédés d'investigation (eidoptométrie, optométrie, ophtalmoscopie, etc.), qui sont à chaque instant nécessaires dans l'étude des affections oculaires.

CHAPITRE II

PROPRIÉTÉS PHYSIQUES DE L'ŒIL NORMAL

DIOPTRIQUE ÉLÉMENTAIRE

L'appareil réfringent de l'œil normal se compose de la cornée, de l'humeur aqueuse, du cristallin et du corps vitré.

La cornée est une membrane élastique, résistante, épaisse

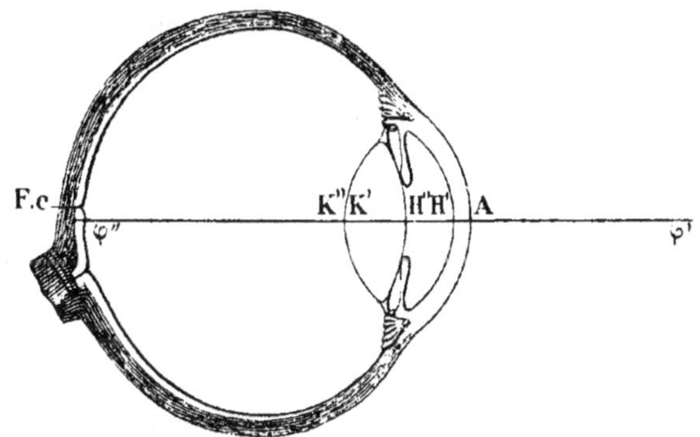

Fig. 1.

OEil schématique.

φ', foyer antérieur ou premier foyer principal. — A, surface antérieure de la cornée. — H' et H", points principaux. — K' et K", points nodaux. — φ", foyer postérieur ou deuxième foyer principal. — F.c., fosse centrale. — φ' φ", axe optique.

de $0^{mm},8$ à son centre et de 1 millimètre à sa périphérie. Son contour présente la figure d'une ellipse dont le grand axe se dirige horizontalement de dedans en dehors. La longueur de cet axe varie de 11 à 12 millimètres; le petit axe dans le sens vertical a 10 millimètres. Le rayon de courbure de la face antérieure convexe est, à l'état normal, de 7,7. L'indice de réfraction de la substance est de 1,3365.

Après la cornée vient l'humeur aqueuse. c'est-à-dire le liquide qui remplit la chambre antérieure de l'œil et dont les caractères sont d'être incolore, très limpide et fluide comme de l'eau. Sa quantité est de 40 centigrammes. son poids spécifique de 1,005, son indice de réfraction de 1,3365.

Le cristallin est placé entre l'humeur aqueuse et le corps vitré. Sa convexité antérieure remplit l'espace pupillaire limité par le sphincter irien. La surface postérieure repose dans une excavation creusée à la face antérieure du corps vitré (*fossa patellaris*). Sa forme générale est celle d'une lentille biconvexe à contours sphériques. Le rayon de courbure de la face antérieure est de 10^{mm},8. celui de la face postérieure de 8^{mm},2. Son indice de réfraction est de 1,43.

Le cristallin n'est pas un organe homogène; il se compose d'une série de couches superposées dont la courbure augmente de dehors en dedans. couches qu'on peut considérer comme une série de ménisques divergents, de plus en plus forts, entourant un noyau central. Cette disposition a pour résultat de supprimer l'aberration de sphéricité.

Le corps vitré est placé entre le cristallin et la rétine, c'est le dernier des milieux dioptriques et le plus volumineux. Sa transparence est complète, sa consistance est celle du verre fondu. Il est essentiellement composé par un liquide retenu dans des mailles serrées de tissu conjonctif qui partent d'une membrane enveloppante appelée l'hyaloïde. L'indice du corps vitré, comme celui de l'humeur aqueuse et de la cornée, est de 1,3365.

Cet appareil réfringent est mal centré, mais les axes de ses trois surfaces forment entre eux des angles le plus souvent très faibles. L'un de ces angles est cependant très important : l'angle α, formé par le grand axe de l'ellipse cornéenne et la ligne visuelle passant par la fovea et le point nodal.

La ligne visuelle OF réunit l'objet fixé à la fosse centrale; la ligne EL représente l'axe de la cornée: l'angle ONE est l'angle z, dont le sommet est situé à peu près au niveau du point nodal de l'œil sans avoir rien à faire avec lui (fig. 2).

Cet angle est variable, ce qui s'explique bien par la variété même de la forme de la cornée. Il est positif lorsque la partie antérieure de l'axe cornéen est situé du côté externe de la ligne visuelle : c'est de beaucoup le cas le plus fréquent. Quand l'axe de la cornée et la ligne visuelle coïncident, l'angle z est égal à 0 : il devient négatif lorsque l'axe cornéen passe en dedans de la ligne visuelle (voy. ch. du *Strabisme*).

Quoi qu'il en soit du défaut de centrage de la cornée par rapport aux autres puissances dioptriques de l'œil, tous ces dioptres sont associés dans un but commun qui est de former sur le pôle postérieur de l'œil une image nette, et nous devons ici étudier le rôle de chacun des dioptres oculaires, montrer leur rôle particulier dans le résultat définitif.

Il nous suffira de quelques explications destinées à rappeler les faits connus et démontrés en physique.

La première loi à invoquer est la suivante :

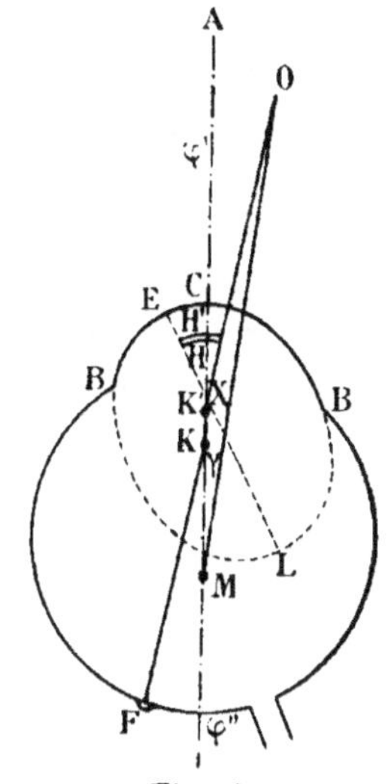

Fig. 2.

A.A', axe optique. — φ'. foyer antérieur. — φ''. foyer postérieur; HH' points principaux; KK' points nodaux ; M. centre de rotation. — C, centre de la cornée. — BB, base de la cornée. — EL, grand axe de l'ellipsoïde cornéen. — F, fosse centrale. — O. point de fixation. — K'O, ligne visuelle. — M O, ligne du regard. — O K E, angle z. — O M A, angle φ.

En passant d'un milieu moins réfringent dans un milieu plus réfringent le faisceau lumineux se rapproche de la normale, tandis que, dans les conditions inverses, il s'en éloigne, le tout proportionnellement à l'indice de réfraction de chaque milieu.

Supposons un dioptre convergent séparant deux milieux dont les indices de réfraction sont n' et n'' ($n'' > n'$) et dont le centre est en C, le pôle en P (fig. 3).

Un rayon incident LI amènera un rayon réfracté IL' conformément à la loi générale de la réfraction $\frac{\sin i}{\sin r} = \frac{n''}{n'}$; relation qu'on peut écrire sous la forme $\frac{i}{r} = \frac{n''}{n'}$.

Appelons R le rayon de courbure du dioptre :

p la distance de l'objet au pôle P ;

p' la distance de l'image L' au pôle.

Dans le triangle LIC on a $i = \alpha + \beta$;

Dans le triangle ICL', $\beta = r + \gamma$ ou $r = \beta - \gamma$. Au point I

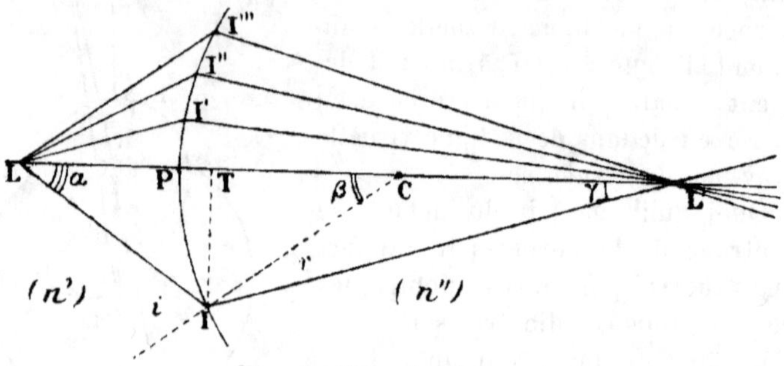

Fig. 3. (D'après SIGALAS.)

abaissons la perpendiculaire IT sur le grand axe ; en négligeant PT on peut écrire :

$$\operatorname{tg} \alpha = \alpha = \frac{IT}{p}.$$

$$\operatorname{tg} \beta = \beta = \frac{IT}{R}.$$

$$\operatorname{tg} \gamma = \gamma = \frac{IT}{p'}.$$

En substituant ces valeurs de α, β, γ, à i et r dans l'équation précédente $\frac{i}{r} = \frac{n''}{n'}$ ou $in' = rn''$ on a :

$$n' \left(\frac{IT}{p} + \frac{IT}{R} \right) = n'' \left(\frac{IT}{R} - \frac{IT}{p'} \right),$$

et

$$\frac{n'}{p} + \frac{n'}{R} = \frac{n''}{R} - \frac{n''}{p'},$$

ou

$$\frac{n'}{p} + \frac{n''}{p'} = \frac{n'' - n'}{R}.$$

Mais si L s'éloigne à l'infini, $p = \infty$; l'image L' est alors au foyer du dioptre et la formule qui sert à calculer ce foyer se dégage facilement de la précédente.

Cette formule devient en effet :

$$\frac{n'}{\infty} + \frac{n''}{p'} = \frac{n'' - n'}{R}.$$

ou $\frac{p'}{n''} = \frac{R}{n'' - n'}$ ou $p' = \frac{R\,n''}{n'' - n'}$; mais p' est une distance focale, l'un des foyers du dioptre, par conséquent $\Phi' = \frac{R\,n''}{n'' - n'}$, de même en faisant $p' = \infty$ l'autre foyer $\Phi'' = \frac{R\,n'}{n'' - n'}$.

Nous allons nous servir tout à l'heure de ces formules pour calculer la longueur focale du dioptre cornéen.

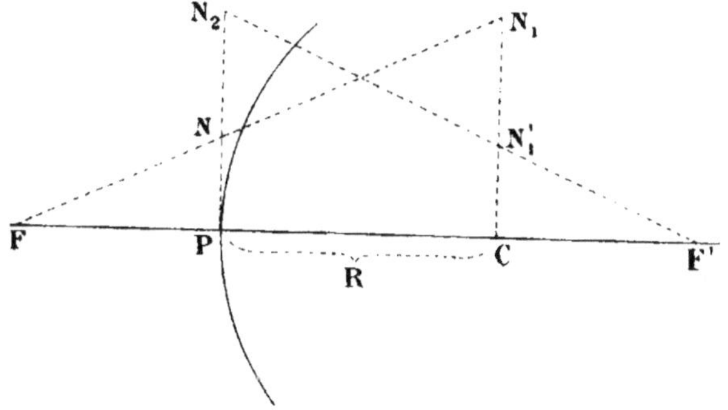

Fig. 4. (D'après SIGALAS.)

Dans une figure comme la figure 4, on peut trouver géométriquement la position des foyers du dioptre, pour cela on n'a qu'à élever des perpendiculaires en P et en C et à prendre sur ces perpendiculaires des longueurs PN, PN² et CN'₁, CN₁ égales à n' et à n'', les deux indices de réfraction et de joindre NN₁ et N₂N'₁: les droites prolongées ainsi obtenues coupent l'axe du système en F et F', les deux foyers. (SIGALAS. *Cours de physique médicale, Optique*, p. 12.)

Plusieurs dioptres peuvent être associés de façon à constituer un système centré, c'est-à-dire une série de dioptres dont les axes principaux sont situés sur une même ligne droite qui est appelée l'axe du système.

Considérons deux dioptres ayant un axe commun XY dont les pôles sont P et P'. Le point lumineux L, placé dans le premier milieu, aura par rapport au dioptre P un point conjugué L'. Par rapport à P', ce point L' virtuel aura un point conjugué L" qui sera le point conjugué de L à travers le système des deux dioptres (fig. 5).

Si le point L est placé à l'infini, les rayons qu'il envoie sont parallèles à l'axe et viennent en F' foyer du dioptre P; F' virtuel

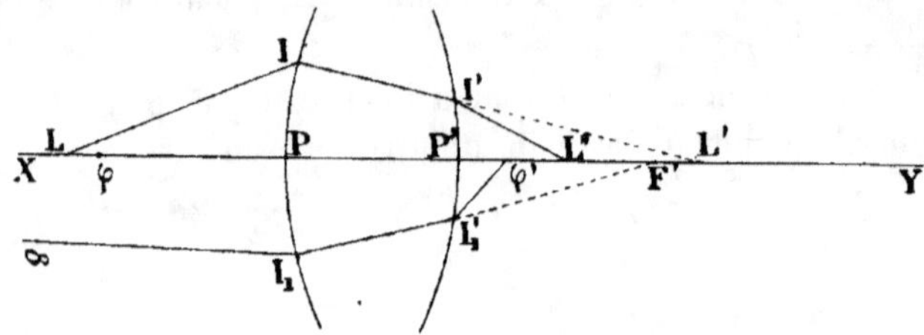

Fig. 5. (D'après SIGALAS.)

par rapport à P' aura un conjugué en φ' qui sera le foyer principal des deux dioptres réunis; de même on trouverait le point φ l'autre foyer principal du système.

GAUSS a étudié sous le nom de plans et de points principaux des points et des plans qu'on détermine de la manière suivante : Un rayon parallèle à l'axe LI vient en I'₁ puis φ'; le prolongement de ce réfracté coupe LL' en h', par ce point h' on peut mener un plan perpendiculaire à l'axe XY; H' est le point principal, h'H' le plan principal; on trouve de même le point principal H et le plan principal Hh (fig. 6). On démontre que les points h et h' sont conjugés ainsi que les points H et H', d'où il résulte qu'un rayon incident quelconque et le rayon réfracté correspondant coupent les plans principaux en des points situés à égale distance de l'axe. *C'est là une très importante propriété des plans principaux.*

Dans un pareil système il existe enfin des points nodaux étudiés par LISTING. Ces points sont tels que, lorsqu'un rayon incident prolongé passe par l'un d'eux, le rayon réfracté correspondant paraît venir de l'autre et est parallèle au rayon incident (fig. 7). Dans le cas où les deux distances focales d'un système sont égales, les points nodaux se confondent avec les points principaux.

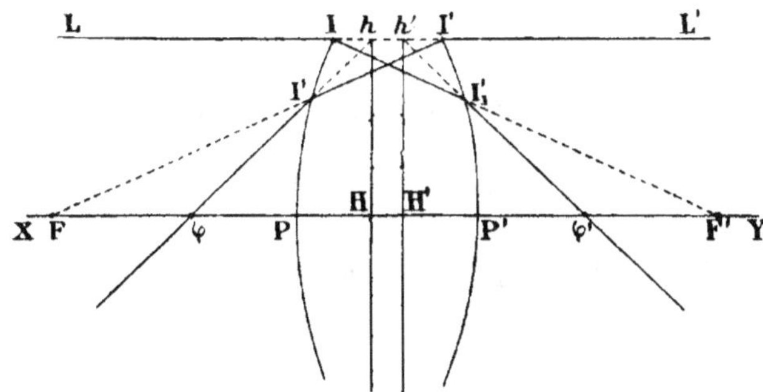

Fig. 6. (D'après SIGALAS.)

Les notions qui précèdent nous permettent de comprendre la marche des rayons lumineux dans l'œil qui est essentiellement composé d'un premier dioptre, analogue à celui que représentent les figures 3 et 4, et d'un système de deux dioptres

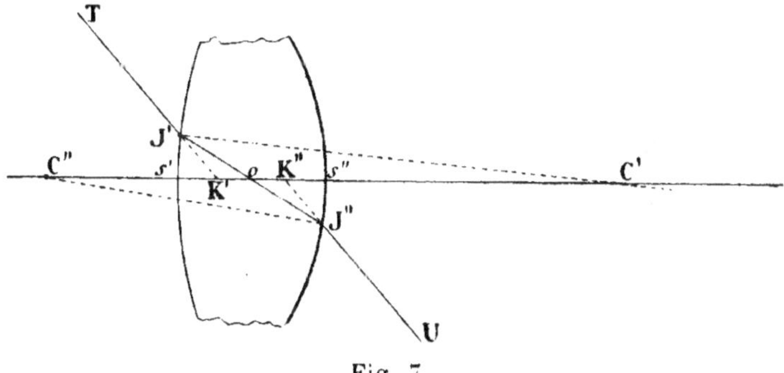

Fig. 7.

(système cristallinien) analogue à celui dont il est question à propos des figures 5, 6 et 7.

Etudions et réunissons ces diverses constantes oculaires.

L'œil est un appareil dioptrique composé de trois surfaces réfringentes; [la première est formée par la cornée, les deux autres par le cristallin. Le dioptre formé par la cornée est convergent, puisque sa surface convexe est tournée du côté de l'air, moins réfringent que l'humeur aqueuse; de même la surface antérieure du cristallin doit sa puissance convergente à ce qu'elle sépare l'humeur aqueuse ($n = 1,33$) du cristallin ($n = 1,43$). La face postérieure du cristallin, concave en avant, a aussi comme les deux autres sa convexité tournée du côté d'un milieu moins réfringent (1,33) le corps vitré. Ces trois dioptres concourent donc à diriger les rayons lumineux qui tombent sur l'œil en parallélisme, sur la macula. Voyons quelle est la part qui revient : 1° au dioptre cornéen ; 2° au deux dioptres qui forment la lentille cristallinienne.

1° *Première constante de l'appareil oculaire, valeur du dioptre cornéen.* — Rappelons-nous que le rayon de courbure de la cornée $R = 7,7$ que son indice de réfraction $n'' = 1,33$, que l'indice de réfraction de l'air $n' = 1$; en appliquant les formules

$$\varphi' = \frac{n'R}{n'' - n'} \quad (1) \quad \text{et} \quad \varphi' = \frac{n''R}{n'' - n'} \quad (2)$$

Nous avons
$$\varphi' = \frac{1 \times 7,7}{1,33 - 1} = 23,1$$

et
$$\varphi'' = \frac{1,33 \times 7,7}{1,33 - 1} = 30,8.$$

Le système est inéquifocal et les distances focales φ' et φ' sont entre elles dans les mêmes rapports que les indices de réfraction des deux milieux :

$$\frac{\varphi''}{\varphi'} = \frac{30,8}{23,1} = \frac{1,33}{1} = \frac{n''}{n'} = \frac{4}{3}. \qquad (3)$$

On remarquera que les équations 1 et 2 donnent $\varphi' = \frac{1 \times R}{1,33 - 1} = \frac{1 \times R}{0,33}$ et en multipliant les deux termes de la fraction par 3, il vient $\varphi' = \frac{3R}{1} = 3R$; de même $\varphi'' = \frac{1,33 \times R}{1,33 - 1} = \frac{1,33 \times R}{0,33}$ et toujours en multipliant par 3, il vient $\varphi'' = \frac{R4}{1} = 4R$. En remplaçant R par sa valeur 7,7 on trouve comme plus haut les valeurs $\varphi' = 23,1$ et $\varphi'' = 30,8$.

Le point principal du dioptre cornéen est en p, le point nodal C au centre de courbure (fig. 8).

2° *Constantes optiques du cristallin, deuxième composante dioptrique.* — Le cristallin n'est en somme qu'une lentille biconvexe; les points principaux coïncident avec les points nodaux et comme ils sont respectivement très rapprochés, on

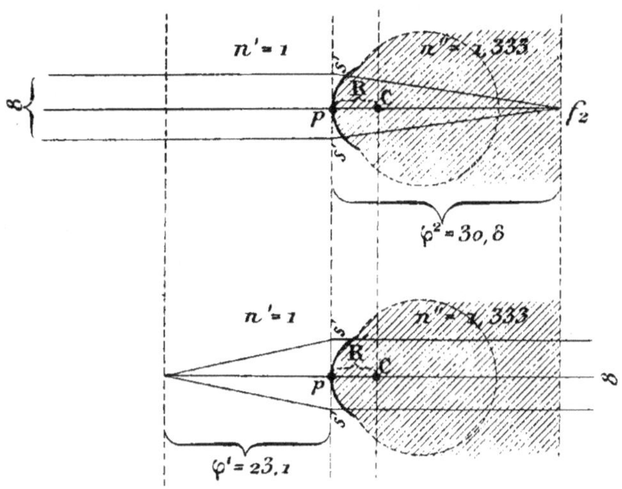

Fig. 8. (D'après PARENT.)

peut supposer les deux points nodaux et principaux confondus en un seul. On peut aussi, sans erreur sensible, admettre que tous ces points sont confondus avec le centre optique.

Depuis HELMHOLTZ nous connaissons les rayons de courbure des deux surfaces cristalliniennes :

Le rayon de courbure de la surface antérieure $R' = 10^{mm},8$, celui de la surface postérieure $R'' = 8^{mm},2$.

D'autre part l'indice de réfraction $n'' = 1,43$.

Placé dans l'air, le cristallin a une distance focale très courte, 10 millimètres environ, mais il est placé entre l'humeur aqueuse et le corps vitré et sa distance focale doit en être considérablement accrue; elle acquiert 62 millimètres. On peut s'en convaincre en appliquant au cristallin dans l'air la formule des lentilles biconvexes :

$$F = \frac{R'\,R''}{(n-1)(R'+R'')} = \frac{10,8 \times 8,2}{(1,43-1)(10,8+8,2)} = 10^{mm},8 \; ; =$$

en plaçant le cristallin dans un milieu d'indice 1,33 : on doit changer $n-1$, ou $\frac{n''}{1}-1$, en $\frac{n'''}{n''}-1$ ou $\frac{1,43}{1,33}-1$, ce qui donne :

$$F = \frac{R'R''}{\left(\frac{n'''}{n''}-1\right)\left(R'+R''\right)} = \frac{10,8 \times 8,2}{\left(\frac{1,43}{1,33}-1\right)\left(10,8+8,2\right)} = 62,5.$$

Il serait encore possible de calculer dans cette distance focale la part qui revient à l'une et à l'autre surface du cristallin ; mais qu'il nous suffise ici de connaître la distance focale totale ; c'est-à-dire le pouvoir réfringent qui vient s'ajouter au dioptre cornéen pour constituer l'œil humain complet.

3° *ŒIl complet. Résultante dioptrique des composantes précédentes.* — La première composante fournie par la cornée a deux longueurs focales différentes : $\varphi' = 3\,R$, $\varphi'' = 4\,R$ le cristallin une distance focale unique, f ; considérons qu'un intervalle $d = 5,8$ sépare les points principaux des deux composantes, nous aurons en vertu des formules connues (dont la démonstration ne peut trouver place ici) les valeurs suivantes :

$$\Phi' = \frac{\varphi' f}{\varphi'' + f - p} = \frac{23,1 \times 62,5}{30,8 + 62,5 - 5,8} \; 16^{mm},5 \; ;$$

$$\Phi'' = \frac{\varphi'' f}{\varphi'' + f - d} = \frac{30,8 \times 62,5}{30,8 + 62,5 - 5,8} = 22$$

Il ne reste plus qu'à savoir de quel point il faut compter les distances Φ' et Φ'' ; c'est-à-dire où se trouve le point principal résultant de la fusion des points principaux des deux composantes. Or, nous admettons avec PARENT qu'en pareil cas les points principaux des deux composantes vont l'un vers l'autre avec une vitesse inversement proportionnelle au pouvoir dioptrique des composantes. En réalité ce point situé sur l'axe du système de façon à partager la distance en parties inversement proportionnelles au pouvoir réfringent des dioptres associés est le centre optique du système équivalent (voy. HELMHOLTZ, *Optique phys.*, p. 77, fig. 33, et GARIEL, *Optique géom.*, p. 77, fig. 51), mais quand il s'agit de dioptres très rapprochés et puissants on

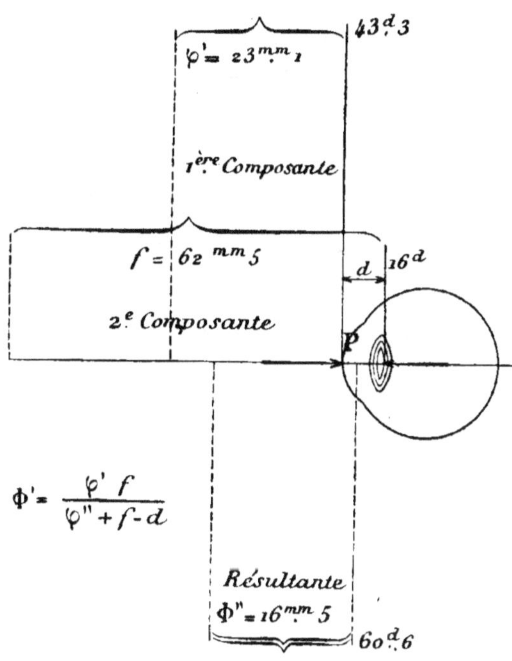

Fig. 9. (D'après PARENT.)

Partie supérieure de la figure : puissance dioptrique respective 43 D 3 et 16 D des deux composantes dioptriques (cornée et cristallin) de l'œil.

Partie inférieure de la figure : puissance dioptrique totale = 60 D 6 de l'œil complet.

peut, sans notable erreur, admettre que le centre optique et le point principal du système coïncident. Il en résulte que dans l'espèce le point cherché est environ à 1mm,5 du point principal de la cornée et à 4mm,1 du point principal (qui est aussi le centre optique) du cristallin.

Le même raisonnement indique le point nodal de l'œil com-

plet. Le point nodal de la cornée est à 7ᵐᵐ,7 de la surface (au
centre de courbure), celui du cristallin est à 5ᵐᵐ,8 de la cornée,
leur écart est donc de 1ᵐᵐ,9, celui de la cornée étant le plus
à droite ou en arrière. Ces deux points vont l'un vers l'autre
avec une vitesse proportionnelle à la valeur dioptrique des
puissances réfringentes intéressées; ils se rencontrent à 0ᵐᵐ,5
en avant du point nodal cornéen, à 1ᵐᵐ,4 en arrière du centre
de courbure du cristallin.

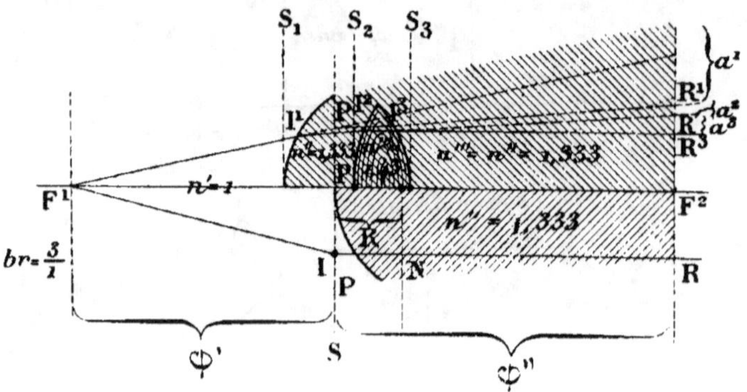

Fig. 10. (D'après Parent.)

Par conséquent le point principal de l'œil complet est à 1ᵐᵐ,5
de la cornée, le point nodal à 7 ᵐᵐ, 2 le premier foyer ou foyer
antérieur Φ', placé à 16ᵐᵐ,5 du point principal est à 14 millimètres de la cornée, le deuxième foyer ou foyer postérieur Φ'',
placé à 22 millimètres du point principal est à 23ᵐᵐ,5 de la cornée.

Ces quatre points sont les points cardinaux, les constantes
fondamentales de l'œil complet.

Œil réduit. — Pour construire l'œil réduit il faut transformer
les trois surfaces réfringentes en une seule, de façon à obtenir
un dioptre simple optiquement équivalent à l'œil complet.

Pour obtenir cet œil réduit il faut en placer la courbure au
niveau du point principal P, que nous connaissons, situé à
1ᵐᵐ,7 de la cornée, et donner à cette courbure le rayon PN
qui est égal à la différence des deux longueurs focales princi-

pales $PN = \Phi'' - \Phi'$. Cela revient en somme à prendre la cornée, à en reporter le point principal à $1^{mm}.7$ en arrière et à en raccourcir le rayon de $2^{mm},2$.

La figure 10, empruntée comme les deux précédentes à Parent, fait voir comment on peut construire géométriquement l'œil réduit; du point F_1 on fait partir un rayon $F_1 I_1$, ce rayon, avant de devenir parallèle à l'axe, subit trois réfractions dans l'œil complet (partie supérieure de la figure), selon les droites R^1, R^2, R^3. Si l'on prolonge en sens contraire les rayons incident $F_1 I_1$ et réfracté $R^3 I^3$, ils se rencontrent en un point P d'où l'on peut abaisser une perpendiculaire sur l'axe du système. Cette perpendiculaire est le plan principal, le point P, le point principal de l'œil réduit. A l'aide d'un compas placé en N, on décrit avec un rayon de 5,5 une courbe (partie inférieure de la figure) qui n'est autre que le dioptre cherché.

La longueur 5,5 doit être le rayon de courbure de l'œil réduit, parce que dans l'œil réduit, formé d'un seul dioptre, le centre de courbure doit coïncider avec le point nodal, et que le point nodal de l'œil, que nous désirons construire équivalent à l'œil complet, doit être placé à une distance de la cornée égale à la différence des deux foyers de cet œil $\varphi'' - \varphi' = 5,5$.

Ce dioptre unique a donc $5^{mm},5$ de courbure et des distances focales $\Phi' = 16,5$, $\Phi'' = 22$, égales à celles de l'œil schématique. C'est l'équivalent de l'œil complet.

Cet œil est l'œil réduit de Listing. Donders a introduit dans l'optique physiologique un œil réduit plus court qui n'a que 5 millimètres de rayon; cet œil est trop court de $\frac{1}{10}$. Pour avoir avec l'œil de Donders des calculs exacts il faut multiplier les résultats par 1,1; mais en pratique on peut se contenter des chiffres ronds de l'œil réduit indiqué par le physiologiste hollandais et en admettre les constantes faciles à retenir : $R = 5$, $\Phi' = 3 R = 15$, $\Phi'' = 4 R = 20$.

CHAPITRE III

ANOMALIES DE LA RÉFRACTION
ET DE L'ACCOMMODATION

Nous allons exposer dans ce chapitre, particulièrement important, l'histoire des vices de réfraction, c'est-à-dire tout ce qui concerne l'hypermétropie, la myopie et l'astigmie. Chemin faisant nous étudierons avec soin les divers procédés d'investigation (image renversée, image droite, etc.), qui sont nécessaires pour le diagnostic de ces affections et qui servent aussi à l'étude des lésions des membranes profondes dont il sera question plus loin. Les anomalies de l'accommodation ont également trouvé dans ce chapitre leur place naturelle.

§ 1. — DÉFINITION DES DIVERS ÉTATS AMÉTROPIQUES. — LEUR CORRECTION PAR LES LENTILLES

Le système collectif qui constitue le dioptre oculaire réunit les rayons incidents sur la rétine en une image réelle. D'après le calcul et l'expérience, cette image se forme à 23 millimètres en arrière de la surface de la cornée, au foyer postérieur du système, si toutefois l'œil est au repos et les rayons parallèles, c'est-à-dire en pratique, s'ils viennent d'une distance minima de 5 mètres.

L'œil statique est dit emmétrope lorsqu'il réunit ainsi les rayons lumineux sur la rétine; si cette condition fait défaut, l'œil est atteint d'amétropie : il est myope, hypermétrope ou astigme.

1° Emmétropie. — L'œil emmétrope est celui qui, à l'état de repos, est adapté pour l'infini, c'est-à-dire réunit sur sa rétine les rayons venus de l'infini. Il possède alors son minimum de réfringence, il est adapté pour la plus grande distance possible ; le point le plus éloigné de l'œil, le punctum remotum est donc à l'infini.

Lorsque cet œil emmétrope sort de son inaction, le cristallin change de courbure, sa puissance réfringente augmente : l'œil est alors adapté pour une plus courte distance.

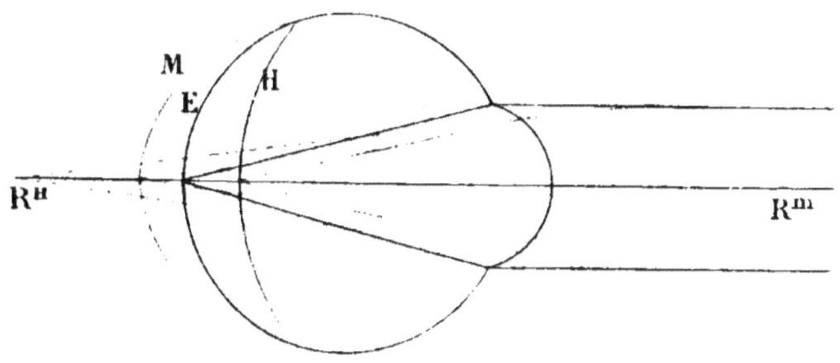

Fig. 11.

Définition de l'emmétropie, l'hypermétropie et la myopie.

L'œil schématique emmétrope doit avoir 22^{mm},8 du sommet de la cornée, première surface réfringente, à la fosse centrale de la rétine, second foyer. Avec l'épaisseur de la choroïde et de la sclérotique on trouve 24^{mm},1 comme longueur totale de l'œil emmétrope.

Autre propriété caractéristique de l'emmétropie : tous les rayons venus du fond de l'œil, d'un vaisseau éclairé de la rétine par exemple, sortent de la cornée en parallélisme. Cette propriété corollaire de la première est importante à retenir, nous la retrouverons lorsque nous parlerons de l'examen à l'image droite.

2ᵉ Myopie. — La myopie, que DONDERS a voulu appeler brachymétropie, est l'état de l'œil dans lequel la rétine se trouve au delà du foyer du système dioptrique. Les rayons parallèles se réunissent en avant de la rétine, poursuivent leur marche en divergeant, et vont former sur cette membrane un cercle de diffusion.

Si l'objet placé à l'infini est rapproché, en R par exemple, on éloigne l'image du foyer principal, et cette image arrive jusqu'à la rétine.

Ce vice de réfraction peut tenir à deux causes bien distinctes :

1° L'œil est plus long qu'à l'état normal : l'image se forme à 22^{mm},8 de la cornée, mais en avant de la rétine : *myopie axile* ;

2° L'appareil réfringent de l'œil est trop puissant par la modification : *a*) des surfaces du cristallin et de la cornée : *myopie de courbure* ; *b*) de la valeur des indices de réfraction :

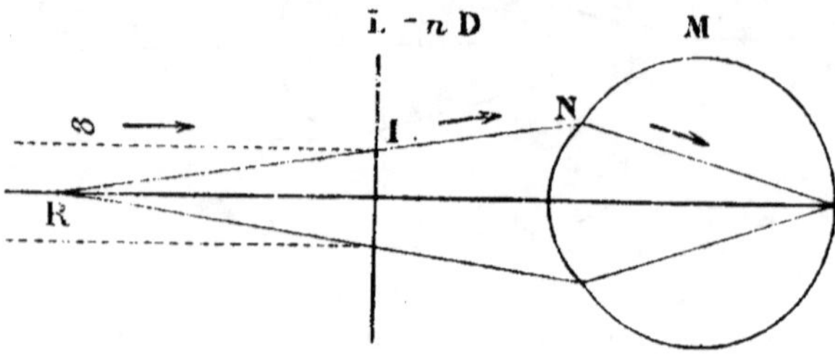

Fig. 12.

myopie de réfraction. Cette dernière forme est rare, la myopie de courbure est un peu plus fréquente, mais c'est la myopie axile qu'on rencontre le plus souvent.

La myopie affecte des degrés très variables selon la distance à laquelle il faut placer l'objet R pour obtenir son image sur la rétine. L'œil est d'autant plus myope que l'objet sera plus rapproché ; si celui-ci est à 1 mètre, la myopie est de $\frac{1}{1}$; à 0^{m},50 la myopie sera de $\frac{1}{0,50}$ etc... ; en désignant une fois pour toutes par R la distance du punctum remotum à l'œil, le degré de la myopie sera de $\frac{1}{R}$.

L'expression du degré de la myopie est donc identique à celui de la force réfringente d'une lentille : une lentille ayant 1 mètre de distance focale possède une valeur réfringente de 1 dioptrie ou $\frac{1}{7}$, c'est-à-dire égale à l'inverse de la distance focale exprimée en mètres : si la longueur focale est de 0,50,

une valeur réfringente de $\frac{1}{0.50}$ = 2 dioptries; si le foyer est
à 0^m,25, une valeur de 4 dioptries, etc.

Le myope est ainsi placé dans les conditions d'un emmétrope
qui, à l'aide d'une lentille convexe, augmenterait la réfringence
de son appareil dioptrique. En plaçant devant l'œil emmétrope
une lentille convexe de 1 dioptrie, le remotum est à 1 mètre,
l'œil devient myope de 1 D; avec une lentille de 3 D, le remotum sera à 33 centimètres, l'œil myope de 3 D; et ainsi de
suite. L'expression de 1, 2, 3, 4 D de myopie indique donc
que la force réfringente de l'œil est de 1, 2, 3, 4 D trop considérable. Il en résulte que si l'on place devant l'œil un verre
concave, on diminue son pouvoir réfringent d'une quantité
égale au pouvoir de la lentille. Une lentille concave de 1 D
supprimera l'excès de réfringence d'un œil myope de 1 D; le
sujet retombe dans les conditions générales de l'emmétropie.
Cette lentille, qui corrige l'amétropie de l'œil, mérite le nom de
lentille correctrice.

3° Hypermétropie. — L'hypermétrope n'a pas, à proprement parler, de remotum; ce point est virtuel, en arrière de
la rétine; les rayons qui vont former une image rétinienne

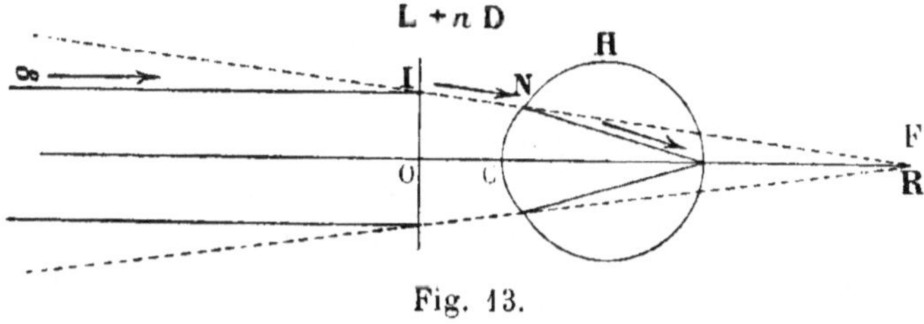

Fig. 13.

arrivent en convergence; il en résulte qu'aucun objet n'est
vu nettement, parce qu'il n'existe pas d'objet qui envoie des
rayons convergents. Pour avoir une fixation nette, l'hypermétrope doit donc remédier à cette convergence en augmentant la
puissance de réfraction de son œil.

Dans la pratique, on arrive à ce résultat en interposant
devant l'œil un verre convexe qui réunit sur la rétine les

rayons venus de l'infini : ce verre mesure le vice hypermétropique. Il est bien entendu ici que l'œil est à l'état de repos, et que son appareil accommodateur n'entre pas en jeu.

L'hypermétropie est d'autant plus forte que le remotum est plus près de l'œil, et inversement. De même que pour la myopie, son degré peut être évalué par la formule $\frac{1}{R}$. Si R = 25 centimètres, l'hypermétropie est de 4 dioptries. Théoriquement, en plaçant une lentille convexe de 4 dioptries au point principal, le vice de réfraction doit être corrigé ; mais le verre se place en pratique à 15 millimètres de la cornée, soit, dans le cas particulier, à 26cm,5 du remotum. La lentille correctrice aura donc 26cm,5 de foyer, soit une valeur de $\frac{1}{26,5}$ = 3 dioptries 75.

Par conséquent, dans l'hypermétropie, le verre correcteur a toujours une valeur plus faible que le degré même du vice de réfraction.

Comme la myopie, l'hypermétropie est le plus souvent d'origine axile.

4º Astigmie [1]. — L'œil astigme est celui dont les surfaces réfringentes ne sont pas des surfaces de révolution.

Les surfaces réfringentes d'un œil normal sont engendrées par un ellipsoïde de révolution ; les rayons qui les traversent se réunissent en un foyer unique, placé sur l'axe optique qui est l'axe même de cet ellipsoïde. Dans l'œil astigme, il en est tout autrement ; le méridien vertical, par exemple, de la cornée possédera un rayon plus court que le méridien horizontal, la courbure du premier sera plus accusée, et par conséquent sa réfringence plus grande. Cette différence dans la courbure des méridiens constitue à proprement parler l'astigmie (voy. p. 62 et suiv.).

L'astigmie est régulière ou irrégulière ; régulière, lorsque dans un même méridien la force réfringente est la même ;

---

[1] Aux expressions *astigmatisme* et *astigmate*, nous préférons, comme étant plus simples, les termes astigmie et astigme, qui ont été employés pour la première fois par G. MARTIN (de Bordeaux).

irrégulière, si pour un même méridien la courbure est différente. Il peut arriver que la cornée soit déformée au point de
défier toute analyse, la formation des
images n'offre alors plus rien de précis,
et quelquefois il faut renoncer à remédier à ce vice de réfraction par les verres
correcteurs.

Le cristallin tient souvent une grande
place dans le développement de l'astigmie ; ses déformations, très variables,
tantôt augmentent, tantôt et le plus
souvent viennent compenser l'astigmie

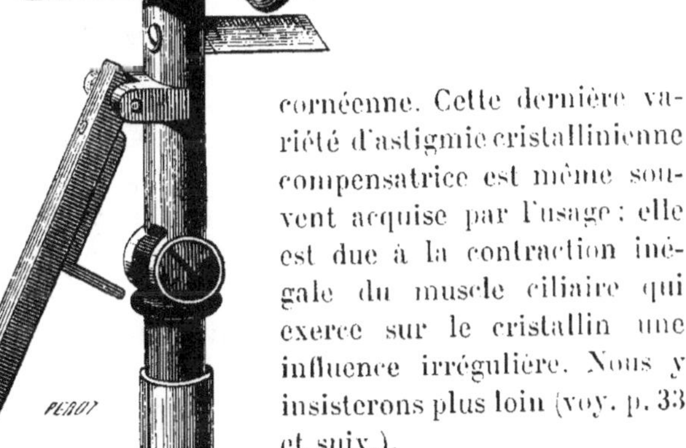

Fig. 14.
OEil artificiel du professeur
BADAL.

cornéenne. Cette dernière variété d'astigmie cristallinienne
compensatrice est même souvent acquise par l'usage ; elle
est due à la contraction inégale du muscle ciliaire qui
exerce sur le cristallin une
influence irrégulière. Nous y
insisterons plus loin (voy. p. 33
et suiv.).

Ces divers états de l'œil humain, emmétropie et vices
amétropiques peuvent être re-
présentés par des appareils schématiques très commodes pour
l'étude. PERRIN, PARENT, LANDOLT ont imaginé des yeux artifi-

ciels qui reproduisent à volonté les différents degrés des amétropies diverses : l'œil artificiel du professeur Badal ne leur cède en rien par la simplicité du mécanisme et la démonstration complète de toutes les variétés d'amétropie.

L'appareil dioptrique dans cet œil artificiel est représenté par une lentille de $17^{mm},5$ de foyer, placée à $4^{mm},5$ d'une cornée fictive, sans action réfringente. Le foyer antérieur est donc à 13 millimètres de la cornée et le foyer postérieur à 22 millimètres.

En avant de la **lentille** principale deux disques superposés permettent de faire **passer** devant l'œil toute la série des verres convexes et concaves, **de façon** à obtenir tous les degrés possibles d'hypermétropie par défaut de réfringence ou de myopie par excès. De plus, ces disques portent des verres cylindriques qui en se plaçant devant l'œil peuvent, par un mécanisme particulier, occuper toutes les inclinaisons possibles et reproduire par conséquent toutes les variétés d'astigmie. Enfin la myopie et l'hypermétropie axiles sont obtenues à l'aide d'un pas de vis qui allonge ou diminue le corps cylindrique de l'instrument.

Chaque tiers de rotation du pas de vis déplace le fond de l'œil de $\frac{3}{10}$ de millimètre; on se rend facilement compte que ce changement de longueur diminue ou augmente d'une dioptrie la réfraction de l'œil.

5° Correction de la myopie et de l'hypermétropie par les verres sphériques. — Cette correction repose sur un principe fondamental qui est le suivant : *La lentille correctrice est celle dont le foyer principal coïncide avec le remotum de l'œil corrigé.*

Démontrons la vérité de cette proposition successivement pour la myopie et l'hypermétropie :

En ce qui concerne la myopie, examinons la figure 15.

L est la lentille correctrice, R le remotum ; l'œil myope l'est à un degré tel que les rayons lumineux, pour aller sur la rétine, doivent lui arriver selon la direction IN ; cet œil sera corrigé lorsque les rayons parallèles venus de l'infini auront pris cette

direction IN. Quelle est la lentille qui donnera cette direction ?
Ce sera précisément la lentille L dont le foyer F coïncidera avec R,
puisque cette lentille recevant en I les rayons venus de l'infini
leur donne par définition même la direction de IN. Tout le
monde sait, en effet, que pour trouver le foyer de la lentille L
il faut prolonger le rayon lumineux divergent, sorti de ladite
lentille, jusqu'à sa rencontre avec l'axe optique.

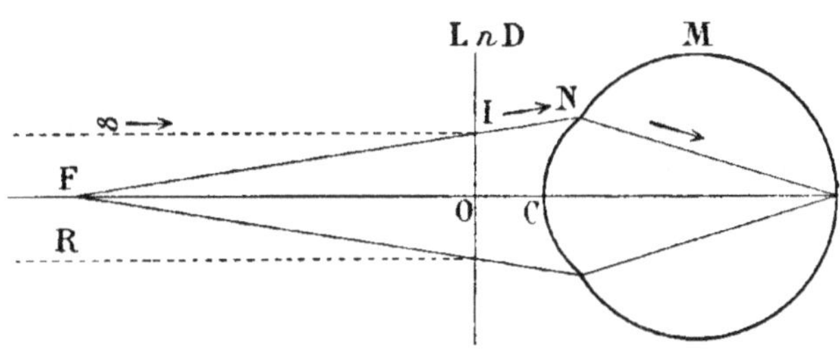

Fig. 15.

Faisons la même démonstration pour l'hypermétropie, à l'aide
de la figure 13. Soit H l'œil, R son remotum, L la lentille ; l'œil
hypermétrope, pour recevoir les rayons lumineux sur sa rétine,
a besoin qu'ils aient au préalable une certaine convergence,
dans l'espèce la convergence IN. Quelle est la lentille qui donnera aux rayons lumineux cette direction ? Ce sera évidemment celle dont le F coïncidera avec R, puisque toute lentille
envoie à son foyer les rayons lumineux qui viennent de l'infini.

Ce que nous disons des lentilles placées à une distance quelconque de l'œil myope ou hypermétrope, est vrai pour tous les
cas, quelle que soit la distance qui sépare la lentille de la cornée :
toujours, que la lentille correctrice soit placée à 10, 15, 20,
30 millimètres de l'œil ; toujours, disons-nous, pour qu'elle reste
correctrice il faudra que son foyer principal coïncide avec le
remotum de l'œil corrigé.

Il en résulte ce fait majeur que la lentille correctrice ne pouvant être placée contre l'œil, au contact de la cornée, a une
valeur qui varie selon le point où elle est placée. Supposons par

exemple pour la myopie de 3 dioptries qu'elle soit placée à 20 millimètres de l'œil, sa longueur focale ne sera pas RC, c'est-à-dire 33 centimètres, ce sera RC — CO = RO, c'est-à-dire 33 centimètres — 2 centimètres = 31 centimètres. Ce sera donc une lentille concave de 31 centimètres de longueur focale, soit une lentille de $\frac{100}{31}$ = 3,22 ; si la lentille est placée plus loin de l'œil de façon à ce que CO égale 3, 4, 5 centimètres, RO diminuera d'autant, et la valeur dioptrique de la lentille s'accroîtra parallèlement. Dans tous les cas, par ce fait qu'il est nécessaire que la lentille soit tenue à une certaine distance de l'œil, il est constant que cette lentille correctrice de la myopie est plus forte que la myopie, et d'autant plus forte que la lentille est plus éloignée de l'œil.

Raisonnement du même ordre pour l'hypermétropie ; la lentille correctrice dans la figure 13 a une longueur focale RO qui égale RC + CO, c'est-à-dire que, si la lentille est à 2 centimètres de la cornée (l'hypermétropie étant égale à 3 dioptries), la longueur focale de la lentille correctrice égale 33^{cm} + 2^{cm} = 35 ; c'est-à-dire $\frac{100}{35}$ = 2,87 en dioptries ; c'est donc une lentille convexe de 2,87 qui corrige une hypermétropie de 3 dioptries, et cette lentille correctrice sera d'autant plus faible que OC sera plus long, c'est-à-dire qu'elle sera plus éloignée de la cornée.

Ce fait majeur est important à retenir, non pas seulement quand on pratique l'examen par la méthode de Donders, à l'aide des verres d'essai, il faut aussi l'avoir présent à l'esprit quand on fait l'optométrie par les autres moyens tels que l'image droite et la skiascopie. Le verre correcteur dans ces divers modes d'examen est variable selon que l'observateur tient la lentille plus près ou plus loin de l'œil : il y a là quand on n'est pas attentif une cause d'erreur *extrêmement importante* qu'on ne doit pas perdre un seul instant de vue ; nous y reviendrons en temps et lieu.

Qu'il suffise ici de bien comprendre et de retenir ces données capitales, de première importance en optométrie, à savoir que *le verre correcteur coïncide toujours par son foyer avec le remotum de l'œil corrigé, et que dans la myopie ce verre est plus fort que*

*le vice de réfraction tandis que dans l'hypermétropie il est plus
faible.*

§ 2. — ŒIL A L'ÉTAT DYNAMIQUE

L'œil à l'état de repos, l'œil statique, permet de voir le point
le plus éloigné de la vision distincte, le remotum seul, dont
l'image vient se faire sur la rétine ; tous les objets en deçà
échapperaient à la perception nette, si nous n'avions la faculté
de changer le pouvoir réfringent de notre appareil dioptrique,
d'accommoder l'œil pour la distance ; cette faculté s'appelle
l'accommodation. Elle a pour facteurs la contraction du muscle
ciliaire et l'élasticité naturelle du cristallin.

1° Accommodation. — Le phénomène de l'accommodation
consiste essentiellement dans un changement de la convexité
du cristallin ; l'expérience des trois images de Pürkinje le
démontre : lorsque, après avoir donné à l'œil une direction
déterminée, on place à côté de lui une forte lumière, on aperçoit dans la pupille trois petites images de cette lumière,
images fournies par la cornée, la surface antérieure du cristallin et la surface antérieure du corps vitré sur lequel repose
le cristallin. Les deux premières images sont droites, l'autre
fournie par une surface concave est renversée.

La distance des reflets cornéens aux deux autres varie selon
l'état statique ou dynamique ; si le sujet accommode, elle
change de position, dans la figure B les carrés *b* se rapprochent
des carrés *a* ; la surface antérieure du cristallin est donc placée
plus en avant pendant l'accommodation, le cristallin change
de courbure.

Cette expérience est d'autant plus importante à retenir qu'elle
est encore d'un grand secours dans les cas où l'on recherche
la situation exacte, la présence ou l'absence du cristallin luxé.

Ce changement de forme du cristallin a été invoqué pour
expliquer l'accommodation par beaucoup d'anciens auteurs,
parmi lesquels Descartes et Hunter. Young (1801) donna de ce
mécanisme des preuves restées inaperçues, et malgré les tra-

vaux de DE GRÆFE, de STELLWAG VAN CARION, la théorie était fortement contestée lorsque PURKINJE découvrit les trois images mises
à profit peu après par SAXSON pour le diagnostic de la cataracte.
C'est à LANGENBECK que revient la démonstration du changement de courbure du cristallin (1849) ; plus tard, HELMHOLTZ

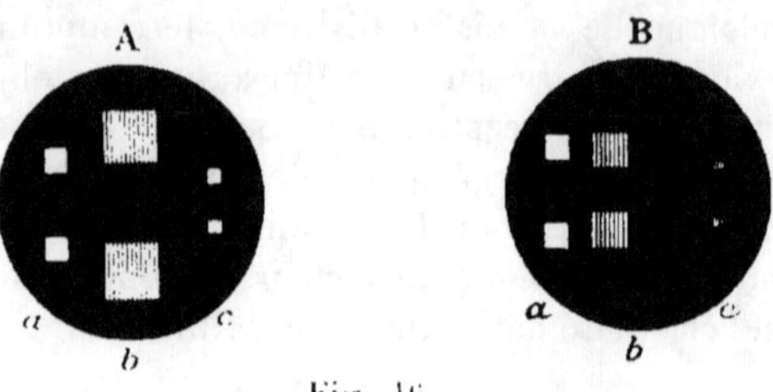

Fig. 16.

Images de deux carrés lumineux.

A, état de repos. — B, état d'accommodation. — a, reflets cornéens, invariables ;
b, reflets de la surface antérieure du cristallin, plus petits, et par conséquent plus
rapprochés l'un de l'autre pendant l'accommodation (B) et plus rapprochés de ceux
de la cornée ; c, reflets de la surface postérieure du cristallin, les moins lumineux
conservant leur position pendant l'accommodation et devenant à peine un peu plus
petits dans ce cas.

montra que la surface postérieure du cristallin est aussi, mais
très faiblement, modifiée. Comment se produit ce changement
de courbure du cristallin au moment de l'accommodation ?

Le muscle ciliaire, en se contractant, attire la choroïde vers le
bord cornéen, la zone de ZINN se porte en avant ; l'espace
compris entre l'équateur du cristallin et la périphérie de la
zonule s'élargit ; la traction exercée par la zone de ZINN sur la
lentille diminue, et le cristallin, abandonné à lui-même, prend
la forme naturelle qui lui est assignée par l'élasticité de ses
fibres, et devient plus convexe, surtout à sa face antérieure
(HELMHOLTZ).

TSCHERNING explique l'accommodation par la contraction du
ciliaire, la tension de la zonule et une traction sur la lentille
dont la courbure augmente au centre. Ce changement de forme
tient à ce que le noyau est trop consistant pour se laisser
déformer, tandis que les couches périphériques liquides se
déplacent aisément. A la périphérie la lentille s'aplatit, au

centre la convexité augmente. Entre le bord pupillaire de l'iris soulevé et le bord adhérent on trouve une sorte de vallonnement correspondant à l'aplatissement du cristallin.

Quoi qu'il en soit, à l'état de repos, l'œil présente son minimum de réfringence ; il acquiert sa force réfringente maxima pendant l'accommodation totale ; l'écart entre ce minimum et ce maximum mesure l'amplitude de l'accommodation.

La force réfringente de l'œil au repos est inversement proportionnelle à la distance du remotum ; si, en effet, l'œil peut voir distinctement un objet très éloigné, c'est que sa réfringence est relativement faible. On représente cette réfringence de l'œil statique par $\frac{1}{R}$; en exprimant par P la distance du proximum, $\frac{1}{P}$ représente la réfringence de l'œil pendant l'accommodation totale.

La différence entre ces deux valeurs de réfraction est égale à la valeur en dioptries de $\frac{1}{P} - \frac{1}{R}$; la force réfringente, due à l'exagération de courbure du cristallin, peut donc être représentée par une lentille convexe dont la distance focale sera exactement cette différence.

Supposons un œil pourvu d'accommodation, le remotum en R, le proximum en P ; plaçons devant cet œil une lentille H qui diminue la divergence des rayons partis de R et leur donne la même direction que s'ils partaient de P ; cette lentille représente exactement la puissance de l'accommodation de cet œil.

En appelant A la distance focale de la lentille, on a $A = P - R$, formule dans laquelle P et R expriment les deux valeurs extrêmes de réfringence. A représente aussi le pouvoir accommodatif de l'œil, puisque cette lentille est exactement égale à l'exagération de courbure du cristallin dans l'accommodation. Donc l'amplitude d'accommodation vaut en dioptries la différence qui existe entre la force réfringente de l'œil à l'état statique et sa réfringence à l'état dynamique.

2° Accommodation chez les amétropes. — Le raisonnement qui précède s'applique de même aux myopes et aux hypermétropes.

Supposons qu'un myope de 3 dioptries, dont R est par conséquent à 33 centimètres, voit nettement jusqu'à 111 millimètres soit $\frac{100,}{11^{cm},1} = 9$ dioptries. Sans accommodation, cet œil a 3 dioptries de réfraction : après accommodation, 9 ; donc l'accommodation lui ajoute 6 dioptries de réfringence. Sa puissance accommodatrice $A = 9 - 3 = 6$, ou $\frac{1}{A} = \frac{100}{11,1} - \frac{100}{33}$, ou $\frac{1}{A} = \frac{1}{P} - \frac{1}{R}$.

Chez l'emmétrope $\frac{1}{R} = 0$, donc $\frac{1}{A} = \frac{1}{P}$, ou $A = P$; la puissance réfringente de l'œil est exactement mesurée par la distance du proximum ; si P est à 10 centimètres $\frac{1}{A} = \frac{100}{10} =$ 10 dioptries.

L'hypermétrope, pour voir son proximum que nous supposerons à 10 centimètres, commence par corriger son amétropie par un effort d'accommodation qui dépend de la distance de son remotum ; cet effort est mesuré par une lentille dont la longueur focale est $\frac{1}{R}$. De plus, une fois arrivé à l'emmétropie, l'œil pour s'adapter à 10 centimètres, au proximum, doit encore faire un effort égal à $\frac{1}{P}$, mesuré par une lentille ayant $\frac{1}{P}$ de foyer, ou dans le cas particulier $\frac{100}{10}$. L'hypermétrope fait donc deux efforts d'accommodation, et $\frac{1}{A} = \frac{1}{P} + \frac{1}{R}$; supposez R à $0^m,50$ derrière l'œil, $\frac{1}{A} = \frac{1}{0,10} + \frac{1}{0,50} = 10 + 2 = 12$ dioptries d'amplitude d'accommodation.

Il faut distinguer l'amplitude du parcours d'accommodation ; ce parcours est la distance entre R et P, valeur en longueur, qu'on évitera de confondre avec l'amplitude d'accommodation, valeur réfringente. Ainsi, supposons qu'un emmétrope, un myope de 2 dioptries et un hypermétrope de 4 dioptries, possèdent, tous les trois, une amplitude d'accommodation de 6 dioptries. Quel sera chez ces trois sujets, le parcours de l'accommodation.

L'emmétrope a son R à l'infini ; le proximum à $\frac{100}{6} = 16^{cm},6$; son parcours d'accommodation va de $16^{cm},6$ à l'infini.

L'hypermétrope de 4 dioptries a besoin de 4 dioptries d'accommodation sur 6 pour devenir emmétrope, il ne lui en reste plus que 2 ; son proximum est à 50 centimètres ; son parcours d'accommodation est donc moindre, il va de l'infini à $0^m,50$.

Le myope de 2 dioptries a son remotum à 0^m,50 ; avec ses
6 dioptries d'accommodation, P est à 12 centimètres ; son parcours d'accommodation est de 38 centimètres, encore plus
faible par conséquent que celui de l'hypermétrope.

Donc, pour la même amplitude d'accommodation, le parcours
de l'accommodation varie avec la réfraction statique de l'œil.

3° Influence de l'âge sur l'accommodation. — La réfraction statique se maintient normale jusqu'à cinquante-cinq ans
environ ; dès lors le pouvoir réfringent diminue, l'emmétrope

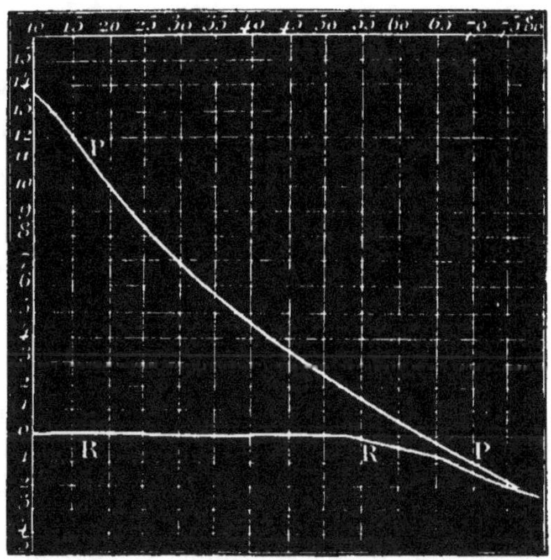

Fig. 17.

Schéma de l'amplitude d'accommodation (d'après DONDERS).

devient hypermétrope, le myope tend à l'emmétropie, l'amétropie de l'hypermétrope augmente. Le schéma de DONDERS
fait bien saisir les conditions dans lesquelles se produit cet
affaiblissement de la réfringence, dû à la diminution de la
force réfringente du cristallin sous l'influence du changement
imprimé par l'âge aux diverses couches de la lentille.

Mais l'influence de l'âge sur la réfraction statique est de

2.

médiocre importance, comparée à celle qu'il exerce sur la réfraction dynamique, l'accommodation. Le schéma de Donders montre en dioptries le pouvoir réfringent à tous les âges. La ligne PP représente la réfraction maxima de l'œil adaptée pour son proximum ; un enfant de dix ans, fixant son proximum, met en jeu 14 dioptries d'accommodation, — à quinze ans, 12, — à quarante-cinq ans, 3. A soixante-dix ans, l'homme a perdu toute sa puissance d'accommodation, et de plus, depuis quelques années, la réfringence statique de son dioptre diminue. A soixante-treize ans, le proximum et le remotum se confondent, ils sont tous deux au delà de l'infini ; le sujet est forcément hypermétrope.

4° Presbytie. — Les vieillards, les gens d'un certain âge manquent de réfraction positive ; ils voient bien à longue distance, mal de près ; de là l'expression de presbytie ou presbyopie, de πρεσβύς, vieillard.

On estime en général que la vision des objets rapprochés, pour le travail, doit s'exercer à 25 centimètres pour avoir lieu dans de bonnes conditions ; un œil bien conformé et pourvu d'une accommodation suffisante doit facilement s'adapter pour cette distance. Or, lorsque l'œil n'est plus adapté pour le travail ordinaire, il devient presbyte ; avec Donders, on dira qu'un œil est presbyte lorsque, par suite de l'affaiblissement physiologique de sa fonction, il ne voit plus nettement à 25 centimètres.

D'après le schéma de Donders, l'emmétrope devient presbyte après quarante ans, puisqu'à cet âge il n'a plus que 4 D d'accommodation, chiffre nécessaire ; à quarante-cinq ans, il n'a que 3 D 1/2, sa presbyopie est de 0,50 ; à soixante ans, il n'a plus que 1/2 D d'accommodation, la presbytie est de 3 D, 50 et pour ramener l'œil aux conditions ordinaires de la vision de près, il faut un verre de cette valeur.

L'hypermétrope devient presbyte évidemment plus tôt que l'emmétrope ; un hypermétrope de 3 D 1/2 sera presbyte à trente ans ; à cet âge il n'aura que 7 D d'accommodation, dont 3 1/2 nécessaires à la correction de son amétropie ; il ne lui en reste que 3 1 2 alors que 4 lui sont indispensables pour voir à 25 centimètres.

Les myopes deviennent presbytes plus tard et quelques-uns jamais, même à soixante-quinze ans ; ce sont ceux dont le remotum est très rapproché, dont la myopie atteint 6 D ou plus ; en perdant 2 D 1,2 de réfraction statique à soixante-quinze ans, il en reste encore 3 1 2 pour l'adaptation de l'œil à la vision de près.

Un myope de 4 dioptries sera théoriquement presbyte à soixante-deux ans, lorsque sa réfraction dynamique étant nulle, sa réfraction statique aura diminué de 1,2 dioptrie ; il n'y verra plus nettement à 25 centimètres, il aura besoin d'un verre correcteur, d'un verre de travail, car c'est ainsi qu'il faut appeler les lentilles qui, remédiant au défaut de réfraction, ramènent la puissance réfringente de l'œil au chiffre conventionnel de 4 dioptries, en pratique les myopes de 4 dioptries ne deviennent jamais presbytes, car il n'est pas nécessaire de se placer à 25 centimètres pour lire et écrire, à mesure que la réfraction statique du cristallin diminue, le sujet éloigne et se passe de verres.

La presbytie se manifeste d'abord par de la fatigue oculaire, des douleurs périorbitaires, du larmoiement. L'objet placé à 25 centimètres est encore vu nettement, le muscle fournit un effort de 4 D, mais si cet effort représente le maximum de sa puissance, le muscle ne tarde pas à se contracturer, d'où l'asthénopie ; le presbyte voit encore clair, mais il se fatigue. Ce n'est pas cependant que le ciliaire soit moins puissant chez les gens âgés que dans la jeunesse, il est probable que les fibres musculaires sont plus développées chez l'adulte, et qu'à quarante-cinq ans, quand la presbytie commence, le muscle de l'accommodation possède sa puissance maxima. La cause de la presbytie est ailleurs.

On sait en effet que l'accommodation a deux facteurs : la contraction du ciliaire qui relâche la zone de Zinn, et l'élasticité du cristallin qui augmente spontanément sa courbure. A l'âge de la presbytie, supposons que le cristallin ne puisse augmenter sa courbure que de 3 D, alors que 4 D et plus sont nécessaires, le muscle ciliaire se contracte plus fort, mais ce surcroît ne peut remédier au défaut d'élasticité du cristallin, l'accommodation n'y gagne rien, l'effort continue sans le moindre résultat ; la fatigue musculaire, l'asthénopie révélatrice de la presbytie tient donc aux contractions répétées du muscle, non à son impuissance.

La correction de la presbytie par un verre convexe évite au ciliaire ces fatigues, et pour mieux ménager le muscle le verre doit être assez réfringent pour permettre au sujet de voir sans dépenser la totalité de son accommodation : il devra conserver en réserve un cinquième de cette puissance.

Ainsi un sujet n'ayant plus que 2 D d'accommodation, pour voir à 25 centimètres devra porter un verre de 3 D et non 2 ; il aura alors 5 D d'accommodation totale, P sera à 20 centimètres, et pour voir à 25 il ne dépensera que 4 D ; cette dioptrie de réserve est indispensable. Il faut donc corriger la presbytie au delà du nécessaire, donner un verre convexe un peu plus fort que celui avec lequel le malade se déclare satisfait.

Dans la pratique, le public comprend mal cette hypercorrection, il pense généralement qu'il faut porter des verres correcteurs le plus tard et les plus faibles possible. Erreur contre laquelle l'oculiste doit réagir ; sans doute on ne prescrira pas un verre très convexe immédiatement, on ne fera pas reposer le ciliaire malgré lui, mais dès les premiers phénomènes de la presbytie, il faut recommander le verre nécessaire et avertir le malade que la force du verre devra régulièrement s'accroître avec l'âge, qu'à la moindre fatigue musculaire il devra augmenter son verre de une demi-dioptrie. De façon à toujours se conformer à la loi générale qui résume le traitement de la presbytie : « la lentille correctrice doit être assez forte pour que le presbyte ait une vision nette en employant seulement les $\frac{4}{5}$ de son accommodation ».

§ 3. — DE LA CONVERGENCE

L'œil n'est pas un organe impair, fonctionnant seul dans une direction toujours la même. Si nous ne regardions qu'avec un œil, nous pourrions toujours regarder au devant de nous, dans la direction de l'axe optique à l'état de repos : mais nous devons voir avec les deux yeux, fusionner les deux images rétiniennes.

Il y a convergence toutes les fois que les yeux regardent le même objet ; s'il est à l'infini, les lignes de regard sont parallèles, il y a convergence à l'infini ; plus l'objet se rapproche, plus les yeux convergent pour le fixer ensemble, chose nécessaire dans la vision binoculaire.

Lorsque l'objet est sur la ligne médiane, la convergence est la même pour chaque œil ; le degré de convergence est différent si l'objet est placé plus à droite ou plus à gauche.

1° Notation et mesure de la convergence. — On a mesuré d'une façon précise cet angle de convergence par le raisonnement suivant : un œil qui regarde à l'infini présente un angle de convergence nul ; un œil convergeant à 5 mètres, un angle de $\frac{1}{5}$; à un mètre, de $\frac{1}{1}$, etc.. et on a convenu que, tout œil fixant un objet à 1 mètre, a un angle de convergence égal à 1 angle métrique ; s'il fixe à 50 centimètres, 2 angles métriques ; à 0,25 centimètres, 4 angles métriques. etc.

Cette manière de mesurer la convergence est d'autant plus heureuse que les chiffres qui représentent les dioptries d'accommodation sont absolument les mêmes : un œil emmétrope qui regarde à 20 centimètres accommode de $\frac{1}{0,20} = 5$ dioptries et converge de $\frac{1}{0,20} = 5$ angles métriques.

Que faut-il entendre maintenant par amplitude de convergence ? Cette amplitude est mesurée par la différence qui sépare l'angle de convergence maximum de l'angle de convergence minimum.

Soit le point R représentant le point le plus éloigné que les deux yeux O et O' puissent voir ensemble ; l'angle ORM est l'angle de convergence minimum, angle R. Si le point P est d'autre part le point le plus rapproché possible pour la vision binoculaire, l'angle OPM sera l'angle de convergence maximum. angle P. L'amplitude de convergence, la différence entre ces

deux angles sera P — R : d'où la formule toujours vraie :
$$A^c = P — R.$$

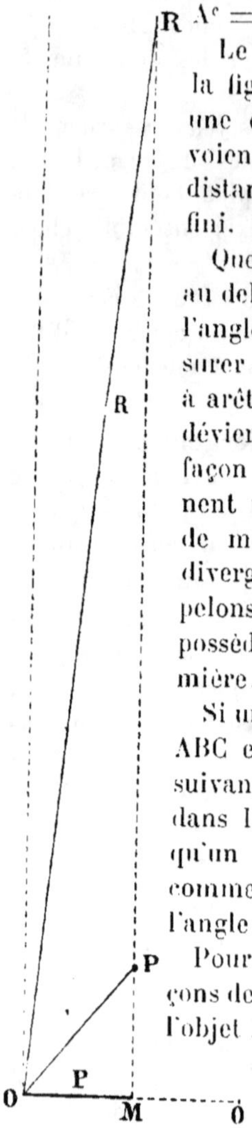

Le remotum de la convergence, le point R de la figure, n'est pas toujours d'ailleurs placé à une distance finie ; en général les deux yeux voient très nettement et ensemble à une grande distance, l'angle ORM devient nul : R est à l'infini.

Quelquefois le remotum de la convergence est au delà de l'infini ; dans ce cas il y a divergence, l'angle de convergence est négatif. On peut mesurer cette divergence en se servant de prismes à arête tournée vers la tempe ; ces prismes font dévier vers leur base les rayons parallèles, de façon que les rayons qui traversent l'œil prennent une direction telle que le sujet est obligé de mettre en évidence toute sa puissance de divergence pour les réunir sur la macula. Rappelons les propriétés que ces verres prismatiques possèdent à l'égard de la réfraction de la lumière.

Si un rayon lumineux DM rencontre un prisme ABC en M, il est dévié vers la base du prisme suivant MN, émerge en N où il subit en arrivant dans l'air une déviation nouvelle, de telle sorte qu'un observateur placé en E reçoit le rayon comme s'il venait de K. L'angle KHD s'appelle l'angle de déviation.

Pour mesurer la puissance de divergence, plaçons devant l'œil un prisme P à base en dedans ; l'objet L pour produire son image sur la macula, en B, aura besoin d'une contraction exagérée du droit externe ; l'œil se placera en divergence pour lutter contre l'action du prisme. Si celui-ci est très puissant, l'œil devra diverger beaucoup ; s'il est faible, peu.

Fig. 18.

La puissance de divergence sera donc mesurée par la valeur

du prisme qui, ainsi placé devant l'œil, dirigera encore ses
rayons réfractés sur la macula et laissera persister la vision
binoculaire.

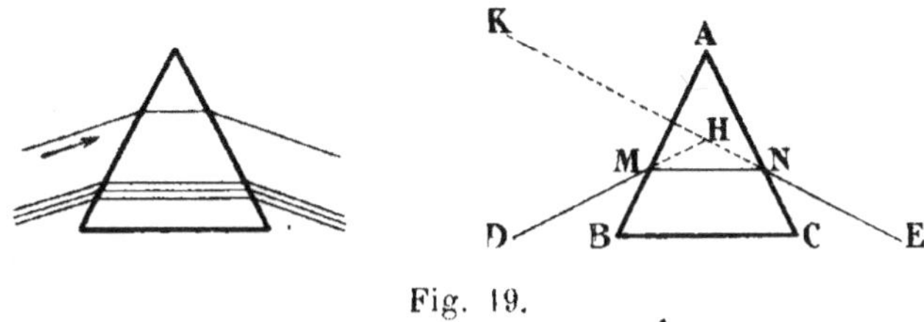

Fig. 19.

La déviation du rayon LP, produite par le prisme, ne peut
être compensée que par une déviation égale de l'œil produite

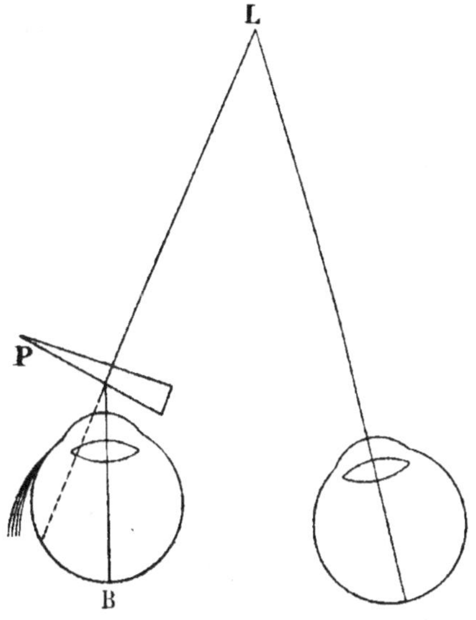

Fig. 20.

par la contraction des abducteurs ; or, la déviation du prisme
peut être considérée comme égale à la moitié de l'angle de
l'arête ; la valeur de cet angle est inscrite sur chaque prisme, on
en tire facilement la valeur de l'angle de divergence de l'œil

observé. Si le prisme P = 4, l'angle de déviation sera 2° et le sujet qui fusionnera encore les images rétiniennes en regardant à travers les deux prismes n° 4 aura 2° de divergence ou de convergence négative. Pour mesurer la puissance de divergence des yeux on se servira utilement du double prisme de Crétès à l'aide duquel on peut obtenir facilement et rapidement un prisme d'un degré quelconque.

En pratique, il est assez rarement utile de mesurer la convergence négative ; il importe bien plus de mesurer l'angle de convergence maximum. Il suffit pour cela de placer un objet sur la ligne médiane et de le rapprocher le plus possible des yeux ; l'angle maximum équivaut à 11 ou 12 $a. m.$, c'est-à-dire que l'objet peut être très rapproché de l'œil.

L'amplitude de convergence et l'amplitude d'accommodation sont donc deux fonctions absolument synergiques : à 3 D d'accommodation correspondent 3 $a. m.$ de convergence et vice versa. Rien n'est plus naturel d'ailleurs que cette union des deux fonctions ; l'anatomie et la physiologie la faisaient prévoir. La convergence est sous la dépendance du muscle droit interne, innervé par le moteur oculaire commun, et le muscle ciliaire tire ses filets de la même origine par l'intermédiaire de la racine grosse et courte du ganglion ophtalmique ; le nerf de la troisième paire tient les deux fonctions sous sa dépendance.

2° Amplitude relative de la convergence et de l'accommodation. — Le parallélisme qui existe entre l'accommodation et la convergence n'est cependant pas absolu. Un emmétrope jeune, pourvu d'une accommodation considérable, pourra fixer et voir nettement un objet à travers des verres concaves de 2 D, utilisant ainsi 2 D d'accommodation sans changer l'angle métrique de sa convergence. De même à l'aide des prismes, DONDERS a prouvé qu'on peut augmenter la convergence sans faire varier l'accommodation. Mais la dissociation ne va pas au delà de quelques dioptries ; pour un degré de convergence toujours le même, l'accommodation ne peut osciller en deçà ou au delà de quelques degrés ; il existe pour chaque angle métrique un maximum et un minimum d'accommodation : c'est ce que Donders appelle amplitude d'accommodation relative.

Chez les amétropes l'accommodation et la convergence sont nécessairement en désaccord. Le myope de 8 dioptries fixe à 12 centimètres et demi un objet sans rien dépenser d'accommodation, alors qu'il dépense pour voir binoculairement 8 a. m. de convergence ; pour voir à 10 centimètres il accommodera de 2 D seulement et convergera de 10 a. m. Le myope converge donc plus qu'il n'accommode.

Au contraire l'hypermétrope accommode plus qu'il ne converge, parce qu'avant de converger il doit corriger son vice de réfraction ; ainsi un hypermétrope de 3 D fixant un objet à 50 centimètres accommode d'abord de 3 D pour corriger son hypermétropie, puis de 2 D pour voir à 50 centimètres : soit 5 D d'accommodation : tandis qu'il lui suffit de 2 a. m. de convergence.

Le désaccord des deux fonctions est pour ainsi dire constant dans l'amétropie à cause du vice de réfraction ; cette donnée trouvera son importance pour l'étude clinique des amétropies et l'explication du strabisme fonctionnel qui les accompagne si fréquemment.

La dissociation relative de l'accommodation et de la convergence, c'est-à-dire, par exemple, la possibilité pour un sujet d'accommoder de 8 dioptries et de converger seulement de 4 angles métriques est plus ou moins facile selon l'aptitude plus ou moins marquée du sujet à profiter de la vision binoculaire. Un sujet bien doué à ce point de vue, ayant le goût du dessin, le sens des formes, des contours, de la troisième dimension des corps, désireux en un mot de conserver la vision binoculaire obligera en quelque sorte le muscle ciliaire et le droit interne à fonctionner ensemble, tout en dépensant une quantité différente d'innervation ; si, au contraire, le sujet n'apprécie pas les bienfaits de la vision binoculaire, si le fait de voir avec un seul œil n'a pour lui rien de trop fâcheux, il ne cherche pas à mettre d'accord les deux fonctions qui sont dissociées par le fait de l'amétropie, et il suffit d'une hypermétropie ou d'une

myopie légères pour que les deux fonctions parallèles de la
convergence et de l'accommodation tombent dans le plus complet désaccord. Le strabisme en est la conséquence.

3° Vision binoculaire. — La vision binoculaire résulte,
comme son nom l'indique, du fusionnement des images respectivement fournies par chaque œil. Mais comment s'opère ce
fusionnement et par quel mécanisme voyons-nous dans l'espace,
à leur place réelle, avec leurs trois dimensions, leurs reliefs, les
objets du monde extérieur ?

N.ÆGEL et GIRAUD-TEULON ont défendu la théorie des projections ; voici comment l'expose ce dernier auteur.

« Chaque point de la perspective extérieure a son image
dioptrique sur un point déterminé de la rétine et réactivement,
le sensorium reporte virtuellement la sensation éprouvée point
par point sur la perspective elle-même. La rétine projette
ainsi, extériorise la sensation point par point sur le rayon de
la sphère, c'est sur cette ligne et à l'extérieur que la rétine *sent*.
Cette ligne, on le sait, passe par le point nodal. » (GIRAUD-
TEULON. *La Vision*, p. 574.)

D'après cette théorie, celui qui voit binoculairement reporte
le point visé dans l'espace à l'intersection des lignes de direction, partant des deux images rétiniennes de ce point et passant
par les points nodaux des deux yeux.

La théorie qui doit être opposée à celle-ci est celle dite des
points identiques ou *points synesthésiques* de la rétine. Cette
théorie consiste à admettre qu'un point lumineux est vu
simple, avec les deux yeux, toutes les fois que son image se
forme sur des points correspondants de la rétine. C'est la
théorie admise et défendue par JAVAL.

Avec raison cet auteur fait remarquer que la théorie des
points identiques seule peut faire comprendre le phénomène
de la diplopie physiologique, inexplicable par la théorie des
projections.

On sait en quoi consiste la vision double physiologique.
Qu'on prenne deux bougies placées sur une table, l'une à
50 centimètres, l'autre à 80 centimètres, sur la même ligne

droite. En regardant la bougie la plus éloignée, on verra deux fois la bougie la plus rapprochée et réciproquement en fixant la bougie la plus rapprochée on verra deux images de la bougie éloignée. Dans le premier cas les images sont croisées, dans le second cas homonymes, ainsi qu'on peut s'en convaincre en plaçant un verre rouge devant l'un des yeux.

Si la théorie des projections était vraie, la bougie qu'on ne fixe pas devrait paraître simple comme l'autre, les yeux devraient la voir dans l'espace à l'intersection des deux lignes droites parties de la surface rétinienne impressionnée et passant par le point nodal de chaque œil.

Le seul argument en faveur de la théorie des projections est le phénomène qui se produit chez les strabiques sous le nom de *fausse projection*, mais il faut remarquer qu'en pareil cas il n'y a pas à proprement parler de vision binoculaire physiologique; il n'y a jamais fusionnement des images; l'œil dévié paraît projeter l'image dans une direction fausse à cause de l'habitude antérieure qu'il avait prise de voir les objets en tel ou tel endroit lorsque telle partie de la rétine était impressionnée.

De pareils faits ne peuvent servir à élucider la théorie de la vision binoculaire, puisqu'ils en sont précisément la négation. Après avoir appris à voir binoculairement, un sujet présente soudain une paralysie monoculaire, l'œil dévié continue à voir dans l'espace l'objet qui vient frapper sa rétine ainsi qu'*empiriquement* il avait appris à le faire; il n'y a là rien que de normal, à vrai dire même on ne comprend pas qu'il puisse en être autrement.

D'ailleurs en admettant la théorie des points identiques. il faut reconnaître que la vision binoculaire s'acquiert pour une bonne part par l'expérience individuelle; l'atavisme ou l'innéité (théorie nativistique de HERING) rendent le sujet apte à développer cette faculté (JAVAL).

C'est en s'appuyant sur la théorie des points identiques que JAVAL donne l'excellente explication suivante sur la façon dont nous arrivons à la notion du relief.

Cet auteur commence par établir que les yeux sont dans un état de mouvement continu, et il fait reposer la notion, la mesure de la troisième dimension, sur la conscience des mouvements exécutés par les deux yeux.

« Considérons, dit-il, l'objet le plus simple dont on puisse avoir à mesurer le relief. C'est une ligne droite A B située dans un plan passant par les deux yeux G et D. Pour passer de A en B la ligne de regard de l'œil gauche décrit l'angle A G B et celle de l'œil droit l'angle A D B. Dans les conditions de la figure, le second de ces angles est plus grand que le premier et c'est là ce qui nous apprend que le point B est plus loin que le point A....... La seule sensation dont nous disposions pour apprécier la position relative de A et de B est précisément la conscience d'avoir décrit un plus grand angle avec la ligne du regard de l'œil droit qu'avec celle de l'œil gauche et c'est là un élément suffisant pour apprécier l'angle formé par la ligne A B avec la ligne *x y*, » (JAVAL. *Manuel du strabisme*, p. 35 et 36.)

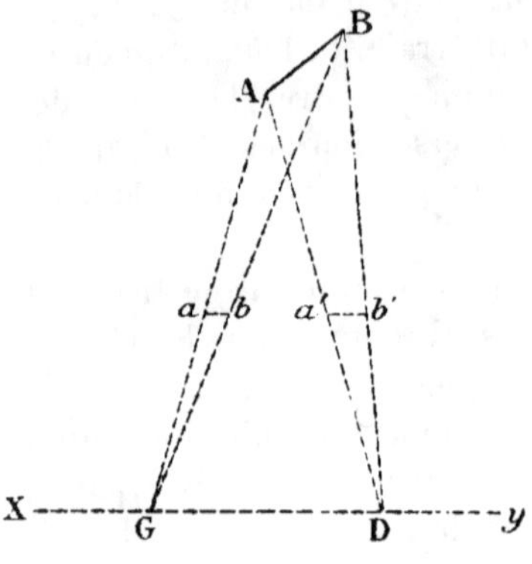

Fig. 21. (D'après JAVAL.)

Ceux d'ailleurs que cette question intéresse devront lire attentivement les chapitres I et XII de cet ouvrage dans lequel JAVAL expose soigneusement ses opinions personnelles.

§ 4. — ACUITÉ VISUELLE

L'acuité visuelle est le pouvoir isolateur de l'œil, la faculté que nous avons de distinguer un objet du milieu qui l'environne. Elle dépend : 1° de la sensibilité rétinienne; 2° de l'éclairage général; 3° de la netteté de l'image rétinienne et de son intensité lumineuse; 4° de l'adaptation de l'œil à l'éclairage ambiant.

Il n'est pas besoin de démontrer que, pour une grande part, la sensibilité rétinienne décide de la puissance de l'acuité.

L'éclairage général augmente cette acuité pourvu qu'il ne dépasse pas un certain degré, l'acuité diminue au contraire en présence d'une surface éclairée par une lumière blanche très vive. La netteté de l'image rétinienne et son intensité lumineuse dépendent de la transparence des milieux de l'œil et de la nature de l'objet. Enfin, pour bien apprécier l'acuité visuelle, l'œil doit être adapté au milieu dans lequel on l'examine : en passant d'un espace très éclairé dans un autre un peu obscur, l'acuité diminue pendant quelques instants.

Il faut donc, quand on étudie l'acuité visuelle d'un sujet, avoir un éclairage uniforme, des objets toujours également lumineux, attendre que l'œil soit habitué à la lumière ambiante, etc.... etc.

L'acuité de la vision est mesurée théoriquement :

1° Par le plus petit angle sous lequel un objet de grandeur déterminée et constante peut être distingué d'objets de même grandeur placés à côté ;

2° Par la détermination de la plus petite image dont l'œil peut percevoir la forme, à condition qu'il ne s'agisse ni d'un point ni d'une ligne (LANDOLT) ;

3° Par l'angle minimum sous lequel l'intervalle qui sépare les objets devient appréciable. Cet angle est le *minimum visibile, séparabile* de GIRAUD-TEULON.

L'angle visuel est l'angle sous lequel nous voyons les objets, angle formé par deux droites qui, parties des extrémités de l'objet, se croisent au point nodal de l'œil.

L'angle AKB est l'angle visuel de AB ; il est égal comme opposé par le sommet à *aKb* qui est l'angle rétinien.

L'angle visuel jouit des propriétés suivantes : 1° pour un objet de grandeur constante, il est en raison inverse de la distance de cet objet à l'œil ; 2° pour une distance constante, il est en raison directe de la grandeur de l'objet.

Pour être absolument rigoureux, il faudrait mesurer l'angle lui-même ; mais en pratique il suffit de mesurer sa corde.

L'acuité visuelle est donc déterminée par le plus petit objet que l'œil peut, à une distance constante, distinguer d'objets de même grandeur, séparés eux-mêmes par des intervalles d'une grandeur égale à celle des objets.

L'acuité normale permet de percevoir nettement un objet de $\frac{1}{10}$ de millimètre placé à 33 centimètres, qui donne une image rétinienne large de 0,0043 correspondant à peu près à la base d'un cône ou d'un bâtonnet. Si un œil voit à un pied $\frac{1}{10}$ de millimètre, à 2 pieds il ne verra que les objets 2 fois plus gros; et

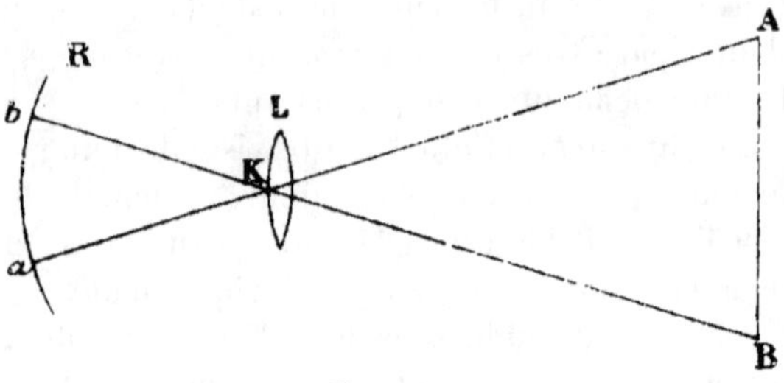

Fig. 22.

un œil qui, à un pied, ne distinguera que les objets gros de $\frac{2}{10}$ de millimètre aura une acuité deux fois moindre. Plus, la distance restant la même, il faudra grossir l'objet pour qu'il soit vu, plus l'acuité visuelle sera faible.

C'est sur ce système très simple que reposent les diverses échelles métriques d'acuité.

La distance d'un pied pourrait être prise comme unité pour mesurer l'acuité visuelle, mais l'examen de l'acuité ainsi fait ne décélerait pas les vices de réfraction : un myope de 2 dioptries aura une vision parfaite à un pied, un hypermétrope pourra ne rien distinguer. Pour avoir dans la pratique, en même temps que l'acuité, l'état de la réfraction, il est donc indispensable de se placer à une certaine distance. On a choisi 5 mètres, en admettant que les objets placés à 5 mètres envoient sur la cornée des rayons parallèles. Il suffit de placer devant l'œil observé le verre qui lui donne la meilleure vision pour apprécier à la fois la finesse de cette vision et la valeur en dioptries de la lentille qui donne le maximum d'acuité visuelle.

L'échelle métrique type est celle de Snellen; il a pris pour base un objet qui, vu à 6 mètres, apparaît sous un angle de 5 minutes. Cette distance de 6 mètres a été remplacée par celle de 5 mètres, en pratique plus commode et suffisamment exacte. Au lieu donc de placer sur les échelles des objets visibles sous l'angle de 5 minutes à 6, 9, 12, 18, 24, 36, 60 mètres, les auteurs ont choisi des lettres visibles sous le même angle à 5, 7 et demi, 10, 20, 30, 40 et 50 mètres.

Dans les échelles les plus usitées, celles de DE WECKER, MONOYER, PARINAUD, l'objet type est une lettre, F par exemple, faite de telle façon que les lignes visuelles partant des extrémités de la lettre sous-tendent cet angle de 5 minutes, tandis que chaque partie de la lettre représente en largeur $\frac{1}{5}$ de la hauteur totale. Chaque trait ascendant ou horizontal sous-tend donc un angle de une minute, et présente à 5 mètres les dimensions de $\frac{1}{10}$ de millimètre vu à un pied, puisque cet objet de $\frac{1}{10}$ de millimètre à un pied est vu sous un angle de une minute.

Donc un objet sous-tendant un angle de 1 minute, placé à 1 pied ou à 5 mètres, ayant $\frac{1}{10}$ de millimètre dans le premier cas, ou 1 millimètre et demi dans le second, est l'objet type pris comme point de repère conventionnel pour mesurer l'acuité visuelle.

Les diverses parties des plus petites lettres des échelles ont exactement cette dimension de 1 millimètre et demi ; la lettre totale a une étendue de 7 millimètres et demi, correspondant à un angle de 5 minutes, et ses diverses parties constitutives sont séparées par un intervalle de 1 millimètre 1,2 correspondant à un angle de 1 minute. Le C, par exemple, se distingue de l'O par l'interruption de sa circonférence ; cet intervalle mesurera le $\frac{1}{5}$ de la hauteur de la lettre et sous-tendra un angle de 1 minute ; le sujet qui, à 5 mètres, distinguera ces deux lettres verra évidemment les objets assez petits pour sous-tendre cet angle minimum.

Pour les gens qui ne savent pas lire, SNELLEN et PFLÜGER ont construit, d'après les mêmes principes que les lettres, des carrés incomplets ; le sujet doit indiquer de quel côté la figure est ouverte, quelle est la partie du carré qui manque.

1° Échelles pour mesurer l'acuité visuelle. — Il est

donc convenu que lorsqu'une lettre, vue dans son ensemble sous un angle de 5 minutes et dont chaque partie sous-tend un angle de 1 minute, est nettement vue à 5 mètres, l'acuité égale 1, est normale. Si, à 5 mètres, l'œil ne peut voir que des lettres correspondant à des angles de 10 minutes, 15 minutes, 20 minutes, l'acuité est de 1 2, 1 3, 1 4.

On a ainsi placé sur un tableau des lettres dont les dimensions sont calculées selon ces différences d'angle, et qui portent toutes un numéro proportionnel. Posons d'abord sur un carton une lettre vue à 5 mètres sous l'angle de 5 minutes, et, au-dessus, des lettres qui apparaissent sous un angle de 5.55; 6.25; 7,13; 8,33; 10 minutes..., nous aurons des lettres exprimant des dimensions d'unité $\frac{9}{10}$, $\frac{8}{10}$, $\frac{7}{10}$, $\frac{6}{10}$, $\frac{5}{10}$ ..... en demandant au sujet quelle lettre il voit le mieux, nous aurons en dixièmes la valeur de son acuité.

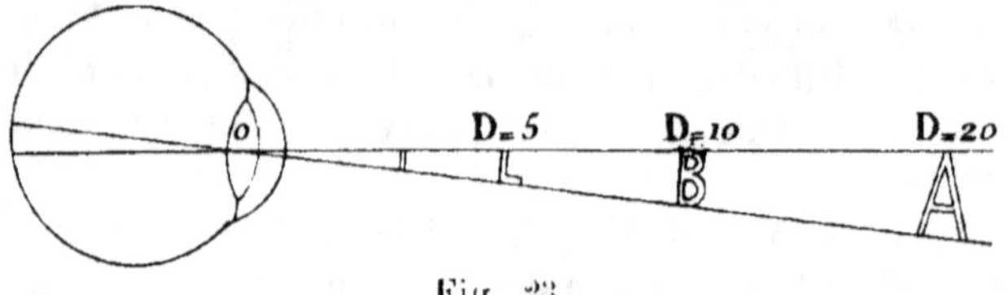

Fig. 23.

Dans les échelles qui prennent pour base 5 minutes pour la totalité de la lettre, et pour distance 5 mètres, les dimensions des lettres progressent dans les mêmes proportions que la distance à laquelle il faut les placer pour que le sujet continue à les voir sous l'angle de 5 minutes. Ainsi la lettre exprimant l'acuité $\frac{5}{10}$ apparait à 5 mètres sous l'angle de 10 minutes, ou à 10 mètres sous l'angle de 5 minutes.

Supposons en effet que la lettre L de la figure, placée à 5 mètres, soit visible sous l'angle de 5 minutes: les triangles limités à leur base par le jambage des lettres L et A donnent les équations suivantes :
$\frac{O L}{O A} = \frac{A}{L}$, ou $\frac{5 \text{ m.}}{O A} = \frac{5}{A}$. Donc les dimensions de A seront toujours exprimées par le même chiffre que la distance O A.

De même, en appliquant la formule $V = \frac{d}{n}$, V représentant l'acuité, d la distance constante et convenue de 5 mètres, n la distance à laquelle il faut placer la lettre pour la voir sous l'angle de 5 minutes, on arrive au résultat suivant : si le sujet voit à 5 mètres la lettre qui sous-tend un angle de 5 minutes, on a $V = \frac{5}{5} = 1$; s'il ne voit que la lettre sous-tendant à 5 mètres un angle de 10 minutes, donc à 10 mètres un angle de 5 minutes, on a $V = \frac{5}{10} = \frac{1}{2}$.

On gradue ainsi empiriquement les échelles d'acuité, en plaçant à côté de la lettre le chiffre exprimant la distance à laquelle cette lettre apparaît sous l'angle de 5 minutes. Dans l'équation $V = \frac{d}{n}$, n égalera ce chiffre, d vaut 5 mètres, il sera facile d'avoir l'acuité visuelle cherchée.

Les échelles de WECKER, PERRIN, PARINAUD, etc., etc., sont construites d'après cette règle générale.

Cette mesure de l'acuité, d'ailleurs très suffisante en pratique, est toute conventionnelle. JAVAL a justement observé qu'on ne tenait compte que de la différence des images en hauteur et nullement en surface, tandis que c'est surtout la surface impressionnant la rétine qui importe ; JAVAL et GREEN ont alors figuré des échelles tenant compte du carré des surfaces et qui vont en progression géométrique. Ces échelles sont certainement plus exactes, mais dans la mesure de l'acuité il est inutile de chercher son chiffre mathématique. Il suffit d'adopter le même principe et d'y ramener toutes les évaluations. On se rendra exactement compte de l'augmentation ou de la diminution de la fonction si, pour l'apprécier, on adopte toujours les mêmes règles.

2º Manière de déterminer l'acuité visuelle. — Tout d'abord, en plaçant le malade devant l'échelle, il faut, s'il y a lieu, corriger son amétropie en faisant passer devant l'œil la série des verres concaves, convexes, cylindriques des boîtes d'essai.

Une épreuve préliminaire excellente consiste à faire regarder le malade dans un trou d'épingle. L'étroitesse de cette ouverture supprime l'amétropie en annihilant l'importance de la courbure du cristallin et de la cornée. Cette épreuve montre si les milieux dioptriques sont ou non transparents, et laisse déjà apprécier approximativement l'acuité. Le trou sténopéique permet aux amétropes de voir plus nettement les objets sans verre correcteur; mais, loin d'augmenter, l'acuité diminue considérablement (GIRAUD-TEULON).

Le trou sténopéique est placé à 30 millimètres environ de la rétine, à 15 millimètres du point nodal comme les verres en général; alors on peut considérer ce petit orifice comme le sommet commun du cône qui embrasse l'objet extérieur, et du cône qui développe son image sur la rétine. Or ce dernier a 30 millimètres environ au lieu de 15 millimètres qu'il aurait dans la vision ordinaire, en partant du point nodal de l'œil. Ce cône étant deux fois plus long, l'image rétinienne est environ deux fois plus grande que si le même objet était vu à l'œil nu. Il semblerait donc que la rétine dût distinguer par ce trou d'épingle les objets deux fois plus petits que l'objet limite $\left(\frac{1}{10} \right.$ de millimètre à 1 pied $\left. \right)$. Au contraire, l'expérience montre que la vision par le trou d'épingle $= \frac{1}{1.5} = \frac{2}{3}$.

Le phénomène s'explique par les conditions d'éclairage. Le trou sténopéique a 1 millimètre de diamètre, la pupille en a 3 en moyenne, et la quantité de lumière qui pénètre dans l'œil en raison directe du carré des ouvertures est 9 fois plus petite par le trou d'épingle que par la pupille normale. L'image, vue par le trou sténopéique, est donc deux fois plus grande, mais neuf fois moins éclairée; elle est donc au total beaucoup moins sensible à l'œil. (GIRAUD-TEULON. *La Vision*, p. 147.)

Cette considération montre que le trou sténopéique, très propre à signaler l'existence d'un vice de réfraction, ne permet pas d'apprécier l'acuité normale; il faudra toujours, avant de chercher cette acuité, recourir aux verres correcteurs, si le sujet est amétrope.

L'acuité visuelle varie selon l'éclairage, l'âge, les dimensions de la pupille, l'état dioptrique de l'œil, les lunettes utilisées, enfin les lésions pathologiques dont l'organe peut être atteint.

L'acuité croît en raison directe de l'intensité de l'éclairage jusqu'à un certain point; elle diminue si la lumière devient trop vive. Il faut prendre comme moyenne un appartement clair, recevant indirectement d'abondants rayons solaires.

3° Diminution de l'acuité avec l'âge. — L'âge des sujets est loin d'être indifférent; l'acuité de l'adolescent est plus grande que l'unité, celle des vieillards décroît dans de grandes proportions sans lésions du fond de l'œil. MONOYER a trouvé qu'en prenant comme type l'angle de 1 minute à 10, 20, 30, 40, 50 ans, l'acuité normale est successivement égale à 1,18; 1,15; 1,03; 0,94... etc.; il a résumé ses recherches dans la formule $V = 1.19 \times 0.0001 \, x^2$ x représentant l'âge du sujet.

On voit que l'acuité ne devient qu'assez tard inférieure à l'unité; à trente-trois ans, elle est supérieure dans l'immense majorité des cas. Les échelles prises comme type sont donc légèrement à côté de la vérité, les caractères trop gros, et pour les lire à la distance réglementaire, il n'est pas besoin d'une acuité absolument normale.

Dans un avenir prochain on revisera peut-être les échelles d'acuité; l'angle visuel de 5 minutes pour la totalité de la lettre et de 1 minute pour chaque jambage sera remplacé par un autre plus judicieux; cette opinion, partagée par beaucoup d'ophtalmologistes, est en particulier celle de notre maître BADAL.

§ 5. — DÉTERMINATION DE LA RÉFRACTION STATIQUE, NUMÉROTAGE DES VERRES D'ESSAI

Dans ce qui va suivre il n'est question que de myopie et d'hypermétropie; l'étude de l'astigmie formera un chapitre spécial.

Pour la détermination des anomalies de la réfraction, il ne faut jamais perdre de vue les principes suivants : 1° la réfraction et l'accommodation sont deux choses absolument distinctes; 2° l'acuité visuelle doit être déterminée en même temps que la réfraction.

« La réfraction oculaire proprement dite est la réfraction de l'œil à l'état de repos ; c'est une propriété de l'appareil dioptrique qui tient à la forme même de cet appareil, mais elle est indépendante de toute action musculaire, par conséquent indépendante de l'accommodation. L'accommodation de l'œil repose au contraire sur les variations de réfraction que peut déterminer une intervention musculaire volontaire. » (DON-DERS.)

Ces deux états distincts, la réfraction et l'accommodation peuvent être étudiés séparément, en provoquant par les mydriatiques une détente complète du muscle ciliaire. Mais en pratique il vaut mieux mesurer l'acuité visuelle en conservant à l'accommodation sa puissance ordinaire ; les résultats obtenus sont assez précis, si on les interprète judicieusement.

Ici nous devons ouvrir une parenthèse et étudier les verres d'essai.

Verres d'essai. — L'ancien système de numérotage des lentilles reposait sur la longueur en pouces du rayon de courbure: une lentille du numéro 36 ou 25 avait 36 ou 25 pouces de longueur focale.

Ce système, aujourd'hui complétement abandonné, avait beaucoup d'inconvénients. Ainsi l'on admettait que le numéro de la lentille indiquait à la fois sa valeur réfringente et son rayon de courbure, et pour cela on supposait que l'indice de réfraction du verre est 1,50 alors qu'il est 1,534. De plus, l'unité était la lentille de 1 pouce de foyer, beaucoup trop forte et inutile dans la pratique. Enfin le pouce n'était pas une mesure uniforme, mais une grandeur arbitraire, variable avec chaque pays : le pouce de Paris valait 27^{mm},07, le pouce anglais 25^{mm},4, le pouce prussien 26^{mm},15.

Pour remédier à ces inconvénients, JAVAL proposa en 1867, au Congrès d'ophtalmologie, de numéroter les verres de lunettes suivant leur distance focale, mais mesurée en mètres et non plus en pouces. Dans le même Congrès, NAGEL proposa le mètre comme mesure, non pas du rayon de courbure, mais de la force réfringente. Cette proposition fut adoptée en 1875, sur les instances de DONDERS, au Congrès de Bruxelles ; alors furent établis clairement les principes du nouveau numérotage des verres de lunettes, ainsi exposés par NAGEL :

1° Numérotage des verres de lunettes selon leur force réfringente ;

2° Choix d'une unité assez faible pour que les numéros des lentilles usuelles soient des nombres entiers et non des fractions d'unité ;

3° Substitution du mètre au pouce dans l'évaluation des distances focales.

4° Progression croissante et régulière des intervalles entre les différents numéros.

L'unité du nouveau système est une lentille de 1 mètre de distance focale ; MONOYER lui a donné le nom de dioptrie. Sa force réfringente est représentée par $\frac{1}{1}$. Les lentilles de 2, 3 dioptries ont une réfringence 2, 3 fois plus forte, une distance focale 2, 3 fois plus petite ; leur valeur est exprimée par $\frac{1}{0.50} = 2$, $\frac{1}{0.33} = 3$.

Dans la pratique, on a parfois besoin de lentilles plus faibles qu'une dioptrie ; aussi a-t-on admis des fractions dans la dioptrie : trois quarts de diopterie (0,75), une demi-dioptrie (0.50). On a également intercalé des quarts de dioptrie entre les numéros faibles de la série jusqu'au verre 2 D 5, et des demi-dioptries de 2,25 à 6.

La différence entre les valeurs des verres est applicable par simple soustraction.

La distance focale des verres étant l'inverse de la force réfringente, la distance focale d'une lentille de 4 dioptries par exemple sera $\frac{1^{m}}{4} = 0,25$.

De même si l'on connait la distance focale, la valeur réfringente, le numéro de la lentille s'obtient en divisant 100 centimètres par la distance focale : si celle-ci vaut par exemple 40 centimètres, la lentille $= \frac{100}{40} = 2$ D, 5.

On a souvent besoin, dans la pratique, de convertir des lentilles numérotées suivant l'ancien système en lentilles numérotées suivant le nouveau, et vice versa ; cette conversion est facile :

Le mètre vaut 36 pouces. Une lentille de 1 dioptrie correspond donc au numéro 36 de l'ancien système ; de 2 dioptries à 18 pouces = 0,50 de longueur focale ; 3 dioptries, foyer à 33 centimètres ou 12 pouces, à l'ancien numéro 12. Donc 1 dioptrie $= \frac{36}{1} = 36$; 2 dioptries $= \frac{36}{2} = 18$; 3 dioptries $= \frac{36}{3} = 12$.

Il faut diviser 36 par le numéro en dioptries pour avoir la valeur en pouces. De même si on connaît la valeur en pouces, il suffit de diviser 36 par ce nombre pour avoir la valeur en dioptries ; une lentille de 9 pouces vaut 4 dioptries.

Nous supposons en tout ceci que l'indice de réfraction est égal à 1,5, que le rayon de courbure égale la distance focale : ces calculs sont en réalité entachés d'erreur, l'indice de réfraction du verre étant 1,534. Mais cette erreur est négligeable, et ne saurait empêcher de donner à un amétrope le verre correcteur le meilleur.

On veut souvent connaître la valeur dioptrique d'un verre sphérique indéterminé. Pour une approximation relative, on cherche dans la boîte des verres d'essai quel verre neutralisé celui dont on désire savoir la réfringence. Soit un verre sphérique concave dont on apprécie à peu près la valeur par le toucher, on lui superpose un verre convexe correspondant et on regarde au loin un objet quelconque ; le verre positif ainsi placé contre le verre négatif qu'il neutralise donne la distance focale de ce dernier. Cet examen repose sur la théorie du déplacement parallactique par le prisme :

Quand on regarde un objet à travers le centre même du verre sphérique, l'image de cet objet en indique la situation exacte ; mais si l'on déplace le verre à droite, à gauche, en haut, en bas, l'image de l'objet se déplace en sens inverse pour le verre convexe, dans le même sens pour le verre concave.

Par conséquent, si on examine un verre concave en plaçant au-devant un verre convexe, la neutralisation du premier par le second ne sera pas complète tant que le déplacement se fera dans le même sens, le verre positif sera trop fort lorsque l'image marchera en sens contraire ; après quelques tâtonnements on trouvera le verre qui neutralise exactement celui dont on cherche la valeur, il n'y aura plus alors de déplacement de l'image malgré le déplacement des deux verres superposés.

Pour éviter ces tâtonnements et obtenir plus vite un résultat précis, BADAL imagina son phakomètre ou focomètre. Cet instrument se compose de deux tubes glissant l'un dans l'autre à frottement doux. Le premier porte une lentille biconvexe de 10 dioptries, séparée de l'extrémité de l'instrument par une distance de 10 centimètres, égale à sa longueur focale ; à cette même extrémité est un ressort spécial dans lequel on fixe le verre à examiner, situé, par conséquent, au foyer de la lentille de l'instrument. Le deuxième tube porte à son extrémité interne un écran qui, grâce au mouvement de glissement, s'approche ou s'éloigne de la lentille et qui recevra l'image de l'objet extérieur dont les rayons viennent traverser au préalable les deux lentilles.

Si cette image va se produire sur l'écran ainsi placé au foyer, à 10 centimètres, on peut affirmer que le verre est neutre. Un verre convexe vous oblige à rapprocher l'écran de la lentille l' parce que celle-ci, recevant les rayons rendus convergents par le premier, les réunit en deçà de son foyer. Plus le verre convexe est considérable, plus il faut rapprocher l'écran de la lentille de l'instrument. Comme l' est à 10 centimètres de p, si le verre convexe à examiner a plus de 10 dioptries, pour rapprocher suffisamment

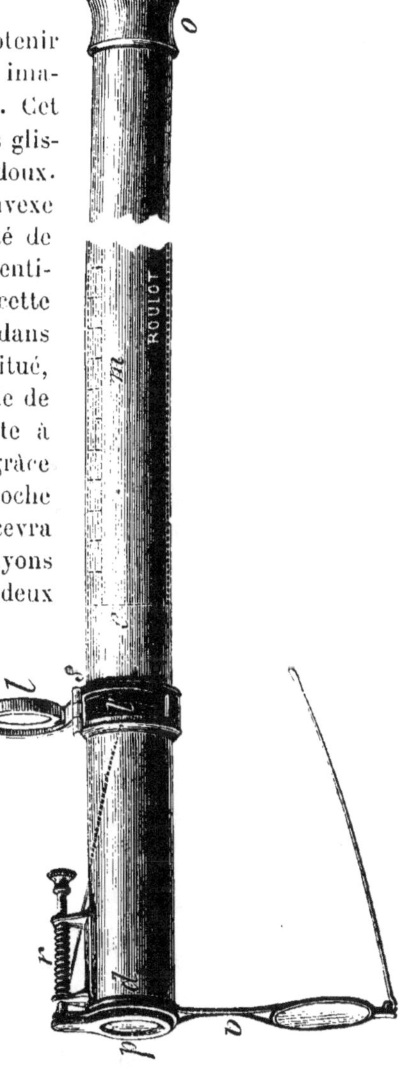

Fig. 24.
Focomètre du professeur
BADAL.

l'écran, il faut faire sortir la lentille de l'appareil par le mécanisme représenté en *l*; l'écran avancera alors davantage et le
point où se peindra une image nette indiquera le foyer et la
valeur de la lentille.

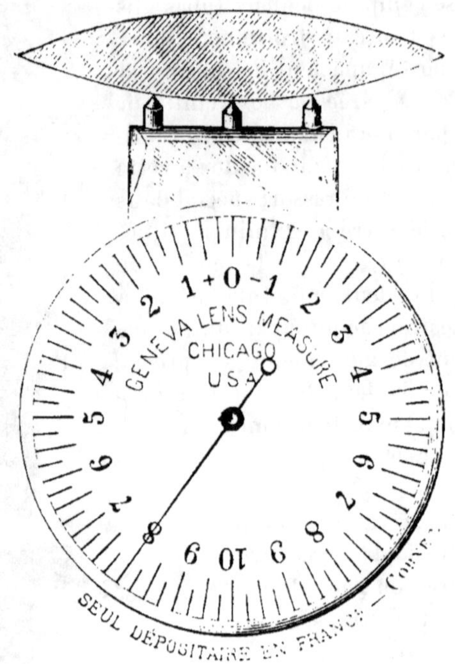

Fig 25.
Mesureur de verre.

Pour les verres concaves, au lieu de rapprocher l'écran de la
lentille il faut l'éloigner d'autant plus que la lentille est plus
concave. Mais l'écran ne peut recevoir d'image que si le verre
n'a pas plus de 10 dioptries ; pour un verre plus divergent, on
doit lui juxtaposer dans le ressort un verre positif de 10 dioptries qui annihilera 10 dioptries négatives ; si on trouve après
2 dioptries négatives, on saura qu'il faut ajouter 10.

On lit sur le deuxième tube la longueur de laquelle il a

glissé pour la mise au point : la longueur focale de la lentille examinée y est exprimée en dioptries.

Dans la pratique nous recommandons l'usage du mesureur de verre représenté sur la figure 25. Il suffit de placer le verre sur la partie supérieure de l'instrument : l'aiguille indique la valeur négative ou positive de la lentille. Un dispositif spécial, bien facile à comprendre lorsqu'on a l'instrument dans la main, permet de reconnaitre aussi vite l'axe et le degré d'un verre cylindrique.

§ 6. — APPLICATION DES VERRES D'ESSAI

1° Diagnostic par l'examen subjectif de l'hypermétropie et de la myopie. — Un individu emmétrope, dont l'acuité visuelle est normale, lit les lettres de la dernière ligne de l'échelle, placée à 5 mètres.

Supposons que l'acuité du malade soit connue, que, dans certains cas, à certaines distances et pour certains travaux, sa vision soit très bonne. Il s'agira évidemment d'un vice de réfraction auquel on pourra remédier en faisant passer devant l'œil des verres convexes ou concaves qui augmenteront ou diminueront d'autant le pouvoir réfringent de l'œil.

Le malade étant donc assis à 5 mètres de l'échelle suffisamment éclairée, on masque un œil, le gauche par exemple, à l'aide d'un verre opaque, et on procède à l'examen de l'œil droit.

Tout d'abord on commence par un verre convexe de 1 dioptrie. Ou la vision est troublée, ou elle reste normale ; supposons que le malade continue à lire toutes les lettres de l'échelle, on en conclura hardiment à l'hypermétropie, à un déficit de réfraction ; ayant devant l'œil un verre convexe de 1 dioptrie le malade diminue d'autant son effort d'accommodation et la vision reste la même.

Ceci ne peut avoir lieu que chez un hypermétrope ; l'emmétrope ne supportera pas un tel verre qui le mettrait dans les conditions d'un œil normal accommodé pour un mètre, les objets vus nettement étant alors placés à un mètre de distance et ceux placés à 5 mètres formant sur la rétine un cercle de diffusion.

Donc, pour reprendre notre exemple, supposons que l'œil de notre sujet conserve son acuité avec une lentille convexe de 1 dioptrie ; on fait passer successivement des verres de 1,50, 2, 2,50, 3 dioptries jusqu'au moment où l'acuité diminue : le verre *le plus fort* qui laisse au malade son acuité la plus grande mesure exactement son hypermétropie.

Observons que pour que l'examen donne ce résultat précis, il est absolument nécessaire que l'accommodation soit relâchée. Or chez l'hypermétrope il n'en est pas toujours ainsi ; souvent les efforts d'accommodation auxquels le malade s'est livré produisent une contracture du muscle qui ne permet pas le relâchement de l'accommodation. Dans ce cas, avec le verre correcteur on n'aura que la valeur de l'hypermétropie manifeste, non celle de l'hypermétropie latente.

Il peut même arriver que la contracture soit telle que l'hypermétrope ne supporte pas les verres convexes. Par exemple, si l'amétropie est de 4 dioptries ; et que le patient, encore jeune, affligé d'une contracture du ciliaire, accommode de 5 dioptries, il aura son remotum à 1 mètre, sera faussement myope, les verres convexes diminueront encore sa vision, et un verre concave approprié rétablira l'équilibre.

Il importe donc de retenir ceci : lorsqu'un vice de réfraction est amélioré par un verre concave faible, et aggravé par un verre convexe ou par un concave de moyenne force, il faut toujours songer à la contracture de l'accommodation et la rechercher.

Si le sujet est jeune, amélioré par un concave de 1 ou 2 dioptries et ne peut voir en aucune façon avec un concave plus fort, il s'agira évidemment d'un hypermétrope avec contracture ; car un myope jeune, de 2, 3 dioptries pourrait, s'il avait à sa disposition toute son accommodation, compenser le déficit apporté à sa réfraction par un verre beaucoup plus fort que sa myopie.

On recherchera alors les symptômes qui accompagnent d'habitude la contracture : myosis, névralgies frontales plus ou moins vives, injection périkératique. Mais ces signes peuvent manquer ou être peu accusés, et le meilleur moyen pour abolir le spasme, relâcher l'accommodation, et mesurer par la méthode de Donders l'hypermétropie totale, consiste à paralyser complètement le muscle ciliaire à l'aide des mydriatiques, agents qui suppriment la puissance accommodatrice : atropine, homatropine, scopolamine.

Sous l'influence de l'atropine, la pupille commence à se dilater après vingt minutes environ, la mydriase est maxima en vingt-quatre heures, reste telle plus d'une journée ; la pupille ne revient que lentement et graduellement au diamètre normal et à la mobilité physiologique qu'elle recouvre seulement au bout d'une à deux semaines

D'après Donders la diminution de l'accommodation commence à se faire sentir quelques minutes après l'action de l'atropine sur la pupille, mais le maximum d'effet sur le muscle ciliaire, sa paralysie totale vient assez tard ; il faut deux heures environ pour supprimer absolument l'accommodation dans les cas ordinaires, et il n'est pas rare de rencontrer des sujets chez lesquels le mydriatique doit être instillé pendant plusieurs jours et même plusieurs semaines.

La durée de son action sur le muscle ciliaire est d'environ vingt-quatre heures ; mais la mydriase dure beaucoup plus longtemps. Il ne faut pas croire à la paralysie de l'accommodation toutes les fois que la pupille est dilatée ; pour supprimer cette fonction, on instille le collyre plusieurs heures avant l'examen.

Mais ce procédé a dans la pratique beaucoup d'inconvénients : d'abord la paralysie du muscle dure plusieurs jours au détriment d'un grand nombre de malades ; de plus, lorsque le sujet a dépassé la quarantaine, l'instillation d'atropine peut être dangereuse, augmenter par exemple la tension de l'œil jusqu'à produire du glaucome aigu.

Aussi a-t-on plus volontiers recours aux procédés objectifs dont nous parlerons plus loin, et qui permettent, sans l'aide des mydriatiques, de mesurer exactement l'hypermétropie.

Revenons à notre malade et à son œil droit. Le verre convexe diminue sa vision ; on choisit alors un concave : si le sujet est emmétrope et possède encore une certaine quantité d'accommodation, son acuité n'est pas améliorée, mais elle reste maxima avec les verres concaves faibles, parce qu'il neutralise par son accommodation la réfringence négative du verre. On peut constater cet effort du ciliaire : quand on place le verre la vue se trouble ; ce n'est qu'en regardant avec attention, en fixant, que les lettres de l'échelle réapparaissent nettes quoiqu'un peu amoindries dans leurs dimensions par le verre concave. Un emmétrope de trente ans pourra compenser 7 dioptries, de quarante-cinq ans, 2 dioptries de réfringence négative.

On ne conclura donc pas de la possibilité de la vision par un verre concave que le sujet est myope ; il peut être emmétrope et accommoder.

Si l'on a paralysé d'avance l'accommodation, un verre concave troublera immédiatement la vision à distance de l'emmétrope. Mais, en pratique, il est inutile de recourir à ce moyen sûr de diagnostic, car il est facile de discerner immédiatement si le sujet est myope ou non.

La myopie est faible, moyenne ou très forte.

Lorsque le malade, atteint de myopie faible, regarde l'échelle à 5 mètres, il ne voit pas la ou les dernières lignes composées des lettres les plus fines ; le verre concave lui donne immédiatement une acuité meilleure, et lui permet leur lecture. En augmentant ou diminuant le verre employé, on trouve le maximum d'acuité visuelle, le verre qui corrige la myopie totale, verre qu'il faut rarement prescrire comme nous le dirons plus tard. Si la myopie est assez forte ou très élevée, donnez un livre au malade, et faites-le lire ; il approchera immédiatement ce livre de l'œil jusqu'à 20, 15, 10 centimètres de la cornée ; on a ainsi la distance approximative de son remotum. Guidé par ce renseignement, on invite le malade à regarder l'échelle placée à 5 mètres, en mettant devant son œil le verre correspondant au remotum approximatif : de 6 dioptries s'il a lu à 15 centimètres, de 10 dioptries s'il a lu à 10 centimètres. Le sujet accuse immédiatement une amélioration très grande de son acuité. En tâtonnant, on recherche le verre *le plus faible* qui lui permettra de voir le plus grand nombre de lettres et les plus petites; on obtiendra ainsi la mesure exacte de son acuité après correction de sa réfraction.

Toutefois il est bien certain que, malgré la meilleure volonté, beaucoup de myopes, et même tous les myopes jeunes, ne relâchent pas complètement leur accommodation dans cet examen par la méthode de DONDERS. Si l'on veut une mensuration très précise, on usera de l'atropine qui ne laissera plus paraître que la réfraction statique de l'œil.

2º Détermination de la réfraction dynamique, de l'amplitude d'accommodation. — On obtient l'amplitude d'accommodation en recherchant la situation du proximum. Pour cela on rapproche de l'œil de très petits caractères d'imprimerie, ou des groupes de points noirs sur fond clair, ou des fils noirs sur fond blanc, tendus dans un cadre; on les rapproche jusqu'au moment où ils commencent à devenir indistincts; ils se trouvent alors au punctum proximum.

Pour avoir la puissance de l'accommodation, si le sujet est emmétrope, il suffira de diviser 1 par la distance du proximum, exemple : le proximum est à 10 centimètres, le sujet a $\frac{1}{0,10} = 10$ dioptries d'amplitude d'accommodation.

Si le sujet est hypermétrope ou myope, il faudra tenir compte de son vice de réfraction; un hypermétrope de 3 dioptries, qui a son proximum à 10 centimètres, aura $10 + 3 = 13$ dioptries d'accommodation; un myope de 3 dioptries dont le proximum sera à 10 centimètres, n'aura que $10 - 3 = 7$ dioptries d'accommodation.

En pratique la détermination du proximum présente quelquefois des difficultés. Lorsque l'acuité visuelle est faible on peut, malgré une bonne amplitude d'accommodation, ne pas voir les petits caractères d'imprimerie, il faut alors se servir d'objets plus volumineux et bien colorés.

Dans tous les cas, la solution du problème consiste dans la recherche du remotum et du proximum et dans l'application de la formule $A = P - R$. Chez l'emmétrope R étant à l'infini égale 0, donc $A = P$; et l'amplitude d'accommodation de l'emmétrope est égale à une lentille convexe d'un foyer équivalent à la distance du proximum.

Chez l'hypermétrope, ayant un remotum négatif, et faisant une première dépense d'accommodation pour le reporter à l'infini, la formule devient $A = P + R$. Au contraire, chez le myope l'amplitude d'accommodation est d'autant plus faible que R est plus rapproché (pour un même proximum) $A = P - R$. Lorsque donc le sujet est myope ou hypermétrope, il faut connaître très exactement le degré de son vice de réfraction, connaître la valeur de R avant de rechercher celle de P.

Un médiocre mais pratique moyen d'obtenir l'amplitude d'accommodation consiste encore à présenter à l'emmétrope, placé à 5 mètres de l'échelle, une série de lentilles concaves jusqu'à celle qui commence à troubler la vision ; elles seront neutralisées par l'effort accommodatif tant que le pouvoir négatif des verres ne dépassera pas le pouvoir positif de l'accommodation. Un enfant de dix ans pourra ainsi voir à travers un verre concave de 14 dioptries ; le verre 15 commencera à troubler la netteté de sa vision, il est évident que le changement de courbure de son cristallin équivaut à une lentille positive de 14 dioptries. Ce moyen est mauvais et ne donne qu'une approximation très relative à cause du pouvoir rapetissant des verres concaves qui diminuent ainsi notablement l'acuité visuelle et faussent l'interprétation des résultats.

La mesure de l'amplitude d'accommodation par l'optomètre de Badal n'a pas cet inconvénient et c'est là ce qui rend ce remarquable instrument très précieux dans la recherche de l'amplitude d'accommodation. Nous aurons l'occasion de revenir plus loin sur ce sujet.

§ 7. — DE L'ASTIGMIE

1° **Historique**. — L'étude de l'astigmie est de date assez récente ; il y a trente ans à peine que cette question est définitivement entrée dans la pratique ordinaire de l'ophtalmologie.

YOUNG, le premier, étudia en 1800 cette anomalie de la réfraction. Il constata sur lui-même que la distance la plus éloignée de sa vision distincte était de 7 pouces dans le plan horizontal, de 10 pouces dans le vertical. Plongeant sa cornée dans l'eau pour supprimer sa réfringence, la différence de réfraction des méridiens restait la même; cette anomalie était due à l'état de son cristallin. Young était atteint d'astigmie cristallinienne.

Cette découverte resta longtemps inaperçue. Cependant, Fischer, à la même époque, signalait de fréquentes anomalies dans les courbures de la cornée. Un horloger, Chamblant, se servait de verres cylindriques sans d'ailleurs se rendre compte de leur action.

En 1827, Aïry étudia les verres cylindriques; en 1845, Sturm donne une théorie complète de l'astigmie. Dès lors, les travaux deviennent plus nombreux; Hamilton, Goode publient des observations; Stokes imagine sa double lentille cylindrique; en 1852, Goulier (de Metz) corrige par les cylindres de nombreux cas d'astigmie.

Enfin Helmholtz imagina son ophtalmomètre, mesurant les méridiens de la cornée. En 1859 et 1862, Knapp en montra toute l'importance; en 1862 également, Donders publia son immortel travail sur l'astigmie et les verres cylindriques. Dès ce moment l'étude de cette question fut à l'ordre du jour, les travaux devinrent très nombreux; il est juste de placer au premier rang ceux de Javal qui décrivit en 1865 l'astigmomètre binoculaire, et en 1881 imagina, avec son élève Schiötz, l'ophtalmomètre qui est maintenant classique.

2° Vision des astigmes ; des verres cylindriques. — L'astigmie est caractérisée par ce fait que les rayons venus d'un même point ne vont pas, après leur réfraction dans l'œil, se réunir au même point.

La cornée présentant toujours une forme plus ou moins irrégulière (Knapp), les astigmies sont extrêmement nombreuses, mais la vision n'est manifestement troublée que si la différence dans la valeur réfringente des méridiens est assez considérable. Une cornée absolument régulière a la forme d'un ellipsoïde à trois axes inégaux ; alors les méridiens présentent la même réfringence.

Lorsque ces méridiens sont différents, le vertical est d'habitude le plus courbe, l'horizontal le moins courbe. L'astigmie est alors *conforme à la règle*. Si c'est l'horizontal qui est le plus réfringent, le plus courbe, l'astigmie est *contraire à la règle*.

Les méridiens qui présentent le minimum et le maximum de réfringence de la cornée sont perpendiculaires entre eux : ce sont les méridiens *principaux*. L'œil astigme, qui présente ainsi deux méridiens principaux, est atteint d'astigmie *régulière*. Dans l'astigmie *irrégulière*, la cornée est le siège de déformations multiples, résultant de kératites chroniques, taies plus ou moins anciennes, etc.; cette variété d'astigmie n'est guère améliorée que par le trou sténopéique et sa correction présente souvent une extrême difficulté.

Pour bien se rendre compte de la façon dont la vision s'exerce dans le cas d'astigmie régulière, il importe d'étudier la figure schématique suivante empruntée à Imbert :

Le solide, placé à gauche, représente une cornée dont le méridien vertical VAV est plus courbe que l'horizontal HAH : les rayons incidents parallèles se réunissent en F lorsqu'ils se réfractent suivant le méridien vertical, en F' selon l'horizontal.

Supposons la rétine en F. le méridien vertical sera adapté pour les rayons parallèles, il sera emmétrope. Tous les rayons lumineux émanés d'un point placé au delà de 5 mètres formeront un point en se réfractant par ce méridien. tandis que les rayons réfractés par le méridien horizontal formeront, sur la rétine. une ligne horizontale. Un raisonnement analogue fait comprendre ce qui se passe si la rétine est au contraire placée en F'.

Ainsi, le point lumineux extérieur se peint par une ligne lorsqu'il est vu à l'aide du méridien non adapté. Au lieu d'un point lumineux supposons une ligne lumineuse adaptée pour le méridien vertical : cette ligne doit être considérée comme une série de points ; chaque point. vu par le méridien horizontal, fournit une ligne qui se continue avec les lignes voisines. La série des points .... donnera l'image ----------, et comme dans chaque ligne les points se touchent, la ligne sera continue, ne différant de la ligne lumineuse extérieure que

par sa plus grande longueur, due à la transformation en ligne
de ses deux points terminaux. Cette ligne vue par le méridien
non adapté sera nette, noire. D'où cette conclusion majeure :
toute ligne vue clairement par un astigme est parallèle au
méridien non adapté, perpendiculaire au méridien adapté.

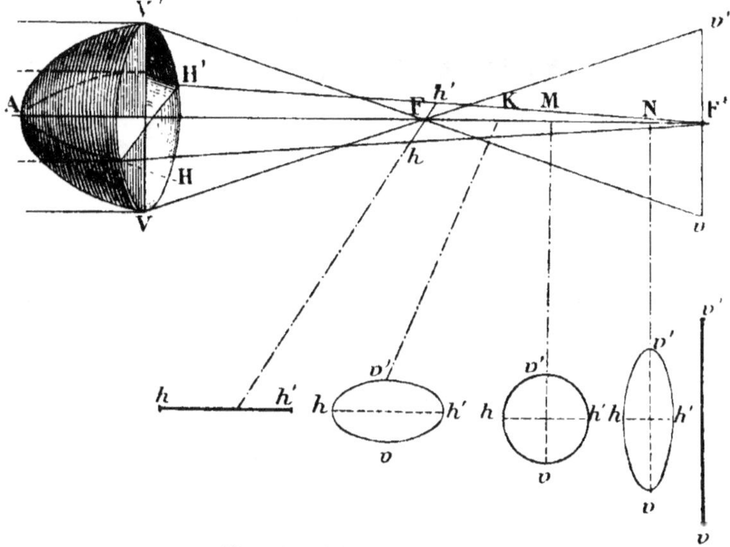

Fig. 26. (D'après IMBERT.)

De même, si un point lumineux est adapté pour le méridien
horizontal, il sera vu comme point par ce méridien, mais le
méridien vertical le transforme en une ligne | ; une ligne ho-
rizontale composée de plusieurs points, adaptée pour le méridien
horizontal .... donnera l'image | | | | | | | | | | | et
sera donc vue confusément dans le sens de ce méridien.

Une expérience simple démontre la vérité de la conclusion
précédente : devant un œil reconnu emmétrope, si on place un
verre cylindrique concave ou convexe, et que cet œil regarde
une croix formée par des points, le verre étant placé verticalement, les points verticaux formeront chacun une trainée horizontale plus ou moins effacée ou étalée suivant la force du
verre ; les points horizontaux subissent la même diffusion, mais

s'allongeant transversalement ils se recouvrent mutuellement
et donnent ensemble une ligne très noire, diffuse seulement à
ses deux extrémités (fig. 27, 28). Le verre cylindrique vertical

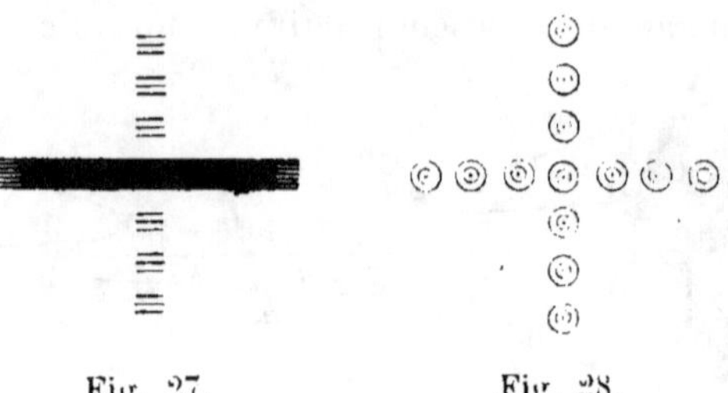

Fig. 27.   Fig. 28.

a modifié le méridien horizontal de la cornée, le vertical est
resté adapté; la ligne vue nettement est perpendiculaire au
méridien adapté.

Qu'est-ce donc qu'un verre cylindrique ? C'est une lentille
obtenue par la section d'un cylindre
creux ou plein suivant un plan parallèle
à un plan diamétral (fig. 29).

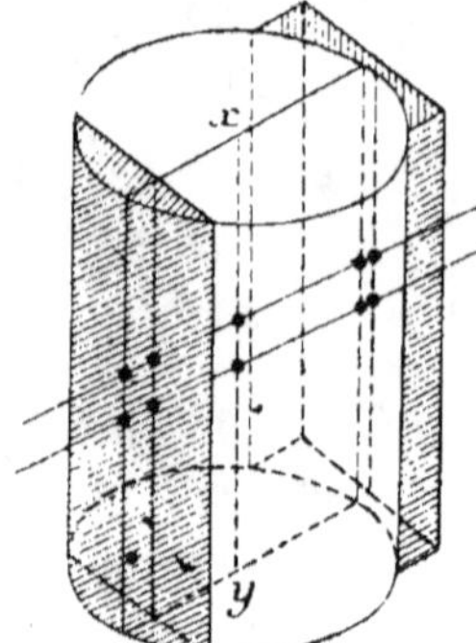

Fig. 29.

Les cylindres sont convexes ou concaves. La lentille cylindrique convexe
est limitée d'un côté par une surface
plane, de l'autre par une surface cylindrique à convexité extérieure. Si on
fait passer un plan parallèle à l'axe du
cylindre on a deux surfaces de séparation parallèles; si au contraire le plan
coupe le cylindre perpendiculairement
à son axe, ce plan est limité par une
surface sphérique extérieure.

Le cylindre concave se comporte de la même façon; si le
plan par lequel on le coupe est parallèle à l'axe, les deux faces
sont parallèles; s'il est perpendiculaire à l'axe, l'une des faces
est sphérique concave.

On conçoit que ces lentilles réfractent différemment les rayons
incidents selon la direction de ces rayons par rapport à l'axe;

ceux qui arrivent parallèles à l'axe ne sont pas déviés, ils traversent une lame de verre à faces parallèles; ceux qui arrivent suivant un plan perpendiculaire à l'axe subissent la même déviation que s'ils traversaient une lentille sphérique.

En somme les verres cylindriques sont à la fois neutres et sphériques, il est donc possible avec eux de corriger l'un des méridiens de la cornée en laissant l'autre intact.

3º Astigmie régulière, simple, composée, mixte. — Par définition même l'astigmie présente, à l'état statique, des milieux dioptriques tels que l'un des méridiens de la cornée (si celle-ci est seule en cause) possède un foyer F qui ne coïncide pas avec le foyer F' du méridien perpendiculaire.

Si F du méridien vertical est sur la rétine, ce méridien est emmétrope; l'autre, le méridien horizontal, est myope ou hypermétrope selon que F' tombe en deçà ou au delà de la rétine. C'est l'astigmie *simple*.

Si les deux foyers sont ailleurs que sur la rétine, tous les deux en avant ou tous les deux en arrière, l'astigmie est *composée*. Les méridiens sont tous les deux myopes ou hypermétropes.

Si enfin l'un des foyers est en avant, l'autre en arrière, l'un des méridiens est myope, l'autre hypermétrope, l'astigmie est *mixte*.

Quelle que soit la variété de l'astigmie, chaque méridien a son remotum R et R'; leur différence en dioptries mesure le degré de l'astigmie : As = R — R'. Si par exemple le méridien vertical est myope de 3 dioptries, l'horizontal de 2, As = 3 — 2 = 1 dioptrie.

Dans l'astigmie *conforme à la règle*, le méridien vertical a toujours une courbure plus forte que l'horizontal; si celui-ci est emmétrope, le premier est myope; s'ils sont myopes tous les deux, c'est le diamètre vertical qui présente un excès de courbure. Les dispositions inverses ont lieu dans l'astigmie *contraire à la règle*.

4º Astigmie cristallinienne. — Nous avons supposé jusqu'ici que la différence dans la valeur réfringente des divers méridiens était exclusivement due à des irrégularités de la courbure de la cornée; celles-ci représentent bien la forme la plus fréquente de l'astigmie, la cornéenne; mais il convient de lui opposer une autre variété : l'astigmie cristallinienne.

YOUNG, qui l'a signalée le premier, devait sa vision anormale à l'inclinaison du cristallin sur son axe. D'après TSCHERNING, l'axe du cristallin ne coïncide généralement pas avec l'axe visuel et la position oblique de la lentille entraînerait une astigmie assimilable à l'astigmie cornéenne contraire à la règle.

Quelquefois les contractions irrégulières du ciliaire impriment au cristallin des formes anormales qui varient la réfringence du méridien correspondant.

En pratique il est surtout intéressant d'envisager l'astigmie cristallinienne dans ses rapports avec l'astigmie cornéenne.

Les méridiens de la cornée sont rarement d'une égalité absolue et cependant la vision s'exerce dans les meilleures conditions; cela tient évidemment au phénomène compensateur qui se passe du côté du cristallin.

Un astigme jeune peut remédier à son astigmie cornéenne, même très élevée, par une contraction irrégulière du muscle ciliaire, et voir parfaitement toutes les lignes du cadran. Il moule son cristallin sur sa cornée, pour faire correspondre à l'excès de courbure de celle-ci le minimum de courbure de celui-là. On se rend bien compte de la réalité des contractions irrégulières du ciliaire en le paralysant par l'atropine; tel sujet qui, sans atropine, ne présente aucun trouble visuel, devient astigme parce que le cristallin ne vient plus corriger l'irrégularité cornéenne.

Et c'est pourquoi l'astigmie passe inaperçue longtemps, pour apparaître lorsque, avec l'affaiblissement de l'accommodation, la souplesse du cristallin vient faire défaut. L'astigmie latente devient alors réelle, et le sujet doit faire des efforts d'accommodation qui le conduisent à l'asthénopie; il veut contracter irrégulièrement son muscle pour modifier la courbure du cristallin et faire encore par la lentille la compensation de l'irrégularité cornéenne, mais le cristallin n'obéit plus; la lutte est inutile et se traduit par des migraines, des douleurs périorbitaires qui bientôt rendent tout travail impossible.

La déformation irrégulière du cristallin est donc en général une tentative de la nature pour remédier à la déformation inverse de la cornée. Mais parfois la contraction du ciliaire dépasse le but, et l'hypercorrection se traduit par une astigmie de sens contraire; plus souvent la correction est insuffisante et l'atténuation de la déformation cornéenne est faible ou nulle.

Malgré son importance, l'astigmie cristallinienne ne mérite qu'une place secondaire, c'est l'astigmie cornéenne qui domine, c'est elle qu'il faut surtout savoir bien reconnaître et mesurer.

5° Diagnostic de l'astigmie, sa notation. — L'astigmie peut être appréciée par des moyens subjectifs et des moyens objectifs.

a. *Détermination subjective de l'astigmie.* — Cette détermination peut se faire selon que l'œil a été atropinisé ou non; dans le premier cas on mesure l'astigmie cornéenne seule; dans le second, l'astigmie totale, celle qu'il importe de connaître.

Avant de rechercher l'astigmie, on doit préalablement corriger le vice de réfraction sphérique, s'il y a lieu, et mettre devant l'œil du sujet le verre correcteur convexe ou concave.

Plaçons donc le sujet, non atropinisé, en face du cadran (fig. 30). Si les rayons du cadran sont tous vus avec une égale intensité, il faut chercher ailleurs la cause du trouble visuel: si au contraire une ligne paraît plus noire que les autres, ou si le malade ne voit nettement qu'un groupe de lignes, on peut affirmer qu'il est astigme.

Il importe alors que le sujet indique très exactement la ligne qu'il voit, ligne noire, claire, très nette, bien limitée. Supposons que cette ligne est la ligne horizontale, qui va de neuf à trois heures. On en conclura que le méridien vertical est adapté; le verre cylindrique devra faire sentir son influence sur le méridien horizontal, l'axe du verre sera perpendiculaire à ce méridien, donc perpendiculaire à la ligne vue clairement.

De là cette conclusion majeure que le verre cylindrique devra dans la lunette occuper une situation telle que son axe soit perpendiculaire à la ligne du cadran désignée par le malade.

La position du cylindre correcteur est connue; ce verre doit-

il être convexe ou concave? On ne peut guère trancher cette
difficulté que par le tâtonnement; on essayera deux ou trois
de ces verres cylindriques; le malade dira quels sont les
meilleurs, les uns amélioreront, les autres troubleront la vue,
et on sera fixé sur la série convexe ou concave à employer.

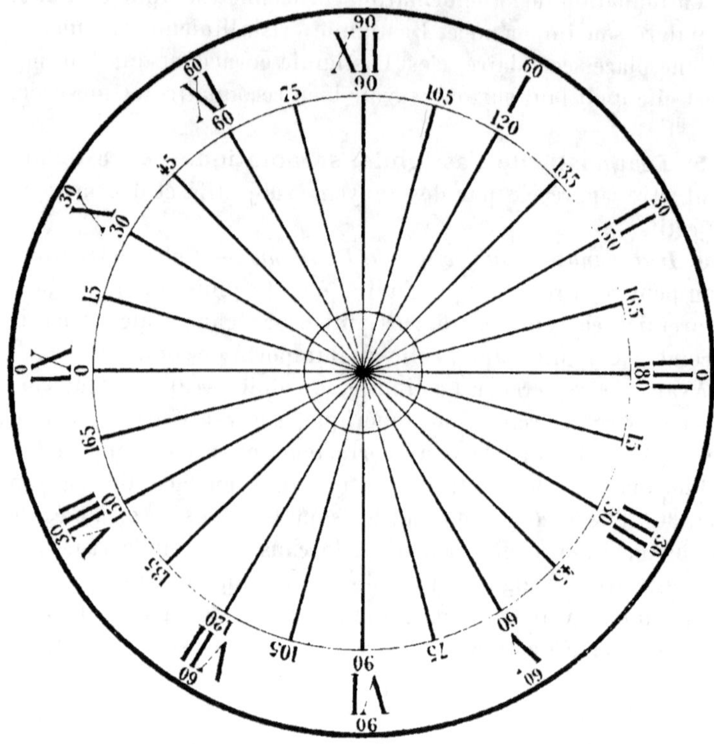

Fig. 30.
Cadran horaire pour la détermination de l'astigmie.

On prend alors successivement les cylindres de la série
indiquée, et l'on s'arrête à celui qui fait voir également noires
toutes les lignes du cadran. En même temps on invitera le
malade à lire l'échelle d'acuité, et on constatera de ce côté
une amélioration toujours sensible.

Lorsque le verre cylindrique doit être associé à un sphérique, il est bon, après avoir déterminé l'astigmie, de laisser le verre cylindrique en place et de chercher si le sphérique convient bien, si avec un numéro voisin on n'améliorerait pas encore l'acuité.

La détermination de l'astigmie paraît donc très simple. Il y a malheureusement en pratique une cause d'erreur fréquente, la contraction irrégulière du muscle ciliaire. Les sujets font souvent des efforts d'accommodation intempestifs qui leur font voir plus clair tantôt une ligne, tantôt une autre et déroutent les indications sur le choix du verre. Il faut alors paralyser l'accommodation par l'atropine, on mesurera ensuite aisément l'astigmie cornéenne, et on choisira le verre correcteur; mais on devra essayer à nouveau ce verre, lorsque l'accommodation sera revenue, et souvent il devra être modifié pour tenir compte de l'astigmie cristallinienne, auquel le malade ne peut en effet se soustraire.

b. *Détermination objective de l'astigmie.* — Divers procédés objectifs, que nous étudierons plus tard, l'ophtalmoscopie, la kératoscopie, permettent de déterminer l'astigmie; pour le moment, il doit nous suffire d'apprendre à diagnostiquer l'astigmie cornéenne à l'aide des images qui se produisent sur la cornée dans certaines conditions.

La surface polie de la cornée donne une image de tous les objets brillants, bien éclairés qui sont en face d'elle et s'y réfléchissent; on voit ainsi sur la cornée de l'observé l'image d'une fenêtre voisine, d'un rectangle lumineux, d'une circonférence, placés dans une situation convenable. Or il est évident que la forme de l'image dépend de la forme de la cornée; une cornée très régulière donnera d'une circonférence une image plus petite, mais également régulière et bien arrondie, d'un rectangle à côtés égaux, une image sous forme de carré parfait.

Sur cette donnée, PLACIDO construisit, en 1880, un instrument très simple qui se compose d'un disque en carton ou zinc de 23 centimètres de diamètre; sur l'une des faces sont tracés des cercles concentriques alternativement blancs et colorés; au centre, une ouverture circulaire d'un centimètre de diamètre, au niveau de laquelle on peut introduire un tube armé d'un verre convexe pour grossir l'image.

L'instrument, manié à l'aide d'un manche, est placé de telle façon que l'œil du malade regarde à une petite distance, dans le tube central ; cet œil examiné est dans l'ombre, pendant que le disque de Placido est bien éclairé ; on voit alors tous les cercles du disque sur la cornée. Ces cercles sont réguliers ou irréguliers selon les courbures normales ou anormales de cette membrane : on obtient ainsi les figures 31, 32 et 33.

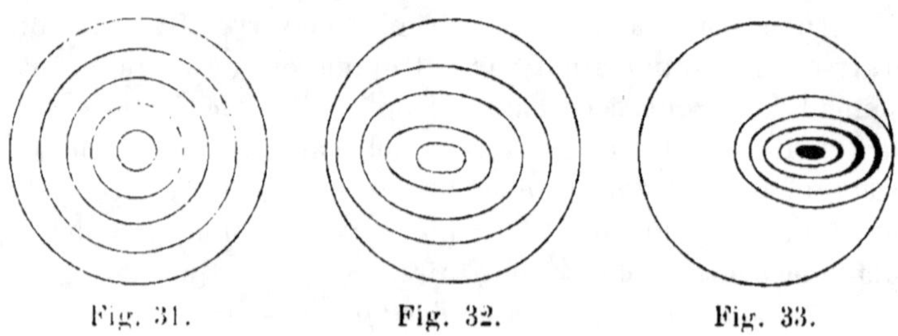

Fig. 31.   Fig. 32.   Fig. 33.

Le disque de Placido, permet de reconnaitre l'astigmie cornéenne, mais n'en donne pas le degré et le kératomètre de Wecker et Masselon ne le donne qu'imparfaitement. Pour obtenir ce degré, il convient de recourir à l'ophtalmomètre si pratique de Javal et Schiotz (fig. 34).

Cet ophtalmomètre se compose essentiellement d'une lunette formée de deux objectifs de même distance focale et d'un oculaire. Entre les deux objectifs est fixé un prisme biréfringent qui donne deux images de tout objet regardé à travers la lunette (fig. 34).

L'œil à examiner est placé au foyer du premier objectif, derrière un cadre qui sert à tenir la tête immobile ; l'image fournie par cet œil forme au foyer du deuxième objectif une image égale à l'objet et renversée, vue à travers l'oculaire de la lunette. On observe ainsi ce qui se passe sur la cornée, de telle sorte qu'on y voit très nettement l'image de deux mires blanches placées de chaque côté de la lunette sur un axe qui tourne devant un grand disque gradué.

Ces mires en émail blanc sont formées l'une d'un rectangle

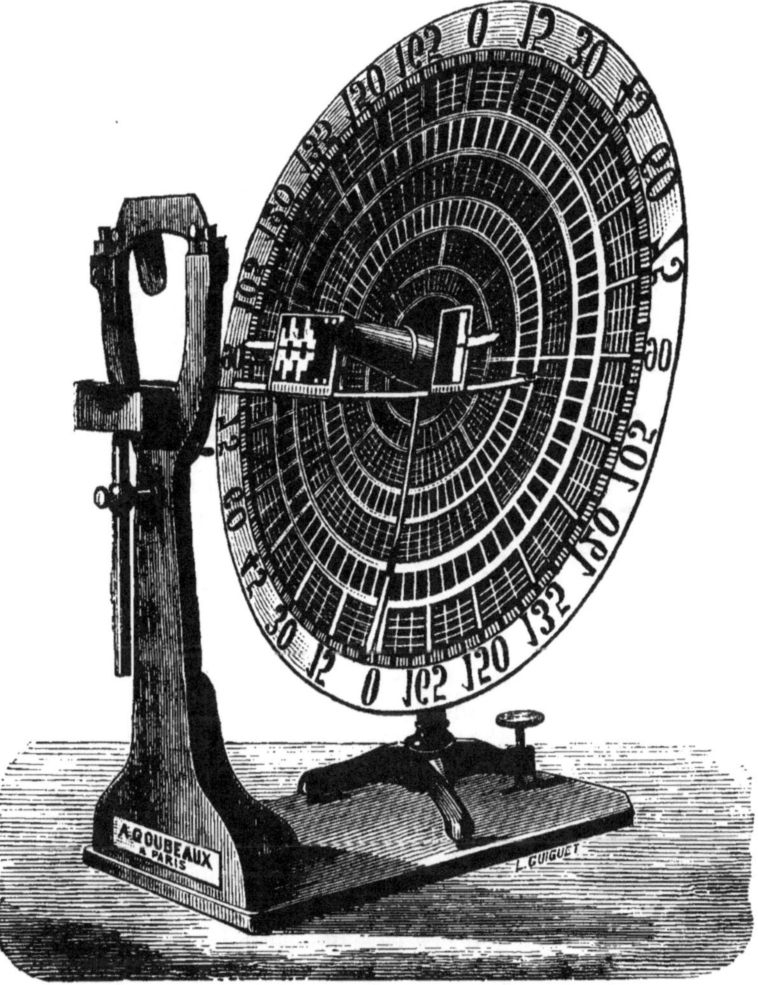

Fig. 34.
Ophtalmomètre de Javal et Schiotz.

coupé en son milieu par une ligne noire, l'autre d'une figure
en marches d'escalier, également divisées par une ligne mé-

diane. Ces mires font sur la cornée chacune une image et
chaque image est dédoublée par l'action du prisme biréfringent de telle sorte qu'on obtient la figure 35.

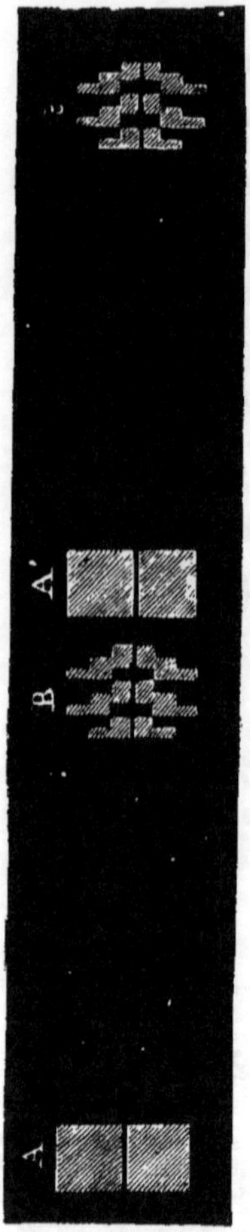

Le grand disque permet de lire les angles
sans retirer l'œil de l'oculaire, et l'aiguille
fixée perpendiculairement à l'axe tournant
montre sans calcul si les méridiens principaux sont perpendiculaires entre eux. Ce
disque porte une graduation régulière de
0° à 180° écrite en chiffre renversés, de
telle façon qu'en se reflétant sur la cornée,
ces chiffres redressés permettent à l'observateur de lire la direction exacte des méridiens principaux.

Dans la pratique on a reconnu l'inutilité du grand disque représenté sur la
figure 34 et sur les nouveaux modèles de
l'instrument ce large disque que nous
venons de décrire a été supprimé et remplacé par un disque étroit portant des circonférences qui en se réfléchissant sur la
cornée permettent de se mettre facilement
au point et d'amener les mires à la place
voulue.

Pour faire une détermination, il faut se
bien pénétrer de ce principe, savoir que
les mires font sur l'œil une image rectangulaire lorsque les côtés sont parallèles aux plans des méridiens de courbure
maxima et minima. On devra donc faire
tourner l'arc qui porte les mires jusqu'au
moment où l'on aura des images rectangulaires comme A et A'. Si les méridiens de courbure maxima
et minima concordaient toujours avec la verticale et l'horizontale, ces images rectangulaires auraient aussi toujours une
direction verticale ou horizontale. Mais si les méridiens principaux sont obliques, c'est dans cette position qu'on obtiendra

des rectangles ; il faudra tâtonner quelque temps et toujours les obtenir : cette précaution préliminaire est tout à fait capitale.

Ceci fait, on rapproche les mires de façon à mettre en contact A' et B, en sorte que les lignes noires qui les coupent en leur milieu soient bien sur le prolongement l'une de l'autre. On établit d'abord ce contact pour le méridien le moins réfrigent, c'est-à-dire en général le méridien horizontal. On fait ensuite tourner l'arc qui porte les mires de 90° autour de son axe. S'il n'y a pas d'astigmie, la figure tournera sans se modifier (fig. 36); si au contraire la courbure de ce nouveau méridien est

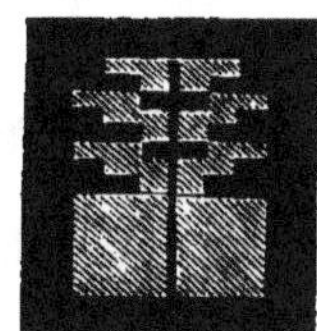

Fig. 36.

Affrontement des mires.

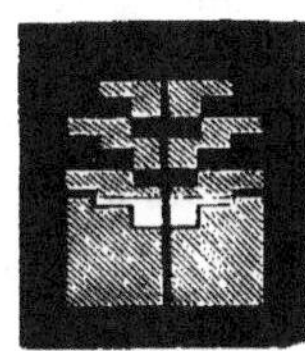

Fig. 37.

Empiètement des mires.

plus forte, les deux images A' et B empiètent l'une sur l'autre, et le nombre des marches d'escalier comprises dans l'empiètement exprime en dioptries la valeur de l'astigmatisme. La figure 37 correspond à une astigmie d'une dioptrie et demie.

En même temps qu'on lit le degré de l'astigmie, on lit son angle sur le disque et on note la direction de l'axe et le degré.

On obtient donc ainsi très complètement et très fidèlement la valeur de l'astigmie cornéenne et il est facile d'arriver rapidement à un résultat définitif par l'examen subjectif avec les verres d'essai.

c. Notation de l'astigmie. — Une méthode usuelle consiste à mesurer les degrés de 0° à 180° en allant de la gauche à la droite de l'observateur. La lunette étant placée sur le nez du malade, et graduée sur le demi-cercle inférieur, le 0 est pour l'œil droit du côté de la tempe, le 180° du côté du nez; tandis que pour l'œil gauche le 0 est du côté du nez et 180° du côté de la tempe.

Du reste pour être très clairs, nous conseillons de dessiner sur l'ordonnance les demi-cercles de la lunette et d'indiquer par une ligne l'axe du cylindre adopté.

On inscrit ensuite le nom de l'œil, l'inclinaison du cylindre, le signe et le numéro en dioptries de ce cylindre ; enfin on termine par l'indication du verre sphérique s'il en faut un.

Ainsi OD 45° + 3 + 3,50 signifie que le cylindre destiné à l'œil droit doit être incliné à 45°, qu'il est convexe, de 3 dioptries, et qu'il doit être combiné avec un verre sphérique convexe de 3 D 1/2.

Cette notation, recommandée par PARENT et qui est la nôtre, porte le nom de *notation identique*.

Il en est une autre usitée par beaucoup d'ophtalmologistes qui consiste à placer le O' en haut du méridien vertical et à inscrire la division des deux côtés jusqu'à 90°. On indique par les mots nasal et temporal le côté où, pour chaque œil, s'incline le cylindre.

Ainsi on écrit OG 20° nasal + 1,50 + 3 ce qui veut dire qu'à gauche on doit placer un cylindre de + 1,50 incliné à 20° du côté du nez et y ajouter un sphérique + 3. C'est ce qu'on appelle la *notation symétrique*.

Toutes les notations sont bonnes et il est fâcheux qu'il en existe plusieurs. Une fois pour toutes il serait bon de s'entendre.

6° Astigmie irrégulière. — Chez les sujets atteints de cette imperfection optique, la réfraction ne présente plus aucune uniformité. Les différentes parties d'un même méridien peuvent varier et les images rétiniennes atteindre un degré de déformation défiant toute analyse.

Alors on conseillera au malade l'usage du trou d'épingle ; cette ouverture délimite une partie très restreinte du dioptre de l'œil, qui n'imprime pas trop de dispersion aux rayons lumineux. Les verres de contact rendent aussi de vrais services.

La cause de cette astigmie siège d'habitude dans la cornée

qui peut devenir conique (kératocone), s'aplatir irrégulièrement ou se distendre sous l'influence d'une inflammation
chronique ne lui permettant pas de résister partout également
à la pression intra-oculaire.

Mais l'astigmie irrégulière est aussi parfois due au cristallin
dont les divers secteurs mal agencés réfractent séparément la
lumière pour fournir chacun une image à part : si la différence
entre les diverses parties cristalliniennes est grande, le sujet
peut voir plusieurs objets au lieu d'un : il y a polyopie.

§ 8. — DES OPTOMÈTRES

Les optomètres ont sur les verres d'essai deux avantages
principaux qui en expliquent l'usage : d'abord, en plaçant
son œil dans la lunette, le malade relâche son accommodation
plus complètement et plus facilement que pour lire l'échelle à
5 mètres; deuxièmement, lorsqu'on soupçonne une supercherie, on peut, en manœuvrant rapidement l'instrument et en
exigeant des réponses immédiates, arriver plus facilement que
par la méthode de DONDERS à reconnaitre la simulation.

Les optomètres qui ont été imaginés sont nombreux, nous
parlerons simplement de ceux qui sont basés : 1° sur l'expérience de SCHEINER, 2° sur le principe de la lunette astronomiques et les lois des lentilles convexes centrées et associées.

1° Méthode de Scheiner. — Dans un diaphragme quelconque, percez deux petits trous séparés par une distance
moins grande que la largeur de la pupille. Par ces orifices O
et O' le sujet regarde un objet éclairé ou une petite flamme placée à 5 mètres, c'est-à-dire envoyant sur l'œil des rayons parallèles (fig. 38). Sur la figure les rayons émanés du point E sont
très divergents, parce que ce point n'a pu être placé plus loin.

Si l'accommodation est au repos, les deux pinceaux lumineux réunis sur la rétine font une image unique, pour un œil
emmétrope, dont la rétine est au foyer E des rayons parallèles.

L'œil hypermétrope voit deux images, parce que les rayons
lumineux coupent la rétine H en deux points; il les verra tant

que son hypermétropie ne sera pas corrigée par le verre convexe qui lui convient.

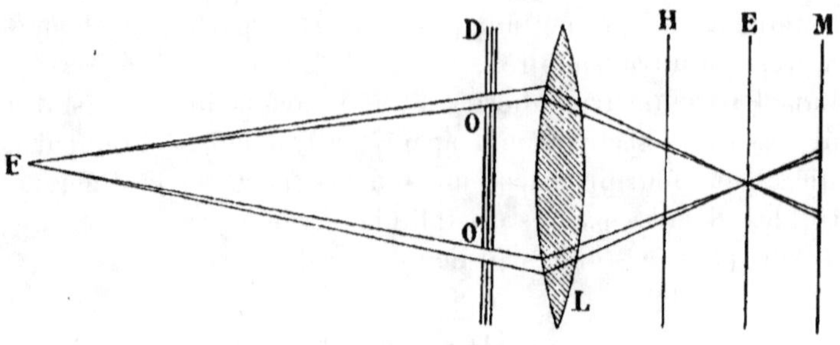

Fig. 38.
Expérience de Scheiner.

L'œil myope recevra également deux images tant que sa myopie ne sera pas corrigée par le verre approprié. La figure 39 montre encore que le myope perçoit des images homonymes, tandis que l'hypermétrope voit des images croisées.

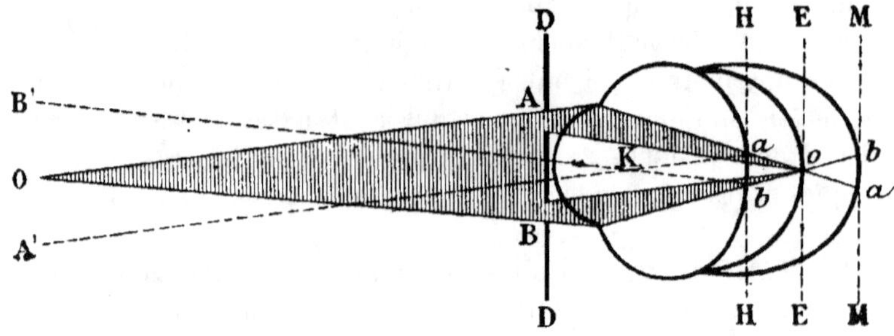

Fig. 39. (D'après Landolt.)

Les deux trous, creusés dans une plaque de bois noirci, étant munis l'un d'un verre rouge, l'autre d'un verre vert, le myope voit deux images de la bougie placée à 5 mètres, images homonymes, de même couleur que le verre placé du même côté, l'hypermétrope voit des images croisées. En effet, supposons en A le verre vert, en B le verre rouge ; les rayons passés par A viennent en a, et sont projetés suivant A' chez l'hypermétrope, tandis que le myope les projette dans la direction

de A. La couleur du verre a donc pour avantage de faciliter la
constatation de l'homonymie ou du croisement des images
(fig. 39).

La même expérience permet d'apprécier la puissance de
l'accommodation ; en effet la bougie étant approchée en deçà
de 5 mètres et le sujet accommodant, la flamme sera simple
jusqu'au proximum ; dès que l'on aura avancé la bougie en
deçà du proximum, la bougie E' donnera deux images a b sur
la rétine (fig. 40).

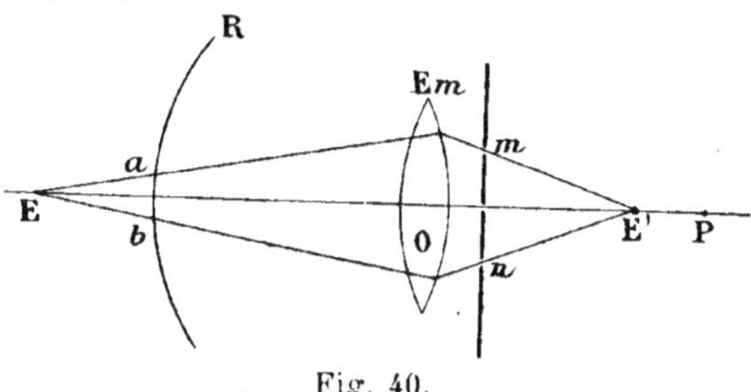

Fig. 40.

Le myope peut aussi connaître de la même façon son remotum. Le myope voit deux images de la bougie à 5 mètres :
approchons la bougie, il arrive un moment où elle est au
remotum, alors elle paraît simple ; si on l'approche encore et
que le sujet accommode elle paraîtra simple tant qu'elle sera
placée entre le remotum et le proximum.

L'excursion de la bougie indique ainsi le siège du remotum
(degré de la myopie), le parcours de l'accommodation, et le
siège du proximum (puissance d'accommodation).

Exemple : un myope, à travers les deux trous du diaphragme
voit à 5 mètres la bougie double ; la bougie étant approchée
paraît simple à 1 mètre (remotum), la myopie est de 1 dioptrie ; approchée encore elle reste simple jusqu'à 25 centimètres
(le parcours de l'accommodation est de 75 centimètres), puis
reparaît double (proximum à 25 centimètres), la puissance
d'accommodation est de 3 dioptries, puisque pour voir à 25 centimètres le sujet a besoin de 4 dioptries dont 1 est fournie par
la myopie elle-même.

2° Optomètres basés sur le principe de la lunette astronomique et sur les lois des lentilles associées et centrées.

— On sait que la lunette astronomique se compose essentiellement de deux lentilles convexes. L'objectif forme à son foyer une image renversée des objets éloignés, que l'oculaire, agissant comme une loupe, grossit pour l'œil de l'observateur. En rapprochant ou éloignant la lentille objective on rapproche ou on éloigne d'une quantité toujours égale l'image renversée qui est toujours à son foyer.

Cette image renversée peut être, par rapport à la lentille oculaire, au foyer de l'oculaire, au delà de ce foyer, en deçà de ce foyer. Dans le premier cas, l'œil placé en face de l'oculaire reçoit des rayons parallèles, — dans le second, des rayons convergents, — dans le troisième, divergents.

On comprend ainsi qu'il soit possible de mesurer l'état de la réfraction de l'œil en étudiant comment il se comporte à l'égard de ces variétés de rayons lumineux.

Sur ce principe reposent les optomètres de PARENT et de SOUS, dont l'avantage certain est que le malade regarde un objet placé à une longue distance, 5 mètres au moins, l'échelle ordinaire d'acuité si l'on veut. Mais plus simple et moins coûteux, l'optomètre de BADAL, qui leur est d'ailleurs antérieur, est plus usité.

L'optomètre de BADAL se compose d'une simple lentille convexe associée avec le système dioptrique de l'œil ; le foyer principal postérieur de la lentille coïncide avec K, le point nodal, centre de réfraction de l'œil.

« Un tube cylindrique en cuivre, de 30 centimètres de longueur, peut être à volonté élevé, abaissé, incliné dans tous les sens ; à 63 millimètres de l'œilleton est placée, dans le tube, une lentille convergente qui a précisément 63 millimètres de foyer. En arrière de la lentille se meut, à l'aide d'un pignon et d'une crémaillère, une plaque de verre dépoli portant à gauche une réduction photographique de l'échelle de SNELLEN, à droite des figures de cartes à jouer pour les illettrés, et entre les deux un système de lignes parallèles pour la mesure de l'astigmie : le tout vu par transparence. Cette plaque d'épreuve

peut occuper toutes les positions depuis la lentille jusqu'à
l'extrémité du tube, et les rayons lumineux en arrivant à l'œil

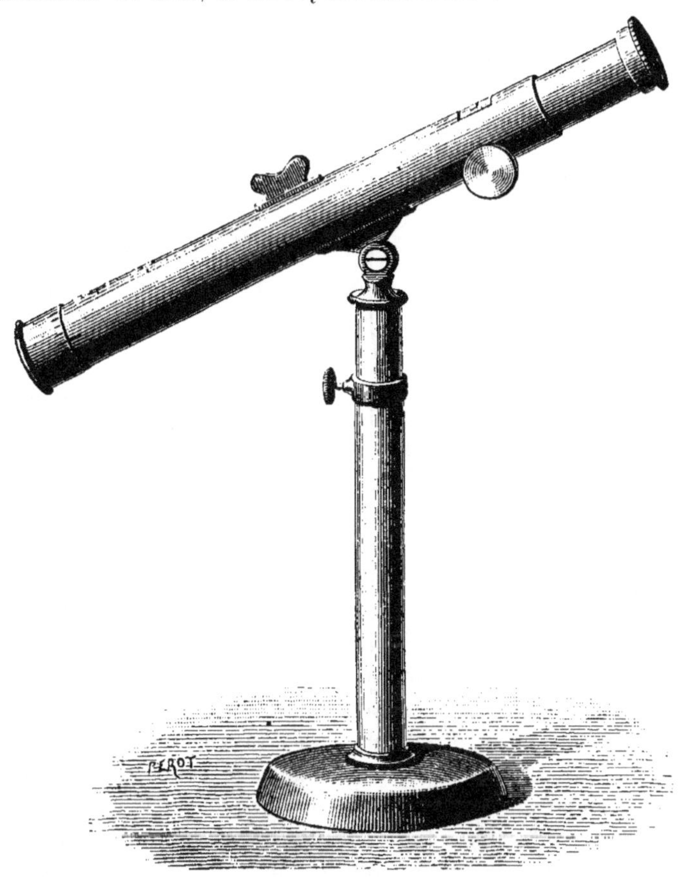

Fig. 41.
Optomètre de BADAL.

présenteront, selon sa position, tous les degrés de convergence
ou de divergence qui correspondent aux différents états de
réfraction statique ou dynamique.

« La graduation de l'instrument, tracée sur la longueur du
tube est conforme au système métrique et part de + 15 pour

aboutir à — 20 en passant par zéro. Pour l'astigmie la graduation est faite sur la circonférence de l'ouverture postérieure
du tube.

« La construction de l'instrument repose sur la proposition
suivante : Une lentille de distance focale f, étant séparée du
point nodal de l'œil par une distance égale à f, un objet, quelle

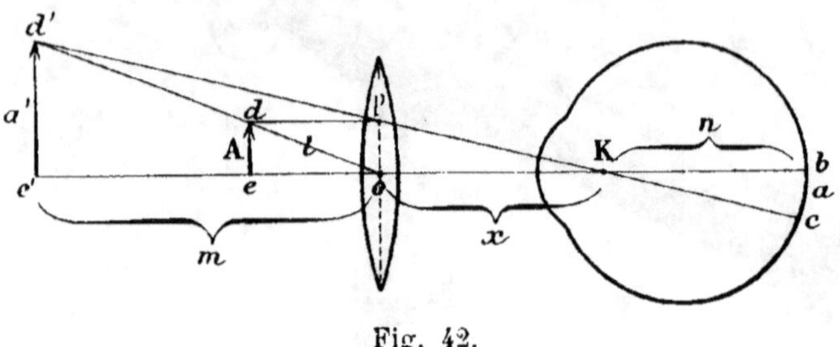

Fig. 42.

que soit sa position, est vu à travers cette lentille sous un
angle visuel invariable, le même que si cet objet occupait la
place de la lentille.

« Soit $x = f$. L'image rétinienne a n'est autre chose que
l'image de l'objet a' qui est elle-même l'image de l'objet A.
Pour avoir cette première image a', donnée par la lentille
optométrique, un procédé connu est le suivant :

« Joindre le point d au centre de réfraction o de la lentille.
Par le même point d mener une parallèle à l'axe jusqu'à la
rencontre de la lentille en p ; joindre le point p au point K,
foyer principal de la lentille. Le point d' où les deux lignes od
et Kp se rencontrent est l'image du point d. L'image du point e
devant se trouver quelque part sur l'axe, et aussi sur la perpendiculaire à cet axe menée par le point d', sera donc en e'.
On voit par là que si la grandeur de la première image a' varie
avec la distance de l'objet à la lentille, l'angle $d'Ke'$, lui, reste
invariable. Or le point K foyer principal de la lentille, étant aussi
le centre de réfraction de l'œil, l'angle $d'Ke' = bKc$ n'est autre
que l'angle visuel sous lequel est vue l'image a'. Sa seconde
image, l'image rétinienne a, a donc une grandeur constante. »

De plus, le calcul et l'expérience démontrent qu'à des déplacements égaux correspondent des variations égales dans la réfraction de l'œil examiné. Ce déplacement pour l'unité de valeur réfringente, la dioptrie, est égal au carré de la longueur focale de la lentille convexe.

Pour apprécier l'état de la réfraction, on cherche le point le plus éloigné de la plaque auquel le sujet lit les plus fins caractères possibles de l'échelle. En lisant sur le tube le point où s'arrête l'index, on a le degré en dioptries du vice de réfraction. Ce résultat est toujours précis, à condition de mouvoir lentement la plaque d'épreuve.

Ayant ainsi obtenu le remotum, on rapproche peu à peu les caractères du sujet observé en l'invitant à faire des efforts d'accommodation. Lorsque, avec le maximum d'accommodation, les caractères lus au remotum cessent d'être nets, on a obtenu le proximum, par conséquent l'amplitude d'accommodation, car il est facile d'avoir la valeur P — R.

La mesure de l'acuité se fait en même temps que celle de la réfraction statique. La dernière ligne de la réduction photographique de l'échelle correspond à l'acuité 1, l'avant-dernière à l'acuité 2,3 et ainsi de suite.

Pour obtenir de l'optomètre les meilleures indications, il faut éclairer convenablement l'écran qui porte l'échelle en orientant le tube vers une fenêtre laissant passer beaucoup de lumière. On fait d'abord former l'image au delà du remotum en éloignant suffisamment l'écran de la lentille, puis on fait progressivement rentrer le tube mobile jusqu'au moment où on obtient le maximum d'acuité.

On détermine par le tâtonnement le point où l'acuité commence à diminuer lorsqu'on éloigne l'échelle.

Il est évidemment indispensable que dans cet examen l'accommodation du sujet soit aussi relâchée que possible ; aussi doit-il tenir les deux yeux ouverts ; s'il ne peut, sans difficulté, garder l'œil libre ouvert, il le couvrira avec sa main comme d'un écran, sans la moindre pression.

Quelle est donc la meilleure méthode, celle de DONDERS ou celle de l'optomètre ? Les deux procédés ont également besoin du relâchement du muscle ciliaire, mais le sollicitent d'une façon un peu différente. Le pouvoir dioptrique des verres d'essai placés devant l'œil change rapidement, nécessitant alors un relâchement brusque du muscle dont les fibres lisses sont mal habituées à cette précipitation. Avec l'optomètre, si la vis se meut lentement, l'objet se déplace aussi lentement et l'action du ciliaire disparaît un peu plus aisément.

L'optomètre de BADAL[1] donne une mesure plus exacte de l'amétropie, car le foyer principal de la lentille coïncide avec le point nodal de l'œil, et on obtient l'hypermétropie ou la myopie réelle ; tandis que par la méthode de DONDERS la lentille correctrice est toujours placée à une certaine distance de l'œil, donnant pour l'hypermétropie un chiffre trop faible, pour la myopie trop fort. Mais c'est là un inconvénient en pratique insignifiant puisque le sujet portera ses verres à la même distance de l'œil que les lentilles qui auront servi à l'examen.

§ 9. — ÉCLAIRAGE DE L'ŒIL PAR LES MIROIRS

A l'état normal la pupille paraît noire, quelle que soit l'intensité de la lumière placée devant l'œil. Cependant l'œil est éclairé par ces rayons, et si on ne voit pas dans ses profondeurs, c'est que la source lumineuse n'est pas bien disposée. On y verra, si l'observateur est placé sur le trajet des rayons réfléchis ou extériorés et si l'objet éclairé est convenablement situé.

L'expérience de BRUCKE fera comprendre la portée de ces

[1] Au sujet de la graduation de l'optomètre BADAL rappelons ici la démonstration classique. — La lentille (16 D) a une longueur focale de 0,063. Sur la figure supposons l'objet en T, son image en T', on a $T\Phi' \times T'\Phi''$ ou $ll' = \Phi^2$ (formule de Newton) d'où $l' = \dfrac{\Phi^2}{l} = \dfrac{0,063 \times 0,063}{l} = \dfrac{0,004}{l'}$. Quand le centre optique de l'œil observateur coïncide avec Φ'', si le remotum est en T' on peut évaluer le vice de réfraction N par l'équation $N = \dfrac{1}{l} = \dfrac{l}{0,004}$; pour que N vaille une dioptrie il faut que $l = 0,004$: N vaudra 2 D. si $l = 0,008$ ainsi de suite ; l'instrument sera gradué de 4 en 4 millimètres en deçà et au delà de Φ'.

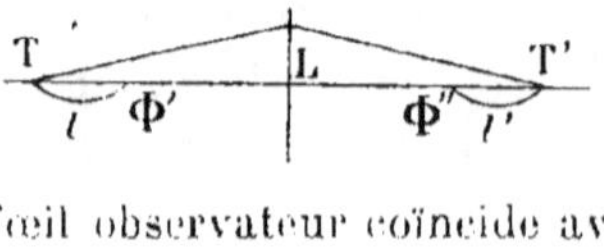

propositions. En 1848. ayant placé devant l'œil une bougie de façon à envoyer un cône lumineux sur la partie centrale $a\,b$ de la rétine. dont les rayons extériorés forment une image en $a'\,b'$, BRUCKE mit un écran entre la source lumineuse et son œil ; l'écran cachait presque la bougie, et par-dessus l'écran il

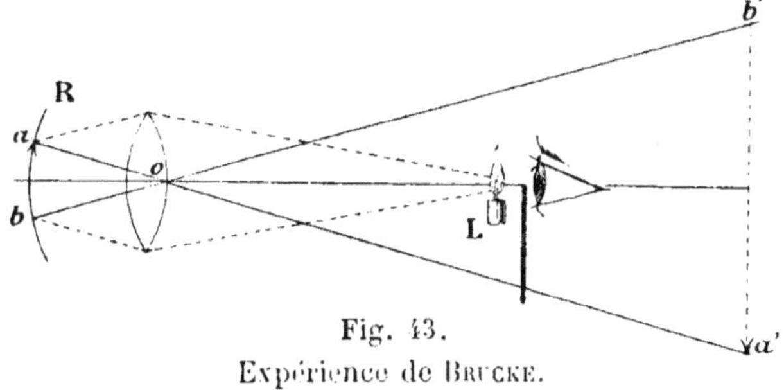

Fig. 43.
Expérience de BRUCKE.

vit. colorée en rouge, la pupille de l'observé. S'il enlevait l'écran. cette lueur rouge disparaissait, l'éclairage de son œil par la bougie effaçait l'éclat, d'ailleurs très faible, des rayons extériorés par l'œil du sujet.

HELMHOLTZ (1851) comprit le vice de cette disposition et au lieu d'éclairer l'œil observé directement, il obtint un faisceau de lumière éclairant avec des plaques de verres parallèles qui forment ainsi miroir. Le miroir P (fig. 44) éclaire une partie $a'\,b'$ de l'œil ; en O, derrière le miroir, est l'œil qui examine. Les rayons émanés de $a'\,b'$, passant par la plaque transparente P. arrivent en parallélisme sur l'œil de l'observateur, et si les deux yeux sont emmétropes, la rétine de l'observateur aura en $a\,b$ une image nette de la rétine $a'\,b'$ observée.

Cette image sera plus nette si on interpose entre l'œil et la plaque une lentille biconcave L qui fait diverger les rayons lumineux, ce qui permet à l'observateur d'accommoder ; sans lentille biconcave, il n'est possible de bien voir que si l'observé et l'observateur. tous deux emmétropes. ne font absolument aucun effort d'accommodation.

Mais les plaques transparentes de verre ont l'inconvénient de laisser passer une partie seulement des rayons lumineux,

l'autre partie est réfléchie ; il est préférable d'employer une
plaque métallique réfléchissant dans l'œil tous les rayons lumineux qu'elle reçoit. Il suffira de faire au centre de ce miroir
un orifice circulaire par où l'œil de l'observateur examinera,
en restant dans l'obscurité, ce qui se passe dans l'œil bien
éclairé du sujet observé.

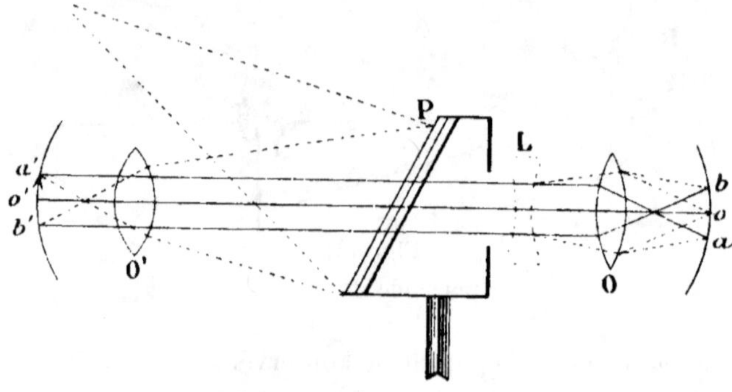

Fig. 44.
Ophtalmoscope d'Helmoltz.

On pratique donc l'éclairage de l'œil avec les miroirs ; les
miroirs convexes sont très rarement utilisés ; on se sert d'habitude des miroirs plans et concaves.

Les miroirs plans réfléchissent parallèlement les rayons
parallèles ; les rayons incidents divergents fournissent des
rayons semblables qui forment, dans le point diamétralement
opposé à la source lumineuse, une image virtuelle de la même
dimension que l'objet éclairant.

Le miroir concave réfléchit les rayons parallèles vers le foyer
placé au-devant de lui, à une distance égale à la moitié de son
rayon de courbure : les rayons divergents vont se réunir après
réflexion entre le centre de courbure et le foyer du miroir. Ces
rayons réfléchis forment un cône lumineux qui est projeté sur
l'œil et l'éclaire.

Le miroir plan donne une lumière plus faible que le concave ;
c'est précisément pour ce motif qu'on l'emploie de préférence
dans la kératoscopie, recherche des ombres pupillaires. Le

miroir concave est malgré tout le réflecteur le plus usité.

Dans quelles conditions doit être pratiqué l'éclairage de l'œil.

1° *Milieu d'observation.* — Il faut être placé dans une chambre noire ou du moins assez sombre pour que la lumière diffuse ne vienne pas troubler la formation de l'image.

2° *Observé.* — Le sujet doit être assis auprès d'une table, le corps bien droit, la tête bien fixe, les yeux bien ouverts : l'œil doit suivre les indications données par l'observateur. Pour bien montrer sa pupille le sujet doit diriger son regard vers l'oreille de l'observateur; si l'on examine l'œil droit, cet œil regardera l'oreille droite de l'observateur.

3° *Observateur.* — Placé en face, il peut être assis ou debout, mais dans tous les cas il convient que ses yeux soient un peu au-dessus des yeux du patient.

La recherche du fond de l'œil devient pour lui une affaire d'habitude, et il arrive très vite à voir lorsqu'il est suffisamment exercé; mais à ce sujet tous les conseils du monde ne peuvent remplacer l'expérience; on ne voit bien au fond de l'œil, facilement et complètement, qu'après plusieurs mois de tâtonnements.

4° *Source lumineuse.* — La meilleure est une bonne lumière artificielle, lampe à huile ou au pétrole; le gaz a l'inconvénient de fournir une lumière rouge et vacillante. La lampe sera placée sur la table contre laquelle est appuyé le sujet, de façon que le foyer soit à la hauteur des yeux du malade.

Mais quel ophtalmoscope doit-on choisir? Quelle lentille? Enfin dans quelles conditions se produira ainsi l'image du fond de l'œil?

Il faut avoir à sa disposition un miroir plan et un miroir concave. Le premier, vu son éclairage moins intense, montrera mieux les ombres pupillaires, les opacifications partielles du cristallin, les troubles du corps vitré, le décollement de la rétine, etc., etc.

En revanche, le miroir concave qui projette sur l'œil un cône lumineux au lieu d'un faisceau de rayons parallèles, éclaire beaucoup mieux; il faut cette intensité de l'éclairage pour voir à travers les opacités légères du cristallin ou du vitré.

Mais souvent, s'il s'agit d'étudier les fines lésions de la papille, l'éclairage minimum par le miroir plan est préférable à la condition de rechercher un grossissement maximum. Ce dernier résultat s'obtient par l'examen à l'image droite qui donne un grossissement de 8 à 14 dans les yeux emmétropes et hypermétropes, et de 20 à 40 pour les myopes.

Helmholtz ne réalisait bien que ces dernières conditions d'éclairage avec ses trois plaques de verre. Son ophtalmoscope, les miroirs plans en général, ne sont utilisables que pour l'image droite ; le miroir concave est toujours préférable quand on examine à l'image renversée.

La concavité généralement adoptée est celle de l'ophtalmoscope de Follin qui se compose d'un miroir de 25 centimètres de foyer, soit 50 centimètres de rayon. Quelques ophtalmoscopes portent superposés les miroirs plan et concave ; tous construits en verre étamé, car le métal poli se raye avec une facilité extrême.

Avec un miroir concave vous faites tomber dans l'œil du malade, convenablement disposé, un pinceau lumineux qui l'éclaire abondamment : l'œil de l'observateur, placé derrière le miroir, regarde par le petit trou central ce qui se passe ainsi dans l'œil éclairé. Mais si l'observateur et l'observé sont emmétropes, le premier ne voit guère qu'une lueur rouge, et il faut interposer entre le miroir et l'œil du malade une lentille qui produira une image renversée ; c'est là le mode d'examen à l'image renversée.

La lentille dont on se sert peut avoir de 20 à 40 dioptries ; la première est dite à court foyer, la seconde à long foyer ; on peut très utilement se servir d'une lentille de 14 à 15 dioptries. Elle doit être placée devant l'œil de telle façon que son axe principal se confonde avec l'axe du cône éclairant qui est en même temps la ligne de visée de l'observateur. Vous tenez cette lentille de la main gauche entre le pouce et l'index, les derniers doigts s'appuyant sur le front ou la joue du malade.

A ce moment on est souvent gêné par les reflets lumineux de la cornée et du cristallin, surtout prononcés dans un œil larmoyant ; on les éliminera avec un peu d'habitude.

La lentille doit être placée à 5 centimètres environ de l'œil, de façon que l'iris et la cornée soient à son foyer principal et ne forment pas d'image; c'est aussi dans cette position qu'on a le maximum d'éclairage. D'ailleurs, on approchera ou on éloignera la lentille pour mieux voir l'image qu'il faut surtout ne pas chercher dans le fond de l'œil, car elle est au-devant de la lentille entre celle-ci et l'œil de l'observateur.

§ 10. — De l'image renversée et de sa valeur séméiologique

L'image renversée de la papille est plus grande que cette papille. La proposition n'aura plus besoin de démonstration après l'examen de la figure 45.

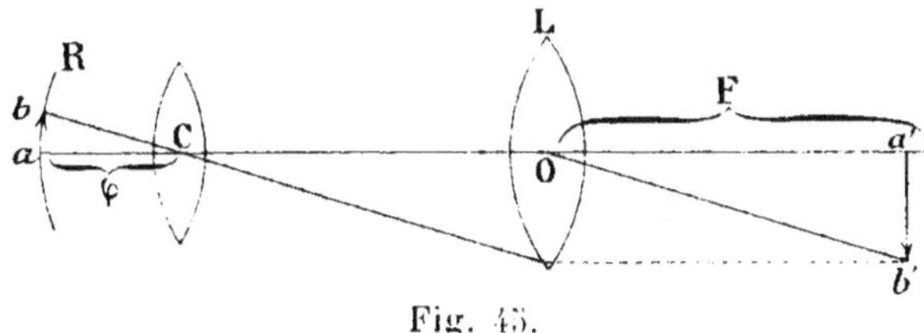

Fig. 45.

Le grossissement est le rapport de $a' b'$, l'image, à ab, l'objet. Les deux triangles aCb et $a'Ob'$ sont semblables, d'où l'équation : $\dfrac{a'b'}{ab} = \dfrac{Oa'}{Ca}$.

On peut remplacer Oa' par F, longueur focale de la lentille et Ca par sa longueur constante φ; donc $\dfrac{a'b'}{ab} = \dfrac{F}{\varphi}$, le grossissement $G = \dfrac{F}{\varphi}$.

L'examen de cette formule montre immédiatement que le grossissement G est d'autant plus grand que F, foyer de la lentille est plus long, d'autant plus grand aussi que φ, longueur focale de l'œil est moindre, et vice versa ; mais les variations de ce grossissement, vu leur importance, méritent d'être étudiées en détails.

1° Grossissement de l'image renversée. — Dans l'œil emmétrope, le grossissement fourni par l'examen à l'image renversée est indépendant de la situation qu'occupe la lentille par rapport à l'œil.

En effet, dans la figure 45, l'image aura toujours la même dimension $a'b'$, parce qu'elle doit se faire constamment au foyer de la lentille, toujours sous le même angle $a'Ob'$. Quelle que soit la longueur de la ligne CO, toujours un rayon parti de b viendra passer par le point O, et ce rayon, l'œil étant emmétrope, devra nécessairement être parallèle à bC.

Mais il n'en est pas ainsi dans les amétropies. La situation de la lentille par rapport à l'œil a une importance capitale. D'habitude cette lentille est placée de telle sorte que la cornée est située en deçà de son foyer (*première position*). La nécessité d'éliminer le reflet cornéen oblige à cette précaution, mais elle peut être aussi située (*deuxième position*) de telle façon que son

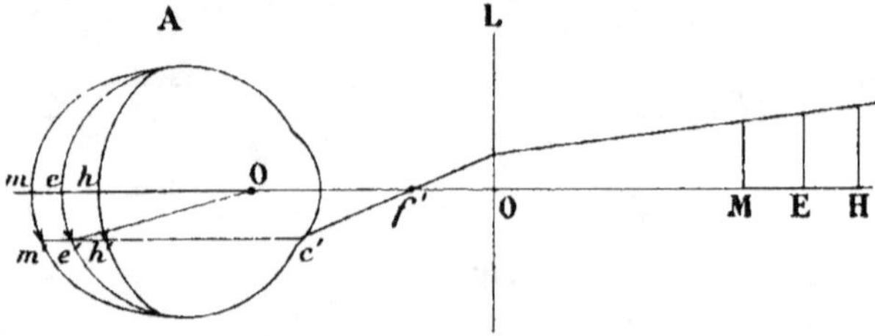

Fig. 46. (D'après Bjerrum.)

foyer coïncide avec le foyer antérieur de l'œil ou (*troisième position*) de telle sorte que son foyer soit placé à une certaine distance en avant du foyer antérieur φ'. Dans ces diverses situations, le grossissement de l'image renversée change. Étudions le résultat obtenu dans chacune des trois positions de la lentille.

1° Supposons la lentille de telle sorte que son foyer de gauche soit placé au delà de la cornée (fig. 46), c'est-à-dire à une distance de l'œil plus courte que sa longueur focale ; nous aurons la figure précédente dans laquelle nous supposons l'amétropie axile, les points m', c', h' envoient un rayon lumineux qui, sorti de l'œil en c', doit nécessairement passer en f' foyer antérieur de l'œil.

Ce rayon lumineux pour la lentille L paraît donc partir de f'; or $f'o$ étant plus court que la distance focale, il en résulte que le rayon sort de la lentille, en divergence. L'image la plus rapprochée de la lentille sera la plus courte, la plus éloignée, la plus longue. La première sera évidemment celle de la myopie, puisque le fond de l'œil observé, s'il est myope, envoie à la lentille des rayons convergents qui se réunissent avant son foyer, alors que l'hypermétrope extériorant des rayons divergents ceux-ci vont faire leur image au delà du foyer de la lentille. Dans l'espèce, le foyer doit être au point E où va se faire l'image de l'œil emmétrope.

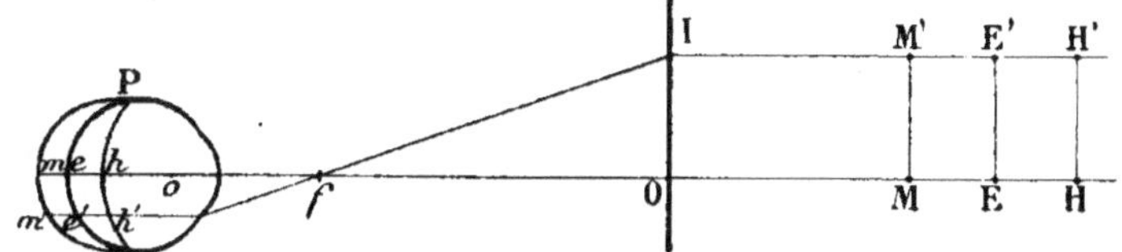

Fig. 47. (D'après Bjerrum.)

2° Supposons que le foyer de la lentille coïncide avec le foyer antérieur de l'œil (fig. 47), l'examen de la figure montre que l'image est égale dans tous les cas, qu'elle se forme au foyer, en deçà ou au delà de lui. L'image sera nécessairement comprise entre les deux parallèles OH et IH'; il en résultera l'égalité absolue de MM', EE', HH'. Par conséquent quand on tiendra la lentille en deuxième position (coïncidence du foyer principal de la lentille avec le foyer antérieur de l'œil), l'image renversée aura dans tous les cas les mêmes dimensions.

3° L'examen de la figure 48 fera comprendre que si la lentille est très éloignée de l'œil, l'image renversée de la myopie sera plus grande que celle de l'hypermétropie. La lentille a dans cette troisième position son foyer en deçà du foyer antérieur de l'œil, le rayon passant par f sort de la lentille L en convergence.

Nous n'y insisterons pas; ce n'est pas d'ailleurs le bon moyen de faire l'examen à l'image renversée; il convient en général de placer le point F de telle façon que la cornée soit en deçà de F. On réalise alors les conditions de la figure 46. Tel est le grossissement de l'image renversée dans l'hypermé-

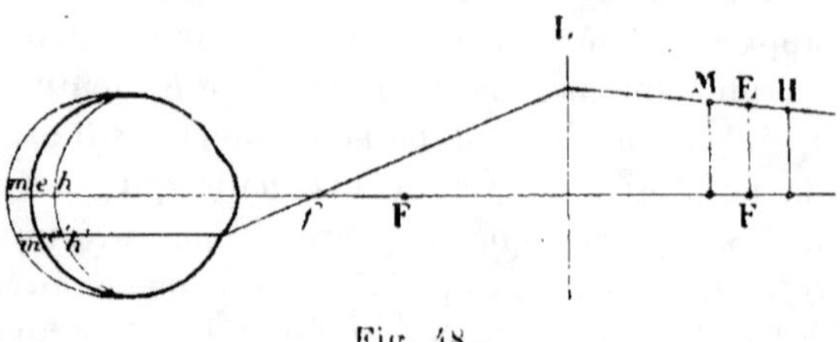

Fig. 48.

tropie et la myopie et selon la situation occupée par la loupe : appliquons ces données à l'astigmie.

2° Grossissement de l'image renversée dans l'astigmie.

— On sait que l'astigmie ordinaire est une amétropie de courbure, mais l'image renversée se comporte comme dans l'amétropie axile ; or nous savons d'après les démonstrations précédentes (fig. 46) que dans ce cas l'image de l'œil myope est plus petite que celle de l'hypermétrope quand la lentille a son foyer placé au delà du foyer antérieur de l'œil ; que les images sont égales quand le foyer de la lentille est placé exactement au foyer antérieur, enfin que l'image de l'hypermétrope est plus petite que celle du myope lorsque la lentille a son foyer placé en avant du foyer antérieur.

Avec ces notions bien présentes à l'esprit, examinons une astigmie régulière et conforme en plaçant d'abord la lentille très près de l'œil, de façon que son foyer coïncide avec la pupille ; le méridien vertical donnera une image plus petite, l'horizontal une image plus grande ; la papille aura la forme d'une ellipse horizontale ; éloignons la lentille et faisons-la coïncider avec le foyer antérieur, la papille sera ronde, les méridiens quels qu'ils soient fournissant des images égales ; enfin éloignons encore la lentille, le méridien le plus réfringent donne une image plus grande que le méridien le moins réfringent, la papille prend la forme d'une ellipse verticale.

En éloignant ainsi la lentille de l'œil on assiste donc à un changement absolu dans la forme de la papille tour à tour ellipse horizontale, cercle parfait et ellipse verticale. JAVAL a insisté sur la valeur de ce signe pathognomonique. Pour bien le percevoir, insistons sur la nécessité de bien tenir la lentille parallèle au plan qui passe par la base de la cornée : car son inclinaison peut modifier la réfraction des différents méridiens.

Toutefois il n'y a pas entre ces images renversées du myope de l'emmétrope et de l'hypermétrope une très grande différence. Celle de l'hypermétrope est elle-même assez petite généralement pour que DONDERS ait conseillé de la grossir avec une lentille convexe comme loupe.

L'examen de l'image renversée à la loupe peut servir à diagnostiquer l'amétropie objectivement. Les indications de la méthode de DONDERS, de l'optomètre sont bonnes, mais subordonnées à l'intelligence et à la bonne volonté du malade ; tandis que l'examen objectif de l'image renversée peut fournir des données d'une exactitude absolue, s'il est fait avec toutes les précautions désirables.

En effet l'image renversée peut être reçue sur un écran, et d'après la position qu'il occupera pour la recevoir, par rapport à la lentille, il est possible d'apprécier l'état de la réfraction statique de l'œil observé. Si cet œil est emmétrope, l'écran sera exactement au foyer de la lentille, — chez l'hypermétrope au delà, — et chez le myope en deçà de la lentille, entre elle et son foyer.

Un seul tube peut contenir l'écran et la lentille ; les déplacements de l'écran étant marqués sur la paroi externe du tube, l'observateur après avoir constaté la production de l'image n'aura qu'à lire sur ce tube le résultat de l'examen. Les instruments de SNELLEN, LANDOLT, LOISEAU et WARLOMONT reposent sur ce principe.

Leur usage est délaissé, car l'éclairage de l'œil par le miroir rejaillit sur l'écran qui reçoit une image trop affaiblie : d'autre part si l'on place le miroir entre la lentille et l'écran il faut qu'il soit transparent, et l'éclairage de l'œil en souffre. Autant de difficultés pratiques en raison desquelles ce procédé cède le pas aux autres méthodes que nous allons exposer.

La lentille à long ou à court foyer n'est pas nécessaire à la production des images du fond de l'œil ; le miroir réflecteur tout seul donne aussi une image, mais une image droite, dont l'importance est très grande. Quand on a l'habitude de la rechercher et de la percevoir, on est en possession du meilleur mode d'examen objectif.

Mais l'éclairage de l'œil par le miroir simple ne produit pas que des images droites ; dans la myopie, il peut donner encore une image renversée, réelle, aérienne, qui permet le diagnostic de cette affection.

3° Image renversée dans la myopie, sa valeur séméiologique. — En effet, lorsque le myope n'accommode pas, le fond de son œil éclairé vient évidemment produire son image réelle et renversée au remotum. L'observateur qui saura la reconnaître pourra donc diagnostiquer la myopie ; toutefois les myopies faibles, dont le remotum est à 1 mètre et au delà, échapperont à ce procédé, car l'observateur se place forcément dans le champ même de la vision du myope entre R et l'œil.

La figure 49 montre bien les phénomènes essentiels sur lesquels repose cette méthode.

La partie bien éclairée, *ab* par exemple, vient former en *a'b*, une image renversée. C'est cette image que l'observateur emmétrope, placé en E, doit reconnaître en se mettant à la distance convenable.

Après l'avoir aperçue, il s'éloignera, se rapprochera tour à tour et constatera qu'elle occupe un point fixe. Alors il avancera vers cette image de plus en plus jusqu'au moment où il la fera passer en deçà de son proximum, ce qu'il reconnaîtra par le vague de ses contours et enfin par sa disparition complète.

L'image du sujet myope étant ainsi au proximum de l'observateur, il ne restera qu'à mesurer la distance qui sépare M de E, l'œil de l'observé de l'œil de l'observateur ; on en soustrait la longueur connue du proximum de l'observateur ; et le reste représentera la distance exacte du remotum de l'observé, c'est-à-dire la mesure de sa myopie.

On arrive assez vite à bien pratiquer cet examen, car il est toujours facile pour l'observateur d'accommoder au maximum afin de bien placer l'image renversée à son proximum.

On peut encore mesurer la myopie en se servant de son remotum à la condition d'être myope soi-même : ce que ne peut faire un emmétrope ou un hypermétrope dont le remotum est à l'infini et au delà de l'infini.

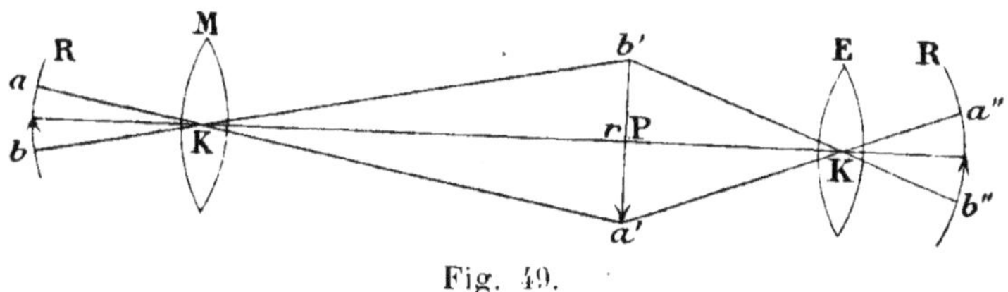

Fig. 49.

L'observateur myope placera donc l'image réelle et renversée à son remotum ; de la distance totale qui sépare les deux yeux, il déduira la longueur de son remotum et obtiendra par différence le remotum de l'observé.

Rarement on utilise ce procédé de détermination de la myopie ; la skiascopie donne mieux et plus vite le diagnostic (voy. p. 108 et suivantes).

Dans ce diagnostic de la myopie par l'image renversée, une simple petite manœuvre doit venir corroborer les conclusions obtenues ; elle repose sur le mouvement de l'image renversée pendant que le miroir réflecteur se déplace et l'observateur avec lui. Si celui-ci porte sa tête à droite ou à gauche, il voit suivre l'image en sens inverse, à gauche s'il incline la tête à droite, et vice versa. Ce phénomène est absolument caractéristique de la myopie.

On peut aisément l'expliquer en remarquant que le cône lumineux qui éclaire successivement le fond de l'œil de droite à gauche, ou inversement, emporte avec lui dans le même sens le vaisseau éclairé que fixe l'observateur. Mais ce qui se passe au fond de l'œil apparaît à l'extérieur absolument opposé, l'image étant réelle, aérienne et renversée. Si l'objet paraît suivre le pinceau lumineux du côté nasal vers le côté tempo-ral, son image fait le chemin contraire.

Pour faire comprendre à nos élèves le mouvement de l'image dans un œil éclairé au simple miroir plan ou concave nous leur recommandons la petite manœuvre représentée sur la figure 50. Si l'observateur incline la tête à droite ou à gauche il croit voir son doigt, maintenu immobile, se mouvoir dans le même sens.

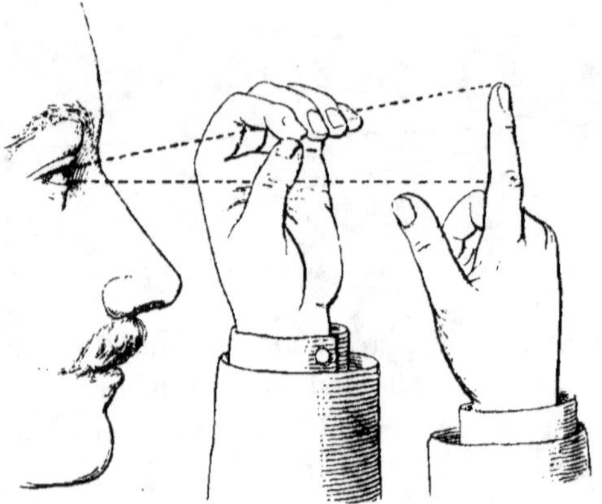

Fig. 50.

C'est là ce qui se passe dans le fond de l'œil observé, le vaisseau parait marcher dans le même sens que le miroir. Il en est ainsi toutes les fois qu'on voit les choses comme elles se passent dans le fond de l'œil, *en image droite*. Le contraire a lieu, le vaisseau parait marcher en sens inverse lorsque l'œil est examiné *à l'image renversée*, c'est-à-dire lorsque son remotum, où viennent se produire, *réelles et renversées*, les images des vaisseaux éclairés, est entre l'observateur et l'observé.

Il est facile d'ailleurs de comprendre en dehors de l'expérience mnémotechnique que représente la figure 50 comment, dans l'emmétropie et l'hypermétropie, le vaisseau observé dans le fond de l'œil parait se mouvoir dans le même sens que l'observateur.

Soit sur la figure 51, l'iris en I avec son ouverture pupillaire, en R la rétine, en M le miroir utilisé ; quand le miroir occupe la position o, c'est la partie *a b* de la rétine qui est éclairée, et

quand le miroir passe en *o'* c'est la partie *a'b'*; le cône éclairant
a marché dans le fond de l'œil dans le sens de la flèche ; mais
pendant l'examen l'observateur porte toute son attention sur le
point V représentant un vaisseau ; ce vaisseau reste immobile
pendant que le point *b* s'approche de lui : il semble alors à

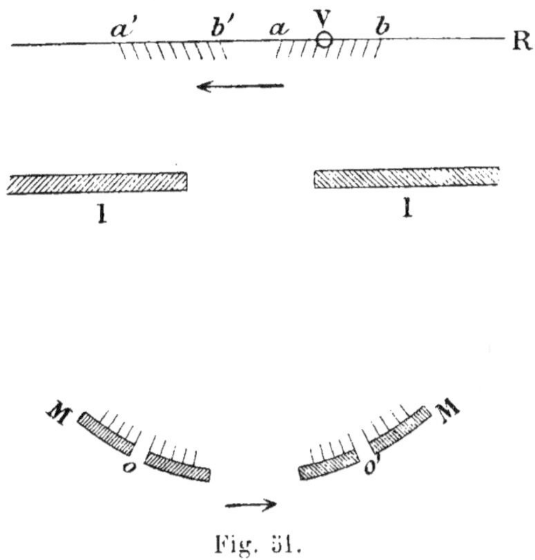

Fig. 51.

l'examinateur que V a marché vers *b*, alors qu'au contraire *b* a
marché vers V ; c'est au propre l'illusion qu'on éprouve en
chemin de fer lorsqu'on croit voir marcher les arbres qui bor-
dent la route.

Si c'est là ce qu'on voit dans l'emmétropie et l'hypermétropie,
on comprend que les choses doivent se passer en sens inverse
dans la myopie, puisque tout ce qui se passe au fond de l'œil vient
se reproduire *renversé* au remotum de l'œil myope.

§ 11. — DE L'IMAGE DROITE, SON APPLICATION DANS LA MENSURATION DES AMÉTROPIES

L'éclairage direct de l'œil par le miroir peut donner une
image droite utile à étudier. Dans quelles conditions ?

L'œil éclairé doit être à l'état statique, l'accommodation

complètement relâchée : pour cela, on invite le sujet, dans la chambre noire, à regarder loin devant lui un coin obscur de la salle.

L'observateur doit être tout près de l'observé pour percevoir une partie aussi grande que possible de la rétine et l'éclairer convenablement ; il est par conséquent entre l'œil du sujet et son proximum, et l'accommodation n'est en rien sollicitée.

Toutefois dans les cas douteux, en particulier chez les sujets jeunes, il sera bon de paralyser par l'atropine le muscle ciliaire.

L'accommodation étant ainsi suspendue, les rayons extériorés par la rétine éclairée sortent de l'œil en parallélisme chez l'emmétrope, en divergence chez l'hypermétrope, en convergence chez le myope. Les rayons parallèles de l'emmétrope ne forment pas d'image, ou plutôt en forment une infiniment grande à l'infini ; les rayons divergents de l'hypermétrope se réunissent derrière l'œil observé, au remotum virtuel ; les rayons convergents du myope viennent en avant, au remotum, fournir une image réelle, aérienne, renversée.

Mais supposons que l'œil emmétrope de l'observateur se place devant l'œil de l'examiné pour recevoir les rayons extériorés ; voyons ce qu'il advient.

1º Image droite chez l'emmétrope, son grossissement. — Dans le cas d'emmétropie l'observateur reçoit sur sa rétine en $o'm'$ l'image de la rétine objet $m\,o$. Cette image est renversée, en vertu de ce principe que les objets extérieurs viennent faire sur la rétine une image renversée. Mais nous avons l'habitude de redresser les objets, et l'observateur redressera $o'm'$ de façon à voir m' en M et o' en O ; il obtiendra ainsi en MO une image droite, virtuelle, agrandie de la surface rétinienne mo.

Il semble *a priori* que cette image droite doit être infiniment grande et éloignée, étant formée par des rayons qui arrivent en parallélisme sur l'œil de l'observateur ; en réalité cette image paraît assez rapprochée, à 30 centimètres environ d'après Landolt, et pourtant l'œil de l'observateur relâche son accommodation.

Mauthner explique ce fait par le grossissement des milieux dioptriques de l'observateur qui amplifierait l'image. Pour impressionner une surface rétinienne de l'étendue de *mo*, il faut un objet MO placé à la distance ordinaire de la vision, 22 centimètres ; cet objet est beaucoup plus grand que l'image

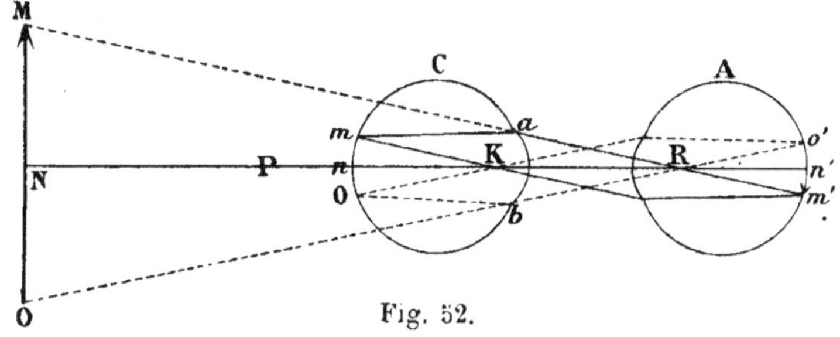

Fig. 52.

rétinienne. Nous avons l'habitude pour une surface rétinienne impressionnée de voir les objets gros dans la proportion qu'indique la figure 53, et c'est là ce qui se passe quand on regarde l'image droite ; elle est projetée dans l'espace et elle y atteint

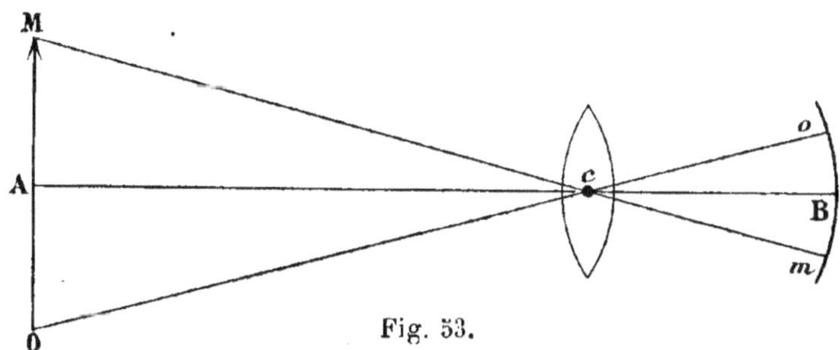

Fig. 53.

les dimensions de l'objet dont l'image rétinienne sous-tendrait un angle égal à *mco*.

Quel est donc le grandissement de cette image droite : les rapports qui existent entre les triangles *mco* et McO donnent l'équation suivante $\frac{MO}{mo} = \frac{cA}{cB}$; Ac vaut 22 centimètres. cB n'est autre chose que 15 millimètres ; $\frac{MO}{mo} = \frac{22}{1,5}$; le grossissement est de 14 fois environ.

Cette explication de MAUTHNER ne rend pas aussi bien compte du phénomène du grossissement que la théorie suivante indiquée par BJERRUM.

Considérons les deux yeux, observateur et observé ; si l'œil observateur pouvait voir la papille telle qu'elle est sans que son volume fût influencé par les milieux dioptriques, l'angle sous lequel elle serait vue serait exprimé par la valeur suivante $\frac{p}{s}$ dans laquelle p représente la papille et s la distance du centre optique de l'œil observateur à ladite papille ; on sait que la valeur d'un angle peut toujours être exprimée par le rapport de l'arc au rayon.

Cet angle indique, pour une distance donnée, la dimension de la papille ; on peut admettre que s aura en général 20 centimètres, distance moyenne du proximum de l'observateur.

Les dimensions d'une papille normale seront donc exprimées par la proportion $\frac{1.5}{200}$; $1^{\text{mm}},5$ représente la dimension vraie de la papille et 200 millimètres, la distance qui sépare l'œil observateur de la rétine observée.

Mais voici que, ainsi que le montre la figure 52, la papille, soit mo, est vue sous un angle $o'\mathrm{R}m' = m\mathrm{KO}$, et ce dernier angle, exprimé par le rapport de l'arc au rayon, donne pour valeur à la papille $\frac{m'm'}{n\mathrm{K}}$ ou $\frac{p}{d}$ en appelant p la papille et d la distance $n\mathrm{K}$.

Or, qu'est-ce qu'un grossissement ? c'est le rapport de l'objet tel qu'il est vu, *grossi*, à l'objet tel qu'il est lorsqu'il est vu régulièrement, normalement ; dans l'espèce c'est le rapport

de $\frac{p}{d}$ à $\frac{p}{s}$, c'est-à-dire, $\dfrac{\frac{p}{d}}{\frac{p}{s}} = \dfrac{\frac{1}{d}}{\frac{1}{s}} = $ (en multipliant les

deux termes du rapport par s) $\dfrac{\frac{s}{d}}{1} = \dfrac{s}{d}$ ou $\dfrac{200}{15} = 13,3.$

Quelle est la papille la plus grossie par l'examen à l'image droite ?

Dans les vices de réfraction qui portent sur l'axe du système, lorsque, ainsi que c'est la règle, l'observateur ne place pas son centre optique au foyer antérieur de l'œil, la papille la plus grossie est celle de la myopie, la moins grossie celle de l'hypermétropie.

La figure suivante le démontre. En effet dans les trois cas de M, E, H le rayon *bc* ira passer par le point *f* et sur son trajet en

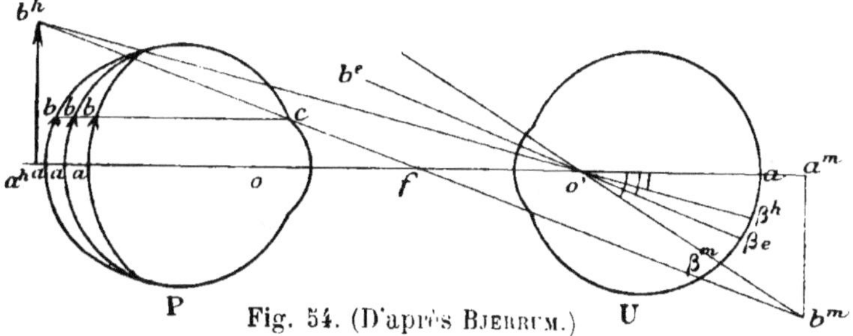

Fig. 54. (D'après BJERRUM.)

avant et en arrière se trouvera l'image du point *b*. Pour trouver ce point il n'y a qu'à tracer l'axe secondaire *ob* pour les trois états de l'œil P. Dans le cas de E, *ob* sera parallèle à *cf*, l'image du point *b* sera à l'infini, dans le cas de M, *ob* prolongé en avant sera convergent par rapport à *cf* et le point de rencontre sera *b^m* ; dans le cas de H, *ob* sera divergent et rencontrera virtuellement *cf* en *b^h* ; ces lignes ne sont pas tracées sur la figure, on y supplée facilement par la pensée.

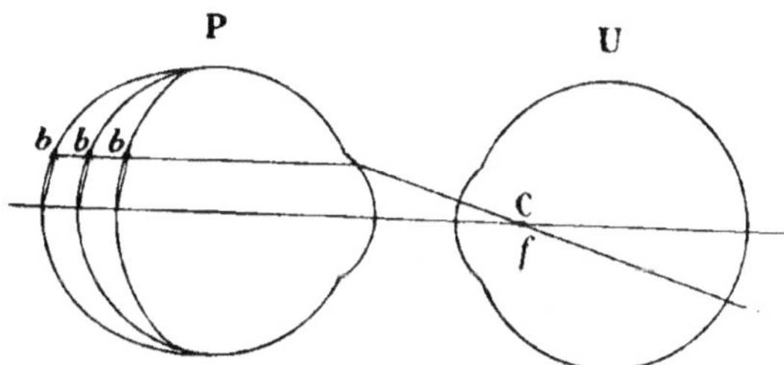

Fig. 55. (D'après BJERRUM.)

L'œil U voit les images *a^h b^h* sous l'angle *a^h o' b^h* ou *αo'β^h* ; il voit l'objet *a^m b^m* sous l'angle *a^m o' b^m* = *αo'β^m*. Enfin, lorsque l'œil est emmétrope, l'angle *αo'β^e* est déterminé par le rayon *b^e* venu de l'infini ; l'angle *αo'β^e* = l'angle *aob* qu'on pourrait tracer sur la figure en unissant le point *b* de l'œil emmétrope au point O.

On conçoit que si U se rapproche suffisamment de P pour que son centre optique coïncide avec f, ab sera forcément vu sous le même angle dans les trois cas (fig. 56).

Lorsqu'on place devant un œil amétrope une lentille correctrice au foyer antérieur de l'œil, le grossissement est le même dans tous les cas ; ce qui se comprend encore très bien grâce à

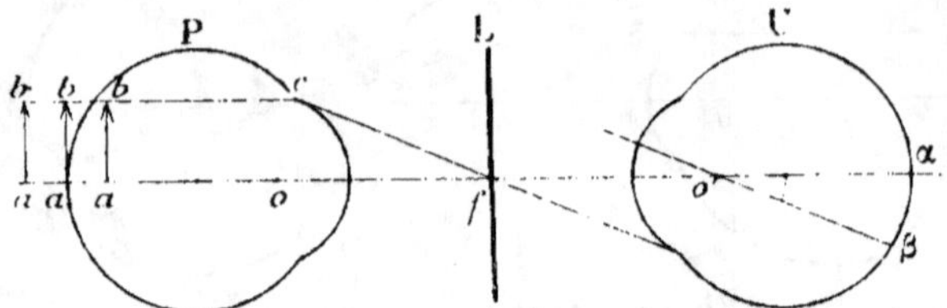

Fig. 56. (D'après BJERRUM.)

la figure 56. Tous les rayons partis de n'importe quel point b devront nécessairement, après avoir traversé la lentille correctrice, être parallèles à cf, et dans l'œil U nous pouvons tracer $o'\beta$ parallèle à cette dernière ligne. Les rayons partis de b emmétrope comme de b hypermétrope passant par le point nodal o devront tous être parallèles à cf et prendront la direction de la ligne $o'\beta$. L'angle $xo'\beta$ est l'angle commun à tous les cas.

Ce raisonnement que nous empruntons à BJERRUM n'a d'autre but que de faire comprendre théoriquement les variations du grossissement de l'image droite. *En réalité, sans verre, l'observateur emmétrope ne voit d'image droite que chez un observé emmétrope (fig. 54) ou, en accommodant, chez un hypermétrope. Il n'y a pas d'image nette chez un observé myope.*

L'examen à l'image droite, fort utile quand on désire grossir une fine lésion que l'image renversée fait mal percevoir, rend également de très grands services dans le diagnostic des vices de réfraction.

2° Diagnostic du vice de réfraction par l'image droite.

— Nous examinerons successivement, à ce point de vue : 1° l'hypermétropie ; 2° la myopie ; 3° l'astigmie.

a. *Hypermétropie.* — L'œil hypermétrope extériore des rayons divergents paraissant venir de son remotum : ces rayons seront facilement réunis sur la rétine de l'observateur, si celui-ci fait un effort suffisant d'accommodation. L'image sera grossie et éloignée proportionnellement au degré d'amétropie de l'observé.

Si l'effort d'accommodation nécessaire pour réunir l'image de l'hypermétrope sur notre œil était exactement mesurable, on reconnaîtrait du même coup l'anomalie et son degré ; mais cette mesure est, même par approximation, impossible, on y supplée par un artifice.

L'observateur emmétrope commence par relâcher son accommodation, et fait passer devant son œil une série de verres convexes. Le verre le plus fort avec lequel il perçoit nettement l'image droite est celui qui rend parallèles les rayons divergents émanés de la rétine éclairée, c'est ce verre qui mesure et corrige l'hypermétropie. En augmentant sa réfringence, l'observateur ne voit plus qu'une image diffuse parce qu'il reçoit des rayons non parallèles, mais convergents qui vont se réunir en deçà de sa rétine.

b. *Myopie.* — A l'éclairage direct la myopie ne fournit pas d'image droite, mais une image renversée que nous avons étudiée. Cependant, dans la myopie très faible, on perçoit confusément une image droite, parce que le remotum de l'observé est loin, derrière la tête de l'observateur. La rétine-objet du premier extériorise des rayons convergents qui ne se réunissent pas sur la rétine du second, mais peuvent produire une image diffuse, reconnaissable si la myopie est faible.

Pour percevoir donc l'image droite du myope, il faut modifier la direction des rayons extériorés par cet œil, avec des verres concaves : le verre qui les ramènera au parallélisme mesurera le vice de réfraction. L'observateur commencera par un verre faible qu'il augmentera peu à peu jusqu'au moment où il saisira nettement les vaisseaux rétiniens ; en augmentant encore la réfringence de ce verre il verra toujours l'image droite, car il obtiendra des rayons divergents comme dans l'hypermétropie.

Par tâtonnements, l'œil de l'observateur, à l'état statique

toujours, déterminera donc le plus faible verre concave qui permettra la vision nette de l'image ; les rayons seront ramenés alors au parallélisme, ce verre indiquera le degré précis du vice de réfraction.

c. Astigmie. — L'astigmie peut être mise en évidence à l'image droite comme à l'image renversée par la forme particulière que prennent les images du fond de l'œil.

Le méridien le plus réfringent agit sur l'image droite à la façon d'une loupe plus forte par comparaison avec l'action du méridien le moins réfringent ; de telle sorte que si l'on examine la papille, celle-ci paraît allongée dans le sens du méridien le plus réfringent : elle est verticale dans l'astigmatisme régulier et conforme.

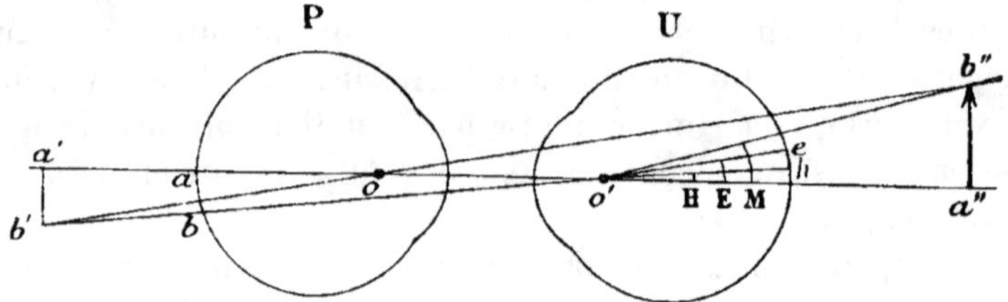

Fig. 57. (D'après BJERRUM.)

Sur la figure 57 cette action particulière du méridien myope, emmétrope et hypermétrope est très sensible. L'image de l'objet *ab*, de l'œil observé, donne dans le cas d'hypermétropie une image *a'b'* ; le point *b'* peut être par la pensée aisément déterminé en tirant de *b* une ligne parallèle à l'axe ; cette ligne sortirait en divergence par rapport à l'axe secondaire *bo* et irait rencontrer virtuellement cet axe en arrière, en *b'* ; de même, dans les cas de myopie, cette ligne sortant en convergence par rapport à *bo* irait le rencontrer en *b''* ; *a''b''* est l'image de *ab* dans le cas de myopie.

Les angles sous lesquels les images sont vues par l'œil observé s'obtiennent dans l'emmétropie en tirant une ligne *o'e* parallèle à *bo* ; dans la myopie en tirant une ligne *b''o'*, dans l'hypermétropie par la ligne *o'b'*, prolongée en *h*.

Donc l'angle visuel est plus considérable dans le méridien

myope, que dans l'hypermétrope et cela proportionnellement au degré de l'amétropie. On ne peut voir d'image droite nette dans le méridien myope sans le secours d'un verre concave ; mais cette figure fait bien comprendre que plus le méridien est réfringent, plus l'image qui lui appartient est grossie. Le verre cylindrique correcteur de l'astigmie donne à l'image la forme régulière qu'elle a dans l'emmétropie.

Pour reconnaître à l'image droite le vice de réfraction et bien déterminer son degré, il est nécessaire que le verre correcteur soit placé au foyer antérieur de l'œil examiné. Lorsque, ainsi que le fait est fréquent, l'observateur se tient à 1, 2, 3 centimètres de ce foyer, il commet une erreur, déjà appréciable dans les vices de réfraction faibles, très considérable dans les hauts degrés d'amétropie à moins que, dans un calcul spécial, il ne tienne compte de la distance qui le sépare de l'œil observé.

L'erreur tient à ce que le verre correcteur doit, par définition même, avoir son foyer principal au remotum de l'observé (voy. p. 22 et 23). Exemple : myopie de 10 dioptries, le remotum est à 10 centimètres de la cornée ; l'observateur est à 2 centimètres du foyer antérieur, soit à 3 centimètres et demi de la cornée ; le verre correcteur devra avoir une longueur focale de 10 — 3.5 = 6.5 et une valeur dioptrique de 15 dioptries. Dans l'hypermétropie, l'observateur étant en deçà du foyer antérieur, l'erreur est inverse ; le verre trouvé est plus faible que le vice de réfraction (voy. fig. 12 et 13).

3° Ophtalmoscopes à réfraction. — Les ophtalmoscopes à réfraction se composent essentiellement de plusieurs disques portant la série des verres concaves, convexes et cylindriques : à l'aide d'un mécanisme très simple, l'observateur peut faire passer entre son œil et celui de l'observé toute la série des verres encastrés dans l'instrument.

L'un des premiers en date est l'ophtalmoscope métrique de Wecker ; signalons ceux de Parent, de Landolt et décrivons celui de Badal qui peut être pris comme type : par la simplicité de son mécanisme ainsi que par le nombre des combinaisons qu'il donne, il est au moins l'égal des meilleurs ophtalmoscopes imaginés pour mesurer la réfraction. Nous ne saurions mieux faire que de reproduire la description de l'inventeur.

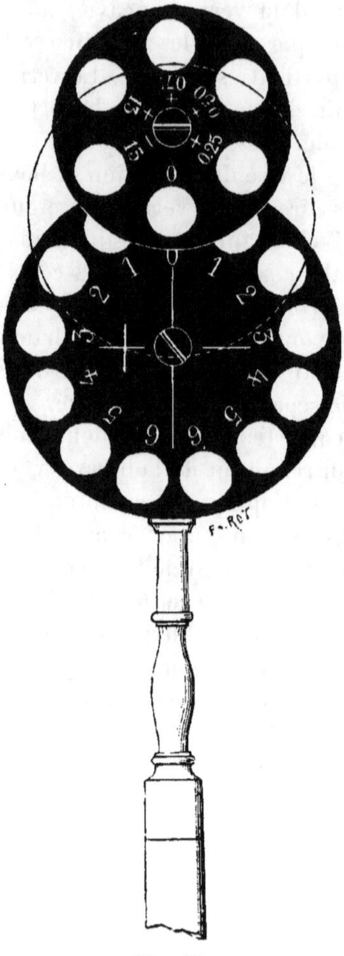

« En arrière d'un miroir ordinaire sont deux disques superposés de telle façon que chacune de leurs ouvertures puisse venir successivement se placer en regard de celle du miroir. La pratique a démontré que l'ouverture du miroir devait avoir 3 millimètres. Les disques sont fort minces et assez rapprochés du trou spéculaire pour que le canal qui résulte de la juxtaposition des trois ouvertures n'ait qu'une très petite longueur.

« Le disque supérieur, de 3 centimètres de diamètre, est percé de 6 ouvertures ; l'une vide, les cinq autres fermées par les verres métriques $+ 0,25$ $+ 0,50 + 0,75 + 13, — 13$.

« Le disque inférieur, de 4 centimètres de diamètre, est percé de 16 ouvertures dont l'une est vide également. A gauche sont 6 lentilles positives portant les numéros entiers de 1 à 6 ; à droite, les six lentilles négatives correspondantes. Le diamètre des lentilles est de 7 millimètres.

« Une légère pression de l'index de la main qui tient l'instrument, en faisant tourner les disques autour de leur centre, permet d'employer isolément

Fig. 58.

Ophtalmoscope à réfraction du professeur BADAL.

chacune des lentilles indiquées ou de les combiner deux à deux. Un petit ressort, tombant dans les encoches placées à la face postérieure des disques, marque les temps d'arrêt, de façon à assurer le centrage des verres et du trou spéculaire.

« Le miroir concave peut être remplacé à volonté par un miroir plan.

« Cet ophtalmoscope, d'un très petit volume, est tout aussi maniable que le miroir ordinaire, et peut être employé à tous les usages. Lorsque les ouvertures vides sont superposées, on se trouve dans les conditions habituelles de l'examen à l'image renversée. Pour les déterminations optométriques, il peut être employé de deux façons différentes, suivant qu'on a recours à la méthode subjective (méthode de Donders), ou objective (examen à l'image droite).

« Dans le premier cas l'instrument reproduit tous les numéros de la boîte des verres d'essai, et la recherche du verre correcteur se fait de la même manière ; il est bon alors d'enlever le miroir, devenu inutile, et dont l'ouverture, trop étroite pour ce genre d'épreuve, ne donnerait pas assez d'éclairage.

« La manœuvre de l'instrument est des plus simples. Si, laissant en place l'ouverture vide du disque supérieur, on fait successivement passer au-devant les 6 lentilles de gauche, on a la série des verres positifs de 1 à 6. Un de ces numéros paraît-il trop faible, le suivant trop fort ? Il suffit d'amener en regard du plus faible l'une des lentilles + 0,25 + 0,50 ou + 0,75 du disque supérieur, pour évaluer la réfraction à un quart d'unité près, de 0 à 6. Arrivé au numéro + 6, les fractions d'unité deviennent inutiles, et l'on n'a plus qu'à mettre en place le + 13 du disque supérieur pour obtenir la série des nombres entiers jusqu'à + 19 en continuant à faire tourner le disque inférieur de gauche à droite.

« On appliquera sans peine à la série négative ce que je viens de dire de la série positive. Le mouvement de rotation se fait alors en sens inverse, de droite à gauche, et c'est le numéro — 13 du petit disque qui, combiné aux douze verres du grand, donne les numéros supérieurs à 6.

« Les numéros des lentilles sont gravés d'une façon très apparente et toutes les fois que deux verres sont superposés, la somme ou la différence des chiffres en regard donne en dioptries la mesure de la réfraction. »

En résumé, cet instrument reproduit, à l'exception du n° 20, dont on a bien rarement besoin, tous les numéros des boîtes de verres.

BADAL a dans ces derniers temps modifié le miroir de son ophtalmoscope. Au lieu d'un miroir mobile, tantôt plan, tantôt concave pouvant s'adapter à l'instrument, il s'est servi d'un miroir fixe, mi-partie plan et mi-partie concave. Ce sont à vrai dire deux moitiés de miroirs juxtaposées suivant un de leurs diamètres et prises dans la même monture. La plaque écran PP' de la figure est disposée de manière à laisser à découvert la moitié M, M' de chacun d'eux. Cette plaque écran tourne et les saillies a et a' viennent butter sur le point d'arrêt b. Quand a vient toucher b, c'est le miroir M' qui est à découvert.

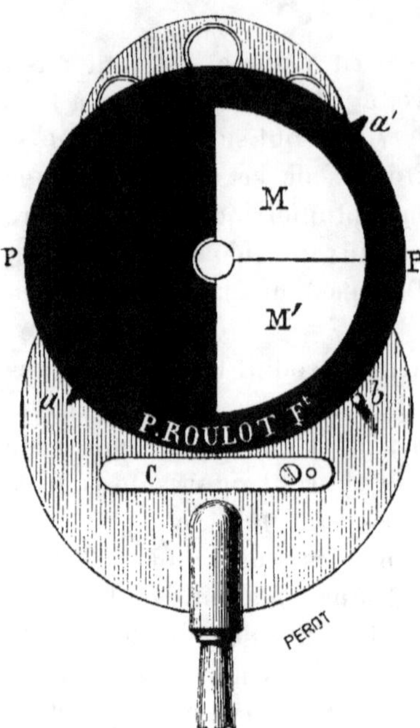

Fig. 59.

Ophtalmoscope à réfraction
avec miroir modifié.

La surface réfléchissante du miroir est diminuée, mais elle est encore suffisante dans les conditions ordinaire de l'éclairage.

§ 12. — DU PHÉNOMÈNE DE L'OMBRE PUPILLAIRE

En se plaçant à une assez grande distance de l'œil, 80 centimètres ou un mètre environ, si l'on projette sur la pupille le faisceau lumineux réfléchi par un miroir concave ou plan, on voit le fond de l'œil observé coloré en rouge; et si l'on imprime au miroir des mouvements de rotation sur son axe dans une direction quelconque, on remarque immédiatement des ombres plus ou moins foncées qui viennent couvrir le disque rouge pupillaire. Ces ombres marchent tantôt dans le même sens que le miroir réflecteur, tantôt en sens contraire, selon l'état de la réfraction de l'œil observé.

1° Recherche de l'ombre, sa valeur séméiologique. — Supposons que l'observateur emploie un miroir plan. Ce miroir projette sur le visage du patient un disque d'éclairage assez large pour recouvrir la base de l'orbite ; par tâtonnement ce disque lumineux est amené sur la pupille de l'observé ; aussitôt la pupille paraît colorée en rouge, mais ce disque rouge au lieu d'être entouré régulièrement par le cercle irien lui-même est bordé par des ombres en arc de cercle, très mobiles. Si l'on fait passer graduellement sur l'œil le cercle lumineux, la pupille est éclairée toute d'emblée ou seulement en partie. Rarement elle est ainsi complètement éclairée : d'habitude on voit sur un des côtés une ombre qui se meut avec l'éclairage. Cette ombre grandit peu à peu de façon à recouvrir bientôt toute l'étendue du disque ; sa vitesse varie avec l'état de l'œil ; sa coloration est plus ou moins foncée ; mais c'est surtout sa direction qui importe. Tantôt cette ombre, en forme de croissant, s'avançant ainsi sur le disque pupillaire rouge, marche dans le même sens que le miroir réflecteur, tantôt en sens contraire. La figure ci-contre de CHAUVEL, représente ce phénomène très commode à montrer sur les malades, car de tous les signes objectifs de l'amétropie, c'est de beaucoup le plus facile à constater.

CUIGNET l'apprécia le premier à sa juste valeur en 1874 ; il faut reconnaître cependant qu'avant lui, BOWMANN, s'en était servi pour différencier le kératocone au début de l'astigmie.

CUIGNET et ses élèves ont établi que dans l'hypermétropie et l'emmétropie, l'ombre marchait dans le même sens (miroir plan), et chez le myope dans le sens inverse.

La même règle s'applique à l'astigmie, suivant la réfraction spéciale de chaque méridien.

L'ombre marche dans le sens inverse chez le myope, mais à condition que sa myopie dépasse 1 dioptrie, car l'observateur, placé à 1 mètre, se trouverait dans les cas de myopie plus faible en deçà du remotum, et l'ombre pupillaire se comporte alors pour la myopie comme pour l'emmétropie et l'hypermétropie.

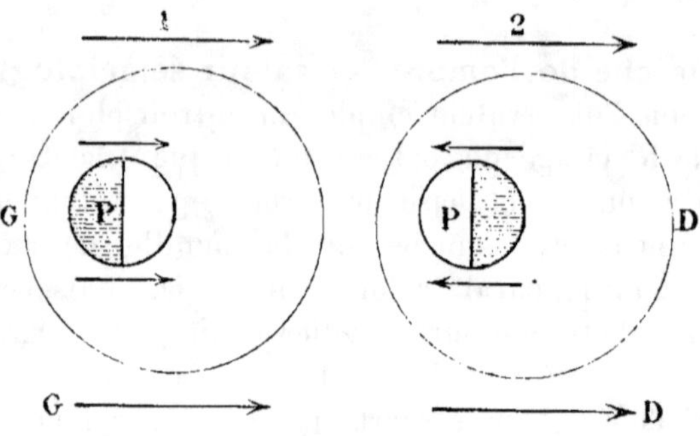

Fig. 60.
Marche des ombres.

Entre les cas où l'ombre se meut dans le même sens que le miroir, et ceux où elle marche en sens inverse, il en est d'intermédiaires où ces mouvements deviennent de plus en plus indistincts et finalement imperceptibles. On est alors au point neutre de l'observation ; la pupille du sujet paraît uniformément éclairée ou uniformément obscure. Avant d'arriver à ce point neutre on passe par une mauvaise zone d'observation; nous verrons plus loin qu'on est au point neutre lorsque le remotum de l'observé coïncide avec le foyer antérieur de l'œil observateur.

Enfin l'ombre marche parfois dans des sens différents selon la distance à laquelle on est placé du sujet ; ce fait a lieu dans les myopies faibles où l'observateur peut être successivement au delà ou en deçà du remotum. Un myope de 1 dioptrie et demie par exemple, a son remotum à 75 centimètres; l'observateur placé à 1 mètre, et armé d'un miroir plan verra l'ombre marcher en sens inverse; s'il approche, l'ombre deviendra moins visible, puis indistincte, enfin disparaitra (la pupille sera complètement éclairée); à ce moment l'observateur sera exactement placé au remotum; s'il approche encore, l'ombre changera de sens et se comportera comme chez l'emmétrope, dont le remotum est aussi derrière l'observateur, puisqu'il est à l'infini.

Il en résulte, et Parent a bien utilisé cette conséquence, que si, étant placé à un mètre du sujet, l'éclairage de la pupille ne révèle aucune ombre, le sujet est myope d'une dioptrie. Et si nous plaçons devant l'œil d'un emmétrope un verre convexe de 1 dioptrie, nous le ferons myope, et à un mètre, la pupille paraîtra éclairée en totalité. Si, pour arriver à ce résultat, il faut un verre de + 2 dioptries, le sujet est hypermétrope de 1 dioptrie; si le verre nécessaire est de 3, 4, 5, 6 dioptries, le sujet sera hypermétrope de 2, 3, 4, 5 dioptries.

Quand, chez l'hypermétrope, on aura trouvé le verre qui amène ainsi le stade intermédiaire entre la marche directe et inverse de l'ombre, on n'aura qu'à diminuer sa valeur d'une dioptrie, pour avoir le degré exact de l'amétropie.

Pour le diagnostic de la myopie par les verres concaves, même raisonnement : en face d'un myope de 4 dioptries, il suffira de placer devant l'œil un verre de 3 dioptries pour cesser de voir l'ombre à 1 mètre. Il faudra donc, chez le myope, ajouter au verre correcteur une dioptrie, au lieu de la retrancher.

En pratique on s'arrête au verre concave ou convexe qui change le sens de l'ombre; avec le verre + 2 par exemple, l'ombre (au miroir plan) est directe; avec le verre + 3 elle devient inverse; ceci veut dire que le sujet, qui avait encore son remotum derrière l'œil de l'observateur avec + 2, a maintenant avec + 3 son remotum au-devant de l'œil observateur.

Ce remotum est en avant et encore tout près de l'œil observateur; c'est-à-dire à un mètre environ de l'œil observé devenu par le fait du verre + 3, myope seulement d'une dioptrie. Le sujet qu'un verre + 3 rend myope d'une dioptrie est évidemment hypermétrope de 2 D; un raisonnement analogue s'applique à la myopie, le verre qui change le sens de l'ombre est celui qui fait passer le remotum de l'œil observé en arrière de l'œil de l'observateur, c'est-à-dire à un peu plus de 1 mètre du sujet. Quand l'ombre change de sens, le sujet est donc encore myope d'environ une dioptrie. Si le verre — 3 a fait ce changement la mesure de la myopie est de 3 dioptries plus la dioptrie qui n'a pas été corrigée : soit 4 dioptries.

Pendant la recherche de l'ombre, l'observateur remarque facilement deux faits dont nous donnerons l'explication plus loin : 1° dans les amétropies faibles l'ombre est peu intense et vice versa ; 2° le mouvement de l'ombre est d'autant plus rapide que l'amétropie est moins marquée.

La recherche de l'ombre pupillaire, la skiascopie (CHIBRET). constitue donc un remarquable moyen de diagnostic des vices amétropiques, supérieur en somme aux autres méthodes objectives. Évidemment l'image droite est très précieuse, mais les commençants la perçoivent difficilement ; de plus, elle expose à des erreurs fatales, car l'observateur et l'observé doivent supprimer tout à fait leur accommodation, et le premier doit placer son œil à 1 centimètre 1/2 de l'œil du second, chose difficile en pratique ; enfin, pour avoir un résultat précis, il faut une grande connaissance de l'ophtalmologie. La recherche de l'image renversée n'est utilisable que chez le myope ; sans doute, le sens dans lequel se dirigent les vaisseaux éclairés du fond de l'œil par rapport au déplacement du miroir est précieux puisqu'il différencie l'hypermétropie (image droite, déplacement dans le même sens) de la myopie (image renversée, déplacement en sens inverse). mais on n'obtient ainsi en général que la variété de l'amétropie. et non pas facilement son degré.

L'examen de l'ombre pupillaire est au contraire très simple, puisque les commençants peuvent la voir du premier coup ; il donne immédiatement la variété de l'amétropie et en quelques minutes son degré. Ceci bien établi cliniquement, arrivons à l'explication du phénomène, à sa théorie.

2° Théorie du procédé de Cuignet. — Quatre questions principales doivent être résolues, savoir : 1° pourquoi l'ombre marche-t-elle dans tel ou tel sens ; 2° pourquoi existe-t-il un point neutre et une mauvaise zone d'observation ; 3° pourquoi les ombres sont-elles d'autant moins intenses que l'amétropie est plus faible ; 4° pourquoi les ombres se meuvent-elles d'autant plus rapidement que l'amétropie est plus faible.

a. *Le sens de la marche de l'ombre dépend du miroir plan ou concave dont on se sert et de la réfraction de l'œil observé.* — Considérons les figures 61 et 62. Sur la figure 61 nous voyons

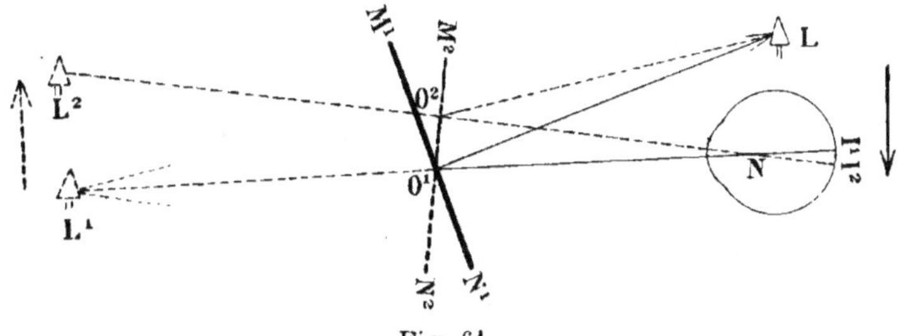

Fig. 61.

Marche des ombres avec le miroir plan. (D'après Parent.)

que, lorsque le miroir occupe la position $M^1 N^1$, la flamme virtuelle placée en L^1 éclaire une partie de l'œil située en I^1; lorsque le miroir occupe la position $M^2 N^2$ la flamme virtuelle

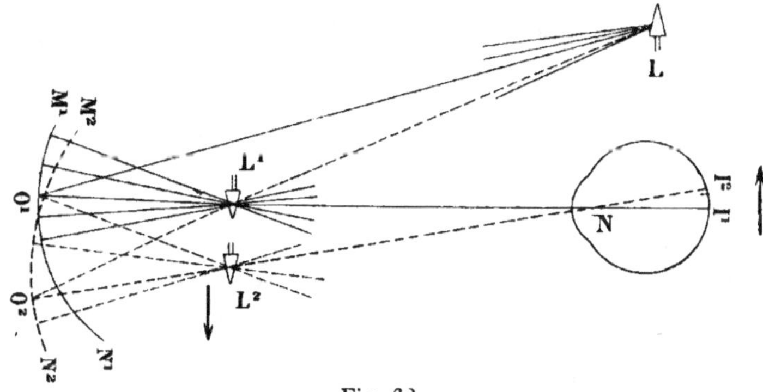

Fig. 62.

Marche des ombres avec le miroir concave. (D'après Parent.)

prend la position L^2 et éclaire I^2. La partie éclairée de la rétine a donc marché dans le même sens que le miroir.

C'est le contraire quand on utilise le miroir concave parce qu'avec le mouvement du miroir de $M^1 N^1$ en $M^2 N^2$, l'image réelle, éclairante, passant de L^1 en L^2, éclaire I^2 au lieu de I^1.

c'est-à-dire que la partie éclairée marche dans le sens inverse du miroir.

Le miroir le plus pratique pour la skiascopie est le miroir plan; aussi dans cet exposé théorique ne parlerons-nous que de lui. Il sera facile au lecteur de savoir ce que donne le miroir concave en se rappelant qu'il fait apparaître des ombres directes quand le miroir plan les fait voir inverses et *vice versa*.

Lorsqu'on examine un œil avec le miroir plan, le faisceau lumineux projeté dans l'œil se meut donc dans le même sens que le miroir et toutes les fois que nous verrons les choses telles qu'elles se passent dans l'œil, c'est-à-dire en image droite, le miroir plan montrera des ombres directes; mais il ne peut en être ainsi que lorsque le remotum de l'observé est derrière l'œil de l'observateur. Si le remotum est au contraire placé en avant de l'observateur, tout ce qui se passe dans l'œil observé vient se produire au remotum sous forme d'image réelle et renversée: c'est cette image que voit l'observateur; il la voit floue, sans netteté, puisqu'il est accommodé pour la pupille de l'observé, mais il la voit se mouvoir en sens inverse du mouvement produit sur la rétine de l'observé. Par conséquent, quand le remotum du sujet examiné est en avant de l'observateur, c'est-à-dire à moins d'un mètre. lorsque celui-ci est à cette distance, avec le miroir plan l'ombre pupillaire se meut en sens inverse du miroir.

En somme, quand on *skiascopise*, on examine l'œil de deux façons, ou à l'image droite ou à l'image renversée.

On l'examine à l'image droite toutes les fois que le remotum est derrière l'observateur. à l'image renversée toutes les fois que ce remotum est entre l'observateur et l'observé.

Au miroir plan l'examen à l'image droite donne une ombre directe; l'examen à l'image renversée une ombre inverse.

On comprend donc ainsi pourquoi le miroir plan donne des ombres directes dans tous les cas d'H, de E et de M inférieurs à une dioptrie, l'observateur étant placé à un mètre.

b. *Point neutre et mauvaise zone d'observation.* — La meilleure explication du point neutre a été donnée par BARDELLI. Le fait s'explique par la formation, au niveau du foyer antérieur de l'œil observateur, de l'image réelle et renversée qui vient se produire au remotum de l'œil observé. Quand cet œil observé est myope d'une dioptrie (l'observateur se tenant à un mètre) ou lorsqu'il est devenu myope d'une dioptrie, grâce aux verres correcteurs qui sont placés au-devant de lui, il arrive un moment où la partie éclairée de la rétine observée vient former son image exactement à 13 millimètres de la cornée, foyer antérieur de l'œil de l'observateur. A ce moment la rétine de l'observateur ne reçoit que des rayons parallèles ne formant aucune image et toute sa pupille est uniformément éclairée.

Quand on déplace le miroir de façon à n'éclairer qu'une partie du champ d'examen, l'image réelle et renversée, située au niveau du foyer antérieur, perd de son intensité, mais aussi faible qu'elle soit, à cause de sa situation au foyer antérieur de l'œil, elle éclaire également toute la pupille; lorsque le champ d'examen n'est plus éclairé du tout, l'image cesse; l'observateur n'a plus de point lumineux à son foyer antérieur et la pupille est tout entière dans l'obscurité. A ce moment il voit complètement obscure la pupille de l'observé au niveau de laquelle il reporte tout ce qui se passe dans la sienne (fig. 63).

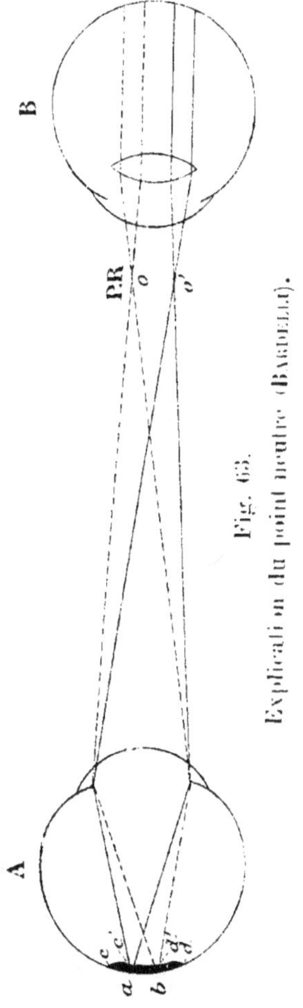

Fig. 63.

Explication du point neutre (BADELLE).

L'ombre pupillaire est mal perçue lorsque l'image réelle vient se former à quelques centimètres en deçà ou au delà du foyer antérieur de l'observateur; c'est ce qu'on appelle la mauvaise zone d'observation.

c. Les ombres sont d'autant moins foncées que l'amétropie est plus faible. — Ce phénomène résulte de ce que l'image de la source éclairante va se produire dans l'œil observé nette ou diffuse. Quand elle se produit nette, elle éclaire vivement les parties qu'elle avoisine, au contraire, quand elle est diffuse, son pouvoir éclairant diminue et ce qui est autour d'elle est dans une obscurité plus profonde.

Or, dans quel cas l'image virtuelle de L (voy. fig. 61) sera-t-elle nette sur le fond de l'œil observé; L étant à 2 mètres de l'œil, ce sera lorsqu'on aura affaire à une myopie de 0,50; tous les états de l'œil, voisins de celui-là, donneront donc des ombres peu intenses, légères; inversement les degrés élevés de myopie et d'hypermétropie donneront des ombres très foncées.

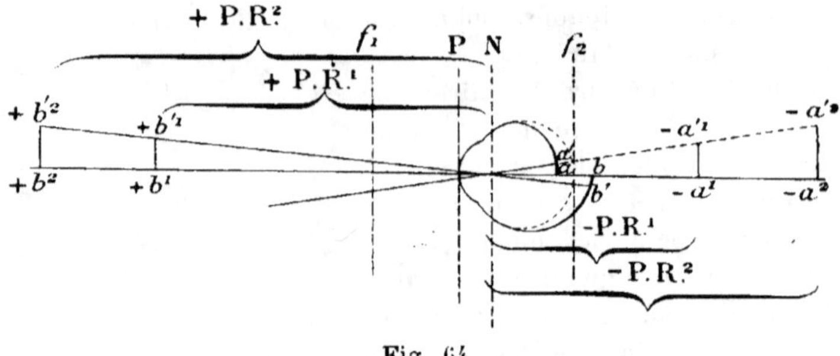

Fig. 64.

Rapidité variable dans la marche des ombres. (D'après PARENT.)

d. Les ombres se meuvent d'autant plus rapidement que l'amétropie est plus faible. — La figure 64 empruntée à PARENT le fait amplement comprendre.

Dans un œil H, par suite d'un mouvement de gauche à droite, la partie éclairée de la rétine passe de a en a'; l'image virtuelle de la partie éclairée passe de a_1 en a'^1; si l'hypermétropie est moins forte les images virtuelles se font en a^2 et a'^2, c'est-à-dire plus loin. Or l'image va de a^1 en a'^1 dans le même temps que de a^2 en a'^2; elle doit donc marcher moins vite dans le premier cas que dans le second, d'autant moins vite que le remotum est plus court, d'autant plus vite qu'il est plus long.

Dans un œil M se passe un phénomène identique; les images réelles et renversées au lieu d'être virtuelles et droites viennent au remotum de l'œil et passent de b^1 à b'^1, et de b^2 en b'^2 avec des vitesses naturellement différentes, puisque le changement de place se fait dans le même temps.

§ 13. — VALEUR COMPARATIVE DES DIFFÉRENTS PROCÉDÉS D'OPTOMÉTRIE

Nous devons maintenant nous demander quels sont les meilleurs procédés d'optométrie. Nous savons qu'ils peuvent être divisés en deux groupes, les procédés subjectifs et les procédés objectifs.

Les premiers sont très recommandables, mais ils présentent l'inconvénient majeur de reposer sur la bonne volonté du malade dont il faut, en définitive, interpréter les réponses; de plus l'examen avec les verres d'essai et celui qui se pratique avec les optomètres, sur le sujet non atropinisé, est très souvent faussé par la contraction involontaire du muscle ciliaire qui diminue l'hypermétropie et augmente la myopie; chez les sujets jeunes on n'arrive ainsi à un diagnostic certain qu'après avoir soumis le malade à l'action de l'atropine. Quand cette dernière condition est remplie l'optomètre de BADAL donne des résultats parfaits, même dans les amétropies fortes, car il n'y a pas à redouter avec cet instrument le pouvoir grossissant ou rapetissant des verres convexes ou concaves.

Les procédés subjectifs, basés sur l'expérience de SCHEINER, sont passibles des mêmes objections que ceux qui reposent sur l'application des verres d'essai; il faut se défier de l'accommodation du malade et redouter la simulation qui devient facile pour ceux qui sont au courant des détails de l'instrumentation spéciale que nécessite l'utilisation du principe de SCHEINER.

Il est donc essentiel que le médecin chargé de faire le diagnostic d'une amétropie, puisse recourir à un examen objectif; les procédés de ce nom sont incontestablement ceux qui méritent la plus grande faveur.

Parmi les procédés objectifs destinés à mesurer la réfraction.

c'est-à-dire : l'image renversée, l'image droite, la skiascopie, auquel devons-nous donner la préférence? Ils ont tous leur valeur, mais cette valeur est vraiment inégale.

Par l'image renversée on ne peut exactement mesurer que la myopie à l'aide du procédé exposé page 94; c'est la seule condition qui permette d'obtenir une appréciation quantitative du vice de réfraction; dans les autres cas ce procédé ne donne des renseignements précis qu'au point du vue qualitatif.

L'image droite est un moyen excellent de mesurer l'hypermétropie et la myopie; on peut aussi se rendre compte du degré de l'astigmatisme en utilisant le miroir incliné et les verres cylindriques, mais dans la pratique, sur ce dernier point, on se heurte à de telles difficultés qu'on n'emploie guère l'image droite que pour mesurer l'hypermétropie et la myopie. Bien exécuté, ce procédé donne des résultats parfaits, mais il est nécessaire : 1° que l'observateur place son œil à 1 centimètre $\frac{1}{2}$ de l'œil examiné : 2° qu'il sache bien exactement discerner le vaisseau net, du vaisseau flou; 3° que ce vaisseau soit placé au pôle postérieur, contre la papille, pas trop loin de la macula: 4° que l'observé relâche son accommodation; 5° que l'observateur relâche aussi complètement le muscle ciliaire. Ces conditions ne sont pas toutes faciles à remplir et la moindre faute à leur égard entraîne des erreurs très considérables, surtout lorsqu'il s'agit d'un vice de réfraction un peu élevé, dépassant 5 à 6 dioptries. Lorsque par exemple on se tient à 3, 4, 5 centimètres de l'œil observé, le verre correcteur indiquant le vice de réfraction devient beaucoup plus faible que ce vice dans l'hypermétropie et beaucoup plus fort dans la myopie, en vertu de ce principe fondamental développé page 27, à savoir que le verre correcteur d'un vice de réfraction, celui qui ramène les rayons lumineux sortis de l'œil au parallélisme, coïncide par son foyer principal avec le remotum de l'œil corrigé. Si, par conséquent, dans l'examen à l'image droite on se place à 3, 4 ou 5 centimètres de l'œil du malade, on commet pour l'hypermétropie une erreur par défaut et pour la myopie une erreur par excès, quand il s'agit d'une myopie de 6, 8, 10 dioptries et plus; cette erreur devient énorme et c'est là vraiment un écueil sérieux à l'utilisation de ce procédé dans le diagnostic de la myopie, parce que les myopies au-dessus de 5 dioptries sont très communes; l'hypermétropie atteint rarement des degrés très élevés, c'est pourquoi, en pratique, le procédé de l'image droite est très bon pour l'hypermétropie; même en ne se tenant pas exactement à 1 centimètre $\frac{1}{2}$ de l'œil examiné, on ne commet qu'une erreur négligeable si, par ailleurs, toutes les conditions sont bien remplies.

La skiascopie est un procédé supérieur au précédent car il s'applique avec précision à tous les vices de réfraction, même à l'astigmatisme; il n'est pas nécessaire que l'observateur relâche son accommodation, et bien plus vite que pour l'image droite il est en mesure de tirer parti du procédé.

Sans doute il faut aussi que certaines conditions soient bien remplies; il faut skiascopiser le pôle postérieur de l'œil et pour cela bien surveiller la direction du regard de l'observé; il faut que le verre correcteur soit placé près de l'œil, mais cela est facile, le sujet l'y applique lui-même aisément à une distance toujours la même, avantage pratique vraiment très grand; il faut enfin que le patient relâche son accommodation, mais il le fait dans la chambre noire à peu près aussi bien pour la skiascopie que pour l'image droite, nous disons à peu près aussi bien car sur ce point nous reconnaissons un petit avantage à l'image droite: pendant la recherche de l'ombre pupillaire il n'est pas rare de voir les jeunes sujets accommoder un peu; il faut les inviter à bien détendre leur muscle ciliaire et se garder d'appeler leur attention sur un point précis.

C'est là le seul écueil véritable de la skiascopie, et encore n'existe-t-il que chez les sujets assez jeunes pour contracter ou contracturer aisément leur muscle accommodateur.

A partir de la vingtième année on n'a plus à ce sujet là d'erreur notable à redouter dans la pratique de la skiascopie: pour cette raison ce procédé d'optométrie mérite toute l'attention des médecins militaires chargés d'examiner les conscrits. Ils peuvent ainsi faire un diagnostic très sûr et très rapide.

Parmi les grands avantages de la skiascopie, l'un des plus appréciables consiste à permettre très rapidement la mensuration des différents méridiens, par conséquent le diagnostic de

l'astigmatisme total, et en cela même il est supérieur au kératomètre de Javal qui ne donne que l'astigmatisme cornéen.

§ 14. — ÉTUDE CLINIQUE DE L'HYPERMÉTROPIE

Nous avons jusqu'ici étudié les anomalies de la réfraction
en considérant l'œil comme un appareil de physique, sans
relation avec l'organisme. Or en réalité, il n'y a pas d'hypermétropie, mais des hypermétropes, comme en médecine il
n'y a pas de pneumonie, mais seulement des pneumoniques.

Aussi la clinique l'emporte de beaucoup sur la théorie,
comme en toutes choses médicales; et la physique, la physiologie de l'œil, les méthodes d'investigation qui conduisent au
diagnostic ne visent qu'à faciliter l'étude clinique; car, en définitive, c'est la clinique qu'il faut savoir.

1° Caractères de l'hypermétropie. — L'hypermétropie
est caractérisée par ce fait que le foyer principal de l'œil se
trouve en arrière de la rétine; la cause en est tantôt en ce
que l'œil est trop court avec un système dioptrique convenable, tantôt en ce que ce dioptre est insuffisant avec une longueur normale. Le type le plus complet de cette diminution
de réfringence est l'aphakie.

Dans tous les cas, l'hypermétrope pèche par insuffisance de
réfringence, son œil est mal développé; tous les sauvages, les
hommes primitifs, les êtres inférieurs sont hypermétropes. Cet
état est la règle dans les yeux mal formés, atteints de coloboma,
d'atrophie papillaire congénitale.

Si l'hypermétropie est faible, la conformation de l'œil ne
diffère guère de celle de l'emmétrope, et son fonctionnement
est régulier. Les sauvages, les oiseaux de proie qui sont tous
hypermétropes ont même une acuité visuelle supérieure à
celle de l'emmétrope, et la puissance des muscles, l'excursion
des yeux est souvent aussi plus grande.

Dans les degrés moyens de l'hypermétropie, les caractères
spéciaux de cette amétropie s'affirment : le crâne est brachy-
céphale, la face aplatie souvent asymétrique, et le côté le

moins développé contient l'œil mal venu qui alors est non seulement hypermétrope, mais souvent astigme.

Généralement l'œil hypermétrope est court, d'autant de millimètres qu'il présente de fois 3 dioptries de déficit. Exceptionnellement, les surfaces réfringentes sont aplaties, la courbure cornéenne est à peu près la même chez l'hypermétrope et l'emmétrope.

La structure du muscle ciliaire n'offre rien de spécial; mais si le vice de réfraction est trop élevé, l'appareil nerveux est souvent lésé.

Le champ visuel est très étendu, plus même que chez l'emmétrope, car la forme du globe, fortement bombé dans son équateur, permet aux rayons lumineux de pénétrer en plus grand nombre jusqu'à la rétine. Mais en revanche l'acuité visuelle est très souvent diminuée, et CHAUVEL a constaté que le tiers seulement des hypermétropes avait une acuité supérieure à $\frac{3}{4}$.

Le champ de fixation est plus étendu, l'appareil musculaire fonctionne plus largement, et cependant l'hypermétrope ne peut se féliciter de son appareil moteur, car il est souvent conduit au strabisme par les relations de la convergence et de l'accommodation.

Tous ces caractères de l'hypermétropie moyenne s'exagèrent encore dans l'hypermétropie forte, au delà de 7 à 8 dioptries; cette variété est rare, et d'après les statistiques de CHAUVEL, ce sont les hypermétropies faibles, jusqu'à 3 dioptries, qui prédominent: environ 74 p. 100.

2° Symptômes et diagnostic de l'hypermétropie. — L'hypermétrope d'un faible degré ressemble beaucoup à l'emmétrope, et pour arriver à un diagnostic certain, on doit recourir surtout aux procédés objectifs, examen à l'image droite, skiascopie. Pour la méthode de DONDERS et même l'optomètre, l'accommodation a souvent besoin d'être supprimée par les mydriatiques; ceux-ci, paralysant le ciliaire, permettent de reconnaître la totalité du vice de réfraction.

L'hypermétropie totale se compose de deux parties : l'hypermétropie manifeste et l'hypermétropie latente. La méthode de Donders révèle rarement la totalité de l'affection.

Prenons un hypermétrope quelconque; le verre convexe + 2 dioptries est supporté sans trouble de la vision : le diagnostic est sûr, mais non le degré de l'affection ; très souvent le sujet, les enfants surtout, continuent de contracter leur muscle. Si le verre 2 est devant l'œil, le muscle se relâche d'autant; mais si l'on met le verre 3, le muscle ne cède pas proportionnellement, et le verre trouble la vue en donnant à l'œil trop de réfringence. Le verre 2 dioptries exprime l'hypermétropie manifeste du sujet.

A l'image droite, ou mieux après l'atropinisation, on constate qu'il a 5 dioptries d'hypermétropie dont 3 avaient précédemment passé inaperçues; ces 3 dioptries expriment l'hypermétropie latente.

L'accommodation chez l'hypermétrope est la cause des accidents nombreux qui peuvent survenir. Dans le jeune âge, le cristallin étant très souple, la contraction du ciliaire s'exerce efficacement, et le vice de réfraction passera longtemps inaperçu. Mais plus tard, si l'hypermétropie est de quelques dioptries, cette correction naturelle est difficile; le sujet éloigne l'objet de son œil pour soulager le muscle, se repose plus souvent et finalement offre tous les signes de l'asthénopie accommodatrice : la vision est confuse, les objets noyés comme en un brouillard; une douleur périorbitaire plus ou moins vive apparaît qui se change bientôt en migraine et empêche tout travail.

L'asthénopie vient d'autant plus vite que le muscle est plus insuffisant; les anémiques, les convalescents y sont surtout disposés; les fièvres graves qui retentissent sur l'appareil moteur, comme la diphtérie, peuvent provoquer l'apparition précoce de l'asthénopie. Les étudiants, brodeurs, graveurs, etc., sont tout particulièrement exposés à cet accident par la nature de leurs travaux.

L'acuité visuelle inférieure de l'hypermétrope contribue aussi à produire l'asthénopie, car le sujet dont la rétine est peu sensible s'attache à obtenir de grandes images; il regarde de près le plus possible, et demande par conséquent à son muscle ciliaire un surcroît de travail.

Cette asthénopie expose à des erreurs de diagnostic: un hypermétrope verra parfois mieux avec un verre concave l'échelle placée à 5 mètres. Ce fait s'explique par la contracture du muscle qui place la vision distincte de l'hypermétrope à son proximum, près de son œil, comme celle du myope. Dans la chambre noire la contracture cesse d'habitude, surtout dans l'examen à l'image droite; mais, pour assurer le diagnostic, on n'a qu'à user des mydriatiques qui le rendent facile aussi bien par les méthodes subjectives que par les objectives.

3° Complications de l'hypermétropie. — Plus grave que l'asthénopie est un accident qui vient souvent compliquer l'hypermétropie, c'est le strabisme convergent. DONDERS a démontré qu'il résulte de l'union étroite de la convergence et de l'accommodation.

L'hypermétrope, en effet, impose à son muscle ciliaire de grands efforts pour voir de près, et les droits internes se contractent en conséquence, c'est-à-dire plus qu'il ne convient. S'ils se contractent également, la convergence est la même dans les deux yeux: mais souvent l'équilibre est rompu au profit de l'un des muscles, et le strabisme apparaît.

Pourquoi cet équilibre est-il rompu ? L'hypermétrope de 2 dioptries a besoin, pour voir à 33 centimètres, de 5 dioptries d'accommodation, dont 2 sont employées à corriger son vice de réfraction. Mais s'il accommode de 5 dioptries, il convergera en même temps de 5 angles métriques, et les deux yeux accommodés pour un objet placé à 33 centimètres sont tournés vers un point placé seulement à 20 centimètres. La vision sera mauvaise. Or, pour converger de chaque côté de 5 angles métriques, les droits internes reçoivent une décharge nerveuse proportionnelle; HERING a montré qu'elle pouvait inégalement se répartir : l'un des muscles recevant l'ordre de converger de 7 angles métriques, l'autre de 3 seulement. Le premier œil est dès lors soustrait à la vision, le second fonctionne seul. La vision est monoculaire, le strabisme est constitué.

Le strabisme convergent n'atteint pas tous les hypermétropes ; les degrés faibles et les degrés élevés y échappent assez facilement. Pour ce qui est des premiers, rappelons qu'il existe une indépendance relative entre l'accommodation et la convergence, jusqu'à trois dioptries. L'absence de strabisme dans les cas d'hypermétropie élevée est expliquée par l'excès même du vice de réfraction ; le malade n'aurait plus d'intérêt à lutter contre son hypermétropie et ne pourrait même, à l'aide du strabisme, rétablir la vision nette.

Lorsqu'un œil est malade, affaibli (kératite ancienne, leucome, etc.) la déviation porte spécialement sur lui, le sujet n'y ayant rien à perdre.

L'explication de Donders est appuyée par la statistique ; sur 100 invidus atteints de strabisme interne, 75 sont hypermétropes.

4° Traitement de l'hypermétropie. — Les verres correcteurs sont certes le vrai remède à l'hypermétropie, mais la prudence doit présider à leur choix, à leur application. Autant que possible il faut connaître l'hypermétropie totale, la corriger par un verre assez fort qui dégagera une certaine quantité d'accommodation permettant au sujet de soutenir pendant le temps voulu son travail oculaire.

Le sujet qui porte ces verres doit regarder par leur centre dans une direction perpendiculaire aux verres, ce qui diminue l'excursion des yeux. Si la vision s'effectue par la périphérie de la lentille convexe, celle-ci joue le rôle d'un prisme déviant les rayons lumineux vers sa base. Il en résulte qu'un objet A allant faire son image en F paraîtra venir de B, et la convergence déjà excessive de l'œil sera exagérée.

Pour éviter ce résultat, l'axe des verres devrait coïncider toujours avec les lignes de regard dirigées sur l'objet ; or ces lignes varient selon qu'on fixe de loin ou de près, et l'axe du verre est toujours le même à moins de se servir de verres périscopiques. On tourne la difficulté en utilisant l'effet prismatique des lentilles pour diminuer la convergence du sujet ; c'est pourquoi on a imaginé les verres décentrés.

Soit (fig. 66) un de ces verres LL', l'objet A est vu en B, le muscle droit interne est soulagé d'autant; on vient ainsi à la fois en aide avec le verre convexe à la convergence et à l'accommodation. Les lunettes ainsi construites sont orthoscopiques; elles peuvent quelquefois guérir un strabisme commençant.

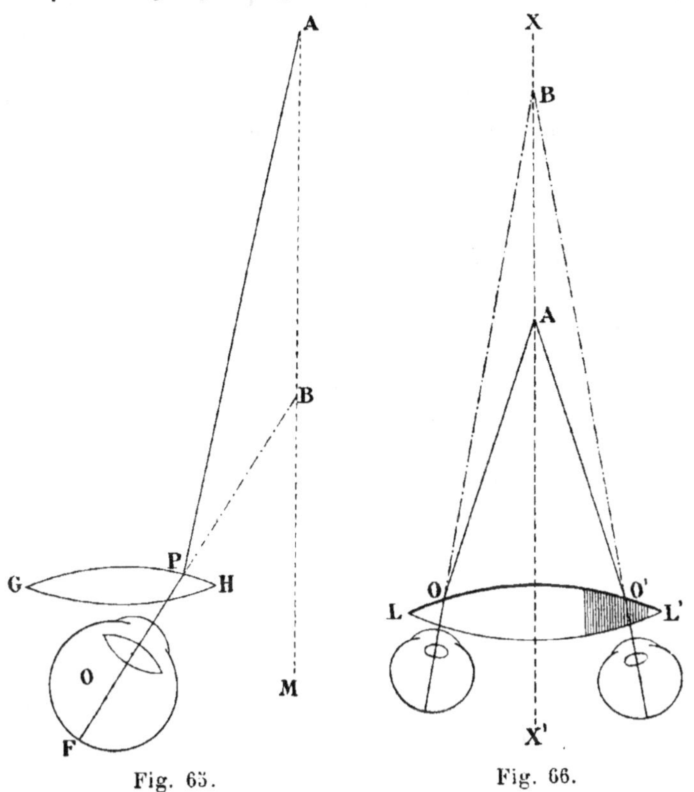

Fig. 65.   Fig. 66.

Dans le traitement de ce strabisme, si les verres convexes sont mal supportés et n'arrivent par à supprimer l'accommodation, on aura recours à l'atropine. Et si l'œil dévié résiste à ces méthodes de douceur, on fera la ténotomie, avec ou sans avancement musculaire.

Après l'intervention chirurgicale, ne pas oublier que le strabisme reconnaît deux causes principales : 1° la dépréciation d'un œil que le sujet tend à mettre de côté en supprimant la vision binoculaire ; 2° le manque d'équilibre entre la convergence et l'accommodation.

Il faudra en conséquence augmenter la valeur de l'œil le plus faible par la correction de l'amétropie, les exercices isolés, et de plus lui donner la conscience de sa direction vicieuse en produisant la diplopie et en réveillant, par le stéréoscope, (JAVAL) la notion et le désir de la vision binoculaire. Quelquefois même l'usage prolongé du stéréoscope, avec correction précise de l'hypermétropie, suffira à débarrasser, sans ténotomie, le sujet de son strabisme (voy. *Traitement du strabisme*).

5° Aphakie, choix des lunettes pour les opérés de cataracte. — L'œil aphaque peut être myope, mais l'hypermétropie est souvent réalisée au maximum par l'ablation de la cataracte. La suppression du cristallin, en effet, enlève à l'œil une quantité de réfringence qui est en moyenne de 13 dioptries. L'aphake, auparavant emmétrope, est hypermétrope alors de 13 dioptries ; mais chez un myope, de 4 dioptries par exemple, l'ablation du cristallin ne lui donnera que 9 dioptries d'hypermétropie environ ; au contraire l'hypermétropie antérieure à l'opération s'ajoutera à l'hypermétropie acquise.

Alors même d'ailleurs que la réfraction antérieure d'un opéré de cataracte est connue, il est toujours nécessaire de choisir, par tâtonnement, le verre sphérique ou sphéro-cylindrique approprié.

Il importe de remarquer que le verre placé devant l'œil est à 23 millimètres environ du point nodal, occupé par le cristallin à remplacer. Or, si le cristallin en place, représente 13 dioptries de réfringence, une lentille plus faible placée à 23 millimètres pourra le suppléer ; le verre + 10 à 23 millimètres du point principal a la même valeur que le verre + 13 placé dans l'œil. En effet le + 10 a son foyer à 100 millimètres, c'est-à-dire à 77 millimètres en arrière du point principal ; le verre + 13, dans l'œil, aurait son foyer à 77 millimètres également de ce point ; ils ont donc en définitive une même valeur fonctionnelle, grâce aux positions différentes qu'ils occupent.

Les verres à prescrire restent donc notablement au-dessous de l'hypermétropie acquise. Un hypermétrope de 7 dioptries aura, après l'opération, une hypermétropie de 20 dioptries, et cependant le verre + 14 suffira pour la vision de loin. En effet, 20 dioptries représentent 50 millimètres de foyer en arrière du point nodal, et il suffit que le verre correcteur placé à 23 millimètres de ce point ait 50 + 23 = 73 millimètres de foyer, soit à peu près 14 dioptries.

On comprend que le malade peut augmenter à volonté la valeur fonctionnelle de son verre en l'éloignant de son œil, c'est-à-dire en portant la distance 23 millimètres à 27, 30 millimètres, etc.

Ces considérations doivent guider le praticien dans le choix des verres pour les opérés de cataracte; pour un sujet au préalable emmétrope, on trouvera de bons verres, pour voir de loin, entre 10 et 12 dioptries. La vision de près, à 25 centimètres, nécessitera un verre supérieur aux précédents de 4 dioptries. Entre 25 centimètres et l'infini, le sujet ne distinguera pas nettement, car il n'a plus d'accommodation et ne peut, par conséquent, adapter son œil pour les distances intermédiaires.

Toutefois, en faisant varier la distance des lunettes, il pourra en partie remédier à cet inconvénient et il n'est pas rare de trouver des opérés de cataracte bien familiarisés avec leurs verres correcteurs, qui possèdent pour toutes les distances une vision suffisante.

§ 15. — ÉTUDE CLINIQUE DE LA MYOPIE

Nous distinguerons dans cette étude la myopie typique ou bénigne de la myopie atypique ou maligne; les deux sont d'ailleurs presque toujours dues à l'allongement de l'axe optique qui fait que la rétine est en arrière du foyer dioptrique de l'œil.

1° Myopie typique. — L'œil myope, de même que l'hypermétrope, correspond à une forme particulière du crâne et de l'orbite. Les myopes sont en général dolichocéphales, ils ont le crâne très développé, l'orbite large et profond. C'est l'œil des races civilisées et tandis que les animaux sont hypermétropes, la myopie est l'apanage de la race humaine.

Il est évident que les occupations intellectuelles, la lecture, l'écriture nous obligent à rechercher la vision distincte de près et ce travail peut à la longue modifier, par la contraction des muscles extrinsèques et intrinsèques, la forme de l'œil d'une façon durable.

Toutefois le meilleur œil est certainement l'emmétrope, comme le prouve l'étude des fonctions de l'accommodation et de la convergence chez le myope.

L'accommodation et la convergence, on le sait, sont unies de telle sorte que si nous accommodons de 4 dioptries nous convergeons de 4 a. m. et réciproquement. Dans la myopie faible cela peut encore aller ainsi ; mais dans les degrés moyens il en est autrement : un myope de 3 dioptries par exemple, pour voir à 25 centimètres, n'accommode que de une dioptrie et converge cependant de 4 angles métriques. Il lui est difficile de converger à ce degré en n'accommodant pas et il jette sur un œil, le meilleur, toute sa puissance de convergence.

Cette insuffisance des droits internes peut aboutir à l'asthénopie, surtout chez les jeunes sujets qui s'obstinent à la vision de près, sans porter de verres correcteurs. L'asthénopie frappera ceux en particulier dont les yeux ont une acuité égale, parce que le sujet ne peut en distraire aucun de la vision ; il regarde toujours avec les deux et alors s'efforce de converger. Mais il est bientôt conduit à en sacrifier un, car en supprimant la vision binoculaire, l'asthénopie disparaît.

Si donc la myopie faible entraine peu d'accidents, la myopie moyenne en produit de très fâcheux ; plus graves encore dans la myopie élevée, aussi intact d'ailleurs que soit le fond de l'œil. Au-dessus de 8 dioptries, la vision binoculaire est rare et le strabisme divergent fréquent.

2° Myopie atypique. — Cette forme maligne présente, en plus des caractères de la myopie typique, des altérations du fond de l'œil, d'habitude progressives, qui compliquent gravement le vice de réfraction.

Nous signalerons d'abord le croissant blanchâtre qui entoure la moitié externe du nerf optique, et la congestion de ce nerf ; quelquefois il se produit une véritable exsudation et la papille devient indistincte. Le croissant externe ne tarde pas à se confondre avec une tache blanche d'atrophie pigmentaire ou choroïdienne. Ces lésions peuvent aller parfois jusqu'à l'équateur

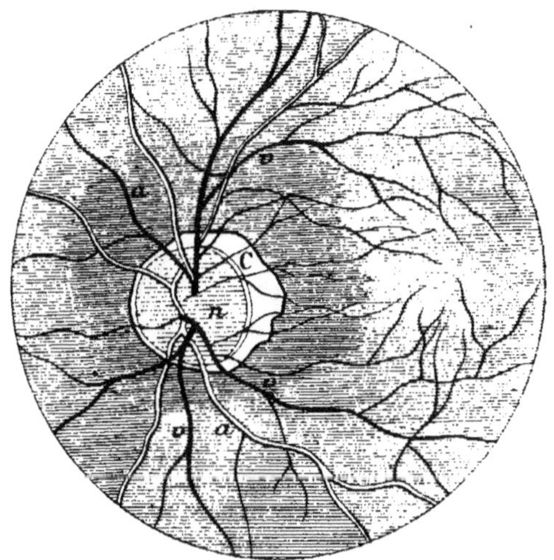

Fig. 67.
Scléro-choroïdite myopique.

de l'œil, dont toute la partie postérieure blanchâtre dépigmentée laisse voir les vaisseaux choroïdiens. Souvent il se produit des hémorragies, en particulier au niveau de la macula ; après résorption, elles laissent des tâches brunâtres contrastant avec la blancheur environnante.

Pendant que la choroïdite se développe, le pôle postérieur se laisse distendre, s'ectasie, d'où une dépression, staphylome postérieur (de SCARPA) qui allonge le globe sur le côté externe du nerf. A ce même niveau, la sclérotique est également amincie ; le nerf optique est enflammé et plus ou moins scléreux.

Enfin le muscle ciliaire lui-même s'atrophie : le corps vitré est ramolli, décollé en certains points, particulièrement au niveau du staphylome postérieur.

Au milieu de ces désordres, le cristallin souffre dans sa nutrition, le pôle postérieur s'opacifie, et les cataractes myopiques débutant par là ne sont pas rares.

Les anatomo-pathologistes ont montré que l'anneau choroïdien de la papille se déplaçait par rapport à l'anneau sclérotical : la papille est refoulée en dedans, l'obliquité du nerf optique à son entrée est augmentée, et les fibres nerveuses internes forment, sur l'anneau choroïdien, un coude anormal. Les fibres externes, elles, restent droites ; à leur niveau la lame criblée se laisse rompre et la papille se déprime, tandis qu'à la partie interne elle est toujours unie à l'anneau sclérotical.

Quelle est la cause de ces lésions de la myopie maligne ? Ce qui prédomine, c'est évidemment l'inflammation de la choroïde ; mais est-elle la cause ou le résultat de l'affection ?

Quelques auteurs ont pensé que chez les myopes la sclérotique au niveau du pôle postérieur est, par suite d'un arrêt de développement, congénitalement amincie, supporte mal par conséquent la pression des milieux de l'œil et protége insuffisamment la choroïde.

Mais la forme seule de l'œil myope peut expliquer l'ectasie de la sclérotique à son pôle postérieur ; cet œil est ovoïde, et la pression intérieure inégalement répartie atteindra son maximum, selon les lois de l'hydrostatique, à l'endroit de la plus grande surface sur le plus petit espace, c'est-à-dire à l'extrémité de l'ovoïde, au pôle postérieur.

Les muscles de l'œil, les obliques surtout, en s'enroulant sur le globe, tendent à augmenter la pression ; de plus, la capsule de Ténon protége mal la sclérotique en arrière. Il est donc raisonnable d'admettre que la chaîne pathologique commence par l'amincissement et la dilatation de la sclérotique.

LANDOLT pense pourtant que c'est la choroïde qui est la première lésée au pôle postérieur, parce que cette région est le siège de la vision distincte et travaille d'une façon toute particulière : la choroïdite se propagerait à la sclérotique, d'où l'amincissement de celle-ci. Mais pourquoi tous ceux qui fatiguent leurs yeux n'auraient-ils pas de la choroïdite ?

Arlt a fait remarquer que les muscles, droit externe et oblique inférieur, peuvent en certaines conditions comprimer les vaisseaux ciliaires postérieurs, et provoquer ainsi la stase veineuse, d'où hyperhémie de la choroïde. De Jæger n'admet pas le caractère inflammatoire des désordres myopiques ; Mauthner considère toute inflammation comme secondaire.

Motais (d'Angers) établit la réalité de la compression du globe par les muscles intrinsèques, mais ce n'est pas le muscle en contraction qui appuie sur l'équateur de l'œil ; il en est empêché par l'aileron qui attire excentriquement le muscle dès que celui-ci entre en action. Au contraire, le muscle antagoniste s'enroule réellement sur le globe qui, poussé d'un côté par le muscle, est soutenu de l'autre par l'aponévrose commune, tendue comme une enveloppe élastique. L'allongement myopique résulterait de cette compression de l'œil.

La présence du staphylome en dehors de la papille montre bien l'influence extrême de la convergence ; pendant l'adduction forcée, le nerf optique est tiraillé dans son segment externe et de ce tiraillement résulte le glissement de l'anneau choroïdien sur l'anneau sclérotical.

Chez des marins habitués à porter le regard en haut, par conséquent à tirailler le nerf optique dans son segment inférieur, Paulsen a vu le staphylome siéger en bas.

Toutes ces explications renferment sans doute une part de vérité, d'autant mieux qu'on peut admettre que tantôt la sclérotique est malade la première et tantôt la choroïde. Après l'altération de l'une, la lésion de l'autre s'explique facilement et les altérations de la myopie maligne en découlent avec clarté.

3° Étiologie de la myopie.

— La myopie est héréditaire, mais non congénitale ; les parents transmettent une prédisposition que fécondent ensuite des causes déterminantes. Celles-ci apparaissent surtout de dix à dix-huit ans, avec l'application des yeux à la vision binoculaire pour le travail à courte distance.

Les statistiques démontrent surabondamment cette influence du travail ; Erisman a trouvé chez des écoliers occupés deux heures par jour 17 p. 100 de myopes ; quatre heures par jour 29 p. 100 ; six heures 40 p. 100.

La statistique de Cohn est également suggestive et montre la myopie scolaire sous son véritable jour. Pour 100 voici le nombre des myopes qu'il indique : 1° écoles de campagne 1,4 ; 2° écoles élémentaires 6,7 ; 3° écoles de filles 7.7 ; 4° écoles moyennes 10,3 ; 5° lycée (1re catégorie) 19 ; 6° lycée (2e catégorie) 26,2 ; 7° université 59. Il faut sans doute tenir compte que les écoliers de ces diverses catégories sont loin d'avoir le même âge. mais ces chiffres n'en sont pas moins démonstratifs.

La vision à courte distance agit par la convergence excessive et la compression musculaire qui en résulte ; l'accommodation ne joue pas un grand rôle dans la production de la myopie, le muscle ciliaire des hypermétropes travaille bien davantage et leur choroïde ne s'enflamme pas.

La position de la tête et du corps peut, chez les enfants, modifier considérablement la circulation ; la tête est congestionnée, et si cette congestion dure pendant des années, plusieurs heures par jour, la choroïdite peut évidemment en résulter. D'où la nécessité de surveiller l'installation des écoliers, de donner aux sièges et aux tables de travail des dispositions appropriées.

Il convient enfin de signaler la part qui revient dans cette étiologie à la finesse de certains travaux, au manque de netteté des objets, aux mauvais caractères typographiques, à l'insuffisance de l'éclairage, de l'aération, etc.

4° Troubles visuels dans la myopie. — La myopie faible se distingue à peine de l'emmétropie, et n'incommode le malade que s'il cherche à voir très distinctement les objets très éloignés.

La myopie moyenne nécessite l'usage des verres correcteurs pour la vision de loin ; mais de près la vue est excellente. meilleure même que celle de l'emmétrope, car l'effort accommodatif n'a pas à se produire. Le rôle de l'accommodation est réduit au minimum chez le myope ; la dissociation qui en résulte entre cette fonction et la convergence, si elle n'est pas toujours fâcheuse, le devient néanmoins souvent. La convergence fatiguée finit par faire défaut et avant l'apparition d'un strabisme manifeste, il se produit une tendance à la divergence.

Lorsque cette tendance existe, on peut la déceler en faisant fixer au sujet un objet très fin et en supprimant tout à coup la vision binoculaire par un écran translucide, permettant à l'observateur de suivre les mouvements de l'œil. Dès que l'œil est couvert, il se porte en dehors ; si on enlève l'écran, il reprend sa position normale ; mais on constate qu'il faut pour cela un effort du droit interne. A l'état de repos la divergence l'emporte, c'est la première étape du strabisme ; un degré de plus et la convergence est impuissante, l'œil est toujours dévié en dehors.

Avec l'insuffisance relative, la divergence virtuelle, apparaît l'asthénopie.

Dans la myopie élevée, ces accidents sont encore plus accusés. La dissociation entre la convergence et l'accommodation est maxima ; l'œil est presque toujours très long, ovoïde, allongé dans le sens des axes orbitaires, si bien que les axes visuels ont naturellement une direction divergente que les contractions musculaires corrigent difficilement, et c'est là une nouvelle et puissante cause de strabisme externe.

Enfin dans la myopie maligne les troubles sont plus graves encore ; le strabisme est très fréquent et il existe non seulement en puissance, mais effectivement, au détriment de la physionomie des malades. L'écartement des deux lignes visuelles est plus ou moins grand ; on l'a évalué en degrés que l'on peut mesurer exactement par divers instruments, dont le meilleur est l'arc kératoscopique de Wecker et Masselox. Cet instrument consiste essentiellement dans un arc gradué portant un disque mobilisé par une crémaillère. Un petit miroir, dont l'inclinaison varie à volonté, reflète les objets placés derrière la tête du sujet, de telle sorte que si celui-ci regarde dans le miroir il y voit des objets distants de plus de 5 mètres (voy. *Strabisme*).

On fait asseoir le sujet le dos tourné à une fenêtre et on appuie la tige de l'instrument au-dessous de l'œil à observer, sur la pommette ; on invite le malade à voir ce qui se reflète dans le miroir, pour supprimer toute tendance à la convergence ; l'œil strabique prend alors sa déviation naturelle. Il n'y a plus qu'à faire glisser le disque blanc jusqu'à ce qu'il se reflète au centre de la cornée : la distance qui le sépare de la partie moyenne de l'arc mesure le strabisme en degrés.

En dehors du strabisme, la myopie maligne amène une inflammation chronique de l'œil : mouches volantes, résultant d'exsudats dans le corps vitré ; métamorphopsie ou changement de forme des objets ; scotomes par choroïdite partielle ou hémorragies rétiniennes disséminées ; décollement rétinien. La cataracte termine souvent la scène, d'autant plus déplorable que l'opération est, alors particulièrement difficile et périlleuse.

5° Traitement de la myopie. — La myopie est donc une affection infiniment plus sérieuse que le vulgaire ne le croit communément ; il faut combattre les troubles qu'elle entraîne, l'arrêter quand elle existe, et, s'il est possible, la prévenir par une prophylaxie heureuse.

a. *Prophylaxie de la myopie*. — Il faut régler, gouverner, modérer le travail des yeux de l'enfant. Les sièges et les tables doivent être construits de telle façon qu'il puisse, en écrivant, appuyer son avant-bras sur la table, sans porter le corps en avant, sans lever les épaules, et quand il lit, appuyer la partie inférieure du dos sur un dossier convenable.

Le livre sera placé sur un plan incliné, afin d'éviter que l'enfant se penche en avant pour se rapprocher ; on a d'ailleurs imaginé à ce sujet des redresseurs qui tiennent la tête de l'enfant à 30 centimètres de distance. On appliquera autant que possible la formule de George Sand : *écriture droite, papier droit, corps droit.*

Le travail sera interrompu fréquemment et les programmes scolaires qui le coupent de nombreuses récréation, sont très utiles.

L'éclairage devra être abondant ; ce sera, ou mieux ce devrait toujours être, le soleil ; à défaut, la source de l'éclairage artificiel devra être placée à gauche, un peu au-dessus de la tête du sujet, et cela parce que nous écrivons et lisons de gauche à droite.

Enfin, il ne suffit pas que les objets soient bien éclairés, il faut encore qu'ils aient des dimensions convenables ; les caractères d'imprimerie, les plus petites lettres, auront $1^{mm},5$ au moins de hauteur, et l'épaisseur des pleins sera de $0^{mm}25$: les différentes lettres du même mot doivent être distantes au moins d'un demi-millimètre (Cohn). Dans les pensionnats de jeunes filles il faut aussi surveiller les travaux de broderie, de couture et exiger que les yeux myopes en soient, autant que possible, dispensés, tout au moins que l'éclairage soit très favorable.

D'ailleurs les verres correcteurs seront pour les myopes jeunes, ainsi que pour les adultes, d'un très grand secours. Il faut de toute nécessité que le sujet, avec ou sans verres, selon le degré de myopie, puisse lire sans trop s'approcher du livre. Rolland (de Toulouse) a justement insisté dans ces derniers temps sur ce point capital dans la prophylaxie de la myopie. L'appareil qu'il conseille à ce sujet est très recommandable.

b. *Traitement de la myopie par les verres correcteurs.* — Dans la myopie typique, les verres correcteurs suppriment le vice de réfraction, et il faut les prescrire largement. Dans la myopie atypique au contraire leur usage doit être modéré, soumis à certaines règles, pour ne pas devenir un danger.

A priori, rien ne semble plus facile que le choix de bons verres correcteurs de la myopie ; en réalité, il nécessite un examen approfondi.

Il faut d'abord distinguer la myopie réelle de la myopie apparente. La contraction du ciliaire peut rendre le sujet plus myope qu'il ne l'est réellement, et conduire l'observateur à prescrire des verres trop forts quand il s'en tient à la méthode de Donders ; on attendra la disparition du spasme, ou on s'en rendra maître par les mydriatiques. Il faut donc se baser toujours sur la myopie réelle, et encore, dans les cas les plus favorables, donner un verre un peu au-dessous du degré de myopie.

Le verre concave bien choisi rend l'œil emmétrope, le sujet voit très bien de loin, il peut porter son verre constamment pour la vision à longue distance. Mais, pour la vision de près, ce verre serait nuisible ; le myope doit lire, écrire sans verres ou avec des verres différents plus faibles, selon le degré de sa myopie, bien que DOR et FORSTER aient cru devoir préconiser en pareil cas la correction totale, pour mettre le myope dans les conditions de l'emmétrope. La correction totale de la myopie est actuellement recommandée, surtout en Allemagne, par un grand nombre d'ophtalmologistes : nous avouons ne pas comprendre quel intérêt peut avoir un myope à contracter son muscle ciliaire et jusqu'à ce que les recherches cliniques faites à ce sujet entraînent notre conviction, nous persisterons à éviter au myope les efforts d'accommodations inutiles, même lorsqu'il s'agira d'une myopie typique ; à plus forte raison convient-il de garder cette ligne de conduite dans la myopie atypique ; dans ce cas, il faut même pour voir de loin prescrire un verre un peu au-dessous de la myopie, et pour voir de près se contenter d'un verre permettant de voir nettement à 30 ou 35 centimètres.

Un myope de 2 dioptries et demie, dont le remotum est à 40 centimètres, n'a pas besoin de verres correcteurs pour voir de près ; mais celui de 6 dioptries, à qui l'on prescrit 5 dioptries et demie pour voir de loin pourra lire avec un verre concave de 3 dioptries : son remotum, qui est à 16 centimètres, sera reporté par le verre — 3 à 33 centimètres. Si le sujet veut voir à 50 centimètres pour le piano, la peinture par exemple, on prescrira 4 dioptries ; mais le verre de 5 et demie serait dangereux pour la lecture, car le malade devrait lutter, à l'aide de son accommodation, contre la concavité du verre.

Pour les myopes de plus de 12 dioptries, l'influence rapetissante des lentilles concaves de ce degré est telle que l'on ne peut augmenter le champ de la vision qu'en diminuant par trop la surface de l'image, si bien que l'acuité visuelle perd d'un côté ce qu'elle gagne de l'autre ; on prescrira seulement des verres qui permettront au sujet de se conduire aisément, de reconnaitre ses amis dans la rue, sans chercher à lui rendre l'acuité normale, d'autant mieux que ces myopes d'un haut degré ont toujours grand avantage à faire reposer leurs yeux.

Les verres concaves ne produisent exactement leur effet que lorsque l'axe visuel passe bien par leur centre, comme pour

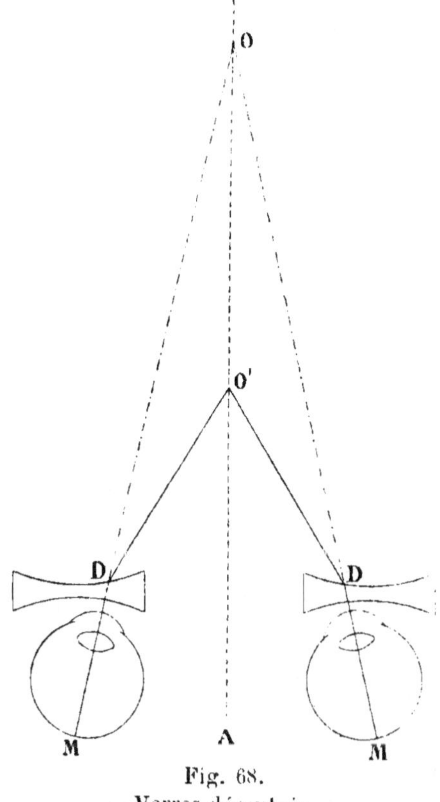

Fig. 68.
Verres décentrés.

les verres convexes. Habituellement, il suffira de veiller à ce qu'ils soient exactement centrés, pour qu'ils n'exercent aucune influence sur la convergence ; parfois au contraire il sera utile de les décentrer pour diminuer l'effort de convergence nécessaire à la fixation de près ; on les décentrera de façon à faire voir le malade par la partie interne de la lentille concave.

En disposant les verres comme dans la figure 68, l'objet placé en O' tombe sur la rétine en M au niveau de la macula ; il est vu en O, dans le prolongement de la ligne M D. L'effort de convergence est diminué de toute la différence qui existe entre l'angle métrique DO'A et DOA.

Le décentrage des verres peut donc servir à soulager la convergence en leur faisant remplir l'office de prisme à base

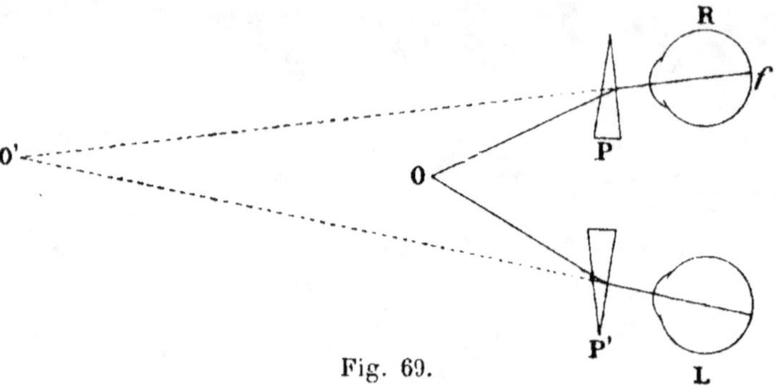

Fig. 69.

interne ; il pourrait également servir à exagérer la convergence pour prévenir le strabisme externe, en obtenant au contraire l'effet d'un prisme à base externe.

Mais il n'est pas sans danger de faire ainsi converger à l'excès les myopes sous prétexte de prévenir la transformation de la divergence virtuelle en strabisme externe ; leur vice de réfraction, les lésions du fond de l'œil peuvent en être aggravés d'autant. Il est, au contraire, souvent utile de diminuer les efforts de convergence pour vaincre l'asthénopie et ses accidents ordinaires, et lorsque cette indication n'est pas suffisamment remplie par les lentilles concaves, on aura recours aux prismes.

Avant de choisir le prisme convenable, il est indispensable de mesurer le degré de l'insuffisance musculaire (voy. *Strabisme*). En expérimentant les divers prismes des boîtes d'essai, on peut par le tâtonnement trouver le prisme correcteur, mais il vaut mieux se servir du double prisme de CRÉTÈS ou du prisme de BERLIN.

Le premier fournit rapidement toute la série à l'aide de deux

prismes qui tournent dans un anneau de façon à s'ajouter ou se
retrancher à volonté. Le prisme de BERLIN, encore plus simple, consiste en un verre prismatique enchâssé dans un anneau ; ce prisme, d'abord vertical, peut tourner et transformer sa base progressivement en dedans ; une échelle gravée sur la monture indique la valeur du prisme suivant le mouvement de rotation effectué.

Si le degré du prisme capable de corriger l'écart latéral est 6°, un prisme de 3° devant chaque œil donnera la correction voulue.

Quand la myopie n'excède pas 3 dioptries, le sujet n'ayant pas besoin de verres pour voir de près ne portera que ses prismes ; si la myopie est plus forte, on combinera les verres prismatiques avec les sphériques appropriés.

Dans la pratique, l'usage des prismes est assez restreint à cause du volume et du poids du verre correcteur ainsi obtenu.

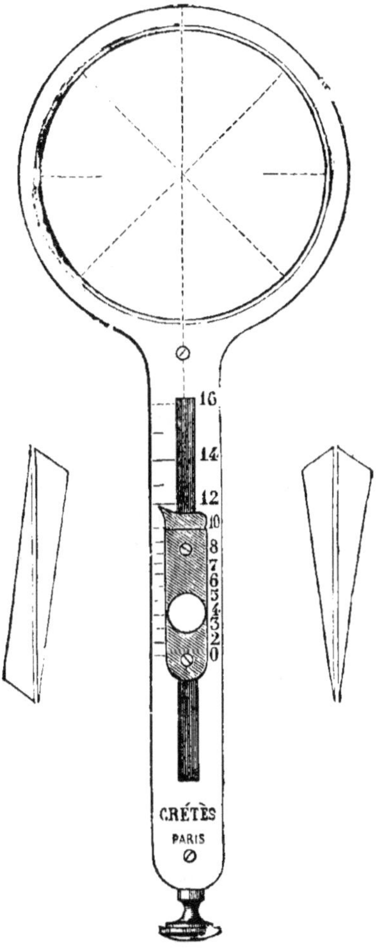

A leur action prismatique les verres concaves ajoutent une action cylindrique à l'égard de tous les faisceaux de rayons lumineux qui ne les rencontrent pas perpendiculairement à leur plan. Cette action cylindrique rend très souvent des ser-

Fig. 70.
Prisme de CRÉTÈS.

vices aux myopes légèrement astigmes. Dans ces cas, le tâtonnement, l'habitude indiquent aux sujets le degré d'inclinaison qu'ils doivent donner à leurs lunettes pour corriger avec les verres sphériques seuls leur double vice de réfraction.

c. Traitement chirurgical de la myopie. — J. GUÉRIN a proposé la ténotomie du grand oblique, SALOMON la myotomie intra-oculaire, QUAGLINO et SPERINO la paracentèse, DRANSART et MEYER l'iridectomie, ce dernier surtout dans les cas d'hypertonie ; ces diverses opérations ne méritent pas de prendre place dans l'arsenal thérapeutique de la myopie.

Il en est de même de la ténotomie des droits externes conseillée par de GRÆFE et par beaucoup de chirurgiens, notamment ABADIE. Cette opération n'a d'autre utilité que de prévenir le strabisme externe en affaiblissant l'antagoniste du droit interne, souvent insuffisant.

Lorsque la myopie est supérieure à 15 dioptries et que sans qu'il y ait d'ailleurs de lésions graves dans le fond de l'œil, le sujet ne peut utilement se servir des verres correcteurs, l'extraction du cristallin transparent est indiquée. Cette intervention, conseillée par l'abbé DESMONCEAUX (1776), et de nos jours par KOENIG (1888), a été remise en honneur par FUKALA (de Vienne) et par VACHER (d'Orléans). On pratiquera la discision suivie, quelques jours après, de l'évacuation des masses molles à la pique, chez les sujets de moins de trente ans ; chez les sujets plus âgés on aura recours à l'extraction précédée de la maturation artificielle. Les cas, maintenant nombreux, dans lesquels nous avons eu recours à l'extraction du cristallin transparent nous ont donné pleine satisfaction, et nous recommandons cette opération, sans prétendre que l'ablation du cristallin arrête les désordres du fond de l'œil. Ces désordres dépendent surtout d'un travail inflammatoire et quand ils sont trop marqués il faut s'abstenir d'opérer.

§ 16. — ÉTUDE CLINIQUE DE L'ASTIGMIE

L'astigmie est la plus fréquente des amétropies. NORDENSON a trouvé que 9 emmétropes sur 10 présentent une astigmie mesurable. Elle existe dans tous les cas de myopie double, et dans l'hypermétropie elle est également très fréquente. Si donc les courbures cornéennes ne pouvaient être compensées par les contractions du muscle ciliaire, il n'y aurait presque pas d'yeux emmétropes. Sur 414 yeux atteints d'un vice de réfraction notre élève Berbineau a noté 260 fois une astigmie importante.

Heureusement le muscle ciliaire joue le rôle d'un véritable régulateur de l'œil ; il modifie le cristallin de façon non seulement à permettre au sujet d'accommoder, mais à corriger aussi les images troubles résultant des imperfections de courbure de la cornée.

La meilleure preuve de la réalité des contractions partielles, c'est que nous pouvons, par un certain effort, compenser un cylindre faible. Cette contraction, inusitée pour l'œil normal, se révèle par une sensation désagréable qui n'existe pas pour l'astigme habitué à ce travail.

De même, sous l'influence de l'atropinisation apparaît de l'astigmie latente à l'état normal. Landesberg a publié, sur l'astigmie subjective compliquant la myopie et l'hypermétropie, une étude montrant qu'elle varie avec l'état de l'accommodation, apparaît, s'affaiblit, disparaît par l'action de l'atropine et pendant son élimination. Il manquait aux observations de Landesberg une mensuration précise des méridiens principaux de la cornée ; l'ophtalmomètre de Javal a permis de combler cette lacune.

L'application de cet instrument à la pratique courante a démontré la réalité de ces contractions partielles compensatrices des irrégularités cornéennes, et de plus l'existence de contractions spasmodiques se produisant en dehors de l'astigmie.

Martin (de Bordeaux) a montré que la migraine est souvent due à ces spasmes et à ces contractions partielles qui sont provoquées par la présence d'astigmie cornéenne, particulièrement chez les sujets nerveux.

Cet auteur distingue trois variétés de contractions partielles du ciliaire : les contractions élastiques, rénitentes et résistantes.

Les contractions élastiques sont celles qui disparaissent

8.

lorsqu'on présente au malade le verre correcteur approprié ; les contractions rénitentes sont celles qui ne cèdent qu'à l'atropine ; elles ramènent à l'emmétropie les innombrables astigmies d'un degré faible, et cette correction est telle que le verre cylindrique choisi pour remplir l'office des contractions n'est pas toléré dès le début ; il faut à l'œil et au malade une certaine éducation pour obtenir de ces cylindres leur effet utile ; les contractions résistantes ne cèdent qu'à une atropinisation prolongée.

Ces contractions partielles du ciliaire ne sont pas toutes purement correctrices ; parfois, dépassant le but, elles sont hypercorrectrices et ajoutent au trouble de la vision.

D'autres fois on se trouve en présence d'une contraction associée, se produisant sur un œil à cause de celle qui a lieu dans l'autre ; cette variété, liée d'habitude à un nervosisme très marqué, trouble la vision alors même que la contraction du premier œil est purement correctrice, car le second œil peut très bien n'avoir pas besoin de cette correction partielle nécessaire au premier.

De ces données il résulte qu'on doit, en principe, respecter les contractions partielles utiles, éliminer les inutiles.

Respecter les contractions utiles ne signifie pas qu'on n'a pas à donner de verres aux astigmes corrigés par cet effort du ciliaire ; répété pendant des années, il surmène l'œil qui souffre dans sa nutrition et perd une partie de son pouvoir visuel ; on supprimera donc cet effort par des verres qui, s'ils n'améliorent pas souvent la vision, ont du moins l'avantage de reposer l'œil (Javal). Cependant il ne faut pas prescrire quand même les verres cylindriques au sujet qui, pendant l'examen subjectif, ne s'en accommode pas aisément.

On agirait prudemment en allant au-devant de l'astigmie, en la dépistant en quelque sorte. Il faudrait surveiller de près les yeux des écoliers, les examiner plusieurs fois pendant leur scolarité. Au début des études, l'oculiste pourrait donner bien des conseils utiles préventifs de la myopie, du strabisme, et procurer aux astigmes la vue normale ou suffisante qu'ils n'obtiennent qu'en fatiguant outre mesure leur muscle ciliaire. Plus tard, à quatorze ans, les élèves seraient examinés de nouveau, et l'on jugerait bien de l'influence des conditions hygiéniques scolaires. On pourrait alors prendre les mesures nécessaires pour arrêter la marche progressive des vices de réfraction, surtout la myopie maligne, mais aussi l'astigmie dont les méfaits sont également de premier ordre.

Martin attribue le croissant atrophique de la myopie aux contractions partielles du ciliaire. Chauvel est arrivé dans ses recherches personnelles à des résultats opposés. Il n'en est pas moins certain que tous les myopes sont plus ou moins astigmes et que la fatigue du muscle ciliaire paraît de nature à aggraver l'affection.

L'astigmie tient d'ailleurs une large place dans l'évolution de beaucoup d'affections oculaires graves, la kératite entre autres ; le traitement par l'atropine, c'est-à-dire par la paralysie du muscle ciliaire, indispensable en particulier chez les enfants, s'accorde bien avec cette manière de voir. Certes on comprend mal comment les contractions partielles du ciliaire gênent la nutrition de la cornée, mais il n'en est pas moins sûr que la guérison de la kératite est au prix du repos complet de l'accommodation. Il devient ainsi logique d'admettre dans la kératite l'influence de l'astigmie qui, on le sait, ne va pas sans des contractions partielles plus ou moins exagérées.

Martin est allé même jusqu'à rattacher la kératite grave « dite scrofuleuse » à l'astigmie ; ici le vice de réfraction n'est certainement qu'un facteur minime, et la gravité du mal tient à la diathèse.

Ce même auteur a montré les relations qui existent entre la contraction partielle, spasmodique ou non, du ciliaire et l'hémicranie. Les filets nerveux du trijumeau sont impressionnés par l'irritation qui part des nerfs ciliaires, et quand le verre correcteur vient faire disparaître la contraction astigmique, l'hémicranie se dissipe. De même on peut chercher dans l'astigmie la cause des épistaxis des écoliers, de certains larmoiements et de quelques inflammations palpébrales.

Le blépharospasme, que l'on observe fréquemment chez les astigmes, semble imputable au retentissement sur le trijumeau des contractions forcées du ciliaire, d'où contracture de l'orbiculaire. LAQUEUR a montré que la cornée peut changer de courbure sous l'influence de la pression palpébrale et il est certain, d'autre part, que le sujet cherche à corriger d'instinct son astigmie par le clignement qui lui donne la fente sténopéique nécessaire à la vision nette ; le clignement peut ensuite dégénérer en blépharospasme.

§ 17. — DES LUNETTES

Quelques considérations pratiques sur la forme des lunettes et leur monture doivent trouver ici leur place.

Le verre le plus communément employé est un composé de silicate de soude et de chaux, d'alumine et d'oxydes métalliques. Il est blanc, dur, homogène, sans bulles, ni stries. Il doit être à peu près incolore (qualité extra blanche) ; les verres demi-fins, les koylos, qui n'ont pas ces qualités sont très mauvais.

Le cristal de roche a sur le verre l'avantage de ne pas se laisser rayer, mais il a l'inconvénient d'être très coûteux et très difficile à tailler, car l'opticien, pour éviter la double réfraction propre à ce verre, doit se tenir constamment dans l'axe du cristal. Le crown au silicate de baryum est plus dur et possède un indice de réfraction plus élevé que celui du verre ordinaire (verres dits *isométropes*).

Le crown-glass est aussi un verre supérieur, mais il est exclusivement réservé à la fabrication des lunettes astronomiques ou de spectacles. En pratique, le verre dit *extra fin* est parfaitement suffisant.

Pour tailler les verres on utilise des instruments en bronze creux (bassin) ou bombés (balle) et, après avoir saupoudré l'outil d'émeri mouillé, l'ouvrier use à sa surface une plaque de Saint-Gobain plus ou moins épaisse.

Les verres sont sphériques, périscopiques, cylindriques, sphéro-cylindriques, toriques, hyperboliques, prismatiques.

Les verres périscopiques ne sont autre chose que des ménisques utiles à prescrire surtout quand les verres sont à court foyer, pour les opérés de cataracte par exemple.

Les verres sphéro-cylindriques, très souvent utilisés, ont une surface à courbure cylindrique convexe ou concave, l'autre pouvant être cylindrique, sphérique ou plane.

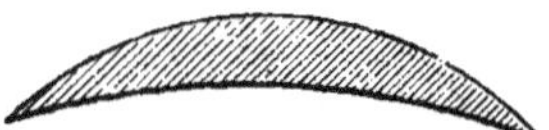

Fig. 71.

Verre périscopique convexe.

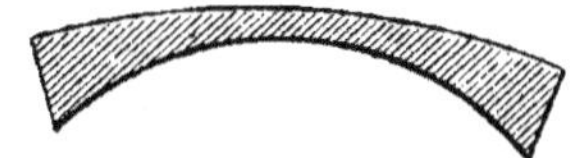

Fig. 72.

Verre périscopique concave.

Les verres toriques, dont la fabrication remonte à l'opticien Suscipi (de Rome), sont ceux dont une surface appartient à la zone équatoriale d'un tore, c'est-à-dire d'un volume engendré par un cercle qui tourne autour d'une droite située dans le

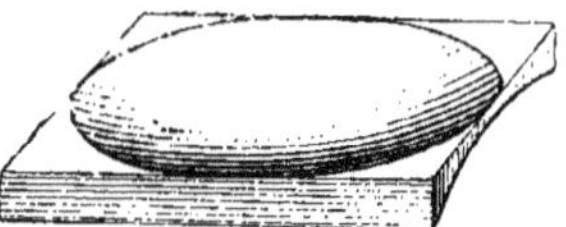

Fig. 73.

Verre sphéro-cylindrique
concave.

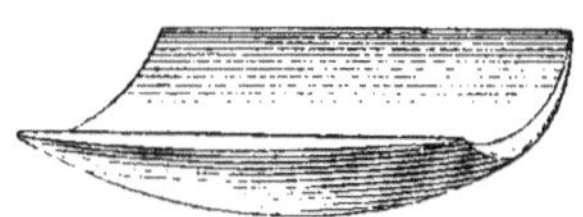

Fig. 74.

Verre sphéro-cylindrique
convexe.

plan du cercle. Le gros anneau placé à la base de la plupart des colonnes est un type de tore. La surface de ce tore présente deux courbures convexes, l'une horizontale, beaucoup moins accusée que la verticale. Dans la correction de l'astigmie Javal et Pflueger se sont beaucoup loués de l'usage des verres toriques.

Les verres hyperboliques et coniques ont été conseillés pour la correction du kératocone.

Enfin, lorsqu'il existe une astigmie irrégulière, des taies cornéennes, lorsque l'usage de la fente sténopéique relève l'acuité, on peut réaliser les conditions optiques de cette fente en étalant à la surface du verre une couche de vernis dans laquelle on ménage une ouverture ne dépassant pas 2 millimètres.

Les verres prismatiques théoriquement utilisables pour diminuer l'effort de la convergence ou pour venir en aide à un muscle parésié sont peu pratiques à cause du poids qu'ils doivent avoir pour produire un effort prononcé : on sait que le déplacement angulaire de l'image n'est que de la moitié environ de l'angle du prisme.

A ces verres, possédant une valeur réfringente spéciale, il faut ajouter les verres fumés plans, et les verres à forme coquille particulièrement recommandables lorsque le globe oculaire a besoin d'être protégé. Ces verres fumés, bleus ou jaunes ont une teinte graduée de 1 à 8.

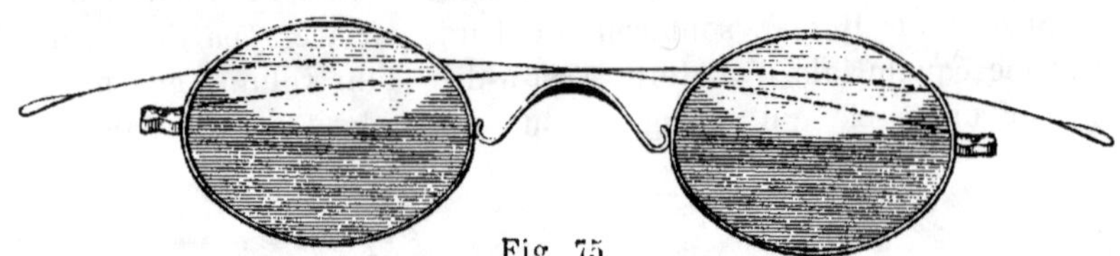

Fig. 75.
Verres à double foyer.

Il peut être nécessaire de réunir sur une même monture des verres positifs et négatifs ; on obtient ainsi les verres à la FRANKLIN, du nom de leur inventeur. Il est possible de coller l'un contre l'autre la moitié d'un verre convexe et d'un verre concave, mais il est plus pratique de se servir de verres à double foyer (fig. 75).

Ajoutons enfin que pour les peintres, les écoliers, toutes les personnes qui ont besoin de regarder alternativement avec des verres, et avec les yeux seuls, on doit prescrire les verres dits en demi-lune. Le verre est placé en haut chez les myopes, en bas chez les hypermétropes et les presbytes.

CHAPITRE IV

AFFECTIONS CONGÉNITALES
DE L'APPAREIL DE LA VISION

Les affections congénitales de l'appareil de la vision sont fréquentes et ne peuvent être comprises que si l'on a bien présente à l'esprit l'embryologie de l'œil et de ses annexes. Après avoir rappelé sommairement les données embryologiques nécessaires, nous étudierons successivement les anomalies du cristallin, de la rétine, du tractus uvéal, du nerf optique, du corps vitré, de la conjonctive, de l'appareil lacrymal et des paupières.

§ 1. — DÉVELOPPEMENT DE L'ŒIL ET DE SES ANNEXES

Au point de vue du développement l'œil est essentiellement composé par deux vésicules, la vésicule optique, la vésicule cristalline ; la première est formée par un bourgeonnement de la vésicule cérébrale antérieure, la seconde dépend de la portion de l'épiblaste placée au-devant de la vésicule optique.

1° Vésicule optique primitive. — Avant la soudure du sillon dorsal, la vésicule cérébrale antérieure se dilate dans le sens transversal ; de chaque côté se forme une sorte de cône qui peu à peu se pédiculise de façon à n'être plus attaché à la vésicule cérébrale que par un pédoncule. La vésicule optique ainsi formée présente deux faces : l'une supérieure, tournée du côté du cerveau (proximale), l'autre inférieure regardant la peau (distale).

La face distale subit un accroissement brusque et rapide qui l'oblige à s'étaler, puis à se replier sur elle-même, ainsi se forme la vésicule optique secondaire.

2° Vésicule optique secondaire. — Elle a la forme d'un bonnet de coton à double feuillet, distal et proximal ; la cavité de ce bonnet de coton regardant en bas et en avant se laisse pénétrer par le tissu ambiant : mésoblaste. Cette cavité ne

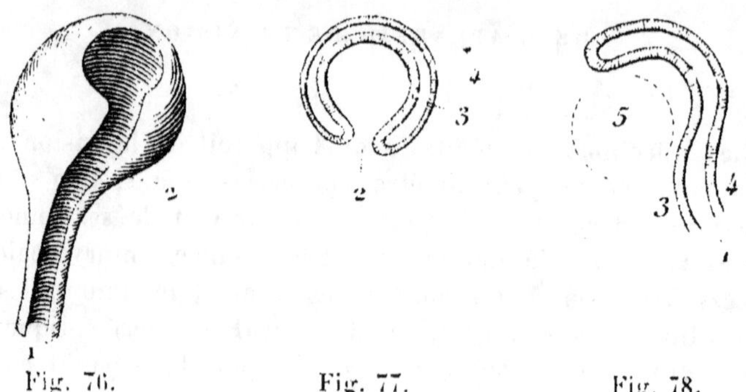

Fig. 76.	Fig. 77.	Fig. 78.
Vésicule optique secondaire.	Coupe frontale de la vésicule.	Coupe antéro-postérieure de la vésicule.
1. pédoncule optique secondaire creusé en rigole. — 2. fente optique dont les parois forment le nerf optique.	2. fente optique. — 3. feuillet distal de la vésicule invaginée. — 4. son feuillet proximal non invaginé.	3. feuillet distal. — 4. feuillet proximal. — 5. cristallin représenté par la ligne pointillée.

communique pas avec celle de la vésicule optique : elle en est séparée par le feuillet distal.

Au début la cavité de la vésicule secondaire et celle de son prolongement, le pédoncule optique, communiquent avec le 3e ventricule, et avec la cavité de la vésicule optique secondaire du côté opposé. Entre le feuillet distal et le feuillet proximal se trouvent les vestiges de la cavité de la vésicule optique primitive, cavité devenue virtuelle.

On appelle *fente optique* l'ouverture par laquelle on peut pénétrer dans la vésicule et dans le pédoncule optique. Cette fente se ferme d'arrière en avant vers le cristallin et d'avant en arrière vers le point d'insertion du pédoncule. Ce pédoncule doit fournir la bandelette optique, le chiasma et le nerf optique : la vésicule optique forme à l'aide de ses deux feuillets, distal et proximal, la rétine. On voit que bandelette, chiasma, nerf optique, rétine ne sont qu'une portion du cerveau. Ces considérations anatomiques éclairent d'un grand jour la pathologie spéciale de l'appareil de la vision.

3° Vésicule cristalline. — En regard de la concavité de la vésicule optique secondaire, bien après le début de l'invagination, apparaît une prolifération cellulaire du feuillet ectoder-

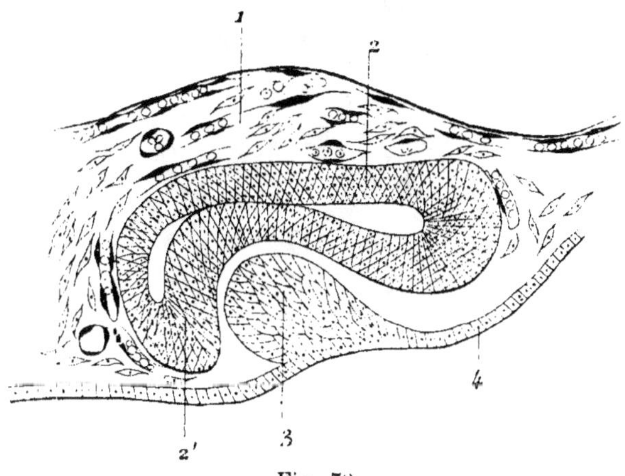

Fig. 79.

Développement de l'œil (d'après Panas).

1, mésoderme. — 2, feuillet rétinien proximal. — 2', feuillet rétinien distal.
3, bourgeon cristallinien. — 4, plaque ectodermique.

mique, cette prolifération prend naissance dans le feuillet profond de l'épiblaste ; c'est le cristallin.

Il revêt bientôt l'aspect d'une bourse qui se rétrécit de plus en plus : il se pédiculise et bientôt se détache. Autour de lui existe un mince feuillet mésodermique contenant des vaisseaux.

Pendant la formation du cristallin, les faces latérales de la vésicule se développent pour limiter la fente optique de plus en plus étroite, et bientôt on se trouve en présence de la situation représentée sur la figure suivante.

Au-devant de l'œil l'épiblaste (plus tard l'épithélium conjonctival) s'est détaché, sauf un petit reste en 1. En 2, comme l'in-

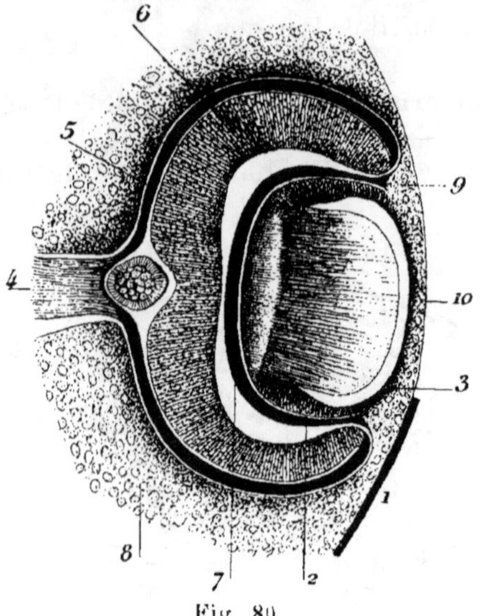

Fig. 80.

Coupe horizontale de l'œil d'un lapin de quatorze jours, grossi soixante fois (d'après KÖLLIKER).

Au-devant de l'œil, l'épiblaste (plus tard épithélium conjonctival) s'est détaché, sauf un petit reste en 1. — 2, paroi postérieure et épaisse de la vésicule du cristallin ou rudiment du cristallin. — 3, paroi antérieure et mince de la vésicule du cristallin ou épithélium de la capsule du cristallin. Entre les deux, le reste de la cavité de la vésicule du cristallin. — 4, nerf optique. — 5, feuillet proximal de la vésicule optique secondaire. — 6, son feuillet distal. — 7, corps vitré. — Entre ce corps et le feuillet distal de la vésicule optique secondaire se trouve un intervalle provenant du rétrécissement du corps vitré. — 8, mésoblaste autour de la vésicule optique secondaire, avant la différenciation de la sclérotique. — 9, endroit où le mésoblaste se continue avec le corps vitré. — 10, mince couche mésoblastique au-devant du cristallin, rudiment des quatre couches profondes de la cornée et des deux couches superficielles de l'iris.

dique la figure 80, se trouve le cristallin détaché de l'épiblaste ; en 3 se trouve la partie antérieure et mince de la vésicule du cristallin. Entre 2 et 3 on voit le reste de la cavité de la vésicule cristalline ; 5 représente le feuillet proximal de la vésicule optique secondaire, 6 le feuillet distal très épaissi aux dépens duquel vont se former toutes les couches de la rétine, sauf la couche pigmentée qui vient du feuillet proximal.

La cavité du corps vitré est en 7 ; ses éléments se forment à l'aide des éléments du mésoblaste qui rentrent dans la cavité en passant au-dessus du cristallin.

Au-devant du cristallin, en 10, on distingue une mince couche mésoblastique qui est le rudiment de toutes les couches de la cornée, sauf l'épithélium, et de celles de l'iris. Enfin autour de la vésicule, en 8, se trouve un mésoblaste abondant qui forme la choroïde et la sclérotique. En 4 le nerf optique.

Revenons maintenant sur le développement de chacune de ces principales parties et étudions succinctement l'embryogénie du cristallin, de la rétine, du nerf optique, du corps vitré, de l'iris et de la choroïde.

4° Cristallin. — Le cristallin se compose d'une membrane d'enveloppe et d'une substance propre.

La substance propre vient certainement de l'épiblaste. Les fibres qui la composent proviennent des cellules du pôle postérieur du sac cristallinien, cellules qui s'allongent pour former des fibres pourvues d'un noyau. Ce processus s'étend à toute la paroi postérieure jusqu'au voisinage de l'équateur.

Les fibres venues du pôle postérieur à la partie moyenne sont longues et rectilignes. Celles qui naissent plus près de l'équateur sont courbées et courtes. Elles remplissent toute la cavité de la vésicule primitive, mais sans jamais se confondre avec les fibres que donne l'épithélium antérieur.

Ces dernières tiennent beaucoup moins de place, mais toute la vie continuent à proliférer pour combler le vide qui résulte du tassement des fibres postérieures. Il en résulte que chez l'adulte, et à plus forte raison chez le vieillard, l'épithélium de la capsule antérieure étant seul à proliférer, il est particulièrement utile dans l'opération de la cataracte d'enlever cette partie de la capsule pour éviter la production d'une cataracte secondaire.

La membrane d'enveloppe ou sac du cristallin est considérée

par LIEBERKÜHN et ARNOLD comme dérivant du mésoderme qui entoure le cristallin. KOLLIKER pense qu'elle résulte d'une production cuticulaire des cellules formatrices du cristallin.

5° Rétine. — RENAULT admet que les cellules visuelles naissent de la face épendymaire du feuillet distal; ce feuillet s'épaissit dans sa moitié postérieure et s'amincit dans sa moitié antérieure ou irido-ciliaire; il forme la limitante interne, la couche des fibres du nerf optique, la couche ganglionnaire, la couche moléculaire (plexus cérébral), la couche granuleuse interne (cellules bipolaires et unipolaires), la couche intermédiaire (plexus basal), la couche granuleuse externe, la limitante externe, les cônes et les bâtonnets.

Le feuillet proximal forme la dixième couche ou couche pigmentaire.

D'après son développement, aussi bien que d'après sa structure, la rétine représente un ganglion nerveux relié plus tard par le nerf optique au cerveau ou à la moelle.

6° Nerf optique. — Le nerf optique tire ses fibres du thalamocéphale; ces fibres, après s'être entre-croisées (chiasma), pénètrent dans les mailles névrogliques du pédoncule optique et vont s'épanouir derrière la limitante interne. La cavité du pédoncule se laisse pénétrer par des éléments mésodermiques qui apportent les vaisseaux centraux. Les gaines du nerf optique, dure-mérienne, arachnoïdienne et piale viennent du mésoderme qui entoure le pédoncule optique.

7° Corps vitré. — Au début il est surtout constitué par une lamelle vasculaire placée entre le feuillet distal de la vésicule optique secondaire et le cristallin. Cette lamelle devient bientôt un bloc de vaisseaux formant un riche réseau à mailles polygonales plongées dans une substance hyaline.

Ces vaisseaux restent en communication avec le réseau extra-oculaire mésodermique sur deux points : 1° au niveau du bord du cristallin (voy. fig. 81); 2° à travers la fente optique; mais cette seconde communication, d'abord très large, ne tarde pas à disparaître, il ne reste plus que l'orifice pré-cristallinien. Puis arrive le moment où cette fente elle-même s'oblitère ; il en résulte la séparation complète de la portion invaginée du mésoderme avec le mésoderme périphérique. Notons bien ici que cette fente fœtale est placée directement en bas et très légèrement en dedans. C'est son oblitération irrégulière qui produit les colobomes de la choroïde et du nerf optique.

La disparition des vaisseaux dans le corps vitré est particulièrement intéressante.

De l'artère centrale du nerf optique part une branche antéro-postérieure qui parcourt le corps hyaloïde d'arrière en avant jusqu'au cristallin.

Ce vaisseau s'anastomose avec un lacis vasculaire qui enveloppe toute la face postérieure de la lentille et, contournant l'équateur, gagne la face antérieure. Là il se continue avec les vaisseaux de l'iris.

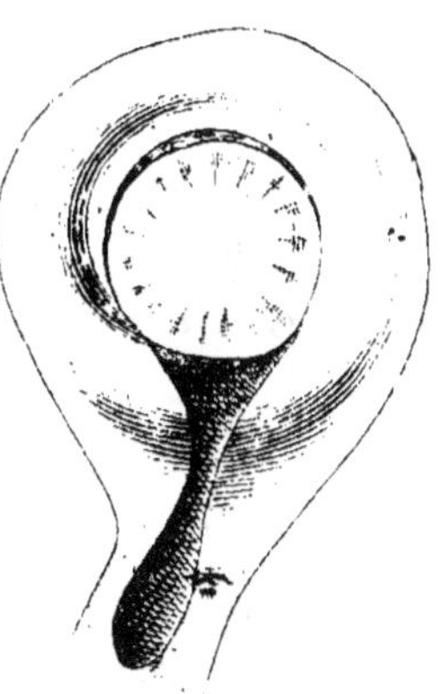

Fig. 81.

Fente optique en rapport avec le mésoblaste ambiant (d'après REAL Y BEYRO).

Le lacis de vaisseaux qui recouvre le cristallin en arrière forme la capsule vasculaire du cristallin. Les branches qui forment cette capsule s'étalent sur la paroi de la lentille sans jamais la pénétrer ; elles forment des ramifications parallèles jusqu'à l'équateur de la lentille ; arrivés à ce niveau les vaisseaux contournent le bord du cristallin et vont s'anastomoser avec de gros vaisseaux iriens formant la capsule vasculaire antérieure.

La capsule vasculaire présente cette particularité d'être formée par des anses se regardant par leur convexité, se rapprochant beaucoup du centre du cristallin sans l'atteindre. Ce diaphragme vasculaire est toujours perforé en son milieu correspondant au pédicule du cristallin.

Tous ces vaisseaux proviennent de l'oculo-pie-mère invaginée. Ils disparaissent tous, y compris l'artère hyaloïdienne.

Pendant leur disparition, des cellules se détachent des bourgeons vasculaires et forment une grande partie de la substance propre du corps vitré.

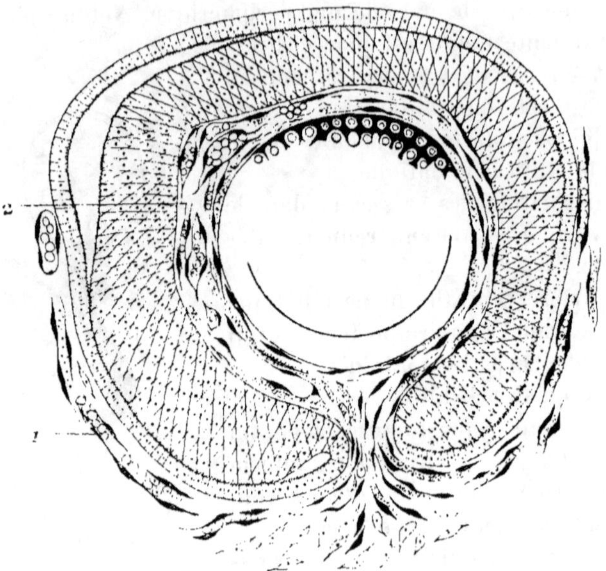

Fig. 82.

Développement de l'œil (d'après PANAS).

1, mésoderme. — 2, bourgeon mésodermique invaginé.

8° Iris. — La membrane propre de l'iris, constituée par une charpente connective supportant des fibres musculaires lisses, des vaisseaux et des nerfs se développe comme la choroïde aux dépens de l'oculo-pie-mère non invaginée. Un bourrelet annulaire apparaît au niveau de l'équateur du cristallin et du carrefour anastomotique. L'orifice limité par le bourrelet n'est autre chose que l'orifice de la vésicule optique secondaire. Ce bourrelet, en proliférant, forme l'iris et l'orifice qu'il limite est la pupille. Pour que ce bourrelet irien soit complet, c'est-à-dire circulaire, il faut que la fente fœtale se ferme; quand cette oblitération n'a pas lieu ou vient trop tard, se produit (en bas) le colobome irien.

La couche endothéliale antérieure de l'iris, et la couche élastique sous-jacente, placées toutes les deux en avant de la membrane propre, dérivent du mésoblaste pré-cristallinien d'où viennent aussi les couches de la cornée, sauf l'épithélium.

Les deux couches profondes pigmentaires dépendent des deux feuillets proximal et distal de la vésicule secondaire.

9° Choroïde. — L'enveloppe vasculaire de l'œil apparaît en même temps que les vaisseaux du corps vitré. Elle se développe, comme la sclérotique, aux dépens du mésoderme qui entoure l'œil primitif.

10° Cornée. — La couche épithéliale vient de l'épiblaste superficiel. Les quatre autres couches de la cornée se forment par la différenciation du mésoblaste placé au-devant du cristallin.

Les cellules mésoblastiques en proliférant séparent deux lamelles, lame élastique antérieure, lame élastique postérieure (membrane de BOWMAMN, membrane de DESCEMET).

La lame élastique postérieure se dédouble à son tour en deux lamelles secondaires dont l'antérieure forme la lame élastique postérieure proprement dite de la cornée, tandis que la postérieure tapisse la membrane propre de l'iris; ainsi se forme la chambre antérieure.

Nous en aurons fini avec l'embryologie de l'organe de la vision, quand nous aurons parlé du développement des paupières et de l'appareil lacrymal.

11° Paupières. — Les paupières se développent en trois périodes : 1° l'une courte, pendant laquelle se forment les voiles membraneux; 2° la seconde plus longue, pendant laquelle les paupières restant soudées, apparaissent les cils et les glandes; 3° la troisième, pendant laquelle s'établit la fente palpébrale, dans le cours du sixième mois.

Les glandes de MEIBOMIUS se développent tardivement, longtemps après les glandes ciliaires. L'ouverture de la paupière résulte d'une attraction régressive débutant par le centre et la commissure interne pour aboutir à la commissure externe. Les follicules pileux et les cils s'isolent les premiers, le septum épithélial ne correspond plus qu'à la seule rangée des glandes de MEIBOMIUS.

La conjonctive vient d'un manchon mésodermique qui apparaît au fond de l'orbite et se sépare en deux feuillets, dont l'un s'étend du fornix à la circonférence de la cornée et l'autre du fornix aux paupières rudimentaires.

Le premier feuillet constitue la conjonctive bulbaire, le second la conjonctive palpébrale y compris le muscle de MULLER.

12° Glandes lacrymales. — D'après KÖLLIKER, les glandes lacrymales se développent à l'aide de bourgeons épithéliaux pleins. Ces bourgeons se canalisent et forment les culs-de-sac glandulaires conformément à l'embryogénie générale de toutes les glandes.

13° Canal nasal et sac lacrymal. — Au niveau de la fourche lacrymale apparaît une crête qui s'enfonce dans le mésoderme. Elle est formée de deux couches de cellules ectodermiques : les cellules externes, cubiques, se colorant fortement ; les cellules internes, rondes, claires et souvent dépourvues de noyaux, ne tardent pas à disparaître pour faire place à la lumière du canal.

D'après ETWESKY, les canalicules lacrymaux naîtraient de la bifurcation du conduit nasal primitif. Le canal nasal se prolongerait en haut pour former le canalicule supérieur. Le canalicule inférieur se formerait plus tard par bourgeonnement (LEGAL).

On comprend aussi très bien les anomalies congénitales dans lesquelles le canalicule supérieur existe seul. Le bourgeonnement consécutif qui doit former le canalicule inférieur a fait défaut. Nous avons observé une anomalie de ce genre, chez un malade dont la mère et plusieurs frères présentaient le même vice de développement.

§ 2. — ANOMALIES DU CRISTALLIN

Sous ce nom d'anomalies du cristallin, nous comprendrons les cataractes, les luxations et les malformations congénitales.

1° Cataractes congénitales. — On trouve chez le fœtus et le nouveau-né toutes les formes de cataracte, mais les cataractes partielles, zonulaires ou nucléaires sont les plus fréquentes.

a. *Cataracte zonulaire.* — Cette cataracte se présente sous la forme d'un globe grisâtre entouré d'une zone noire (*cataracta cum zonula* de MACKENSIE).

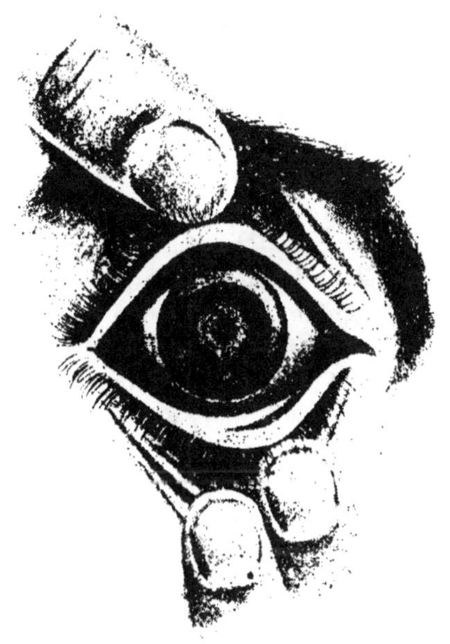

Fig. 83.
Cataracte zonulaire.

A l'éclairage oblique, on remarque que l'opacité centrale est entourée de couches sous-capsulaires transparentes ; ses bords sont bien délimités, rarement dentelés.

A l'ophtalmoscope, les parties transparentes paraissent rouges et le noyau devient sombre, excepté au centre où il est un peu translucide et offre une teinte rougeâtre. On en a conclu que seules les couches intermédiaires périnucléaires étaient altérées. De là le nom de cataracte stratifiée (DE GRÆFE).

Cette opacification qui, à cause de sa teinte grise, peut passer longtemps inaperçue, marche très lentement, et les enfants, en pareil cas habituellement myopes, peuvent pousser bien loin leur éducation.

Cette cataracte est en général double et inégalement développée sur les deux yeux. Son étude histologique laisse encore à désirer ; JÆGER et DE GRÆFE ont constaté que les couches corticales périnucléaires étaient seules opacifiées ; il en est ainsi en effet dans la variété stratifiée molle, mais très souvent alors qu'il s'agit bien d'une cataracte à l'aspect zonulaire, le noyau est parfaitement scléreux malgré sa translucidité. De telle sorte que la cataracte nucléaire n'est pas séparée par des signes bien distincts de la cataracte zonulaire.

b. *Cataracte nucléaire.* — La cataracte nucléaire est caractérisée par la sclérose totale du noyau ; elle est loin d'être rare. La lésion fondamentale réside dans une altération vacuolaire débutant dans le noyau lui-même ou autour de lui. Il se forme une variété nucléo-sclérosique ou nucléaire molle, selon le degré du processus, mais c'est par le même processus que la cataracte zonulaire se développe ; en réalité, cette dernière peut souvent se transformer en nucléo-centrale scléreuse (KNIES). D'ailleurs il n'y a vraiment pas lieu de diviser en deux groupes très distincts ces deux cataractes congénitales nucléaire et zonulaire ; c'est une seule et même affection, procédant des mêmes causes et présentant les mêmes altérations anatomiques. La différence ne repose que sur la transparence plus ou moins grande du centre du cristallin et la clinique nous enseigne que cette transparence n'est nullement caractéristique de telle ou telle forme. Elle existe fort bien dans la sclérose du noyau, alors qu'on l'a donnée comme le signe pathognomonique de la cataracte zonulaire.

Ces cataractes congénitales peuvent subir la dégénérescence morgagnienne, c'est-à-dire se liquéfier à la périphérie (O. BECKER, JUST).

c. *Cataracte congénitale molle et liquide.* — Sa couleur laiteuse, un peu bleuâtre, son aspect uniforme, sa tendance à la résorption et à la formation aride siliqueuse en sont les caractères principaux. Elle est habituellement bilatérale et s'accompagne d'une intégrité complète du fond de l'œil, ce qui permet

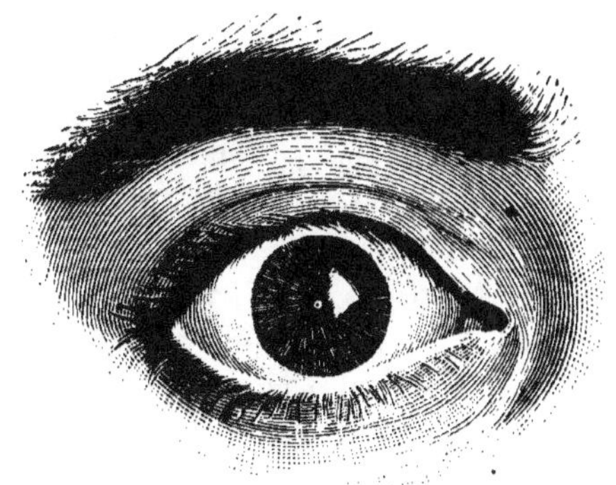

Fig. 84.

Cataracte congénitale nucléaire et axiale vue à la faveur d'une iridectomie.

d'obtenir un très beau résultat fonctionnel si l'on n'opère pas trop tard.

d. *Cataracte aride siliqueuse.* — Dans cette forme le sac capsulaire est rétracté et renferme dans son intérieur des produits graisseux ou calcaires. La cristalloïde est stratifiée en lamelles superposées contenant des corps fusiformes et des masses colloïdes.

e. *Cataracte axiale congénitale.* — C'est une forme très rare, revêtant divers aspects parmi lesquels il faut citer la cataracte en fuseau (KNIES), allant d'un pôle à l'autre, la cataracte polaire antérieure ou postérieure, la cataracte pyramidale. Cette dernière variété ne doit pas être confondue avec la fausse cataracte pyramidale consécutive à la perforation de la partie centrale de la cornée.

Les cataractes congénitales résultent soit d'un trouble de développement, soit d'une inflammation de l'œil pendant la vie intra-utérine. Il est rare qu'on s'en aperçoive immédiatement après la naissance parce que les nouveau-nés ont des pupilles très étroites et dorment beaucoup. Elle est souvent héréditaire : on rencontre des familles dont un grand nombre de membres sont atteints de cette affection.

HORNER croit que la cataracte zonulaire ou stratifiée débute par les couches sous-capsulaires du cristallin fœtal altéré sous l'influence du rachitisme intra-utérin, fréquent dans les derniers mois de la grossesse. ARLT pense que dans la majorité des cas l'affection se développe dans la première enfance.

Les cataractes congénitales sont plus souvent partielles (nucléaire ou zonulaire) que totales. Elles sont quelquefois compliquées d'inflammations de l'iris, notamment de synéchies postérieures. Elles ont alors pour cause une iritis fœtale. Dans la vie intra-utérine, elles peuvent se développer d'assez bonne heure pour passer, avant la naissance, par la période de maturité et de régression.

2° Luxations congénitales, ectopie, malformations du cristallin. — La luxation congénitale se rattache peut-être à un arrêt du développement (SICHEL) ou à la destruction de la zonule et au ramollissement du corps vitré (DE GRÆFE) pendant la vie utérine.

La luxation congénitale coïncide souvent avec la myopie ; dans ce cas il faut attribuer la rupture de la zonule à ce fait que l'œil myope dans la vie intra-utérine est distendu non seulement dans son axe antéro-postérieur, mais dans toutes ses parties ; les diamètres équatoriaux sont également trop grands, et en s'élargissant l'œil déchire lui-même en quelque sorte le ligament suspenseur qui manque d'une élasticité suffisante pour suivre ainsi les parois oculaires dans leur dilatation. Aussitôt la rupture produite en un point circonscrit, la partie de la zonule qui reste adhérente attire l'œil de son côté et la luxation est ainsi constituée.

Comme la myopie cette luxation congénitale peut-être héréditaire, nous l'avons observée chez plusieurs membres d'une même famille (fig. 85, 86, 87).

Pour le cas où la luxation congénitale se produit en dehors de la myopie, l'hypothèse de Duval est la meilleure.

L'hypothèse de DUVAL, fondée sur l'hétérotopie du bourgeon

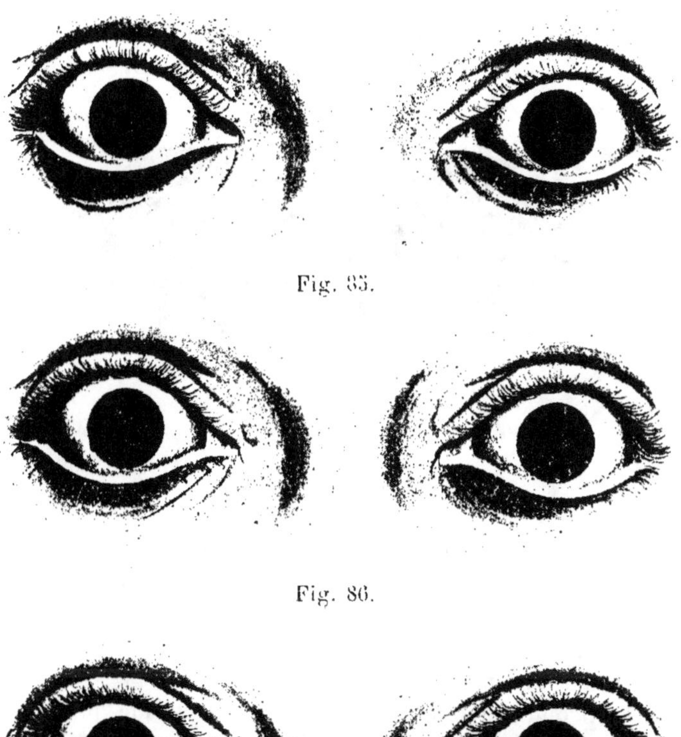

Fig. 85.

Fig. 86.

Fig. 87.

Luxation congénitale du cristallin dans une même famille; la fig. 85
représente les yeux de la mère, les deux autres les yeux de deux
de ses enfants.

cristallinien, est la plus vraisemblable, car elle s'accorde avec la
bilatéralité et la disposition symétrique de la luxation.

Le déplacement se fait d'habitude en haut, avec inclinaison de la lentille sur son axe. Cette affection s'accompagne souvent de correctopie.

Le colobome est constitué par une échancrure, une sorte d'encoche à bords arrondis, placée à la partie inférieure de la lentille (fig. 88).

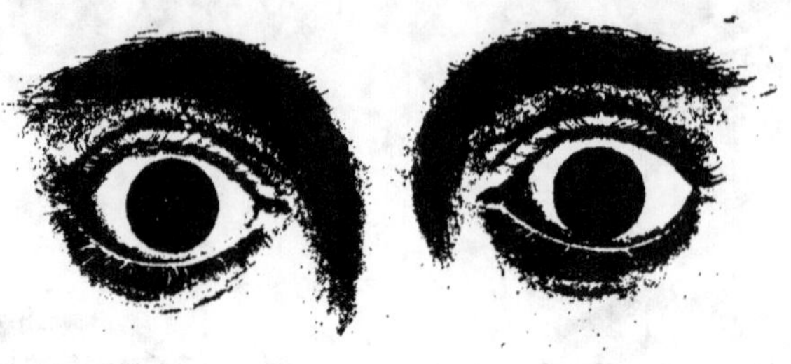

Fig. 88.
Colobome du cristallin.

Il s'accompagne presque toujours de colobome du tractus uvéal (iris et choroïde) qui siège également en bas. L'embryogénie explique bien le colobome uvéal, mais moins facilement celui du cristallin. HEYL l'attribue au relâchement de la partie inférieure de la zonule fœtale.

Le lenticonus est une malformation congénitale qui consiste dans une saillie conique et centrale de la face antérieure, plus rarement de la face postérieure du cristallin.

La réfraction du cristallin est modifiée en conséquence; toujours myopique au centre, elle peut être hypermétropique à la périphérie. L'ophtalmoscope montre les images du fond de l'œil déformées par le passage des rayons lumineux émergeant à travers le cristallin irrégulier.

§ 3. — ANOMALIES DE LA RÉTINE

Nous étudierons dans ce paragraphe la rétinite pigmentaire et les fibres myéliniques congénitales.

1° Rétinite pigmentaire congénitale. — La rétinite pigmentaire est une dégénérescence cirrhotique de la rétine, caractérisée par la formation de plaques pigmentaires reliées entre elles comme des cellules osseuses, la sclérose des vaisseaux rétiniens et finalement l'atrophie de la papille.

Il existe aussi d'autres foyers pigmentaires pathologiques ayant pour siège les parties antérieures de la rétine qui se rencontrent dans les derniers stades des chorio-rétinites simples ou spécifiques, mais nous laisserons de côté ce dernier ordre de faits pour nous occuper de la rétinite pigmentaire primitive, *congénitale*.

LANGENBECK le premier (1836) mentionne la *melanosis retinæ* et deux ans plus tard DE AMMON donne le dessin de deux rétines où le nombre des foyers pigmentaires augmentait à mesure qu'on se rapprochait de l'ora serrata, mais c'est ARLT en signalant l'héméralopie; symptôme capital, VAN TRIGT en reconnaissant l'affection à l'ophtalmoscope, DE GRÆFE en étudiant le rétrécissement progressif du champ visuel, symptôme majeur, qui donnèrent à l'affection sa vraie place en ophtalmologie : plus tard DONDERS, LEBER et LANDOLT en firent connaître les lésions anatomiques.

a. *Étiologie*.   L'étiologie est mal connue. DE GRÆFE a appelé l'attention sur la fréquence de l'hérédité et LIEBREICHT sur la consanguinité qui, d'après lui, se retrouverait 50 fois sur 100, chiffre, d'après DE WECKER, supérieur à la réalité. Il est des familles où tous les enfants sont atteints de cette affection, d'autres dans lesquelles la transmission se fait en quelque sorte par série, trois enfants sont atteints, les trois qui naissent ensuite restent sains, les trois autres sont atteints comme les trois premiers (DE WECKER).

Il existe un lien entre le mutisme, la surdité, l'idiotie et les altérations de la rétine. Nous avons observé plusieurs sourdes-muettes atteintes de rétinite pigmentaire typique; sur un ensemble de 241 sourds-muets, LIEBREICHT a constaté cette affection 14 fois. D'autres vices de développement, microphtalmie, colobome, doigts et orteils surnuméraires peuvent également coexister.

Les garçons sont trois fois plus souvent atteints que les filles : sur 152 faits LEBER a rencontré 111 hommes et 41 femmes.

Mais tout ceci n'indique pas la véritable cause de l'affection.

R. BERLIN, pratiquant des sections expérimentales du nerf optique, a remarqué, quelque temps après, une pigmentation de la rétine analogue à celle de l'affection dont nous parlons. Chez l'homme, à la suite des traumatismes du nerf (coupures et déchirures près du globe oculaire), on constate pareil phénomène, mais il s'agit là d'une simple migration de pigment sans cirrhose de la rétine; d'ailleurs, dans la rétinite pigmentaire, l'atrophie du nerf optique arrive à la dernière période et termine le processus qui a une marche centripète.

La syphilis héréditaire tient probablement une grande place dans le processus de la rétinite pigmentaire (HUTCHINSON). Il est certain qu'on rencontre chez des syphilitiques des rétinites acquises qui ont tous les caractères de la rétinite congénitale. Probablement, à mesure que nous pénétrerons mieux les conditions étiologiques qui entrent en jeu, l'opinion d'HUTCHINSON, qui est aussi celle de LEBER, gagnera du terrain.

b. *Anatomie pathologique.* — Le mal débute dans la couche des grains dont le tissu devient aréolaire et scléreux, et s'infiltre de granulations pigmentaires immigrées; plus tard la sclérose gagne les fibres optiques et les cellules cérébrales. La paroi des vaisseaux s'épaissit et s'infiltre de pigment; la lame élastique devient le siège de saillies verruqueuses; des amas vitreux se forment dans l'épaisseur de la papille.

Un fait remarquable, et qui doit être bien mis en évidence, c'est que la choroïde ne participe pas ou presque pas au processus, au contraire des rétinites pigmentaires acquises, d'origine syphilitique, qui sont toujours des chorio-rétinites. Cependant WAGENMANN affirme que dans la rétinite pigmentaire congénitale les vaisseaux choroïdiens sont toujours sclérosés. Alors même que les lésions signalées par ce dernier auteur seraient inconstantes ou rares, la syphilis pourrait bien être la cause première des deux affections présentant des formes différentes dépendant de l'époque de leur début.

Le vitré n'offre d'autres altérations que des adhérences

anormales à la rétine, avec une infiltration de cellules migratrices à ce niveau ; le nerf optique est atrophié par sclérose s'accompagnant ou non d'amas pigmentaires. Les lésions marchent progressivement de la papille vers le chiasma.

c. *Symptomatologie.* — Les signes ophtalmoscopiques très nets sont les suivants : pâleur de la papille, diminution du calibre des vaisseaux, plaques pigmentaires siégeant à la périphérie, anastomosées entre elles à la façon des corpuscules osseux.

Le corps vitré reste très transparent, la choroïde et l'iris sont indépendants du processus ; entre les plaques pigmentaires on peut cependant trouver quelques points jaunâtres, la choroïde prend quelquefois un aspect tigré noix muscade, mais il n'y a jamais ni poussières, ni corps flottants dans le vitré. Une cataracte polaire postérieure finit presque toujours par se développer.

Les troubles fonctionnels sont l'héméralopie ou cécité nocturne, apparaissant longtemps avant la diminution de l'acuité visuelle, le rétrécissement concentrique régulier du champ visuel qui, lorsqu'il est considérable, oblige le sujet à tourner incessamment les yeux. A titre exceptionnel on a signalé de la nyctalopie, résultant de la présence d'une cataracte polaire gênant le passage des rayons lumineux quand la pupille est contractée. Gonin (de Lausanne) a montré que le champ visuel était, dès le début, altéré dans sa partie centrale sous la forme d'un scotome périmaculaire annulaire ; ce qui tient à ce que les désordres de l'épithélium pigmentaire et des cellules visuelles portent d'abord sur les parties moyennes de la rétine ; peu à peu le champ visuel périphérique se rétrécit et l'acuité visuelle diminue plus ou moins vite à mesure que l'atrophie du nerf optique s'affirme. La cécité est fatale après un temps plus ou moins long.

d. *Traitement.* — Les ressources de la thérapeutique sont à peu près nulles ; le mercure et l'iodure de potassium devront être essayés et pourront ralentir un peu, rarement arrêter, la marche progressive du mal. Les courants électriques et les injections de strychnine donnent aussi de très médiocres résultats.

2° Fibres myéliniques. — Les fibres nerveuses du nerf optique, après avoir traversé la lame criblée, perdent leur gaine de myéline et se réduisent au cylindraxe ; dans ce cas la rétine est parfaitement transparente et laisse voir la choroïde.

Mais il peut arriver que quelques fibres nerveuses, en entrant dans la rétine, conservent leur enveloppe de myéline et restent opaques. Cette anomalie, d'un caractère bien tranché, est très facile à reconnaître à l'ophtalmoscope. Du disque optique émane un, deux ou trois faisceaux blanchâtres s'avançant plus ou moins loin et se terminant par de fines franges. Ces plaques myéliniques sont toujours reliées à la papille, suivant la direction des gros vaisseaux et épargnent la macula. On rencontre dans certaines rétinites des infiltrations blanches qui pourraient en imposer pour les plaques à myéline. Deux signes serviront à faire le diagnostic :

1° Les plaques myéliniques sont toujours plus ou moins reliées à la papille ; 2° elles se terminent toujours par un bord irrégulier, finement dentelé.

Les infiltrations inflammatoires de la rétine ont un tout autre aspect.

La vue n'est d'ailleurs pas troublée par cette anomalie ; il en résulte un simple agrandissement de la tache de Mariotte.

§ 4. — Affections congénitales du tractus uvéal

Le tractus uvéal présente fréquemment des vices de développement ; nous passerons successivement en revue les colobomes de la choroïde, de l'iris, l'aniridie, la membrane pupillaire persistante, la polycorie.

1° Colobomes de la choroïde. — Le colobome de la choroïde est caractérisé par une altération résultant de la fermeture tardive de la fente oculaire, que cette fermeture soit d'ailleurs entravée par un travail régressif quelconque ou le résultat d'une inflammation intra-utérine, ainsi que Deutschmann, et avec lui Panas, l'admettent.

Le colobome occupe la partie inférieure de la cavité oculaire en arrière, il va jusqu'au nerf optique qui est souvent, lui aussi, colobomateux, et en avant il va jusqu'à la région ciliaire et fréquemment la dépasse, de façon à atteindre l'iris qui présente une perte de substance continuant celle de la choroïde. Toutefois il importe de remarquer que, même dans ce cas, un pont uvéen intermédiaire sépare les deux fentes.

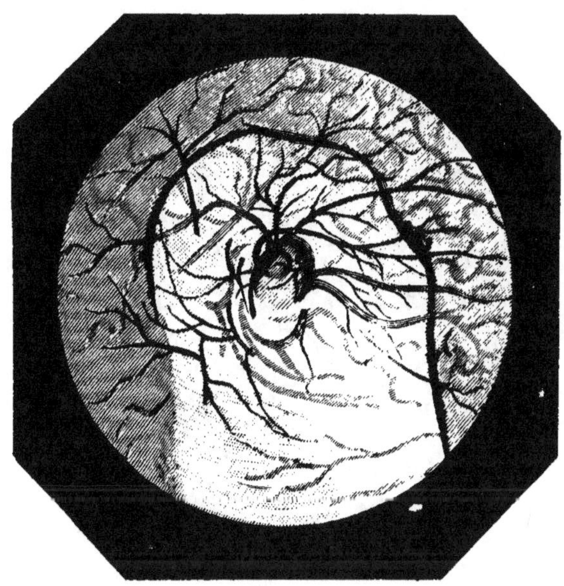

Fig. 89.
Colobome de la choroïde et du nerf optique.

Le grand axe du colobome est placé un peu en dedans du méridien inférieur.

La coloration du colobome est blanc bleuâtre et les bords de la dépression sont d'ordinaire bien limités et entourés par une zone de pigment d'étendue variable. Les vaisseaux rétiniens inférieurs côtoient le bord du colobome, au niveau duquel on trouve de gros troncs irréguliers ou tortueux qui appartiennent au système des artères ciliaires postérieures.

Dans le colobome la rétine est souvent réduite à une

simple couche sans structure, quelquefois elle présente quelques-unes de ses couches, presque jamais on ne l'a trouvée intacte. La choroïde est elle-même réduite à une mince couche conjonctive. La sclérotique peut conserver son épaisseur normale, souvent aussi elle est amincie et ectasiée. Dans ce cas il ne s'agit pas d'un simple coloboma choroïdien, mais

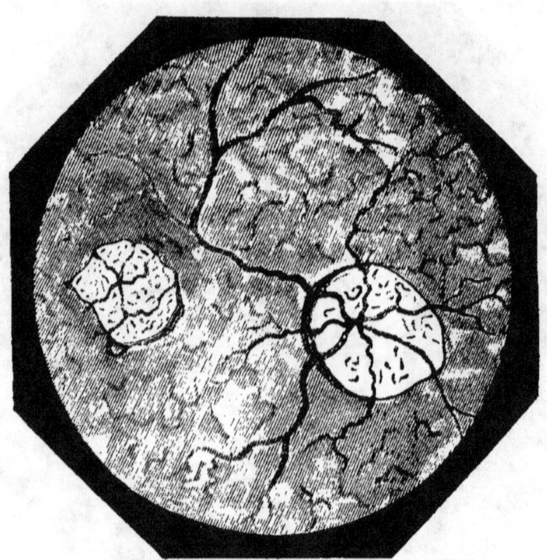

Fig. 90.

Colobome de la macula et du nerf optique.

d'un véritable arrêt de développement de la fente optique, il y a coloboma de tous les organes que doit, à ce niveau, former le mésoderme.

Le colobome choroïdien est bilatéral deux fois sur trois ; quand il est unique il occupe de préférence l'œil **gauche** ; double, le côté gauche est plus malade que le droit.

Les signes fonctionnels qu'entraîne cette affection sont une amblyopie, qui varie évidemment beaucoup avec l'étendue du colobome, le nystagmus et l'éblouissement.

Le colobome choroïdien peut être exclusivement maculaire ;

on voit alors au centre de la macula une plaque ellipsoïde, piri-
forme ou triangulaire, d'un blanc nacré, pointillé de pigment.

Il existe aussi des colobomes extrapapillaires explicables
par une choroïdite intra-utérine (fig. 91) ou par des nævi choroïdiens spontanément atrophiés.

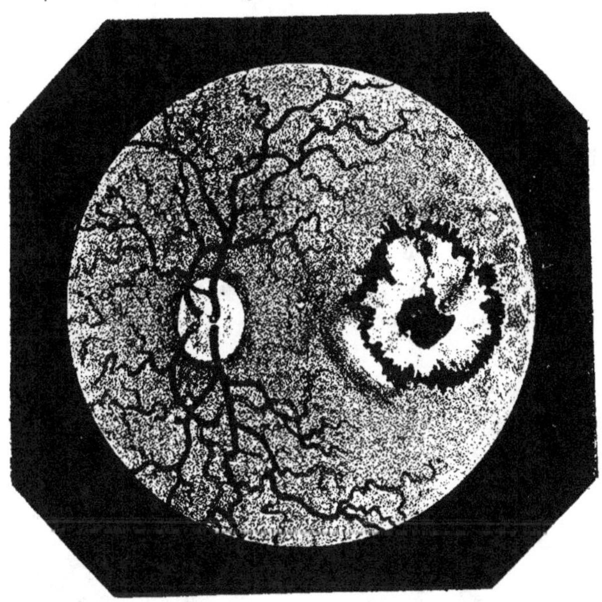

Fig. 91.

Colobome choroïdien consécutif à une chorio-rétinite syphilitique
intra-utérine.

Enfin on peut ranger à côté du colobome choroïdien celui du
nerf optique (voy. p. 172) qui procède aussi d'une irrégularité
dans la soudure des deux bords de la gouttière optique.

Tous ces colobomes de la choroïde, de la macula, du nerf
optique ont été expliqués à l'aide de diverses théories.

a. Arrêt de développement. On a rapporté la présence du
colobome à un défaut de fermeture de la fente fœtale, qui
empêche le développement normal de la choroïde et de la
sclérotique souvent **ectasiée** dans les colobomes. L'arrêt de

développement de la choroïde ferait comprendre l'absence de l'épithélium pigmentaire rétinien formé par le feuillet proximal de la vésicule optique secondaire.

Manz incrimine l'invagination des lames céphaliques dans la cavité de la vésicule secondaire ; pour que la fente se ferme il importe que toute communication cesse entre le rudiment du vitré et la portion adjacente du mésoderme.

b. Deutschmann explique la persistance de la fente et les altérations des membranes à son niveau par des lésions inflammatoires intra-utérines. Hirschberg, van Duyse ont observé des faits qui confirment cette théorie. Nos observations personnelles s'accordent avec cette manière de voir et la figure 91 concerne une malade hérédo-syphilitique, présentant de nombreux stigmates, chez laquelle le colobome choroïdien est consécutif à une chorio-rétinite intra-utérine.

2° Colobome de l'iris. — Le colobome de l'iris occupe presque toujours la partie inférieure de la membrane ; il est

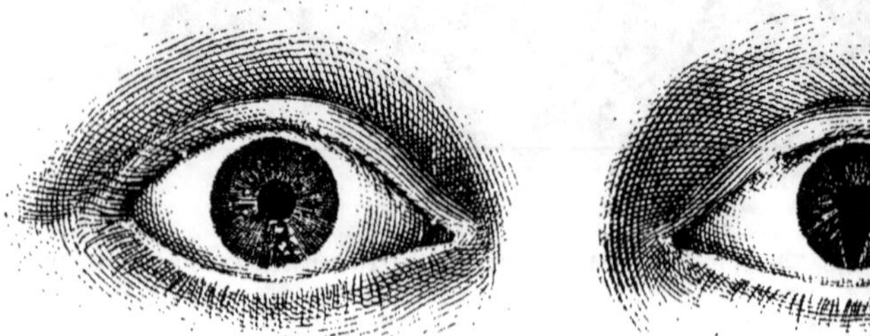

Fig. 92.

Colobome congénital de l'iris : dans l'œil droit le colobome est ébauché, dans l'œil gauche il est complet.

large et dans ce cas les bords peuvent être réunis par une sorte de travée (colobome à pont) ou étroit, réduit à une simple ligne (colobome imparfait). Il s'associe à la microphtalmie, à la cataracte congénitale et à divers autres vices de conformation.

On l'a attribué, comme le colobome de la choroïde, à un défaut d'occlusion de la fente fœtale, et le siège de cette anomalie s'accorderait bien avec cette explication, inadmissible cependant à cause du développement spécial de l'iris. On sait que cette membrane apparaît sous forme d'un bourgeon annulaire à la partie antérieure de la choroïde, longtemps après l'occlusion de la fente. Il est probable qu'il s'agit là d'un processus inflammatoire intra-utérin (RINDFLEICH).

3° Aniridie. — L'aniridie, ou absence congénitale de l'iris, est totale ou partielle ; elle s'accompagne le plus souvent d'atrophie des procès ciliaires, de lésions du cristallin, du vitré et de la cornée ; elle est explicable par un défaut de bourgeonnement du bourgeon irien, et mieux encore par un état pathologique inflammatoire.

4° Membrane pupillaire persistante. — La membrane pupillaire qu'on trouve chez le fœtus doit disparaître au septième mois, quand se résorbe le sac vasculaire du cristallin dont la membrane fait partie. Quand la résorption n'a pas lieu, il persiste soit des adhérences irido-capsulaires, soit des franges iriennes flottantes, soit une véritable membrane adhérente au cristallin et se continuant avec la face antérieure de l'iris par de nombreux filaments.

Dans les cas typiques, il existe une plaque, adhérente à la cristalloïde, composée de larges cellules pigmentaires. On voit des filaments qui, émanés de cette plaque, vont s'attacher à la partie inférieure de l'iris, assez loin du sphincter, qui peut ainsi assez librement se contracter ou se dilater.

Quand la pupille est complètement obstruée, on peut pratiquer une iridectomie. WICHERKIEWICZ a même pu entraîner au dehors la membrane sans endommager la cristalloïde ; on ne tentera une semblable intervention que lorsque l'acuité visuelle sera très réduite.

5° Polycorie. — Il y a polycorie quand l'iris est percé de plusieurs trous. La polycorie est un colobome atypique.

§ 5. — AFFECTIONS CONGÉNITALES DU NERF OPTIQUE

La seule anomalie du nerf optique dont nous avons à nous occuper ici, très succinctement, est l'absence plus ou moins complète de ce nerf, le colobome. Les prolongements de la lame criblée ont été décrits à propos des anomalies congénitales de la rétine.

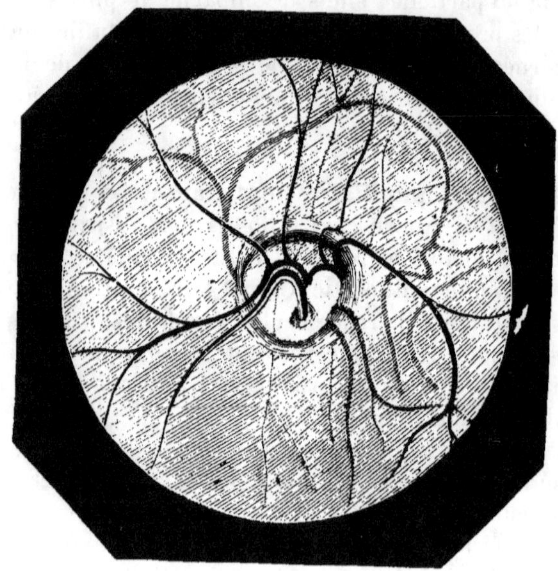

Fig. 93.
Colobome (conus) du nerf optique.

L'absence du nerf optique a été signalée concurremment avec la microphtalmie et l'anophtalmie. Il ne faut pas confondre l'absence du nerf avec l'atrophie complète consécutive à des désordres pathologiques, dus à la névrite optique congénitale intra-utérine.

Le colobome se présente à l'ophtalmoscope sous la forme d'une excavation ou d'un élargissement considérable du disque optique, dont le pourtour est environné de pigment. Ce colobome est le résultat de la réunion tardive et irrégulière des deux bords de la gouttière optique et son siège est caractéristique ; il est situé au-dessous de la papille. Ault s'est servi d'une comparaison heureuse en disant que l'excavation semblait avoir été faite en refoulant avec le pouce la région située immédiatement au-dessous du nerf optique. Cependant la portion déprimée peut entourer complètement la région papillaire ; il y a un anneau colobomateux, véritable staphylome annulaire. Il en est ainsi lorsque la fente optique s'oblitère sur tous ses points tardivement ; mais, règle générale, le vice de développement ne porte qu'en bas sur le point de fermeture de cette fente. Les colobomes du nerf optique et celui de la choroïde coexistent fréquemment.

Outre l'aspect particulier et très caractéristique du fond de l'œil, on constate une diminution considérable de l'acuité visuelle, et souvent un vice de réfraction.

§ 6. — AFFECTIONS CONGÉNITALES DU CORPS VITRÉ

Ces affections sont la persistance de l'artère hyaloïdienne et le colobome du corps vitré.

1º Persistance de l'artère hyaloïdienne. — On sait que l'artère hyaloïde fœtale est constituée par une branche émanée de l'artère centrale de la rétine. Cette branche parcourt le canal de Cloquet et va se ramifier autour du cristallin pour en former le sac vasculaire.

L'artère hyaloïdienne disparaît avec la vie fœtale, mais elle peut anormalement persister. On la reconnaît à la présence d'un filament qui flotte librement dans le corps vitré et qui va de la papille au pôle postérieur du cristallin.

A côté de la persistance de la totalité de l'artère, il faut citer les cas où, sous l'influence de l'allongement progressif du globe, l'artère se rompt, laissant le fragment postérieur attaché à la papille, et l'antérieur à la cristalloïde. De pareils faits sont peut-être même assez fréquents et ils ne sont pas tous reconnus à cause d'une cataracte congénitale correspondante.

Vasseaux a signalé une anomalie qui intéresse le système de l'artère hyaloïdienne; c'est la persistance de cette artère coïncidant avec le renversement de l'iris et des parois ciliaires qui viennent se placer derrière le cristallin.

Le canal de Cloquet est une sorte de gaine lymphatique entourant l'artère hyaloïdienne; ce canal persiste après la disparition de l'artère elle-même.

2° Colobome du corps vitré. — Comme la choroïde, le corps ciliaire et l'iris, le corps vitré peut être frappé d'un arrêt de développement; il en résulte un colobome coexistant avec d'autres malformations de ce genre et, comme elles, siégeant à la partie inférieure de l'œil.

§ 7. — Affections congénitales de la conjonctive

Parmi les affections congénitales on doit signaler les angiomes et les kystes, et il convient de décrire les tumeurs dermoïdes et les lipomes dont la fréquence relative mérite une attention spéciale.

1° Dermoïdes. — Le nom a été créé par Ryba, qui les a décrits le premier en 1835.

Un fait principal domine la symptomatologie des dermoïdes, c'est qu'ils sont congénitaux ; ils ont quelquefois passé inaperçus et des parents inattentifs ont pu ne les remarquer qu'assez tard dans la seconde enfance, mais toutes les fois qu'on peut avoir des renseignements précis, l'origine congénitale est évidente.

L'affection peut d'ailleurs rester assez facilement ignorée lorsqu'elle siège sous l'angle palpébral ou sous la paupière supérieure; elle peut n'être décelée que lorsque les poils poussent et irritent les parties voisines, ou lorsque le volume du néoplasme s'accroissant avec l'âge fait une saillie très apparente.

Le siège d'élection est le bord externe de la cornée, mais il s'en faut que la règle soit absolue, et nous donnons ici une figure inédite où la tumeur occupe le bord inférieur de la membrane transparente de l'œil.

L'accroissement est nul ou très lent jusqu'à la puberté; alors très rapidement, comme d'une seule poussée, le volume s'exa-

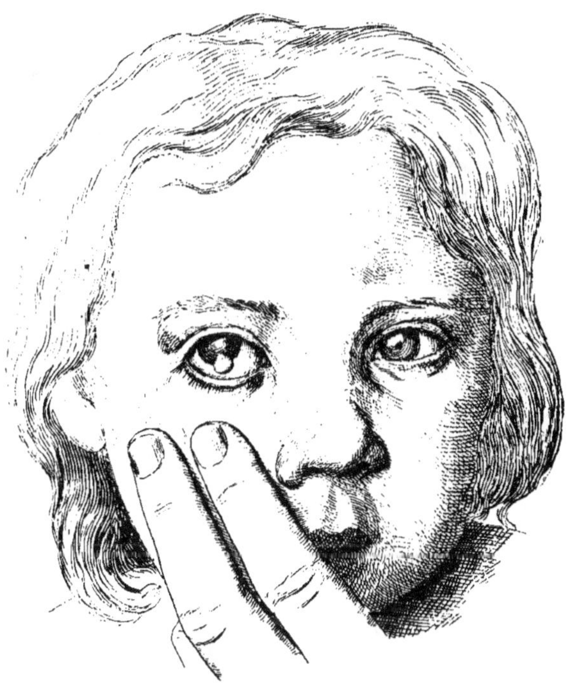

Fig. 94. (BADAL.)

gère, si bien que le néoplasme peut arriver à faire saillie entre les deux paupières et à gêner leur occlusion.

Le volume varie d'une lentille à une noisette, la couleur est gris rosé un peu jaunâtre, la consistance fibreuse.

La tumeur est remarquable par l'absence de vascularisation, sa surface est recouverte de poils lanugineux; quelquefois de véritables poils semblables à des cils.

La structure est celle de la peau; on y trouve des poils, des glandes sébacées nombreuses, des glandes sudoripares.

Cette affection résulte d'une anomalie de développement des

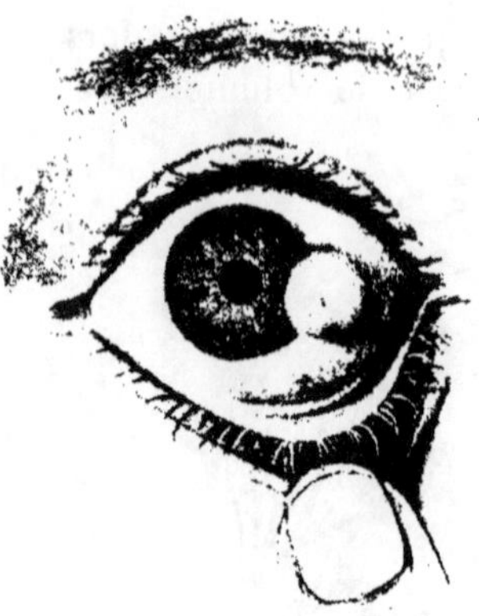

Fig. 95.
Dermoïde chez un enfant.

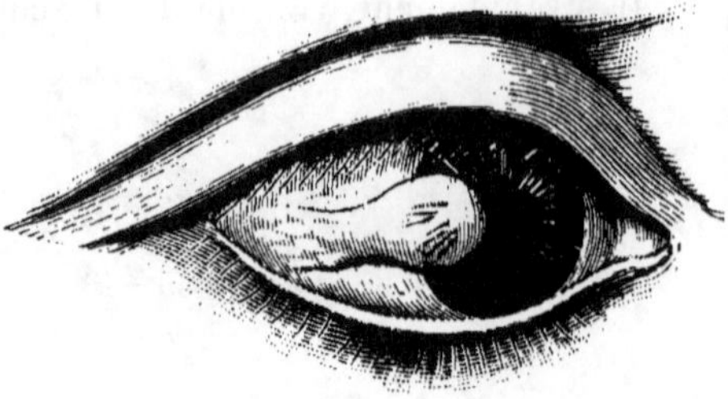

Fig. 96.
Dermoïde situé au lieu d'élection et
cachant en partie la pupille.
(D'après VASSEAUX.)

paupières; d'une inflexion fœtale du feuillet externe du blas-

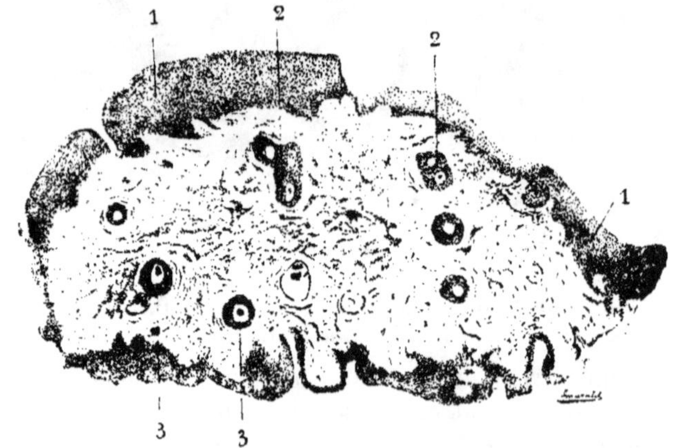

Fig. 97.
Structure du dermoïde.
1,1, épithélium stratifié. — 2, tubes glandulaires. — 3, poils coupés en travers.

toderme (REMAK), d'une adhérence du sac amniotique avec la

surface du globe (Van Duyse). L'adhérence s'étirerait sous forme d'un filament et se romprait.

Il est commun de voir les dermoïdes coïncider avec des colobomes palpébraux, des appendices cutanés devant les oreilles, de la macrostomie, etc.

Les dermoïdes gênent la vision, irritent l'œil par leurs poils, constituent une véritable difformité. Il faut les enlever en rasant de très près la sclérotique et la cornée. On termine l'opération en recouvrant la plaie à l'aide de la conjonctive voisine.

2⁰ Dermo-lipomes et lipomes congénitaux. — Cette affection, qu'on désigne aussi sous le nom de lipome sous-conjonctival

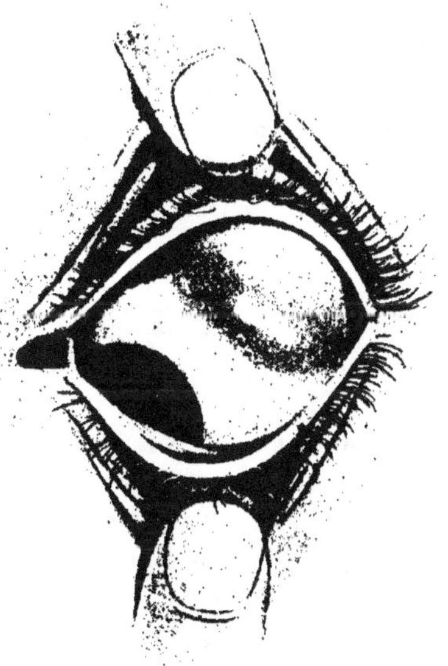

Fig. 98.
Dermo-lipome congénital de la
conjonctive.

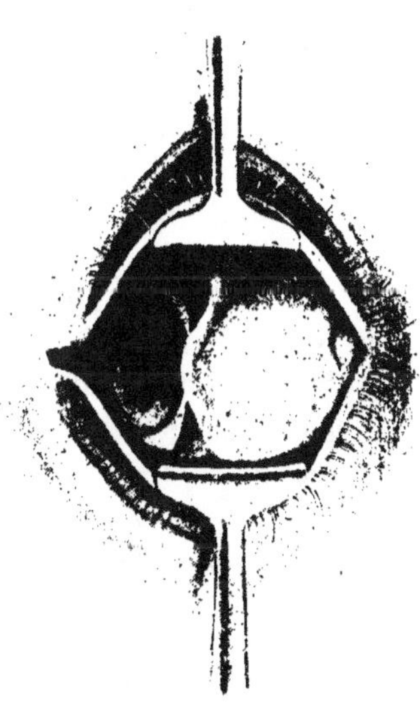

Fig. 99.
Lipome congénital de la
conjonctive.

est tantôt, et le plus souvent un dermo-lipome résultant de l'inclusion sous la conjonctive d'éléments ectodermiques, tantôt, et

10.

beaucoup plus rarement un lipome peu développé aux dépens du tissu graisseux sous-conjonctival.

Nous rapportons ici deux figures représentant l'une et l'autre de ces variétés. Cette affection, toujours bénigne, a pour siège d'élection la partie externe du cul-de-sac conjonctival supérieur ; son volume varie d'un pois à une grosse amande ; à sa surface on rencontre souvent des plaques épaisses, blanc nacré, contrastant avec l'aspect ordinaire de la conjonctive.

La guérison est toujours facilement obtenue par l'ablation du néoplasme.

§ 8. — AFFECTIONS CONGÉNITALES DE L'APPAREIL LACRYMAL

1° Anomalies de la glande lacrymale. — La plupart de ces anomalies coïncident avec l'anophtalmie et la cryptophtalmie ; la glande peut être en ectopie, manquer totalement ou partiellement. Elle est quelquefois, dès la naissance, remplacée plus ou moins complètement par une production kystique, dacryops congénital.

2° Anomalies des points et conduits lacrymaux. — Les points et les conduits peuvent manquer. Notre élève LAFITE-DUPONT en a publié une observation.

Il peut exister à côté du canalicule normal des canalicules surnuméraires ; LEFENDER a cité un cas dans lequel il y avait à la paupière supérieure deux canalicules juxtaposés s'ouvrant par deux points distincts sur la même papille ; dans un autre cas de NEFFAN il y avait aussi deux canalicules s'ouvrant par des embouchures différentes. Ce sont là des bizarreries sans grand intérêt clinique.

Il est douteux que le sac lacrymal puisse manquer. Dans un fait que nous avons observé, le canal nasal était oblitéré, les points et les canalicules absents ; le sac lacrymal existait sous la forme d'une tumeur liquide, d'une sorte de mucocèle congénital qui fut facilement disséqué et extirpé.

L'étude des kystes séreux de l'orbite, de l'anophtalmie et de la cryptophtalmie, dont l'origine remonte à un vice de développement, trouvera sa place au chapitre des *Tumeurs de l'orbite*.

§ 9. — AFFECTIONS CONGÉNITALES DES PAUPIÈRES

1° Colobome. — Le colobome palpébral est une perte de substance plus ou moins large, mais toujours très limitée en hauteur, laissant à découvert une partie du globe de l'œil. Cette malformation est due à des troubles de développement : défaut de la réunion de la fente branchiale (colobome branchial), adhérences amniotiques au niveau de l'échancrure.

La division anormale porte tantôt sur la paupière supérieure, de préférence dans son tiers interne, tantôt sur l'inférieure au niveau du point lacrymal ou plus en dehors ; parfois les deux paupières sont affectées, rarement cette malformation est bilatérale. Les bords de la solution de continuité sont arrondis, dépourvus de cils, d'aspect cicatriciel.

Le colobome des paupières coïncide assez fréquemment avec des dermoïdes de la conjonctive ou de la cornée, qui, d'après la théorie de LANNELONGUE et VAN DUYSE, correspondraient au point d'implantation des adhérences amniotiques.

On remédie à cette difformité par une petite opération qui sera décrite au chapitre spécial de la chirurgie oculaire.

2° Epicanthus. — C'est un repli cutané semi-lunaire, qui offre une concavité externe, et recouvre l'angle interne de l'œil et la caroncule ; cette malformation congénitale est presque toujours binoculaire ; il suffit pour la corriger temporairement de pincer la peau à la base du nez ; de cette observation, AMMON tira l'idée de son opération : la rhinorraphie.

L'étiologie de cette anomalie est obscure ; l'épicanthus se montre sur des sujets ayant le nez aplati, quelquefois présentant de l'ozène ; on y a vu une marque de syphilis héréditaire, mais rien n'est moins certain.

3° Ptosis congénital. — Cette anomalie de position est caractérisée par la chute plus ou moins complète de la paupière supérieure, produisant, suivant le degré, l'occlusion partielle ou totale du globe de l'œil.

Le ptosis résulte d'un arrêt de développement du muscle releveur, ou de son atrophie et s'observe le plus souvent d'un seul côté; il peut être héréditaire.

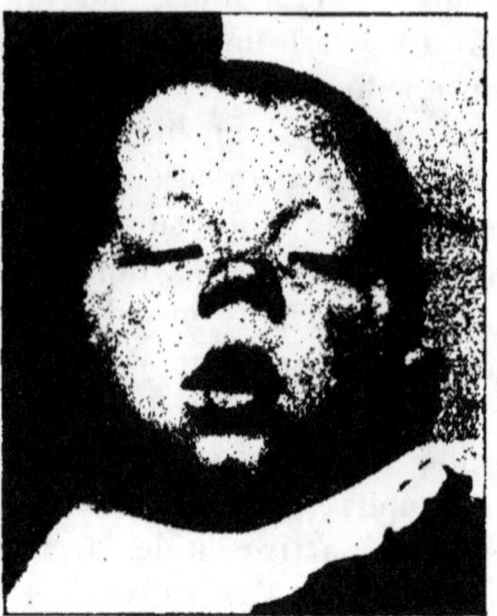

Fig. 100.
Ptosis congénital.

Pour le différencier du blépharospasme, il suffit en général de remarquer l'attitude du malade, qui contracte le frontal, et penche la tête du côté opposé, en la rejetant en arrière; dans le blépharospasme, c'est l'orbiculaire qui est contracté, plissant la paupière; le malade baisse la tête. Enfin, si on veut relever la paupière, on y réussira difficilement en cas de blépharospasme, tandis que dans le ptosis la paupière retombant inerte se laisse facilement écarter.

Les diverses méthodes de traitement sont décrites au chapitre des *Opérations*.

CHAPITRE V

AFFECTIONS DE LA CONJONCTIVE

Avant de commencer l'étude de ces affections, rappelons ici que la conjonctive est essentiellement composée par un épithélium, une tunique propre et une couche de tissu cellulaire lâche.

L'épithélium est stratifié; la couche superficielle est formée de cellules allongées ou coniques; l'autre, profonde, comprend des cellules un peu arrondies et plus petites; en s'unissant avec la peau, les cellules superficielles deviennent pavimenteuses et gardent cette forme en se continuant sur la cornée dont l'épithélium n'est qu'un feuillet conjonctival. En somme, et malgré des particularités appréciables, l'épithélium conjonctival appartient au type cylindrique.

La tunique propre ou chorion muqueux est composée de tissu conjonctif et de quelques fibres élastiques; immédiatement au-dessous se trouve un stratum de cellules lymphoïdes contenues dans un fin réticulum rappelant le tissu adénoïde.

Les glandes de HENLE ne sont autre chose que des plis de la muqueuse dans les profondeurs desquels descend l'épithélium; les saillies de ces plicatures, exagérées par une inflammation chronique, peuvent atteindre de grandes dimensions. Il existe des glandes acino-tubuleuses décrites par KRAUSE.

Les artères viennent des palpébrales et des ciliaires antérieures; les veines vont à la faciale et à l'ophtalmique; elles forment sur le bulbe de gros troncs et le cercle péricornéen; il n'y a pas de vaisseaux lymphatiques, mais on doit considérer comme de véritables follicules lymphatiques les éléments lymphoïdes placés immédiatement au-dessous du chorion muqueux.

La caroncule lacrymale, petit corps ovoïde hérissé de poils fins, situé dans le grand angle de l'œil, a une structure complexe: elle contient un épithélium, un derme, des fibres musculaires lisses et striées, des follicules pileux, des glandes sébacées et un riche réseau vasculaire.

Le pli semi-lunaire qui représente la troisième paupière des oiseaux a la forme d'un croissant; entre le globe et lui existe un sinus où se cachent microbes et corps étrangers.

Les microbes qui habitent la conjonctive chez les sujets sains ont été particulièrement étudiés.

SALTER y a rencontré par ordre de fréquence :

1° Le staphylocoque aureus; 2° citreus; 3° albus; 4° de ROSENBACH; 5° le pneumocoque de FRIEDLANDER; 6° le micrococcus cireus.

FICK a décrit des microbes non pathogènes et d'autres pathogènes. Parmi ces derniers il signale surtout le staphylococcus aureus, le streptocoque pyogène et deux bacilles, l'un qui liquéfie la gélatine et tue le lapin très rapidement en quelques jours par septicémie, l'autre qui ne liquéfie pas la gélatine et produit sur l'œil du lapin une inflammation lente de la cornée.

GOMBERT, dans une thèse de Montpellier à laquelle le mémoire de FICK a servi de modèle, a décrit outre un certain nombre de microbes non pathogènes : 1° un micrococcus déterminant sur la cornée une inflammation intense disparaissant en trois ou quatre jours; 2° un deuxième micrococcus produisant sur la cornée une inflammation plus lente à disparaître; 3° un bacille entrainant des accidents analogues.

Il existe donc à la surface de la conjonctive normale beaucoup de bacilles ou microbes pathogènes; ces agents morbides sont probablement apportés par l'air; ils n'ont, dans tous les cas, rien de spécial à la conjonctive.

Un fait capital digne de remarque, c'est que les lavages antiseptiques pré-opératoires les plus complets ne peuvent débarrasser complètement la conjonctive de ces éléments infectieux. Gayet a écrit à ce sujet un intéressant mémoire.

§ 1. — Des conjonctivites

Le mot conjonctivite signifie au propre inflammation de la conjonctive. On comprend que cette inflammation puisse affecter les formes les plus diverses à la surface d'une muqueuse accessible à tous les agents infectieux et capable de traduire dans ses altérations toutes les diathèses de l'organisme. En pathologie les classifications étiologiques sont les meilleures; elles conduisent directement à la thérapeutique, qui elle aussi doit être étiologique avant tout; mais en ce qui concerne les conjonctivites, une pareille classification est encore impossible, à cause de l'imperfection de nos connaissances bactériologiques sur ce sujet et aussi parce qu'en étiologie il faut tenir compte du terrain autant et plus que de la graine et que certaines diathèses peuvent produire, selon l'agent infectieux, les résultats les plus différents. Le lymphatisme est à la base de la conjonctivite phlycténulaire et de l'ophtalmie granuleuse qui sont des affections très dissemblables.

Il y a cependant des données résultant des travaux bactériologiques récents que nous devons ici retenir au sujet de l'inflammation de la conjonctive.

Il existe une première classe de microbes dont la transmission se fait de muqueuse à muqueuse; et se multiplient sur la muqueuse conjonctivale sans traumatisme préalable, sans adjonction d'aucune autre cause, ce sont le bacille de Weecks, le diplobacille de Morax, le gonocoque; ces microbes sont pathogènes d'eux-mêmes, leur seule présence constitue la conjonctivite.

La deuxième classe comprend des microbes qui sont les hôtes habituels de la conjonctive, mais n'y prolifèrent que sous l'influence de conditions générales ou locales encore mal déterminées; le pneumocoque, le streptocoque, le staphylocoque sont de ce nombre.

La troisième classe se rapporte aux microbes qui n'entraînent d'inflammation conjonctivale que lorsque le terrain leur a été préparé par une inflammation antérieure; tels le bacille diphtéritique, et certaines variétés de streptocoques et de staphylocoques.

Mais les limites de ces classes sont encore un peu confuses, le rôle de l'état général du sujet, l'influence du terrain encore mal déterminés, et même les conditions locales de la reproduction ou du sommeil de ces microbes demeurent vraiment imprécises pour presque tous.

Pour toutes ces raisons, sans négliger d'indiquer les micro-organismes en jeu dans tel ou tel cas, il est plus sage de conserver encore la classification qui repose sur la clinique et que nous décrirons en quatre divisions distinctes :

1° Les conjonctivites catarrhales muqueuses à gonocoques, diplobacilles, pneumocoques, staphylocoques, streptocoques, bacilles de KLEBS-LÖFFLER, les conjonctivites catarrhales purulentes à gono, pneumo, staphylo ou streptocoques;

2° Les conjonctivites phlycténulaires (pneumo et staphylocoques) caractérisées par la localisation de la sécrétion qui soulève par places l'épithélium sous forme de vésicules ou de pustules avant de se répandre à la surface de la muqueuse;

3° Les conjonctivites pseudo-membraneuses à gono, pneumo, staphylo ou streptocoques, à bacilles de WEECKS ou de KLEBS-LÖFFLER;

4° Les conjonctivites granuleuses assez différentes dans leurs formes, mais dérivant d'un processus anatomo-pathologique au moins analogue (pneumocoques et gonocoques).

A) CONJONCTIVITES CATARRHALES

Nous étudierons ici l'hyperhémie de la conjonctive, la conjonctivite catarrhale aiguë, le catarrhe chronique, la conjonctivite électrique et par agents chimiques et les ophtalmies purulentes.

1° Hyperhémie de la conjonctive ou catarrhe sec. — Un grand nombre de causes peuvent, en irritant la conjonctive, en amener l'hyperhémie; les corps étrangers, le froid ou la chaleur intense, un travail exagéré nécessitant une grande dépense d'accommodation, un vice de réfraction non ou mal corrigé, des veillées prolongées, certaines diathèses telles que l'arthritisme et la goutte, l'abus des liqueurs alcooliques sont les circonstances étiologiques qu'on retrouve le plus souvent.

La muqueuse palpébrale et bulbaire est injectée : les vaisseaux qui avoisinent la cornée se congestionnent, un peu de larmoiement se produit en même temps qu'une gêne, une lourdeur des paupières sensible surtout au réveil.

Il ne faut pas confondre la vascularisation excessive de la conjonctive avec le développement anormal des vaisseaux de l'épisclère qui traduit un trouble de la circulation profonde de l'œil. Les vaisseaux conjonctivaux sont superficiels et grâce à la mobilité de la muqueuse peuvent se déplacer sur le plan des vaisseaux profonds. On distinguera ainsi le siège véritable de l'hyperhémie et les troubles circulatoires de la muqueuse de ceux qui tiennent à une lésion des membranes profondes.

Le traitement étiologique est celui qui s'impose tout d'abord : l'ablation des corps étrangers, la correction exacte de la réfraction, le repos de l'œil, l'usage des verres fumés au soleil, la médication générale de la diathèse incriminée, une bonne hygiène sont la meilleure thérapeutique. Localement on y joindra avec succès un collyre au chlorhydrate de cocaïne, 10 centigrammes sur 10 grammes d'eau distillée et des affusions boriquées tièdes. Dans les cas rebelles on ajoutera à la cocaïne du sulfate de zinc 3 centigrammes sur 10 centigrammes de cocaïne et 10 grammes d'eau. Il faut se défier des lotions ou des pommades mercurielles qui sont souvent irritantes en pareil cas; mais le sous-acétate de plomb (10 à 20 centig. sur 10 gr. d'eau) pourra rendre de grands services dans l'hyperhémie chronique,

Quelquefois l'hyperhémie s'accompagne d'une hypertrophie du corps papillaire qui nécessite l'emploi du nitrate d'argent à faible dose, 1 p. 300 environ,

2° Conjonctivite catarrhale aiguë. — Cette affection résulte de l'irritation de la conjonctive par un agent infectieux.

le terrain étant d'ailleurs préparé par toutes les causes qui produisent l'hyperhémie. Le staphylocoque et le streptocoque sont les microbes qu'on rencontre le plus souvent, et le microbe de la diphtérie sous forme de bacille court n'est pas rare.

Une variété intéressante de conjonctivite catarrhale est la conjonctivite aiguë et contagieuse décrite par Weecks sous le nom de Pinck Eye (œil rose) dans laquelle cet auteur a décrit le premier un petit bacille fin, (Pl. I), analogue à celui de la septicémie des souris, déjà constaté par Koch dans la sécrétion conjonctivale des ophtalmies d'Egypte. Morax a écrit sur cette affection un intéressant travail et démontré que la conjonctivite contagieuse aiguë de nos pays est la même que celle observée par Weecks à Philadelphie et Kartulis à Alexandrie. Son agent bactériologique est le bacille décrit par ce premier auteur.

Il importe de signaler ici la variété de conjonctivite catarrhale à forme subaiguë dans laquelle Morax a trouvé un diplobacille pathogène existant souvent seul dans la sécrétion dont il est en quelque sorte caractéristique.

D'autres conjonctivites catarrhales sont également engendrées par des microbes spéciaux, de ce nombre la conjonctivite lacrymale à streptocoques décrite par Parinaud et la conjonctivite à pneumocoques que caractérisent sa bénignité, son unilatéralité et l'existence fréquente d'une légère exsudation pseudo-membraneuse.

Ces microbes ont une action variable selon le terrain, les diathèses, l'âge du sujet. Ils sont plus nocifs chez les adultes que chez les enfants. L'albuminurie, le diabète, les troubles généraux de la nutrition augmentent leur puissance destructive.

a. *Anatomie pathologique.* — Au sujet de la conjonctivite contagieuse aiguë, rappelons que Morax, après s'être inoculé cette affection, a fait exciser au troisième jour un petit fragment de sa conjonctive; il y a constaté que le revêtement épithélial ne présente pas de solution de continuité. Les couches sousjacentes à l'épithélium sont infiltrées par un grand nombre de leucocytes dont sont également remplis les vaisseaux sanguins et lymphatiques dilatés. C'est au niveau des amas lymphatiques et conjonctivaux que la diapédèse est surtout marquée. Le bacille spécifique, qu'on trouve en abondance dans les sécrétions, s'observe entre les cellules épithéliales superficielles et dans l'épaisseur même des leucocytes. C'est le bacille qui est l'agent de cette réaction phagocytaire énergique; l'inflammation en elle-même n'a pas d'autres caractères que ceux des inflammations aiguës.

Dans la sécrétion muqueuse on trouve des cellules épithéliales ayant subi la métamorphose colloïde des plaques desquamées, quelques globules graisseux et, dans les cas suraigus, du pus concret.

b. *Symptomatologie*. — Les premiers signes de l'affection se manifestent le matin au réveil; de petites concrétions apparaissent à la base des cils, et l'on y trouve, détail assez caractéristique, dans le cul-de-sac inférieur, des petits filaments jaunâtres flottant dans la sécrétion conjonctivale.

Le soir, l'hypersécrétion augmente; les malades accusent une sensation de gravier roulant sous les paupières : le lendemain et les jours suivants, les concrétions sont plus abondantes et se reforment à chaque instant à l'angle interne et dans le sac conjonctival.

La conjonctive dans la forme contagieuse aiguë prend une coloration rosée; de là le nom d'œil rose (pink eye), qu'on lui donne en Amérique. L'affection ne tarde pas à devenir bilatérale.

Dans la forme catarrhale aiguë ordinaire, l'hyperhémie est beaucoup plus marquée; la muqueuse devient rouge, tomenteuse, sécrète abondamment un liquide visqueux, jaune citron.

Dans tous les cas, que le bacille de WEEKS soit ou non en cause, les troubles subjectifs prennent, au bout de quelques jours, une intensité assez marquée ; le travail et même le sommeil sont impossibles, les paupières deviennent très douloureuses, il y a de la photophobie. On rencontre rarement des phénomènes généraux.

A côté des formes modérées et bénignes il existe des formes graves, notamment dans la conjonctivite contagieuse aiguë. Les paupières peuvent prendre un aspect violacé, ecchymotique ; leur gonflement devient tel que le malade ne peut les ouvrir. Il y a du chémosis sur la conjonctive bulbaire et quelquefois un exsudat pseudo-membraneux sur la conjonctive palpébrale.

Les malades souffrent beaucoup de la région oculaire ; souvent ils accusent une douleur spontanée au-devant du pavillon de l'oreille ; le ganglion pré-auriculaire engorgé en est la cause.

Les lésions cornéennes sont heureusement rares, mais elles ne sont pas impossibles ; elles consistent en une infiltration opaline occupant le centre de la cornée ; quelquefois, mais très exceptionnellement, se produisent de véritables ulcérations superficielles de la cornée avec hypopion (MORAX).

La conjonctivite catarrhale aiguë dure deux semaines environ. Selon le succès du traitement, elle passe à la forme chronique ou guérit complètement.

c. *Traitement*. — Avec PANAS nous insisterons sur la nécessité en pareil cas de se préoccuper de l'état général ; l'arthritisme, le lymphatisme, le diabète, l'albuminurie doivent être recherchés et traités comme il convient quand il y a lieu. Souvent le traitement local ne donne aucun résultat parce qu'on néglige la médication générale.

Ce traitement local a cependant une importance capitale et dès la première heure il faut s'appliquer à faire avorter le mal. La médication consiste surtout dans l'application de nitrate d'argent de 0.50 à 2 p. 100 ; après avoir bien lavé la conjonctive avec de l'eau boriquée tiède, on instille le collyre dans le cul-de-sac ou on l'applique avec un pinceau sous les paupières retournées. Quand on emploie la solution à 2 p. 100 et à plus forte raison, ce que nous croyons bien rarement utile, une solution plus concentrée, il faut neutraliser avec de l'eau salée.

Les applications d'eau glacée calment les douleurs et contribuent à modérer l'inflammation, elles sont formellement contre-indiquées et doivent être remplacées par l'eau chaude, dans le cas d'infiltration cornéenne.

Lorsqu'on est maître de la situation, on remplace le collyre au nitrate d'argent par le collyre au sulfate de zinc. La formule de Horst doit surtout son action à ce dernier médicament.

A ce collyre on se trouvera bien d'ajouter une pommade iodoformée, 25 centigrammes sur 10 grammes de vaseline ; ou une pommade jaune faible, 5 centigrammes sur 10 grammes de vaseline. Pendant ce traitement ne pas oublier que l'obstruction des voies lacrymales est la cause fréquente des conjonctivites ; par des injections appropriées et le catéthérisme il faut s'assurer de leur perméabilité et la rétablir quand il y a lieu.

Enfin le catarrhe de la conjonctive peut être entretenu par un état analogue de la muqueuse du nez. Les injections nasales d'eau salée, d'eau boriquée chaude et une pommade à l'acide salycilique (0,50) et au goudron (1 gr.) sur 10 grammes de vaseline rendent de grands services.

3° Catarrhe chronique. — Le catarrhe chronique résulte d'un catarrhe aigu préalable mal guéri, de l'action des poussières, de la fumée dans les fabriques, dans certains établissements, des trop longues veillées, de l'usage immodéré des boissons spiritueuses, de l'action prolongée du vent. Dans le lagophtalmos, l'ectropion, le contact permanent de l'air sur la conjonctive entraine le catarrhe ; il en est ainsi d'un bandeau trop longtemps maintenu sur l'œil, des fatigues qu'entrainent l'hypermétropie et l'astigmatisme, de la présence de corps étrangers dans le sac conjonctival, notamment des cils mal dirigés. Enfin la stase lacrymale en est une cause fréquente.

Les symptômes sont, avec une grande atténuation, ceux du catarrhe aigu léger. La conjonctive, au début lisse, finit par s'hypertrophier, s'épaissir et prendre un aspect velouté, dont le type le plus complet est celui qu'on observe dans le catarrhe conjonctival qui résulte de l'ectropion.

Le catarrhe chronique est une affection fréquente, notamment chez les vieillards, sa durée est longue et son pronostic assez sévère à cause même de sa ténacité et des complications (blépharite, ectropion) qu'elle peut entrainer du côté de la paupière. Le traitement doit, comme toujours, s'adresser à la cause : les médicaments topiques seront toujours combinés avec ce traitement étiologique.

Le nitrate d'argent ne convient que lorsqu'on observe des poussées aiguës ; les collyres astringents doivent lui être préférés ; le sulfate de zinc mélangé au laudanum (5 centigrammes de zinc, VIII gouttes de laudanum, 10 grammes d'eau), l'alun, le sous-acétate de plomb (10 à 50 centigrammes sur 10 grammes d'eau), sont les moyens les plus recommandables. Ce dernier médicament ne devra pas être employé quand la cornée ne sera pas absolument intacte. Le collyre pourra être remplacé par une pommade avec : bioxyde jaune Hg. 0,05, vaseline 5 gr. Contre l'agglutination des paupières et l'érythème dont elles sont souvent atteintes dans le catarrhe chronique, la pommade à l'oxyde de zinc (30 à 60 centigrammes pour 10 grammes de vaseline) rendra les meilleurs services.

4° Conjonctivite électrique et par agents chimiques. — Charcot en 1858 a déjà étudié l'ophtalmie électrique et conseillé de se servir de verres d'urane pour l'éviter, mais cette affection a été mise surtout en relief dans de récents et nombreux travaux.

Tantôt l'action de l'électricité se borne à l'œil, tantôt l'ophtalmie se lie au coup de soleil électrique de la face et des parties découvertes du corps. Il y a de l'hyperhémie de la muqueuse, du larmoiement et du gonflement des paupières, de la photophobie, des photopsies, du rétrécissement de la pupille et des mouches volantes.

La pommade à la cocaïne et les compresses froides font assez vite disparaître les accidents qu'on évite jusqu'à un certain point en portant des verres rouges ou jaunes.

La conjonctivite peut encore être occasionnée par l'usage immodéré du nitrate d'argent (argyrose). Les molécules d'oxyde d'argent se fixent sur les parties profondes de la muqueuse jusqu'aux fibres élastiques. Il en est ainsi également pour les cautérisations au sulfate de fer qui peut s'incruster et constituer la sidérose conjonctivale.

5° Conjonctivites purulentes. — Les conjonctivites purulentes sont le résultat de l'action sur la conjonctive des microbes pathogènes capables d'engendrer la suppuration. Les agents sont nombreux : le staphylocoque, blanc ou doré, le streptocoque, le pneumocoque, le gonocoque surtout sont en cause.

L'époque ne nous paraît pas éloignée où la conjonctivite propre à chacune de ces infections pourra être décrite séparément ; aujourd'hui, pour exposer l'état actuel de la science, il doit nous suffire de décrire :

a. La conjonctivite purulente d'origine blennorrhagique chez l'adulte ;

b. L'ophtalmie purulente des nouveau-nés ;

c. Les conjonctivites purulentes non blennorrhagiques, les conjonctivites à staphylocoques, streptocoques et pneumocoques, celles qui surviennent chez les enfants scrofuleux, qui compliquent une opération, etc.

A. Conjonctivite ou ophtalmie blennorrhagique de l'adulte. — Depuis longtemps les inoculations expérimentales et l'examen microscopique ont fait la preuve de la nature gonococcique de l'ophtalmie blennorrhagique, et la cause en est essentiellement le contage direct ou indirect par l'intermédiaire de l'atmosphère. L'ophtalmie purulente blennorrhagique vraie ne survient pas spontanément sans inoculation ; la conjonctivite blennhorrhagique spontanée de Fournier constitue, au point de vue clinique, un type différent bien défini caractérisé par sa bénignité habituelle.

On ne trouve pas de gonocoque dans le pus de cette dernière affection (Vanderstæten) ; cependant, avec Morax, qui a rencontré une fois cet agent pathogène, on pourrait admettre qu'il a pu être apporté par le torrent circulatoire et venir de l'urèthre à la surface de la conjonctive, comme à la surface des synoviales articulaires où il a été maintes fois constaté ; dans ce cas, il faudrait attribuer à la conjonctivite blennorrhagique spontanée la même importance et la même gravité qu'à celle qui résulte du contage direct, et comprendre sous la rubrique ophtalmie blennorrhagique tous les cas dans lesquels le gonocoque est à la base du processus.

Les autres conjonctivites, survenues chez les malades en puissance de blennorrhagie, sont de simples manifestations rhumatismales dont la guérison est relativement facile. Les cas de MAURICE PERRIN, de PONCET peuvent être ainsi interprétés.

Le virus peut être transporté directement des parties génitales dans l'œil par le blennorrhagique lui-même, ou passer d'un œil contaminé à l'autre œil, ou encore dans l'œil d'une personne de l'entourage. Dans les familles pauvres, où la promiscuité ne permet pas de prendre toutes les précautions voulues, il n'est pas rare de voir l'affection atteindre ainsi plusieurs personnes.

a. *Symptômes.* — Dans les formes typiques les paupières, dès le début, qui commence deux jours environ après l'inoculation, deviennent rouges et fortement œdémateuses ; il est très difficile de les écarter pour examiner la cornée ; tout d'abord aucun liquide ne se produit à la surface de la conjonctive, qui est infiltrée, épaissie, bosselée, d'un aspect rouge granuleux.

Autour de la cornée apparaît un gonflement séreux, un chémosis qui l'encadre et présente un aspect très caractéristique. L'œil est douloureux, ainsi que toute la région, et bientôt une sérosité sanguinolente louche s'en écoule ; le ganglion pré-auriculaire est engorgé : il y a souvent de la fièvre.

Cet état dure vingt-quatre, quarante-huit heures, au plus ; c'est le stade d'infiltration.

Le second stade arrive ensuite ; c'est celui de la pyorrhée. La sécrétion purulente très abondante fuse incessamment entre les paupières, pendant que la conjonctive dégonfle peu à peu, que les paupières se dégagent et reprennent lentement leur aspect.

Après quelques jours de sécrétion, quelquefois un ou deux septénaires, la suppuration devient moins abondante ; le troisième stade, celui de la blennorrhée chronique s'établit ; il est caractérisé par l'aspect rouge, épaissi, velouté, de la conjonctive, surtout de la conjonctive tarsienne. Celle du cul-de-sac est turgescente ; la moins enflammée est la conjonctive bulbaire.

L'ophtalmie purulente dont nous venons de tracer à grands traits la physionomie, correspond au type moyen. En exagérant ou en diminuant l'intensité des symptômes, il est facile de comprendre ce que sont les cas suraigus et subaigus.

Quand la maladie doit se terminer par la guérison, les accidents diminuent progressivement et la conjonctive revient lentement à l'état normal ; lorsque l'affection passe à l'état chronique, la conjonctive se recouvre d'excroissances papillaires persistantes, de plis plus ou moins accusés dans la région des culs-de-sac ; mais malheureusement très souvent la marche de l'affection est traversée par l'apparition de graves complications dont les plus redoutables sont les *lésions de la cornée.*

Cette membrane peut être atteinte selon trois manières différentes.

α) L'épithélium se desquame par plaques isolées ; il en résulte de petites facettes visibles à

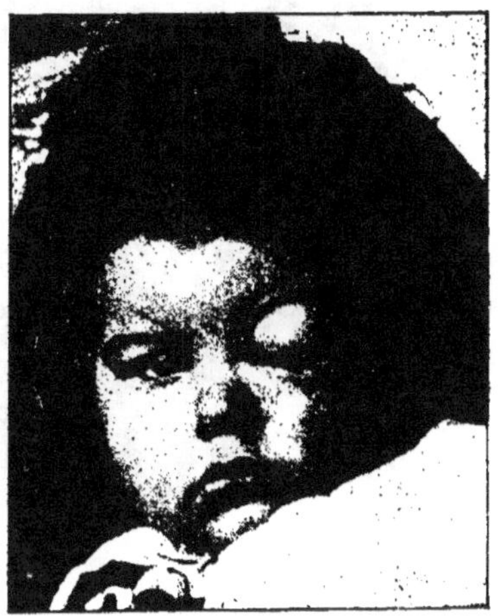

Fig. 101.

Ophtalmie purulente unilatérale.

l'éclairage oblique et n'altérant pas la transparence de la cornée. La porte est dès lors ouverte aux agents infectieux et si le traitement n'aboutit pas rapidement à un résultat heureux, la membrane s'infiltre, se nécrose, et se perfore.

β) Il apparait d'emblée des points grisâtres qui se réunissent et forment un volumineux abcès dans la région centrale de la cornée. La chambre antérieure est envahie ; une large perforation a lieu à travers laquelle l'œil peut se vider.

γ) Une zone d'infiltration linéaire s'établit sur toute la périphérie de la cornée : cette infiltration forme une sorte de sillon circulaire qui peut s'abcéder (abcès annulaire de la cornée). La

11.

membrane ainsi circonvenue ne peut plus vivre et se nécrose en totalité.

On comprend que par l'un ou l'autre de ces processus la cornée puisse être détruite en partie ou en totalité : l'iris vient

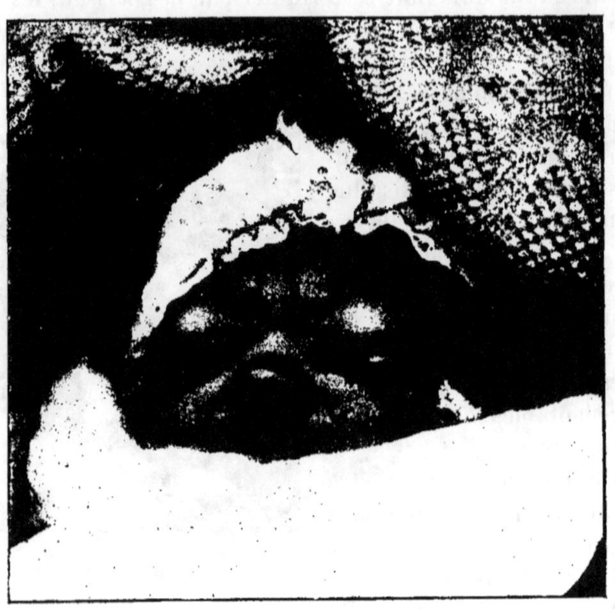

Fig. 102.
Ophtalmie purulente double.

souvent boucher les pertes de substances modérées ; il en résulte un leucome adhérent ; si l'ouverture est très large, l'œil peut se vider en entier, ou bien il se produit une panophtalmie qui détruit complètement l'organe et nécessite une énucléation.

Les complications cornéennes sont d'une telle gravité qu'elles doivent incessamment préoccuper le chirurgien pendant le traitement, il faut tout faire pour les éviter ; il est par conséquent nécessaire d'instituer aussitôt que possible une médication énergique, mais avant tout, pour intervenir à propos, il importe de faire un diagnostic ferme et de ne pas confondre la conjonctivite purulente avec la conjonctivite diphtéritique et la conjonctivite granuleuse aiguë.

b. *Diagnostic.* — Dans la conjonctivite diphtéritique on trouve la muqueuse tendue, raide, couverte de membranes jaunâtres, ecchymotiques, mais sans vaisseaux. Il n'y a pas de pus, mais un mélange de sérum sanieux dans lequel nagent des débris membraneux. Les douleurs sont plus violentes et l'état général beaucoup plus atteint que dans l'ophtalmie purulente.

La conjonctivite granuleuse aiguë est caractérisée, outre les granulations, par des petites taches blanchâtres entourées de vaisseaux, ne faisant pas saillie à la surface de la conjonctive : dans l'ophtalmie purulente il existe aussi des papilles pointues formant des excroissances ; mais il y a dans la conjonctivite granuleuse beaucoup moins de sécrétion et beaucoup moins d'inflammation ; les granulations surviennent chez des sujets lymphatiques, prédisposés, l'ophtalmie purulente dans d'autres circonstances étiologiques qui peuvent aussi servir au diagnostic. Enfin, et surtout dans les cas douteux, il faudra recourir à l'examen bactériologique, la présence du bacille de LÖFFLER tranchera la question dans le sens de la diphtérie ; le gonocoque est fréquent dans la conjonctivite granuleuse, mais il est constant et tient une place absolument prépondérante dans l'ophtalmie purulente blennorhagique.

Le pronostic de l'ophtalmie purulente est toujours très grave ; à toutes les périodes les complications sont à craindre et il faut toujours se tenir sur la réserve, même dans les cas qui paraissent marcher favorablement. Le mauvais état général du sujet est de nature à assombrir beaucoup le pronostic.

c. *Traitement.* — Pour appliquer judicieusement les moyens thérapeutiques que nous possédons, il est indispensable de bien se rappeler les trois stades du mal : 1° l'infiltration ; 2° la pyorrhée ; 3° l'état chronique.

A la période d'infiltration on combat l'inflammation par la glace et les sangsues ; le débridement de l'angle externe de l'œil agit favorablement en diminuant la compression de la cornée et en produisant une petite hémorragie ; les scarifications avec le sacrificateur sont également utiles, mais il faut se garder de la méthode dite abortive qui consiste dans l'emploi énergique d'une solution concentrée de nitrate d'argent.

C'est au second stade de l'affection que les cautérisations sont indiquées, c'est-à-dire lorsque le gonflement et la tension de la conjonctive ont fait place à une certaine mollesse, et que la suppuration commence à s'établir. Un bon procédé consiste dans l'usage du crayon mitigé (1 partie de nitrate d'argent pour 2 parties de nitrate de potasse), mais il faut *savoir bien s'en servir*. Après avoir retourné la paupière supérieure avec la pince bifide de GALEZOWSKI ou une pince à fixer à larges mors, on va saisir le cul-de-sac qu'on déroule pendant que le malade regarde en bas ; le crayon est promené sur toute l'étendue de la conjonctive ; on agit de même pour la paupière inférieure dont le cul-de-sac est facile à mettre à nu. Aussitôt après l'attouchement de la muqueuse, un aide verse à flots une solution salée concentrée ; un précipité blanc de chlorure acide se forme, plus ou moins épais, selon que le crayon a été appuyé plus ou moins fort. Il ne faut pas laisser dans l'œil ce précipité blanc, qui peut être dangereux pour la cornée. Un tampon d'ouate hydrophile trempé dans l'eau tiède suffit à l'enlever.

Pendant toutes ces manœuvres la cornée doit être soigneusement protégée et respectée. GALTIER (de Nîmes) a conseillé l'emploi d'une petite spatule métallique venant recouvrir cette membrane. Nous avons utilisé également de petits protecteurs cornéens en caoutchouc (kératostège) que la pression atmosphérique et l'adhésion moléculaire maintiennent au-devant de la cornée sans que cette membrane puisse en rien souffrir de ce contact.

Sur la muqueuse enflammée la cautérisation produit une eschare intéressant les parties les plus superficielles ; une exsudation séreuse suit la cautérisation et détache l'eschare du tissu sous-jacent ; survient alors une période de régénération pendant laquelle se produit un collapsus des tissus, une diminution considérable dans la sécrétion. Quand tombe l'eschare, la muqueuse, dépourvue de son épithélium, saigne en divers

endroits et son gonflement est très diminué; il faut se garder
de cautériser de nouveau à cette période, il faut attendre que
la régénération de l'épithélium soit faite, c'est-à-dire le moment où la sécrétion recommence.

Ces divers moyens ne sont vraiment pas sans dangers et
d'ailleurs il sera rarement nécessaire de recourir aux cautérisations à l'aide du crayon.

Les instillations suffisent dans la grande majorité des cas et
il n'est même pas besoin d'avoir recours aux solutions fortes.
Quelques auteurs n'ont pas craint de conseiller des collyres à
3 p. 100 : nous croyons devoir dire ici, en y insistant, que ces
collyres sont très dangereux, le collyre à 1, 1,50, rarement
2 p. 100 suffira toujours; nous abandonnons de plus en plus les
cautérisations pour recourir à ces collyres instillés deux fois
par jour.

Mais à ces instillations il importe essentiellement d'ajouter
les grands lavages que nous avons été l'un des premiers à

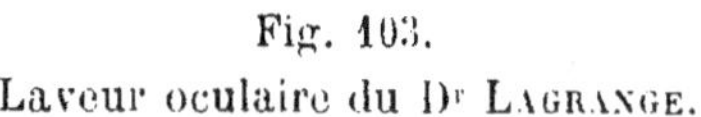

Fig. 103.
Laveur oculaire du Dr LAGRANGE.

préconiser et le premier à rendre pratiques par l'usage du
releveur creux dont la figure ci-jointe donne une idée très
exacte. Avant notre travail (*Société de chirurgie*, 23 février
1893), les irrigations préconisées par Osio de Madrid, ANDREWS
et quelques autres ophtalmologistes n'étaient pas entrées dans la
pratique à cause même de la défectuosité de l'instrumentation.
Depuis, les grandes irrigations sont devenues d'un usage courant et notre releveur creux a été successivement imité par un
certain nombre d'auteurs, qui lui ont fait subir des modifications
sans importance. L'idée qui nous a guidé dans la création de
notre irrigateur a été de laver l'œil avec l'instrument qui sert à
l'ouvrir; il n'aurait peut-être pas été mauvais que les confrères

qui nous ont fait l'honneur d'apprécier favorablement cette idée
en aient exactement précisé l'origine.

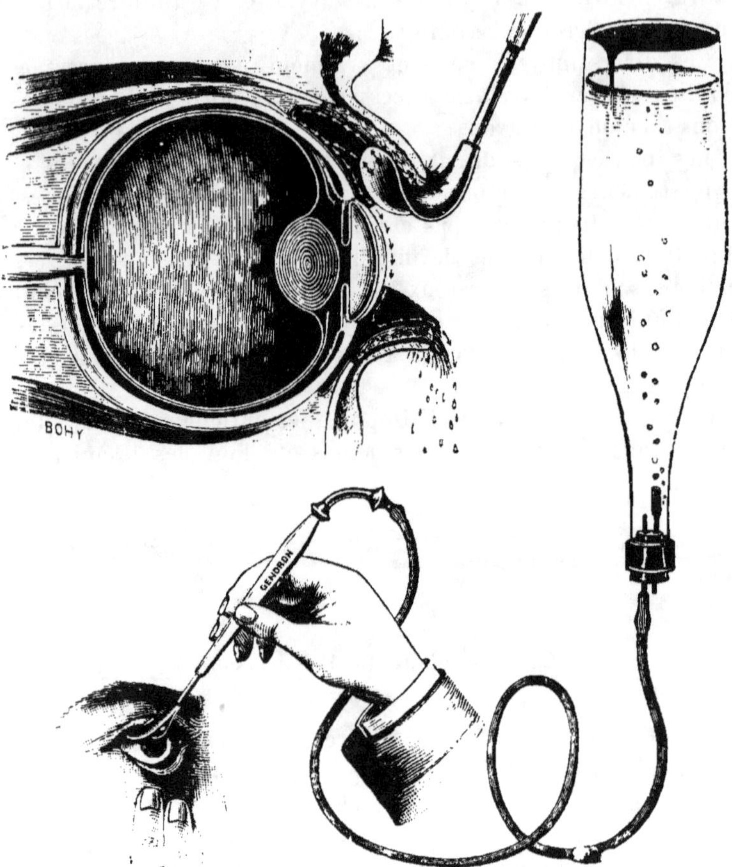

Fig. 104.
Manière de se servir du laveur oculaire.

Les grands lavages doivent être faits toutes les deux heures
avec de l'eau boriquée, ou du formol à 1 p. 3000, ou du permanganate de potasse à 1 p. 4000, mais le choix de l'antiseptique
n'a pas une grande importance parce que le lavage a surtout

une action mécanique. Nous donnons la préférence au permanganate, tout en reconnaissant que le nitrate d'argent est à la fois nécessaire et suffisant pour l'antisepsie.

KALT a imaginé un entonnoir laveur à l'aide duquel il fait passer dans le sac conjonctival une solution de permanganate de potasse qu'il croit suffisante pour la guérison. Nous pensons qu'un simple lavage superficiel ne peut valoir une instillation de nitrate d'argent atteignant les microbes dans l'épaisseur même de la lésion.

Lorsque l'affection arrive au troisième stade, on peut remplacer la solution argentique par le sulfate de cuivre, mais nous ne trouvons aucun avantage à ce changement, le nitrate d'argent en collyre à $\frac{1}{100}$, avec les grands lavages d'autant plus espacés que la sécrétion est moins abondante, suffisent toujours à conduire la guérison à bonne fin.

Pendant ce traitement local il faut tout spécialement porter son attention sur le traitement général : relever les forces du malade, le tonifier, surtout lorsque l'ophtalmie purulente s'est compliquée de lésions cornéennes ; la réparation de ces lésions se faisant d'autant mieux que la nutrition générale est plus active.

Tel est dans ses grandes lignes le meilleur traitement local de l'ophtalmie purulente blennorhagique ; pour ne rien omettre d'important, nous rappellerons ici l'utilité des scarifications faites après la cautérisation au moment où le gonflement est le plus marqué. Le scarificateur de DESMARRES permet de pratiquer des incisions rapprochées, parallèles, qu'il est facile de faire saigner en tiraillant la paupière de manière à ouvrir les lèvres de l'incision.

Le bourrelet chémotique qui entoure la cornée n'est pas la cause mécanique des lésions qui se produisent dans cette membrane ; il faut en accuser la pénétration des éléments infectieux dans les lames cornéennes, mais il n'en est pas moins utile d'inciser ce chémosis et de le faire saigner. On se sert pour cela de ciseaux à pointes mousses à l'aide desquels on fait des incisions multiples sur le chémosis toujours très saillant.

L'intervention du chirurgien qui désire en pareil cas cautériser la totalité de la conjonctive, scarifier la muqueuse sur les points les plus engorgés, inciser le chémosis, quelquefois débrider l'angle externe pour se donner du jour, prend les proportions d'une véritable et cruelle opération ; il ne faut **pas** compter sur la cocaïne, qui ne peut en rien atténuer la douleur ; la conjonctive enflammée ne l'absorbe pas et son usage immodéré pourrait troubler la nutrition trop tôt languissante de la cornée ; l'administration du chloroforme dans ces conditions peut devenir nécessaire, et pour notre compte nous y avons quelquefois recours chez les enfants qui, ne se rendant pas compte de la gravité de leur état, s'opposent plus que l'adulte à ces manœuvres chirurgicales de la plus haute importance.

d. *Traitement des complications cornéennes.* — Quand la cornée est atteinte, la thérapeutique doit subir d'importantes modifications. Tout d'abord il faut prendre un soin extrême à ce que le nitrate d'argent, même à faible dose, ne vienne pas en contact avec cette membrane ; c'est pourquoi il faut proscrire absolument l'usage des collyres et cautériser exclusivement au crayon en ayant soin de bien neutraliser. Le collyre au protargol (4 p. 100) pourra remplacer le nitrate d'argent.

La lésion cornéenne doit être pansée avec de la poudre d'iodoforme, de la pyoctanine en pommade ou en collyre (20 centigrammes de pyoctanine sur 10 grammes de vaseline ou d'eau distillée) ; quand l'ulcération est superficielle tout peut ainsi se réparer en laissant une taie peu épaisse et peu étendue, mais les ulcérations gagnent facilement en profondeur et la perforation de la cornée en est souvent la conséquence.

Dans les parties ulcérées, la cornée est amincie et supporte mal la pression intra-oculaire qu'il faut le plus possible diminuer à l'aide de l'ésérine (0,05 cent.) et de la pilocarpine (10 centigrammes sur 10 grammes d'eau distillée).

La nutrition de la cornée gagne à la diminution de la pression, et de plus la contraction de l'iris permet à cette membrane de venir s'accoler à la perforation de la cornée quand elle se produit. L'orifice est obturé par l'iris, il en résulte nécessairement un leucome adhérent, terminaison fâcheuse, mais relativement favorable, car on évite ainsi la perte complète de l'œil.

La paracentèse de la chambre antérieure, en diminuant la pression, rend de grands services dans le traitement des ulcères cornéens ; elle évite la perforation spontanée et ses dangers (projection du cristallin en avant, perte du corps vitré, hémorragie *ex vacuo*), et, de plus, elle place la cornée dans de meilleures conditions de nutrition et de réparation. Soemisch a recommandé la transfixion de l'ulcère et son opération a été acceptée par beaucoup de praticiens. Elle ne nous a pas donné d'aussi satisfaisants résultats que la paracentèse faite dans une partie saine de la membrane transparente. A cette paracentèse on se trouve bien d'ajouter une cautérisation très exactement appliquée sur l'ulcère avec la pointe fine d'un galvanocautère.

Quand le malade se présente avec une perforation déjà faite et une hernie consécutive de l'iris, la meilleure conduite consiste à abandonner l'iris et la plaie à la cicatrisation naturelle en continuant d'ailleurs le traitement de l'ophtalmie purulente et saupoudrant le prolapsus de poudre d'iodoforme porphyrisé. Si le cristallin luxé se présente dans l'ouverture de la cornée, il faut doucement aider à son expulsion ; le corps vitré apparaît alors, on peut le ponctionner, en faire sortir quelques gouttes, la tension de l'œil diminue et encore qu'une pareille situation soit très grave, il n'est pas impossible d'obtenir ainsi une cicatrice favorable à l'établissement ultérieur d'une pupille artificielle.

B. Ophtalmie purulente des nouveau-nés. — a. *Étiologie.* — Cette ophtalmie, qui est en somme la même affection que celle des adultes, a pour cause le catarrhe virulent des voies génitales, et l'infection se produit au moment même de la naissance, pendant le passage de la tête de l'enfant dans le vagin. Les paupières emportent un peu de la sécrétion qui rentre dans le sac conjonctival au moment où l'enfant ouvre pour la première fois les yeux. Il faut deux ou trois jours pour que le virus germe à la surface de la conjonctive et produise l'ophtalmie. L'infection peut aussi se faire plus tard, par la sécrétion vaginale, lorsque l'accouchée et son entourage ne prennent pas les précautions convenables, notamment lorsque l'enfant couche dans le lit de sa mère. Deux fois sur trois l'affection commence par l'œil gauche.

Très souvent le catarrhe vaginal de la mère est d'origine blennorrhagique ; le gonocoque est alors l'agent infectieux et l'affection prend d'emblée une allure très grave ; d'autres fois il s'agit pour la mère d'un catarrhe simple du vagin et l'ophtalmie de l'enfant présente une forme légère dont on se rend facilement maître. Il n'est pas impossible d'ailleurs que l'enfant soit contaminé par des linges malpropres et qu'il en résulte une inflammation conjonctivale dont la mère est complètement innocente.

L'ophtalmie des nouveau-nés peut donc revêtir diverses formes qu'il faut bien connaître ; beaucoup de traitements trop vantés doivent leur succès à des erreurs de diagnostic d'un praticien, tombé sans le savoir sur une série heureuse.

b. *Symptômes.* — Les symptômes et la marche de l'affection permettent cependant d'apprécier de bonne heure la variété d'ophtalmie à laquelle on a affaire.

La forme blennorhagique commence toujours à la fin du deuxième ou au commencement du troisième jour; elle présente les mêmes symptômes que chez l'adulte, un peu moins intenses cependant en ce sens que l'inflammation de la conjonctive bulbaire est moins prononcée et qu'il y a rarement du chémosis. La cornée est moins menacée et avec un traitement judicieux on peut être à peu près certain qu'elle échappera à l'ulcération ; mais, comme chez l'adulte, on trouve dans la blennorhée aiguë des nouveau-nés un gonflement énorme des paupières, un écoulement de sécrétion très abondant.

La forme bénigne de l'ophtalmie purulente commence dans les premiers jours après la naissance, sans date précise, aussi bien au dixième jour qu'au troisième ; il n'y a pas de période d'infiltration de la muqueuse et d'emblée s'établit une sécrétion d'abord modérée, puis plus abondante, mais jamais comparable à celle que fournit l'ophtalmie blennorhagique. L'examen bactériologique peut être d'ailleurs d'un très grand secours pour le diagnostic. Dans la forme grave, celle qui commence le troisième jour, on trouve toujours le gonocoque. Souvent ce dernier microbe est associé au streptocoque et dans ce cas l'ophtalmie est particulièrement dangereuse. Notre élève CHARTRES a fait sous la direction du professeur FERRÉ (de Bordeaux) d'intéressantes recherches à ce sujet. Les quelques cas, très rares d'ailleurs, où dans notre service de l'hôpital des enfants nous n'avons pu, par un traitement régulier, nous rendre maître de l'affection, comprenaient des ophtalmies où le streptocoque prédominait. Dans la forme tardive et bénigne on trouve des pneumocoques, des bacilles de WEECKS (MORAX). Ce dernier auteur a d'ailleurs insisté dans sa thèse sur la facilité et l'importance de la recherche du microbe de NEISSER en pareil cas.

c. *Traitement*. — Dans le traitement de l'ophtalmie purulente des nouveau-nés la prophylaxie joue un rôle capital; son principe fondamental consiste à éviter l'infection pendant la naissance. La désinfection complète et répétée du vagin s'impose avant l'accouchement, le cyanure d'Hg. et le sublimé (0.50 sur 1000) sont les médicaments les plus sûrs et les plus communément employés.

Aussitôt après la naissance de l'enfant on lui nettoie les paupières avec une solution antiseptique faible, de façon à ce qu'elles soient bien propres quand il ouvrira les yeux. En le mettant au bain, il faut veiller à ce que le liquide du bain ne mouille pas le visage et enfin recourir, pour compléter la prophylaxie, à une instillation de nitrate d'argent dans chaque œil. Cette dernière pratique porte le nom de méthode de CREDÉ; cet auteur a conseillé l'usage d'une goutte d'un collyre argentique à 2 p. 100; cette méthode a donné dans les maternités les meilleurs résultats. Quelques accoucheurs cependant ont, avec raison, fait ressortir qu'un pareil collyre est très irritant : nous pensons qu'il vaut mieux se servir d'un collyre plus faible 1 2 ou 2/3 p. 100 et instiller plusieurs gouttes. La solution de CREDÉ est caustique, l'antisepsie faite par un collyre plus faible nous a toujours paru suffisante.

Lorsqu'on se trouve en présence d'une ophtalmie déclarée il faut mettre en usage les moyens préconisés pour l'ophtalmie des adultes. Dans l'ensemble nous résumerons ces moyens en disant :

1° Si la cornée est intacte, grands lavages fréquents au permanganate et instillations biquotidiennes d'un collyre au nitrate d'argent de 1/2, 1 ou 1 1/2 p. 100, selon la gravité des cas ;

2° Si la cornée est malade, mêmes lavages au permanganate et remplacement du collyre au nitrate d'argent par un collyre au protargol à 3, 4 ou 5 pour 100.

Les résultats que nous a donnés ce traitement sur des centaines d'ophtalmies purulentes nous permettent, dans l'ophtalmie des nouveau-nés, de le poser *en règle générale*.

Dans les cas où il y a des indications spéciales, abcès de la cornée, prolapsus de l'iris, etc., etc., on se comporte comme il a été dit plus haut pour l'ophtalmie des adultes.

Un détail très important au sujet du traitement de l'ophtalmie des nouveau-nés concerne l'alimentation des enfants. Il y a un très gros intérêt à ce que les enfants soient bien nourris ; ceux dont le poids ne s'accroît pas, et surtout ceux qui perdent leur poids sont exposés aux plus graves complications, malgré le traitement le mieux conduit. Ceci explique la gravité particulière de l'ophtalmie des hérédo-syphilitiques et des prématurés.

Quand il existe des complications cornéennes, il faut encore conduire le traitement selon les mêmes principes que chez l'adulte.

C. Conjonctivites purulentes non blennorrhagiques. — Sous ce titre il nous suffira de signaler succinctement : 1° la conjonctivite lacrymale à streptocoques ; 2° la conjonctivite à pneumocoques ; 3° la conjonctivite purulente des enfants scrofuleux.

La conjonctivite à streptocoques diffère de la conjonctivite purulente ordinaire en ce que la sécrétion est peu abondante, la tuméfaction des paupières modérée et la complication de l'iritis relativement assez fréquente.

La caractéristique de l'affection est dans la présence de chaînettes de streptocoques dans la sécrétion conjonctivale.

La conjonctivite à pneumocoques (MORAX) intéresse moins la conjonctive bulbaire que la palpébrale; la sécrétion peu abondante consiste en concrétions jaunâtres, renfermant de nombreux leucocytes, et des chaînettes de diplocoques présentant nettement le caractère du pneumocoque de TALAMON-FRÆNKEL. Dans les quatre faits rapportés par MORAX l'affection était monoculaire.

Signalons enfin, pour en finir avec les conjonctivites purulentes, la conjonctivite qui affecte les enfants scrofuleux de deux à six ans, caractérisée par un gonflement très accusé des paupières, un engorgement énorme des papilles et des glandes de la muqueuse palpébrale, une abondante sécrétion de pus. La conjonctive bulbaire est envahie tard et secondairement; il y a quelquefois à la surface de la muqueuse un exsudat principal qui en impose pour une ophtalmie diphtérique.

B) CONJONCTIVITE PHLYCTÉNULAIRE ET PUSTULEUSE

Cette variété de conjonctivite est particulièrement remarquable par sa fréquence; tout en conservant ses caractères généraux, elle peut revêtir des formes diverses dont quelques-unes sont graves; nous décrirons successivement l'ophtalmie phlycténulaire et le pemphigus de la conjonctive.

1° Ophtalmie phlycténulaire. — Cette affection est essentiellement la conjonctivite de l'enfance et se rencontre assez souvent chez les enfants bien portants, très souvent chez les enfants scrofuleux.

On a fait de nombreuses recherches sur la bactériologie de l'ophtalmie phlycténulaire; parmi les auteurs, les uns regardent cette affection comme exclusivement provoquée par le staphylocoque, les autres accusent le staphylocoque et le pneumocoque seuls, refusant toute influence à d'autres germes, d'autres enfin, très nombreux, nient même l'origine parasitaire et croient que l'ophtalmie phlycténulaire est une affection purement diathésique, constitutionnelle. L'un des travaux les plus complets sur ce sujet est celui qu'a publié notre élève ALBERT MICHEL (Th. Bordeaux, 1898); il est arrivé à cette conclusion que l'ophtalmie phlycténulaire est une affection parasitaire dans l'éclosion de laquelle le mauvais état de l'organisme joue le rôle de cause prédisposante; le staphylocoque est le microbe qui l'occasionne le plus fréquemment; sur dix-huit cas très bien étudiés dans le laboratoire du professeur FERRÉ (de Bordeaux) il a trouvé neuf fois le staphylocoque doré à l'état de pureté absolue, cinq fois le staphylocoque blanc seul; dans quatre autres cas les staphylocoques étaient associés : une fois au bacille de WEECKS, deux fois au bacillus coli communis et à des sarcines. Dans un seul cas les staphylocoques ont fait défaut.

L'ophtalmie phlycténulaire apparaît à la suite de toutes les influences irritantes et coïncide souvent avec des éruptions des paupières ou de la face; elle est fréquemment précédée par des ulcérations nasales ou un catarrhe chronique du nez qui, dans la production de l'affection oculaire, joue un rôle capital. La diathèse arthritique et certaines conditions climatériques (printemps) occupent une place importante dans l'étiologie.

a. *Symptômes.* — Au point de vue clinique, on reconnaît trois formes : 1° la forme simple, caractérisée par une seule phlyctène ou un petit groupe de phlyctènes; 2° la forme péri-cornéenne miliaire, caractérisée par la présence autour de la cornée d'un grand nombre de petites phlyctènes; 3° la forme pustulo-ulcéreuse.

1° La *forme simple* consiste dans la production sur la con-jonctive bulbaire d'une injection de forme triangulaire à sommet dirigé sur la cornée et portant une phlyctène grosse comme une tête d'épingle. Bientôt la phlyctène s'affaisse et le faisceau vasculaire disparaît; ou bien l'injection conjonctivale s'avance en forme de bandelettes vers la cornée et, arrivée au bord de cette membrane, se courbe sous forme de fer à cheval; une kératite en fusées, en bandelettes, résulte de l'envahissement de la membrane transparente.

2° Dans la deuxième variété, *forme péri-cornéenne*, l'inflam-mation se localise dans le voisinage de l'anneau conjonctival, et forme un léger bourrelet autour de la cornée. En examinant attentivement la région malade on y découvre un grand nombre de petites phlyctènes transparentes très fines. Il peut se faire que l'éruption fasse le tour de la cornée; la conjonctive bulbaire d'un rouge uniforme surmonte ainsi circulairement la

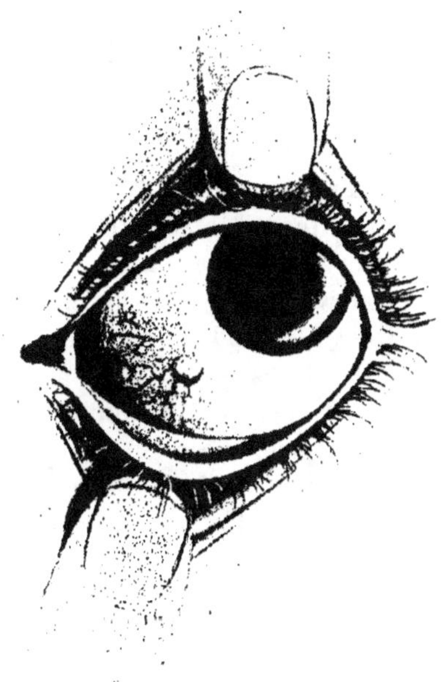

Fig. 105.
Pustule de la conjonctive.

cornée sans qu'il y ait cependant chémosis ni suppuration: le malade a de la photophobie, du larmoiement; des ulcérations peuvent se produire et la guérison de l'affection se faire attendre deux ou trois semaines. Il peut même arriver que l'ulcération marginale entraîne une perforation de la chambre antérieure qui devient ainsi le siège d'une hernie de l'iris (tête de mouche) et d'un staphylome partiel.

3° La *forme pustulo-ulcéreuse*, la plus grave, est presque aussi fréquente que les deux autres ; elle est caractérisée au début par de larges phlyctènes dont le contenu ne tarde pas à se troubler. Ces phlyctènes siègent tantôt sur un point quelconque de la conjonctive bulbaire, tantôt et le plus souvent dans la région du limbe; cette éruption pustuleuse s'accompagne d'injection vive du globe, de larmoiement et de sécrétion de muco-pus.

Une ulcération étendue, réunissant quelquefois plusieurs pustules, résulte de l'évolution de l'affection et il ne faut pas moins de cinq à six semaines pour que l'élimination et la cicatrisation de l'ulcère s'achèvent et si, ce qui n'est pas rare, de nouvelles poussées surviennent, l'affection peut durer très longtemps.

Les phénomènes d'inflammation et de sécrétion sont parfois tellement importants que cette variété d'ophtalmie en impose pour une ophtalmie purulente. L'intensité des symptômes inflammatoires et nerveux (blépharospasme, photophobie) peut d'ailleurs atteindre un grand degré d'exacerbation, surtout lorsque la cornée est intéressée.

b. *Pronostic.* — Les formes légères sont bénignes et cèdent vite à un traitement approprié, mais, même dans ce cas, il faut compter avec l'apparition de la kératite en bandelettes dont l'opacité est très opiniâtre. Les ulcérations du limbe peuvent entraîner l'ouverture de la chambre antérieure avec toutes ses conséquences, et dans tous les cas il faut redouter la longue durée du mal et la fréquence des récidives.

c. *Traitement.* — Dans les formes légères il faut se garder d'intervenir par une médication trop irritante qui ne pourrait qu'aggraver le mal; le nitrate d'argent doit être proscrit, l'agent par excellence est l'oxyde jaune de mercure, la poudre de calomel en insufflations est également conseillée par beaucoup d'auteurs, mais la pommade jaune (PAGENSTECHER) nous a toujours donné de si excellents résultats que nous ne saurions ici trop la recommander.

Il n'est pas nécessaire de recourir à de fortes doses, 10 centigrammes sur 10 grammes de vaseline suffisent parfaitement; on en introduit dans la conjonctive gros comme un gros pois, on invite le malade à fermer l'œil et avec l'index on exerce un léger massage sur la paupière, de façon à disséminer la pommade dans le sac conjonctival.

La photophobie sera toujours avantageusement combattue par l'instillation, préalable à la pommade, de quelques gouttes de chlorhydrate de cocaïne à 1 p. 100 auxquelles on pourra ajouter des badigeonnages de teinture d'iode sur le front et sur les paupières.

Le pansement à la cocaïne (s'il y a de la photophobie) et à la pommade jaune doit être précédé d'un lavage à l'eau boriquée tiède et suivi de l'application d'un petit bandeau flottant ou de lunettes fumées à forme de coquille. Ce pansement doit être renouvelé deux fois par jour.

Quand il se produit une ulcération menaçant de s'étendre, la cautérisation avec l'extrémité fine d'un galvano-cautère est le procédé de choix et vaut mieux que l'emploi d'un crayon pointu de nitrate d'argent. Le sel d'argent peut fuser au niveau de l'ulcère et impressionner fâcheusement la cornée voisine, puisqu'il s'agit presque toujours d'un ulcère du limbe.

Contre la kératite en bandelettes l'excision du faisceau vasculaire conjonctival marginal, toujours innocente, donne souvent d'excellents résultats.

Le blépharospasme peut être assez intense pour nécessiter une intervention spéciale qui doit être le débridement de l'angle externe de l'œil suivi de la canthoplastie. Bien que nous exercions dans un hôpital d'enfants, où l'ophtalmie phlycténulaire est très fréquente, nous n'avons jamais eu besoin de recourir au débridement du fascia tarso-orbitaire d'après la méthode d'AGNEWS.

Si le traitement de la variété de conjonctivite que nous étudions est régulièrement conduit, on évitera presque à coup sûr la perforation de la chambre antérieure; si elle se produit avec l'inévitable hernie de l'iris qui l'accompagne, il faut avec le galvano-cautère cautériser légèrement l'ulcération qui entoure la hernie; saupoudrer la région malade d'iodoforme et appliquer un bandeau compressif qui doit être renouvelé tous les jours. Une cicatrice indélébile, leucome adhérent, se produit assez vite.

Pendant le traitement local de l'œil, il faut soigneusement porter son attention : 1° du côté des autres lésions locales du nez, de la face, des oreilles qui sont très fréquentes ; 2° du côté de l'état général.

La pommade à l'oxyde blanc de zinc, appliquée sur toutes les ulcérations après qu'on les a débarrassées de leurs croûtes, donne d'excellents résultats. A recommander aussi pour les ulcérations nasales la pommade suivante :

<pre>
Acide salicylique. . . . .   0 gr. 80
Goudron.   0 — 50
Vaseline. . . . .   10 —
</pre>

Le traitement général se compose de précautions hygiéniques convenables, d'une alimentation tonique mais émolliente, de laquelle on proscrira absolument les liquides alcooliques, même le vin autrement que sous forme d'eau rougie, pas de poissons, pas de coquillages. Si le sujet est scrofuleux, les bains salés et l'huile de foie de morue seront très utiles.

Nous avons dit dans l'étiologie que le printemps et les conditions météorologiques qui l'accompagnent pouvaient provoquer l'affection ; celle-ci prend alors le nom de catarrhe printanier ; elle est caractérisée par sa longue durée et la fréquence des récidives.

C'est pour le catarrhe printanier surtout qu'il faut se garder d'un traitement irritant : des lavages boriqués, une légère pommade à l'oxyde jaune (0,05 sur 10 gr. de vaseline) et une hygiène appropriée sont les seuls moyens à employer. La pommade à l'iodoforme, très recommandable dans beaucoup d'ophtalmies, irrite souvent les yeux des petits malades atteints de catarrhe printanier. Il faut également proscrire l'usage de l'iodoforme et de l'hydrargyre chez les arthritiques et se borner chez eux à un traitement local doux et léger (chlorhydrate de cocaïne 0,05, sulfate de zinc 0,03, eau distillée 10 grammes, lotions boriquées) en insistant sur une hygiène appropriée et le traitement général.

2° Pemphigus de la conjonctive. — C'est une affection rare et très grave, caractérisée par la production de bulles pemphygoïdes sur la conjonctive, coïncidant ou non avec une éruption cutanée analogue, aboutissant à la destruction du sac conjonctival, quelquefois à son oblitération sous forme d'ankyloblépharon. La vue est perdue par le progrès des altérations ulcéro-purulentes de la cornée et même sans ulcération par les progrès du xérosis conjonctival.

Cette affection a été décrite par DE GRÆFE sous le nom de phtisie essentielle de la conjonctive. La muqueuse desquame, s'exfolie et disparaît sans que le sujet présente d'éruptions cutanées, mais le plus souvent il y a des éruptions analogues à celles de la conjonctive au moins sur les muqueuses buccales.

Le traitement général des affections cutanées peut être employé ; le traitement local doit, le moment venu, s'appliquer à réparer les brèches de la conjonctive, mais l'un et l'autre ont une bien faible valeur en présence de la marche destructive de cette redoutable affection.

C) Conjonctivites croupale et diphtérique

Les mots croupal et diphtérique ont deux significations très différentes, qu'il importe de bien établir.

La conjonctivite croupale est caractérisée par un dépôt de fausses membranes sur l'épithélium conjonctival ; la conjonctivite diphtérique consiste essentiellement dans une infiltration fibrineuse de toute l'épaisseur du tissu de la muqueuse ; nous allons décrire ces deux affections en deux paragraphes distincts.

1° Conjonctivite croupale ou pseudo-membraneuse. — Elle est surtout fréquente chez les enfants au moment de la première dentition, ou bien à la suite de diverses pyrexies exanthématiques, notamment de la rougeole. Les cautérisations excessives au nitrate d'argent, les brûlures accidentelles de la conjonctive par des caustiques y prédisposent.

Certaines ophtalmies catarrhales à type épidémique revêtent la forme pseudo-membraneuse et l'on peut voir également la fausse membrane se produire incidemment dans les ophtalmies purulentes ordinaires, notamment celles du nouveau-né.

Cette affection diffère évidemment beaucoup de la diphtéritique ; cependant il faut reconnaître que, dans la plupart des fausses membranes, l'examen bactériologique décèle le bacille de LÖFFLER plus ou moins associé avec le staphylocoque et le streptocoque ; c'est moins par conséquent l'aspect infectieux que le siège et la forme des lésions anatomiques qui sont caractéristiques ; les fausses membranes croupales ont une épaisseur et une adhérence variables, mais ne dépassent jamais la couche épithéliale. Au-dessous d'elle la conjonctive est excoriée, enflammée, saignante et possède encore toute la vitalité de son stroma, contrairement à ce qui se passe dans l'infiltration diphtérique.

Dans la conjonctivite croupale l'inflammation offre en général au début les caractères d'une violente ophtalmie catarrhale. les paupières s'œdématient, la conjonctive gonfle, surtout au niveau des culs-de-sac et il survient une abondante sécrétion muco-purulente. A ce moment apparaît la fausse membrane sur la conjonctive tarsienne ou dans l'un des culs-de-sac. Rarement la conjonctive bulbaire se recouvre aussi d'exsudats croupaux ; s'il en est ainsi, des complications cornéennes peuvent se produire comme dans les autres variétés d'ophtalmie purulente.

La guérison est la règle. Il faut d'abord favoriser le détachement spontané de la fausse membrane par des vaporisations ou des lotions chaudes antiseptiques. Une pommade à l'iodoforme à 3 p. 100, de grands lavages boriqués tièdes sont indiqués. Plus tard, quand arrive la purulence, on ajoute aux grands lavages l'action du nitrate d'argent (de 1 à 2 p. 100).

Il existe de cette affection une forme redoutable, suraiguë, qui détruit la cornée en un temps très court et contre laquelle le traitement a très peu de prise (VALUDE).

2º Conjonctivite diphtéritique. — Cette affection a des caractères très particuliers qui ne permettent pas de la confondre avec les autres inflammations conjonctivales.

Son étiologie est celle de la diphtérie des muqueuses et se rattache à la même origine bacillaire ; c'est la manifestation d'une affection générale survenant par contagion en temps d'épidémie, particulièrement chez les sujets malingres et fatigués, de préférence les enfants entre deux et huit ans ; les enfants nouveau-nés en sont assez rarement atteints.

L'agent infectieux est le bacille de LÖFFLER associé à des staphylocoques et à des streptocoques. Ces derniers microbes, d'après SOURDILLE, sont la cause des lésions suppuratives et gangréneuses ainsi que de l'engorgement ganglionnaire.

Le début de l'affection est caractérisé par une tuméfaction très marquée de la paupière supérieure et l'impossibilité de la mouvoir ; la conjonctive bulbaire devient chémotique et ce chémosis présente ceci de particulier qu'à l'incision il ne s'écoule aucun sérum, le tissu conjonctival étant infiltré de fibrine coagulée, gélatineuse. C'est la première période ou *période d'infiltration*. A ce moment, la paupière est dure, difficile à retourner, comme une visière de casquette (DE GRÆFE).

En retournant la paupière, on constate une infiltration épaisse de toute la muqueuse qui a pris une coloration grise et jaunâtre.

L'exsudat interstitiel, épais, suspend la circulation et menace la conjonctive, et la cornée se sphacèle. Une incision faite dans ce tissu, même à une grande profondeur, ne laisse écouler qu'une très petite quantité de sang émergeant péniblement de l'entaille faite dans le tissu lardacé.

Cette infiltration peut occuper toute la surface conjonctivale, dans les cas les moins graves elle peut se localiser en quelques endroits sous forme de plaques diphtériques.

La sécrétion à cette période est sanieuse, grisâtre, peu abondante, si on fait abstraction de la dacryorrhée qui l'accompagne.

Après cinq ou six jours apparaît la *deuxième période dite de suppuration*, l'exsudat interstitiel s'élimine spontanément et la conjonctive prend peu à peu l'aspect qu'elle offre dans l'ophtalmie purulente ; mais l'élimination de l'exsudat interstitiel ne peut avoir lieu sans qu'il se produise des eschares et une *troisième période*, celle de *cicatrisation*, doit nécessairement venir terminer la scène morbide (DE GRÆFE).

Les cicatrices peuvent être très étendues, créer de larges

symblépharons entre la conjonctive vasculaire et la palpébrale ; le sac conjonctival peut se rétrécir et perdre ses propriétés physiologiques de façon à entrainer une véritable exophtalmie aboutissant à la perte de l'œil. Cette période de cicatrisation est souvent très longue.

Le pronostic de l'ophtalmie diphtéritique est très grave, surtout parce que l'affection menace la cornée d'une manière toute particulière ; à la première période cette membrane peut se sphacéler sous l'influence de l'exsudat interstitiel qui lui coupe les vivres ; à la période de suppuration elle reste exposée à tous les méfaits de l'ophtalmie purulente, et le chirurgien a la plus grande peine à la défendre.

Au total la diphtérie de la conjonctive est une très redoutable affection oculaire, en particulier quand elle survient épidémiquement, chez un sujet dont la nutrition est affaiblie. C'est l'état de la cornée qui décide de l'avenir de l'œil et fixe immédiatement le praticien sur la gravité du pronostic.

Traitement. — Aussitôt le diagnostic confirmé, il faut se mettre en devoir de recourir à la sérothérapie à laquelle nous devons d'excellents résultats. Deux, trois, quatre injections seront pratiquées, à vingt-quatre heures d'intervalle, dans les flancs du malade, ainsi qu'on le fait pour la diphtérie laryngée ou pharyngée. Sous l'influence de cette médication on voit l'exsudat interstitiel se liquéfier, la conjonctive devenir molle et la période d'infiltration faire place beaucoup plus vite à la période de suppuration. Cette dernière sera d'ailleurs bien plus courte que si l'affection évolue normalement.

Pendant la première période de l'affection il faut toujours proscrire les caustiques ; le jus de citron et les lavages boriqués constituent la médication la plus recommandable ; aussitôt que la suppuration s'établit, on doit agir, comme dans l'ophtalmie purulente, par des compresses glacées, la cautérisation au nitrate d'argent et les grands lavages réguliers. Les cautérisations doivent être employées avec modération afin de ne pas exagérer la profondeur des cicatrices qui résultent de la chute de l'infiltrat muqueux. Quand arrive la période de cicatrisation, on peut pallier à la dessiccation de l'œil par des instillations de lait, de glycérine ou d'une solution de carbonate de soude (1 gramme sur 30 grammes d'eau).

Le traitement local devra toujours être accompagné d'un traitement général approprié ; aux malades très robustes, on prescrira une diète sévère, des purgations au calomel ; les autres seront tonifiés, soutenus par des boissons alcooliques, tous seront le plus tôt possible soumis à l'action bienfaisante de la sérothérapie.

D) Ophtalmie granuleuse, trachome

Cette affection est l'une des plus graves de la pathologie tout entière. Elle est fréquente, tenace, contagieuse, prompte à la récidive et fertile en complications redoutables.

Elle est essentiellement caractérisée par un processus suppuratif dont la nature spécifique, anciennement connue, a été bien établie lors de l'expédition d'Égypte. Vers cette époque, Beng distingua assez judicieusement deux formes d'ophtalmie, l'une catarrhale, bénigne, l'autre purulente, grave, correspondant à la conjonctivite folliculaire et au trachome à proprement parler.

En 1840, Deconné chercha à établir que les granulations n'étaient que des follicules hypertrophiés de la conjonctive et plus tard les travaux d'anatomie pathologique se multiplièrent. Il faut surtout retenir ceux d'Yvanoff, de Soemisch et de R.elh- mann. Ces auteurs établirent définitivement que le siège du trachome est dans le stratum sous-muqueux qui contient du tissu adénoïde, c'est-à-dire comme les ganglions, un stroma à mailles fines remplies de cellules lymphatiques.

L'anatomie pathologique des désordres produits par l'ophtalmie granuleuse est maintenant bien connue. Il n'en est malheureusement pas de même de la bactériologie dans laquelle tout est incertitude. Examinons avec quelques détails ces deux parties de la question : anatomie pathologique et bactériologie.

1° Anatomie pathologique, bactériologie. — Les folli- cules lymphoïdes forment au début des amas pleins se continuant par des contours diffus avec le tissu environnant. Ces follicules clos sont souvent compris dans l'épaisseur de saillies papillaires plus ou moins prononcées, saillies qui d'ailleurs ne sont pas propres à l'ophtalmie granuleuse, puisqu'on les observe à l'occasion de toute irritation inflammatoire de longue durée de la conjonctive (catarrhe chronique, conjonctive ectropionnée, etc., etc.). Dans le catarrhe printanier, on trouve également de grosses papilles aplaties et de même dans l'ophtalmie purulente chronique. Il y a bien dans ces affections de véritables granulations à la surface de la conjonctive et pourtant, encore que la ligne de démarcation soit difficile à trancher, ce ne sont pas des cas d'ophtalmie granuleuse.

Le processus granuleux consiste dans l'engorgement des follicules lymphatiques par des lymphocytes, des leucocytes mononucléés, des phagocytes, des cellules à noyaux multiples (VILLARD). Ces follicules sont au propre les granulations caractéristiques ; ils sont plus ou moins pressés les uns contre les autres, quelquefois nettement distincts, quelquefois adossés et confondus sur l'un des côtés. RÆLHMANN pense que si les granulations persistent assez longtemps, il se fait autour d'elles une véritable capsule conjonctive.

Les granulations coexistent avec les saillies papillaires et souvent les follicules lymphatiques dont nous parlons siègent dans les papilles elles-mêmes ; c'est le trachome mixte de certains auteurs qui réservent le mot de trachome pur aux cas dans lesquels il existe des granulations sans papilles, celui d'hypertrophie papillaire à ceux où il y a des papilles sans granulations. Cette division schématique est acceptable, le malheur est qu'en clinique il est difficile de savoir si les papilles hypertrophiées s'accompagnent ou ne s'accompagnent pas de granulations.

Le trachome peut être diffus, et il mérite ce nom que lui a donné STELLWAG, lorsque la conjonctive du tarse est tout entière couverte de végétations très développées ; il existe alors une véritable infiltration lymphatique de toute la conjonctive ; cette infiltration peut subir la dégénérescence muqueuse, le trachome est gélatineux.

L'inflammation trachomateuse est donc, avant tout, une

inflammation folliculaire commençant par l'hypertrophie des éléments adénoïdes et aboutissant à leur destruction.

Un tissu cicatriciel vient remplacer la muqueuse détruite; parmi les cellules lymphatiques, en amas sous forme de granulations, ou disséminées dans la conjonctive, les unes se résorbent,

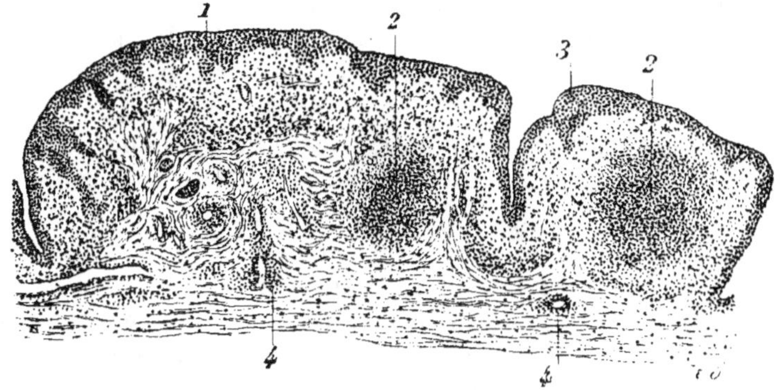

Fig. 106.

Coupe à travers la conjonctive trachomateuse de la paupière supérieure. On y voit deux papilles sectionnées. Le sillon qui sépare les deux papilles a l'aspect d'un cul-de-sac glandulaire (d'après FUCHS).

1, 3, épithélium de la conjonctive épaissi. — 2. 2. follicules trachomateux. 4. 4, vaisseaux entourés d'une infiltration cellulaire.

les autres se transforment peu à peu en cellules fusiformes, puis en fibres conjonctives adultes. Ces fibres sont semblables à celles qui composent le tissu de cicatrice, elles en ont le pouvoir rétractile; la conjonctive se raccourcit, perd sa propriété de membrane muqueuse, ne lubréfie plus la surface de l'œil et l'irrite au contraire par ses irrégularités anormales.

La sclérose du tissu conjonctif ainsi néoformé suffit à expliquer, dans l'ophtalmie granuleuse, le recroquevillement constant du tarse sans qu'il participe directement au processus; mais le plus souvent il est lui-même en dégénérescence, les glandes de MEIBOMIUS sont détruites ou par cette dégénérescence ou par la sclérose; le pseudo-cartillage palpébral est à la fin incurvé et épaissi, tantôt ramolli, tantôt sclérosé par le processus inflammatoire dont il est le siège.

Mais tout le processus anatomo-pathologique ne se passe pas du côté de la conjonctive. La cornée devient trop souvent le siège du pannus trachomateux. Ce pannus n'est autre chose que du tissu conjonctif de nouvelle formation qui, parti du limbe, gagne la cornée ; ce tissu siège à la surface de la membrane de BOWMANN, au moins dans les cas récents ; il laisse par conséquent tout le parenchyme de la cornée intact et lui permet de reprendre sa transparence après la résorption du pannus lui-même.

D'après RÆLHMANN, il y aurait à la surface du pannus de véritables follicules trachomateux, analogues à ceux de la conjonctive, mais aplatis par la pression des paupières et plus tard ulcérés par le blépharospasme, le trichiasis et l'entropion.

Quelquefois le pannus ulcéré devient si exubérant qu'il mérite le nom de *sarcomateux ;* on lui donne le nom de *crassus* ou de *tenuis,* selon son degré d'épaisseur. Le vieux pannus formé de tissu conjonctif peu vascularisé se nomme *pannus siccus.*

Le pannus commence d'habitude par la partie supérieure de la cornée, fait explicable par l'irritation mécanique qui résulte du contact incessant, sur cette partie de la cornée, des rugosités que porte la paupière supérieure ; mais cette irritation mécanique ne suffit pas, puisque le pannus manque souvent alors même que les granulations palpébrales sont très nombreuses et très anciennes. Le pannus résulte de l'infiltration de la région du limbe qui toujours le précède ; on sait que cette région, la plus vasculaire du sac conjonctival, est le lieu d'élection des inflammations oculaires externes ; il est donc tout naturel qu'elle soit intéressée dans les cas d'inflammation trachomateuse. Nous savons aussi que le courant circulatoire qui nourrit cette région a une direction centripète, c'est-à-dire qu'il se dirige vers le centre de la cornée ; au niveau du limbe le courant sanguin s'arrête, mais il est en quelque sorte continué par un courant lymphatique qui apporte à la cornée ses matériaux de nutrition.

Les produits inflammatoires infectieux du limbe sont ainsi entraînés dans la cornée ; de là le pannus.

Tels sont, d'une façon succincte, mais suffisante cependant

pour faire comprendre la marche générale du processus, tels sont, disons-nous, les désordres anatomiques qui caractérisent l'ophtalmie granuleuse.

La cause première de ces désordres est-elle dans une infection microbienne et quel est le microbe spécifique ? — Les recherches bactériologiques modernes n'ont encore pu répondre à ces questions.

Sattler, Leber et Haab ont rencontré et incriminé particulièrement des micrococques analogues à ceux de la blennorrhagie. Koch, qui a étudié l'affection en Egypte, a trouvé deux sortes de microbes, un diplocoque analogue à celui de Neisser et un fin bacille spécial dont la présence serait constante au milieu du pus; Michel et Goldschmidt considèrent aussi l'élément spécifique comme un diplocoque; ce dernier auteur aurait pu reproduire l'affection par une inoculation du microbe qu'il considère comme spécifique.

Il convient de rester réservé au sujet de ces recherches bactériologiques d'autant plus que Sattler, devenu moins affirmatif, a reconnu depuis ses premiers travaux que le véritable microbe pathogène des granulations est à découvrir. C'est également la conclusion à laquelle arrive Morax dans un travail récent.

En attendant de plus heureux résultats il faut se contenter des données que nous fournit la clinique sur l'étiologie et la nature du trachome, ainsi que sur les rapports qui existent entre les diverses variétés : trachome papillaire, trachome granuleux, trachome mixte.

2° Étiologie. — L'ophtalmie granuleuse est d'habitude, peut-être exclusivement, le résultat d'une infection venant d'un autre œil atteint lui-même de trachome; cependant, sans pouvoir apporter de preuve décisive à ce sujet, il nous semble permis d'admettre que l'affection peut se développer spontanément.

On sait qu'immédiatement au-dessous du chorion muqueux on trouve un stratum de cellules lymphoïdes; ces cellules sont contenues dans un fin réticulum qui rappelle par sa structure le tissu adénoïde de la muqueuse intestinale. Or, n'est-il pas très naturel d'admettre que chez les sujets lymphatiques, qui sont de beaucoup ceux que le trachome frappe le plus volontiers, ce tissu lymphoïde s'engorge, se farcit de jeunes cellules, augmente de volume comme il arrive pour les ganglions engorgés sous l'influence de la même diathèse. Les saillies trachomateuses, les granulations seraient ainsi constituées en dehors de toute infection.

Il n'en est pas moins certain que la sécrétion des trachomateux est contagieuse et représente un danger permanent pour ceux qui sont prédisposés à l'affection. C'est ainsi que l'ophtalmie granuleuse se propage facilement dans les casernes, les prisons, les hospices, les pensionnats.

La facilité de l'infection est soumise à de multiples conditions qui sont de nature à amoindrir beaucoup le degré de contagiosité de la maladie.

Parmi les individus vivant dans les mêmes conditions sociales, les scrofuleux ou les sujets affaiblis sont presque seuls atteints.

A partir d'une certaine altitude, le trachome est très rare. Dans la Suisse et dans le Tyrol, en Auvergne, il est presque inconnu, tandis qu'il est commun dans les Pays-Bas, Belgique, Hollande, région du Danube inférieur, etc.

CHIBRET s'est efforcé de démontrer que le trachome cesse d'être contagieux à partir d'une altitude de 250 mètres en France. En Algérie, à cause de la chaleur plus forte, il faudrait monter plus haut pour constater cette si intéressante particularité; il en serait ainsi au Brésil à partir de 800 mètres d'altitude, de même encore pour le haut plateau de la Bavière.

Les races elles-mêmes ont une grande influence sur le développement du trachome, CHIBRET croit à l'immunité de la race celte.

De tout ceci il résulte que le trachome n'est réellement contagieux que pour certains individus, à certaines altitudes, dans certaines conditions de misère et de promiscuité sociale. Ces considérations jointes aux données négatives des recherches microbiennes démontrent que dans la pathogénie du trachome le terrain prime de beaucoup la graine.

3° Symptomatologie. — Au point de vue clinique, il convient d'établir immédiatement deux formes : 1° la forme aiguë; 2° la forme chronique.

a. *Forme aiguë.* — Les granulations aiguës sont caractérisées par la présence de petites papilles proéminentes, rouges, tuméfiées, entre lesquelles on découvre de petites taches blanchâtres, rondes, de la grandeur d'une petite tête d'épingle, sans vaisseaux. Ces taches, qui ne sont autres que les follicules lymphatiques gonflés. sont caractéristiques de l'ophtalmie granuleuse qui, à ce moment, pourrait être confondue avec le catarrhe purulent de la conjonctive.

Au début, la sécrétion est relativement faible, mais elle augmente plus tard; la vascularisation de la conjonctive devient excessive, une sécrétion purulente abondante se développe; arrivée à cette période, l'affection peut spontanément rétrocéder et guérir ; mais trop souvent les complications ordinaires de l'ophtalmie purulente se produisent et la perte de l'œil en résulte ; d'autres fois, l'affection devient lentement chronique avec des traces plus ou moins évidentes de la poussée aiguë.

Cette forme de trachome est fréquente dans les pays chauds et correspond à ce qu'on a appelé l'ophtalmie d'Egypte, dont Larrey a laissé une bonne description.

b. *Forme chronique.* — Les premiers signes accusés par le malade sont une certaine difficulté pour ouvrir son œil, de la photophobie. La conjonctive tarsienne est rouge et épaisse, la muqueuse est hypertrophiée; à sa surface on distingue des papilles bosselées, framboisées ou bien des granulations grises ou jaunes, transparentes, arrondies, soulevant en hémisphères les couches les plus superficielles de la conjonctive. Les papilles sont surtout fréquentes sur la conjonctive tarsienne, les granulations particulièrement dans le cul-de-sac, surtout le cul-de-sac supérieur. La conjonctive bulbaire ne présente ni saillies papillaires, ni granulations; dans les cas graves, elle est seulement le siège d'une injection plus ou moins prononcée.

A ces signes objectifs il faut ajouter ceux qui se produisent au niveau de la cornée, le pannus et les ulcères cornéens dont nous avons déjà parlé. Ajoutons encore l'iritis qui n'est pas très rare.

Les troubles fonctionnels dépendent presque exclusivement
des lésions de la cornée. En dehors d'une crise provoquée par
un peu de sécrétion, de la lourdeur des paupières, les lésions
de la conjonctive passent inaperçues lorsqu'elles n'occasionnent

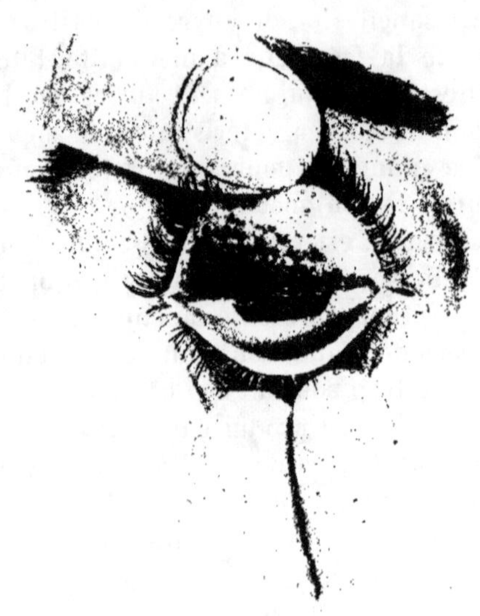

Fig. 107.
Ophtalmie granuleuse.

aucune complication du côté de la membrane transparente ;
les désordres cornéens peuvent entraîner et entraînent souvent la perte complète de la vision.

4° **Marche**. — La première phase est celle de l'hypertrophie
de la conjonctive ; cette hypertrophie résiste plus ou moins
longtemps et fait place à la sclérose ; l'évolution dure en général des années ; pendant le processus on voit apparaître sur
la conjonctive du tarse de fines traînées cicatricielles qui correspondent par leur importance à l'importance de l'hypertrophie antérieure. Au niveau des culs-de-sac le même travail
cicatriciel se produit, la conjonctive perd ses propriétés phy-

siologiques, ne cesse de se raccourcir et de se transformer en un voile fin, blanchâtre.

Ces modifications pathologiques acquièrent une intensité variable; dans certains cas légers l'hypertrophie de la conjonctive est peu prononcée et les cicatrices qui en résultent sont, par conséquent, sans grande importance. Malheureusement il en est rarement ainsi et le malade tombe le plus souvent dans l'une des complications suivantes :

a. *Incurvation des paupières et trichiasis*. — L'incurvation résulte de la rétraction de la conjonctive qui courbe le cartilage tarse de façon à le rendre convexe en avant; en retournant la paupière supérieure on constate une ligne étroite et blanche de 2 millimètres de largeur, parallèle au bord libre de la paupière.

Le tarse est d'abord lui-même altéré, plus épais, infiltré surtout au niveau de son bord inférieur; plus tard il s'amincit et cède sous l'influence de la traction conjonctivale. Le trichiasis ou direction vicieuse des cils est la conséquence nécessaire de cette incurvation du tarse; il en résulte pour la cornée les plus graves inconvénients.

b. *Symblépharon postérieur*. — Le cul-de-sac conjonctival peut s'effacer complètement et la conjonctive se jeter directement de la région tarsienne sur le bulbe ; le globe est ainsi très bridé dans ses mouvements.

c. *Opacités de la cornée*. — Un pannus, même très prononcé, mais récent, peut disparaître complètement par un traitement approprié; mais plus souvent le pannus et les ulcères cornéens amènent des altérations définitives.

d. *Xérosis conjonctival*. — Quand la conjonctive est très altérée, très rétrécie, elle ne fournit plus de sécrétion et ne peut plus lubréfier le globe oculaire; le malade éprouve constamment une sensation de sécheresse très pénible; la cornée, depuis longtemps atteinte par le pannus, se couvre d'un épithélium sec et opaque; le sujet, aveugle, est de plus défiguré par son œil.

En persistant pendant longtemps le pannus, comme la conjonctivite trachomateuse, devient parfois le siège d'une transformation conjonctive cicatricielle; une membrane mince de tissu conjonctif peut ainsi recouvrir la cornée.

Quand la cornée se ramollit sous l'influence de la pénétration du pannus à travers la membrane de BowMANN, il se fait quelquefois des ectasies, staphylomes partiels, et enfin des ulcères qui peuvent aller jusqu'à la perforation.

C'est par un traitement judicieux, commencé aussitôt que possible, qu'on arrivera à limiter les méfaits si graves et si nombreux de l'ophtalmie granuleuse.

5⁰ Traitement. — Il faut tâcher d'atteindre ce double but: 1⁰ combattre les accidents inflammatoires; 2⁰ faire disparaître l'hypertrophie de la conjonctive.

Le nitrate d'argent et le sulfate de cuivre sont les deux caustiques les plus recommandables; le premier convient aux cas aigus, le second aux cas chroniques; contre la sécrétion purulente, le nitrate d'argent à 2 p. 100, et dans les cas à marche lente, contre l'hypertrophie, les cautérisations répétées au sulfate de cuivre. La cautérisation au sulfate de cuivre a le défaut d'exiger des soins très prolongés, pendant des mois et souvent des années. Lorsque la guérison se fait par trop attendre malgré les cautérisations régulières, on peut recourir au massage de la conjonctive à l'aide de poudres (acide borique et iodoforme en parties égales), de pommades au précipité jaune ou à l'iodoforme. Cette dernière pommade nous a donné de très bons résultats dans des cas très rebelles.

Mais de tous les moyens d'en finir rapidement avec l'hypertrophie de la conjonctive, le meilleur de beaucoup est le traitement chirurgical, le brossage de la conjonctive tel que MANOLESCU, ABADIE, DARIER l'ont préconisé. Ce brossage, auquel nous avons fait subir quelques modifications de détail, a pour but de modifier la conjonctive sans la détruire et d'en éliminer les éléments infectieux. Sans doute il n'est pas radical dans tous les cas, mais il donne la plupart du temps des résultats très rapides, et abrège toujours dans de grandes proportions la durée si désespérément longue, de la maladie.

Il est bien supérieur contre le pannus à l'inoculation de pus blennorrhagique et à l'action du jequirity qui, préconisé par de WECKER, a eu son heure de célébrité et qui d'ailleurs a rendu des services considérables. Il faut cependant ne pas être absolu et savoir individualiser le traitement : nous conseillons de traiter en général les cas de trachome aigu par le nitrate d'argent jusqu'à la guérison ou le passage à l'état chronique ; dans les cas chroniques légers, la cautérisation au sulfate de cuivre répétée tous les deux jours, le collyre au sous-acétate de plomb à 10 p. 100 peuvent suffire ; lorsqu'il existe des granulations partielles, volumineuses, mais localisées, la destruction au galvano-cautère sera très judicieusement appliquée, enfin dans le trachome chronique grave le brossage est le procédé de choix. Dans aucun cas il ne peut être utile de pratiquer l'excision du cul-de-sac, ni la résection de la conjonctive du limbe.

Le traitement général ne devra pas être négligé ; ce sera celui de la diathèse lymphatique.

Les complications du trachome, entropion granuleux, trichiasis, staphylomes de la cornée, sont justiciables des traitements spéciaux qui seront exposés ailleurs (voy. *Chirurgie oculaire*).

E) Conjonctivite tuberculeuse ; lèpre et syphilis de la conjonctive

— En 1873, Koester a décrit le premier cas de tuberculose conjonctivale, sous la rubrique granulome tuberculeux. Depuis, l'affection a été fréquemment observée et les expériences nombreuses qui ont été faites ont démontré l'inoculabilité de l'affection dont Haab a donné une très bonne description.

Les lésions tuberculeuses siègent surtout dans la conjonctive du tarse ; à la surface de la muqueuse paraît un ulcère couvert de granulations rouge-jaunâtre sur un fond lardacé. Autour de l'ulcère, qui n'a aucune tendance à se cicatriser, se trouvent des saillies grisâtres qui ne sont autre chose que des tubercules. Avant l'apparition de l'ulcère on peut voir à la surface de la conjonctive un semis de granulations et c'est dans le point où les granulations sont le plus confluentes que l'ulcération se produit.

L'affection dépasse la conjonctive et infecte le voisinage, y compris les ganglions préauriculaires et sous-maxillaires.

Souvent la région tarsienne et celle des culs-de-sac sont seules infiltrées de tubercules, mais la conjonctive, irritée par les produits infectieux, s'enflamme sur toute son étendue; plus tard la cornée prend part au processus, se vascularise et s'ulcère. Habituellement un seul œil est atteint.

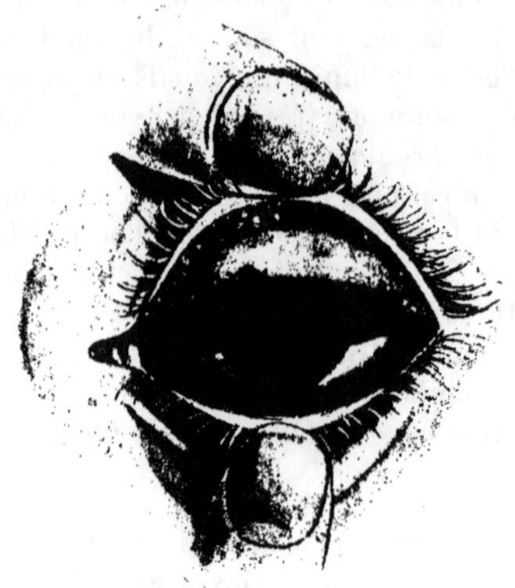

Fig. 108.
Tuberculose miliaire de la conjonctive.

Le malade ne souffre pas; il est simplement incommodé par le gonflement des paupières et la sécrétion purulente, ainsi que par la gêne ou la perte même de la vision quand la cornée est très malade.

Le lupus de la conjonctive est aussi une affection tuberculeuse de cette membrane; il peut se propager à la conjonctive en passant par les bords palpébraux, ou venir du nez par les voies lacrymales (ARNOZAN); cette forme de tuberculose conjonctivale donne lieu à une réaction moins vive que l'autre et siège d'ordinaire près du bord libre; comme dans le lupus en général, on peut montrer une surface cicatrisée à côté de l'ulcération qui offre un aspect rougeâtre bourgeonnant, granuleux.

La tuberculose conjonctivale s'attaque aux sujets jeunes ;
sept fois seulement sur quarante-cinq observations bien étudiées, les deux côtés étaient atteints ; elle peut être primitive,
c'est-à-dire constituer une affection purement locale, consécutive à une infection directe de la conjonctive ; VALUDE a
établi que lorsque l'épithélium est intact les bacilles ne peuvent
pénétrer dans la conjonctive, mais il suffit de la moindre
érosion superficielle pour ouvrir une porte d'entrée. La tuberculose conjonctivale est secondaire lorsqu'il existe déjà des lésions
dans une autre partie de l'organisme. L'infection alors d'origine interne est apportée dans la conjonctive par la circulation.

Le traitement consiste dans l'extirpation de la partie malade
de la conjonctive, le curettage de l'ulcère et les cautérisations au
galvano-cautère. L'antiseptique de choix pour le pansement sera
toujours l'iodoforme. On ne négligera pas le traitement général.

Lèpre conjonctivale. — Le léprome de la conjonctive
est une affection fréquente dans les pays où la lèpre est endé-
mique. Il consiste dans la présence d'une saillie mamelonnée
formant avec des saillies voisines une sorte de bourrelet entourant la cornée qui est d'habitude envahie par le mal.

Les bacilles de HANSEN sont extrêmement nombreux et caractérisent anatomiquement l'affection qui coïncide toujours
avec les autres symptômes de la lèpre. Il importe de noter
que la conjonctive n'est pas toujours anesthésiée, mais qu'au
contraire elle est souvent très sensible. PANAS a même signalé,
et nous l'avons constaté dans un fait personnel, que la cocaïne,
même à haute dose, ne peut insensibiliser le léprome et que
l'excision, qui doit toujours être suivie d'une cautérisation au
fer rouge, est très douloureuse.

Affections syphilitiques. — Les affections syphilitiques
les plus fréquemment constatées dans la conjonctive sont les
gommes, dont le siège d'élection est la conjonctive bulbaire.
La gomme peut se ramollir et s'ulcérer. Les antécédents, l'aspect particulier de la gomme ou de l'ulcération permettront de
faire le diagnostic.

Les chancres durs infectants peuvent aussi intéresser la conjonctive palpébrale; mais le début de cette affection, d'ailleurs rare, a lieu habituellement sur le bord libre de la paupière.

Le traitement local et général est celui des affections de ce genre. Quand l'ulcération sera phagédénique, on se trouvera bien d'une cautérisation au fer rouge.

§ 2. — XÉROSIS OU XÉROPHTALMIE

Le xérosis est une affection qui consiste cliniquement dans la sécheresse de la conjonctive, et anatomiquement dans une dégénérescence superficielle ou profonde, graisseuse ou cicatricielle de la muqueuse.

1° Étiologie. — Cette affection survient dans deux conditions différentes ; à la suite d'une affection locale ou d'une affection générale.

Les causes locales sont les inflammations de la conjonctive qui se terminent par la dégénérescence cicatricielle de la muqueuse ; le trachome y conduit souvent en vertu même de son processus spécial qui est un processus sclérosique. La diphtérie conjonctivale, en détruisant la muqueuse plus tard remplacée par du tissu cicatriciel, aboutit au même résultat. Les cautérisations excessives au nitrate d'argent, le pemphigus de la conjonctive, sa destruction par des brûlures (agents chimiques ou physiques) conduisent aussi au xérosis. Signalons enfin le psoriasis de la conjonctive comme capable d'entraîner cette altération conjonctivale.

Les affections générales qui produisent le xérosis sont rares heureusement, car elles présentent en elles-mêmes une gravité considérable. L'héméralopie essentielle qui résulte elle-même d'un vice de nutrition s'accompagne souvent d'une plaque conjonctivale triangulaire couverte d'une écume fine et desséchée qui ne se mouille pas par les larmes. Birot en a fait un signe pathognomonique de l'héméralopie, ce qui est exagéré, mais indique bien l'importance de la lésion.

Chez les enfants, la kératomalacie commence souvent par

un xérosis de la conjonctive qui se développe au niveau de la fente palpébrale, s'étend plus tard sur la cornée et en entraine la destruction ; c'est là une affection attribuable au mauvais état général, lymphatisme excessif, athrepsie.

2° Anatomie pathologique. — Au point de vue anatomique il faut distinguer d'abord le xérosis qui consiste dans le dessèchement partiel de la couche épithéliale de la conjonctive bulbaire, sans rétraction de son tissu. Il se forme ainsi une sorte de cutisation qui occupe principalement le voisinage des commissures, sous forme d'un triangle jaunâtre à base tournée vers la cornée.

A ce niveau l'épithélium est épaissi, d'aspect épidermique, et c'est parce qu'il est en dégénérescence graisseuse que les larmes ne le mouillent pas. C'est la forme superficielle et bénigne en quelque sorte de l'affection.

En second lieu, et développé par un processus différent, il faut citer le xérosis qui résulte de la destruction complète de la muqueuse, laquelle est remplacée par un tissu cicatriciel fibreux, rétractile, sans glande, et pourvu d'un épithélium très insuffisant pour le protéger.

La pathogénie de cette deuxième variété se comprend d'elle-même ; pour expliquer le xérosis superficiel, la dégénérescence graisseuse de l'épithélium, on a eu recours à la bactériologie. Kuschbert et Neisser ont décrit le bacille du xérosis, mais il est douteux qu'il s'agisse là d'un agent caractéristique de l'affection, car les injections et les inoculations de ce bacille, faites par Cirincione et beaucoup d'autres, sont toujours restées négatives. Dans une intéressante autopsie, ce dernier auteur ayant rencontré des lésions du ganglion de Gasser et de l'ophtalmique a admis une origine nerveuse.

3° Symptômes. — Dans le xérosis on constate que la conjonctive, tantôt hyperhémiée, tantôt pâle, sécrète à peine. La sécrétion conjonctivale n'est pas tarie ; souvent, au contraire, elle est augmentée, mais à cause de la dégénérescence de la muqueuse les larmes ne la mouillent pas. Plus tard d'ail-

13.

leurs la sécrétion lacrymale elle-même devient très faible.

La sensibilité de la muqueuse s'émousse, la cornée devient paresseuse et quelquefois se détruit complètement. Les culs-de-sac conjonctivaux disparaissent lentement sous l'influence de

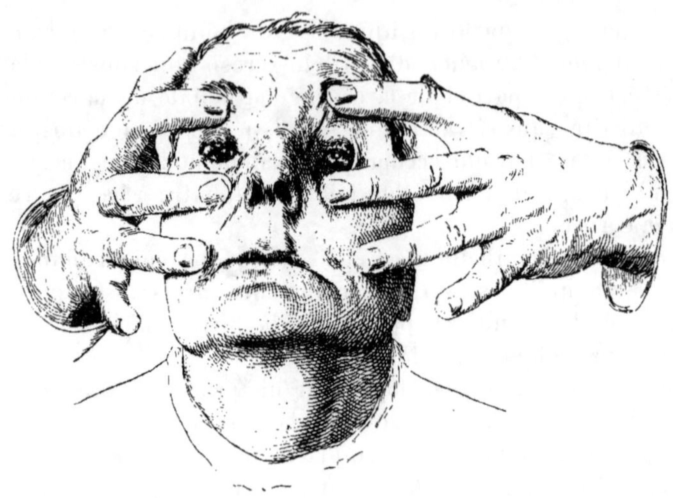

Fig. 109.
Xérosis de la conjonctive. MARTIN (de Bordeaux.)

la rétraction cicatricielle et il peut arriver que tout se termine par un symblépharon total. C'est là ce qui s'est produit dans le cas que représente la figure 109, concernant un malade observé par G. MARTIN.

4° Traitement. — Le traitement doit être étiologique ; ce sera celui de l'affection locale (trachome, brûlure, ectropion, etc.), ou de l'affection générale, quand les désordres de la muqueuse conjonctivale seront la conséquence d'une dystrophie constitutionnelle.

§ 3. — DYSTROPHIES DE LA CONJONCTIVE

Nous décrirons dans ce paragraphe la pinguecula, et le ptérygion.

1° Pinguecula. — La pinguecula est une dégénérescence
hyaline sénile de la conjonctive, du tissu sous-muqueux et
même de l'épisclère. Elle se présente sous la forme d'une petite
saillie de couleur jaunâtre qui longtemps a été à tort considérée comme une accumulation de graisse.

Fuchs a démontré que les amas jaunes placés en plein
stroma muqueux étaient constitués par des fibres conjonctives
et élastiques *devenues hyalines:* les parois des vaisseaux dégénèrent en même temps que les cellules, ce qui explique le peu
de vascularisation de la région malade.

La pinguecula siège presque exclusivement sur la partie de
la muqueuse exposée aux souillures de l'air extérieur, principalement du côté nasal, le long de la fente palpébrale. Quand
la lésion est peu marquée, elle n'occasionne aucune gêne et il
paraît inutile d'intervenir ; toutefois il ne faut pas oublier que
le ptérygion, que nous allons décrire, procède souvent de la
pinguecula et que l'extirpation de cette dernière constitue le
véritable traitement préventif du ptérygion.

2° Ptérygion. — Le ptérygion est une affection caractérisée
par la production d'une bande fibreuse, triangulaire à base
externe, à sommet interne ou cornéen, siégeant de préférence
dans le grand angle de l'œil et toujours sur les parties de la
muqueuse exposées à l'air. Les cicatrices conjonctivales en
forme de triangle ne sont que de faux ptérygions.

La tête du ptérygion empiète plus ou moins sur la cornée ;
elle peut arriver jusqu'au centre, au grand détriment de l'acuité
visuelle ; toujours elle s'insère profondément sur le tissu cornéen comme le tendon sur les os ; le corps du ptérygion se
continue directement et insensiblement avec la conjonctive.
Le développement de l'affection, toujours lent, peut atteindre
un degré très étendu ; il est des ptérygions qui s'insèrent au
centre de la cornée et occupent tout le grand angle de l'œil ;
ils peuvent même constituer un véritable obstacle aux mouvements du globe oculaire en dehors.

Deux explications ont été données pour définir le ptérygion ;
toutes les deux s'appuient sur un fait certain, savoir que la

tête du ptérygion offre seule quelque chose de spécial ; la bride
conjonctivale en résulte et s'accentue au fur et à mesure de
l'envahissement du tissu cornéen de la périphérie au centre. Il

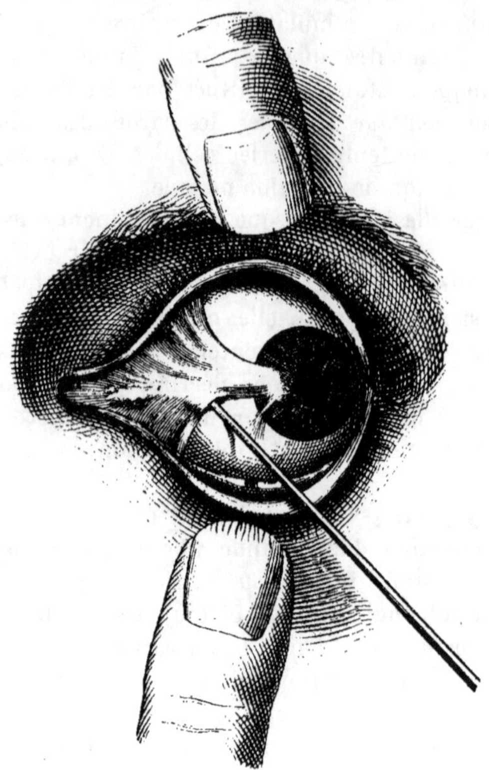

Fig. 110.

Le malade regarde en dehors pour tendre le ptérygion ; un stylet
glissé sous le bord inférieur le soulève.

ne reste plus par conséquent qu'à expliquer pourquoi la tête du
ptérygion s'avance sur la cornée. ARLT estime que tout commence par un ulcère de cette membrane et que, pour se cicatriser, l'ulcère a besoin du tissu épithélial environnant ; mais
l'épithélium de la cornée est trop attaché à cette membrane

pour aller vers l'ulcère ; c'est celui de la conjonctive qui se transporte en quelque sorte au secours de l'ulcération pour la réparer ; l'épithélium entraînant le tissu sous-jacent, il en résulte que la rétraction cicatricielle agit principalement sur la conjonctive dont le déplacement est facile.

Dans la deuxième théorie, qui est celle de Fuchs, il n'y aurait pas d'ulcération cornéenne au début du ptérygion ; la lésion primitive siégerait dans le limbe scléro-cornéen et serait d'ordre trophique comme la pinguecula, le gérontoxon par exemple.

La théorie de Fuchs s'accorderait avec l'absence de tout travail inflammatoire dans l'évolution du ptérygion, avec l'absence aussi de l'ulcère cornéen de Arlt dont, ni la clinique ni l'anatomie pathologique, ne démontrent l'existence constante ; mais elle a le grave défaut de ne pas faire comprendre la marche centripète si régulière du mal. La véritable pathogénie du ptérygion est encore à trouver.

Le ptérygion peu marqué, n'intéressant que le bord marginal de la cornée, ne présente pas grand inconvénient ; mais il a souvent une tendance à progresser et dans ce cas il est justiciable du traitement chirurgical, les cautérisations au cuivre, à l'argent, à l'acétate de plomb étant toujours insuffisantes.

Dans le chapitre de la chirurgie oculaire sont décrites les manœuvres opératoires intéressant le ptérygion ; signalons ici la fréquence des récidives et la nécessité d'une ablation très complète suivie d'une réparation de la perte de substance conjonctivale à l'aide de sutures appropriées.

§ 4. — NÉOPLASMES DE LA CONJONCTIVE

Les néoplasmes de la conjonctive sont assez fréquents et quelques-uns très graves. Les polypes, les kystes, les angiomes, les papillomes et les tumeurs malignes nous intéresseront tour à tour.

1° Polypes de la conjonctive. — Les polypes sont des tumeurs constituées par un lacis à larges mailles de fibres conjonctives et de cellules lymphatiques ayant pour enveloppe une épaisse couche de cellules épithéliales. Le siège d'élection est le pli semi-lunaire, la caroncule, les plaies de la conjonctive, notamment la boutonnière conjonctivale faite pour l'opération du strabisme.

Souvent le polype se pédiculise ; il peut alors tomber spontanément. Son excision est toujours facile.

2° Kystes de la conjonctive. — La variété la plus fréquente consiste dans la présence d'une saillie arrondie, allongée dans le sens latéral, très transparente, laissant voir son contenu très limpide, et siégeant le plus souvent au niveau du cul-de-sac inférieur ou sur la conjonctive bulbaire.

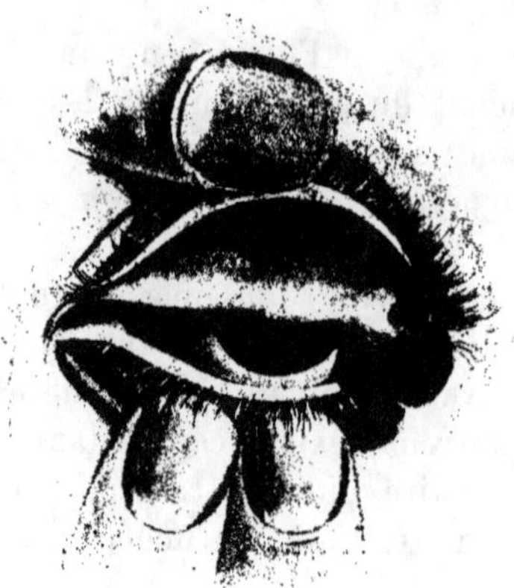

Fig. 111.
Polype de la conjonctive
palpébrale.

C'est un véritable angiome lymphatique dont la guérison s'obtient par une simple excision.

Mais ces kystes lymphatiques ne sont pas les seuls qu'on rencontre dans la conjonctive, on y trouve aussi des kystes par inclusion, des kystes glandulaires et des kystes à entozoaires.

Les kystes par inclusion, d'ailleurs très rares, sont la conséquence d'un traumatisme ; ils se développent selon le mécanisme bien connu des tumeurs épidermoïdales ou perlées.

Les kystes glandulaires sont ceux qui se développent aux dépens des glandes de la conjonctive ; il faut entendre ici le mot glande dans son sens le plus large et donner ce nom, non seulement aux glandes de Krause et de Henle, mais encore aux utricules anormaux qui se développent dans les affections de la conjonctive. Que la glande soit d'ailleurs normale ou pathologique, l'agent principal de la formation kystique est l'épithélium cylindrique qu'on trouve dans la cavité.

Les kystes à entozoaires sont presque toujours des cysticerques, se présentant sous la forme d'une tumeur kystique
rose pâle, presque diaphane au centre où l'on reconnaîtra dans
la majorité des cas un disque blanchâtre ou jaunâtre circons-

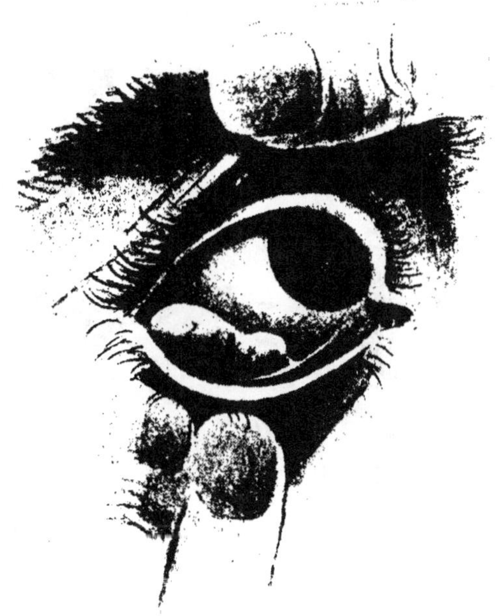

Fig. 112.
Kyste séreux glandulaire de la conjonctive.

crit, se déplaçant latéralement dans une certaine étendue, mais
adhérant à la sclérotique par le centre de sa face postérieure
(SICHEL).

3° Angiomes. — L'angiome est une affection congénitale
siégeant près de la caroncule. Nous en avons recueilli un bel
exemple. Il peut acquérir quelquefois un volume très considérable et prendre les proportions d'une véritable tumeur caver-
neuse, justiciable de la cautérisation ou mieux de l'électrolyse.

4° **Papillome.** — Le papillome est caractérisé par une hypertrophie du corps papillaire coïncidant avec une exagération
plus ou moins grande du revêtement épithélial. Par définition
cette affection est bénigne ; dans le papillome type le revêtement épithélial est formé par les cellules normales de la région,
c'est-à-dire des couches plus ou moins nombreuses de cellules

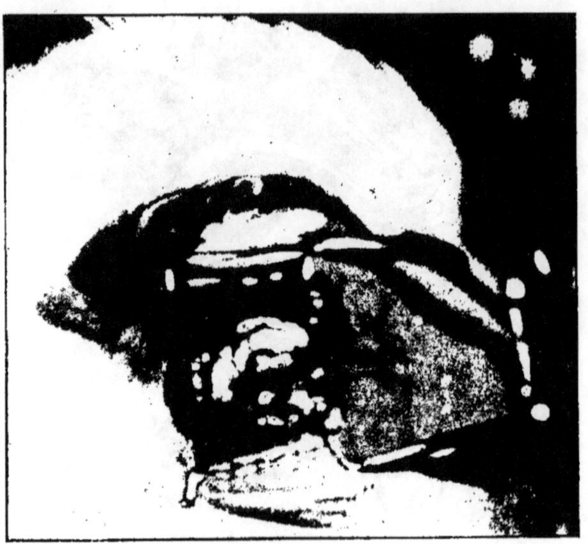

Fig. 113.
Papillome de la conjonctive.

rondes et au-dessus d'elles une ou plusieurs rangées de cellules
pavimenteuses. Quand les choses restent ainsi le papillome est
bénin, mais il n'est pas rare de voir l'épithélium proliférer outre
mesure, et de là à constater sa transformation en épithélium il
n'y a qu'un pas aisément franchi. Il arrive alors que l'hypertrophie du corps papillaire est débordée par le développement
de l'épithélium qui, après s'être longtemps contenté de coiffer
la papille, s'étend aux alentours en infiltrant le tissu environnant.

5° Tumeurs malignes. — Nous décrirons sous ce nom les sarcomes et les épithéliomas épibulbaires.

a. *Sarcomes épibulbaires*. — Les sarcomes, moins souvent observés que les tumeurs épithéliales, sont presque toujours mélaniques. Ils peuvent se développer sur toutes les parties de la conjonctive bulbaire, mais leur siège d'élection est le limbe conjonctival situé à l'union de la cornée et de la sclérotique. Ces tumeurs s'étalent sur la coque oculaire en s'appuyant sur la sclérotique et la cornée, qui, très souvent, ne prennent aucune part à leur développement. Ces membranes souffrent même très peu de ce voisinage ; seul l'épithélium de la cornée, soulevé par le néoplasme, ne tarde pas à disparaître ; quelquefois, cependant, le parenchyme cornéen est détruit par les éléments cancéreux, mais le fait n'est pas commun.

Le développement de ces tumeurs est d'habitude remarquable par la lenteur et les allures bénignes du début, mais leur structure est celle des tumeurs mélaniques les plus graves, c'est-à-dire qu'au milieu des cellules jeunes du sarcome on trouve une grande quantité de granulations pigmentaires, inter ou intracellulaires. Il est probable que ces granulations pigmentaires ont une origine hématique. Vossius et Birnbacher ont fait, pour le démontrer, d'intéressants travaux ; mais il n'en est pas moins acquis que les sarcomes mélaniques de la conjonctive bulbaire appartiennent à la catégorie des vraies mélanoses, et sont par conséquent très redoutables.

b. *Épithélioma épibulbaire*. — L'épithélioma de la conjonctive bulbaire n'a été complètement étudié que dans ces dernières années, notamment par Poncet (de Cluny) et par nous : nous avons publié sur ce sujet plusieurs mémoires contenant de nombreux détails sur l'anatomie pathologique de cette affection, l'une des plus fréquentes parmi les tumeurs oculaires.

L'épithélioma de la conjonctive bulbaire est toujours pavimenteux, mais il peut prendre toutes les formes de cette affection, depuis la forme cornée bénigne jusqu'à la forme envahissante en profondeur et en surface qui est très maligne. A ce sujet, il convient de remarquer qu'il n'est pas possible de diviser l'épithélioma conjonctival en bénin et en malin ; il ne peut pas, il ne saurait y avoir de ligne de démarcation tranchée entre ces deux ordres de faits.

Tous les épithéliomas de la conjonctive bulbaire sont ou peuvent, pour une cause fortuite, devenir malins à tous les degrés.

C'est parce que Valude a étudié un très petit nombre de faits qu'il croit pouvoir dire que les épithéliomas du limbe scléro-cornéen n'offrent pas une tendance térébrante, pas plus au niveau de la cornée qu'au niveau de la sclérotique, et que la cornée n'est jamais envahie qu'en surface.

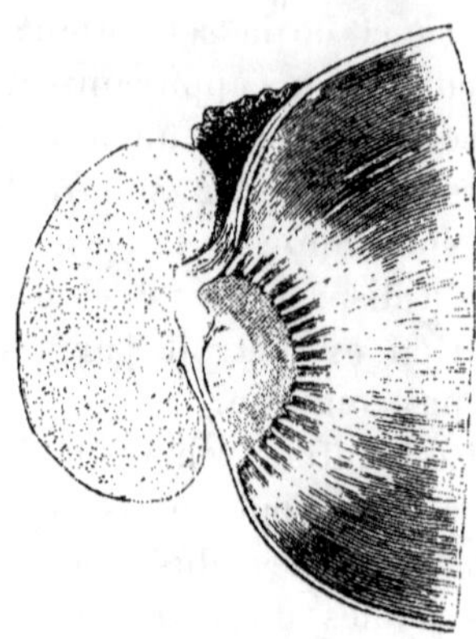

Fig. 114.

Épithéliome épibulbaire né dans le limbe conjonctival, ayant recouvert secondairement la cornée.

Certainement la coque de l'œil est merveilleusement disposée pour protéger l'organe, mais la cuirasse n'est pas sans défaut et les épithéliomas, dans certaines conditions, peuvent la perforer. Le point de pénétration est précisément le limbe scléro-cornéen. Nous en avons étudié histologiquement plusieurs exemples.

L'épithélioma de la conjonctive du limbe repose à la fois sur le tissu sclérotical et sur le tissu cornéen, dans sa portion la plus périphérique. Sous l'épithélium de la cornée il trouve la membrane de Bowmann, qui l'arrête souvent par la résistance propre de son tissu ; mais souvent aussi les cellules épithéliales se sont infiltrées dans les lames externes de la région scléro-cornéenne pour gagner aisément les espaces lymphatiques de la cornée. Les lamelles cornéennes ne prennent aucune part au processus ; mais elles sont écartées, soulevées et à la longue détruites par les cellules morbides toujours de plus en plus nombreuses. La seule barrière qui s'oppose à l'envahissement définitif de la chambre antérieure, est la membrane de Descemet ; mais il n'est que trop facile aux cellules de tourner l'obstacle en s'engageant dans les espaces de Schlemm et de Fontana.

Ces espaces sont en relations très étroites avec les milieux de l'œil, et les cellules qu'ils contiennent peuvent aisément passer dans la chambre antérieure et attaquer l'iris.

L'épithélioma revêt alors la forme térébrante : c'est une variété assez rare (5 fois sur 40 cas, d'après notre statistique), mais cette rareté est plus apparente que réelle : elle

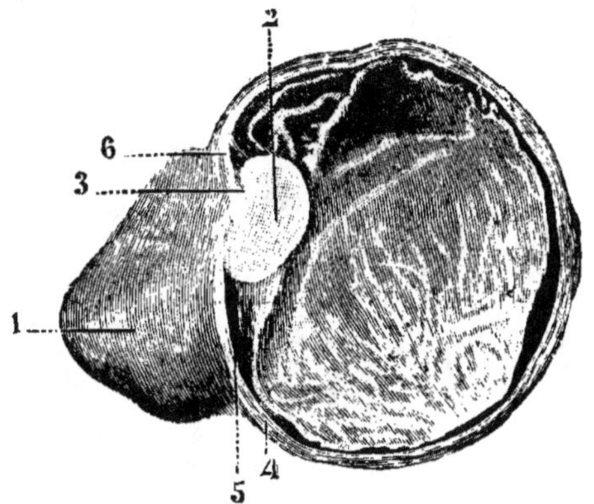

Fig. 115.

Épithéliome épibulbaire, né dans la conjonctive du limbe, ayant secondairement envahi l'intérieur du globe en passant par l'angle de filtration.

tient surtout à ce que le mal a été souvent supprimé par une ablation complète avant d'avoir pu occasionner des dégâts profonds.

Les cas graves, avec pénétration de l'épithélioma, ont trait à des malades qui sont venus tardivement demander les secours de la chirurgie ; les autres sont venus plus tôt, là est la cause principale de la différence des lésions.

Toutes les fois donc que l'épithélioma du limbe scléro-cornéen n'est pas manifestement corné, sous forme de plaques écailleuses, toutes les fois qu'il présente un grand nombre de cellules jeunes, il menace de gagner l'intérieur de l'œil par la région du limbe. Le traitement nécessite l'ablation large du mal, suivie d'une cautérisation profonde ; quelquefois l'énucléation du globe.

Ces épithéliomas sont, beaucoup moins souvent que les sarcomes de la même région, le siège d'éléments mélaniques ; c'est sans doute parce qu'ils sont, en général, moins vasculaires.

Les tumeurs épithéliales peuvent quelquefois entourer complètement le globe de l'œil, elles deviennent *péribulbaires*.

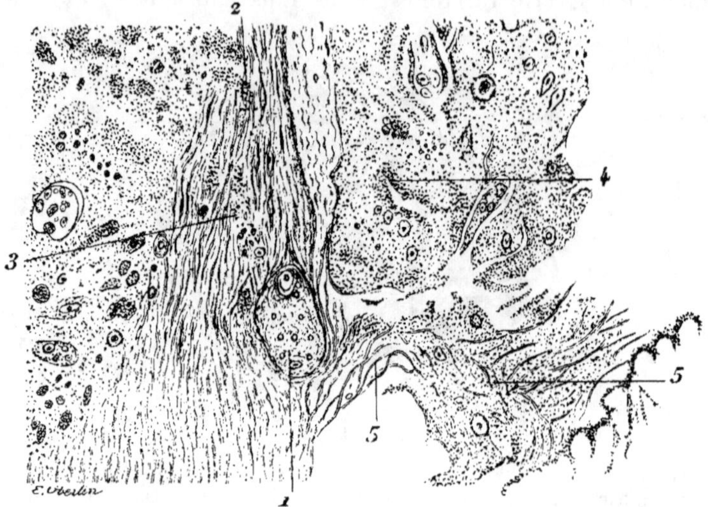

Fig. 116.

Coupe de la tumeur représentée sur la figure 115 montrant l'envahissement de l'œil par le limbe scléro-cornéen.

1. épithélium remplissant le canal de Schlemm. — 2, 3, infiltration de l'épithélium le long de la soudure scléro-cornéenne. — 4. tumeur intra-oculaire. — 5, muscle ciliaire repoussé en avant.

HEYDER (*Arch. für Augenheilkunde*, 1887) a recueilli, à la clinique de Bonn, deux cas typiques de carcinome entourant presque tout le bulbe. Nous avons aussi rapporté un fait dans lequel la tumeur avait complètement fait le tour de l'œil ; en avant, sur la cornée, il n'en existait qu'une mince couche, mais en arrière, dans la région équatoriale et au niveau du pôle postérieur, son épaisseur était très grande.

Ces tumeurs épithéliales ainsi épanouies autour de l'œil ne pénètrent pas dans l'intérieur, parce que la coque oculaire se défend très efficacement et ces cas démontrent tout particulièrement la puissance de résistance de cette coque.

La lésion procède ici de la conjonctive bulbaire. La prolifération de l'épithélium pavimenteux de la muqueuse gagne peu à peu les couches profondes, englobe l'œil, remplit l'orbite. Tout est détruit, muscles, nerfs, aponévrose, vaisseaux. La sclérotique seule, enveloppe protectrice de l'œil, résiste, et c'est en cela surtout que réside l'intérêt de cette variété de néoplasme.

§ 5. — TRAUMATISMES DE LA CONJONCTIVE

Les lésions traumatiques de la conjonctive sont des contusions, des plaies, des brûlures. Elles peuvent être compliquées de corps étrangers.

1° Contusions. — Il est difficile que la conjonctive soit contusionnée isolément ; sa contusion n'est en général qu'une faible partie des désordres qui viennent assaillir les paupières, l'œil et l'orbite. Cependant un petit éclat de fer, une branche d'arbre, etc., peuvent isolément intéresser la muqueuse.

Il apparait, immédiatement après la blessure, une ecchymose caractéristique qu'on ne confondra pas avec les ecchymoses sous-conjonctivales symptomatiques des fractures de la base du crâne.

Le traitement des contusions conjonctivales doit se borner à l'application de compresses chaudes et à l'asepsie du sac conjonctival.

2° Plaies. — Les plaies sont le plus souvent des plaies chirurgicales ; mais elles peuvent aussi consister en une érosion (branche d'arbre, coup d'ongle), une piqûre (plume métallique, épi de graminée), une incision de la muqueuse par un corps étranger à arête vive. Dans ce dernier cas la conjonctive peut être décollée, déchiquetée et la sclérotique mise à nu sur une grande étendue.

Le traitement consiste dans la désinfection complète du sac

conjonctival par un lavage antiseptique très soigné, et l'application d'une pommade iodoformée. Dans les cas de plaie par instrument tranchant, il sera toujours utile de faire avec un fin catgut (nº 00) la suture des lèvres de la plaie.

3º Brûlures. — Les brûlures sont produites par de la vapeur, des douches chaudes, des flammes, du plomb fondu, de la chaux vive, etc.

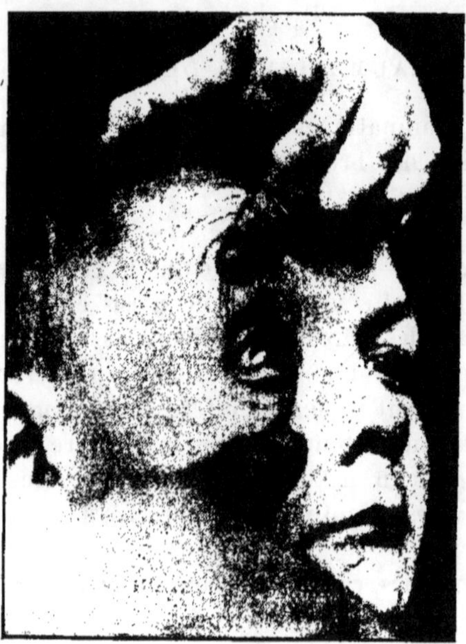

Fig. 117.
Symblépharon du cul-de-sac inférieur, après une brûlure.

Il en résulte toujours une conjonctivite aiguë, parfois une eschare aux endroits les plus profondément atteints. Dans ce cas la lésion se termine toujours par la production d'une cicatrice qui occasionne un rétrécissement plus ou moins marqué du sac conjonctival, un entropion, un symblépharon.

Il faut, avant tout, extraire de l'œil tout ce qui peut s'y trouver de substance corrosive, en prenant les parties solides avec une pince et enlevant les agents liquides par un lavage très soigné. On instillera dans le sac conjonctival des substances propres à neutraliser l'agent caustique ; contre les alcalis corrosifs, on emploiera du lait ; contre la chaux vive, de l'huile et une solution concentrée de sucre de canne qui fait avec la chaux un composé insoluble.

4° Corps étrangers. — Les corps étrangers sont des grains de sable, de charbon, de la cendre, des ailes de petits insectes, des barbes d'épi, etc. Le siège d'élection de ces petits corps étrangers est la face interne de la paupière supérieure, non loin du bord libre, dans le sillon parallèle à la paupière, creusé à la face postérieure du tarse.

Ces corps étrangers sont souvent très douloureux à cause des frottements qu'ils exercent sur la cornée ; il en résulte de la conjonctivite, de la photophobie et souvent un blépharospasme intense.

Il peut arriver que le corps étranger implanté dans la muqueuse s'y enkyste, provoquant autour de lui une inflammation chronique au milieu de laquelle il faut aller le chercher ; quelquefois même l'agent vulnérant traverse la muqueuse et va se loger à une assez grande distance dans le tissu sous-conjonctival. Une incision est alors nécessaire pour en pratiquer l'extraction.

Après la cocaïnisation de la muqueuse, l'extraction du corps étranger sera toujours facile, soit avec un petit tampon de ouate, soit avec une petite aiguille appropriée. Une antisepsie rigoureuse est nécessaire ; le pansement de la plaie conjonctivale, après l'extraction du corps étranger, devra se borner à l'emploi d'une pommade iodoformée ou à l'oxyde jaune d'hydrargyre.

> Iodoforme. . . . . 0 gr. 25
> Vaseline. . . . . 10 —

ou bien

> Oxyde jaune d'Hg. . . . . 0 gr. 10
> Vaseline . . . . 10 —

CHAPITRE VI

AFFECTIONS DE LA CORNÉE

Avant d'aborder les affections de cette membrane il est indispensable de résumer sa structure, qui devra être toujours présente à l'esprit du lecteur soucieux de suivre fructueusement les détails pathologiques dans lesquels nous allons entrer.

La cornée appartient à l'enveloppe fibreuse externe de l'œil dont elle représente la partie transparente. Elle est enchâssée dans la sclérotique à la manière des verres de montre. Son pourtour est elliptique, et le grand axe de l'ellipse (horizontal) a 12 millimètres, le petit axe (vertical) 11 millimètres ; à la périphérie elle a environ un millimètre d'épaisseur, mais elle est plus mince au centre, ce qui donne aux deux rayons de courbure des surfaces antérieures et postérieures des valeurs inégales.

La qualité dominante de la cornée est la transparence ; à l'état physiologique elle ne perd jamais cette qualité, sauf chez les vieillards qui présentent sur la périphérie de la cornée un arc sénile (ou gerontoxon) d'une opacité plus ou moins marquée, dû à l'accumulation d'une substance colloïde dans les couches superficielles de la cornée. Cette dégénérescence est plus commune chez l'homme que chez la femme et se rattache souvent à la sclérose générale des tissus, particulièrement du système vasculaire.

La structure de la cornée présente à étudier cinq couches bien distinctes : 1º l'épithélium ; 2º la membrane de Bowmann ; 3º la trame ou tissu propre ; 4º la membrane de Demours ou de Descemet ; 5º l'endothélium, improprement nommé l'épithélium postérieur. Nous y ajouterons : 6° l'étude des nerfs et 7° le développement.

1° *Épithélium antérieur.* — Cet épithélium est stratifié ; on peut y reconnaître trois couches, ou mieux trois variétés de cellules, dissemblables seulement par leur forme : *a*, les cellules les plus inférieures basiques, reposant sur la membrane de Bowmann, sont cylindriques ; *b*, des cellules plus ou moins arrondies qui s'appuient immédiatement sur ces dernières : *c*, des cellules pavimenteuses, aplaties, qui forment le revêtement le plus externe de la cornée.

2° *Membrane de Bowmann.* — La membrane de Bowmann est une mince membrane homogène, anhiste, intimement unie aux éléments sous-jacents tandis qu'elle n'a avec l'épithélium que des rapports de contact. Elle résiste assez longtemps aux agents destructifs de la cornée : mais quand elle est détruite, elle ne se régénère pas (His).

3° *Tissu propre de la cornée.* — Le tissu propre ou trame de la cornée est composé de lames et de cellules. Les lames parallèles dans les parties profondes s'entre-croisent à mesure qu'on s'approche de la surface. Au milieu de ces lames, dans les intervalles qui les séparent, on rencontre les cellules plasmatiques, ou cellules fixes de la cornée. Ce sont là des éléments conjonctifs servant d'enveloppe aux minces fibres qui forment les lamelles.

Ranvier, à l'aide de chlorure d'or, a bien étudié la disposition de ces cellules. Ce réactif respecte la substance fibrillaire qui reste transparente, tandis que les cellules et leurs prolongements sont colorés en violet. Le noyau des cellules plus ou moins incolore tranche sur la couleur violette du protoplasma : la purpurine a fait reconnaître dans chaque noyau la présence d'un ou deux nucléoles.

La cornée renferme encore des cellules migratrices pourvues de mouvements amiboïdes qui leur permettent de changer de forme et de se déplacer. Ces dernières cellules ont été découvertes par Recklinghausen ; ce ne sont autre chose que des corpuscules lymphatiques ayant pénétré dans la cornée et circulant entre les lamelles. Elles sont en très petit nombre dans les cornées normales, mais deviennent très abondantes à la

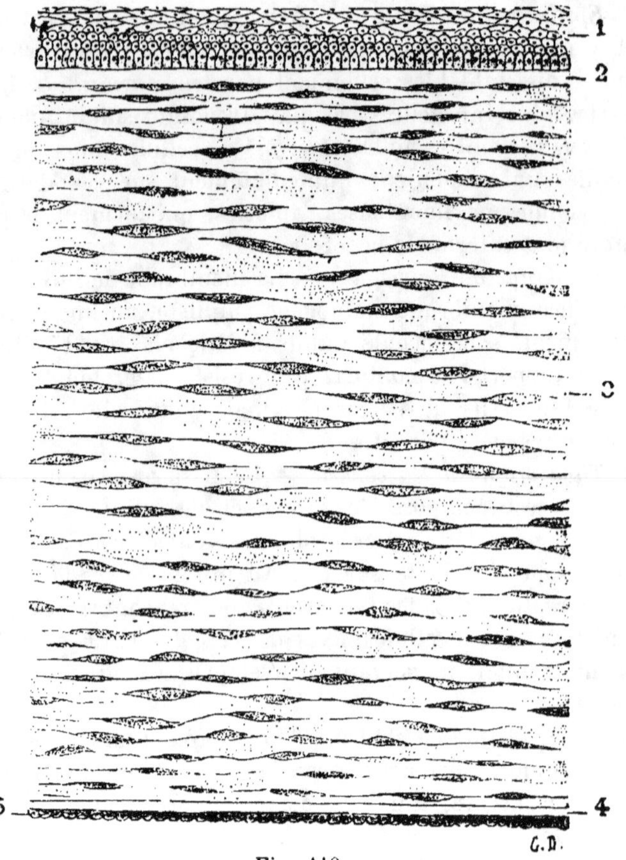

Fig. 118.

Coupe verticale de la cornée pour montrer ses différentes couches
(d'après TESTUT).

1, couche épithéliale antérieure. — 2, lame élastique antérieure. — 3, tissu propre
de la cornée. — 4, lame élastique postérieure. — 5, couche épithéliale postérieure.

moindre irritation. Elles jouent un rôle de premier ordre dans
l'inflammation de la cornée.

4° *Membrane de Descemet*. — La membrane de DESCEMET est
hyaline, homogène comme celle de BOWMANN; mais, au contraire

de cette dernière, elle se différencie nettement de la trame et possède des propriétés spéciales. Elle résiste énergiquement aux agents chimiques et aux processus suppuratifs de la cornée; toutes les autres parties de cette dernière peuvent être détruites alors que la membrane de Descemet est encore intacte.

5° *Endothélium.* — L'endothélium est constitué par une mince couche de cellules aplaties, polyédriques, ayant au centre un noyau elliptique et pourvues d'un nucléole arrondi.

6° *Nerfs de la cornée.* — La cornée est très richement innervée, surtout à sa surface; les travaux de Coxheim, de Kolliker et surtout ceux de Ranvier nous ont appris l'existence de quatre plexus, un plexus fondamental situé dans le stroma, un plexus sous-basal à mailles larges et arrondies placé immédiatement au-dessous de la membrane de Bowmann, un plexus sous-épithélial et enfin un plexus intra-épithélial, voisin de la surface de la cornée. De ce plexus naissent des fibres qui cheminent entre les cellules pavimenteuses, se contournent en spirales et se terminent en bouton. Ces derniers filets nerveux expliquent bien les douleurs vives qu'entraînent les affections superficielles aiguës de la cornée.

La cornée ne renferme pas de vaisseaux sanguins; mais elle est entourée d'un riche réseau, le réseau péri-cornéen alimenté par les vaisseaux ciliaires antérieurs. Le plasma sanguin sort de ce réseau vasculaire, filtre à travers les lamelles et fournit à la cornée ses éléments nutritifs. On croyait autrefois que l'humeur aqueuse jouait un rôle important dans la nutrition de la cornée; il n'en est rien. Leber a montré que l'endothélium et la membrane de Descemet empêchent le passage par filtration de l'humeur aqueuse dans la cornée. Toutefois il convient de remarquer que les liquides peuvent diffuser à travers la cornée; ainsi un collyre à l'atropine instillé sur la cornée pénètre dans l'humeur aqueuse en quelques minutes. A la vérité il est difficile de savoir si la solution a pénétré à travers la cornée elle-même ou seulement au niveau du limbe, infiniment plus perméable; mais on s'accorde à penser que les liquides instillés dans le sac conjonctival peuvent filtrer à travers le tissu même de la membrane que nous étudions.

7° *Développement*. — Au point de vue embryologique on doit reconnaître à la cornée trois parties distinctes : 1° l'épithélium pavimenteux, qui continue la conjonctive; 2° la membrane de BOWMANN et la trame propre qui font un tissu analogue à celui de la sclérotique; 3° la membrane de DESCEMET et son endothélium qui appartiennent à l'uvée. Les faits cliniques montrent combien cette division inspirée par l'anatomie générale est exacte.

Exploration de la cornée. — La cornée peut être explorée d'abord en face d'une fenêtre par la simple inspection; mais les

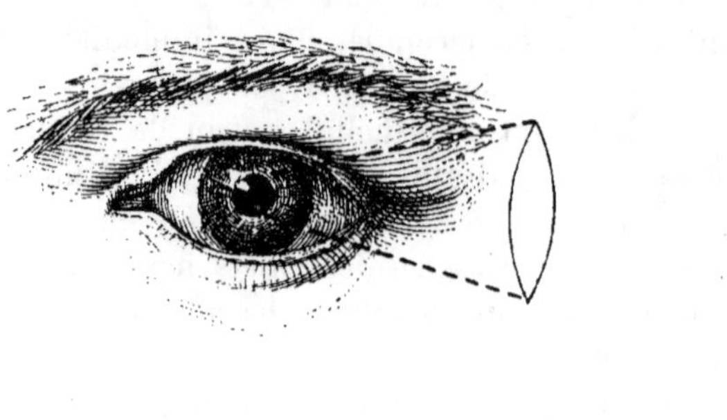

Fig. 119.

Éclairage oblique de la cornée et du segment antérieur de l'œil.

fines altérations et les détails des grosses lésions devront être recherchés à l'éclairage oblique par le procédé ci-dessus représenté. Il est facile de tenir la loupe de telle façon que la cornée soit placée à son foyer.

L'éclairage par les miroirs donne aussi d'utiles renseignements; le miroir plan permet de reconnaître par le jeu des ombres les moindres altérations de courbure; il permet aussi, en plaçant derrière lui une lentille de 15 dioptries, très grossissante, d'apprécier la plus légère opacité du tissu. Il faut pour cela s'approcher de la cornée pour l'examiner comme avec une loupe, c'est-à-dire que la membrane doit être placée entre le foyer de la lentille et la lentille elle-même. Mentionnons encore les grands services que peut rendre dans l'exploration de la cornée l'usage de la loupe binoculaire.

§ 1. — DE L'INFLAMMATION DE LA CORNÉE.
KÉRATITE EN GÉNÉRAL

Lorsqu'on vient à irriter expérimentalement un point de la cornée avec un crayon de nitrate d'argent on voit apparaître une infiltration séreuse du stroma dont les fibres se trouvent dissociées par des lacunes remplies de liquide; des cellules lymphoïdes en voie de migration encombrent les vacuoles, ces cellules viennent des vaisseaux périkératiques voisins gorgés de globules blancs qui sortent par le mécanisme de la diapédèse (COXHEIM).

Les phénomènes histologiques de l'inflammation de la cornée ont été étudiés avec le plus grand soin; on y a même cherché les lois générales et la théorie de l'inflammation.

Le fait certain et majeur, c'est, au début, l'augmentation du nombre des éléments cellulaires; ces éléments ne sont autre chose que des globules blancs du sang sortis des vaisseaux du bord cornéen (COXHEIM), ou bien des cellules provenant de la multiplication des cellules fixes de la cornée (STRICKER). H. ENSELL après expériences sur les animaux nie le fait de la diapédèse, ainsi que la multiplication des cellules fixes de la cornée; le stroma enflammé reviendrait simplement à l'état embryonnaire.

Quand l'inflammation arrive à la période de réparation, celle-ci porte sur l'épithélium et sur la trame cornéenne.

Si la perte de substance n'intéresse que l'épithélium, celui-ci se régénère facilement aux dépens de l'épithélium des bords de l'ulcère; il n'en résulte aucune opacité. Si la trame cornéenne est infiltrée, sans être détruite, par des cellules nouvelles (*albugo*), celles-ci peuvent être résorbées à la longue et la cornée reprend alors sa transparence qui peut complètement revenir; mais lorsque la trame cornéenne est détruite, elle est toujours remplacée, si la période de réparation peut avoir lieu, par un tissu cicatriciel qui dérive des cellules fixes de la cornée situées

14.

dans le voisinage de l'ulcère. Le tissu ainsi formé (leucome) diffère du tissu normal de la cornée en ce qu'il lui manque les corpuscules étoilés fixes, et la disposition régulière des fibres qui composent la membrane transparente. La membrane de Bowmann ne se régénère jamais.

Le point malade perd sa transparence, la surface de la cornée perd son éclat et présente souvent des irrégularités. A partir de ce moment l'infiltration évolue vers deux stades très différents : 1° la résorption; 2° la suppuration.

1° Quelquefois l'infiltration peut se résorber complètement; tout l'exsudat est repris par la circulation; c'est la *restitutio ad integrum*; aucune opacité ne persiste; d'autres fois l'infiltration ne peut se résorber tout à fait et elle guérit en laissant après elle des troubles de transparence qui sont indélébiles;

2° L'infiltration qui se termine par suppuration, entraîne toujours une destruction locale de la cornée; quand cette destruction est superficielle, on a un ulcère; quand elle est profonde, on a un abcès.

Au début, le fond et les bords de l'ulcère sont infiltrés et les éléments normaux de la cornée sont chaque jour, à ce niveau, plus ou moins abondamment emportés par la suppuration. L'ulcère est alors progressif. Plus tard, quand il est détergé, que le fond et les bords en sont devenus transparents, il s'agit d'un ulcère régressif.

L'abcès est un foyer purulent limité en avant et en arrière par des couches cornéennes non encore dégénérées, mais il est habituel que l'abcès se transforme par destruction des couches cornéennes antérieures en un véritable ulcère.

Ulcère et abcès, lorsque l'état général et local le permettent, se cicatrisent de la façon suivante.

L'épithélium antérieur est le siège d'une multiplication très active; il recouvre bientôt complètement le fond de l'ulcère cupuliforme. La membrane de Bowmann ne se régénère pas; aussi l'épithélium est-il intimement uni au tissu de cicatrice; on voit des prolongements épithéliaux s'avancer dans l'intérieur du tissu cicatriciel.

Ce dernier tissu dérive directement de l'organisation des cellules lymphoïdes immigrées, qui se transforment, par des métamorphoses successives bien connues, en tissu conjonctif à faisceaux inodulaires irrégulièrement disposés.

Les taches opaques qui témoignent de la cicatrisation, sont les néphélions ou nubécules, les albugos et le leucome. Le néphélion est un nuage transparent dû à un léger infiltrat dont la résorption est rapide, surtout chez les sujets jeunes ; l'albugo est une lésion du même ordre, mais beaucoup plus étendue, susceptible aussi de résorption ; le leucome est représenté par un tissu cicatriciel indélébile, remplaçant le tissu normal, à jamais disparu, de la cornée.

Vascularisation de la cornée. — La cornée est vascularisée dans trois circonstances différentes : 1° à la période de réparation d'un ulcère ; 2° dans la kératite parenchymateuse ; 3° lorsqu'il se forme un pannus. Dans ce troisième cas, à la vérité, les vaisseaux se développent au-devant de la cornée dans un tissu de nouvelle formation.

Quand il s'agit d'un ulcère, la vascularisation est un phénomène favorable ; les vaisseaux superficiels vont du pourtour de la cornée jusqu'au bord de l'ulcère pour lui apporter des matériaux de réparation ; après l'effacement de la perte de substance les vaisseaux disparaissent peu à peu, assez lentement.

La kératite parenchymateuse, type de la vascularisation profonde, présente des vaisseaux profonds venant de la sclérotique, voilés, d'une teinte rougeâtre sale ; ces vaisseaux possèdent des ramifications parallèles entre elles, en branches de balai.

Dans le pannus, les vaisseaux prennent leur origine au niveau du limbe ; à cause de leur situation superficielle ils offrent une coloration d'un rouge vif. Ces vaisseaux se ramifient comme les branches d'un arbre au contraire de ceux de la kératite parenchymateuse qui sont parallèles.

Pendant que la cornée s'enflamme ainsi et parfois se vascularise, on constate, dans les parties voisines, certains phénomènes généraux qui méritent d'être rappelés dans cet aperçu d'ensemble sur l'inflammation de la cornée.

Notons d'abord l'injection ciliaire qu'il ne faut pas confondre avec l'injection conjonctivale qui la recouvre. Ces troubles circulatoires peuvent acquérir une grande intensité dans les inflammations suppuratives et dans les kératites infectieuses.

L'hypopion qui résulte de l'accumulation d'un exsudat dans le bas de la chambre antérieure, est aussi un phénomène très fréquent dans les kératites suppurées. Tantôt il se présente sous la forme d'une masse jaune, liquide, limitée en haut par une ligne horizontale; tantôt la masse est visqueuse, compacte, caillebotée si bien que la forme en est irrégulière. Les globules de pus sont, dans ce dernier cas, emprisonnés dans une gangue fibrineuse, résultat de l'inflammation des parties voisines.

Les globules de pus sont fournis en partie par la cornée, en partie par l'iris, qui prend toujours une part plus ou moins active à l'affection. Le pronostic de la kératite s'aggrave alors beaucoup: il en résulte souvent une occlusion complète de la pupille, quelquefois aussi des synéchies antérieures; beaucoup plus rarement l'infection de la chambre antérieure se propage au globe de l'œil tout entier et entraine une panophtalmie.

Ces phénomènes infectieux ne peuvent évidemment se développer sans qu'il en résulte des troubles subjectifs très accusés: les principaux sont la douleur et la photophobie, le larmoiement, le spasme des paupières et la diminution plus ou moins grande de l'acuité visuelle.

§ 2. — DES KÉRATITES EN PARTICULIER

La kératite suppure ou ne suppure pas; de là une division d'ordre clinique qui s'impose au début de cet exposé : *A*. la kératite non suppurative, laquelle, à son tour, se subdivise en superficielle et profonde; *B*. la kératite suppurative.

A) KÉRATITES NON SUPPURATIVES SUPERFICIELLES

Les kératites non suppuratives superficielles comprennent : 1° la kératite phlycténulaire; 2° la kératite vasculaire, pannus; 3° l'ulcère transparent; 4° l'herpès de la cornée; 5° la kératite filamenteuse.

1° Kératite phlycténulaire. — C'est la kératite la plus fréquente. Elle est caractérisée par la formation sur la cornée, de préférence au niveau du limbe, de vésicules d'abord transparentes qui ne tardent pas à devenir louches et à s'entourer d'une zone d'infiltration plus ou moins marquée.

La vésicule et l'infiltration sont les deux lésions dominantes de l'affection.

a. *Anatomie pathologique*. — IVANOFF a montré que la vésicule résultait d'une accumulation de leucocytes entre l'épi-

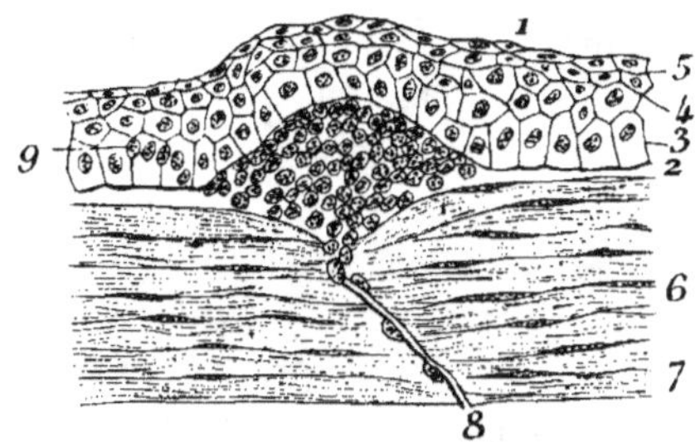

Fig. 120.

La phlyctène remplie de jeunes cellules siège entre l'épithélium et la membrane de Bowmann ; un filet nerveux se termine à son niveau (IVANOFF).

1, épithélium pavimenteux superficiel. — 2, membrane de Bowmann. — 3, épithélium cylindrique profond. — 4, 5, épithélium polygonal intermédiaire. — 6, 7, parenchyme de la cornée. — 8, filet nerveux.

thélium cornéen et la membrane de BOWMANN. Ces leucocytes sont des cellules migratrices venues jusque-là en suivant les canaux qui livrent passage au plexus nerveux sous-épithélial ; lorsque les vésicules sont voisines du limbe, elles peuvent être directement apportées par la circulation.

Les leucocytes baignent, au début, dans un liquide transparent qui ne tarde pas à s'altérer ; l'épithélium qui limite la vésicule tombe, et il en résulte un ulcère au fond duquel se trouve l'extrémité nerveuse le long de laquelle les leucocytes se sont rendus jusqu'au-dessous de l'épithélium.

A ce moment la kératite, déjà ulcéreuse, peut tourner à la suppuration ; une infiltration plus ou moins tumultueuse se produit dans le stroma de la cornée qui peut se modifier et se perforer.

La perforation entraîne une hernie de l'iris et quand cette hernie siège au niveau du limbe, elle se présente sous la forme d'un petit point noir (myocéphalon des anciens, tête de mouche) qui en impose pour une tumeur mélanique. Nous avons vu un malade qui présentait ainsi sur le même œil trois petites tumeurs noirâtres qui n'étaient autre chose que des hernies de l'iris spontanément développées au niveau de trois ulcérations limbiques.

Mais, en somme, la perforation est rare après la kératite vésiculaire simple ; d'habitude la période de réparation suit la rupture de la vésicule ; il reste pendant quelque temps une légère infiltration superficielle (néphélion), qui elle-même disparaît au bout d'un certain temps.

b. *Symptomatologie*. — Les symptômes de cette affection sont toujours assez nets pour que le diagnostic s'impose dès le premier examen du malade.

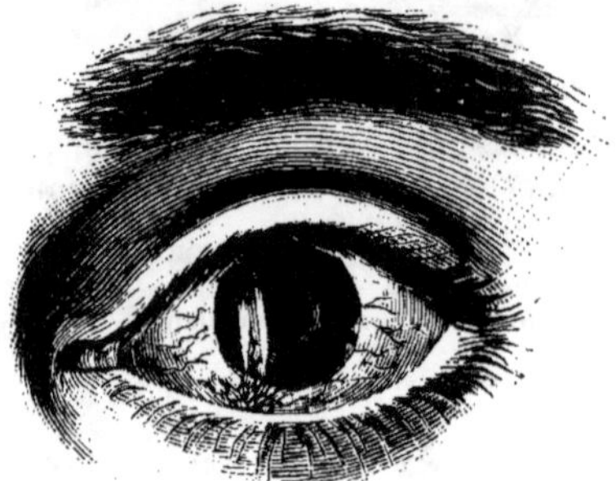

Fig. 121.

Kératite en bandelette.

Les phlyctènes sont plus ou moins abondantes; quand elles arrivent à se toucher et selon la façon dont elles s'anastomosent, elles forment la kératite en fusée, la kératite en bandelette (DE GRÆFE) ; elles provoquent l'apparition de vaisseaux fins et nombreux, kératite vasculaire, pannus tenuis. Quand la desquamation de l'épithélium se produit, l'affection peut mériter le nom d'ulcère phylcténulaire, impétigineux.

Les troubles fonctionnels ne sont pas moins évidents que les signes physiques: c'est d'abord la *photophobie*, les malades ferment violemment leurs paupières et s'efforcent par tous les moyens de préserver leurs yeux de la lumière. Ce symptôme est souvent disproportionné avec la lésion ; il suffit de quelques phlyctènes pour entraîner parfois une photophobie intense. Le *larmoiement* résulte de l'action réflexe qu'exerce le plexus nerveux, mis à nu, sur la glande lacrymale. L'irritation de ce plexus nerveux est la cause d'ailleurs de tous les symptômes ; il n'est pas nécessaire que la lumière vienne impressionner le malade pour qu'il ferme énergiquement les yeux : la douleur éprouvée au niveau de la cornée, même dans l'obscurité, explique aussi bien ce mouvement réflexe que le larmoiement.

L'hyperhémie de la conjonctive et de la sclérotique constitue l'autre symptôme prédominant ; la sécrétion, souvent médiocre, peut être très marquée et il n'est pas rare que la kératite s'accompagne d'une véritable conjonctivite capable de retentir fâcheusement sur la lésion cornéenne en l'infectant, c'est-à-dire en provoquant la suppuration.

c. *Étiologie.* — L'étiologie de la kératite phlycténulaire doit être d'abord cherchée dans l'état général du sujet et dans son âge ; ce sont les sujets fatigués, surtout les jeunes lymphatiques, qui y sont particulièrement exposés. Les fièvres éruptives, la rougeole surtout, déterminent facilement l'éclosion des phlyctènes de la cornée.

Quelquefois l'affection est la conséquence, comme une complication, de la blépharite ciliaire chronique dont la richesse en germes morbides est très marquée ; la kératite résulte aussi du catarrhe du sac lacrymal, des granulations, des poussières extérieures qui jouent le rôle de causes provocatrices. L'encombrement, la mauvaise nourriture, la malpropreté trouvent encore leur place dans cette étiologie, et nous devons une mention spéciale aux lésions de la face et surtout du nez (impétigo, etc.), qui sont souvent la source de l'infection de la muqueuse oculaire et de la cornée (AUGAGNEUR).

Au point de vue de l'étiologie et de la pathogénie on pourrait répéter ici ce que nous avons dit de la conjonctivite phlycténulaire. La conjonctivite et la kératite de ce nom, sont d'ailleurs une seule et même affection qui pourrait être décrite sous le nom d'ophtalmie phlycténulaire ; c'est pour sacrifier à l'usage, autant que pour ne rien omettre d'essentiel dans l'étude des affections conjonctivales et cornéennes, que l'étude de cette variété d'ophtalmie a été scindée.

d. *Traitement.* — Le traitement doit être local et général.

Au début il faut éviter avec grand soin les médicaments irritants. Le collyre mixte à l'atropine et à la cocaïne et les lavages à l'eau boriquée à 4 p. 100 sont surtout recommandables ; on se trouvera bien des affusions chaudes prolongées pour apaiser la photophobie et la douleur. Nous recommandons encore tout particulièrement la pommade à l'iodoforme, 25 centigrammes sur 10 grammes de vaseline.

Il est très rare que les myotiques soient indiqués ; il ne faut y avoir recours que lorsque la cornée est le siège d'une ulcération profonde, menaçant d'entraîner la perforation.

Aussitôt que les accidents aigus sont amendés, lorsque le blépharospasme et la photophobie sont modérés ou nuls, nous prescrivons aux malades des douches oculaires boriquées. A l'hôpital des enfants de Bordeaux nous avons installé un véritable service de douches faites avec le jet puissant du pulvérisateur de LISTER, et tous nos petits malades, atteints de kératite phlycténulaire arrivée à la période de réparation. sont soumis à ce traitement. Après la douche qui désinfecte la cornée et excite sa nutrition, nous introduisons dans l'œil une pommade faible à l'oxyde jaune (5 centigrammes sur 10 grammes de vaseline).

Les lésions superficielles de la cornée se réparent ainsi assez vite quand l'état général n'est pas trop mauvais ou qu'on peut, ce qui est capital, le modifier favorablement par les toniques au premier rang desquels nous plaçons l'huile de foie de morue et les médicaments analogues.

Ce traitement suffit lorsque l'affection marche d'elle-même vers la guérison, mais il peut survenir des complications qui nécessitent une thérapeutique plus active. Quand le blépharospasme se prolonge, une fissure douloureuse apparaît au petit angle de l'œil ; il est souvent nécessaire de recourir à la canthoplastie, petite opération aussi simple qu'efficace à la portée de tous les praticiens.

2° Kératite vasculaire superficielle, pannus. — Le pannus consiste essentiellement dans l'apparition d'un réseau vasculaire au sein d'un tissu de nouvelle formation se développant à la surface de la cornée. Il est mince ou épais, *pannus tenuis*, *pannus crassus*; le premier est souvent consécutif à la kératite phlycténulaire des strumeux; le second résulte du

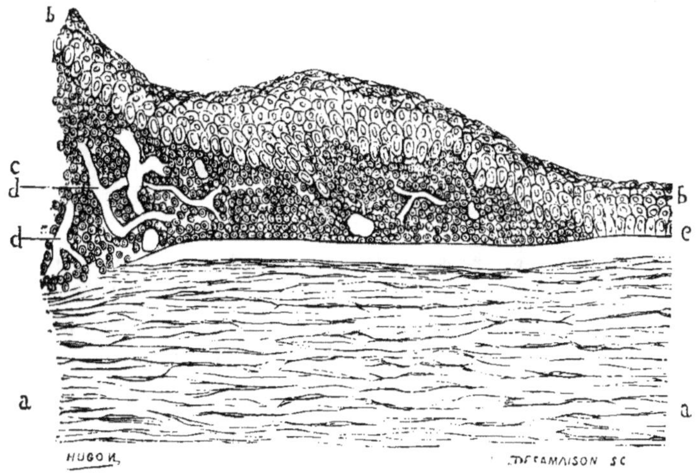

Fig. 122.

Vaisseaux développés au milieu des cellules infiltrées sous l'épithélium. pannus tenuis.

a, parenchyme de la cornée. — *b*, épithélium de la cornée soulevé. — *c*, infiltration sous-épithéliale. — *d. d*, vaisseaux de nouvelle formation.

trichiasis, de l'entropion, eux-mêmes souvent le résultat des granulations conjonctivales. Le pannus est la complication par excellence de l'ophtalmie granuleuse.

Iwanoff a montré que le pannus crassus, trachomateux, sarcomateux était formé : 1° par l'apparition, au-dessous de l'épithélium, d'abondantes cellules migratrices capables de se transformer en tissu conjonctif; 2° par l'entrée des globules rouges dans les interstices séparant ces cellules. Ces globules circulent ainsi d'abord dans des canaux sans paroi propre, puis les parois apparaissent et il se forme d'habitude deux plans de vaisseaux. Dans le plan superficiel le sang va du centre à la périphérie, de la périphérie au centre dans le profond.

Si le pannus continue son évolution, le tissu conjonctif nouveau s'épaissit, se sclérose et la transparence de la cornée est perdue sans retour.

La première indication à remplir contre le pannus consiste à traiter l'affection causale.

Dans les cas rebelles la péritomie est une opération excellente : nous nous contentons souvent de détacher la conjonctive ainsi que le conseille PANAS, mais souvent aussi nous l'excisons circulairement sur une étendue de 2 à 3 millimètres. Il y aurait danger à en exciser davantage.

3e Ulcère transparent de la cornée. — La phlyctène de la cornée peut quelquefois se résorber sans destruction du sac épithélial ; celui-ci s'affaisse sur le fond de la cavité phlycténulaire et il en résulte une sorte de dépression cupuliforme, transparente, miroitante, sous l'action des rayons obliques de la lumière. C'est l'ulcère par résorption : la membrane de BOWMANN, le stroma peuvent être entamés et la kératite superficielle devient ainsi profonde ; mais lorsqu'il n'y a pas d'infection des parois de l'ulcère, la période de réparation arrive rapidement ; on voit des vaisseaux s'avancer du limbe conjonctival, apporter les matériaux qui comblent la perte de substance et disparaître ensuite spontanément. On active la guérison par la pommade jaune. CHIBRET a recommandé un mélange de térébenthine et d'huile d'amandes douces. Si l'affection tarde à guérir, le pansement ouaté, occlusif, après désinfection du sac conjonctival et saupoudrage à l'iodoforme donne presque toujours un excellent résultat.

4o Herpès de la cornée. — L'herpès de la cornée ou kératite vésiculaire est très différent de la kératite phlycténulaire ; les vésicules sont larges, absolument transparentes, n'entraînent pas en général de vascularisations anormales et se localisent d'habitude à un seul œil.

Il en est plusieurs variétés assez différentes :

a. L'herpès cornéen, décrit par Horner, qui coïncide avec des affections catarrhales des voies respiratoires; l'affection s'accompagne d'habitude d'herpès naso-labial; il y a un peu d'anesthésie de la cornée, et un certain abaissement du tonus.

b. Nagel a décrit un herpès d'origine traumatique: à la suite d'une éraillure de la cornée, d'un coup d'ongle par exemple, apparaissent des douleurs violentes, oculaires et péri-orbitaires, accompagnées de larmoiement et de photophobie intense. Avec ces phénomènes on constate la formation d'une phlyctène au niveau de l'éraflure. Plusieurs accès névralgiques peuvent se produire successivement, chacun d'eux coïncide avec l'apparition d'une petite bulle sur le point excorié (Hansen Grut).

c. Certaines kératites, dites idiopathiques, rentrent dans la catégorie des herpès cornéens. Signalons la kératite ponctuée de Fuchs, maculaire de Reuss, sous-épithéliale d'Adler, la kératite dendritique exulcérante d'Emmert qui n'est autre chose que la kératite ulcéreuse en sillons étoilés de Gillet de Grandmont. A la base de tous ces processus inflammatoires se trouve une phlyctène, qui, en disparaissant, laisse une perte de substance superficielle plus ou moins infectée. L'idiosyncrasie du sujet, les aptitudes pathologiques déterminent la prédominance de tel ou tel symptôme.

Le meilleur traitement de ces diverses affections consiste : 1° dans la désinfection difficile d'ailleurs, mais aussi complète que possible, de la partie malade; 2° dans l'occlusion de l'œil après instillation d'atropine si le tonus est diminué, d'ésérine s'il est augmenté, de cocaïne si la douleur est vive, et le saupoudrage de l'œil à l'aide de l'iodoforme finement pulvérisé.

Souvent contre les douleurs ciliaires vives nous avons tiré d'excellents résultats de l'application d'un vésicatoire à la tempe ou à l'apophyse mastoïde.

5°. Kératite filamenteuse. — Dans certains cas de kératite herpétique on trouve des filaments appendus à la surface de la cornée. Ces filaments sont constitués de deux parties l'une axiale, l'autre périphérique. Il s'agit là d'une hyperplasie bénigne de l'épithélium de la cornée.

B) Kératites non suppuratives profondes

Les kératites non suppuratives profondes comprennent : 1° la kératite interstitielle ou parenchymateuse; 2° la kératite sclérosante; 3° les kératites venant de la paroi postérieure de la cornée; 4° la kératite marginale.

1° Kératite interstitielle ou parenchymateuse. — Cette affection est caractérisée par son siège dans les couches profondes et postérieures de la cornée, par sa marche lente, la fréquence de ses complications iritiques ou cyclitiques, son évolution successive sur les deux yeux, son étiologie presque toujours spécifique.

a. *Étiologie.* — Mackensie avait rattaché la kératite interstitielle à la scrofule (corneitis scrophulosa), et pendant longtemps, avec Arlt, on a admis qu'il en existait deux formes : la forme scrofuleuse et la forme syphilitique, la première caractérisée par l'abondance des vaisseaux, la rougeur écarlate de la cornée; la seconde portant surtout son action sur l'iris et le tractus uvéal. Hutchinson a montré que la syphilis héréditaire était en cause dans presque tous les cas. Il est probable qu'en effet la syphilis héréditaire, avec sa puissance dyscrasique, en émaciant l'organisme, est la cause indirecte de l'affection qui deviendrait ainsi, selon l'expression de Fournier, une affection para-syphilitique; mais il n'est pas très rare de ne rencontrer chez les sujets atteints aucune trace de syphilis héréditaire. La kératite relève alors du mauvais état général, de la faiblesse de la constitution, faiblesse dans laquelle la syphilis des ascendants peut tenir une part plus ou moins large. Panas défend cette opinion; cependant il est facile la plupart du temps, presque toujours d'après notre expérience, de retrouver les tares organiques de la syphilis héréditaire. Ces tares sont les suivantes :

1° La forme caractéristique de la face et du crâne, mâchoire

supérieure aplatie, dos du nez déprimé, bosses frontales
proéminentes, voûte palatine ogivale;

2º Au lieu de se terminer par une ligne droite, les incisives
présentent une encoche semi-lunaire ou des sillons en forme
de V ou de W;

3º Des cicatrices, traces d'ulcérations antérieures, siègent
dans les commissures de la bouche, sur le palais, le voile du
palais et le pharynx;

4º Les ganglions du cou sont engorgés, petits, durs, indolores, sans tendance à l'ulcération;

5º Enfin souvent l'ouïe est altérée, surdité congénitale ou
acquise;

Ces stigmates devront être recherchés avec soin; par cette
exploration attentive on arrive vite à se convaincre de l'extrême
fréquence de la syphilis héréditaire chez les malades atteints
de kératite parenchymateuse.

D'ailleurs la kératite parenchymateuse est de beaucoup la
plus fréquente des ophtalmo-syphiloses, ainsi qu'en témoigne
le tableau ci-après, qui résume une statistique faite par notre
élève Duclos. Sur dix mille malades, soixante fois la cornée a
été intéressée par la syphilis et toujours il s'agissait de la kératite dont nous parlons.

b. *Anatomie pathologique*. — On a rarement l'occasion
d'étudier anatomiquement la kératite interstitielle; dans les
cas peu nombreux où il a été fait, cet examen a démontré que
la cornée est fortement infiltrée dans ses couches postérieures,
qui paraissent quelquefois transformées en une sorte de tissu
granuleux. A ce niveau on observe la section transversale d'un
grand nombre de vaisseaux sanguins. Ce siège de l'affection
dans les couches postérieures de la cornée est d'autant plus
remarquable qu'au point de vue embryologique la membrane
de Descemet, au contact de laquelle les lésions sont le plus
avancées, est un élément uvéal; cette donnée fait bien comprendre pourquoi dans la kératite interstitielle il y a si souvent
des lésions de l'iris, du corps ciliaire, de la choroïde. Stellwag
n'a pas craint d'appeler l'affection que nous étudions *uvéite
antérieure*.

Dans la kératite interstitielle il n'y a ni ulcération superfi-

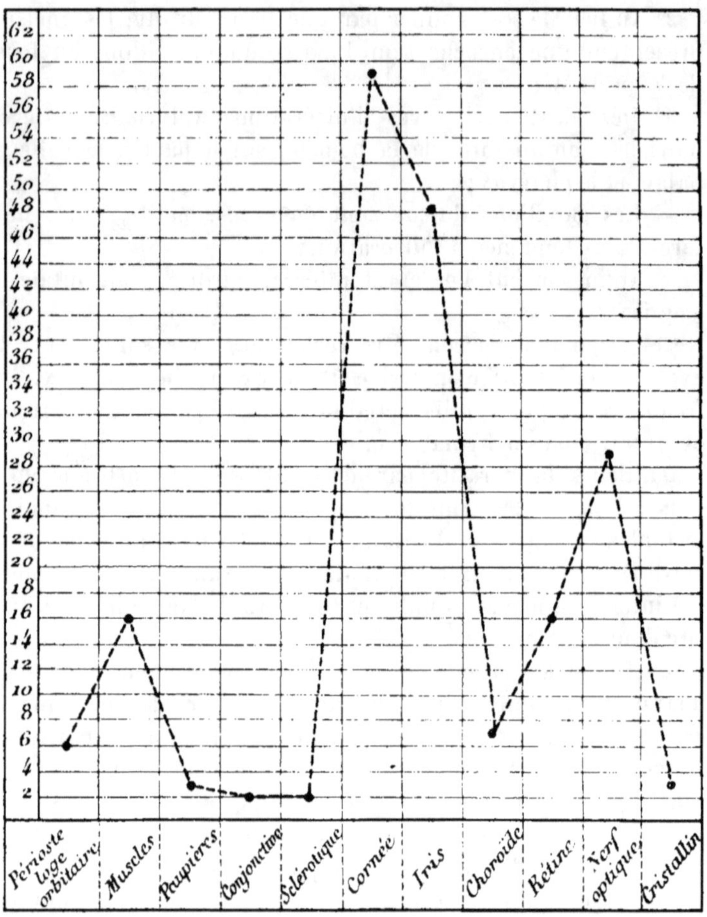

Fig. 123.

Schéma représentant, d'après notre statistique personnelle, le degré
de fréquence de la syphilis dans chacune des principales parties
de l'appareil de la vision.

cielle de la cornée, ni suppuration intracornéenne, ni hypopion ; mais, très souvent, on observe des synéchies postérieures

et des foyers de choroïdite. Quelquefois même les phénomènes uvéaux prédominent sur les phénomènes de kératite et le malade paraît simplement atteint d'une irido-cyclite chronique

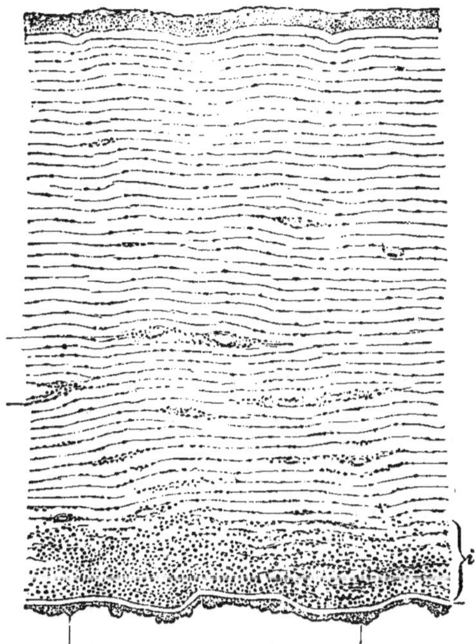

Fig. 124.

Coupe d'une cornée atteinte de kératite parenchymateuse. Gr. 100 1
(d'après une préparation du Dr NORDENSON).

Le stroma cornéen montre une infiltration, qui commence dans les couches moyennes et augmente au fur et à mesure qu'on va plus en arrière, au point que les couches les plus profondes *i* ont pris l'aspect d'un tissu de granulation. Par suite de l'épaississement irrégulier de ces couches, la membrane de Descemet présente des ondulations ; contre son endothélium se sont déposés par places de petits amas de cellules rondes. Dans les couches moyennes et profondes de la cornée se voient les coupes longitudinales et perpendiculaires des vaisseaux sanguins néoformés tandis que les couches antérieures, la membrane de Bowmann et l'épithélium sont normaux.

à laquelle viennent s'ajouter quelques taches troubles de la cornée.

c. *Symptômes et marche.* — La maladie débute quelquefois par la *périphérie* de la cornée, le plus souvent par le *centre*.

Dans le second cas, on remarque au milieu de la cornée de petites taches très rapprochées les unes des autres, ne tardant pas à se confondre. Ces taches gagnent lentement vers le bord et entre elles la cornée devient légèrement opaque, si bien qu'elle peut finir par paraître uniformément grise, comme un verre mat.

Bientôt, quand l'affection évolue normalement, la vascularisation commence. Au niveau du limbe on voit apparaître de petits troncs vasculaires profonds qui proviennent des vaisseaux de la sclérotique voisine. La situation profonde de ces vaisseaux explique pourquoi ils sont relativement peu visibles, étant cachés dans l'épaisseur des lames infiltrées de la cornée.

Plus la vascularisation est intense, plus l'on doit compter sur une résorption complète, quand la vascularisation tarde à s'établir, la terminaison par sclérose est à redouter.

Quand l'affection se développe tout d'abord à la périphérie de la cornée, on constate toujours dans les couches profondes un trouble diffus, formé de petites taches isolées. Ces taches apparaissent sur plusieurs points à la fois, et se rapprochent concentriquement vers le pôle de la cornée.

Les vaisseaux conjonctivaux périkératiques s'injectent au niveau de ces foyers marginaux de kératite; il en résulte une saillie *en forme d'épaulette* (FUCHS), mais ces vaisseaux ne pénètrent pas dans la cornée. Pour cette variété de kératite, comme pour la centrale, les vaisseaux profonds émanent de la sclérotique.

A la période d'état, la cornée, tellement trouble qu'on voit à peine l'iris, ne permet qu'une vision très affaiblie, presque nulle. La pupille, si la thérapeutique a été insuffisante, peut être encombrée par des exsudats ; l'iris contracte de solides adhérences plastiques avec la cristalloïde ; il est probable même que souvent se produisent des choroïdites dont le diagnostic objectif est impossible à cause du trouble cornéen. Ces lésions uvéales peuvent être aussi bien considérées comme des symptômes que comme des complications, à cause de leur fréquence, mais, en réalité, souvent elles sont modérées et passent plus ou moins inaperçues.

La kératite parenchymateuse s'accompagne des phénomènes inflammatoires habituels d'ailleurs aux kératites : douleurs, photophobie, larmoiement.

Les douleurs et la photophobie s'expliquent ici d'autant mieux qu'avec les lésions de la cornée coïncident celles du tractus uvéal; dans les cas les plus légers il y a au moins de l'hyperhémie de l'iris. Dans les cas très malins on peut avoir tous les phénomènes de l'irido-cyclite plastique.

Les deux yeux sont d'habitude malades et plus souvent l'un après l'autre que simultanément. Il peut s'écouler un intervalle de plusieurs années entre la maladie de chacun des yeux.

La marche est lente; en deux mois environ les accidents inflammatoires atteignent leur apogée; à ce moment la cornée commence à s'éclaircir d'abord assez vite, puis beaucoup plus lentement; il faut quelquefois plus d'un an pour qu'elle retrouve sa transparence.

Ce sont là les cas heureux ; mais il en est où l'infiltration cornéenne se termine par une sclérose définitive et incurable : la cornée épaissie, dense, à l'aspect tendineux, supprime partiellement ou complètement la vision.

Le pronostic dépend évidemment du terrain sur lequel évolue l'affection et du traitement suivi ; mais avec une thérapeutique bien dirigée on obtient presque toujours un résultat favorable. La cornée garde habituellement quelques traces de son ancienne lésion, visibles seulement à l'éclairage oblique.

d. *Traitement*. — Les compresses chaudes, l'atropine à haute dose, et le mercure en topique, sous la forme de pommade jaune et, à l'intérieur, sous les formes habituelles, en constituent la base.

A la période inflammatoire il faut d'une part restreindre autant que possible l'abondance de l'exsudat, d'autre part à tout prix maintenir la pupille dilatée et diminuer l'hyperhémie du tractus uvéal pour en faire avorter l'inflammation menaçante. On prescrira des compresses chaudes trois fois par jour, de demi-heure à une heure de durée; ces compresses seront précédées d'une instillation d'atropine (0,05 sur 15 grammes d'eau, quatre gouttes). Malgré l'intensité de la photophobie on se gar-

15.

dera d'utiliser la cocaïne qui pourrait entraver la nutrition de la cornée.

Quand la période inflammatoire est passée, on ajoute à l'atropine, dont la dose est peu à peu diminuée, une pommade à l'oxyde jaune Hg. La dose d'oxyde jaune est un peu variable selon les praticiens. Nous nous servons habituellement de la pommade à 10 centigrammes sur 10 grammes de vaseline. Encore est-il bon de tâter son malade et de s'arrêter si la pommade est irritante.

Le traitement général est d'une importance capitale. Il faut recourir à l'hydrargyre dès le début, et l'administrer sous forme de sirop de Gibert (deux grandes cuillerées par jour), de frictions, ou mieux encore en injections sous-cutanées. La meilleure injection est celle d'huile d'olive biiodurée recommandée par Panas ; elle est sûre, facile, exempte de tout inconvénient.

Il convient de prescrire l'injection d'une à deux seringues de Pravaz par jour de la solution suivante : biiod. 0 gr. 30, huile d'olive 30 grammes.

On y ajoutera l'iodure de potassium et les médicaments toniques, tels que l'huile de foie de morue, l'iodure de fer, etc.

Le traitement le mieux dirigé n'empêche pas toujours l'affection d'attaquer l'autre œil, mais la gravité en est diminuée et, bien qu'il y ait dans la marche de la kératite parenchymateuse une progression presque nécessaire, il faut tout mettre en œuvre contre l'affection pour en abréger la durée et la conduire à la meilleure guérison possible.

2° Kératite sclérosante. — La cause de cette affection réside dans la présence d'un bouton de sclérite siégeant près du bord cornéen. L'opacité qui se produit a la forme d'un triangle dont la base repose sur la sclérotique et le sommet s'avance plus ou moins dans la membrane transparente. Il n'y a pas ou peu de vascularisation anormale et jamais d'ulcère. Au bout d'un certain temps, toujours assez long, l'opacité commence à s'éclaircir en même temps que disparaît le bouton de sclérite, mais la transparence de la cornée ne redevient jamais complète. Cette membrane reste à ce niveau blanc bleuâtre et la sclérotique semble venir se continuer avec elle ; de là le nom de *kératite sclérosante* que DE GRÆFE a donné à l'affection. Son traitement est celui de la sclérite. Il faut en rechercher la cause, qui est souvent le rhumatisme, et faire surtout de la thérapeutique étiologique.

3° Kératite venant de la paroi postérieure de la cornée. — Pour rester transparente la face postérieure de la cornée doit être normalement baignée par l'humeur aqueuse. Qu'un précipité se dépose à la surface de la membrane de DESCEMET, ainsi qu'il arrive dans les irido-cyclites scrofuleuses et syphilitiques, la kératite profonde se développe.

Il en est de même lorsqu'un kyste ou toute autre tumeur de l'iris vient s'adosser à la cornée.

Il faut rapprocher de la kératite profonde la kératite striée traumatique qui survient après l'opération de la cataracte. Elle est caractérisée par la présence de stries grises qui, parties du bord de la plaie et toujours perpendiculaires à l'incision, rayonnent plus ou moins dans la cornée. Ce n'est pas à proprement parler une kératite, mais une simple dilatation des espaces lymphatiques remplis de sérosité (RECKLINGHAUSEN).

4° Kératite marginale. — Chez les vieillards on voit apparaître, avec de très légers symptômes irritatifs, une opacité gris jaunâtre touchant immédiatement la sclérotique et s'étendant à 1 ou 2 millimètres sur la cornée transparente. Cette opacité, demi-circulaire en général, peut entamer complètement la cornée ; elle ne guérit jamais tout à fait et il en résulte une opacité grise permanente qui rappelle l'arc sénile dont on la distingue cependant à ce signe particulier que l'arc sénile est séparé du bord de la sclérotique par une bandelette transparente, tandis que la kératite marginale se continue directement avec elle. Cette opacité n'entrave pas la vision à cause de sa situation périphérique ; si l'on pense avec ABLT qu'il s'agisse en pareil cas d'une kératite sclérosante on peut lui opposer le traitement de la sclérite, mais le plus souvent on reconnaîtra avec FUCHS que la sclérite n'est pas en cause.

C) KÉRATITES SUPPURATIVES

Les kératites suppuratives comprennent les ulcères, les abcès de la cornée et la kératite par dénutrition.

A la question des kératites suppuratives se rattache l'étude des infections microbiennes de la cornée qui sont l'objet actuel de recherches attentives.

La question est encore assez confuse mais il est déjà démontré que certains micro-organismes peuvent, par leurs seules toxines, produire des lésions de la cornée, sans qu'un traumatisme ait ouvert une porte d'entrée à l'infection ; c'est ainsi que se produit la kératite secondaire de la conjonctivite diphtéritique. D'autres microbes, le pneumocoque par exemple, ne peuvent produire de suppuration de la cornée si un traumatisme préalable ne leur a ouvert une porte d'entrée ; l'épithélium de la cornée oppose une barrière infranchissable à leur toxine (COPPEZ). Il se passe là ce qui a lieu pour la blétissure des fruits. DAVAINE a montré qu'ils se conservaient intacts tant qu'une solution de continuité ne s'était pas produite à leur revêtement.

La solution de continuité est donc nécessaire à la plupart des microbes pour que ceux-ci produisent des kératites suppuratives ; et ceux-ci produisent des inflammations assez dissemblables selon l'espèce de microbes incriminables, mais y a-t-il autant de formes de kératites que de variétés de microbes ? Sur ce sujet nos données encore incertaines ne nous permettent pas d'insister ; on ne connaît encore que trois espèces distinctes de kératites suppurées, ce sont celles qui ont été décrites par UTHOFF et AXENFELD : 1º la kératomicose aspergillaire ; 2º l'ulcère serpigineux typique à pneumocoques ; 3º les kératites suppurées atypiques dues aux staphylocoques, aux streptocoques.

Dans la description que nous allons faire des kératites suppuratives nous aurons à tenir compte des remarquables travaux de ces auteurs.

1° Des ulcères de la cornée. — Les ulcères de la cornée sont fréquents, assez graves, souvent difficiles à guérir et méritent par conséquent d'être bien connus.

a. *Étiologie*. — Les ulcères sont consécutifs à des conjonctivites ayant entrainé des complications du côté de la cornée, ou bien se développent à la suite d'une kératite primitive.

Des ulcères primitifs sont souvent la conséquence de traumatismes, de corps étrangers, d'irritations incessantes (trichiasis). Quelquefois avant l'ulcère se produit un abcès dans les lames superficielles de la cornée, l'abcès en s'ouvrant est remplacé par un ulcère profond aux bords irréguliers.

La nutrition insuffisante de la cornée (glaucome absolu, kératite neuro-paralytique), les inflammations développées sur des leucomes anciens déterminent facilement des ulcères cornéens. Enfin les phlyctènes de la cornée en s'ouvrant à l'extérieur produisent aussi un petit ulcère, d'ailleurs bénin, dont la guérison est assez facile.

Des ulcères consécutifs peuvent compliquer les conjonctivites graves : l'ophtalmie blennorrhagique, diphtéritique, granuleuse, en sont fréquemment la cause.

L'envahissement de la cornée par les micro-organismes, développés à la surface de la conjonctive, est surtout redoutable lorsqu'un traumatisme quelconque, aussi léger qu'il soit, est venu intéresser l'épithélium cornéen. Lorsque les voies lacrymales sont infectées par les staphylocoques ou les streptocoques il suffit d'une éraflure, de quelques grains de poussière pour produire une kératite grave (kératite des moissonneurs, à hypopyon), alors que dans un œil normal une pareille lésion serait insignifiante.

En somme, trois grandes causes expliquent les ulcères de la cornée, l'inflammation de l'organe avec chute de l'épithélium, le traumatisme et l'infection de la région traumatisée par les microbes qui habitent le sac conjonctival.

b. *Symptômes et marche*. — L'ulcère présente habituellement

à son début des bords plus ou moins infiltrés ; d'où sa tendance
à la progression ; du degré de cette infiltration dépendent la
gravité, le pronostic de l'ulcère. Dans les cas favorables l'ulcère
se nettoie rapidement sans acquérir de grandes dimensions,
mais plus souvent de nouvelles parties de la cornée tombent
en fonte purulente et l'ulcère s'agrandit ; le mauvais état général du sujet et la puissance de l'infection locale en se combinant expliquent bien, selon les cas, la limitation ou la diffusion
du mal.

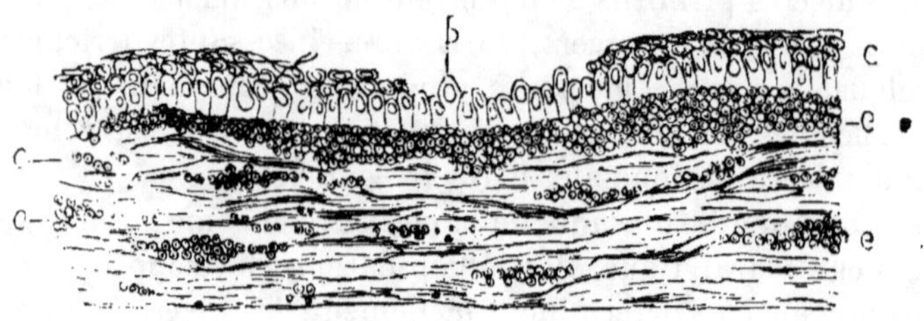

Fig. 125.

Ulcère de la cornée : desquamation de l'épithélium, infiltration
sous-épithéliale.

L'ulcère en progressant prend des formes variables, en
coup d'ongle, serpigineux, etc. ; la gravité des accidents irritatifs qui l'accompagnent, injection ciliaire, larmoiement, photophobie, douleurs, lui font donner le nom d'ulcères inflammatoires ou sthéniques, de même que l'absence ou le peu
d'acuité de ces symptômes lui méritent la désignation d'ulcère
torpide, asthénique.

Aussitôt après l'arrêt de l'infiltration, la période de réparation apparaît ; les éléments nécrobiosés de la cornée s'éli-
minent ; les exsudats infiltrés à la périphérie de l'ulcère se
résorbent. Le fond de l'ulcère se remplit de tissu cicatriciel
opaque ; habituellement on voit des vaisseaux se diriger du
limbe cornéen vers l'ulcération ; c'est là un processus heureux
qui active la résorption des parties infiltrées ; ces vaisseaux
disparaissent ensuite lorsque la cicatrice blanche, le leucome
est constitué. A ce niveau la cornée a non seulement perdu

sa transparence, mais encore souvent sa forme ; il reste quelquefois une sorte de dépression, facette cornéenne ; quelquefois au contraire la cicatrice est élevée, ectatique (*keratectasia ex ulcere*). C'est surtout après l'ulcère perforant de la cornée que l'ectasie est fréquente.

La perforation est une terminaison fréquente qui, par sa gravité, mérite de nous arrêter ; elle a lieu lorsque l'ulcération a détruit toutes les lamelles de la cornée, jusqu'à la membrane de Descemet, qui souvent fait hernie sous forme de kératocèle avant que la chambre antérieure ne soit complètement ouverte. La membrane de Descemet est assez résistante pour supporter pendant longtemps la tension de la chambre antérieure. Elle éclate brusquement sous l'influence d'une pression accidentelle ; elle peut d'ailleurs persister très longtemps (même jusqu'à la complète cicatrisation de l'ulcère).

Après la perforation, la réparation de l'ulcère se fait d'habitude assez vite, la nutrition de la cornée devenant meilleure à cause de la diminution de tension qui facilite la circulation de la membrane. L'iris s'engage dans l'ouverture lorsque la perforation est placée en face de lui, il contracte alors des adhérences avec la cicatrice. Quand la perforation est très large, il peut y avoir un véritable prolapsus de l'iris ; il arrive même que la cornée est presque complètement détruite, auquel cas le prolapsus irien est total ; dans la suite le prolapsus s'aplatit, s'unit intimement à ce qui reste de la cornée et, selon la gravité de l'ulcère, on voit se produire ainsi un leucome adhérent plus ou moins étendu. L'ulcère étroit de la cornée se termine ainsi par une adhérence de l'iris entraînant une déformation plus ou moins marquée de la pupille, l'ulcère large, par une cicatrice plate derrière laquelle la pupille est complètement obstruée (occlusion et séclusion de la pupille).

Cette dernière terminaison n'est pas heureuse, mais il en est de plus funestes. Parmi celles-ci il faut comprendre la cicatrice ectatique, staphylome cornéen qui se produit lorsque la cornée trop amincie ne peut résister à la tension oculaire. Ce staphylome peut atteindre de grandes proportions, devenir très disgracieux, et être même pour l'occlusion de l'œil à jamais perdu, une cause de gêne.

Quand la perforation siège au centre de la cornée, le cristallin vient, au moment où elle se produit, s'appliquer contre l'ouverture ; il reste ainsi, par son pôle antérieur, en contact avec les exsudats inflammatoires qui tapissent l'ulcération et, lorsque la perforation se cicatrise, en se retirant le cristallin emporte des traces de ce contact ; il en résulte une fausse cataracte pyramidale (ou cataracte capsulaire centrale antérieure).

Telles sont les conséquences ordinaires de la perforation de la cornée ; il faut encore y ajouter à titre d'accidents rares : 1° la luxation du cristallin, résultant de la déchirure de la zone de Zinn au moment de la dépression brusque qui suit la perforation ; 2° des hémorragies intra-oculaires, dues à la rupture des vaisseaux, survenant pour la même cause ; 3° une irido-cyclite suppurative ou panophtalmie entraînant nécessairement la perte de l'œil.

c. *Formes et variétés des ulcères de la cornée.* — Ce qui nous reste à dire dans ce chapitre complétera l'étiologie et la symptomatologie des ulcères cornéens. On doit distinguer successivement les variétés cliniques et les variétés bactériologiques.

α *Variétés cliniques.* — Les différentes variétés cliniques d'ulcères cornéens sont :

1° L'ulcère consécutif à la conjonctivite lymphatique ; il est superficiel et occupe la circonférence de la cornée, le limbe ; il se cicatrise rapidement ;

2° L'ulcère qui résulte de la kératite en bandelette ; il s'avance du bord vers le milieu de la cornée en laissant sur sa route une trainée vasculaire ;

3° L'ulcère catarrhal, reconnaissable à sa forme en croissant, à son siège près du bord de la cornée et sa direction concentrique par rapport à cette membrane ;

4° L'ulcère consécutif au pannus trachomateux ; il est souvent multiple et plus ou moins profond, selon le degré de destruction de la cornée par la lésion trachomateuse ; cet ulcère est habituellement central, il peut être indolent; sa cicatrisation est lente et dans les cas les plus heureux il reste une dépression centrale;

5° L'ulcère traumatique de la cornée, particulièrement fréquent chez les personnes âgées, occupe surtout l'espace découvert par la fente palpébrale; il se complique souvent d'iritis et d'hypopyon;

6° L'ulcère résulte maintes fois des kératites phlycténulaires, ou de l'herpès de la cornée. Cet ulcère est superficiel et s'étend dans plusieurs directions sous forme de stries grises; on peut avoir ainsi une figure arborescente dont les branches présentent à leurs extrémités des renflements boutonnés. Kératite dendritique (EMMERT);

7° L'ulcère rongeant (MOOREN) commence à la partie supérieure de la cornée et marche d'étapes en étapes avec des exacerbations, de façon à envahir toute la membrane. Cette affection, qui survient surtout chez les sujets âgés ou débilités, est fort grave; elle peut complètement supprimer la vision si une thérapeutique énergique, notamment la cautérisation au fer rouge, ne vient l'arrêter;

8° L'ulcère athéromateux est celui qui apparaît sur de vieilles cicatrices cornéennes; c'est une lésion grave et qui aboutit souvent à la perforation de la cornée et à la panophtalmie.

β. *Variétés bactériologiques.* — 1° Le diplobacille de MORAX produit une ulcération marginale avec infiltration grisâtre, ayant peu de tendance à s'aggraver et guérissant rapidement par le sulfate de zinc au 1/40;

2° Le bacille de WEEKS produit une ulcération peu étendue, superficielle, à fond grisâtre, souvent centrale, quelquefois marginale, guérissant assez rapidement;

3° Le bacille diphtérique entraîne une lésion remarquable par ce fait que les toxines seules, sans microbes, suffisent à sa production. Il s'agit d'abord d'une infiltration de la cornée qui peut disparaître sous l'influence du sérum, mais s'aggrave bien vite lorsque l'action pathogène des streptocoques virulents complique le processus. Il se produit alors une ulcération rapidement extensive, avec iritis, hypopyon, perforation de la cornée, etc. ;

4° Le gonocoque produit quelquefois une infiltration grisâtre et limitée de la cornée avec une ulcération quelquefois peu étendue, mais plus souvent grave qui s'étend rapidement à la membrane tout entière et se termine par un leucome adhérent ou la perte de l'œil ;

5° Le pneumocoque détermine soit un ulcère serpigineux typique, soit une kératite atypique.

a. L'ulcère serpigineux typique débute par une infiltration jaunâtre centrale ou paracentrale, s'ulcérant rapidement et s'étendant en surface au moyen d'un bord purulent qui mine les couches de la cornée. La perforation est exceptionnelle (AXENFELD et UTHOFF).

b. La kératite atypique à pneumocoques débute par une infiltration purulente centrale ou paracentrale et gagne plus vite les profondeurs que l'ulcère serpigineux, la perforation est fréquente ; cette kératite est remarquable par sa marche progressive, par son bord large, épais, purulent, en croissant (PETIT).

6° Le diplobacille liquéfiant, variété étudiée par PETIT (de Rouen) produit également une affection serpigineuse superficielle, qui a pour caractère d'être absolument indolore. Il n'en existe encore qu'un petit nombre d'observations.

d. Traitement. — Il est d'autant plus important d'insister ici sur le traitement que les ulcères de la cornée bénéficient beaucoup d'une thérapeutique énergique et judicieuse.

L'indication causale se présente tout d'abord ; s'il y a un corps étranger, il faut l'enlever et de même arracher les cils vicieusement dirigés, les détruire par l'électrolyse, ou redresser le sol ciliaire. *Il faut poursuivre par tous les moyens curatifs le catarrhe de la conjonctive, la dacryocystite, les rétrécissements lacrymaux, le trachome, la blennorrhée aiguë* (v. Chirurgie oculaire) *lorsque ces affections sont la cause du mal.* Toutefois, il importe essentiellement de proscrire tous les collyres métalliques en instillations ; s'il est nécessaire d'employer le nitrate d'argent, il faudra le déposer sur la conjonctive avec un pinceau, en ayant soin de bien neutraliser après la cautérisa-

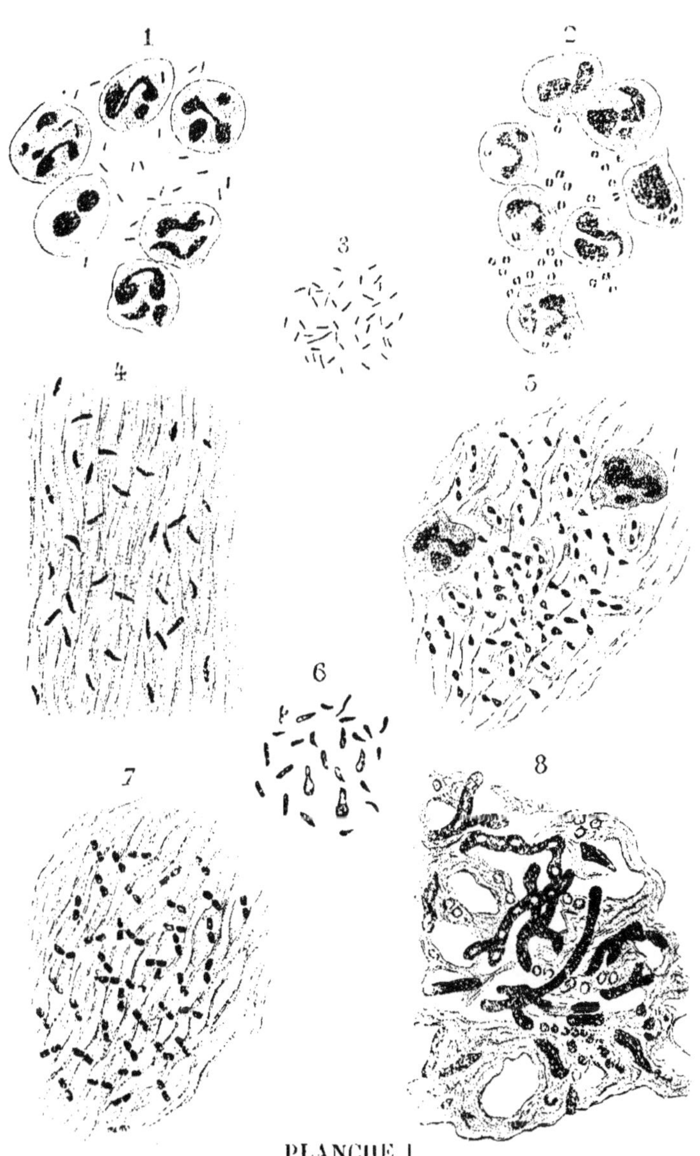

PLANCHE I

Empruntée au Dr Paul Petit (de Rouen).

1, bacilles de Weeks (frottis du pus de conjonctivite aiguë contagieuse). — 2, gonocoques (frottis du pus de conjonctivite gonococcique). — 3, bacilles de Weeks (dans les cultures). — 4, bacilles de Lœffler (frottis de fausse membrane). — 5, Pneumocoques (frottis de pus d'ulcère serpigineux typique). — 6, bacilles massués (pseudo-diphtérique), dans les cultures. — 7, Diplobacille liquéfiant (frottis de pus d'ulcération à forme serpigineuse). — 8, aspergillus fumigatus.

tion. L'application des agents modificateurs est épineuse, parce que la cornée doit autant que possible être respectée par eux; il ne faut pas qu'elle soit irritée, tandis que la surface conjonctivale doit à tout prix être modifiée (voy. *Ophtalmie purulente*).

L'indication causale remplie, on agira sur l'ulcère par les moyens suivants :

1º Le soustraire à l'action de l'air extérieur, des poussières, en faisant l'occlusion de l'œil, par un bandeau protecteur (VALUDE); 2º instiller de l'atropine, si la tension de l'œil le permet, pour exercer une action antiphlogistique sur la cornée et sur l'iris toujours irrité plus ou moins par l'inflammation de voisinage; 3º raviver la nutrition de la cornée par des compresses chaudes; 4º détruire à la surface de l'ulcère les germes infectieux à l'aide des divers antiseptiques utilisables; 5º traiter l'état général qui souvent tient une large place dans l'aggravation des accidents.

Le bandeau protecteur doit être fait avec une rondelle de gaze iodoformée ou salolée recouverte elle-même de ouate hydrophyle maintenue sur l'œil par une bande souple, légère et modérément serrée; avant de l'appliquer, il faut, au moins deux fois par jour, procéder au pansement de l'ulcère.

Les compresses chaudes avec une solution boriquée faible, ou une infusion de fleurs de camomille seront maintenues sur l'œil pendant une demi-heure environ. Pendant l'application de ces compresses le malade tient l'œil fermé et doit sentir à travers les paupières la chaleur intense du pansement, chaleur qui importe beaucoup plus que la nature de l'agent employé.

Après les compresses chaudes on instille, s'il n'y a aucune menace de glaucome, quatre gouttes du collyre suivant :

> Sulfate d'atropine . . . . 0 gr. 05
> Eau distillée. . . . . 15 —

et après l'instillation du collyre on introduit dans l'œil, sur la cornée elle-même, gros comme un petit pois de la pommade iodoformée, 30 centigrammes sur 10 grammes de vaseline.

L'insufflation de poudre d'iodoforme ou d'aristol peut aussi donner de bons résultats, mais il faut veiller à ce que ce médicament soit rigoureusement porphyrisé. La pommade à l'oxyde jaune de mercure, le calomel, sont trop irritants pour être employés à cette période.

La pommade iodoformée ou aristolée ou au pyoctanin (1 p. 100) exerce une heureuse influence contre les micro-organismes qui tapissent les parois de l'ulcère et en provoquent l'extension, mais souvent aussi cette médication est insuffisante. Il faut alors mettre en œuvre l'un des deux moyens suivants : 1° pratiquer à l'aide d'une petite curette l'évidement de l'ulcère, le curetter comme on le fait pour certaines lésions cutanées, saupoudrer d'iodoforme la cavité ainsi obtenue et appliquer un bandeau occlusif qui peut rester en place quarante-huit heures et plus sans inconvénient, encore qu'il vaille mieux, selon nous, le renouveler toutes les vingt-quatre heures pour instiller le collyre sédatif à l'atropine ; 2° faire à l'aide du galvano-cautère une cautérisation capable de détruire tous les éléments infectieux (GAYET) et appliquer encore le bandeau. Chez les enfants on sera obligé de donner du chloroforme ; chez les adultes la cocaïnisation suffit pour pratiquer ces petites interventions sans inconvénients et sans douleurs.

Ainsi traités, les ulcères s'acheminent vers la guérison ; s'il en est autrement, il faut en accuser la tension élevée de la chambre antérieure et pratiquer la paracentèse. Cette paracentèse est nécessaire dans les cas où l'ulcère s'accompagne d'hypopion. L'opération de SOEMISCH est également très recommandable.

Le curettage de l'ulcère, sa cautérisation, la paracentèse, le pansement iodoformé et le bandeau occlusif peuvent ainsi venir à bout de cas en apparence désespérés ; en quarante-huit heures on constate que le pus a disparu de la chambre antérieure en même temps que l'ulcère se répare.

Mais il n'en est pas toujours ainsi ; on peut voir apparaître les complications dont nous avons déjà parlé, perforation, prolapsus de l'iris, fistule cornéenne, ectasie de la cicatrice.

Quand la perforation est petite, elle n'entraîne qu'une

adhérence étroite de l'iris qui d'ailleurs peut se détacher de lui-même quand la chambre antérieure se reforme. Quand la perforation est large, l'iris fait hernie. Il est impossible de replacer cet organe dans la chambre antérieure ; beaucoup d'auteurs conseillent de l'exciser ; nous préférons détruire la partie herniée au galvano-cautère ; cette cautérisation exerce une influence favorable sur la marche de l'ulcère, tandis que l'excision ouvre de nouvelles portes à l'infection. Cependant lorsqu'on peut, avec un stylet mousse, détacher l'iris des bords de l'ulcère et l'attirer au dehors de façon à en exciser une grande étendue, l'iridectomie est préférable ; on obtient alors une cicatrice sans synéchie antérieure, sans leucome adhérent. Cette iridectomie n'est possible que pour les prolapsus très récents.

Après ces interventions le bandeau compressif est de rigueur pendant longtemps.

Le kératocèle exige le repos, le bandeau compressif et la ponction de la vésicule herniée.

La fistule de la cornée nécessite également le repos et la compression de l'œil en même temps, s'il n'y a pas d'iritis, que l'application d'un myotique (ésérine ou pilocarpine) capable de diminuer la tension de la chambre antérieure.

Pendant la période de cicatrisation de l'ulcère il est indispensable de le surveiller pour éviter autant que possible l'ectasie de la cicatrice, le staphylome : le bandeau compressif, les myotiques sont encore nécessaires et souvent pendant longtemps.

Divers moyens sont indiqués pour faciliter l'éclaircissement de la lésion cornéenne ; nous y insisterons dans le paragraphe consacré aux taies de la cornée.

2° Abcès de la cornée. — L'abcès de la cornée consiste en un dépôt purulent situé dans les lames de cette membrane : ces lames, plus ou moins détruites, entourent la collection purulente de toutes parts, ce qui distingue l'abcès de l'ulcère ; plus tard, les lames antérieures étant mortifiées, la collection purulente se transforme en une ulcération profonde.

a. *Étiologie*. — Comme tous les abcès, celui de la cornée est consécutif à une infection qui peut venir du dehors ou du dedans. Dans les deux cas il s'agit de micro-organismes qui viennent coloniser dans le parenchyme de l'organe. De belles expériences intéressant la pathologie générale ont montré que lorsqu'on inocule sur la cornée une culture pure de micrococques, deux phénomènes se produisent : 1° la multiplication des microbes et leur action destructive sur les tissus ; 2° une hyperhémie du système vasculaire voisin entraînant une abondante diapédèse de globules blancs phagocytes.

Le stroma de la cornée se transforme en une masse amorphe granuleuse, l'épithélium antérieur se détache de sa membrane basale et se détruit ; la couche de Descemet s'altère la dernière, mais se détruit également, permettant ainsi aux globules purulents de tomber dans la chambre antérieure. Ces globules peuvent encore provenir du canal de Fontana, ce qui fait bien comprendre l'hypopyon sans perforation de la membrane de Descemet.

Satler, en inoculant la cornée du lapin avec le staphylocoque citrin, le bacillus prodigiosus, le micrococcus saprogène produit simplement une infiltration dépourvue de tendance à s'étendre ; les microbes les plus nocifs pour la cornée seraient, d'après ce dernier auteur, les staphylocoques albus et aureus dont la culture sur cette membrane donne toujours de graves accidents suppuratifs. Nous pensons que les streptocoques sont plus redoutables encore.

Quels que soient ces éléments infectieux, ils pénètrent dans la cornée à la faveur d'une injure de l'épithélium cornéen ; il

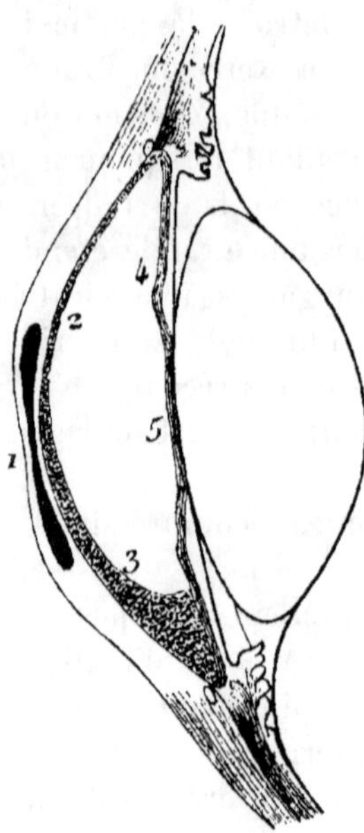

Fig. 126.

Abcès de la cornée (d'après Fuchs).

1. abcès de la cornée. — 2. exsudat adhérent à la membrane de Descemet. — 3, hypopyon. — 4. iris épaissi et enflammé. — 5. exsudat inflammatoire obstruant la pupille.

suffit d'une lésion très minime, d'une égratignure avec l'ongle, d'une éraflure par un corps dur quelconque, branche d'arbre, feuille, petits corps étrangers. Les contusions de la cornée (avec destruction de l'épithélium) préparent à la fois la porte d'entrée et le terrain favorable pour le développement des organismes infectieux,

D'ailleurs certaines circonstances ambiantes collaborent à ce développement, il faut citer notamment l'âge du malade, les chaleurs vives de l'été. La meilleure preuve en est dans la kératite des moissonneurs, consécutive à une piqûre de la cornée par une barbe d'épi ou tout autre objet analogue, sur un malade atteint de conjonctivite légère et chronique entretenue par les poussières ou la malpropreté.

Quand les éléments infectieux sont ainsi venus du dehors, du sac conjonctival ou du milieu ambiant, l'origine est *exogène*. Elle est endogène lorsque la suppuration de la cornée est consécutive aux maladies infectieuses, variole, rougeole.

Ces abcès apparaissent d'habitude à la dernière période de ces affections ; ce ne sont pas autre chose que des abcès métastatiques dans le sens ancien et toujours précis du mot. Ils résultent évidemment de colonies microbiennes apportées dans la cornée par la circulation.

b. *Symptômes.* — Au début l'abcès se présente sous la forme d'un disque jaunâtre dont les bords sont infiltrés, épaissis et plus opaques que le centre. La cornée offre une couleur terne sur toute son étendue, car la production de pus dans son intérieur retentit souvent très loin ; l'iris est toujours enflammé et l'humeur aqueuse toujours trouble, même en dehors de l'hypopyon qui est très fréquent.

L'hypopyon se présente avec des caractères différents selon l'agent pathogène, le pneumocoque détermine l'apparition d'un exsudat très riche en fibrine, le streptotrix d'EPPINGER fait une pseudo-tuberculose de l'iris, le staphylocoque provoque une suppuration abondante (VICTOR PICOT).

Cette vive inflammation ne va pas sans des phénomènes irritatifs violents, injections de la conjonctive et des vaisseaux ciliaires, photophobie, douleurs. œdème du bord marginal des paupières et notamment du coin de l'œil.

Après avoir progressé pendant deux ou trois jours, l'abcès s'ouvre spontanément en avant et se transforme en ulcère plus ou moins détergé, selon que les phagocytes ont plus ou moins pu se rendre maîtres des microbes ; ce n'est en effet que lorsque les microbes ont été détruits par les globules blancs que commence l'élimination des parties nécrosées.

Non seulement la paroi antérieure cède, mais aussi la paroi postérieure ; on a alors une perforation avec prolapsus de l'iris, ainsi qu'il a été dit plus haut. Cette perforation peut être très large et la cornée complètement détruite. La terminaison la plus heureuse d'un abcès cornéen est une cicatrice épaisse. opaque, incurable, adhérente presque toujours à l'iris (leucome adhérent). La panophtalmie, c'est-à-dire la perte complète de l'œil, n'est pas rare.

c. Traitement. — Il est médical et chirurgical. Le traitement médical est le même que celui de l'ulcère et se résume dans l'atropine, l'iodoforme et les compresses chaudes ; il doit toujours se joindre au traitement chirurgical, qui peut rendre d'éminents services.

Le chirurgien doit intervenir en détruisant l'abcès par une cautérisation au fer rouge ou en évacuant le pus et en stérilisant aussi complètement que possible la cavité.

La cautérisation convient aux abcès superficiels et nous n'aurions qu'à répéter ici ce que nous avons dit de son emploi dans l'ulcère ; lorsque la cornée est destinée à se perforer, et surtout lorsqu'il y a du pus dans la chambre antérieure, SOEMISCH a conseillé de transfixer l'abcès, c'est-à-dire d'ouvrir largement à son niveau la chambre antérieure, afin d'en évacuer le pus et de détendre du même coup le tissu cornéen comprimé par la pression intra-oculaire. L'opération de S.EMISCH a le grand inconvénient d'entraîner fatalement un large prolapsus de l'iris et de ne pas toujours permettre une évacuation facile de l'hypopion. Nous obtenons de meilleurs résultats en pratiquant une paracentèse en bas et en évacuant à ce niveau le pus contenu dans la chambre antérieure. Cette paracentèse, qui peut sans inconvénient être renouvelée, permet de laver la chambre antérieure à l'eau boriquée ou simplement à l'eau bouillie.

En même temps qu'on pratique la paracentèse on doit cureter l'abcès, en enlever toutes les parois infiltrées et le saupoudrer d'iodoforme.

La pyoctanine a été aussi employée avec succès (STILLING).

Il faut toujours poursuivre la cause première du mal et tarir la source de l'infection exogène ou endogène, relever les forces du patient affaibli par une maladie infectieuse, traiter les catarrhes purulents de la conjonctive et des voies lacrymales. Une thérapeutique à la fois hardie et avisée peut rendre de très grands services au malade atteint d'abcès cornéen. Sans doute dans les cas les plus sérieux, il reste un leucome central ou voisin du centre ; la pupille artificielle vient alors compléter la cure.

3° Kératites par dénutrition. — Sous cette rubrique générale nous allons décrire : *a* la kéralite par lagophtalmos ; *b* la kératomalacie ; *c* la kératite neuro-paralytique, la plus importante.

a. *Kératite par lagophtalmos*. — Elle résulte du dessèchement de la cornée par suite d'un défaut d'occlusion des paupières. La partie inférieure de la cornée, découverte, devient sèche, mate, opaque. Plus tard un ulcère se forme, consécutif à la destruction de la couche superficielle. En haut cet ulcère est limité par une ligne horizontale qui correspond au bord inférieur de la paupière supérieure. De l'hypopyon, de l'iritis viennent ensuite.

La cause immédiate du mal est l'impossibilité de fermer les yeux, état qui résulte lui-même d'un raccourcissement des paupières (cicatrice vicieuse, ectropion) ou d'une paralysie de l'orbiculaire. Le défaut de protection de l'œil est surtout sensible pendant le sommeil ; le bulbe oculaire est toujours tourné en haut, la moitié inférieure de la cornée est découverte dans la fente palpébrale anormalement élargie. Dans les cas d'exophtalmie, il peut se faire qu'aucune partie de la cornée ne soit recouverte ; les lésions de la kératite par lagophtalmos se produisent alors partout également.

L'action des poussières, des microbes vient s'ajouter au desséchement de l'organe et expliquer sa destruction quelquefois rapide.

Le traitement consiste à maintenir l'œil aussi aseptique que possible, et à lui donner par tous les moyens sa couverture naturelle, la paupière ; un bandage approprié peut suffire, une opération chirurgicale est souvent nécessaire.

b. *Kératomalacie*. — Cette affection propre à l'enfance est très rare : elle est caractérisée par un ramollissement de la cornée commençant par une dessiccation qui se présente sous forme de plaques triangulaires xérotiques ; à ce niveau la cornée et la conjonctive voisines paraissent comme enduites de graisse, si bien que les larmes glissent à leur surface sans les mouiller. Assez vite l'opacité gagne le centre de la cornée, qui prend une teinte jaune et se détruit.

La kératomalacie est toujours la conséquence d'un état général fâcheux ; elle se développe chez les enfants mal nourris, après les fièvres graves, dans la syphilis héréditaire, dans toutes les formes de l'athrepsie. Nous en avons récemment observé un cas chez un nourrisson de vingt jours qui n'a pas tardé à succomber aux atteintes de la syphilis ; cette dernière s'est manifestée sur les fesses et aux mains après avoir intéressé l'un des yeux.

Le pronostic est évidemment très grave, c'est celui même de l'état général qu'un traitement approprié suffit rarement à relever.

c. *Kératite neuro-paralytique*. — La cornée perd son épithélium d'abord au centre, puis à la périphérie, en même temps elle offre un aspect trouble et mat. Bientôt il ne reste plus à la périphérie de la cornée qu'une bandelette d'épithélium. L'opacification centrale augmente d'intensité, elle prend une teinte jaunâtre, il se forme un hypopyon abondant et un large ulcère central à travers lequel, dans les cas très graves, l'œil peut se vider.

Il y a peu de symptômes inflammatoires, pas de douleurs,

une simple injection ciliaire qui a les caractères d'une forte hyperhémie.

Dans les cas les plus heureux l'affection s'arrête avant la perforation de la cornée ; il reste alors un leucome central plus ou moins large et profond selon l'intensité du mal.

Le pronostic est d'autant plus défavorable que le traitement exerce une très faible action sur la marche de cette kératite ; presque toujours la vue est supprimée définitivement en raison de la large destruction de la cornée et souvent aussi l'œil se vide complètement.

MAGENDIE, le premier, en sectionnant le trijumeau constata la fonte purulente de l'œil ; CLAUDE BERNARD remarqua ensuite que les lésions oculaires ne survenaient que lorsque la section siégeait au niveau ou en avant du ganglion de GASSER, et d'autant plus facilement que l'animal était plus fatigué et plus mal nourri.

MEISSNER et MERCKEL ont établi que dans le nerf trijumeau il existait une racine trophique ayant pour origine la substance grise de l'aqueduc de Sylvius. Cette racine occupe la portion interne du ganglion de GASSER, c'est sa destruction au niveau du nerf sur un point quelconque, qui expliquerait les lésions trophiques de la kératite neuro-paralytique. MATHIAS DUVAL et LABORDE ont fait des expériences favorables à cette théorie.

La kératite neuro-paralytique résulterait donc de la destruction des nerfs trophiques chargés spécialement de la nutrition de l'œil, nerfs différents de ceux qui président à la sensibilité.

Cependant DONDERS, SNELLEN et GUDDEN se sont efforcés d'établir que la suppuration de la cornée, dans l'affection qui nous occupe, provenait exclusivement de la perte de la sensibilité de cette membrane.

Le besoin de cligner ne se faisant plus sentir, la cornée reste à l'air, se dessèche et s'enflamme, cela est parfaitement vrai ; mais on n'a ainsi que la kératite par lagophtalmos qu'il ne faut pas confondre avec la neuro-paralytique.

Dans cette dernière affection la suppuration commence sou-

16.

vent. non par la cornée, mais par la chambre antérieure. La kératite qui survient par un manque d'humectation de l'œil a des caractères différents : sans doute après la lésion de la partie trophique du trijumeau, la protection de l'œil retarde les accidents en empêchant l'action des poussières, des microbes qui menacent d'une façon particulière l'œil découvert (EBERTH). sans doute en plaçant l'œil dans une coque humide on permet à la cornée de résister plus longtemps ; HIPPEL a même soutenu qu'on prévenait ainsi toute lésion oculaire ; il n'en est pas moins vrai que dans la pathogénie de la kératite neuro-paralytique il faut distinguer un facteur principal, la lésion des nerfs trophiques. et deux facteurs accessoires, le défaut de protection de l'œil et son desséchement. Le seul point qui reste en litige concerne l'origine exacte et le mode de distribution de ces nerfs trophiques.

La cause principale est la paralysie du nerf trijumeau dont une partie préside à la nutrition de l'œil ; le mode d'action de cette paralysie a été l'objet d'études approfondies que nous devons ici faire connaître. La physiologie nous a enseigné à ce sujet des faits qu'il importe à l'ophtalmologiste de bien retenir.

Il ne faut pas croire cependant qu'on soit complètement désarmé en présence de cette affection ; une antisepsie minutieuse. les compresses chaudes rendront de grands services, mais nous recommandons particulièrement l'électrisation à courants continus qui nous a donné des résultats inespérés.

§ 3. — TAIES DE LA CORNÉE

Les taies sont des opacités consécutives aux affections ulcéreuses de la cornée ou à certains troubles dystrophiques qui sont acquis ou congénitaux. Depuis GALIEN on les appelle néphélion, albugo ou leucome (νεφάλη, ἀλφός et λεύκωμα) selon la gravité de la lésion.

Ces derniers termes s'entendent des opacités d'origine inflammatoire qu'il nous faut d'abord étudier.

1º Taies d'origine inflammatoire. — Les taies qui ont

cette origine sont loin de mériter toutes le nom de cicatricielles, en réalité beaucoup sont de simples infiltrats susceptibles de résorption, tandis que la cicatrice, tissu nouveau, est, par définition même, indélébile. Ces opacités se présentent sous un assez grand nombre de formes dont les principales sont les suivantes :

a. Les simples taches (*maculæ corneæ*) qui sont consécutives aux ulcérations de la cornée surviennent dans l'enfance à la suite de la conjonctivite lymphatique. Elles sont marginales. Quand elles sont allongées vers le centre de la cornée, elles sont caractéristiques de la kératite en bandelette ; quelquefois elles entourent complètement la cornée, elles viennent alors d'une kératite marginale exulcérée.

b. Les opacités diffuses, très larges, à demi transparentes, qui peuvent être superficielles ou profondes. Dans le premier cas elles sont consécutives à un pannus, dans le second elles résultent de la kératite parenchymateuse.

c. Les opacités d'aspect blanchâtre nacré, à tissu sclérosé, sont consécutives à la kératite parenchymateuse, à la kératite suppurée, maligne ou mal soignée, aux incrustations calcaires, métalliques.

d. Les cicatrices épaisses, larges, blanches, dans lesquelles l'iris est enclavé, sont consécutives à des abcès cornéens ayant abouti à la perforation de la cornée ; les brûlures, les traumatismes divers de cette membrane produisent aussi des cicatrices profondes et indélébiles ; mais les traumatismes font habituellement une cicatrice linéaire, à moins que la plaie ne s'infecte et suppure.

Lorsque les cicatrices larges et épaisses occupent la partie inférieure de la cornée et sont limitées en haut par une ligne horizontale, elles résultent de la kératite par lagophtalmos ; celles qui siègent surtout à la partie supérieure de la cornée sont le plus souvent la suite de la kératite parenchymateuse.

Telles sont les diverses variétés de lésions cornéennes qui méritent tour à tour le nom de leucome, d'albugo ou de néphélion. Ces mots ont un sens précis qui repose sur l'anatomie même du désordre cornéen. Il faut réserver le terme de néphélion aux infiltrats sous-épithéliaux, celui d'albugo aux infiltrats interstitiels, celui de leucome au tissu cicatriciel remplaçant les éléments détruits de la cornée.

Le tissu leucomateux ainsi formé peut subir des altérations régressives, notamment l'infiltration graisseuse (CUIGNET), calcaire (HOCQUARD). KAMOCKI, SOEMISCH ont trouvé de nombreux corps hyalins analogues à ceux que FUCHS a décrits dans la pinguecula et NUEL dans la kératite filamenteuse. Ce sont des globes réfringents se présentant sous la forme « de gouttes figées » (PANAS).

2° Taies d'origine non inflammatoire. — Sous ce titre il faut comprendre : 1° l'arc sénile ou gérontoxon ; 2° l'opacité cornéenne en ceinture ; 3° l'opacité cornéenne par hypertonie.

Le *gérontoxon*, dystrophie consécutive au progrès de l'âge, occupe de préférence le bord supérieur ou inférieur pour s'étendre plus tard tout autour de la cornée. Il est toujours séparé de la sclérotique par un liséré semi-transparent, ce qui, outre sa couleur spéciale, le distingue de la kératite ulcéreuse marginale et des autres productions analogues. Il s'agit d'une stéatose sénile avec nécrobiose des cellules fixes de la cornée. Les amas hyalins y sont abondants, surtout au niveau des couches superficielles du stroma.

L'*opacité cornéenne en ceinture* est formée par une bandelette grise qui s'étend transversalement sur la cornée en passant au-dessous de son centre. Les deux bouts de la bandelette sont placés aux extrémités interne et externe de la cornée ; comme dans l'arc sénile elles sont toujours séparées de la sclérotique par une mince zone transparente. SELLERBECK y a signalé des particules calcaires et des vacuoles situées assez profondément. DE GRAEFE, qui en a donné la première description, a constaté cette affection sur des yeux jusque-là normaux, mais menacés de glaucome. Plus souvent cette affection est manifestement consécutive à des lésions graves telles, qu'irido-cyclites, cataractes calcaires et glaucome invétéré.

L'*opacité cornéenne par hypertonie* se produit surtout au centre de la cornée ; elle résulte uniquement de la gêne qu'une tension excessive apporte à la nutrition de l'organe et peut disparaître lorsque cette tension redevient normale. Elle dépend surtout d'un œdème de la cornée ayant son siège dans l'épithélium..

3° Symptomatologie générale des taies de la cornée, troubles visuels. — Les troubles apportés au fonctionnement de la vision par les taies varient évidemment avec l'épaisseur, le siège et l'étendue de l'opacité cornéenne. Les rayons lumineux peuvent pénétrer dans l'œil en abondance à travers une taie assez épaisse, mais en passant par un milieu trouble, ils subissent une réfraction irrégulière et sont dispersés dans toutes les directions.

Quand l'opacité occupe tout le champ pupillaire, toute la lumière se disperse et il ne se forme sur la rétine aucune image nette des objets extérieurs, à moins que l'opacité ne soit légère et laisse encore passer quelques rayons lumineux : en ce cas les objets peuvent être vus troubles ; lorsqu'une partie du champ pupillaire est transparente, la vision nette devient possible après la correction de l'astigmie, entraînée par l'affection cornéenne qui est également susceptible de produire de la myopie par l'ectasie de la cicatrice.

Le strabisme, le nystagmus sont souvent la conséquence des taies de la cornée (voy. *Strabisme*).

4° Traitement. — L'amélioration de l'acuité visuelle peut être recherchée : 1° par l'éclaircissement de l'opacité ; 2° les moyens optiques ; 3° la pupille artificielle ; 4° la kératoplastie. L'éclaircissement des opacités récentes s'obtient par des fomentations chaudes, l'usage de l'atropine, des pommades excitantes et le traitement général (voy. *Kératites*) ; il convient d'y ajouter les injections sous-conjonctivales.

Les taies de la cornée peuvent être ainsi améliorées par des injections de divers liquides. On a beaucoup conseillé autrefois la solution de sulfate et de carbonate de soude, d'iodure de potassium, Diaxoux a recommandé l'eau de mer ; nous nous servons d'un extrait aqueux de cornée, c'est-à-dire d'une solution salée dans laquelle on a fait macérer des cornées de bœuf ; et cette pratique, sans être héroïque, nous parait recommandable ; cette méthode doit être utilisée dans toutes les taies qui sont occasionnées en tout ou en partie par un infiltrat sous-épithélial ou interstitiel ; elle n'est absolument impuissante que

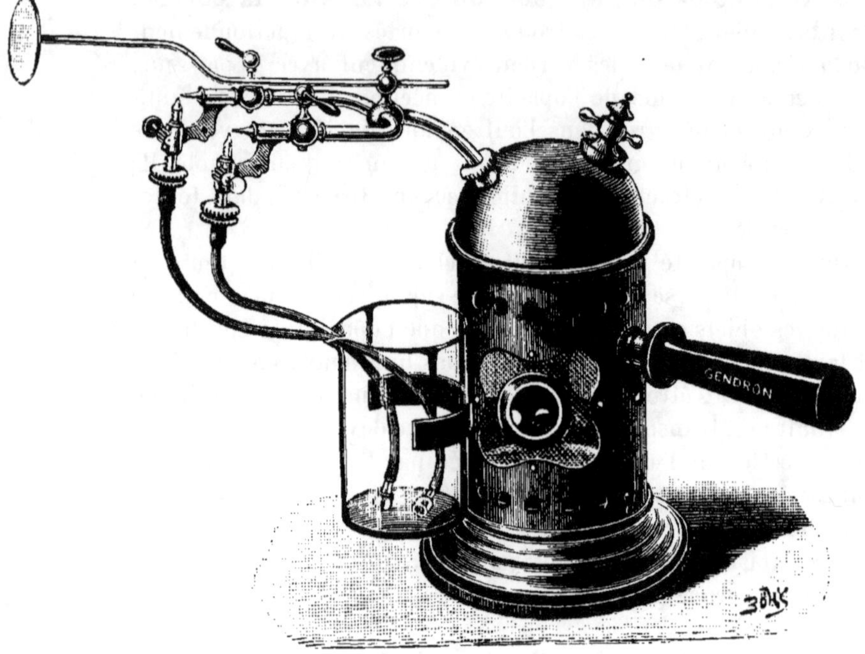

Fig. 127.
Pulvérisateur à vapeur pour douches antiseptiques oculaires,
du Dr LAGRANGE.

lorsque la taie est constituée par un leucome (tissu de cicatrice). L'âge du patient joue d'ailleurs un très grand rôle dans le pronostic, d'autant plus favorable que le sujet est plus jeune. Dans aucun cas il ne faut tenter l'abrasion de l'opacification au couteau, le tissu nouveau qui remplacerait l'ulcération ainsi produite serait plus indélébile encore que le tissu enlevé.

Les moyens optiques consistent dans le choix de verres appropriés capables de corriger la myopie ou l'astigmie. Dans quelques cas et pour certains travaux les malades se trouveront bien du trou sténopéique.

La pupille artificielle (RITCHER) s'obtient à l'aide d'une iridectomie optique qui possède en outre l'avantage d'exercer une action salutaire sur la résorption de la taie. On a pu dire avec raison que l'iridectomie devenait curative des taies de la cornée (POCHON, PANAS).

Quelquefois, pour placer la pupille artificielle, il n'existe qu'une mince bordure transparente qui deviendrait opaque si l'on portait le couteau à ce niveau. On pourrait dans ce cas pénétrer dans la chambre antérieure par le côté opposé, aller saisir l'iris et pratiquer l'irido-dialyse (PANAS). Nous préférons pénétrer dans la chambre antérieure en passant par la sclérotique, en ponctionnant à 1 millimètre en dehors du limbe, le couteau passe au-devant de l'iris qu'il est facile d'aller chercher et d'exciser. On se gardera de faire des iridectomies trop larges ; la simple iritomie à ciel ouvert dans une petite ouverture donne une vision plus distincte qu'une large pupille.

Après l'établissement de la pupille artificielle il y a souvent avantage à empêcher les rayons lumineux de diffuser à travers la taie ; il faut la tatouer en suivant le conseil de WECKER, renouvelé d'ailleurs d'AETIUS qui, pour dissimuler les cicatrices cornéennes, les cautérisait avec un stylet incandescent et y appliquait une pâte composée de poudre de noix de galle et d'écorce de grenadier mêlée à un sel de cuivre.

A l'aide d'aiguilles à coudre (TAYLOR) ou d'une aiguille cannelée on introduit dans la cicatrice, avec de grandes précautions antiseptiques, de l'encre de Chine qui s'y incruste et y demeure. La pupille artificielle donne une vision plus distincte à côté de la taie cornéenne absolument opaque.

La kératoplastie a été imaginée par REISSENGER (1824) et par MUHLBAUER qui conseilla, quelques années plus tard, de respecter la membrane de DESCEMET (kératoplastie partielle). V. HIPPEL a adopté ce procédé qui a donné très peu de résultats heureux. Sa méthode consiste à circonscrire la taie à l'aide d'un petit trépan et à la disséquer avec un scalpel en ayant soin de conserver la membrane de DESCEMET. On implante ensuite dans la perte de substance la cornée entière d'un œil de poule, préférable à une rondelle équivalente découpée sur la cornée du chat. Il n'est pas besoin de suture, la pression atmosphérique suffisant à maintenir la cornée en place (voy. *Chirurgie oculaire*). Nous avons quelquefois mis en pratique cette opération : elle ne nous a donné aucun résultat.

§ 4. — ECTASIES DE LA CORNÉE

Il faut comprendre sous ce nom, avec Fuchs, les ectasies d'origine inflammatoire, staphylome et kératectasie, et les ectasies d'origine non inflammatoire, kératocone et kératoglobe.

1° Staphylome de la cornée. — a. *Étiologie*. — Le staphylome se produit, ou bien pendant la période de cicatrisation de la lésion cornéenne, il est alors primaire ; ou bien plus ou moins longtemps après la cicatrisation, sous la pression intérieure qui distend la mince cicatrice ; dans ce dernier cas, il est secondaire.

Après la perforation de la cornée, l'iris prolabe et reste dans l'ouverture en faisant une saillie plus ou moins apparente selon l'étendue de la perforation, et la tranquillité du sujet ; au bout de quelques jours le travail de cicatrisation commence et il se forme une membrane nouvelle, opaque, qui n'est ni l'iris ni la cornée, mais dans laquelle le tissu irien prend une part prépondérante. Cette membrane se soulève sous l'influence du tonus oculaire qu'augmentent les tiraillements imprimés au cercle ciliaire par l'iris prolabé et démesurément allongé.

Le soulèvement ou la saillie qui en résulte acquiert ainsi des dimensions plus ou moins considérables. Tantôt le staphylome est partiel, tantôt il est total. Déjà PAUL D'ÉGINE, d'après leur configuration extérieure, distinguait les staphylomes en myocéphalons, tête de mouche, en staphylomes proprement dits ou raisinière, en pomme (μῆλον) et en clou (ἧλος). Le mot staphylome vient lui-même du grec σταφύλη (raisin).

D'après leur forme, on les divise aujourd'hui en conoïdes ou globuleux ; d'après leur siège en central ou périphérique.

Quand la lésion cornéenne compliquée de prolapsus iridien a
guéri en formant une cicatrice plate, la distension de cette
cicatrice peut entraîner un staphylome secondaire. Il suffit en
somme, pour produire cette affection, de l'influence de deux

causes : l'amincissement des
membranes résultant de lésions préexistantes et la pression exagérée de l'humeur
aqueuse. SAINT-YVES a le premier bien déterminé ces deux
conditions pathogéniques.

b. *Anatomie pathologique.* —
La cicatrice ectatique qui forme
le staphylome est composée
d'un tissu cicatriciel fasciculé,
périvasculaire, contenant des
grains pigmentaires d'origine
uvéale ou hématique, et des
débris plus ou moins atrophiés
de l'iris. Dans les staphylomes
anciens on trouve des amas
calcaires ou hyalins.

La membrane de DESCEMET,
quand elle existe encore, adhère à ce qui reste d'iris; l'hu-

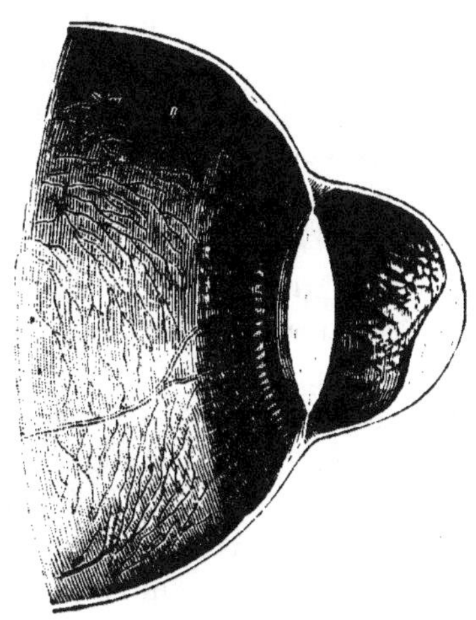

Fig. 128.
Staphylome de la cornée montrant l'amincissement et l'é-
paississement inflammatoire de
cette membrane contre laquelle
l'iris est venu s'étaler et s'atrophier.

meur aqueuse s'altère, on y rencontre des dépôts fibrineux, des
matières albuminoïdes coagulables et des grains pigmentaires
ou calcaires.

Le cristallin est parfois expulsé au moment de la perforation ; quand il n'a pas été chassé, souvent il s'opacifie ou
même se résorbe en donnant lieu à une cataracte aride-sili-
queuse.

L'iris en se portant en avant tiraille la région ciliaire, l'irido-
cyclite chronique et la choroïdite séreuse ou plastique apparaissent; le corps vitré devient fluide, la rétine se décolle, l'œil
est en désorganisation complète. Il n'est pas rare de voir survenir à ce moment des poussées glaucomateuses. Ces poussées,

dues à l'exagération du tonus, l'une des causes majeures du staphylome, résultent du tiraillement de l'iris tendu entre deux points fixes. Dans le staphylome conique, plus proéminent que le sphérique, le tiraillement est plus accusé : ce qui explique, d'après ARLT, pourquoi les poussées glaucomateuses sont plus fréquentes dans la première forme que dans la seconde.

c. *Symptômes*. — L'aspect est caractéristique, la cornée est en partie ou en totalité remplacée par une cicatrice qui prend une forme conique ou sphérique ; cette dernière est surtout fréquente dans le staphylome total. Quand le staphylome est récent, à travers la paroi mince, on distingue le pigment noir qui recouvre la face postérieure ; de là son aspect bleuâtre, plus ou moins altéré par les vaisseaux émanés de la conjonctive qui rampent à sa surface.

Le staphylome partiel revêt le plus souvent la forme conique ; il commence d'habitude au bord de la cornée et s'étend plus ou moins loin vers le centre.

Dans le staphylome partiel les fonctions visuelles sont plus ou moins conservées ; dans le staphylome total la vision est d'habitude réduite à la perception lumineuse.

d. *Traitement*. — On peut prévenir un staphylome en combattant par tous les moyens connus l'hypertonie capable de produire cette affection quand la cornée est affaiblie par une ulcération ; le bandage ouaté compressif et les myotiques sont indiqués.

Le traitement curatif peut s'adresser au staphylome partiel ou au staphylome total.

Dans le premier cas il faut exciser le prolapsus à sa base et faire une large iridectomie ; on doit aussi souvent retrancher un lambeau semi-lunaire de cornée proportionné au degré de l'ectasie, un point de suture ferme ensuite l'orifice ainsi obtenu ; on y ajoute un bandeau compressif très exactement appliqué.

Quand il y a des phénomènes glaucomateux, il est bon souvent d'exciser par le trépan ou par le bistouri un lambeau cornéen ; on obtient ainsi une détente plus ou moins définitive, mais toujours bienfaisante ; la plaie cornéenne se referme avec une assez grande facilité.

Dans le staphylome total on peut pratiquer : 1° l'incision
linéaire, passant transversalement par le staphylome (KÜCHLER) ;
2° une incision courbe taillant un lambeau dans l'épaisseur
du staphylome ; 3° l'excision simple du staphylome (BEER) avec
ablation du cristallin qui se présente dans la plaie ; 4° la résection totale du staphylome avec suture consécutive du moignon
scléral (CRITCHETT).

Cette dernière opération a réalisé un grand progrès, mais
elle a l'inconvénient de faire passer à travers la région ciliaire
des fils capables de l'irriter. KNAPP et WECKER l'ont remplacée
par une suture en bourse. Le procédé de WECKER nous a toujours
donné de bons résultats. Il consiste à détacher la conjonctive
de la sclérotique sur une certaine étendue afin de pouvoir
l'attirer facilement en avant ; on passe circulairement un seul
fil dans la conjonctive détachée, alternativement en dessus et
en dessous, de manière à ce que les deux bouts du fil viennent
se rencontrer. En les serrant, la conjonctive s'étrangle comme
une blague à tabac. L'enlèvement du staphylome et l'issue du
cristallin ne doivent avoir lieu que lorsque les fils sont en place:
à la suture en bourse on peut ajouter le capitonnage musculaire
(voy. *Chirurgie oculaire*).

Lorsque le staphylome est très volumineux, qu'il s'accompagne d'hypertonie, et de phénomènes irritatifs, il faut en arriver à l'énucléation.

2° Kératectasie. — Quand une inflammation entraine une
opacification de la cornée sans la perforer, il en résulte souvent
une dilatation conique dont le sommet correspond à la partie
la plus amincie de la cornée ; c'est la kératectasie qu'il ne faut
pas confondre avec le kératocone pellucide.

Le pannus, la kératite parenchymateuse, en ramollissant la
cornée peuvent produire cette affection, d'un pronostic très
grave, car la vision est compromise à la fois par l'opacité indélébile de la cornée et son changement de courbure.

3° Kératocone ou staphylome pellucide. — Le kératocone,
encore appelé « cornée conique », « hyperkératosis », est carac-

térisé par une saillie de la partie centrale de la cornée qui, au moins pendant longtemps, conserve sa transparence, et la vision n'est troublée que par le changement qu'entraîne cette saillie dans la dioptrique de l'œil.

a. *Étiologie*. — La cause du kératocone est très obscure ; il peut débuter dans l'enfance, mais n'acquiert d'habitude un degré considérable qu'entre quinze et vingt-cinq ans. Les deux cornées sont habituellement prises et l'affection sévit souvent

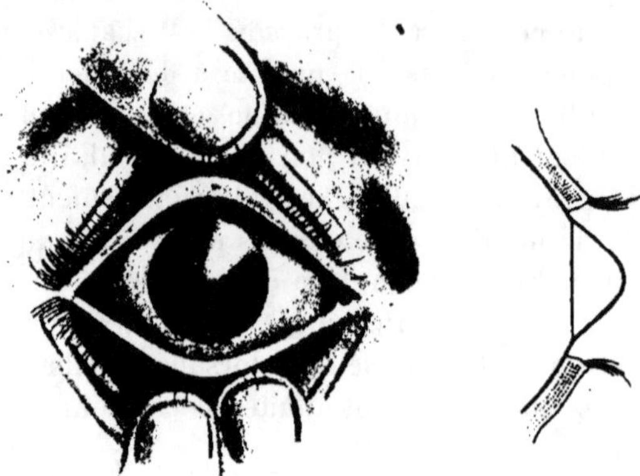

Fig. 129.

chez plusieurs membres de la même famille. L'hérédité paraît par conséquent jouer un certain rôle. Panas a observé une famille dans laquelle la grand'mère, trois filles, et leurs enfants sont venus au monde avec des cataractes congénitales ; le seul enfant non cataracté présentait, à l'âge de quinze ans, un double kératocone.

Il est possible qu'avec Tweedy il convienne de rattacher cette affection à un arrêt de développement du centre de la cornée ; les sujets atteints de kératocone, en effet, présentent souvent certains arrêts de développement, mauvaises dents, tropho-névroses cutanées, etc.

b. *Anatomie pathologique*. — L'examen anatomique a montré à Hülke et à Wagner un très notable amincissement de la cornée, mais sans altération de la membrane de DESCEMET.

Hiss est parvenu à produire le kératocone en dilacérant la membrane de DESCEMET à l'aide d'une aiguille recourbée introduite dans la chambre antérieure. PANAS est arrivé au même résultat; mais, dit-il, ce kératocone « expérimental diffère « essentiellement du spontané en ce sens qu'au bout de peu « de temps il disparait sans laisser de traces ».

c. *Symptômes et marche.* — Sans aucun phénomène inflammatoire, la partie centrale de la cornée devient conique; à cette période la kératoscopie (DONDERS, CUIGNET), l'examen avec le disque de PLACIDO (voy. p. 72) révèlent facilement la malformation cornéenne; plus tard, quand les parties périphériques de la cornée sont également soulevées, il suffit de regarder obliquement la cornée pour faire le diagnostic.

Pendant une plus ou moins longue période, le sommet du cône reste transparent, mais il finit toujours par présenter une nébulosité plus ou moins opaque. Quand cette opacité est très marquée, on pourrait confondre le kératocone avec la kératectasie consécutive à une inflammation de la cornée. On fera le diagnostic en tenant compte de ce que la kératectasie est rarement centrale et n'atteint qu'un œil, le kératocone présentant les signes contraires.

L'affection est tout à fait indolente; le malade constate la diminution de son acuité visuelle, au début il se croit myope et c'est lorsqu'il a vainement essayé de porter des verres concaves qu'il se présente à l'oculiste. Il est quelquefois atteint de polyopie monoculaire.

d. *Traitement.* — DE GRÆFE a conseillé d'abraser le sommet du cône avec un petit couteau à cataracte, et de cautériser le fond de la perte de substance avec la pointe du crayon au nitrate d'argent mitigé. Quand l'eschare tombe, il en résulte une fistule qu'on maintient béante quotidiennement à l'aide d'un petit stylet; la cornée se cicatrise à plat, plus tard on y fait une étroite pupille artificielle. C'est dans les cas de ct genre que la pupille par iritomie à ciel ouvert est surtou recommandable.

L'excision d'un lambeau semi-lunaire, soit au centre, soit

à la base du cône, n'a pas donné de résultats heureux. Le mieux est d'en rester à la méthode de DE GRÆFE ou aux cautérisations centrales (CHEVALLEREAU). PANAS s'en tient à la compression prolongée combinée aux myotiques, Badal à l'iridectomie.

Le traitement optique n'est pas à dédaigner. Avec des verres sphéro-cylindriques appropriés on peut souvent augmenter notablement la vision, et les verres de contact, préconisés par KALT, DOR et SULZER peuvent, entre les mains de spécialistes exercés, rendre d'éminents services.

4° Kératoglobe. — Le kératoglobe est caractérisé par ce fait que la cornée est dans sa totalité plus grande qu'à l'état normal. C'est là un phénomène partiel de l'agrandissement du globe oculaire. Il sera étudié avec l'hydrophtalmie.

§ 5. — TUMEURS DE LA CORNÉE

Ces tumeurs sont extrêmement rares: la cornée se laisse facilement infiltrer par les néoplasmes voisins, mais, malgré la puissance de ses réactions biologiques, elle est bien rarement le siège de néoplasmes primitivement développés dans son tissu; GAYET et DE WECKER en ont rapporté des exemples douteux, ADLER et LEEMANS ont décrit des fibromes qu'on peut considérer comme de simples inflammations chroniques de la cornée. Il existe cependant des faits authentiques de sarcomes de la cornée (BENSON, RUMSCHEWICH). PASQUALE SGROSSO a fait connaître deux cas d'épithelioma primitif de cette membrane, et le docteur BLANQUINQUE en a publié un exemple dont l'examen histologique a été fait par MALASSEZ. Nous en avons rapporté un fait personnel dans un travail d'ensemble écrit sur ce sujet (fig. 130).

§ 6. — TRAUMATISMES DE LA CORNÉE

Ces traumatismes sont très fréquents; ce sont des contusions ou des ruptures, des lésions compliquées de corps étrangers,

des plaies par instruments piquants ou tranchants, des brûlures.

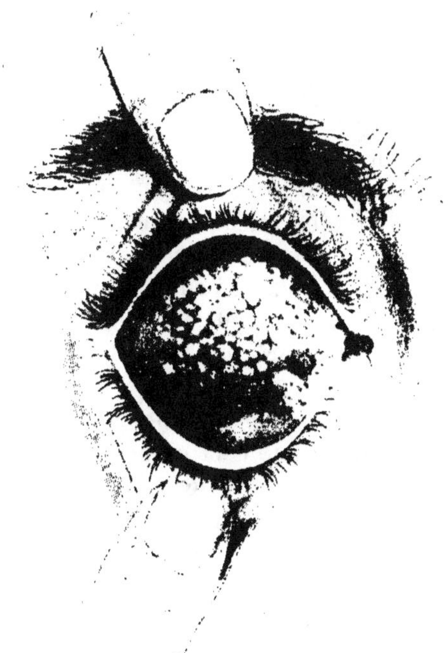

Fig. 130.
Papillome de la cornée.

1° Contusions. — Les contusions sont plus graves pour les
organes sous-jacents que pour la cornée. En dehors des lésions
graves du cristallin et de l'iris, il faut signaler une iridoplégie
ou dilatation paralytique de l'iris qui résiste longtemps et
même quelquefois toujours au traitement (myotiques, électricité). La rupture de la cornée est très rare.

Dans les contusions graves il faut recourir à une médication
antiphlogistique énergique (sangsues, injections de morphine,
cocaïne et compresses froides).

2° Corps étrangers. — Très fréquemment des particules de fer, de charbon, de pierre, des extrémités d'épines, etc., etc., s'implantent dans la cornée. Le malade en est averti par une sensation très douloureuse se compliquant bientôt d'irritation et de photophobie.

Les corps étrangers se comportent différemment selon leur constitution chimique : les particules crayeuses peuvent s'enkyster dans la cornée et y rester définitivement sans autre accident ; les fragments de charbon, d'épine peuvent tomber au bout d'un certain temps en laissant une petite ulcération aux bords plus ou moins infectés dont on s'explique mal la provenance. Les morceaux de fer ne tardent pas à s'oxyder ; un halo, couleur de rouille, se forme autour d'eux et lorsqu'on intervient seulement au bout de quelques jours, le fragment repose sur une surface colorée qui doit être évidée au moment où on fait l'extraction.

Le corps étranger n'est pas toujours superficiel ; il peut s'incruster dans l'épaisseur de la cornée, et, proéminant dans la chambre antérieure, menacer le cristallin.

Les phénomènes inflammatoires qui résultent de la présence de ces corps étrangers tiennent surtout à leur provenance, à leur septicité ; aussi, quand on a réussi à les extraire, faut-il aseptiser très soigneusement la région traumatisée.

L'extraction doit être faite avec une aiguille à corps étranger, pointue ou cannelée ; elle sera précédée d'une anesthésie complète de la cornée, et suivie de l'abrasion de toutes les parties infiltrées par la rouille ou les leucocytes. On prescrira une pommade iodoformée 0.25 sur 10 grammes de vaseline.

Quand le corps étranger perfore la cornée, DESMARRES conseille d'introduire une pique dans la chambre antérieure et de l'appliquer à plat contre ce corps, de manière à le pousser d'arrière en avant et à l'empêcher de tomber dans l'humeur aqueuse.

L'électro-aimant de HIRSCHBERG rendra également de grands services dans les cas où il s'agit de parcelles de fer ou d'acier.

3° Plaies de la cornée. — Elles se divisent en plaies par instruments piquants et plaies par instruments tranchants :

a. *Plaies par instruments piquants*. — Les aiguilles, pointes de ciseaux, alènes, etc., qui limitent leur action à la cornée ne sont très dangereuses que lorsque l'instrument est sale : quand la piqûre n'est pas infectée, la guérison s'obtient d'elle-même : dans le cas contraire, la cornée suppure et il faut immédiatement tarir la suppuration par la cautérisation au fer rouge (galvano-cautère) ou le curettage suivi d'un saupoudrage à l'iodoforme.

Si la plaie est centrale, ou paracentrale, on prescrit de l'atropine afin d'éviter par la mydriase le contact de l'iris ; si elle est périphérique, on a recours aux myotiques qui préviennent l'enclavement de la base irienne.

Signalons ici spécialement la *kératalgie traumatique* caractérisée par une douleur vive, exacerbante, récidivante, de longue durée, à propos d'une piqûre ou d'une éraflure insignifiante. Nous en avons observé un cas chez une jeune femme, d'ailleurs bien portante et sans tare nerveuse, qui allaitait son enfant. La puerpéralité et l'allaitement ont en effet été mis en avant pour expliquer des faits de ce genre (GRAND-CLÉMENT). La cocaïne à haute dose, les vésicatoires à la tempe et à l'apophyse mastoïde, la quinine unie à l'extrait thébaïque sont la meilleure médication à employer.

b. *Plaies par instruments tranchants.* — Quand la plaie est régulière, faite par un instrument bien tranchant, elle est peu grave, à condition que l'instrument soit propre ; quand l'instrument est émoussé, la plaie est irrégulière et contuse, et suppure très facilement, surtout lorsque l'agent vulnérant n'est pas aseptique. Il peut en résulter les pires complications, jusqu'à la panophtalmie. Aussi en pareille circonstance faut-il intervenir d'urgence pour aseptiser la plaie.

La cicatrice qui survient dans les cas sérieux est indélébile et souvent peu solide ; son tissu reste longtemps perméable à des agents infectieux venus du dehors. Un œil opéré très heureusement de la cataracte peut ainsi s'infecter secondairement, longtemps après l'opération. BADAL en a publié une intéressante observation.

4º Brûlures de la cornée. — Les corps surchauffés liquides ou solides, les agents chimiques, le vitriol occasionnent sur la cornée les plus graves désordres. Cette membrane devient mate et blanchâtre en même temps qu'éclatent des accidents inflammatoires proportionnés au degré de la brûlure. Les plus désastreux sont produits par les agents chimiques et les corps gras enflammés.

Il faut, aussitôt que possible, combattre l'inflammation par des compresses froides antiseptiques et par l'introduction dans l'œil d'une pommade à l'atropine et à la cocaïne. La pommade à l'iodoforme est également très recommandable.

On s'attachera à prévenir la formation de symblépharons lorsque, ce qui est fréquent, la conjonctive palpébrale aura été brûlée et menacera de s'accoler à la lésion cornéenne. Le meilleur moyen consiste dans l'emploi d'une coque de verre appropriée.

CHAPITRE VII

AFFECTIONS DE LA SCLÉROTIQUE

La sclérotique est un globe creux tapissé par les membranes vasculaires et nerveuses de l'œil et rempli par les milieux réfringents. C'est une membrane fibreuse très dense, extrême-

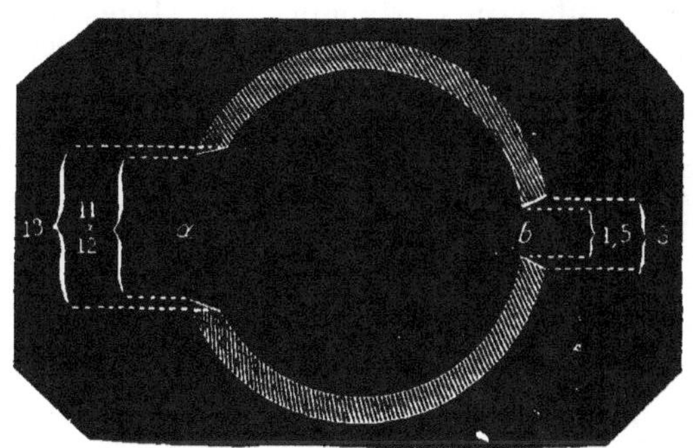

Fig. 131.

Coupe sagittale de la sclérotique pour montrer ses deux orifices (schématique, d'après TESTUT).

a, orifice antérieur pour la cornée. — *b*, orifice postérieur pour le nerf optique.

ment résistante et sans élasticité, constituée par des faisceaux de fibres lamineuses séparés par des lacunes lymphatiques renfermant les cellules sclérales et quelques cellules pigmentaires. Nous renvoyons aux ouvrages d'anatomie pour sa description complète.

§ 1. — AFFECTIONS INFLAMMATOIRES ET TROUBLES DE NUTRITION

L'hyperhémie, la sclérite et l'épisclérite, les staphylomes, les tumeurs de la sclérotique méritent chacune une courte description.

1° Hyperhémie. — L'hyperhémie a pour siège d'élection l'anneau sclérotical péricornéen; elle se combine avec l'injection périkératique, symptôme de beaucoup d'affections intra-oculaires. Il faut s'appliquer à distinguer l'injection des vaisseaux conjonctivaux de celle des vaisseaux profonds scléroticaux. Les premiers sont manifestement plus superficiels et peuvent glisser sur les seconds quand on imprime des mouvements de latéralité à la conjonctive.

2° Sclérite et épisclérite. — Au-devant de la sclérotique se trouve un faisceau celluleux mince et résistant, c'est l'épisclère qui peut s'enflammer et donner lieu à l'épisclérite.

Souvent l'inflammation de cette région est consécutive à une choroïdite, mais elle peut survenir d'emblée chez les rhumatisants, les goutteux ou les scrofuleux. Un traumatisme est parfois la cause occasionnelle.

La sclérite peut gagner la cornée; elle peut aussi s'étendre en arrière sur la sclérotique qu'elle colore en rouge vineux (GALEZOWSKI); elle s'accompagne de douleurs péri-orbitaires, de larmoiement. La guérison en est lente et la récidive fréquente.

Le traitement doit être avant tout celui de la diathèse: les compresses chaudes, le massage et rarement les scarifications sont de bons moyens locaux.

3° Staphylomes de la sclérotique. — Quand la sclérotique se laisse distendre dans toutes ses parties, il y a sclérectasie totale, buphtalmie, hydrophtalmie (v. plus loin *Glaucome infantile*); mais on peut constater aussi des sclérectasies partielles, des staphylomes dont nous parlerons à propos de la sclérochoroïdite.

Le staphylome antérieur atteint quelquefois un volume très accusé et en impose à première vue pour une tumeur intra-oculaire. On peut chercher à le réduire par des cautérisations superficielles destinées à produire un tissu superficiel résistant. Quand il est limité, on peut l'extirper par une opération analogue à celle de CRITCHETT, c'est-à-dire en passant des fils qu'on s'empressera de serrer aussitôt l'ablation faite.

4° Tumeurs de la sclérotique. — Les tumeurs de la sclérotique sont extrêmement rares. Cette membrane, formée par un tissu immobilisé dans sa forme, oppose même une barrière assez résistante aux néoplasmes intra-oculaires qui l'infiltrent difficilement. Les kystes, fibromes, ostéomes, sarcomes de la sclérotique peuvent être considérés commenés dans les tissus voisins.

§ 2. — LÉSIONS TRAUMATIQUES DE LA SCLÉROTIQUE

1° Contusions de la sclérotique. — Ce sont des lésions fréquentes qui peuvent aller jusqu'à la rupture. Cette rupture

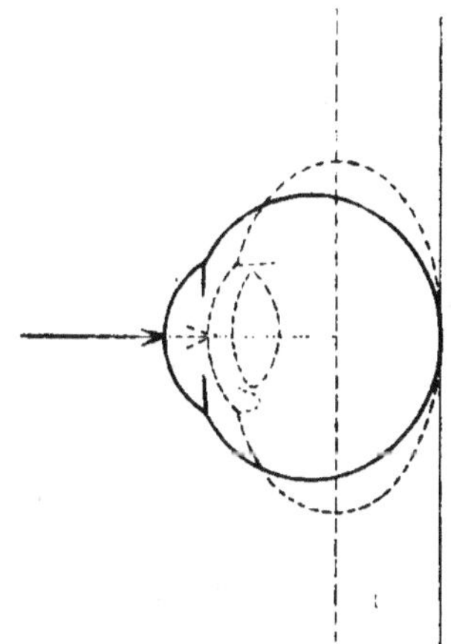

Fig. 132.

Aplatissement de l'œil par une force dirigée dans le sens de la flèche. L'œil, ainsi comprimé, a une tendance à se rompre au niveau de l'équateur.

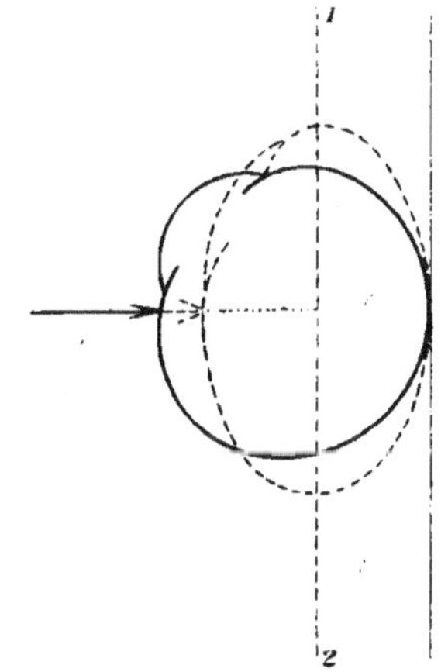

Fig. 133.

L'œil, comprimé par une force agissant au-dessous de la cornée, au niveau de la flèche se déforme et se rompt à l'une des extrémités de l'ovoïde ainsi formé, dont le grand axe est représenté par la ligne 1. 2.

survient, soit au point d'application de la violence, soit au point diamétralement opposé.

Les ruptures sont toujours des lésions très graves, car la force qui a été capable de rompre la sclérotique peut déchirer l'iris, luxer le cristallin, produire des hémorragies abondantes, intra-oculaires.

ARLT a montré que lorsqu'un corps contondant frappe le globe oculaire, celui-ci s'élargit, s'aplatit, dans une direction perpendiculaire à celle du choc. Quand l'œil est frappé directement en avant, c'est au niveau de l'équateur que la sclérotique est le plus distendue ; c'est là qu'elle est exposée à se rompre.

Le plus souvent l'œil reçoit le choc de bas en haut ; il est alors distendu dans sa zone antéro-supérieure, et c'est là que se rompt la sclérotique (voy. fig. 133).

La théorie de ARLT, que font très bien comprendre les deux figures 132 et 133 n'explique pas pourquoi la rupture de la sclérotique se produit si souvent en haut et en dedans du globe entre l'insertion des muscles droit supérieur et droit interne ; et à ce sujet, nous donnerons ici notre manière personnelle d'envisager la question, désirant ainsi préciser et compléter la théorie de l'auteur allemand.

Il faut d'abord partir de cette donnée sur laquelle tous les anatomistes sont d'accord, savoir que la sclérotique, épaisse de 1 millimètre au niveau du nerf optique, de $0^{mm},6$ au niveau de la cornée, n'a que $0^{mm},3$ dans le segment situé en avant des muscles droits ; or les traumatismes qui viennent assaillir l'œil le frappent habituellement en dedans et en bas ainsi que le représente la flèche (fig. 134) ; le choc, selon la théorie de ARLT, entraîne le cercle de pression représenté sur la figure ; le cercle rencontre nécessairement en R la zone de moindre résistance de la coque scléroticale ; c'est là que doit se produire la rupture.

La rupture du point R entraîne une déchirure parallèle à la cornée à cause des fibres concentriques à cette membrane, fibres qui, dans cette région, sont particulièrement nombreuses.

La rupture peut être complète ou incomplète : la conjonctive élastique se laisse distendre et l'on voit dans les cas de rupture complète les milieux de l'œil, le cristallin notamment, passer au-dessous de la membrane conjonctivale. L'iris peut également y être refoulé en masse ainsi que la région ciliaire.

De pareils désordres sont graves immédiatement et consécutivement. Immédiatement. parce qu'ils s'accompagnent de lésions profondes. incompatibles avec la vision, consécutive-ment, parce qu'il peut se produire des phénomènes d'irritation

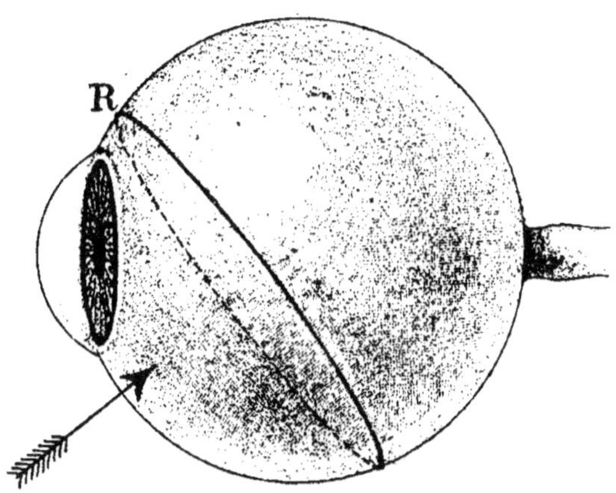

Fig. 134.

La rupture se produit en R. à l'union de la partie faible de la coque oculaire et du cercle de dépression produit par une force agissant dans le sens de la flèche.

dus à l'enclavement du tractus uvéal dans la cicatrice qui résulte de la perforation.

2° **Plaies de la sclérotique.** — Les plaies de la sclérotique sont produites par des instruments piquants, tranchants ou contondants. Dans les deux premiers cas, les bords en sont nets et réguliers ; dans le troisième, ils sont déchiquetés comme lorsqu'il y a rupture par contusion.

Souvent la plaie se complique de la pénétration dans l'œil du corps étranger qui est l'agent du traumatisme. La présence de ce corps étranger augmente beaucoup la gravité de la lésion. On cite des cas dans lesquels un corps étranger a pu rester longtemps dans l'œil, même dans la région ciliaire, sans occasionner de phénomènes inflammatoires durables et sans entraîner l'ophtalmie sympathique. Nous avons énucléé un œil qui portait ainsi sans inconvénient un gros fragment de cuivre enkysté dans la région ciliaire (les corps étrangers en cuivre sont les mieux tolérés) ; mais ce sont là des faits très exceptionnels et en clinique il ne faut pas compter avec les exceptions. Toutes les fois que, par une intervention hâtive, on ne pourra débarrasser l'œil de son corps étranger, l'énucléation deviendra nécessaire : on préservera ainsi l'œil opposé de l'ophtalmie sympathique toujours menaçante.

Les plaies de la sclérotique peuvent d'ailleurs se terminer diversement selon le siège, l'étendue et la nature de l'agent contondant, selon surtout qu'elles sont ou ne sont pas infectées.

a. La guérison sans inflammation survient souvent quand la plaie n'est pas infectée : on doit la débarrasser de tous les corps étrangers qu'elle contient, y compris le corps vitré et l'iris, mais alors même qu'il y aurait un enclavement de cette membrane, la guérison peut avoir lieu facilement : on voit dans ce cas apparaître une cicatrice cystoïde, le long de laquelle filtre l'humeur aqueuse. Le malade est exposé à toutes les conséquences d'un pareil enclavement, cependant il peut long-temps ou toujours conserver une bonne vision.

b. La guérison ne s'obtient souvent qu'après une inflammation violente des membranes profondes, résultant de l'infection de ces membranes par le corps vulnérant ; tout peut se borner à une choroïdite aiguë, mais il n'est pas rare de voir apparaître une véritable panophtalmie avec suppuration intra-oculaire. Une autre terminaison, la plus redoutable, est une panophtalmie aiguë, sans suppuration, avec exsudats abondants et atrophie du globe qui reste douloureux. L'ophtalmie sympathique est alors particulièrement à craindre.

Les plaies de la sclérotique seront traitées par des lavages antiseptiques abondants, l'ablation des corps étrangers, et la suture au catgut lorsque les désordres intra-oculaires laisseront quelque espoir de sauver l'organe et la fonction. Dans les autres cas on pratiquera l'énucléation.

CHAPITRE VIII

AFFECTIONS DU TRACTUS UVÉAL

IRIS, CORPS CILIAIRE, CHOROÏDE

Avant d'étudier la pathologie très complexe du tractus uvéal, il est indispensable que le lecteur en ait bien présente à la mémoire l'anatomie normale. Ce n'est pas ici le lieu de la décrire en détail. L'examen des figures ci-jointes pourra suffire à rappeler les rapports, la structure, la circulation, l'innervation de ce tractus.

L'iris est composé de cinq couches superposées :

1° L'épithélium antérieur ; 2° la membrane basale antérieure ; 3° le tissu propre ; 4° la membrane basale postérieure ; 5° l'épithélium postérieur.

Un point très important de l'anatomie de l'iris est l'existence des fibres musculaires radiées décrites d'abord par HENLE, sur lesquelles IWANOFF a insisté. TESTUT pense que ces fibres existent chez quelques animaux, le lapin par exemple, mais font complètement défaut chez l'homme.

Cependant GABRIELIDÈS, dans un travail récent, paraît en avoir démontré l'existence chez l'homme et nous croyons qu'il faut revenir à l'opinion de HENLE, d'autant plus que le muscle dilatateur permet seul de bien comprendre la physiologie de la pupille.

La choroïde présente de dehors en dedans quatre couches : 1° la lamina fusca ; 2° la couche des gros vaisseaux ; 3° la couche des capillaires ; 4° la lame vitrée.

La zone ciliaire, intermédiaire à la choroïde proprement dite et à l'iris, comprend deux parties superposées dans le sens

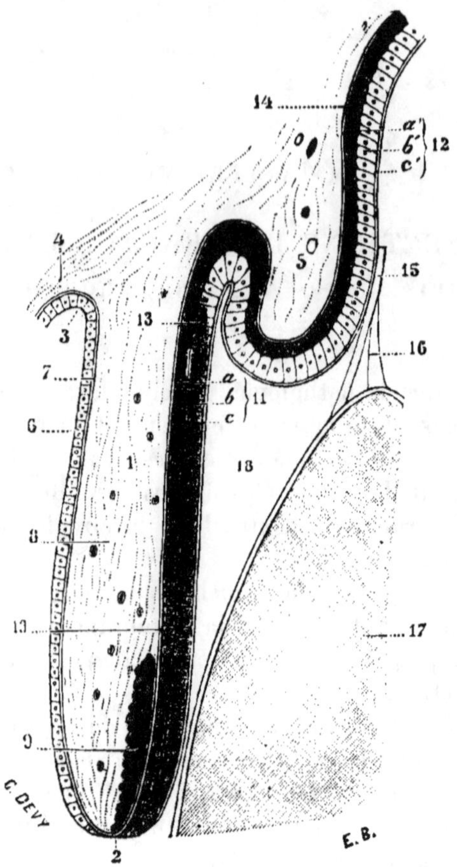

Fig. 135.

Coupe méridienne de l'iris et d'un procès ciliaire (demi-schématique).
(D'après TESTUT.)

1, iris. — 2, son bord pupillaire. — 3, angle irido-cornéen. — 4, ligament pectiné
de Hueck. — 5, un procès ciliaire. — 6, couche épithéliale antérieure de l'iris. —
7, membrane basale antérieure. — 8, stroma irien, avec 9, faisceaux du sphincter
pupillaire, coupés en travers. — 10, membrane basale postérieure ou membrane de
Bruch. — 11, couche épithéliale postérieure (portion irienne de la rétine) avec :
a, sa couche épithéliale antérieure. — b, sa couche épithéliale postérieure. — c, la
limitante interne. — 12, portion ciliaire de la rétine avec : a', pigment rétinien. —
b', couche de cellules cylindriques. — c', limitante interne. — 13, point où les cellules de la couche a se chargent de pigment. — 14, lame vitrée de la choroïde. —
15, zonula. — 16, canal de Petit. — 17, cristallin. — 18, chambre postérieure.

antéro-postérieur, le muscle ciliaire en avant, les procès ciliaires en arrière.

La figure ci-jointe, mieux qu'une courte description, fera comprendre les détails de cette région.

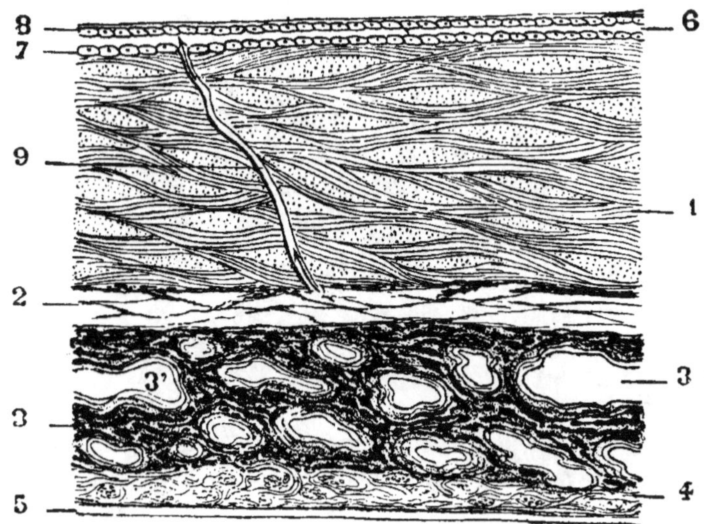

Fig. 136.

Coupe transversale de la sclérotique et de la choroïde (demi-schématique, d'après TESTUT).

1, sclérotique. — 2. lamina fusca et espace lymphatique supra-choroïdien. — 3, tissu propre de la choroïde, avec 3' ses vaisseaux. — 4, couche chorio-capillaire. — 5, lame vitrée. — 6, espace lymphatique supra-sclérotical ou espace de Tenon, avec : 7, sa couche endothéliale interne. — 8, sa couche endothéliale externe. — 9, canal lymphatique faisant communiquer les deux espaces supra-choroïdien et supra-sclérotical.

Enfin rappelons par le schéma suivant imité de LEBER le schéma de la circulation de l'œil.

Nous ne dirons rien de la physiologie du tractus uvéal au sujet de l'iris et du muscle ciliaire; le lecteur trouvera tous les renseignements utiles dans le *Précis de Physiologie* de HÉDON, pages 490 et suivantes. Chemin faisant d'ailleurs, à propos de la pathologie, nous donnerons les explications nécessaires.

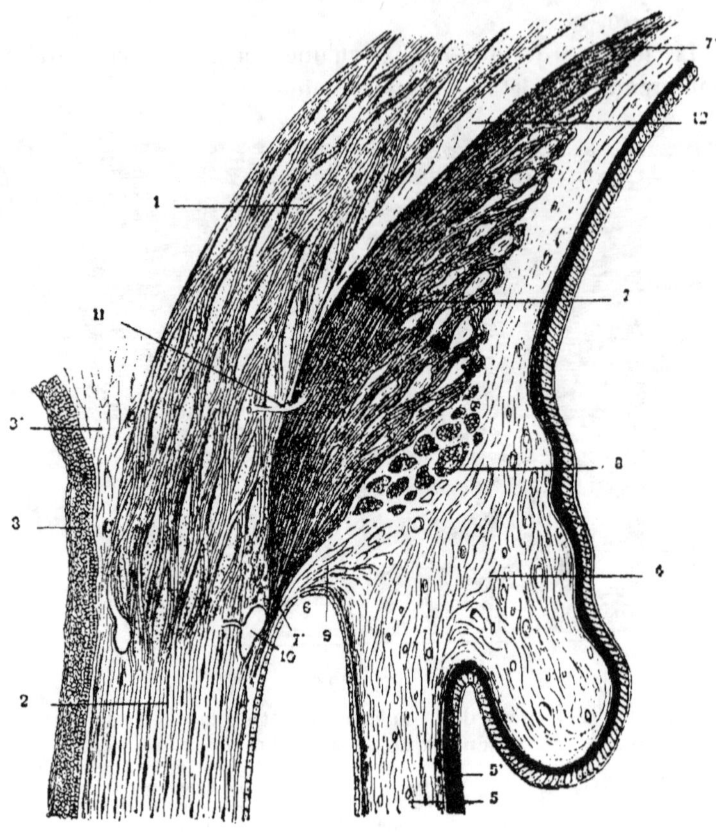

Fig. 137.

Coupe méridienne de l'œil pour montrer les deux portions du
muscle ciliaire (d'après TESTUT).

1. sclérotique. — 2. cornée. — 3. conjonctive. — 3', tissu sous-conjonctival. —
4, procès ciliaires. — 5. iris avec 5' son revêtement pigmentaire. — 6, angle irido-
cornéen. — 7. portion radiée du muscle ciliaire, avec : 7'. son tendon antérieur,
7''. son tendon postérieur. — 8, portion circulaire du muscle ciliaire. — 9. ligament
pectiné et espaces de Fontana. — 10. canal de Schlemm. — 11. une veine ciliaire
antérieure traversant la sclérotique. — 12. espace lymphatique supra-cornéen.

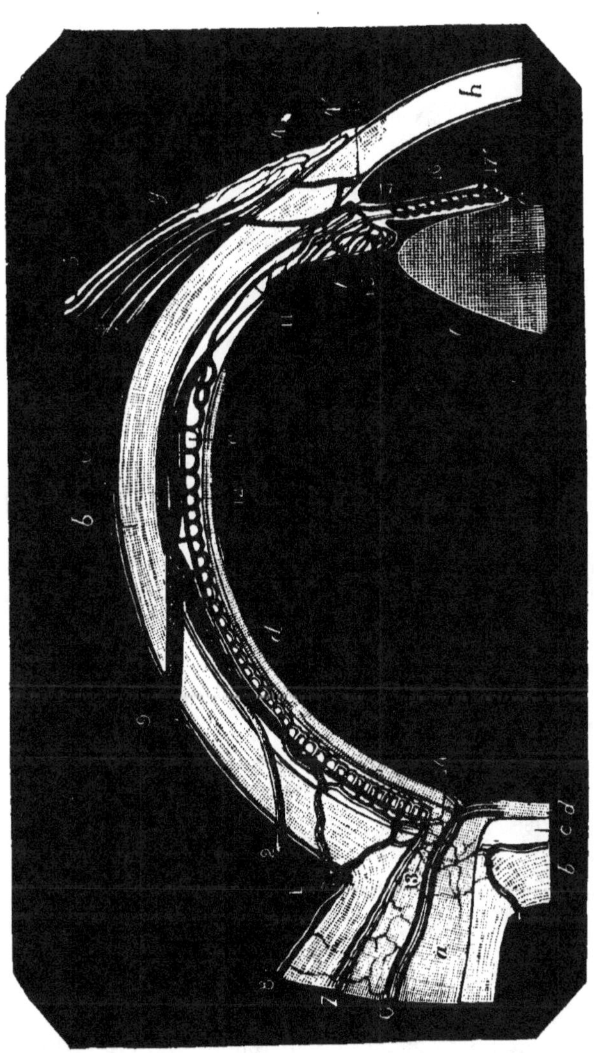

Fig. 138.

Schéma de la circulation de l'œil, vu sur une coupe horizontale
(d'après Testut).

1. artères ciliaires courtes postérieures. — 2. artères ciliaires longues postérieures. — 3. artères et veines ciliaires antérieures. — 4. vaisseaux antérieurs de la conjonctive bulbaire. — 5. ses vaisseaux postérieurs. — 6. artère et veine centrales de la rétine. — 7. vaisseaux sous-duraux du nerf optique. — 8. vaisseaux duraux du nerf optique. — 9. vasa vorticosa. — 10. artère et veine épisclérales. — 11. artère choroïdienne récurrente. — 12. capillaires de la choroïde. — 13. anastomoses des artères ciliaires courtes avec l'artère centrale de la rétine. — 14. anastomoses des vaisseaux choroïdiens avec les vaisseaux rétiniens. — 15. vaisseaux des procès ciliaires. — 16. vaisseaux de l'iris. — 17. grand cercle de l'iris. 17' petit cercle de l'iris. — 18. canal de Schlemm. — a, nerf optique et sa gaine. — b. sclérotique. — c. choroïde. — d. rétine. — e. iris. — f. procès ciliaires. — g. conjonctive. — h. cornée. — i. cristallin.

ARTICLE PREMIER

AFFECTIONS DE L'IRIS

Les affections de l'iris tiennent une grande place en pathologie oculaire. Après l'iritis en général et l'iritis syphilitique en
particulier nous décrirons les troubles fonctionnels de l'iris, les
néoplasmes et les lésions traumatiques.

§ 1. — IRITIS

L'iritis, ou inflammation de l'iris, revêt des formes très
diverses tant à cause de son étiologie très multiple que des
détails anatomo-pathologiques fort variables selon les cas. En
passant en revue les causes et les désordres provoqués par cette
inflammation, nous en ferons bien comprendre les variétés.
Nous insisterons particulièrement sur l'iritis syphilitique que
tout praticien doit bien connaître.

1° Étiologie. — Les causes permettent de diviser l'iritis en
primitive et secondaire. L'âge moyen de la vie et le sexe masculin peuvent être mis en ligne de compte, mais le rôle important
revient surtout aux diathèses, la syphilis, le rhumatisme, et
certaines dyscrasies constitutionnelles, la scrofule, le diabète,
l'albuminurie, ou des infections aiguës de l'organisme, telles
que la blennorrhagie.

a. *Iritis primitive*. — Elle tient à des causes générales et à des
causes locales. Parlons d'abord des premières. Après l'iritis
syphilitique que nous décrirons à part, signalons l'iritis rhumatismale qui atteint de préférence les individus affaiblis par des
fatigues quelconques, une maladie antérieure, une nourriture
insuffisante. Mackensie fait judicieusement remarquer que l'iritis goutteuse ne se montre guère pendant la période plétho-
rique du sujet, mais, à la fin, quand l'organisme est délabré.
Hutchinson a signalé une variété d'iritis subaiguë, très rebelle
chez les enfants nés de parents goutteux.

La scrofule agit surtout en provoquant de la kératite et l'iritis apparaît comme une complication, grave d'ailleurs, de cette affection. Les synéchies qui en résultent sont abondantes, serrées, plastiques, le champ pupillaire est oblitéré, souvent le tractus uvéal se prend tout entier et l'on constate de graves lésions choroïdiennes.

A côté de cette variété d'iritis il convient de ranger l'iritis tuberculeuse sur laquelle Vignes a particulièrement appelé l'attention.

L'iritis diabétique a été surtout étudiée par Leber qui en exagère la fréquence. Il recommande l'examen de l'urine chez tous les individus atteints d'iritis; cependant sur 20.000 malades observés à l'hôpital Saint-André dans la clinique du professeur Badal, nous n'avons à signaler l'iritis diabétique que trois fois; c'est donc une affection très rare. Cette variété d'iritis débute brusquement, l'inflammation est très aiguë, les symptômes très marqués; souvent apparaissent des accidents glaucomateux et plus souvent encore de l'hypopyon et de la kératite suppurative. C'est par conséquent une forme grave d'iritis, d'autant plus qu'elle précède souvent les apoplexies rétiniennes et les désordres choroïdiens. Leber, qui lui attribue dans son ensemble une marche bénigne, paraît être tombé sur une série particulièrement heureuse, à moins qu'il n'ait observé surtout des iritis simples chez les glycosuriques.

L'iritis est très rare dans l'albuminurie. On la voit cependant survenir quelquefois comme signe révélateur du mal de Bright.

L'iritis métritique a été décrite par Wecker. Elle serait due à un foyer d'infection siégeant au niveau du vagin, de l'utérus et des trompes. Trousseau a rapporté la curieuse observation d'une femme, qui à chaque période menstruelle, présentait une inflammation irienne avec formation de pus dans la chambre antérieure.

L'iritis blennorrhagique résulte de l'infection générale qu'entraîne la gonorrhée; elle ressemble beaucoup par ses symptômes et par sa marche à l'iritis rhumatismale, si bien qu'on est conduit à se demander s'il s'agit d'une véritable infection blennorrhagique. Celle-ci, avant de frapper l'iris, atteint les articulations, surtout le genou; l'iritis revêt la forme séreuse. L'injection périkératique, la photophobie, les douleurs ciliaires sont très prononcées ; le corps vitré et les membranes profondes s'enflamment avec l'iris et après la guérison on découvre à l'ophtalmoscope, dans la région équatoriale, des ilots de choroïdite atrophique.

Les maladies infectieuses, la variole, le typhus, la pneumonie, certaines fièvres intermittentes, peuvent au même titre que la blennorrhagie affecter l'iris. Elles entrainent une inflammation d'autant plus grave qu'elle y reste très rarement localisée et compromet définitivement la vision en envahissant les membranes profondes.

Arrivons maintenant aux iritis primitives dues à des causes locales.

L'iritis idiopathique est celle qui survient sans cause apparente ni locale, ni générale ; le plus souvent on l'attribue au refroidissement ; en réalité l'étiologie reste obscure. Cette variété d'iritis est aiguë, surtout chez les adultes du sexe masculin, ou chronique et survient alors à un âge avancé. La forme chronique, la plus commune, s'accompagne de symptômes inflammatoires modérés ; les patients ne se plaignent que de troubles visuels plus ou moins prononcés. Des synéchies postérieures, une mince membrane pupillaire se forment d'une manière insidieuse, la choroïde devient malade, le corps vitré se liquéfie, le cristallin se cataracte et la cécité complète termine la scène. Cette affection s'explique quelquefois par une suppression prématurée de la menstruation, ou par de mauvaises conditions de nutrition. Cependant d'habitude les patients, en dehors de leur affection oculaire, paraissent jouir d'une excellente santé.

L'iritis traumatique résulte des traumatismes accidentels ou opératoires du globe. Les opérations de cataracte, celles qui portent sur le corps ciliaire, y prédisposent particulièrement à cause de l'infection possible de la plaie ou de la présence des masses cristalliniennes incomplètement expulsées qui jouent le rôle de corps étranger au voisinage de l'iris. Ces débris cristalliniens sont d'autant plus dangereux qu'ils sont pour les microbes, un excellent milieu de culture.

Il n'est pas nécessaire pour que l'iritis traumatique se déve-

loppe que la coque oculaire soit ouverte ; une simple contusion
de l'organe peut suffire. Nous en avons recueilli et publié plusieurs observations.

En somme, l'inflammation traumatique de l'iris peut être :
1° d'origine mécanique, tiraillements, contusions de la membrane, corps étrangers ; 2° chimique, masses cristalliniennes
gonflées ; 3° microbienne, infection venue du dehors. Cette
dernière cause est la plus importante.

L'iritis peut encore trouver une cause locale dans une affection de l'œil du côté opposé, mais il s'agit là d'un phénomène
sympathique qui sera étudié dans le chapitre spécial à l'ophtalmie de ce nom (voy. p. 449 et suiv.).

b. *Iritis secondaire.* — L'iritis est secondaire lorqu'elle résulte
de la propagation de l'inflammation d'un organe voisin. Ce sont
surtout les kératites suppuratives et la kératite interstitielle
qui se compliquent d'iritis, mais aussi la choroïdite et le décollement de la rétine. Dans cette dernière affection l'inflammation
irienne est peu intense, elle s'accompagne de l'atrophie du corps
vitré et de la diminution de la tension intra-oculaire. En même
temps que l'occlusion de la pupille, apparaît une cataracte calcaire, régressive.

On peut encore considérer comme iritis secondaires celles
qui résultent de la présence d'un cristallin luxé, d'une tumeur
intra-oculaire, d'un cysticerque, etc.

Le tableau suivant permet d'embrasser d'un coup d'œil l'étiologie de l'iritis :

IRITIS PRIMITIVE	Suite d'affections générales	1. Iritis syphilitique. 2. — rhumatismale. 3. — scrofuleuse. 4. — tuberculeuse. 5. — diabétique. 6. — albuminurique. 7. — cataméniale-métritique. 8. — gonorrhéique. 9. — maladies infectieuses.
	Suite d'affections locales	10. — idiopathique. 11. — traumatique. 12. — sympathique.

IRITIS SECONDAIRE.

2° Anatomie pathologique. — a. *Iritis simple*. — L'iritis simple est caractérisée par la formation d'un exsudat plus ou moins abondant, qui peut essentiellement se localiser en trois points, se déposer soit à la face postérieure de l'iris, soit dans le champ pupillaire, soit au voisinage du bord de la pupille.

Si l'exsudat épanché dans le champ pupillaire est très considérable, il peut le remplir complètement (occlusion pupillaire) :

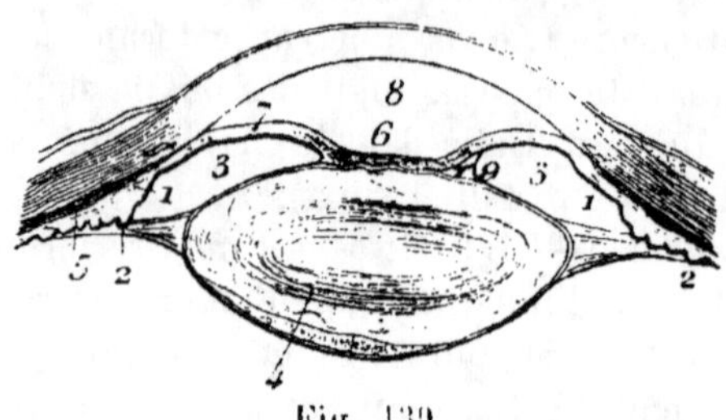

Fig. 139.

Occlusion et séclusion de la pupille (d'après Fuchs).

1, corps ciliaire. — 2, procès ciliaire. — 3, chambre postérieure remplie et distendue par l'humeur aqueuse ; l'iris repoussé en avant vient boucher l'angle irien. — 4, cristallin. — 5, muscle ciliaire. — 6, exsudat obstruant la pupille. — 7, iris. — 8, chambre antérieure. — 9, synéchie postérieure.

d'autres fois il se produit une adhérence complète et continue entre le sphincter de l'iris et la cristalloïde (séclusion pupillaire).

Les exsudats sont essentiellement composés de masses fibrineuses plus ou moins épaisses, d'abord peu denses, mais augmentant beaucoup de résistance.

Au début, les adhérences produites entre la capsule et l'iris sont faibles, mais peu à peu elles gagnent en solidité et résistent aux mydriatiques les plus puissants.

Il se forme ainsi des synéchies postérieures (ce sont de beaucoup les plus fréquentes) lorsqu'elles vont de l'iris à la cristalloïde, antérieures lorsqu'elles unissent l'iris à la face postérieure de la cornée. Le tissu de ces synéchies n'est pas organisé, il ne renferme pas de vaisseaux ; il se compose d'une masse amorphe entremêlée de rares cellules émigrées pigmentées. Quand elles se rompent, sous l'influence de l'atropine, il reste sur la capsule des débris qui peuvent disparaître ou persister selon l'état général du sujet et la cause première de l'iritis.

Si l'exsudation s'est produite abondamment à la face postérieure de l'iris, il se forme une large soudure en surface, entre cette membrane et l'appareil cristallinien ; l'organisation de l'exsudat donne lieu à une adhérence intime très solide, exerçant une action très fâcheuse sur la nutrition de l'iris et même sur le corps ciliaire qui peut être tiraillé par la puissance rétractile du tissu nouveau.

b. *Iritis séreuse*. — L'iritis séreuse, que nous connaissons surtout par les travaux de KNIES, est caractérisée par une infiltration cellulaire répandue dans l'épaisseur de l'iris, les mailles du ligament pectiné, le canal de Fontana.

Les cellules entassées dans le tissu trabéculaire de l'angle de filtration expliquent la tendance glaucomateuse de l'affection, car elles suppriment la libre communication qui existe normalement entre la chambre antérieure et le tissu sous-conjonctival.

Cette altération a été désignée sous le nom d'*aquo-capsulite*, à cause de l'agrandissement de la chambre antérieure, distendue par un flot de liquide. Il semble qu'on soit en présence d'une sorte de lymphangite de l'appareil irien. Ce n'est sans doute ni une inflammation de l'iris, ni une lymphangite ; il est probable que l'aquo-capsulite n'est autre chose qu'une adénite de la glande de l'humeur aqueuse. On appelle ainsi le *pars ciliaris retinæ* dont l'anatomie normale a été, dans ces derniers temps, étudiée avec un très grand soin par BOUCHERON et NICATI.

Cette glande est normalement chargée de sécréter l'humeur aqueuse ; elle est formée de tubes pourvus d'un revêtement en tout semblable à celui des culs-de-sac des glandes en grappes. Si l'on suppose une inflammation aiguë de cette glande, on s'explique très bien tous les phénomènes anatomiques et cliniques de l'aquo-capsulite, et bien que cette pathogénie, défendue par TREACHERS-COLLINS, dans un travail intéressant, ne soit pas absolument incontestable, nous croyons qu'elle mérite d'être prise en sérieuse considération.

c. *Iritis parenchymateuse*. — L'iritis parenchymateuse se

distingue des deux autres en ce que le parenchyme irien participe directement à l'inflammation.

Le gonflement de l'iris est poussé à un degré tel qu'on croit avoir affaire à une véritable tumeur; la décoloration de l'organe est d'emblée complète, l'iris devient jaune brun sur toute son étendue.

Sans doute il y a aussi dans cette variété d'iritis de l'infiltration cellulaire, mais le phénomène capital est la prolifération des éléments cellulaires de l'iris. Bientôt de véritables abcès se forment, le pus s'épanche dans la chambre antérieure (iritis à hypopyon), et lorsque les phénomènes inflammatoires s'arrêtent, après la résorption du pus, on constate deux altérations très importantes au point de vue clinique, l'occlusion membraneuse de la pupille et l'accolement de la surface postérieure de l'iris à la cristalloïde.

Quand l'inflammation parenchymateuse a été modérée, la réparation peut se faire complètement, il ne reste qu'une zone cicatricielle, une atrophie partielle de l'iris.

Quand il y a eu de vastes pullulations cellulaires, une véritable membrane s'étend à travers tout le champ pupillaire. Cette membrane est formée de tissu conjonctif nouveau mélangé à des cellules pigmentées et renferme des vaisseaux.

d. *Iritis suppurative.* — Dans cette variété le pus infiltre le parenchyme irien et s'épanche dans la chambre antérieure; la cause en est toujours dans la présence d'un micro-organisme infectieux (staphylocoques ou streptocoques): l'infiltration de l'iris explique le changement rapide de sa coloration, et l'apparition de petits nodules rappelant les lésions tuberculeuses; il se produit d'abondantes exsudations qui ne tardent pas à obstruer la pupille. Souvent la suppuration se propage à la choroïde, il se fait une panophtalmie amenant la fonte de l'œil.

e. *Iritis hémorrhagique.* — Les hémorragies surviennent dans la forme plastique chez les individus âgés ou cachectiques; on les a signalées surtout chez les arthritiques séniles; elles sont souvent abondantes et alarmantes, mais la guérisonest la règle, avec un traitement approprié.

L'iritis hémorragique survient aussi après l'opération de la cataracte dont elle est une grave, mais non une irrémédiable complication.

f. *Iritis torpide ou insidieuse.* — HUTCHINSON fils décrit sous le nom de *quiet iritis* une variété anatomiquement caractérisée par la production de nombreuses synéchies sans signes réactionnels. La syphilis en est la principale cause, mais la goutte et la sympathie d'un œil à l'autre doivent entrer en ligne de compte (HUTCHINSON).

3° Symptomatologie. — Les symptômes sont objectifs ou subjectifs.

Parmi les signes objectifs signalons en premier lieu l'injection périkératique causée par un afflux sanguin exagéré dans les veines ciliaires antérieures; les vaisseaux ainsi engorgés sont placés non dans la conjonctive, mais dans le tissu épiscléral.

La vivacité de l'inflammation explique le chémosis séreux qui se produit, particulièrement dans le segment inférieur du cercle périkératique. La sécrétion conjonctivale est toujours minime.

Les deux autres signes objectifs qu'il faut ensuite rechercher sont le changement de couleur de l'iris et l'aspect louche de l'humeur aqueuse. L'injection sanguine et l'infiltrat du parenchyme nous expliquent le premier signe; l'exsudat tombé des surfaces de l'iris dans la chambre antérieure est la cause du second. A la loupe et à l'éclairage oblique on peut souvent reconnaitre que cet exsudat occupe le segment inférieur de la chambre.

Après ces désordres ne tardent pas à apparaître des synéchies postérieures, pathognomoniques de l'affection. On peut se rendre compte à la fois de leur existence et de leur résistance en instillant de l'atropine. Les brides formées par les synéchies retiennent l'iris et donnent à la pupille la forme d'un trèfle plus ou moins irrégulier. Un fait remarquable c'est que les premières synéchies siègent presque toujours dans le segment inférieur de la pupille, phénomène explicable par les lois de la pesanteur.

Quand les synéchies occupent tout le pourtour de l'orifice

pupillaire, l'atropine n'en change ni la forme ni les dimensions, et il convient de remarquer que, même quand il n'y a pas d'adhérences, l'iris enflammé ne cède que difficilement à l'action de la lumière et des mydriatiques ; il est paresseux et cette paresse est un signe constant de l'iritis.

L'éclairage direct et oblique de l'œil permet d'apprécier l'état exact de la pupille et l'épaisseur de la membrane exsudative qui l'obstrue. Souvent le même examen révèle la participation de la cornée à la phlegmasie ; il s'agit alors de la variété séreuse ou *aquo-capsulite*.

Les signes subjectifs ne sont pas moins nets et précis que les signes objectifs. C'est d'abord la douleur qui ne fait défaut que dans le *quiet iritis*, mais peut revêtir une intensité très variable. Elle part de l'œil et s'irradie dans la direction des branches de l'ophtalmique de WILLIS. Elle est à peu près continue, mais présente des périodes d'exacerbations, surtout pendant la nuit ; le malade ressent des traits aigus qui lui traversent les tempes et lui labourent le front (douleurs ciliaires) ; une céphalalgie intense avec hémicranie, douleur occipitale, etc. ces phénomènes durent plusieurs heures et s'atténuent peu à peu pour faire place à une sensation de pesanteur dans toute la région endolorie.

Les sujets nerveux éprouvent ainsi de véritables accès d'une extrême acuité ; ce ne sont pas d'ailleurs les iritis les plus douloureuses qui sont les plus graves. Les plus redoutables sont souvent celles qui produisent dans la pupille d'abondants exsudats et compromettent la vision sans appeler assez tôt l'attention du sujet. Le blépharospasme, la photophobie et le larmoiement, à des degrés divers, accompagnent constamment la douleur.

La fonction visuelle, difficile à examiner dans les cas aigus, est toujours plus ou moins troublée, soit par les exsudats pupillaires, soit par les affections qui coïncident avec l'iritis (kératite pointillée, choroïdite séreuse). La cécité peut être la conséquence d'une obstruction complète de la pupille ; mais elle ne s'observe qu'à la période ultime de l'affection, surtout dans l'iritis parenchymateuse grave, à la suite de plusieurs attaques répétées à plus ou moins longs intervalles. D'ailleurs les adhérences pupillaires, déjà si graves par elles-mêmes, sont capables d'entraîner la production d'un glaucome, consécutif au défaut de passage de l'humeur aqueuse de la chambre postérieure dans l'antérieure, ou encore à la gène que l'iris, bombé en avant oppose, en obstruant l'angle irido-cornéen, à la filtration normale et nécessaire à ce niveau. Quand elles ne vont pas jusqu'à amener le glaucome, les adhérences iriennes sont souvent la cause d'iritis à répétition.

Tels sont les signes majeurs de l'iritis en général.

Ce que nous avons dit des variétés dans l'étiologie et dans l'anatomie pathologique peut servir à compléter la symptomatologie.

4° Diagnostic. — La principale difficulté du diagnostic consiste à ne pas laisser passer inaperçues les formes latentes dans lesquelles il n'y a ni rougeurs ni douleurs; difficulté relative en somme, car il suffit d'un examen attentif à l'éclairage oblique avec ou sans instillations d'atropine.

La persistance de quelques débris de la membrane pupillaire peut faire croire à des synéchies anciennes; mais on remarquera, dans le cas d'une lésion congénitale, que les brides iriennes partent de la face antérieure de l'iris, dans un point voisin du sphincter, tandis que dans le cas d'iritis ancienne les synéchies siègent au niveau du sphincter et viennent de la face postérieure, uvéale de l'iris. De plus la disparition imparfaite de la membrane pupillaire laisse des dépôts pigmentaires disséminés sur la cristalloïde antérieure.

Le diagnostic différentiel de l'iritis et de la cyclite sera fait plus loin. (V. *Cyclite*, p. 342.)

5° Marche et pronostic. — La marche, la durée et le pronostic dépendent des formes diverses que peut prendre l'affection; en général, l'iritis simple *a frigore* ou idiopathique évolue en quelques semaines et cède complètement à un traitement approprié, mais il n'en est pas toujours ainsi, ce que nous avons dit des variétés étiologiques et des diverses lésions de l'iris nous dispense d'insister sur le pronostic et les allures générales de l'iritis; ajoutons simplement que l'iritis est surtout grave par ses complications, kératite interstitielle profonde, cyclite, choroïdite et rétinite.

6° Traitement. — Il faut avant tout combattre l'inflammation, empêcher la formation des synéchies et pour cela on aura recours à la fois au traitement local et au traitement général, au traitement symptomatique et à la thérapeutique étiologique.

a. *Traitement local*. — Avant toute chose, si l'iritis a une cause traumatique, corps étranger, cristallin gonflé, etc., il faut enlever l'agent irritant par une opération appropriée.

L'atropine est le médicament par excellence; sous son influence les vaisseaux de l'iris se contractent, la membrane hyperhémiée tend à s'anémier, et la dilatation pupillaire qui en résulte tire sur les synéchies et souvent peut les rompre.

L'atropine doit être instillée à forte dose : quatre gouttes trois, quatre, cinq, six fois par jour suffisent généralement : malheureusement l'injection du cercle périkératique et la congestion de la conjonctive entravent, dans une grande mesure, l'absorption du collyre qui peut ainsi devenir inefficace. Nous conseillons alors l'usage d'une pommade atropinique, (lanoline 10 grammes, sulfate d'atropine 15 centigrammes) introduite dans l'œil plusieurs fois par jour. La pommade est également mal absorbée, mais sa présence constante dans le sac conjonctival lui donne une puissance que le collyre, vite entraîné par les larmes, ne possède pas. Dans le cas où la dilatation pupillaire est trop lente à venir nous croyons qu'il faut sans hésiter recourir aux injections sous-conjonctivales d'atropine (quatre à six gouttes du collyre à 1 p. 200). La puissance mydriatique de l'atropine est encore augmentée par l'addition de cocaïne.

Pour faciliter l'absorption de l'atropine et de la cocaïne il pourra être utile d'instiller au préalable de l'adrénaline au 1/1000. Quelques gouttes suffiront pour diminuer dans de grandes proportions la congestion de la muqueuse et augmenter ainsi l'efficacité des mydriatiques.

Lorsque la dilatation pupillaire est obtenue, il faut modérer l'usage du mydriatique qui présente souvent l'inconvénient d'irriter la conjonctive (conjonctivite atropinique) et peut, dans certain cas, exagérer la tension de l'œil au point de provoquer des phénomènes glaucomateux.

Les compresses chaudes appliquées pendant une heure, deux ou trois fois par jour, précédées et suivies de l'instillation de l'atropine-cocaïne, sont très efficaces et l'on ne saurait trop les recommander. On peut employer l'eau boriquée à 2 p. 100, mais une infusion quelconque de camomille ou de sureau, par exemple, rend les mêmes services. C'est la chaleur qui agit et non la substance dissoute dans l'eau.

Dans les cas d'iritis rebelle et très douloureuse on pourra recourir à la dionine (DARIER), médicament qui a la propriété de provoquer une intense révulsion conjonctivale et de calmer rapidement les douleurs. On l'administre sous la forme d'un collyre à 5 p. 100; à la dose d'une ou deux gouttes, le malade éprouve une assez vive douleur, mais l'on doit insister et au bout de quelques minutes faire une nouvelle instillation jusqu'à ce qu'il apparaisse un chémosis notable qui est le signe de l'analgésie commençante.

Ce traitement a, il faut le reconnaître, l'inconvénient d'être lui-même douloureux, aussi ne faut il l'utiliser que lorsque le malade souffre vraiment beaucoup, au moment même des violentes crises d'iritis.

C'est par les compresses chaudes et le collyre mydriatique qu'il faut commencer le traitement symptomatique de l'iritis; si le lendemain l'inflammation et les douleurs n'ont pas cessé, il faut y ajouter l'un de ces deux moyens : un vésicatoire à la tempe ou une déplétion sanguine locale avec la ventouse de HORTELOUP ou les sangsues; on retirera encore souvent profit d'une injection sous-cutanée de pilocarpine (1 centigramme) qui détermine une abondante transpiration. Les frictions sur le front, d'onguent napolitain belladoné, viendront, dans les cas rebelles, compléter cette thérapeutique locale, et si les résultats n'en sont pas rapides on aura recours à la dionine.

Mais il arrive que, malgré tout, l'iris ne se dilate pas et que des synéchies menacent de s'établir définitivement; il ne faut pas hésiter alors à pratiquer la paracentèse de la cornée; la déplétion brusque de la chambre antérieure exerce une action favorable sur la contracture de l'iris et la pupille, jusque-là obstinément resserrée, se dilate. Cette ponction peut être répétée sans inconvénient.

Pendant toute la durée de ce traitement, le patient doit être tenu dans une chambre obscure, sous un bandeau flottant, mais non compressif; les deux yeux resteront au repos complet.

b. *Traitement général.* — L'alimentation sera émolliente, modérée, exempte de tout liquide spiritueux; dans les cas graves le malade gardera le lit; une purgation légère maintiendra la liberté du ventre; ce sont là des conseils importants, mais le traitement général puise surtout des indications de premier ordre dans les notions étiologiques.

Nous parlerons plus loin de l'iritis syphilitique; contre la forme rhumatismale aiguë, il faut employer le salicylate de soude, 5 à 6 grammes par jour, et contre la forme chronique l'iodure de potassium. Les iritis diabétique et gonorrhéique exigent aussi le traitement spécial de l'affection dont elles dérivent. Le santal et le copahu sont dans le second cas particulièrement recommandables.

Ulry et Frézals, reprenant des expériences déjà vieilles de Gosselin, ont démontré que les médicaments instillés dans le sac conjonctival passaient facilement dans la chambre antérieure; l'iodure de potassium, le salycilate de soude peuvent être ainsi introduits dans l'œil en beaucoup plus grande quantité que par la voie stomacale, et le traitement local par les collyres peut ainsi venir en aide au traitement général.

Dans ces dernières années l'iritis consécutive à l'influenza n'a pas été rare; nous nous sommes toujours bien trouvé de l'administration de la quinine à haute dose, 80 centigrammes par jour en pilules, associée à 10 centigrammes d'extrait de belladone.

Dans les formes scrofuleuses ou tuberculeuses et celles où l'iritis est liée à un état général débile, il faut s'attacher à tonifier les malades par tous les moyens en usage, l'huile de foie de morue en particulier.

Telle est la conduite à tenir en présence d'une iritis en voie d'évolution récente, mais il arrive souvent que le malade vient demander du secours quand tous les phénomènes inflammatoires ont disparu : il s'agit alors d'un état pathologique consécutif à l'iritis, et non d'une iritis à proprement parler.

La pupille est à l'état de séclusion ou d'occlusion, ou bien il existe des synéchies plus ou moins nombreuses et résistantes qui gênent la vision en troublant le jeu normal de la pupille et provoquent même souvent des *iritis à répétition*.

Par une atropinisation très énergique on tâchera de rompre les synéchies : les mouvements imprimés à l'iris par des instillations alternatives d'ésérine et d'atropine pourront servir à ce résultat, mais on ne se rendra maître ainsi que des adhérences filiformes ; les synéchies larges résisteront toujours. Si elles n'occasionnent pas d'inflammation récidivante ni de fatigue oculaire, on n'interviendra pas, mais l'iridectomie sera indispensable dans tous les cas de synéchie annulaire postérieure (séclusion pupillaire). Par cette opération on rétablit la communication entre les chambres antérieures et postérieures. Le siège d'élection de cette iridectomie à la fois antiphlogistique et optique est le côté interne. L'iridectomie est encore plus nécessaire dans les cas d'occlusion pupillaire pour rétablir la vision perdue.

Quand l'iris adhère au cristallin par toute sa face uvéale (synéchie postérieure totale), l'iridectomie ou mieux l'iridorexis s'impose, mais il est souvent difficile d'enlever un large lambeau d'iris et il peut rester sur la surface du cristallin des dépôts épais d'uvée qui rendent l'opération inutile. Il n'y a pas mieux à faire dans ces cas graves que d'extraire le cristallin selon la méthode de WENZEL.

§ 2. — IRITIS SYPHILITIQUE

L'iritis syphilitique mérite une mention toute spéciale à cause de sa fréquence, de sa marche insidieuse et de l'utilité qu'il y a à lui opposer, le plus tôt possible, un traitement approprié.

Cette variété d'iritis d'après RICORD, LANGLEBERT, ROLLET, survient six, sept, huit mois après le chancre, rarement plus tard. BADAL a fait dresser le tableau suivant: il montre que l'apparition de l'iritis, déjà fréquente au troisième mois, a son maximum au sixième.

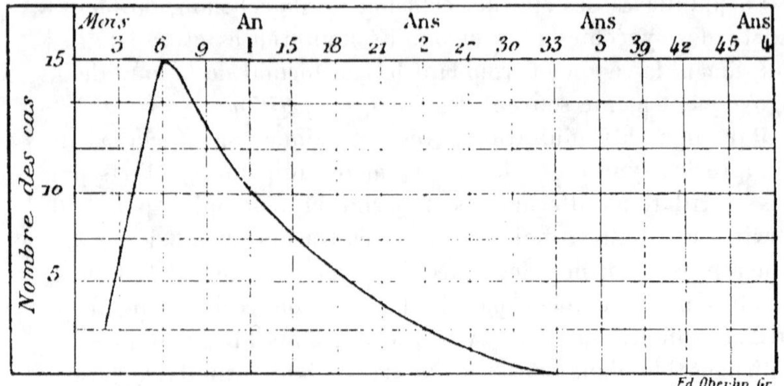

Fig. 140.

Schéma représentant l'époque de l'apparition de l'iritis syphilitique après l'apparition du chancre (d'après BADAL).

Cette affection coïncide souvent avec les syphilides cutanées, papules, ecthyma et autres manifestations graves de la syphilis, surtout chez les individus cachectiques, lymphatiques ou scrofuleux. Elle peut être, mais bien rarement, le résultat de la syphilis héréditaire. MACKENSIE a décrit l'iritis syphilitique des nouveau-nés.

Les hommes sont plus souvent atteints que les femmes, sans doute à cause de la fatigue plus grande des yeux, de l'exposition à l'air froid, circonstances en général plus communes dans le sexe masculin.

L'alcoolisme est aussi pour l'homme une cause prédisposante considérable.

L'iritis est le plus souvent monolatérale, et quand elle envahit les deux yeux, elle le fait d'habitude successivement.

Au point de vue de l'anatomie pathologique, il importe d'insister sur une variété de la forme parenchymateuse, la forme gommeuse présentant ceci de particulier que les parties avoisinantes de l'iris conservent une apparence d'intégrité parfaite.

Par leur couleur et leur forme ces gommes peuvent faire croire à un abcès développé dans le parenchyme de l'iris, d'autant plus qu'il y a parfois en même temps un épanchement purulent dans la chambre antérieure.

Dans cette forme d'iritis on voit une partie de l'iris changer de couleur, se gonfler, s'entourer de vaisseaux qui se distinguent facilement à la loupe ; bientôt cette partie gonflée devient jaunâtre et se dessine plus nettement sur les parties saines. Les dimensions de la gomme peuvent ne pas dépasser le volume d'un grain de millet, mais le mal peut aussi envahir le quart ou la moitié de l'iris. On voit se former ainsi, comme en d'autres régions de l'économie, des végétations, des condylomes. Le siège d'élection de ces productions syphilitiques est le quart externe et supérieur de l'iris.

Les recherches anatomiques de COLBERG (*Arch. für ophtalmol.*, t. VIII, part. I, p. 288) ont démontré, pour un certain nombre de cas, l'identité parfaite de ces productions avec les tumeurs gommeuses. Une gomme irienne, examinée par cet auteur, était composée d'éléments cellulaires de nouvelle formation et d'un grand nombre de noyaux libres entourés d'une masse blastématique ; il y avait en outre des cellules fusiformes disposées en série linéaire, représentant peut-être des vaisseaux en voie de formation. Il n'y avait ni fibres musculaires, ni cellules pigmentées, les éléments de l'ancien tissu ayant fait place aux éléments nouveaux. Les vaisseaux de la tumeur provenaient du stroma de l'iris et COLBERG put les suivre jusqu'au sommet des moindres bosselures. La pièce anatomique avait été enlevée au moyen de l'iridectomie par ALFRED DE GRÆFE.

On a si rarement l'occasion de faire de pareilles recherches histologiques qu'il nous a paru nécessaire d'insister sur ce cas rare et bien étudié.

Du reste, en disparaissant, la gomme irienne laisse une cicatrice comme la gomme cutanée ; à son niveau la trame de l'iris est toujours très atrophiée. Cette variété vraiment gommeuse est d'ailleurs rare ; les condylomes iriens sont presque toujours des papules (DESMARRES).

Les symptômes de l'iritis syphilitique offrent ceci de particulier qu'ils peuvent passer inaperçus : ce n'est certes pas là une règle absolue et on rencontre des iritis syphilitiques d'une extrême acuité, mais la forme torpide est à la fois fréquente et dangereuse même par son insidiosité. La marche est lente, se prolonge deux, trois mois et davantage. C'est l'un des accidents de la syphilis qui cèdent le moins promptement à une médication spécifique.

Au sujet du diagnostic il convient de rechercher les signes permettant de distinguer cette variété d'iritis de toutes les autres. D'après BEER, la déformation de la pupille offrirait quelque chose de particulier. L'orifice pupillaire serait attiré en haut et en dedans et représenterait un ovale à grand axe, obliquement dirigé en bas et en dehors, mais c'est là un signe très inconstant et sur lequel on ne peut compter.

Le second caractère admis par BEER consiste dans l'existence de petites masses néoplasiques (*condylomes*) granulaires qui sont en effet caractéristiques de l'iritis syphilitique. Il faut attacher à leur existence une grande importance, mais bien savoir que ces granulomes iriens peuvent faire défaut dans l'affection qui nous occupe.

La marche subaiguë, latente de l'affection, devra toujours faire songer à la syphilis, mais il n'y a pas de signes pathognomoniques permettant d'affirmer la spécificité d'origine ; il faut surtout établir son diagnostic à l'aide d'un interrogatoire attentif du malade, et l'analyse des accidents concomitants.

Le pronostic est grave ; abandonnée à elle-même l'affection peut entraîner la perte de la vision, gagner les procès ciliaires, la choroïde et désorganiser l'œil.

Outre les moyens indiqués plus haut dans le traitement général de l'iritis, il faut insister sur le traitement spécifique, spécialement sur la médication mercurielle ; la liqueur de van Swieten, le proto-iodure (10 centigrammes par jour), et les frictions mercurielles sont surtout utilisables. Chez les malades

qui supportent mal ce traitement ou chez lesquels il importe
d'aller très vite, nous recommandons la solution d'huile d'olive
biiodurée (30 grammes d'huile d'olive, 15 centigrammes de
biiodure d'Hg) en injections intramusculaires avec une seringue
de Pravaz, 1 à 2 grammes tous les jours. Les injections sous-
conjonctivales de sublimé sont également très précieuses et
nous ont souvent donné des résultats rapides (quatre gouttes
d'une solution au millième à plusieurs reprises). L'iodure de
potassium est moins nécessaire que le mercure. Un régime
tonique (fer, huile de foie de morue, etc.) est souvent indispensable.

§ 3. — IRITIS TUBERCULEUSE

Depuis l'observation célèbre de GRADENIGO (1869), les anatomo-
pathologistes et les cliniciens ont beaucoup étudié la tuberculose
de l'iris et il ressort de leurs travaux que cette forme de tuber-

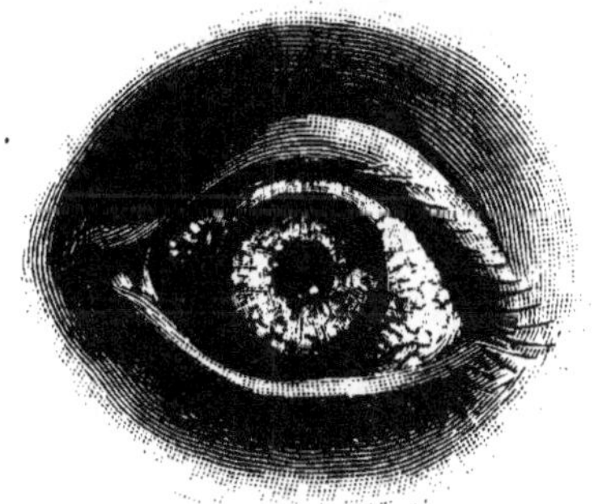

Fig. 141.
Iritis tuberculeuse : au centre existe sur la cornée une petite zone
blanchâtre probablement tuberculeuse.

culose est assez souvent primitive, au moins au sens clinique
du mot, c'est-à-dire que le sujet ne présente dans son organisme
aucun autre foyer de tuberculose.

Cette affection peut atteindre l'iris en présentant trois formes
différentes : 1° la forme miliaire, caractérisée par un semis de

granulations plus ou moins nombreuses ; 2° la forme confluente, dans laquelle les granulations réunies constituent de véritables tumeurs remplissant plus ou moins la chambre antérieure ; 3° une forme inflammatoire dans laquelle, au milieu et à cause du processus tuberculeux, existe une infiltration embryonnaire, lymphoïde, dont l'exubérance masque plus ou moins les lésions spécifiques de l'affection.

1° La première variété, qui a été étudiée expérimentalement par beaucoup d'auteurs et que nous avons nous-mêmes pu reproduire en injectant des bacilles de Koch dans la carotide, consiste dans la présence, à la surface de l'iris, d'un semis de granulations miliaires (fig. 141) plus ou moins confluentes. Ces tubercules sont parfois très petits et difficiles à voir à l'œil nu ; on peut alors avoir affaire à une véritable iritis tuberculeuse sans tubercules apparents. C'est à cette variété qu'appartient la tuberculose atténuée de l'iris, décrite par LEBER et VAN DUYSE.

2° Dans la dernière variété, forme confluente, on constate à la surface de l'iris une petite tumeur blanchâtre constituée par des cellules embryonnaires, parsemée de cellules géantes plus ou moins nombreuses. Quelquefois la masse tuberculeuse remplit toute la chambre antérieure ; il en était ainsi dans un cas que nous avons étudié ; le microscope montra qu'autour des tubercules, disséminés dans toute l'étendue de l'iris, viennent se ranger des foyers caséeux entourés eux-mêmes par une couche plus ou moins épaisse de tissu de granulations plus ou moins vascularisé.

3° La forme inflammatoire qu'on peut aussi appeler purulente est caractérisée par ce fait qu'autour des éléments tuberculeux viennent se grouper un grand nombre de globules blancs remplissant toute la chambre antérieure et ne tardant pas à entraîner la suppuration de la cornée et de tout le segment antérieur de l'œil.

Dans toutes ces formes de tuberculose irienne nous avons pu trouver un grand nombre de bacilles de Koch, notamment dans la forme inflammatoire, détail qui a son importance au point de vue du pronostic de l'affection ; les études personnelles que nous avons faites nous ont également permis de constater que la tuberculose de l'iris passait difficilement dans la choroïde : le muscle ciliaire lui oppose une barrière assez efficace, au contraire l'angle irien est très rapidement envahi et défoncé par les éléments tuberculeux.

Le diagnostic de cette affection est en général assez facile, dans le doute il faudra recourir à l'épreuve de la tuberculine (MORAX).

Le traitement de la tuberculose de l'iris doit être médical et chirurgical ; dans les formes atténuées il est permis de compter sur la guérison par le traitement ordinaire de la tuberculose, mais aussitôt qu'on aura constaté dans l'iris un foyer tuberculeux en voie d'accroissement, nous pensons que le traitement chirurgical s'impose. Si l'œil possède encore un certain degré de vision, l'intervention sera limitée à la seule partie malade, on pratiquera l'iridectomie (TERSON) ; si la vision est perdue il faudra sans retard procéder à l'énucléation.

§ 4. — TROUBLES FONCTIONNELS DE L'IRIS

L'iris chargé de régler, de mesurer la quantité de lumière qui doit entrer dans l'œil se rétrécit ou se dilate sous l'influence des divers excitants physiologiques ; quand la dilatation est excessive il y a mydriase, et myosis dans le cas contraire. En outre l'iris peut être le siège de mouvements alternatifs très rapides de dilatation et de resserrement, c'est ce qu'on nomme l'hippus ; enfin il peut osciller, trembler sur ses attaches, c'est l'irido-donésis.

1° Mydriase. — Quand la mydriase est bilatérale et que la pupille atteint des deux côtés la même dimension (isocorie), c'est que la cause a également intéressé les faisceaux mydriatiques périphériques (atropine, cocaïne) ou que le centre médullaire, d'où part l'innervation des fibres radiées (moelle dorsale supérieure et portion inférieure de la cervicale) a été excitée (strychnine, curare, vers intestinaux, hystérie, etc.). La mydriase peut encore résulter de la contraction de petits vaisseaux sous l'influence de certaines intoxications (quinine) ou après d'abondantes hémorragies. C'est là la mydriase spasmodique.

La mydriase est paralytique quand elle résulte de la suppression des faisceaux constricteurs du moteur oculaire commun, paralysie de ce nerf sous l'influence d'un traumatisme, d'une lésion cérébrale, de la diphtérie. Il faut encore rattacher à la mydriase paralytique celle qui résulte de la perte de sensibilité rétinienne ; le réflexe lumineux capable de faire contracter la pupille ne se produit plus (atrophie de la papille, etc.) : il en est ainsi lorsqu'un désordre nerveux central vient interrompre l'arc sensitivo-moteur qui va de la rétine aux muscles de l'iris.

Souvent la mydriase est unilatérale (anisocorie) et dans ce cas elle peut aussi tenir à un spasme des muscles radiés, à la contraction de petits vaisseaux, à une paralysie des filets nerveux ou des muscles constricteurs iriens. Un traumatisme de l'œil, en déchirant les fibres sphinctériennes, peut amener ce résultat d'une façon définitive. L'ataxie, la paralysie générale progressive produisent souvent une dilatation inégale des pupilles.

En somme la mydriase est un symptôme dont il faut s'efforcer de trouver la cause et dont la valeur séméiologique est très considérable ; dans certains cas même, il est presque pathognomonique, par exemple dans l'ataxie où le réflexe lumineux ne fait pas contracter la pupille, tandis que le réflexe accommodatif agit sur elle normalement (signe d'ARGYLL-ROBERTSON).

Son traitement principal est celui de la cause. Cependant il faut s'adresser au symptôme lui-même lorsque la mydriase entraîne des éblouissements troublant la netteté des images rétiniennes. L'ésérine ou la pilocarpine sont alors indiquées.

2° Myosis. — Comme la mydriase, le myosis peut être unilatéral ou bilatéral.

Quand les pupilles sont également contractées on doit songer à l'empoisonnement par la morphine, le tabac, l'aconit, à la paralysie générale, la méningite, les accès convulsifs de l'hystérie ou à l'action, sur les parties périphériques, de l'ésérine et de la pilocarpine. Le myosis est alors spasmodique.

La paralysie des faisceaux sympathiques mydriatiques (ataxie locomotrice, chloroformisation à la période d'anesthésie) provoque aussi le myosis. Dans ce cas, il est paralytique puisqu'il résulte de la suppression de l'action des forces antagonistes par rapport à celles qui normalement rétrécissent la pupille.

Le myosis, a comme la mydriase, une grande valeur séméiologique qu'il faut savoir utiliser : quand il est dû à l'excitation du sphincter, on pensera aux inflammations encéphaliques, à la paralysie générale, à l'action de l'ésérine ; quand il dépend de la paralysie des fibres radiées il faut songer surtout à l'ataxie locomotrice. Le myosis peut encore apparaître sous l'influence d'une inflammation oculaire (kératite, iritis) ; la réplétion extrême des vaisseaux intervient alors pour une large part dans la contraction de la pupille. La contracture de l'accommodation s'accompagne également de myosis ; les hypermétropes et les presbytes ont généralement les pupilles plus étroites que les myopes à cause de la subordination qui existe entre la contraction du muscle ciliaire et celle du sphincter.

3° Hippus. — L'hippus est un état pathologique consistant en un changement continuel et rapide de l'état de la pupille. Comme physiologiquement la pupille n'est jamais complètement en repos, il est difficile de dire où se trouve la limite entre les mouvements physiologiques et pathologiques. Quelques auteurs pensent même qu'il n'existe pas de véritable hippus.

4° Tremblement de l'iris (irido-donésis). — Quelquefois l'iris oscille d'arrière en avant comme une membrane flottante à la surface d'un liquide, ou comme une voile sous l'influence d'un vent modéré.

Ce tremblement est quelquefois limité au segment inférieur de l'iris à cause d'une accumulation anormale de liquide à la partie déclive de la chambre postérieure ; il est encore partiel dans les cas de luxation incomplète du cristallin, l'oscillation ne se produit que dans les points où la membrane n'est pas soutenue. Le plus souvent, la portion péripupillaire oscille beaucoup plus fortement que le segment périphérique.

Le ramollissement du corps vitré, la rupture de la zone de Zinn, la luxation ou l'extraction du cristallin sont les causes les plus communes du tremblement de l'iris.

§ 5. — NÉOPLASMES DE L'IRIS

Les néoplasmes de l'iris sont bénins ou malins. Les premiers sont les kystes simples et perlés, les nævi pigmentaires, les granulomes, les angiomes de l'iris ; les seconds comprennent les sarcomes, les lymphomes, les gommes et les tubercules.

1° Néoplasmes bénins. — Ce sont les kystes simples, les kystes perlés, les nævi pigmentaires, les granulomes, les angiomes :

a. *Kystes simples.* — Ils sont constitués par une poche transparente, d'aspect hydatiforme, faisant saillie dans la chambre antérieure. D'après DE WECKER, il s'agirait d'une invagination irienne contenant de l'humeur aqueuse ; cette humeur peut s'accumuler dans l'une des cryptes de l'iris et si l'orifice de communication s'oblitère, le kyste est constitué. On peut encore rencontrer de petits kystes profonds contenant de la sérosité ou du sang, situés dans un dédoublement de l'uvée. EVERBUSCH pense que l'humeur aqueuse peut ainsi être emprisonnée entre la couche endothéliale antérieure de l'iris et celle qui tapisse le ligament pectiné et la membrane de DESCEMET.

b. *Kystes perlés.* — Ces kystes, très étudiés par ROTHMUND et par MASSE (de Bordeaux), contiennent, avec du liquide séreux, des amas d'épithélium stratifié, des gouttelettes graisseuses ou des paillettes de cholestérine. On les appelle encore kystes épidermiques ou épidermoïdaux. Ils sont consécutifs à un traumatisme provoquant l'entrée dans la chambre antérieure d'un fragment quelconque de tissu dermoïdal.

En présence d'une tumeur de ce genre il faut surtout s'appliquer à chercher l'existence d'un traumatisme antérieur, plaie cornéenne ou simple contusion du globe ; ce traumatisme peut

d'ailleurs être récent ou ancien ; on a vu le traumatisme n'occasionner la production du kyste qu'après un temps très long
(quarante-quatre ans dans un cas de GAYET).

Dans les cas de kyste séreux, aussi bien que pour les kystes

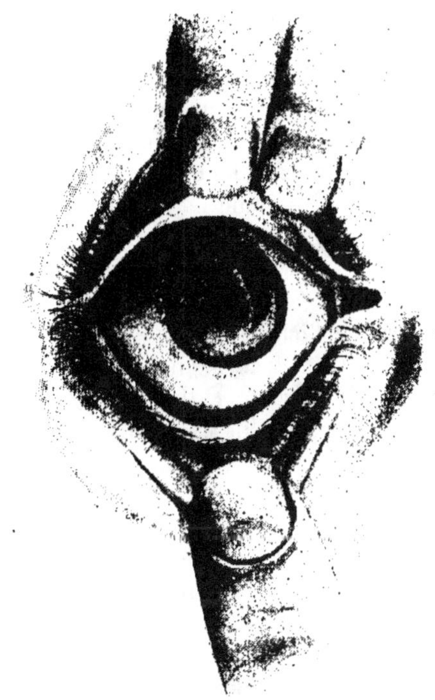

Fig. 142.
Kyste dermoïde de l'iris.

perlés, la seule opération indiquée consiste dans l'ablation
totale de la tumeur.

Il peut encore exister dans l'œil des kystes dermoïdes développés
à la suite d'une inclusion congénitale, dans le tissu irien, d'un
fragment ectodermique.

c. *Nævi pigmentaires.* — Ces tumeurs, qu'on se gardera de confondre avec les sarcomes mélaniques, sont constituées par des

cellules pigmentaires anormalement entassées et se présentant sous l'aspect de taches disséminées, plus ou moins foncées, donnant à l'iris une apparence tigrée.

d. *Granulomes*. — Il faut entendre par là des proliférations inflammatoires constituées par des cellules embryoplastiques et de nombreux vaisseaux néoformés. Ils sont tantôt lisses et arrondis, tantôt irréguliers, et contiennent exceptionnellement des foyers purulents ou hémorragiques. Ils sont quelquefois dus à la présence d'un corps étranger, parfois aussi à une blessure de l'iris consécutive à une plaie de la cornée ; la tumeur irienne vient alors s'enclaver dans la plaie cornéenne. Il faut, dans ces deux cas, exciser le granulome et le détruire au galvano-cautère ; dans les autres cas, recourir au traitement médical anti-phlogistique.

e. *Angiomes*. — Les angiomes sont très rares, malgré la richesse vasculaire de l'iris ; il est impossible d'en donner une description précise. De Wecker cite un fait dans lequel l'iris présentait une tumeur brunâtre du volume d'une mûre, parcourue à sa surface par des vaisseaux variqueux.

2° Néoplasmes malins. — Les sarcomes et les lymphomes sont les principaux néoplasmes malins qu'il importe de connaître.

a. *Sarcomes*. — Habituellement le sarcome de l'iris provient de la zone ciliaire ou des parties antérieures de la choroïde ; il peut cependant être primitif. Le point de départ est presque toujours la face antérieure de l'iris, sa structure est exactement celle du sarcome de la choroïde dont nous parlerons plus loin. Ce sont des éléments embryoplastiques, sphériques ou fusiformes, des vaisseaux de nouvelle formation, des cellules pigmentaires, à moins qu'il ne s'agisse d'un leuco-sarcome, auquel cas, très rare d'ailleurs, le pigment manque.

Le sarcome de l'iris est une tumeur maligne qui doit être extirpée le plus tôt possible. Si le diagnostic est bien certain l'énucléation est indiquée.

b. *Lymphomes*. — Ces tumeurs sont constituées par des amas de leucocytes emprisonnés dans le stroma irien et par de nombreux vaisseaux gorgés de globules blancs.

c. *Autres néoplasmes de l'iris.* — Signalons encore dans ce chapitre des néoplasmes de l'iris, les lépromes qui atteignent l'iris, surtout quand les tubercules lépreux se développent sur le limbe scléro-cornéen, et les cysticerques dont on ne connait qu'un très petit nombre d'observations. Les gommes ont été étudiées avec l'iritis syphilitique page 327.

3º Diagnostic différentiel des tumeurs de l'iris. — Nous terminerons et nous résumerons d'une façon pratique cet exposé nécessairement trop court en indiquant les grandes lignes du diagnostic différentiel des diverses tumeurs de l'iris.

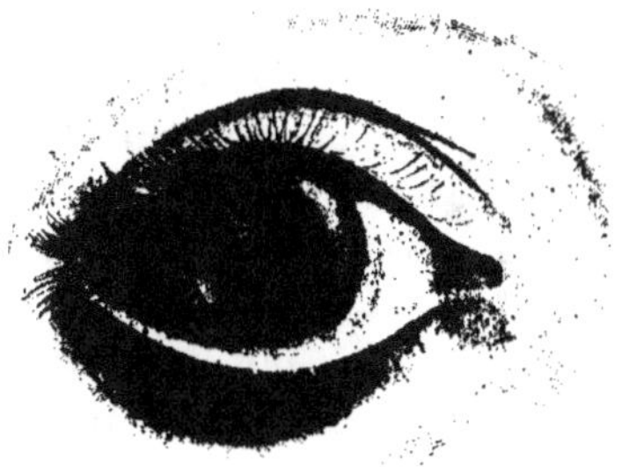

Fig. 143.
Tubercule de l'iris.

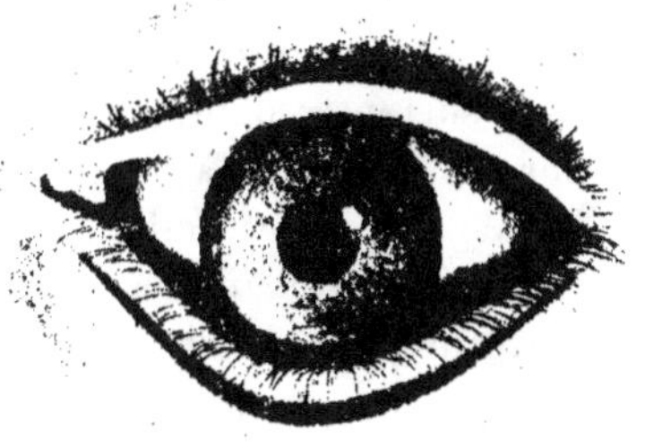

Fig. 144.
Condylome de l'iris.

1º Les sarcomes sont très vasculaires, les tumeurs syphilitiques le sont beaucoup moins, les tubercules n'ont presque pas de vaisseaux ;

2º L'iritis, rare dans le sarcome, est fréquente dans les tumeurs syphilitiques ou tuberculeuses ;

3º La tuberculose irienne primitive apparait surtout chez les enfants, rarement après vingt ans, les tumeurs syphilitiques plus tard, et les sarcomes sur des sujets âgés. Les tubercules siègent de préférence au bord adhérent ; les condylomes au bord libre ;

4º Les tumeurs kystiques sont remarquables par leur couleur, leur forme arrondie, leur transparence, leur aspect circonscril ; toujours on trouvera dans l'étiologie la notion capitale du traumatisme ;

5° Il faudra surtout interroger l'état général qui imposera souvent le diagnostic.

§ 6. — Lésions traumatiques de l'iris, corps étrangers

L'iris peut être intéressé par une simple contusion sans ouverture du globe oculaire ou par des instruments piquants ou tranchants, accidentellement ou chirurgicalement introduits dans l'œil. Certainement la sensibilité particulière de l'iris et la structure délicate de son tissu donnent une certaine importance à toutes les blessures dont il est atteint, mais les blessures sont surtout redoutables par l'infection qu'elles peuvent entraîner après elles. La meilleure preuve en est dans la guérison rapide de l'iridectomie faite selon les règles de l'antisepsie.

Cependant il importe de signaler ici les désordres graves entraînés dans l'iris par les violentes contusions du globe de l'œil ; de ce nombre sont : 1° l'irido-dialyse ; 2° les ruptures radiaires commençant au niveau de la pupille ; 3° les renversements de l'iris.

1° L'irido-dialyse est le détachement de l'iris de ses insertions ciliaires ; il se forme ainsi un espace semi-lunaire noir qui indique l'endroit où l'iris est séparé de son attache ; par cette ouverture on peut reconnaître le bord du cristallin et les procès ciliaires reliés par la zonule de Zinn. L'irido-dialyse peut être très large, arriver même jusqu'au détachement complet de l'iris ; il y a alors iridérémie ou aniridie traumatique.

2° Les ruptures dites radiaires consistent dans de petites ruptures du sphincter, quelquefois seulement visibles à la loupe. C'est la cause la plus fréquente des mydriases traumatiques ; le sphincter constricteur a été affaibli par la rupture. Il n'est pas rare de voir cette lésion persister et la mydriase rester incurable. Quand le muscle ciliaire est paralysé par la contusion il y a diminution ou perte complète de l'amplitude d'accommodation.

3º Le renouvellement complet de l'iris est très rare, mais, sous l'influence d'un choc violent, on le voit quelquefois se renverser partiellement en arrière de telle façon que sa face postérieure vient s'accoler aux procès ciliaires. Si la sclérotique se rompt, l'iris peut être expulsé et venir faire hernie. Dans un cas de GAYET, il avait été expulsé en totalité par un choc portant sur la région du limbe.

De ces traumatismes iriens il faut rapprocher certains accidents opératoires, tels que l'arrachement de l'iris au niveau de son insertion ciliaire sous l'influence d'un mouvement brusque du malade pendant l'exécution de l'iridectomie. Ils peuvent se compliquer de la présence de corps étrangers implantés dans le tissu irien, ou libres dans l'humeur aqueuse. Ce sont les fragments en cuivre et en fer qui ont été le plus souvent rencontrés. Il n'est pas toujours facile de reconnaitre la présence de ces corps étrangers que le bourgeonnement inflammatoire du tissu vient recouvrir. HIRSCHBERG a vu l'iris parsemé de granulations jaunâtres, embryoplastiques masquant un corps étranger placé contre la cristalloïde antérieure.

Qu'il y ait ou non corps étranger, un épanchement de sang plus ou moins considérable a lieu habituellement dans la chambre antérieure.

Le traitement consiste d'abord dans l'ablation du corps étranger, l'électro-aimant de HIRSCHBERG rend de grands services quand il s'agit de particules de fer ou d'acier. Il faut ensuite et toujours s'appliquer à prévenir ou à vaincre les accidents inflammatoires.

L'atropine, les compresses chaudes, les émissions sanguines, les paracentèses de la cornée, l'ablation du cristallin lorsqu'il est intéressé par le traumatisme, devront être employées selon les circonstances.

ARTICLE II

AFFECTIONS DU CORPS CILIAIRE
ET DE LA CHOROÏDE

Dans cet important chapitre nous allons décrire des affections graves et fréquentes qu'il convient essentiellement de bien

19.

connaître au double point de vue du pronostic et du traitement ; la cyclite nous arrêtera tout d'abord, viendront ensuite les choroïdites et les néoplasmes du corps ciliaire et de la choroïde.

§ 1. — CYCLITE

La cyclite est primitive ou consécutive à une iritis. Elle peut être aussi d'ordre sympathique ; dans ce dernier cas, elle se rattache à l'étude de l'ophtalmie de ce nom.

1° Étiologie. — L'étiologie de l'affection est celle des iritis graves, des iritis qui se compliquent d'hypopyon ou d'hypohéma à répétition.

La cyclite primitive est occasionnée par les traumatismes graves, certains néoplasmes intra-oculaires, les gommes syphilitiques et particulièrement les diathèses rhumatismales et goutteuses. Les femmes y sont plus exposées que les hommes : la ménopause est pour elles, à ce point de vue, une période dangereuse ; il n'est pas rare de voir la cyclite apparaître à cette époque sous la forme plastique, tenace, récidivante, incurable, aboutissant malgré tout, surtout quand l'état général est mauvais, au décollement de la rétine, à l'atrophie complète de l'œil.

2° Anatomie pathologique. — Au point de vue de l'anatomie pathologique il faut distinguer : 1° la forme séreuse ; 2° la forme plastique et la forme suppurative.

a. *Forme séreuse*. — Les désordres sont semblables à ceux de l'iritis séreuse ; d'ailleurs les deux affections vont souvent ensemble ; l'œil est le siège d'une véritable lymphangite généralisée.

KNIES qui, chez une jeune fille morte accidentellement du croup, a pu étudier la cyclite séreuse, a constaté que la choroïde présentait une forte infiltration cellulaire occupant la chorio-capillaire. Le corps vitré contenait de nombreuses membranes finement granulées, garnies de cellules rondes, abondantes surtout vers la zonule. L'extrémité du nerf optique, un peu gonflée, laissait voir une infiltration cellulaire considérable, limitée à la gaine uvéale.

Panas, dans un cas d'irido-cyclite séreuse, a trouvé dans la chambre antérieure un exsudat plastique grave, principalement abondant au niveau de l'angle irien et contre la face postérieure de la membrane de DESCEMET. En effet, la cornée participe constamment au processus de la cyclite séreuse ; sa face postérieure se recouvre d'un fin semis gris perlé (kératite pointillée profonde).

b. Forme plastique. — C'est la variété la plus fréquente, elle est caractérisée par un exsudat fibrineux qui se dépose d'abord dans la trame du corps ciliaire et de la choroïde en écartant les éléments anatomiques. Dans les formes graves cette exsudation empiète sur toutes les parties avoisinantes et comme dans ces cas la résorption en est impossible, ces masses fibrineuses se remplissent de cellules immigrées et s'organisent, se transforment en tissu cellulaire, qui plus tard en se rétractant agit d'une manière désastreuse sur la nutrition des parties voisines.

A cette production de tissu cellulaire participent les cellules cylindriques du *pars ciliaris retinæ* qui, selon ARLT, peuvent se transformer en tissu conjonctif. Cette transformation nous paraît devoir être mise en doute, mais il est certain que les cellules pigmentées de cette région enflammée prennent une part très active au processus morbide.

Les néo-membranes ainsi formées par les exsudats fibrineux subissent des phases régressives très intéressantes: elles sont souvent le siège d'anciennes hémorragies, de dépôts calcaires : elles se rétractent, détachent le corps ciliaire de la rétine. L'œil est ainsi par elles complètement désorganisé.

c. Forme suppurative. — Cette variété a presque toujours pour origine un traumatisme intéressant la région ciliaire, compliqué ou non de la présence de corps étranger.

L'abaissement de la cataracte entrainait souvent autrefois la perte de l'œil par cyclite plastique ou purulente ; le cristallin récliné agissait à la longue sur la région ciliaire comme corps étranger. Le pus, infiltré d'abord dans la région du corps ciliaire, ne tarde pas à envahir la chambre antérieure (hypopyon) et le corps vitré (hyalitis suppurée).

3° Symptomatologie. — La cyclite séreuse s'accompagne de douleurs aiguës, tant spontanées que provoquées, d'une vive photophobie, d'une très notable exagération du tonus. L'injection périkératique est très marquée. L'éclairage oblique fait apercevoir des dépôts plastiques sur la membrane de DESCEMET et sur la face antérieure de l'iris ; l'examen à l'ophtalmoscope révèle l'hyperhémie et le gonflement œdémateux de la papille.

Plus tard la cornée s'infiltre et se vascularise plus ou moins, pendant que s'organisent des synéchies iritiques capables d'obstruer la pupille.

La cyclite plastique, très souvent d'origine spécifique, est obscure au début ; après une période d'inflammation et de douleurs modérées, on voit apparaître une ou plusieurs saillies plus ou moins marquées sous forme de staphylome ou d'épiscléritis. L'affection ressemble à la scléro-choroïdite antérieure, elle en diffère cependant par l'apparition d'un trouble poussiéreux du corps vitré, des exsudations dans le champ pupillaire et par la coexistence d'autres accidents syphilitiques. Chez les syphilitiques affaiblis on a signalé l'apparition de gommes précoces (A. TERSON).

La cyclite suppurative est caractérisée par son étiologie traumatique et son évolution rapide.

Souvent on est conduit à faire le diagnostic entre l'iritis et l'irido-cyclite. On est en présence de cette dernière affection : 1° quand les symptômes inflammatoires acquièrent une grande intensité, surtout quand il survient de l'œdème de la paupière supérieure ; 2° quand le globe oculaire est douloureux au niveau de la région ciliaire ; 3° quand on constate l'existence d'une synéchie postérieure totale ; 4° quand la diminution de la vision est plus considérable que ne le feraient supposer les troubles de la chambre antérieure ; 5° enfin quand la tension de l'œil est sensiblement augmentée.

Le pronostic de la cyclite est toujours grave et il faut immédiatement recourir à une thérapeutique très active.

4° Traitement. — Les mydriatiques sont indiqués dans la cyclite séreuse ; mais, surtout chez les sujets âgés, il faut soigneusement surveiller la tension de l'œil, et s'il y a menace de glaucome pratiquer la paracentèse, la sclérotomie ou l'iridectomie. Les déplétions sanguines, la quinine, la morphine, le salicylate de soude sont très utiles.

Signalons encore le mercure qui possède en pareils cas une valeur antiphlogistique de premier ordre.

Dans la cyclite plastique, ce dernier médicament tient la première place à cause de sa puissance spécifique ; les mydriatiques sont presque toujours indiqués, car le tonus s'élève rarement au-dessus de la normale.

La cyclite purulente nécessite l'usage de tous les moyens que nous avons en notre possession pour arrêter la suppuration ; la cautérisation ignée et les injections sous-conjonctivales de sublimé ou de cyanure de mercure méritent d'être particulièrement recommandées.

§ 2. — CHOROIDITES

Dans ce paragraphe nous décrirons les scléro-choroïdites antérieure et postérieure, la choroïdite généralisée ou diffuse non suppurative, et la choroïdite suppurative traumatique ou non traumatique.

A) SCLÉRO-CHOROIDITE ANTÉRIEURE

La scléro-choroïdite antérieure tire sa caractéristique de son siège dans la région ciliaire et de la part que le corps ciliaire, l'iris et la cornée peuvent prendre à la phlegmasie.

Dans la forme aiguë on constate dans la région ciliaire une inflammation caractérisée par l'injection de deux ordres de vaisseaux, les uns superficiels, tortueux, appartenant à la conjonctive, les autres profonds, fins, appartenant à l'épisclère. Souvent la cornée s'infiltre, se trouble et perd son épithélium.

Le tractus uvéal prend une part plus ou moins grande à l'affection ; quand son inflammation est très accusée, le tonus de l'œil s'élève et donne lieu à des phénomènes glaucomateux. Les douleurs ciliaires, la photophobie peuvent acquérir un haut degré d'intensité, mais il existe de grandes différences à ce sujet, selon les cas.

Dans la forme chronique, on se trouve en présence de poussées sourdes, sans rougeur, ni douleur, qui provoquent peu à peu l'apparition des staphylomes scléraux qu'il faut diviser en trois catégories : les staphylomes *intercalaires*, *ciliaires*, *équatoriaux*.

Les premiers occupent la partie antérieure de la sclérotique entre le corps ciliaire et le limbe et empiètent plus ou moins sur la cornée, les seconds intéressent la région ciliaire et ne vont pas sans de graves lésions du corps et des procès ciliaires, les derniers se développent dans la région de l'ora serrata, quelquefois situés sous les muscles droits, plus souvent dans leurs intervalles.

La couleur de ces staphylomes est ardoisée à cause de la choroïde vue par transparence à travers la sclérotique amincie ; ils peuvent ressembler aux tumeurs mélaniques, mais ils en diffèrent essentiellement par leur transparence et leur mollesse qui permet au doigt de les faire facilement disparaître.

Pendant que se développe l'ectasie scléroticale antérieure, les membranes profondes sont toutes plus ou moins en souffrance. La choroïde s'aplatit, la papille s'excave, les fibres optiques s'atrophient, le corps vitré se ramollit et l'acuité visuelle s'affaiblit en conséquence.

La jeunesse et le sexe féminin prédisposent à la scléro-choroïdite antérieure ; on la constate aussi fréquemment chez la femme au moment de la ménopause. La scrofule, la syphilis, la goutte et l'arthritisme sont les diathèses le plus souvent incriminées, mais il n'est pas rare que l'étiologie reste obscure.

Le traitement doit être essentiellement celui de la cause, les mercuriaux, les reconstituants, les salicylates de soude ou de lithine selon les cas.

Contre les accès douloureux, la morphine, la cocaïne et l'atropine sont indiquées, ce dernier médicament seulement quand il n'y a pas hypertension. Si le tonus s'élève, il faut avoir recours aux myotiques (ésérine ou pilocarpine). Parfois la thérapeutique est impuissante et il faut en venir à l'énucléation pour mettre fin aux douleurs et à l'extension du mal. Cependant avant de recourir à ce moyen radical, qui ne convient qu'aux staphylomes très accusés avec perte complète de la vue, on devra essayer d'abaisser la tension par des ponctions répétées, suivies de l'application prolongée d'un bandeau compressif ouaté.

B) Scléro-choroïdite postérieure

C'est au propre la phlegmasie chronique qui accompagne la myopie grave ou maligne. Elle est essentiellement caractérisée au début par la production du staphylome décrit par Scarpa et plus tard par l'extension de l'inflammation à tout le pôle postérieur de l'œil (voy. pl. II, fig. 2).

1° Anatomie pathologique. — Les désordres qu'entraine cette affection sont faciles à suivre à l'examen ophtalmoscopique. Le staphylome commence sous la forme d'un croissant à la partie externe de la papille ; il fait ensuite le tour de la papille, mais en restant toujours plus accentué du côté temporal, ce qui le distingue du halo glaucomateux entourant aussi la papille sur tout son pourtour.

En progressant, la choroïdite staphylomateuse envahit la macula, mais heureusement dans un nombre restreint de cas. 6 sur 100 seulement dans les myopies supérieures à 10 dioptries, et rarement dans les vices de réfraction inférieurs à ce chiffre.

Il n'est pas nécessaire pour que la macula soit atteinte que le staphylome, en s'élargissant, aille jusqu'à elle ; une plaque de choroïdite isolée, indépendante, peut se développer à ce niveau; on ne tarde pas alors à voir d'autres plaques disséminées se produire ; le fond de l'œil prend un aspect tigré caractéristique ; des zones blanches, à peu près arrondies, entourées de pigment, se détachent sur le fond rouge de l'œil ; à ce niveau la choroïde a disparu par atrophie et, comme dans la région staphylomateuse, la sclérotique est mise à nu.

Les désordres qui peuvent ainsi se répandre sur toute la surface de la choroïde ne vont pas sans trois ordres d'altérations consécutives qui aggravent, dans de déplorables proportions, la scène morbide ; la papille, le corps vitré et la rétine sont intéressés.

La papille est congestionnée dans la première période, plus tard elle s'aplatit et devient oblique en dehors, puis elle s'excave et se confond avec le staphylome. Les vaisseaux s'amincissent ; souvent on remarque que le staphylome est bordé en haut et en bas par l'une des branches principales de l'artère centrale, dont les ramifications limitent ainsi le staphylome pendant plus ou moins longtemps.

Les troubles du vitré, ramollissement, corps flottants fins sont communs d'autant plus qu'on arrive à une période plus avancée de la maladie ; parfois il survient des poussées aiguës qui s'accompagnent de la production de nombreux exsudats, encombrant le corps vitré et détruisant plus ou moins sa structure à jamais compromise. Le pigment choroïdien et rétinien devenu libre diffuse dans le corps vitré qui contient des cellules en voie de prolifération, des flocons fibrineux et hématiques.

La rétine, au début congestionnée, peut être plus tard le siège de petites inflammations circonscrites et de petites hémorragies ; la macula, à cause de la délicatesse de son tissu, y paraît particulièrement exposée ; trop souvent après le ramollissement du corps vitré et ces désordres rétiniens, on voit se produire un accident dont nous étudierons en temps et lieu plus complètement la pathogénie : le décollement de la rétine.

2° Symptomatologie. — Longtemps au début, à cause de l'intégrité de la macula, l'acuité visuelle est normale, mais plus tard elle peut devenir mauvaise ou même nulle s'il se produit une choroïdite maculaire ou une apoplexie. Le malade accuse à l'examen périmétrique un *scotome central positif* et de la *métamorphopsie* (déformation des objets). Les sensations lumineuses entoptiques, la difficulté que les myopes éprouvent à voir la lumière vive témoignent de la congestion de la rétine.

Les mouches volantes qui sont très communes résultent de la participation des couches profondes du vitré à l'inflammation rétinienne ; les mouches fixes peuvent résulter d'un exsudat immobile ou d'une opacification partielle siégeant au niveau du pôle postérieur du cristallin.

Le cristallin peut se luxer par relâchement de la zonule, mais cet accident ne se produit que dans les yeux profondément dégénérés, quelquefois à la suite d'un traumatisme léger jouant le rôle de cause occasionnelle.

La scléro-choroïdite postérieure est le triste apanage des myopes, mais on peut l'observer exceptionnellement dans l'emmétropie et l'hypermétropie.

Les lésions peuvent être congénitales, c'est-à-dire remonter à la vie intra-utérine, sous l'influence des mêmes diathèses qui provoquent plus tard l'affection.

Le rhumatisme, les maladies infectieuses, la syphilis jouent dans cette étiologie un rôle encore mal défini. L'hérédité y tient une grande place.

3⁰ Traitement. — L'hygiène doit être mise au premier rang, car s'il est déjà malaisé de prévenir, il est encore plus difficile de guérir. Il s'agit ici de l'hygiène propre aux myopes dont nous parlons plus haut (voy. p. 134). Plus tard, quand l'affection est en voie d'évolution et qu'on désire l'arrêter, il faut décongestionner la tête, saigner localement, purger, etc. Les mercuriaux et l'iodure de potassium sont les moyens les plus recommandables ; chez les scrofuleux, goutteux, rhumatisants, anémiques il faudra toujours songer à la diathèse et administrer les médicaments appropriés.

Les courants continus, recommandés par GIRAUD-TEULON et quelques autres contre les corps flottants du vitré, ne paraissent pas avoir donné de résultats encourageants.

C) CHOROÏDITE GÉNÉRALISÉE OU DIFFUSE

Cette variété de choroïdite qui intéresse souvent plus ou moins la rétine est non suppurative ou suppurative.

Non suppurative, elle prend : 1⁰ la forme séreuse, 2⁰ la forme plastique, qui aboutit à la forme atrophique.

Nous décrirons dans ce paragraphe la chorio-rétinite syphilitique qui mérite une attention spéciale à cause de son importance.

Suppurative, elle est spontanée ou traumatique.

1° Choroïdite séreuse. — La choroïdite séreuse est une véritable lymphangite de la choroïdite qui peut succéder à l'iritis séreuse ; cette affection, qui survient de préférence chez les sujets jeunes atteints de goutte ou de rhumatisme, ou chez la femme au moment de la ménopause est caractérisée par une énorme congestion de la membrane qui ne tarde pas à sécréter des exsudats dans le corps vitré. Ce dernier milieu se trouble, la tension de l'œil augmente (glaucome ou hydrophtalmie selon l'âge du sujet).

Les poussées aiguës s'accompagnent de douleurs vives ; quand l'affection prend la forme chronique, le malade ne souffre pas, mais sa vue s'affaiblit de plus en plus ; il voit des mouches volantes et finalement tombe dans la cécité.

Les diurétiques, les sudorifiques, les purgatifs, les émissions sanguines locales, les vésicatoires sont indiqués, mais avant tout il faut rechercher la cause et si la syphilis est en jeu, ainsi que le fait est fréquent, il faut instituer un traitement spécifique énergique.

2° Choroïdite plastique ou exsudative, disséminée ou aréolaire. — Cette choroïdite se caractérise par des foyers dont le nombre peut être très considérable.

Le siège et la marche des foyers inflammatoires permet de distinguer deux variétés, l'une commune, l'autre dite aréolaire (Forster) voy. pl. III, fig. 7).

La première variété, la plus fréquente, commence par la région équatoriale et s'étale en avant et en arrière de cette région, mais en respectant la macula, ce qui explique pourquoi l'acuité visuelle est souvent presque intacte.

Anatomiquement, ces foyers de choroïdite sont caractérisés par des taches jaunes chamois siégeant sur un plan postérieur aux vaisseaux rétiniens ; avec le temps elles pâlissent, deviennent d'un blanc tendineux, finissent par se confondre et former de larges plaques d'atrophie. Le pigment choroïdien prolifère et se dissocie ; les plaques prennent un aspect tigré.

IVANOF a montré que le processus débute par une accumulation de cellules rondes dans la chorio-capillaire, avec exsuda-

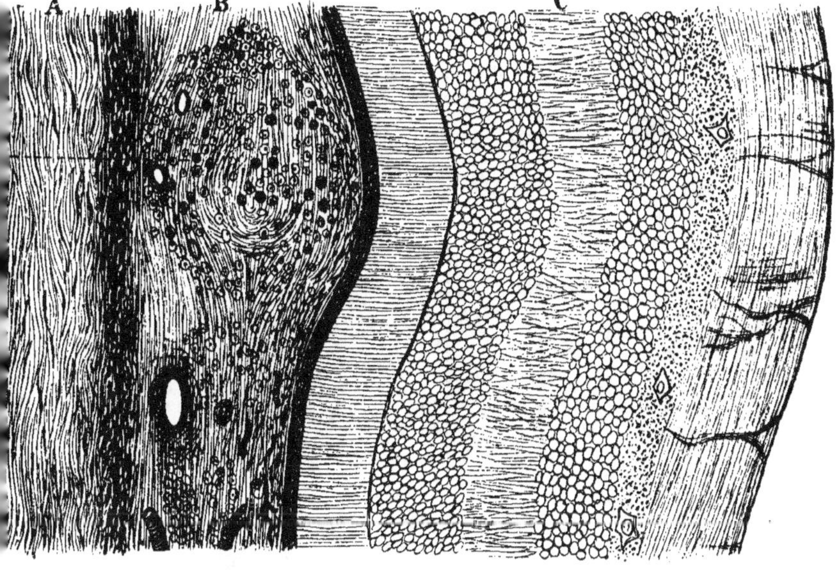

Fig. 145.

Choroïdite disséminée (d'après IWANOFF).

A, sclérotique. — B, choroïde. — C, rétine intacte. — I, bouton formé par de jeunes cellules.

tion de matière amorphe, le tout soulevant la limitante de la choroïde. Quand la période de régression arrive, il se forme un véritable tissu cicatriciel qui s'amincit de plus en plus et sépare seul la rétine de la sclérotique vue par transparence.

La choroïdite aréolaire, telle que l'a décrite FORSTER. présente les mêmes désordres, mais ils sont groupés autour de la macula et de la papille. De plus, les plaques sont très bien délimitées, très nettes, d'un noir intense au pourtour, très blanches en leur milieu ; enfin elles sont arrondies et régulières ; en progressant, l'affection peut envahir l'équateur, mais elle n'y arrive que tardivement.

La macula et la papille peuvent rester indemnes au milieu

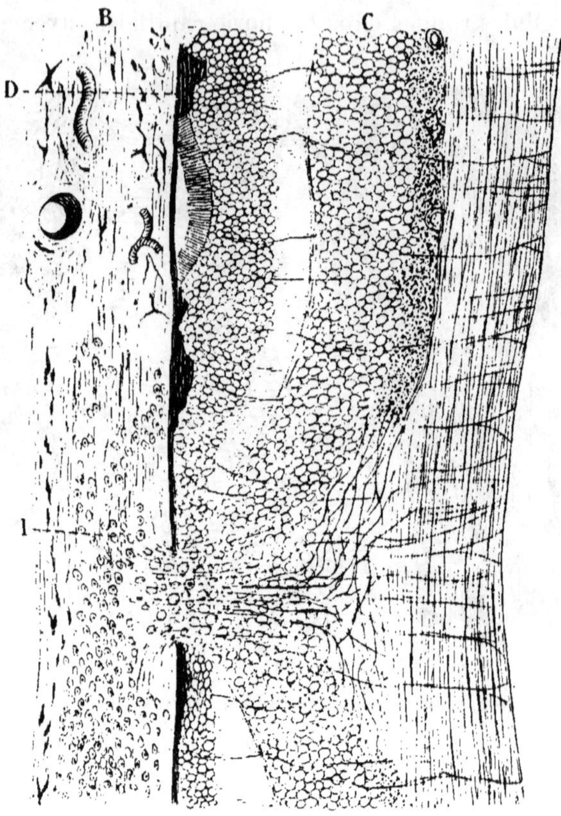

Fig. 146.

Choroïdite disséminée, soudure cicatricielle de la rétine
et de la choroïde.

Même légende que pour la figure précédente.

de ces désordres, mais cette variété est beaucoup plus grave que la forme commune qui est équatoriale avant d'être postérieure.

L'étiologie de cette choroïdite est très obscure ; elle est l'une des étapes de la myopie maligne et paraît tenir à l'arthritisme, à l'artério-sclérose, aux excès de travail, à la syphilis.

Le traitement consiste à mettre l'œil au repos et agir sur l'état général selon la diathèse incriminée.

3° Chorio rétinite-syphilitique. — C'est l'affection décrite par Forster sous la rubrique « choroïdite disséminée syphilitique » ; en réalité, il est difficile de préciser le siège du mal et il convient ici de recourir au terme mixte créé par Iwanoff, de chorio-rétinite.

La chorio-rétinite spécifique appartient à la période tardive de la syphilis ; elle peut être héréditaire et même congénitale, mais elle est le plus souvent acquise et apparaît chez les adultes. L'alcoolisme, la dénutrition générale pour n'importe quelle cause la rendent plus grave et en précipitent les accidents.

Elle atteint rarement les deux yeux à la fois et comme elle est insidieuse dans son évolution, les malades inattentifs peuvent ne s'apercevoir de leur état que lorsque le second œil se prend.

Les signes fonctionnels sont le brouillard perçu par le malade, des sensations lumineuses, plus ou moins vives, *photopsie*, la *micropsie* due à l'assombrissement des images et l'héméralopie tenant à la torpeur rétinienne.

L'examen ophtalmoscopique fait constater un trouble poussiéreux du corps vitré dans la région axiale du fond de l'œil, plus tard tout le corps vitré est pris et l'on aperçoit de gros flocons nuageux.

La papille paraît congestionnée et œdémateuse et l'on constaterait souvent, d'après Forster, des lésions rétiniennes prémaculaires. Panas n'a trouvé que beaucoup plus rarement cette lésion.

Quand l'affection est abandonnée à elle-même, le vitré s'éclaircit et l'on peut aisément apercevoir les désordres produits dans les membranes profondes. Ce sont essentiellement des amas pigmentaires pourvus de prolongements anastomotiques comme dans la rétinite pigmentaire congénitale.

Plus tard enfin les foyers pigmentaires s'élargissent, s'atrophient et prennent l'aspect de la choroïdite disséminée ; mais dans le cas de chorio-rétinite syphilitique, outre les plaques d'atrophie choroïdienne, on constate de l'atrophie papillaire, une dégénérescence de l'arbre vasculaire rétinien ; d'ailleurs l'amblyopie précoce et l'héméralopie ne s'observent pas dans la choroïdite disséminée. .

MANZ a décrit sous le nom de *rétinite proliférante* une inflammation caractérisée par des infiltrations plastiques ou sanguines entre la rétine et le vitré. Il se forme dans l'œil des brides plus ou moins saillantes qui partent de la papille et vont se fixer plus ou moins loin sur la rétine. Cette variété de lésion n'est d'ailleurs pas propre à la syphilis.

La vérole peut localiser ses effets sur la rétine, nous en parlerons à propos de la pathologie de cette membrane, mais la chorio-rétinite reste le type commun des affections syphilitiques du fond de l'œil.

La marche de l'affection est assez lente, et comme elle est au début toujours unilatérale, le malade consulte souvent tard et le pronostic en est d'autant assombri ; c'est l'hydrargyre qui doit faire le fond du traitement : les frictions mercurielles ont rendu et peuvent rendre encore certainement de très grands services, mais nous leur préférons les injections intramusculaires, d'huile d'olive biiodurée ; ces injections à la dose de 5 milligrammes de biiodure pour 1 gramme d'huile doivent être faites tous les jours. Elles donnent toujours d'excellents résultats sans douleurs et sans accidents d'aucune sorte, pourvu que l'opération présente les précautions antiseptiques toujours nécessaires. Les injections seront pratiquées dans l'épaisseur des masses musculaires de la fesse ou de l'épaule. On injectera de 1 à 3 grammes de la solution.

Le traitement spécifique doit être continué longtemps et, pour prévenir le retour offensif du mal, il faudra, après la guérison complète de l'affection locale, administrer encore le médicament mercuriel à plusieurs reprises, pendant deux ou trois semaines suivies d'un ou deux mois de repos. Deux ou trois ans sont souvent nécessaires pour pratiquer ainsi ce qu'on appelle la *cure d'extinction*.

Pendant toute la durée du traitement, le régime sera tonique et réparateur sans être excitant. Les syphilitiques doivent tout particulièrement se défier des boissons alcooliques.

4º Choroïdite suppurative. — La suppuration de la choroïde peut apparaitre spontanément ou à la suite d'un traumatisme.

A. CHOROÏDITE SUPPURATIVE SPONTANÉE. — Elle est la conséquence d'une maladie générale infectieuse, qui envoie ses microbes coloniser dans l'œil (typhus, méningite cérébro-spinale, fièvre puerpérale, pneumonie, variole, etc.). Quelquefois la maladie infectieuse fait défaut. PANAS cite l'observation d'un individu âgé qui, après un long trajet sur l'impériale d'un omnibus, par un froid rigoureux, fut atteint d'une choroïdite suppurative spontanée.

Quelle qu'en soit la cause première, il s'agit de trainées purulentes ayant pour siège la chorio-capillaire. Les vaisseaux sont gorgés de sang, apoplectiformes ; ils peuvent apporter au dehors de l'œil, le long de leurs parois, les germes infectieux. Le pus infiltre aussi quelquefois la sclérotique, l'espace sous-ténonien et jusqu'au tissu cellulaire de l'orbite.

Quand le mal en est là, la rétine et le corps vitré sont depuis longtemps en pleine suppuration. A la période ultime la cornée se sphacèle et l'œil se vide plus ou moins lentement.

Les microbes qui ont été le plus souvent retrouvés, sont le streptocoque (PANAS et POUSSON), le staphylocoque, les bacilles typhiques, le diplocoque encapsulé dans un cas où le sujet avait une maladie infectieuse de l'appareil respiratoire.

La réaction de la choroïdite suppurative est souvent très vive et les symptômes en sont très accusés ; l'œil est dur, saillant, exophtalmié, entouré d'un volumineux chémosis, les paupières sont œdématiées et luisantes, les douleurs sont violentes, etc. Mais à côté de cette forme il faut en mentionner une autre subaiguë, qui se caractérise par une faible réaction, bien que l'organe soit irrémédiablement perdu. Dans cette forme la tension oculaire reste au-dessous de la normale, le corps vitré se trouble peu à peu, l'œil devient inéclairable, la cornée s'opacifie.

Dans une forme bénigne très rare, la choroïde étant infectée par les microbes de la suppuration, les troubles du milieu sont néanmoins de courte durée, le vitré s'éclaircit peu à peu et la *restitutio ad integrum* peut survenir.

Le pronostic de la choroïdite suppurative est très grave au point de vue local, puisque l'organe est à jamais perdu dans l'immense majorité des cas ; de plus l'état général du sujet est souvent fâcheux à cause même de la maladie infectieuse dont les microbes sont venus coloniser dans l'œil.

Le traitement doit s'adresser à la fois à l'œil et à la maladie générale.

On a discuté à l'effet de savoir s'il valait mieux pratiquer la simple incision de l'œil, l'évidement, l'exentération ou l'énucléation. En principe, l'énucléation est préférable ; mais l'exentération peut suffire, dans les cas d'une gravité moyenne, à supprimer tous les accidents oculaires et offre l'avantage de conserver un moignon un peu supérieur à celui de l'énucléation. (*Voir Traitement de la panophtalmie traumatique.*)

D'ailleurs, avant d'en arriver à l'intervention sanglante, il faut s'appliquer, s'il en est encore temps, à circonscrire les désordres choroïdiens. Les injections sous-conjonctivales de sublimé à 1 p. 1000 ou de cyanure de mercure à 1 p. 100, la glace, les émissions sanguines peuvent rendre de grands services.

B. CHOROÏDITE SUPPURATIVE TRAUMATIQUE. — Cette affection mérite, par sa fréquence et son extrême gravité, toute l'attention des praticiens.

a. *Étiologie.* — Le traumatisme joue ici un rôle en quelque sorte secondaire, malgré sa grande importance, c'est l'entrée des germes pathogènes dans l'œil, qui est le facteur principal du mal. D'ailleurs l'état général du sujet tient aussi sa place dans le développement de l'infection ; l'alcoolisme, le diabète, l'albuminurie favorisent le processus suppuratif.

Les microbes peuvent ne pas rentrer par la porte qu'ouvre le traumatisme ; quelquefois d'ailleurs dans des traumatismes très graves l'œil est écrasé sans déchirure de sa coque et la panophtalmie n'en apparaît pas moins. Nous en avons personnellement observé un bel exemple.

Dans ce cas il faut bien admettre une infection endogène, produite par ces microbes existant jusque-là à l'état latent.

De même les corps étrangers logés dans l'œil provoquent facilement la suppuration alors même qu'ils paraissent aseptiques au moment de leur introduction, mais le fait contraire n'est pas absolument rare ; nous avons observé un malade qui portait depuis sept ans, dans la région du corps ciliaire, un fragment de bronze sans présenter le moindre accident infectieux.

Il faut ici tenir compte de l'idiosyncrasie du sujet et du travail de défense, très variable selon les individus, que l'organisme peut opposer aux accidents.

b. *Symptômes.* — Les choroïdites suppuratives traumatiques prennent rapidement de graves proportions ; l'œil offre bientôt tous les caractères de la panophtalmie, le pus envahit tous les milieux transparents, même le sac cristallinien qui laisse passer les éléments infectieux après qu'ils ont été en quelque sorte digérés par la zymase contenue dans le pus (LEBER). La cornée, au début transparente, laisse voir la suppuration envahir la chambre antérieure, avant de devenir trouble et purulente elle-même.

L'œil est exophtalmié, gros, dur, entouré d'un chémosis très saillant. Du pus ou de la sérosité septique s'accumule derrière l'œil dans la capsule de TENON, et pousse le globe en avant ; les paupières énormes, rouges et luisantes le recouvrent plus ou moins complètement.

Plus tard, après de longues et cruelles souffrances, la cornée se nécrose et l'œil se vide comme un furoncle ou un anthrax.

c. *Traitement.* — En présence d'une panophtalmie évidente et lorsque, comme il arrive trop souvent, l'inutilité d'un traitement abortif (injections sous-conjonctivales, glace, émissions sanguines, etc.) sera démontrée, que faut-il faire ?

Les ophtalmologistes se sont divisés en deux camps : les uns considèrent l'énucléation comme une opération grave, difficile, dangereuse, capable d'occasionner par elle-même une terminaison fatale ; les autres, au contraire, s'empressent d'y recourir toutes les fois que l'œil suppuré devient une menace pour l'orbite et pour l'organisme.

Lorsque dans la panophtalmie la mort survient, c'est, disent les partisans de la première opinion, toujours après l'énucléation ; DE GRÆFE en a donné des exemples et KALT (*Soc. française d'ophtalmologie*, Paris, 1892), pour limiter là nos citations, vient encore d'appeler dans ces dernières années l'attention sur deux faits de ce genre.

Mais est-ce que dans ces observations la mort est imputable à l'opération ou à l'affection ? Les cas de DE GRÆFE ont le grave défaut d'être antérieurs à la période listérienne ; l'opération pouvait être nuisible à cette époque et ne plus l'être maintenant. Rien ne prouve, d'ailleurs, que dans tous ces faits la propagation aux méninges n'existait pas avant l'intervention.

PANAS a fait connaître à ce sujet des observations pleines d'enseignement. En vingt-cinq années de pratique hospitalière cet auteur, grand partisan de l'énucléation dans la panophtalmie, n'a vu que deux fois la mort survenir après l'opération. Dans le premier cas il s'agissait d'un soldat qui pendant la guerre de 1870 reçut un éclat d'obus dans la région oculo-sourcilière gauche, grave traumatisme à lui seul capable d'expliquer la terminaison fatale.

Le second fait concernait un malade entré à l'hôpital pour une fonte purulente de l'œil datant de trois semaines et ayant envahi l'orbite. Après l'énucléation vint la mort. La nécropsie et un examen bactériologique attentif démontrèrent que le malade était atteint de néphrite albumineuse ancienne et qu'au moment de l'énucléation il existait déjà une pleurésie purulente avec abcès du poumon. L'opération avait été inutile, mais sans elle le malade aurait également succombé.

Le seul enseignement que cette observation apporte avec elle, c'est qu'avant d'agir il faut toujours s'efforcer de faire un diagnostic médical complet.

MOTAIS, dans la séance du Congrès d'ophtalmologie où cette question a été agitée, a d'ailleurs signalé deux exemples de méningite mortelle après phlegmon de l'œil sans intervention chirurgicale ; il est certain que ces cas seraient fréquents si l'ablation de l'œil panophtalme n'était régulièrement pratiquée, non seulement par la majorité des spécialistes, mais encore par tous les chirurgiens.

Lorsque le pus et les éléments pyogènes n'ont pas dépassé la coque oculaire ou même la loge antérieure de l'orbite, l'ablation complète de l'organe, suivie d'un lavage bien antiseptique, ne peut qu'être salutaire, mais il ne faut évidemment agir ainsi que chez des malades atteints d'un mal local et d'ailleurs capables de supporter une opération. La seule contre-indication de l'énucléation réside donc dans l'état général du sujet.

Tous les ophtalmologistes reconnaissent bien la nécessité de faire sortir le pus, mais ceux qui craignent d'énucléer se proposent de supprimer la suppuration par des moyens qu'ils croient aussi efficaces et plus commodes.

Coppez (de Bruxelles) recommande l'exentération, Truc (de Montpellier) l'évidement, Chibret (de Clermont-Ferrand) l'ablation du corps vitré suppuré.

Ces deux derniers auteurs, ne sacrifiant ni la rétine ni le tractus uvéal, laissent dans l'intérieur de l'œil une grande quantité d'agents infectieux, causes de grands dangers présents et futurs. Truc se contente, en effet, d'amputer le segment antérieur de l'œil et avec une curette, mais sans raclage, sans toucher les parois, il vide la partie centrale et fait des injections détersives. Chibret est encore plus économe. il détache la cornée selon la moitié inférieure du limbe cornéen et fait sortir le cristallin, le plus souvent accompagné de pus, puis avec une seringue d'Anel il pousse avec beaucoup de force une série d'injections dans les divers méridiens du globe. Le corps vitré. mélangé à du pus liquide, sort en masse plus ou moins compacte et l'opération est finie.

Après l'évidement et le curage de l'œil, le tractus uvéal, aux interstices pleins de pus. est conservé et la cavité oculaire continue à être souillée par les éléments de la suppuration. Lorsque cette suppuration a disparu, il reste encore dans la choroïde des microcoques capables, après un sommeil plus ou moins long, d'un réveil brusque et terrible, conduisant à l'ophtalmie sympathique.

En vérité, puisque la panophtalmie est essentiellement une choroïdite suppurée, pourquoi ce respect de la choroïde, foyer principal des désordres ?

L'exentération, défendue par Coppez, est plus acceptable : en nettoyant bien l'intérieur de la sclérotique de façon à ne laisser que du tissu fibreux, on peut faire une œuvre saine et complète ; de plus, le moignon ainsi obtenu est un peu supérieur à celui que donne l'énucléation.

Mais il ne faut pas oublier que l'exentération provoque d'elle-même, dans les cas les plus simples, des accidents inflammatoires et que la guérison est toujours assez longue ; ce sont là, pour les cas de panophtalmies, de gros inconvénients, puisqu'il faut faire tomber au plus vite la fièvre et les autres phénomènes infectieux. Ce prompt résultat doit être demandé à l'énucléation, non à l'exentération.

§ 3. — PSEUDO-NÉOPLASMES ET NÉOPLASMES DU CORPS CILIAIRE ET DE LA CHOROÏDE

Il faut ici faire une distinction entre les néoplasmes vrais et les pseudo-néoplasmes ; ces derniers, dont nous parlerons tout d'abord, sont : 1° le pseudo-gliome ; 2° la tuberculose ; 3° les gommes syphilitiques ; 4° l'ossification de la choroïde.

1° Pseudo-gliome. — On donne le nom de pseudo-gliome à un certain nombre d'affections du fond de l'œil qui par leur évolution et leurs symptômes ophtalmoscopiques peuvent en imposer pour un vrai gliome. Cette erreur de diagnostic a été faite et le sera encore par les meilleurs cliniciens, car il n'y a vraiment pas dans cette affection de signes pathognomoniques ; l'inflammation primitive ou métastatique de la choroïde, la tuberculose du fond de l'œil, même le simple décollement de la rétine peuvent faire croire à un véritable néoplasme.

Ce sont les inflammations de la choroïde qui prêtent le plus à la confusion ; il en résulte la production de masses jaunâtres placées sur la face externe de la rétine, composées de détritus graisseux, de globules blancs plus ou moins dégénérés, de cristaux de cholestérine; quelquefois cet exsudat rétinien est presque complétement liquide, d'autrefois compact : sur les coupes histologiques on remarque quelques altérations dans la rétine, mais le foyer principal du mal se trouve dans la choroïde qui présente tous les désordres anciens ou récents d'une inflammation antérieure, surtout dans le corps ciliaire et les parties qui l'avoisinent. Dans un cas de ce genre nous avons trouvé de très intéressantes lésions, notamment un exsudat abondant soulevant la rétine et remplissant l'espace supra-choroïdal, une dégénérescence muqueuse de l'endothélium des grosses veines choroïdiennes, la même dégénérescence dans les cellules ganglionnaires de la rétine, etc.

Le diagnostic différentiel du pseudo-gliome et du vrai gliome repose sur les données suivantes :

1° *L'âge*. — Le gliome vrai est une affection propre à l'enfance et d'autant plus fréquente que l'enfant est plus jeune.

2° *L'examen ophtalmoscopique*. — La couleur du pseudo-gliome est jaune laiteux, celui du gliome est jaune rougeâtre; la surface du pseudo-gliome est déchiquetée, irrégulière, celle du gliome est bosselée, mais tous ces signes sont peu différents et presque sans valeur, la rétine décollée peut, par ses replis, ressembler d'une façon frappante aux nodules néoplasiques.

3° *La tension*. — C'est le meilleur signe; dans le pseudo-gliome la tension est presque toujours diminuée, dans le gliome elle est normale à la première période, plus tard elle est augmentée; en outre, *et ceci est encore capital*, dans le pseudo-gliome il y a souvent de l'iritis, tandis que dans le gliome les phénomènes inflammatoires sont tellement exceptionnels qu'il n'y a pas à compter avec eux.

2° Tuberculose. — Cette affection comprendrait, d'après beaucoup d'auteurs, deux variétés principales : 1° la tuberculose choroïdienne disséminée, qui se localise ordinairement à la choroïde et plus particulièrement encore au segment postérieur de l'œil. Cette tuberculose serait secondaire dans la

20.

grande majorité des cas; 2° la tuberculose primitive du tractus uvéal, qui appartient plus spécialement au segment antérieur de l'œil, iris, corps ciliaire, et qui, lorsqu'elle envahit la choroïde, s'attaque presque uniquement aux parties périphériques, voisines de l'ora serrata.

Il est au moins probable que cette seconde forme n'est pas plus primitive que la première. Cliniquement on ne trouve

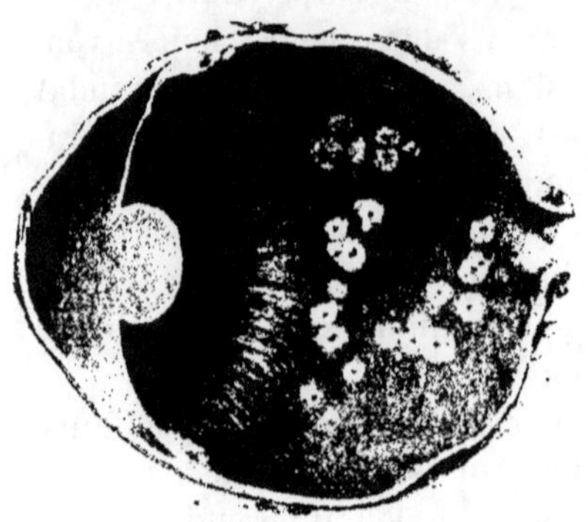

Fig. 147.
Tuberculose disséminée
de la choroïde.

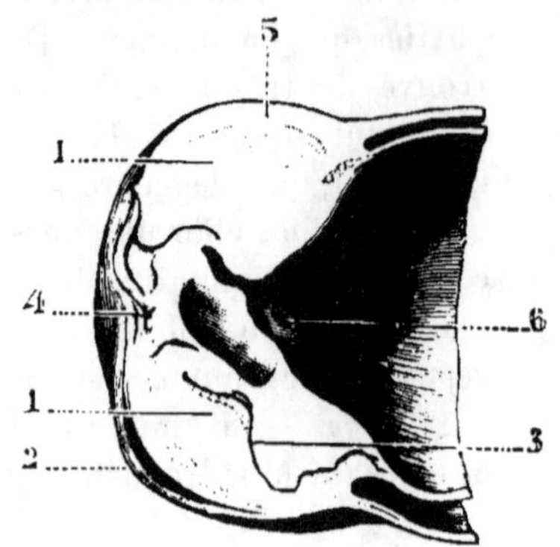

Fig. 148.
Tuberculose du segment antérieur de l'œil.

1, masse tuberculeuse remplissant et distendant la chambre antérieure. — 2, cornée. — 3, 4, 5, débris de l'iris. — 6, corps ciliaire.

chez le sujet aucun symptôme de tuberculose, mais le bacille tuberculeux, apporté par la circulation, peut venir d'un foyer localisé, plus ou moins éloigné, un ganglion bronchique par exemple. Nous avons d'ailleurs observé des faits de tuberculose du segment antérieur du tractus uvéal manifestement secondaires.

Les lésions sont celles du follicule tuberculeux, on y trouve peu de bacilles; ils peuvent même être complètement absents dans les foyers anciens.

3° Gommes syphilitiques. — Les gommes siègent quelquefois dans la région ciliaire, elles s'accusent par une saillie plus ou moins accentuée, de là la tumeur fait sentir son influence soit vers le corps vitré et la choroïde, soit vers l'iris ou la chambre antérieure, ou encore vers la sclérotique ou la conjonctive. On devine immédiatement les différences que présentent les symptômes selon que la tumeur se porte dans telle ou telle direction. Les corps flottants, les désordres du corps vitré, tiennent une grande place dans la symptomatologie quand la tumeur fait sentir ses effets en arrière ; au contraire quand elle menace l'iris et la cornée on assiste à l'éclosion d'une iritis et d'une kératite qui peuvent rendre l'intérieur de l'œil inexplorable.

Il faut tenir grand compte en clinique de la propagation de la gomme vers la sclérotique ; l'épisclérite syphilitique, les gommes de la conjonctive ne sont souvent en réalité que des gommes du corps ciliaire.

Ces gommes se produisent parfois d'une façon très précoce, quelques mois seulement après l'accident primitif (ALBERT TERSON).

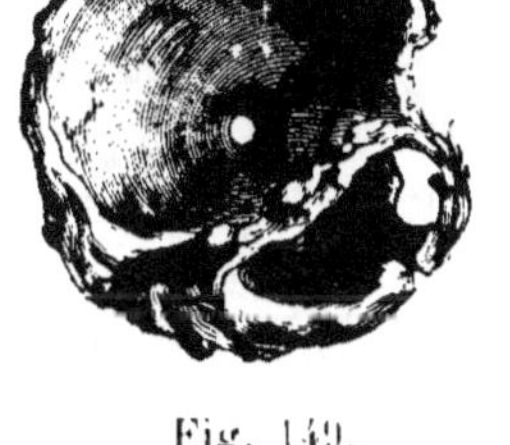

Fig. 149.

Ossification de la choroïde, au fond de la cupule on voit l'orifice d'entrée du nerf optique.

4° Ossification de la choroïde. —

C'est là une affection relativement fréquente. BERGER en relate à lui seul dix-neuf cas ; et il nous a été donné de faire à ce sujet quatre examens histologiques démonstratifs.

Le plus souvent la production osseuse occupe la choroïde, quelquefois la rétine, le corps vitré et même le cristallin qui peut être complètement ossifié (PANAS).

L'ossification prend souvent la forme d'une cupule (v. fig. 149) présentant un orifice pour le passage du nerf optique, ou celle d'une bague siégeant au niveau du corps ciliaire.

KNAPP pense que l'os nouveau se forme aux dépens de la chorio-capillaire. PAGENSTECHER et GOLDZIEHER admettent l'organisation fibreuse, puis osseuse d'exsudats choroïdiens ; cette opinion, acceptée par Panas, est conforme à ce que nous avons constaté.

Deux points essentiels sont d'ailleurs établis ; les plaques osseuses siègent surtout dans l'hémisphère postérieur de l'œil, et leur évolution se fait à peu près exclusivement dans les yeux atrophiés par traumatisme ou irido-cyclite chronique.

Les néoplasmes vrais sont : 1° le myome du corps ciliaire ; 2° le sarcome du tractus uvéal ; 3° le carcinome.

1° Myome du corps ciliaire. — Le myome du corps ciliaire paraît fort rare à la lecture des classiques, et cette rareté, dans une région si riche en fibres lisses, est faite pour étonner. Alors que l'utérus, les trompes, la prostate et généralement tous les organes contenant beaucoup de fibres musculaires lisses sont si fréquemment atteints de lyo-myomes, comment le corps ciliaire, dont les fibres musculaires travaillent constamment, sont incessamment le siège d'une nutrition très active, comment disons-nous, le corps ciliaire est-il si rarement affecté par cette variété de néoplasme ?

Il est permis de supposer que bien des cas de tumeurs sarcomateuses du corps ciliaire auraient changé de nom si leur analyse histologique avait pu être faite avec beaucoup d'attention.

Badal et Lagrange (*Archives d'Ophtalmologie*, 1890) ont observé un cas incontestable de myome du corps ciliaire, cas très analogue à celui d'Ivanoff (Congrès international de médecine, Paris 1867).

Il s'agissait, dans ces deux observations, de tumeurs presque exclusivement formées de fibres lisses, développées primitivement dans le corps ciliaire et ayant envahi le corps vitré.

Dans ces myomes, les fibres musculaires forment des faisceaux séparés par des intervalles remplis de petites cellules embryonnaires ; chaque faisceau est subdivisé en petits quadrilatères irréguliers ; entre les faisceaux principaux on rencontre un plus ou moins grand nombre de bouches vasculaires. La description du myome en général, inutile à retracer ici, se rapporte à cette variété de néoplasme oculaire.

2° Sarcome du tractus uvéal. — Ces tumeurs sont des leuco-sarcomes ou des tumeurs mélaniques.

a. *Leuco-sarcome*. — C'est surtout dans la choroïde qu'on observe le leuco-sarcome. Cette tumeur se rencontre, relativement au sarcome mélanique, dans la proportion de 1 p. 100 environ. Elle est un peu plus fréquente chez l'adulte que chez l'enfant.

Le leuco-sarcome offre tantôt la structure embryonnaire, tantôt la structure fusiforme ; la première variété est à peu près aussi fréquente que la seconde.

Les sarcomes à cellules rondes, tout en conservant leurs caractères essentiels, peuvent subir certaines dégénérescences propres aux cellules du tissu conjonctif, notamment la dégénérescence myxomateuse. Un fait intéressant de leuco-myxo-sarcome, examiné par VASSAUX, était remarquable par la présence d'une masse spongieuse, sans consistance, occupant toute la chambre antérieure, une partie de la rétine et se confondant en arrière avec le nerf optique.

Cette masse spongieuse était formée d'une substance gélatineuse et d'éléments arrondis embryoplastiques ; au milieu se trouvait une bande irrégulièrement circulaire pouvant faire penser à des débris du cristallin, ou à une condensation du corps vitré autour de la capsule.

Les sarcomes à cellules fusiformes revêtent parfois la forme alvéolaire ; les parois des alvéoles sont alors composées de tissu conjonctif adulte et leur intérieur rempli par de jeunes cellules.

PONCET (de Cluny) pense qu'il s'agit dans ce cas d'une prolifération de l'endothélium qui forme le revêtement des différentes lames de la choroïde. La disposition alvéolaire résulte de la structure lamellaire du tissu primitif.

Habituellement le néoplasme se substitue complètement au tissu choroïdien ; le pigment normal peut lui-même disparaitre. Les vaisseaux du néoplasme sont néoformés et ne présentent qu'une paroi ; sur les confins de la tumeur, la choroïde conserve encore son aspect lamelleux et sa pigmentation normale. Sur ce point la pigmentation peut même être accrue et il n'est pas rare de constater un liséré noir très épais sur les limites des leuco-sarcomes.

De même que les cellules rondes peuvent subir la dégénérescence muqueuse, de même les cellules fusiformes peuvent se transformer en tissu osseux ; on constate aussi la présence de véritables ostéomes de la choroïde. Ault a également signalé la formation d'îlots cartilagineux dans une tumeur à cellules rondes et fusiformes.

b. *Sarcomes mélaniques.* — Comme les leuco-sarcomes, les sarcomes noirs proviennent surtout de la couche des gros vaisseaux : on voit l'enveloppe vasculaire entourée d'un amas dense de jeunes cellules qui sont fournies aussi bien par les cellules pigmentaires que par les éléments non pigmentés de la choroïde.

Dans les sarcomes mélaniques choroïdiens, le point intéressant concerne l'origine du pigment. Les auteurs classiques sont en complet désaccord sur cette origine.

D'après Virchow, le pigment des sarcomes provient du pigment normal de la choroïde, il est formé par l'activité métabolique des cellules de la tumeur, tandis que d'après Langhans l'origine est purement hépatique.

Les corpuscules rouges du sang, sortis des vaisseaux, sont absorbés par les cellules migratrices et les cellules de la tumeur et se transforment dans ces cellules en pigment granuleux, tour à tour rouge, jaune, brun foncé et noir.

Fuchs (de Vienne, *Das Sarcom von Uvealtractus*. Wien, 1882) se range complètement à l'avis de Virchow. D'après lui, toutes les cellules pigmentaires des sarcomes mélaniques proviendraient des cellules pigmentaires du stroma choroïdien. Les cellules sarcomateuses seraient en quelque sorte infectées par des granulations noires sortant des cellules normales pigmentées ou libérées par la destruction du tissu.

Fuchs repousse complètement la dérivation du pigment de l'élément colorant du sang ; mais en face de son opinion, d'ailleurs entre toutes autorisée, nous devons placer celle de Vossius (de Kœnigsberg) qui défend une thèse absolument contraire en se basant sur un examen micro-chimique minutieux. Cet auteur semble avoir prouvé qu'une grande partie du pigment résultait d'une transformation directe de l'hémoglobine ou des corpuscules rouges du sang, l'autre partie venant des cellules pigmentées normales.

Les deux espèces de pigment se rencontreraient simultanément ; c'est ainsi que, d'après Vossius, on trouve des cellules fusiformes contenant un pigment fin, poudreux, disséminé d'une manière très diffuse, et en d'autres endroits des cellules renfermant des granules plus ou moins volumineux de pigment allant du jaune au brun foncé, presque aussi gros que

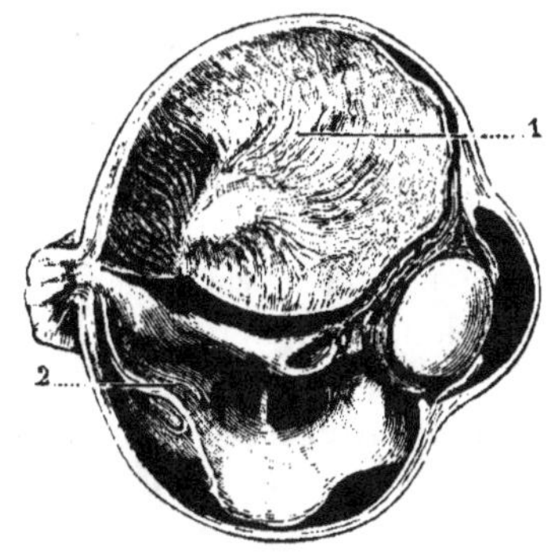

Fig. 150.

Sarcome de la choroïde.

1. néoplasme. — 2, rétine décollée.

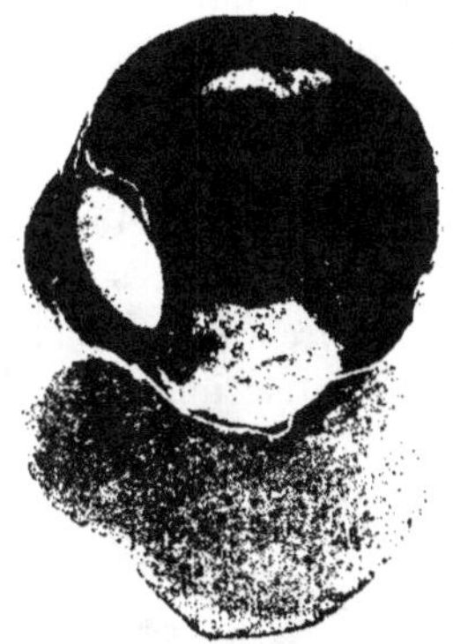

Fig. 151.

Sarcome mélanique de la choroïde adhérent au tractus uvéal par un pédicule étroit.

les corpuscules rouges du sang. Les premières cellules contiennent du pigment choroïdien, les autres du pigment hématique. Du reste, la réaction de PERLS par le ferrocyanure et l'acide chlorhydrique, celle de QUINCKE par le sulfure d'ammonium, donnant l'une une coloration bleue, l'autre une coloration verte, montrent bien que le pigment ferrugineux vient du sang. Un travail d'OPPENHEIMER consacre les idées émises par Vossius.

Quoi qu'il en soit de l'origine du pigment, les sarcomes mélaniques intra-oculaires ont la malheureuse propriété de se généraliser avec une déplorable facilité, non pas seulement dans l'orbite, mais dans toute l'économie, notamment dans le foie.

Au point de vue de leur forme les sarcomes mélaniques ont pour caractère de faire fortement saillie dans la cavité oculaire ; ils sont même quelquefois pédiculés (fig. 151). Très exceptionnellement ils sont étalés en nappe dans le tractus uvéal.

Les sarcomes de la choroïde ont un début insidieux ; quelquefois on les rencontre par hasard, plus souvent à la suite de phénomènes amblyopiques. L'examen ophtalmoscopique fait assez tôt constater un décollement rétinien très évident et il est possible, dans bon nombre de cas, de reconnaitre sous l'arbre vasculaire de la rétine, le réseau circulatoire propre du néoplasme.

Bientôt apparaissent des phénomènes inflammatoires et glaucomateux. Plus tard le globe oculaire distendu change de forme, se bosselle, se perfore ; l'orbite est envahi : un fongus malin, noirâtre et sanieux apparaît et bientôt la cachexie, avec une généralisation viscérale de l'affection, vient mettre un terme aux accidents.

Le pronostic est très grave dès le début. Quand le mal est reconnu à la première période, l'énucléation s'impose ; quand l'orbite est envahi ou seulement menacé, il convient d'en pratiquer l'exentération complète.

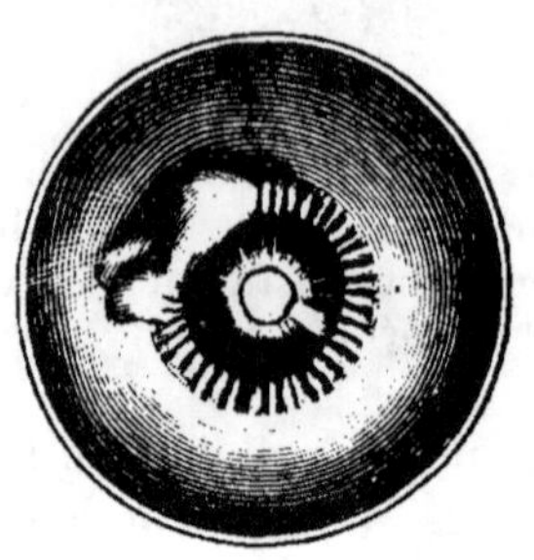

Fig. 152.

Carcinome primitif du corps et des procès ciliaires.

3º Carcinome du tractus uvéal.

— Nous examinerons séparément le carcinome primitif et le carcinome secondaire.

a. *Carcinome primitif*. — Des travaux récents sur cette question, il ressort que les carcinomes primitifs de cette membrane sont beaucoup moins rares qu'on ne l'a dit jusqu'ici.

La glande de l'humeur aqueuse, bien étudiée dans les travaux de Boucheron et de Nicati (*la Glande de l'humeur aqueuse*, Archives d'ophtalmologie, 1890), a été considérée comme l'origine de ces néoplasmes carcinomateux qui évoluent dans cette région comme les carcinomes glandulaires en général.

TREACHER-COLLINS a publié sur cette question d'anatomie pathologique, encore pauvre de documents, un substantiel travail.

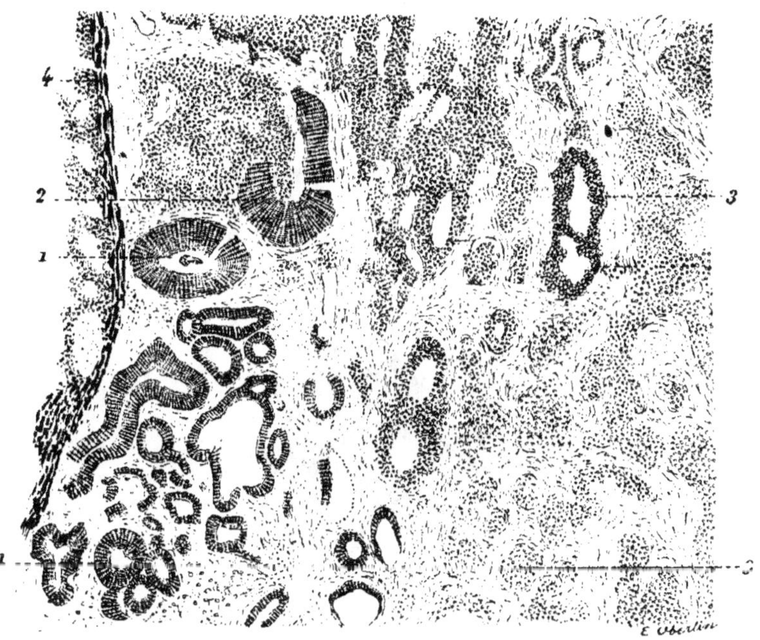

Fig. 153.

Coupe de la tumeur représentée sur la figure précédente.

1, tube tapissé par un épithélium cylindrique. — 2, tube rompu et laissant son contenu envahir le tissu ambiant. — 3, alvéoles du carcinome.

Après avoir rappelé toutes les expériences et tous les examens anatomiques qui établissent l'existence de la glande de l'humeur aqueuse, cet auteur cite deux faits qui nous intéressent particulièrement, ce sont deux cas de tumeurs épithéliales du corps ciliaire :

Le premier fait, concernant une jeune fille de dix-neuf ans, avait été décrit comme un carcinome mélanotique ; mais un examen histologique plus attentif démontra qu'il s'agissait d'une tumeur épithéliale. L'autre concernait une femme de cinquante-trois ans qui, vingt-cinq ans auparavant, avait reçu sur l'œil un traumatisme violent et deux années après avait perdu la vue.

Neuf semaines avant l'énucléation commencèrent les accidents inflammatoires.

La tumeur, partiellement pigmentée, siégeait dans les procès ciliaires, envahissait le muscle ciliaire et l'iris à son point d'insertion. On avait tout d'abord décrit cette tumeur comme un sarcome ayant subi la dégénérescence muqueuse, mais un examen complet démontra son caractère épithélial ; on y trouvait une grande quantité de boyaux épithéliaux remplis d'épithélium cylindrique atypique.

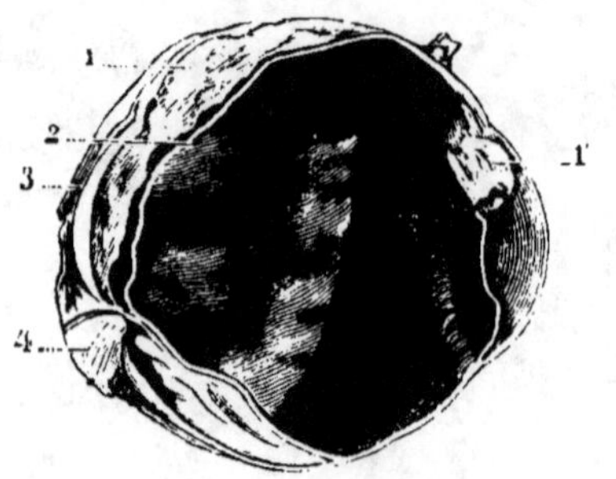

Fig. 154.

Carcinome métastatique de la choroïde.

1. néoplasme développé dans l'épaisseur de la choroïde et de l'iris.
2. rétine décollée. — 3. sclérotique. — 4. nerf optique.

BADAL et LAGRANGE (*Archives d'ophtalmologie*, 1892), ont rapporté un autre cas de carcinome du corps ciliaire, dans lequel l'examen histologique ne permettait aucun doute. Les données cliniques établissaient avec certitude qu'il s'agissait, non d'une tumeur secondaire par généralisation, mais d'une tumeur primitive.

b. *Carcinomes secondaires métastatiques*. — On n'en connaît encore qu'un petit nombre d'observations parmi lesquelles il faut citer les cas de GAYET, de PFLUEGER, de MITWALSKI, de GUENDE, etc., etc.

Dans la majorité des cas le point de départ est un cancer du sein (quinze fois sur vingt). Dans une observation personnelle la malade avait été opérée d'un carcinome de la glande mammaire, deux ans avant l'apparition de la tumeur qui avait à la fois envahi la choroïde et l'iris.

La structure de ces carcinomes métastatiques est celle d'une glande tubuleuse envoyant des prolongements autour des gros vaisseaux et dans les espaces interlamellaires de la choroïde.

Le pronostic est très grave et il n'y a aucun espoir d'être utile au malade par une intervention, à moins qu'il n'apparaisse des phénomènes glaucomateux forçant en quelque sorte la main à l'opérateur.

CHAPITRE IX

AFFECTIONS DE LA RÉTINE

Nous ne dirons rien ici de l'anatomie de la rétine dont la structure complexe nécessiterait des développements que le lecteur trouvera dans les traités d'anatomie, notamment dans celui auquel nous empruntons la figure suivante.

La lecture attentive des figures 155 et 155 *bis* rappellera les diverses particularités essentielles de cette membrane nerveuse et permettra de suivre les développements d'ordre pathologique dans lesquels nous entrons immédiatement.

§ 1. — TROUBLES CIRCULATOIRES DE LA RÉTINE

Les troubles circulatoires de la rétine sont plus faciles à constater qu'à définir ; le degré de plénitude des vaissseaux est soumis à des variations physiologiques assez grandes et c'est surtout par comparaison d'un œil malade avec un œil sain qu'on apprécie l'existence de l'état pathologique.

1° Hyperhémie. — L'hyperhémie artérielle se reconnaît à la rougeur anormale de la papille, l'hyperhémie veineuse est caractérisée par la flexuosité des veines qui se gorgent de sang et prennent une couleur foncée. Une légère transsudation peut en résulter.

Le malade éprouve une grande gêne à la lumière ; il est facilement ébloui et ne peut travailler tant que durent les désordres circulatoires, d'habitude passagers.

L'hyperhémie est souvent le résultat des vices de réfraction non corrigés (notamment de l'astigmatisme), des inflammations du segment externe (choroïde et rétine), d'un travail

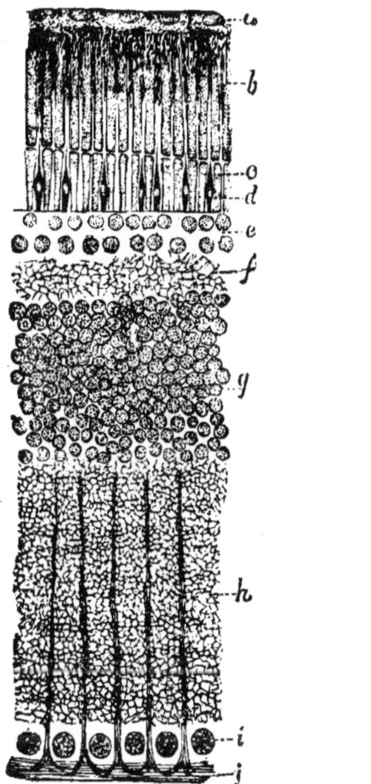

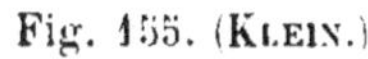

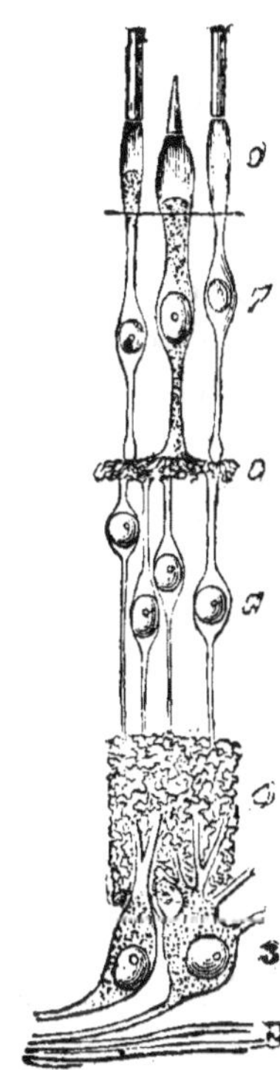

Fig. 155. (KLEIN.)   Fig. 155 bis. (KLEIN.)

Fig. 155. — Coupe verticale de la rétine de la grenouille.

a, l'épithélium pigmenté de la rétine ou tapetum nigrum ; — *b*, les segments externes des bâtonnets, ceux des cônes sont entre eux ; — *c*, les segments internes des bâtonnets et des cônes ; — *d*, limitante externe ; — *e*, les noyaux externes ; — *f*, la couche granulée externe ; — *g*, les noyaux internes ; *h*, la couche granulée interne ; — *i*, les noyaux des cellules ganglionnaires ; — *j*, les fibres nerveuses ; les extrémités pyramidales des fibres radiées de Müller sont bien visibles.

Fig. 155 *bis*. — Diagramme des éléments nerveux de la rétine.

2, fibres nerveuses ; — 3, cellules ganglionnaires ; — 4, couche granulée interne ; — 5, couche interne à noyaux ; — 6, couche granulée externe ; — 7, couche externe à noyaux ; — 8, la membrane limitante externe ; — 9, les bâtonnets et les cônes.

excessif. Les troubles de la circulation générale, les tumeurs de l'orbite et du cerveau en produisant des désordres vasculaires l'occasionnent souvent.

Le traitement doit être étiologique et, lorsque la cause est supprimée on facilite le retour de la circulation à la normale en protégeant l'œil par des verres fumés, en administrant des purgatifs, en instillant dans l'œil un collyre à la cocaïne à 1 p. 100.

2° Anémie. — L'anémie de la rétine est beaucoup plus rare que l'hyperhémie; elle est la conséquence de la compression de l'artère ophtalmique ou d'un trouble de la circulation cérébrale : bientôt à l'anémie succèdent de plus graves accidents, tels que de l'œdème, de l'étranglement papillaire, des hémorragies, etc. Quand les malades se présentent à l'observation, ils en sont presque toujours à cette période et bien rarement il est possible de constater l'anémie rétinienne par laquelle l'affection débute.

§ 2. — RÉTINITES

Les rétinites sont des affections très fréquentes et nous allons passer successivement en revue les diverses variétés, séreuse, parenchymateuse, albuminurique, diabétique, leucémique, ponctuée, proliférante, suppurative.

1° Rétinite séreuse. — Deux symptômes la caractérisent à l'ophtalmoscope, la perte de transparence de la rétine et son hyperhémie.

Autour du nerf optique, dans sa partie la plus épaisse, la rétine est particulièrement atteinte; elle est grisâtre (rétinite péripapillaire) et sa couleur tranche sur la rougeur intense de la papille et sur celle rouge brunâtre de la macula, qui laisse encore apparaître la choroïde par transparence.

Les veines s'élargissent, s'allongent et deviennent flexueuses; elles peuvent être recouvertes par la rétine épaissie et opaque de telle sorte qu'elles passent inaperçues pendant une partie de leur trajet.

Les signes fonctionnels sont évidemment variables selon les degrés de l'affection ; c'est d'abord un brouillard qui s'interpose entre l'œil et les objets, et une diminution progressive de la périphérie du champ visuel. Le malade peut arriver à ne plus reconnaître que le jour de la nuit.

Une variété de rétinite séreuse est la rétinite nyctalopique de Arlt dans laquelle le malade, ébloui par le jour ordinaire, voit mieux au crépuscule.

La rétinite séreuse peut guérir par résolution complète, mais le pronostic doit rester réservé, à moins qu'on ne découvre facilement la cause de l'affection et qu'on puisse agir contre elle.

Cette cause peut être un refroidissement général, un excès de travail, une violente contusion du globe (rétinite par commotion), l'action trop vive de la lumière, par exemple chez les personnes qui observent le soleil à l'occasion des éclipses. Il peut se produire ainsi une rétinite maculaire, comme une véritable brûlure qu'on a obtenue expérimentalement.

Le traitement consiste dans le repos absolu des yeux, les purgations, les vésicatoires à la tempe, à l'apophyse mastoïde ou à la nuque, les émissions sanguines locales, l'administration d'un collyre à la cocaïne et l'usage des moyens indiqués par l'état général.

2° Rétinite parenchymateuse. — Cette affection diffère de la rétinite séreuse en ce qu'aux symptômes d'hyperhémie et de transsudation s'ajoutent de l'hyperplasie et, plus tard, de la sclérose.

La rétine présente une inflammation diffuse dont les produits cellulaires étouffent et désorganisent sa trame et donnent lieu à des excroissances condylomateuses proéminant dans le corps vitré. Les vaisseaux rétiniens s'épaississent (rétinite périvasculaire).

A l'ophtalmoscope, on constate les signes de l'hyperhémie veineuse et de l'œdème rétinien, des opacités blanchâtres ou jaunâtres, de grandes taches, des stries et des bandelettes. Les vaisseaux sont entourés d'une zone blanchâtre qui longe leurs parois.

Autour de la macula se groupent des stries inflammatoires, quelques hémorragies annoncent la rupture des petits vaisseaux.

Les artères peuvent être transformées en un cordon blanchâtre, les veines sont d'un calibre irrégulier, la papille est souvent voilée par des points et des stries rougeâtres.

L'acuité visuelle diminue rapidement et pendant cette diminution le malade peut présenter des scotomes, voir des étincelles, accuser de la micropsie, mégalopsie, ou métamorphopsie.

La marche de l'affection est lente, mais le pronostic, variable avec la cause, est toujours très grave.

La cause peut être la syphilis (voy. p. 353), mais souvent elle est inconnue et on est conduit par les commémoratifs à accuser l'hérédité, les troubles de la menstruation, une fatigue exagérée de la vision, un traumatisme.

Le traitement le meilleur consiste dans l'administration des mercuriaux, calomel à l'intérieur, injections sous-conjonctivales de sublimé ou de cyanure, hypodermiques d'huile d'olive biiodurée (voy. p. 355). Dans les cas très aigus, on y joindra quelques déplétions sanguines locales et toujours le repos absolu des yeux.

3° Rétinite albuminurique. — Bright a, le premier, mis en relief la fréquence et l'importance des troubles de la rétine dans les lésions rénales qui ont été englobées sous la rubrique de mal de Bright ; en France, Landouzy a eu le mérite d'y insister de nouveau d'une façon toute spéciale.

a. *Étiologie.* — Cette affection, presque constamment bilatérale, se produit dans environ 20 p. 100 des cas de néphrite albuminurique (Lecorché, Leber) ; elle apparaît aussi bien lorsqu'il n'existe qu'un état congestif des reins que lorsqu'il s'est développé une véritable néphrite parenchymateuse ou interstitielle ; on la constate dans la néphrite des femmes enceintes et dans celle qui suit les éruptions exanthématiques (scarlatine, rougeole et variole), mais incontestablement la néphrite qui aboutit au petit rein contracté est celle qui entraîne le

plus facilement la complication rétinienne. TRAUBE a appelé
l'attention sur la coïncidence fréquente de l'hypertrophie cardiaque avec la rétinite. C'est la combinaison de l'athérome plus
ou moins généralisé avec l'hypertrophie cardiaque qui explique
le mieux tous les accidents que nous allons décrire.

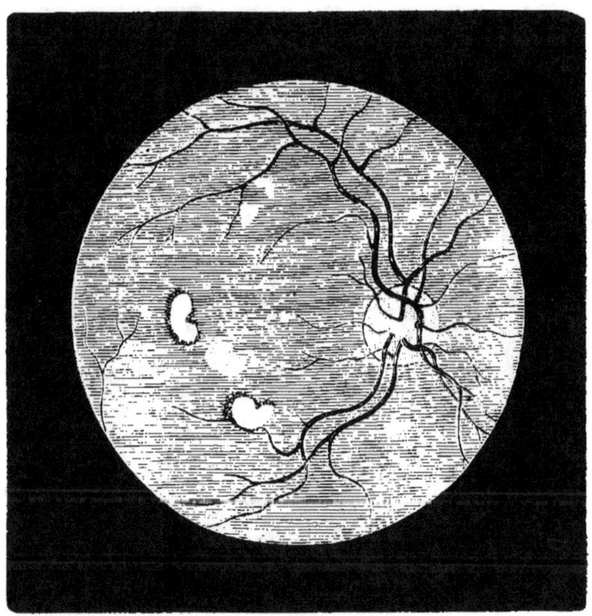

Fig. 156.
Rétinite albuminurique.

d. *Symptomatologie et anatomie pathologique.* — Deux grands
faits dominent la symptomatologie : 1° la prépondérance des
foyers de dégénérescence sur les autres altérations (LEBER) ;
2° la tendance manifeste des lésions à se grouper en cercle
autour de la papille, en étoile au niveau de la macula.

Il y a, dans la rétinite albuminurique, de l'œdème, de l'hyperhémie, des hémorragies, des foyers de dégénérescence sclérosante ou graisseuse, le tout mélangé avec une diversité presque

infinie, donnant des images ophtalmoscopiques à la fois très
particulières et très différentes. Ces diverses altérations évoluent
irrégulièrement, l'une se termine quand l'autre commence et
l'évolution de chacune d'elles peut suivre une marche variable.
Pour la facilité et la clarté de la description, il convient de

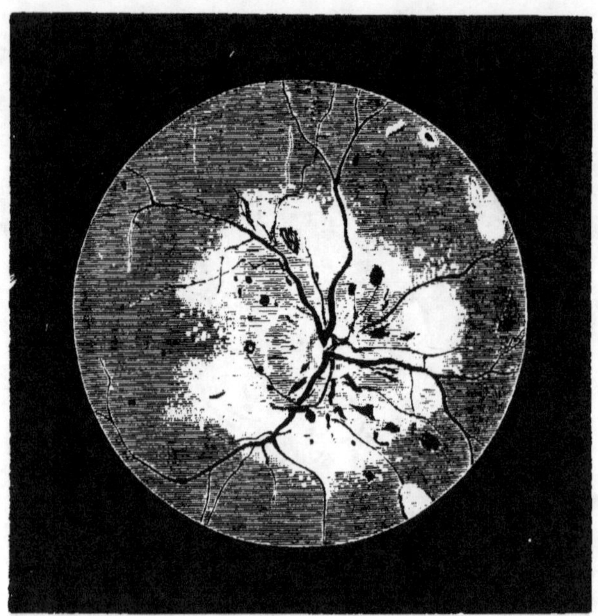

Fig. 157.
Rétinite albuminurique.

reconnaître à la rétinite trois phases, celles de congestion, de
dégénérescence et de régression (DE WECKER).

La phase de *congestion* est caractérisée par une rougeur de
la papille avec tortuosité et élargissement des veines ; la saillie
de la papille peut devenir assez marquée pour simuler une
papillite par lésion cérébrale, mais on évite l'erreur en
observant dans la macula des lignes pointillées qui sont disposées en lignes concentriques à la fossette. Quelquefois, au

niveau de l'œdème très accusé de la rétine, s'établit un décollement partiel de cette membrane. Quelques vaisseaux se rompent et il se produit des hémorragies plus ou moins importantes, habituellement en flammèches.

La phase de *dégénérescence* s'accuse par une diminution de l'état congestif de la papille et par l'apparition autour d'elle d'un anneau de plaques blanchâtres dues à l'hypertrophie variqueuse des fibres nerveuses.

Ces plaques arrondies ont un reflet blanc brillant ou jaunâtre, et leur siège d'élection est le confluent ou la bifurcation des vaisseaux ; par cela même elles forment autour de la papille un anneau ouvert du côté de la macula.

La région maculaire est exempte de grandes plaques, mais c'est là qu'on trouve l'étoile caractéristique, elle est constituée par la dégénérescence graisseuse des fibres rayonnantes de Muller dont la disposition anatomique explique la forme si particulière de cette lésion. Rarement la macula est le siège d'hémorragies et c'est là un signe distinctif de la rétinite albuminurique avec les autres rétinites hémorragiques. (voy. pl. III, fig. 9).

La phase de *régression* peut se montrer en certains points alors qu'ailleurs la maladie en est à la première période ; cette phase aboutit parfois à la disparition absolue des désordres avec retour complet de la vision, mais bien plus souvent il reste une décoloration gris blanchâtre de la papille, une diminution du calibre des artères, une altération de l'épithélium pigmenté.

Les dégénérescences des fibres de Muller qui forment l'étoile de la macula sont celles qui résistent le plus à la phase régressive ; le tout se termine par la production de dépôts calcaires ou de cholestérine dans le tissu rétinien.

Les altérations rétiniennes s'arrêtent à la lame criblée, mais le nerf optique peut subir l'atrophie grise lorsque la maladie a revêtu sa plus grande gravité.

L'anatomie pathologique démontre que la choroïde reste intacte, ainsi que le corps vitré et la couche des cellules visuelles (cônes et bâtonnets) ; avec une image ophtalmoscopique très complexe, une hypertrophie variqueuse des fibres rayonnantes périmaculaires, des plaques nombreuses au niveau de la bifurcation des vaisseaux, un œdème papillaire et péripapillaire très marqué, la vision peut encore être assez bien conservée, à cause de l'intégrité des cônes et des bâtonnets et de l'état du nerf optique qui n'est jamais malade qu'aux périodes ultimes et dans les cas qui traînent en longueur.

Les troubles fonctionnels sont donc souvent peu accusés; les sujets sont fréquemment atteints depuis longtemps de cette affection lorsque l'examen ophtalmoscopique vient déceler les lésions de la rétine. L'ophtalmologiste est également conduit à faire le diagnostic de rétinite albuminurique avant que les désordres rénaux aient été reconnus, les premiers symptômes de la néphrite s'affirmant quelquefois au début par un trouble spécial, assez léger de la vision.

L'examen ophtalmoscopique en pareil cas est même d'autant plus précieux pour le diagnostic de l'affection générale que dans certaines néphrites (néphrites interstitielles) l'albumine manque parfois complètement, bien que les sujets présentent par ailleurs tous les symptômes du mal de BRIGHT.

La marche de la rétinite albuminurique est lente, mais susceptible de changements subits, aggravation ou amélioration; il n'est pas très rare d'observer la guérison complète dans les albuminuries consécutives à la scarlatine ou à la grossesse. L'état général du sujet décide d'ailleurs de la marche et du pronostic de l'affection.

c. Traitement. — Les symptômes inflammatoires peuvent être combattus par l'application à la tempe de ventouses scarifiées et de ventouses sèches; mais il faudra tout particulièrement s'occuper de l'état général; le régime lacté, l'iodure de potassium, l'arsenic, les préparations ferrugineuses, le tanin, la digitale, etc., devront être mis à contribution pour le traitement de la néphrite; c'est en somme le médecin traitant ordinaire qui devra diriger le traitement; le concours très précieux de l'ophtalmologiste se bornera d'habitude au diagnostic.

La rétinite albuminurique que nous venons de décrire

ne doit, dans aucun cas, être confondue avec l'*amaurose urémique* que l'on observe aussi dans la maladie de BRIGHT. Cette amaurose dépend sans doute d'altérations cérébrales encore mal précisées; la cécité est quelquefois complète avec des lésions nulles ou insignifiantes de la rétine. Après l'attaque d'urémie, les troubles visuels peuvent disparaître. Il s'agit là en somme d'une véritable amblyopie toxique, qui disparaît après l'élimination du poison.

Après les rétinites séreuses, parenchymateuses, albuminuriques et pigmentaires, nous devrons encore citer ici des formes plus rares de rétinites qui sont : la rétinite diabétique, leucémique, ponctuée, proliférante, suppurative. Nous ne dirons rien de la rétinite syphilitique, qui est une choriorétinite (voy. *Choroïde syphilitique*, p. 353).

4° Rétinite diabétique. — La rétinite diabétique est relativement fréquente; elle se différencie des autres inflammations rétiniennes par les caractères suivants :

Elle est presque toujours hémorragique; parfois il s'agit d'un gros vaisseau rompu donnant une quantité de sang considérable, d'autres fois d'un grand nombre de petites hémorragies qui peuvent spontanément disparaître.

Quelquefois les hémorragies se groupent autour de la papille qui devient diffuse et voilée: quelques malades accusent les signes d'un épanchement abondant dans le corps vitré.

Lorsque l'hémorragie est ancienne, elle se présente sous la forme d'une plaque de dimension et de forme très irrégulières. Quelques-unes de ces plaques sont très petites et toutes ont pour caractère distinctif de ne pas être entourées d'une infiltration séreuse.

La marche de la rétinite diabétique est particulière, le début est brusque, mais la vision, tout à coup perdue, peut revenir et disparaître de nouveau. Le nerf optique s'atrophie.

La rétinite diabétique est en général facile à distinguer des rétinites d'origine cardiaque et syphilitique. L'auscultation du cœur, l'examen de l'appareil circulatoire, l'étude des antécédents mettent sur la voie. De plus, la rétinite syphilitique s'accompagne le plus souvent d'iritis et de choroïdite et la papille est toujours salie, voilée, blanc jaunâtre. La rétinite albuminurique présente un diagnostic différentiel plus difficile. A l'usage de ses élèves, BADAL a fait dresser le tableau suivant :

RÉTINITE DIABÉTIQUE	RÉTINITE ALBUMINURIQUE
1° Tendance très marquée à l'atrophie du nerf optique.	1° Tendance moins marquée à l'atrophie qui survient surtout à la période ultime.
2° Hémorragies multiples arrondies et disséminées.	2° Hémorragies également multiples mais allongées et occupant surtout le tiers postérieur.
3° Altérations diffuses.	3° Les altérations ont pour siège principal les régions péri-papillaires et de la macula.
4° Apoplexies ne surviennent qu'à la période ultime.	4° Surviennent à tous moments.
5° Taches petites, disséminées avec quelques exsudats.	5° Taches blanches graisseuses avec infiltration.
6° Sens des couleurs aboli.	6° Persiste longtemps.

Le traitement de la rétinite diabétique doit se borner à la médication spéciale du diabète et au repos des yeux.

5° Rétinite leucémique. — Elle est caractérisée à l'ophtalmoscope par une coloration citrine, blanchâtre du fond de l'œil, qui est due à la modification de la couleur du sang par l'excès des globules blancs qu'il contient. Autour de la papille on voit des points blanchâtres. Cette rétinite a pour cause la leucémie et ne doit avoir d'autre traitement que celui de cette affection.

6° Rétinite ponctuée (albescens) et striée. — Cette variété très rare se reconnaît à la présence de petits points ronds, blancs situés entre la papille et la macula. Ce sont probablement les résidus d'une hémorragie ou d'un processus inflammatoire.

7° Rétinite proliférante. — MANZ a décrit sous ce nom une affection caractérisée par des plaques blanches tendineuses, saillantes au-devant de la couche des vaisseaux. Ces saillies sont, pour les uns, le résultat d'anciennes hémorragies de l'un des gros vaisseaux centraux (BANHOLTZER) et pour les autres une hyperplasie rétinienne. Il est certain d'un côté que le corps vitré prend une grande part au processus et d'un autre côté que sous le nom de rétinite proliférante, on a décrit des faits disparates.

8° Rétinite suppurative. — Habituellement la suppuration de la rétine coïncide avec celle de la choroïde (panophtalmie) ; mais, après certaines affections générales infectieuses, la rétine peut suppurer isolément, au moins au début de l'affection. Le pus apparaît d'abord le long des gros vaisseaux et fuse en suivant leurs ramifications ; un violent œdème inflammatoire accompagne la suppuration : le corps vitré et la choroïde sont infiltrés par les éléments du pus et tout finit par une panophtalmie.

9° Rétinite pigmentaire congénitale (voy. p. 163).

§ 3. — EMBOLIE DE L'ARTÈRE CENTRALE

L'embolie peut frapper le tronc de l'artère ou seulement l'une des branches ; elle est totale ou partielle.

L'embolie du tronc artériel se traduit par une cécité immédiate : le malade voit un voile s'abaisser devant son œil en entraînant une nuit complète. Dans ce cas, l'embolie intéresse tous les rameaux artériels : l'obstacle siège en arrière de la lame criblée, quelquefois au point de pénétration du nerf optique par l'artère centrale.

L'examen ophtalmoscopique montre la papille décolorée, les artères filiformes, exsangues, transformées en filaments jaunâtres plus étroits autour de la papille qu'à la périphérie, car les mouvements du sang veineux peuvent lui permettre de rétrocéder, et, en revenant en arrière, de remplir l'extrémité des artérioles (voy. pl. II, fig. 5).

Les veines conservent leur volume ou même se laissent distendre.

Dès le début la rétine est très pâle, et sur sa pâleur se détache nettement la macula sous forme d'une tache rouge foncé ; plus tard la membrane nerveuse s'altère, elle se trouble, devient grisâtre, s'œdématie ; plus tard encore, la papille est atrophiée, les artères ont presque complètement disparu et les veines diminuent peu à peu de volume. Longtemps le lacis veineux de la macula persiste sous forme d'une tache rouge.

On peut confondre l'embolie de l'artère centrale avec l'apoplexie des gaines du nerf optique qui provoque aussi une cécité subite, mais s'en distingue par l'apparition très rapide d'une ecchymose rétinienne autour du bord papillaire, et par la possibilité du rétablissement de la vision lorsque le caillot est résorbé, tandis que l'amblyopie par embolie de l'artère centrale est incurable.

Heureusement il est rare que l'affection atteigne les deux yeux : la vision de l'autre œil reste presque toujours intacte, fait qui distingue encore cette affection des autres graves maladies rétiniennes qui, dépendant de l'état général, affectent habituellement les deux yeux.

Nous ne dirons rien de l'embolie partielle dont l'aspect ophtalmoscopique et les symptômes fonctionnels varient suivant l'importance du rameau intéressé.

Contre l'embolie de l'artère centrale on a conseillé la paracentèse de la cornée et l'iridectomie, dans le but de modifier la pression intra-oculaire et de déplacer l'embolie, mais ce sont là des moyens infructueux et qu'on ne saurait recommander. Nous en dirons autant de l'électricité. Le seul traitement judicieux consiste à s'adresser aux désordres circulatoires et à la diathèse causale quand elle existe.

§ 4. — APOPLEXIE DE LA RÉTINE

Les hémorragies rétiniennes se produisent souvent dans les rétinites causées par une altération du sang : rétinite albuminurique, diabétique, etc. ; elles ont alors des caractères spéciaux dont nous avons parlé.

Mais elles peuvent être également dues : 1° à une altération des parois vasculaires ; 2° à une exagération de la pression sanguine.

Les parois des artérioles de la rétine peuvent devenir athéromateuses, se laisser distendre et former des anévrismes miliaires analogues à ceux du cerveau et de la moelle ; ces anévrismes peuvent se rompre et donner lieu à des hémorragies qui, tantôt diffusent dans la gaine lymphatique qui entoure le vaisseau, tantôt se répandent au loin dans le tissu environnant.

L'exagération de la pression sanguine est la cause de ces ruptures, faciles quand les vaisseaux sont ainsi dégénérés, mais encore possibles lorsqu'ils sont intacts à la condition que cette exagération de tension soit très forte. La suppression d'un flux normal (hémorroïdes, règles), un violent effort prolongé, les hypertrophies du cœur sont capables d'entraîner la rupture des artères saines de la rétine (voy. pl. II, fig. 5).

1° Symptomatologie. — Au point de vue symptomatologique, l'apoplexie rétinienne se présente sous trois formes : 1° en pointillé ; 2° en flammèches ; 3° en flaques.

Les hémorragies en *pointillé* se produisent aux dépens des capillaires et particulièrement dans le pôle postérieur de l'œil, au niveau de la macula.

Les hémorragies en *flammèches* apparaissent le long du vaisseau rompu ; le sang fuse en suivant la gaine externe sans se répandre dans le tissu ambiant, il en résulte une hémorragie en forme de flamme de bougie, allongée et un peu irrégulière à son extrémité. Le sang se trouve ainsi placé entre le tissu nerveux intact et le vaisseau rompu sur une très faible étendue.

Les hémorragies en *flaques* sont dues à l'infiltration, dans le tissu même de la rétine, du sang échappé en masse d'un ou plusieurs vaisseaux rompus. La rétine peut même être déchirée et le sang s'épancher dans le corps vitré.

Les troubles fonctionnels dépendent évidemment du siège et de l'étendue des hémorragies. Si elles sont isolées et périphériques elles peuvent laisser la vue intacte et l'examen du champ visuel, soigneusement fait, permet seul de reconnaître quelques lacunes ; au contraire, les hémorragies maculaires, même très légères, peuvent absolument supprimer la vision centrale ; à plus forte raison les hémorragies en flaques, péripapillaires ou intéressant le pôle postérieur de l'œil, entraînent des troubles visuels très accusés.

2° Marche et terminaison. — La marche des hémorragies est favorable quelquefois. Les taches de sang peuvent pâlir, devenir plus petites en se divisant et enfin disparaître en laissant ou non des traces dans la rétine sous forme de petits points blancs.

Plus souvent l'emplacement de l'hémorragie est marqué par la présence d'un pigment noirâtre ; si l'hémorragie a été très étendue la rétine reste atrophiée, même détruite sur une large surface ; dans tous les cas le pronostic des hémorragies est très sérieux autant par la cause, la diathèse grave qui les provoque, que par les désordres importants qui en résultent dans l'économie du tissu rétinien.

La plupart du temps, en effet, elles s'observent chez les individus atteints de maladies organiques du cœur, ou du système vasculaire et représentent ainsi comme un symptôme d'une grave dégénérescence organique (diabète, alcoolisme, scorbut, anémie pernicieuse, etc.). Les cas où elles sont la conséquence d'un traumatisme, de la cessation d'un flux hémorroïdal, etc., sont les plus heureux.

3° Traitement. — Le traitement doit, avant tout, s'adresser à la cause ; ensuite on songera à modifier la circulation même de la rétine, par des compresses froides, des déplétions sanguines locales, des dérivatifs sur le tube digestif, des injections hypodermiques d'ergotine, l'usage d'un bandeau compressif, le tout joint au repos absolu des yeux.

§ 5. — Décollement de la rétine

Le décollement de la rétine, étudié par Sichel et Arlt, n'est bien connu que depuis les travaux de de Græfe qui en a précisé les caractères ophtalmoscopiques.

1° Symptomatologie. — Par l'éclairage direct, à l'image droite on aperçoit un reflet opalescent formé de plis et de crêtes mobiles avec les divers mouvements de l'œil. Sur ce reflet blanc bleuâtre se détachent. sous forme de raies sombres. les vaisseaux rétiniens décrivant des crochets plus ou moins accentués selon le degré de soulèvement de la rétine (voy. pl. III, fig. 11).

L'image renversée, en permettant d'embrasser une plus ou moins grande étendue du fond de l'œil, montre la situation du décollement par rapport à la papille et les autres désordres, tels que les hémorragies rétiniennes, qui peuvent exister avec la lésion principale.

Quelquefois le liquide sous-rétinien est très abondant et la membrane flotte à sa surface avec une extrême évidence, quelquefois aussi le liquide est peu considérable et le diagnostic du décollement avec la rétinite séreuse devient difficile ; c'est par le crochet des vaisseaux, par l'étude des plis rétiniens, le déplacement parallactique comparatif des parties soulevées et des parties adhérentes qu'on arrivera à formuler une opinion précise.

Au début, le décollement est le plus souvent supérieur. mais, peu à peu, sous l'influence de la pesanteur, le liquide gagne les parties basses, et le décollement devient inférieur pendant que les parties primitivement décollées de la rétine se recollent.

L'affection est rarement stationnaire et, livré à lui-même, le décollement rétinien augmente spontanément d'étendue jusqu'à ce que la rétine soit complétement détachée, sauf au niveau de la papille et de la région ciliaire.

Quand le décollement commence au niveau du pôle postérieur, dans la région maculaire, outre des signes fonctionnels caractéristiques, on le reconnaît à une plicature entourée d'une aréole grisâtre contenant au centre une tache rouge sombre.

L'examen du fond de l'œil permet de voir les désordres qui accompagnent le décollement rétinien dans certains cas particuliers, quelquefois notamment une déchirure de la rétine au niveau de l'ora serrata. Les hémorragies, les foyers apoplectiques, les amas pigmentaires, la liquéfaction du corps vitré sont beaucoup plus fréquemment observés; le décollement d'origine myopique, le plus commun, s'accompagne souvent de choroïdite et de corps flottants rendant l'œil complètement inéclairable.

L'œil atteint de décollement rétinien est presque toujours hypotone, mais ce signe n'est pas constant puisqu'il n'est pas absolument rare de rencontrer en pareil cas des phénomènes glaucomateux.

Les troubles fonctionnels sont caractéristiques : ils consistent essentiellement dans la diminution, souvent très grande, de l'acuité visuelle centrale et dans la présence d'un scotome qui reproduit exactement dans le champ visuel l'étendue de la rétine décollée. Quand le décollement siège en bas, le malade ne voit pas les objets placés au-dessus de son œil. Au début du décollement, la vision peut ne pas être complètement perdue, mais, avec les altérations inévitables des éléments nerveux qui ne tardent pas à se montrer, toute sensibilité s'éteint à ce niveau. Sur la limite du décollement existe une zone plus ou moins large dans laquelle la vision est très imparfaite ; la vision centrale diminue d'autant plus vite que la région maculaire est plus voisine de la partie décollée, mais dans tous les cas elle est plus ou moins intéressée.

L'acuité du malade est très diminuée ; il aperçoit souvent de grosses mouches volantes, des gouttes de feu, des étoiles brillantes, des éclairs, photopsies dues au tiraillement et à l'inflammation de la rétine. Le malade peut encore éprouver de l'érythropsie (vision rouge), de la cyanopsie (vision bleue), de la métamorphopsie (déformation des objets).

2° Étiologie. — Les causes sont très nombreuses. Au point de vue étiologique on peut diviser les décollements en quatre groupes : 1° d'origine traumatique ; 2° d'origine infectieuse ; 3° consécutifs à la myopie ; 4° consécutifs aux néoplasmes intra-oculaires.

1° Les décollements traumatiques présentent ceci de particulier qu'ils peuvent survenir longtemps après le traumatisme causal ; ils peuvent résulter d'une contusion légère et ne pas survenir après des violences très accusées.

2° Le décollement est d'origine infectieuse lorsqu'il se montre à la suite d'une choroïdite résultant elle-même de l'envahissement de l'œil par des microbes ou des toxines venues de l'organisme. Il se produit ainsi une choroïdite séreuse ou plastique plus ou moins abondante qui soulève la rétine et la décolle parfois sur une grande étendue. Nous avons observé un cas de ce genre survenu après une angine infectieuse.

3° Le décollement consécutif à la myopie est le plus fréquent : c'est l'une des complications les plus redoutables de la myopie maligne ; il convient toutefois de remarquer que sa fréquence n'est pas proportionnée au degré de la myopie : les myopies fortes y échappent souvent, surtout celles qui entraînent dans le fond de l'œil de la chorio-rétinite disséminée. Il semble, et c'est peut-être là l'explication de cette particularité clinique, que l'inflammation produite au niveau de chaque plaque de chorio-rétinite soude la rétine à la choroïde et en prévienne le décollement.

4° Les néoplasmes de l'œil, surtout les sarcomes du tractus uvéal, entraînent presque tous au cours de leur développement un décollement rétinien très étendu.

Rare chez l'enfant, le décollement est plus commun chez l'homme que chez la femme ; dans une statistique intéressante Poncet a noté 244 hommes sur 152 femmes.

3° Anatomie pathologique. — L'étude anatomo-pathologique permet de constater entre la rétine et la choroïde un exsudat jaunâtre, rarement sanguinolent, et dans les cas anciens des cristaux de cholestérine. Le corps vitré, troublé dans sa nutrition, est infiltré de cellules migratrices, de dépôts plastiques, de grains pigmentaires et parfois traversé par des brides cicatricielles qui, en s'attachant à la rétine, peuvent être l'agent même du décollement.

Dans les décollements symptomatiques d'une tumeur, on trouve d'habitude un petit néoplasme et une vaste poche hydropique sous-rétinienne.

Le tractus uvéal est souvent enflammé, il y a de la choroïdite, de l'iritis. Une cataracte blanche, régressive, siliqueuse peut aussi apparaître.

Les éléments rétiniens sont malades; les cônes et les bâtonnets gonflent, prennent la forme de massues et dégénèrent en masses colloïdes, lorsque tout ne finit pas par la sclérose du tissu.

4° Pathogénie. — La pathogénie du décollement mérite un intérêt particulier, car de son étude naîtra peut-être un jour une thérapeutique rationnelle, capable de remplacer utilement la thérapeutique décevante à laquelle on a recours aujourd'hui.

DE GRÆFE s'est contenté de noter l'hydropisie sous-rétinienne et STELWAG VAN CARION a porté toute son attention sur les altérations du vitré qu'il considère comme le principal, l'indispensable facteur pathogénique. YWANOFF a également insisté sur cette donnée.

DE WECKER s'est appliqué à établir que la déchirure de la rétine, à sa partie antérieure, était la raison d'être du passage du liquide vitré ramolli sous la rétine, mais d'après PONCET cette déchirure préalable n'existe pas, l'affection est le résultat de la dégénérescence des parties externes de la rétine occasionnant tout d'abord un épanchement sous-rétinien; les désordres du vitré interviendraient ensuite pour aggraver le mal.

Au contraire pour SCHABEL, SCHOLLER, LEBER les troubles de nutrition du corps vitré mériteraient une place prépondérante.

En somme deux explications principales : 1° une inflammation, une dystrophie sous-rétinienne, une lésion du névro-épithélium; 2° un désordre, la rétraction, la liquéfaction du corps vitré. PANAS pense que ces deux ordres de lésions sont indispensables et que le décollement n'a lieu que lorsqu'elles s'unissent pour le produire. NUEL invoque surtout l'œdème maculaire, la réaction des vaisseaux rétiniens, l'attraction de l'hyaloïde au fond de l'œil, la rétraction équatoriale du vitreum contracté.

En réalité les causes sont diverses. Un épanchement sous-rétinien doit, à priori, pouvoir suffire à soulever la membrane sans que le corps vitré soit primitivement malade, et de même une rétine mal soutenue par un corps vitré ramolli ou ratatiné doit tout naturellement chercher à rompre les faibles attaches qui l'unissent à la choroïde.

Toutes les théories pathogéniques invoquées nous paraissent vraies ; chacune d'elles peut expliquer une variété distincte de décollement.

5° Diagnostic. — Les signes du décollement sont en général assez nets pour que le diagnostic soit facile : mais quand on aura reconnu l'existence de l'affection il faudra s'appliquer à en pénétrer la cause ; l'étude des commémoratifs mettra sur la voie du décollement d'origine traumatique et infectieuse ; le décollement myopique, outre l'existence de la myopie causale, a pour caractère de siéger surtout en haut et en dehors, au début, plus tard en bas par les progrès de son développement.

Le décollement consécutif aux néoplasmes offre spécialement cette particularité d'exister souvent en même temps que des phénomènes glaucomateux ; en outre il siège indifféremment sur l'un ou l'autre point de la rétine. Cette question du siège est très importante ; quand on ne sera pas bien fixé sur la cause d'un décollement, si celui-ci siège en dedans ou en bas dès le début il faudra soupçonner un néoplasme.

6° Pronostic. — Le pronostic est très grave et la guérison complète n'est guère obtenue que dans les décollements traumatiques qui sont moins redoutables que les autres.

7° Traitement. — Le traitement du décollement rétinien comprend un grand, un trop grand nombre de moyens, on peut dire qu'ils ne sont, en cette circonstance, que le luxe de la misère.

Les procédés médicaux consistent dans la médication antiphlogistique ou dérivative. Quand le décollement s'accompagne de phénomènes inflammatoires, les frictions mercurielles, les ventouses Horteloup, les purgatifs, les sudorifiques (pilocarpine et injections hypodermiques) sont des moyens très recommandables. La diathèse, s'il y en a une, rhumatisme ou syphilis, sera l'objet d'une médication intensive.

Au début du mal ces moyens peuvent faire rétrocéder, ou

même, mais bien rarement, guérir l'affection. SAMELSOHN y a très justement ajouté le repos et la compression prolongée de l'œil. Le décubitus est encore un très utile adjuvant.

Après avoir constaté l'insuffisance de ce traitement, on sera naturellement conduit à utiliser les secours chirurgicaux qui sont nombreux. SICHEL a conseillé le premier de pratiquer une ponction scléroticale, DE GRÆFE la discision du décollement. WECKER, le drainage à l'aide d'un fil d'or; GALEZOWSKI, la suture de la rétine décollée. De tous ces moyens, le seul qui mérite d'être conservé, c'est la ponction scléroticale dont *l'ophtalmotomie méridienne de Wolfe* n'est qu'un perfectionnement.

L'iridectomie, proposée par GALEZOWSKI en 1872, a donné d'heureux résultats à DRANSART, BOUCHERON et BÉTRÉMIEUX. BADAL n'a pas eu à s'en louer, et nous-même l'avons pratiquée quelquefois, toujours avec insuccès.

La gravité de l'affection et la si grande insuffisance de tous les moyens thérapeutiques dont nous venons de parler, justifient les tentatives audacieuses de SCHOLER et d'ABADIE qui n'ont pas craint d'injecter sous la rétine un mélange d'eau distillée et d'iode par parties égales avec un peu d'iodure de potassium.

ABADIE se servait d'une petite seringue de Pravaz portant une canule qui n'est autre qu'un petit couteau de de Graefe canaliculé dans sa longueur. Après avoir traversé la sclérotique, il tournait la lame en travers pour permettre au liquide sous-rétinien de s'échapper au dehors, puis il replaçait la lame dans sa direction première et poussait sous la rétine deux ou trois gouttes de liqueur iodo-iodurée.

SCHOLER et ABADIE ont, plus récemment encore, conseillé l'électrolyse; TERSON en introduisant sous la rétine le pôle positif, celui qui dégage le moins de gaz, a obtenu quelques résultats heureux, mais un bien plus grand nombre d'insuccès.

Il n'est pas possible de préconiser ces divers procédés, encore loin d'avoir fait suffisamment leurs preuves, et il faut être d'autant plus réservé en présence de quelques faits heureux connus que les décollements rétiniens sont susceptibles de guérison spontanée. PANAS, PAMARD, DOR en ont rapporté des exemples dans lesquels la thérapeutique suivie ne pouvait nullement entrer en ligne de compte.

Le traitement le plus judicieux est celui que DOR a préconisé dans ces dernières années. Il consiste dans le décubitus dorsal prolongé pendant deux mois, les émissions sanguines à la tempe, des injections massives d'eau salée dans la capsule de Tenon. Nous remplaçons les injections d'eau salée par un liquide obtenu en mélangeant la solution physiologique de sel avec de la glycérine et du corps vitré de bœuf, liquide auquel nous avons donné le nom d'oculine, et lorsque le liquide sous-rétinien nous paraît très abondant nous pratiquons au préalable une ponction évacuatrice. Nous avons ainsi obtenu d'une façon définitive de très grandes améliorations.

§ 6. — NÉOPLASMES DE LA RÉTINE, GLIOMES

Il est permis de considérer comme des raretés les tumeurs leucémiques (LEBER), tuberculeuses (PERLS), syphilitiques (ZAMBACO) et de ne décrire comme néoplasmes que les tumeurs différentes dans leur genèse, dans leur structure, et dans leur évolution qu'on a décrit sous la rubrique commune : gliome de la rétine.

1° Anatomie pathologique. — ROBIN a fait le premier examen histologique concernant les tumeurs rétiniennes déjà cliniquement signalées par WARDROP. Le grand histologiste français constata la ressemblance des petites cellules rondes du gliome avec les grains de la rétine, les myélocytes, et il considéra qu'il s'agissait d'une simple hyperplasie des éléments rétiniens.

VIRCHOW donna au gliome de la rétine, comme à celui des centres nerveux, la névroglie pour origine, et il plaça le point de départ dans la couche des grains, opinion admise par KNAPP, LEBER, GROLMANN, GAMA PINTO incrimine principalement la couche interne des grains.

HIRSCHBERG, examinant un néoplasme rétinien tout à fait au début de son évolution, constata en divers endroits la prolifération des cellules rondes dans la couche granuleuse interne et plaça le point de départ du mal au-dessus de la limitante interne.

« Le nodule gliomateux, dit HIRSCHBERG, est une excroissance cellulaire dense de la partie interne de la rétine. Le nodule

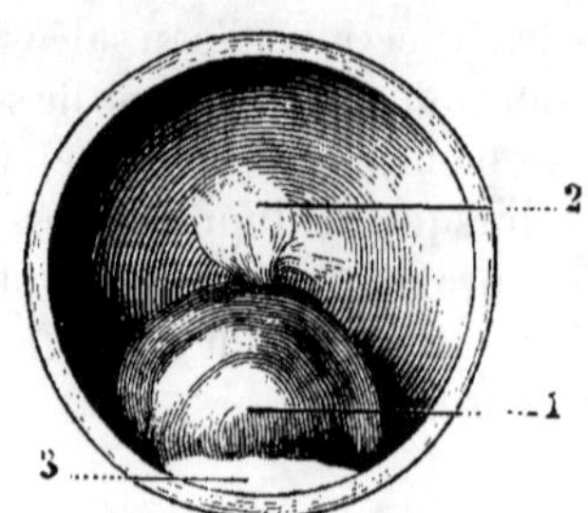

Fig. 158.

Gliome endophyte de la rétine.

1. néoplasme. — 2. papille envahie par le néoplasme, infiltrée et saillante dans le corps vitré. — 3, coupe du néoplasme faite par une section intéressant l'équateur de l'œil.

est formé principalement par de petites cellules qui sont pressées les unes contre les autres comme les grains d'un panicule de maïs. »

Les cellules qui composent le gliome sont souvent remarquables par leur forme ronde, leur gros noyau, leur petit volume (8 à 9 μ). Mais à ce sujet, il ne faut pas être absolu. MANFREDI a trouvé des cellules de 5 à 15 μ, EISENLOHRN de 16 μ, et nous-même dans un cas de 12 μ.

D'ailleurs la description histologique qu'ont donnée les principaux auteurs qui se sont occupés du gliome est loin d'être uniforme.

Dans le tableau suivant le lecteur pourra se rendre compte de ces différences :

VIRCHOW

Agglomération de noyaux et cellules.

Cellules deviennent facilement fusiformes.

Substance intercellulaire : masse amorphe finement granulée. Après durcissement, conformation finement réticulée.

Vaisseaux assez nombreux et en partie très larges.

GROLLMANN

Petites cellules rondes de la grosseur des granules de la rétine ; protoplasma très rare, pas de prolongements aux cellules.

Ilots de dégénérescence ; assez nombreuses hémorragies. pas de réticulum, vaisseaux assez nombreux. au centre de chaque lobule se trouve un vaisseau assez large, épaississement de la paroi vasculaire. analogue à la transparence hyaline signalée par Pinto.

HIRSCHBERG

Petites cellules pressées les unes contre les autres ; zones de cellules mortes, considère gliome comme un sarcome à petites cellules, peut-être comme un sarcome périvasculaire : n'a pas rencontré le réticulum.

Petits vaisseaux très nombreux ; gros vaisseaux pas rares.

THIEME

Pas de renseignements sur le volume des cellules.

Nombreux foyers de dégénérescence.

Très nombreux vaisseaux, groupement des nodules gliomateux auprès des vaisseaux. Partie orbitaire de la tumeur aussi richement vascularisée que la partie rétinienne ; insiste beaucoup sur les vaisseaux.

Réticulum formé aux dépens du tissu préexistant, là où l'infiltration cellulaire est légère ; ailleurs pas de réticulum.

GAYET ET PONCET

Éléments petits. abondants. pressés les uns contre les autres : — cellules de 7 à 8 μ avec un gros noyau.

Acceptent avec beaucoup de réserve le réticulum « où peut-être les fibres connectives vraies se mêlent aux coagula fibrineux formés par le liquide durcissant ».

Grande pauvreté de la tumeur en vaisseaux. même en capillaires.

EISENLOHN

Forme variable des cellules, la plupart ovales, beaucoup d'un ovale allongé allant jusqu'à la forme du fuseau ; d'autres polygonales ; d'autres complètement rondes. Volume très variable, la plupart dépasse de moitié et davantage le volume des globules blancs du sang. Quelques cellules jeunes peut-être. plus petites.

Toutes ces cellules ont pour caractère commun un noyau gros. un protoplasma rare. pas de réticulum. Les vaisseaux sont assez gros.

L'auteur admet la présence de cellules mésodermiques apportées par les vaisseaux embryonnaires du corps strié propres à donner naissance à des tumeurs.

Dans ces descriptions, aucun caractère n'est constant et pathognomonique, ni le volume et la forme des cellules, ni le volume du noyau et la rareté du protoplasma, ni l'état des vaisseaux qui sont très rares, assez abondants ou très abondants, ni le réticulum qui manque et dont l'origine est douteuse quand il existe.

N'est-il pas évident que des tumeurs différentes ont été décrites sous la rubrique « gliome de la rétine ». Ces tumeurs sont des angiosarcomes tubulés, des lymphosarcomes périvasculaires, peut-être des épithéliomes venus primitivement du *pars ciliaris retinæ* et ayant envahi tout le globe. Ce qu'on a décrit aussi certainement comme gliomes rétiniens, ce sont les sarcomes blancs à petites cellules de la choroïde, tumeurs très ma-

lignes dont la structure est celle des lymphosarcomes et capables
de proliférer dans l'œil après avoir détruit la rétine et mis l'histologiste dans l'impossibilité de retrouver leur véritable origine.

Nature du gliome. — Les nombreuses études faites sur le
gliome, depuis ROBIN et VIRCHOW jusqu'à nos jours, permettent
d'une part, de ranger cette tumeur rétinienne dans les sarcomes,
d'autre part les observations récentes (WINTERSTEINER, GREEF) ont
démontré que le gliome pouvait être une tumeur nerveuse : ces
deux propositions sont incontestables, mais ainsi placées côte à
côte elles paraissent contradictoires.

Si le gliome est une tumeur nerveuse, il ne peut être sarcomateux, et pour que les deux manières de voir soient exactes il
faut, de toute nécessité, admettre que le terme gliome de la
rétine est un terme complexe répondant à un groupe de néoplasmes différents.

La première explication qui vient à l'esprit pour mettre
tout le monde d'accord consiste à dire que les observations
anciennes, étudiées sans le concours de la méthode Golgi-Cajal,
ont été, malgré le talent des observateurs, faites dans des conditions insuffisantes et que, par conséquent, ce qu'elles nous ont
enseigné doit s'effacer complètement devant les recherches nouvelles. Dans une certaine mesure, ce raisonnement doit être
tenu pour vrai ; il est probable qu'un grand nombre de gliomes
rétiniens, étudiés à la lumière des procédés nouveaux, auraient
laissé voir des cellules araignées et des cellules nerveuses, mais
il serait téméraire d'affirmer qu'il en avait été ainsi pour tous
les gliomes.

Il ne faut pas oublier, en effet, que les descriptions très attentives et très soignées faites par les nombreux auteurs qui se sont
occupés de la question avant R. GREEFF, ont révélé dans le
gliome deux sortes de lésions différentes : souvent on a constaté la structure tuberculeuse, angio-sarcomateuse, souvent on
s'est trouvé en présence d'une tumeur non tubulée, régulièrement formée de petites cellules rondes, à gros noyau, et contenant une quantité variable, quelquefois assez minime de
vaisseaux. Encore qu'il soit difficile d'être sur ce point très

affirmatif, nous croyons que les tumeurs de ce dernier type sont des sarcomes rétiniens et nous reproduirons ici les bonnes raisons qu'on a depuis longtemps données. Virchow lui-même distingue dans les gliomes une variété qu'il appelle glio-sarcome et qui se différencie des gliomes ordinaires par une phase fongueuse, une extension hétéro-plastique et de grosses cellules, notamment des cellules fusiformes.

Delafield conclut de ses études que les gliomes doivent être regardés comme des sarcomes à cellules rondes et qu'il ne faut pas tenir compte de la ressemblance superficielle de leurs éléments avec les granules rétiniens ; d'après cet auteur, non seulement le processus anatomique, mais encore la marche clinique et le développement des tumeurs secondaires correspondraient au tableau d'ensemble établi par Virchow sur les sarcomes. Steudener a décrit un sarcome *alvéolaire* de la rétine ; la tumeur consistait en une petite charpente alvéolaire dans chacune des mailles de laquelle se trouvaient deux ou trois grosses cellules rondes ou polygonales ovalaires avec noyau distinct, et le professeur Leber considère ce cas comme ne différant pas essentiellement du gliome rétinien ; il regarde la charpente alvéolaire comme un état particulièrement accusé du réticulum obtenu sur les gliomes à l'aide du pinceau.

L'éminent professeur d'Heidelberg est d'ailleurs d'avis que, d'une manière générale, on peut ranger le gliome à côté des tumeurs sarcomateuses. Hirschberg, dont l'opinion est d'un grand poids, dit encore à ce sujet : « d'une façon générale, je ne touche en rien au nom de gliome de la rétine introduit par Virchow et sanctionné par de nombreuses publications, mais si divers auteurs insistent sur ce que le gliome de la rétine au point de vue anatomique, comme au point de vue clinique, doit être rangé parmi les sarcomes à petites cellules, je n'ai rien à objecter à cette manière de voir. »

Alfred Becker conclut dans un très intéressant travail, publié sur ce sujet en 1893, que le gliome doit être considéré comme un sarcome du tissu nerveux et qu'un grand nombre de ces tumeurs, grâce à leur structure lobée et aux rapports avec les vaisseaux, peuvent être désignées sous le nom d'angio-sarcomes tubuleux.

On voit par conséquent que beaucoup d'auteurs de premier ordre ont admis la nature sarcomateuse du gliome ; à vrai dire, leur opinion n'est plus maintenant aussi défendable qu'au moment où ils l'ont exprimée.

Déjà STRAUB avait fait judicieusement remarquer que la névroglie étant d'origine épithéliale, le sarcome, tumeur de tissu conjonctif, ne pouvait en provenir, et cette objection s'adresse tout particulièrement à ceux qui ont admis la naissance directe du gliome dans le tissu nerveux rétinien, mais elle tombe elle-même en partie devant ce fait que dans la rétine il y a des vaisseaux, par conséquent des cellules mésodermiques capables de produire des néoplasmes.

La fréquence des sarcomes rétiniens doit être considérée comme notablement réduite depuis les travaux récents basés sur la méthode de Golgi-Cajal ; mais, jusqu'à nouvel ordre, il est permis et logique de leur faire une place dans le groupe des gliomes rétiniens.

Lorsqu'on aura étudié beaucoup de gliomes par la méthode nouvelle, on pourra dire exactement dans quelle proportion les gliomes du type nerveux, les neuro-épithéliomes l'emportent dans la rétine sur les sarcomes ; peut-être reconnaîtra-t-on qu'il existe peu de sarcomes rétiniens et que les éléments mésodermiques vasculaires jouent toujours un rôle effacé, peut-être au contraire ce groupe prendra-t-il de l'importance ? L'avenir décidera.

Mais nous ferons remarquer, en terminant, que la clinique s'accommoderait bien de l'existence de deux variétés anatomiques de gliomes rétiniens, car la malignité de ces tumeurs, qu'on a à tort considérée comme toujours très grande, est souvent modérée.

Il existe des gliomes curables ; les cas de guérison sont même relativement très nombreux ; il en existe dont la marche est en quelque sorte terrifiante par sa rapidité. Ces différences peuvent tenir à l'idiosyncrasie du sujet, elles peuvent aussi tenir, et l'explication serait plus satisfaisante, à la structure anatomique différente du néoplasme. C'est une question à éclaircir, mais, dans l'état actuel de la science, il faut admettre dans la rétine deux sortes de gliomes, ceux qui se développent aux dépens des éléments ectodermiques, ceux qui viennent des éléments mésodermiques. Les tumeurs du tissu nerveux (GREEFF), les neuro-épithéliomes (WINTERSTEINER) sont toujours d'origine ectodermique ; l'angio-sarcome tubuleux, et surtout le sarcome à cellules rondes, sont d'origine mésodermique.

Au point de vue du siège du mal il faut, avec HIRSCHBERG, distinguer le gliome *endophyte* et le gliome *exophyte*. Le premier proémine d'abord dans le corps vitré, l'autre gagne la choroïde de bonne heure.

2° Symptômes et marche. — Le développement symptomatique se fait en trois périodes : 1° aspect caractéristique de la pupille, reflet de l'œil de chat amaurotique (BEER), déclin progressif de la vision et mydriase, à l'ophtalmoscope saillie bosselée gris blanchâtre : décollement rétinien plus ou moins étendu.

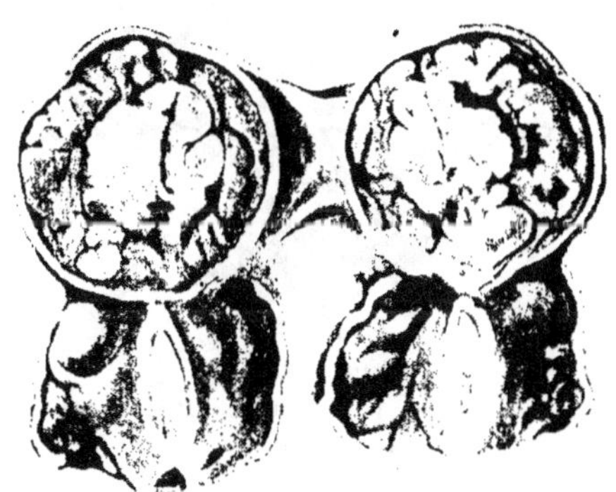

Fig. 159.

Gliome de la rétine propagé le long de l'espace vaginal du nerf optique.

2° L'œil se remplit, le tonus s'exagère sans grande douleur parce que la coque, peu résistante chez l'enfant, cède avec facilité ; anesthésie et trouble de la cornée par compression, stase veineuse intéressant l'épisclère, la sclérotique.

3° Perforation de l'œil, envahissement de l'orbite, pénétration dans les cavités voisines, saillie sous forme d'un champignon sanglant, généralisation dans les os du crâne, pénétration par le chiasma à la base de l'encéphale. La pénétration dans l'orbite se fait souvent par voie de propagation directe au nerf optique ; la figure 159 montre le gliome infiltré sous la gaine du nerf optique dont les fibres sont encore relativement intactes au centre du néoplasme.

Le gliome peut être double ; il est d'habitude unilatéral.

3° Étiologie. — Il n'apparaît que chez les jeunes sujets, de la vie intra-utérine à neuf ans ; on incrimine l'hérédité cancéreuse, un trouble évolutif de la rétine. Le sexe masculin est un peu plus exposé que le sexe féminin.

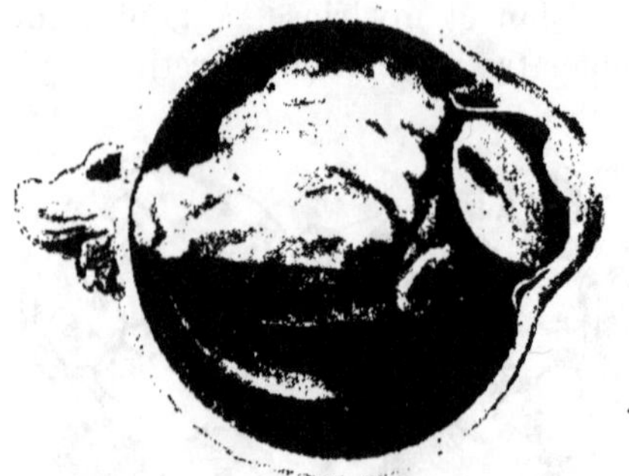

Fig. 160.
Gliome de la rétine. Guérison par l'énucléation du globe
et la résection du nerf optique.

4° Pronostic. — Le pronostic est très grave, mais non fatal, ainsi que quelques auteurs n'hésitent pas à l'affirmer. La variété endophyte est surtout curable lorsqu'on intervient assez tôt. Nous avons opéré un petit malade qui se porte encore très bien, dix ans après l'intervention. PANAS a mis notre observation en doute parce que, dit-il, la marche n'a pas été celle du gliome. « Le début remontait à deux semaines et déjà l'œil était en pleine réaction inflammatoire. » Or, il est seulement dit dans notre observation, que les parents n'avaient rien remarqué de particulier que deux semaines avant notre examen, ce qui ne veut pas dire que le mal n'existât pas depuis déjà longtemps.

En réalité, ce sont les phénomènes réactionnels de la deuxième période qui ont frappé la famille. En outre, le même auteur estime que la tumeur présentait de trop grosses cellules (12 μ) pour être un gliome. Il n'est pas besoin de répondre à cette objection après les explications précédentes. Notre cas était bien un cas de gliome endophyte. LAWFOR, COLLINS et beaucoup d'autres ont d'ailleurs cité comme nous des faits de guérison. Ces faits deviennent tous les jours plus nombreux ; nous pourrions en citer plusieurs qui nous sont personnels et qui ont été longtemps suivis ; nous croyons même que la cure définitive du gliome serait la règle si on intervenait assez tôt.

5° Traitement. — L'énucléation de l'œil s'impose aussitôt que le diagnostic est certain. Souvent on devra extirper le nerf optique dans toute son étendue et même exentérer l'orbite.

CHAPITRE X

AFFECTIONS DU CORPS VITRE

Le corps vitré est une masse transparente occupant le grand espace compris entre la rétine et la face postérieure du cristallin au niveau duquel il présente une cupule (*fossa patellaris*).

Le corps vitré se compose essentiellement : 1° d'une membrane enveloppante, l'hyaloïde ; 2° de l'humeur vitrée.

1° Membrane hyaloïde. Cette membrane mince et transparente entoure le corps vitré dans ses quatre cinquièmes postérieurs ; en avant, elle vient se confondre avec la cristalloïde, après avoir pris le nom de zone de Zinn.

Cette zone, qui n'est autre que l'hyaloïde épaissie, commence à l'ora serreta et finit sur le cristallin lui-même.

On la voit en effet se perdre autour de la lentille sous forme de trois ordres de fibres : prééquatoriales, équatoriales, et postéquatoriales. Le canal godronné de Petit est un espace lymphatique postzonulaire limité : 1° en dedans, par la portion équatoriale du cristallin ; 2° en avant, par les faisceaux d'insertion équatoriale ; 3° en arrière, par les fibres postéquatoriales.

Ces fibres n'existant pas sous forme de membrane continue, mais à l'état de simples cordages, il en résulte qu'entre chaque cordage ou faisceau de fibres, le canal de Petit est en rapport avec le corps vitré.

2° L'humeur vitrée est une substance gélatineuse, gluante, d'autant moins consistante que le sujet est plus avancé en âge ; elle est divisée en un certain nombre de segments par

un système d'interstices et de cloisons séparatives assez analogues aux divisions de la pulpe d'une orange.

Dans sa structure on trouve des fibres de tissu conjonctif et,

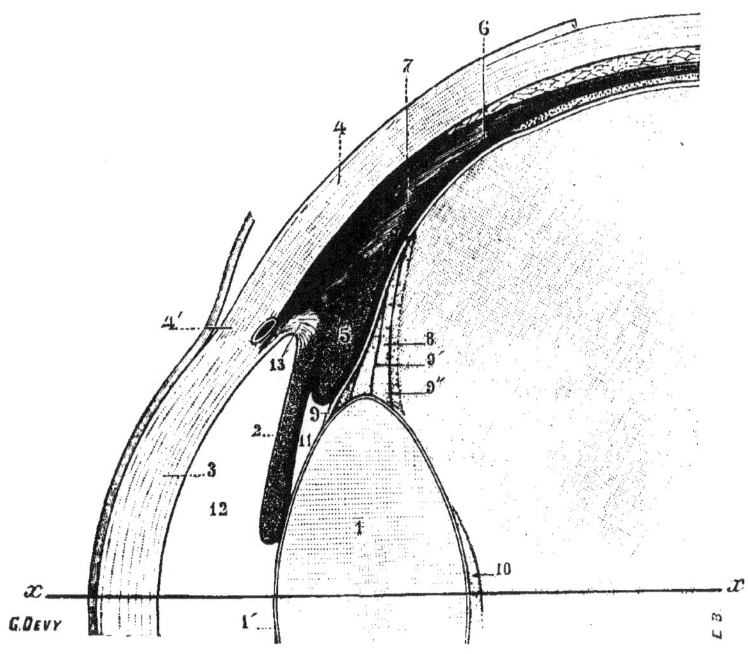

Fig. 161.

L'insertion cristallinienne de la zonula et le canal godronné de
Petit, vus sur une coupe méridienne (d'après TESTUT).

x, x, axe antéro-postérieur de l'œil. — 1, cristallin avec 1' sa capsule. — 2, iris.
— 3, cornée. — 4, sclérotique. — 4', ligne de soudure scléro-cornéenne. — 5, procès
ciliaires. — 6, portion ciliaire de la rétine. — 7, zonula. — 8, canal de Petit.
9, fibres zonulaires à insertion prééquatoriale. — 9', fibres zonulaires à insertion
équatoriale. — 9", fibres zonulaires à insertion postéquatoriale. — 10, espace post-
lenticulaire. — 11, chambre postérieure. — 12, chambre antérieure. — 13, ligament
pectiné et espaces de Fontana.

d'après LIEBERKÜHN, des éléments fibrillaires qui seraient le reli-
quat des vaisseaux hyaloïdiens de l'embryon. On y trouve en
outre : 1° des cellules rondes à un ou plusieurs noyaux ; 2° des

cellules à prolongement protoplasmique ; 3° des cellules renfermant des vésicules à contenu clair et homogène.

§ 1. — HYALITIS

L'hyalitis est l'inflammation du corps vitré. Il paraît certain que le tissu propre de ce milieu transparent ne joue aucun rôle dans le processus ; il ne s'agit donc pas d'une inflammation parenchymateuse au sens propre du mot.

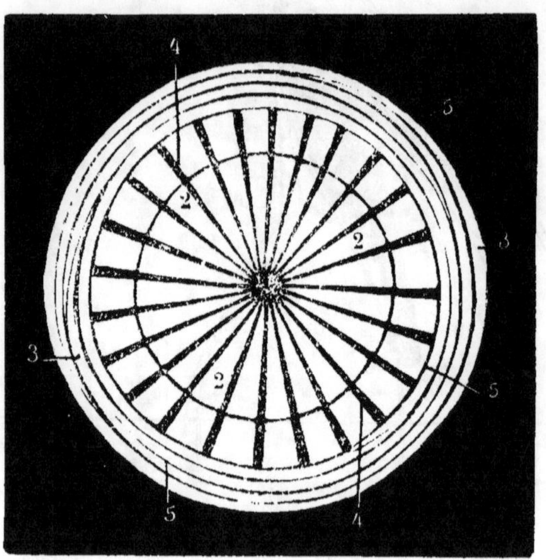

Fig. 162.

Schéma représentant, sur une coupe équatoriale du corps vitré, la double disposition de ses segments et des fentes qui les séparent (d'après Testut).

1. canal central ou hyaloïdien. — 2. segments en quartiers d'orange. — 3. segments en écailles d'oignon. — 4. fentes radiaires. — 5. fentes circulaires.

L'hyalitis est caractérisée par les troubles qu'apportent dans le corps vitré les cellules immigrées.

Il suffit d'une faible irritation ayant rayonné de la choroïde vers le corps vitré pour que les cellules pénètrent à travers la gélatine de l'écorce. Ces éléments lymphoïdes, en se déplaçant dans la fine trame du corps vitré, détruisent les trabécules, se gorgent de suc et mal nourries elles-mêmes se dissolvent, il en résulte une liquéfaction du tissu normal *hyalitis séreuse* ou *synchisis simple*.

L'hyalitis condensatrice est le résultat de l'organisation des cellules immigrées qui, au lieu d'avoir une existence éphémère comme précédemment, acquièrent peu à peu les qualités de cellules conjonctives. Cette forme condensatrice est chronique ; elle a pour cause principale et commune l'excitation provoquée par un corps étranger insuffisamment nocif pour entraîner la suppuration. Autour de lui se développe une véritable trame conjonctive dans laquelle il s'enkyste ; cette trame est d'habitude reliée, par un cordon du même tissu, au point qui a donné passage au corps étranger.

L'hyalitis suppurative est caractérisée par une diapédèse extrêmement abondante de cellules migratrices qui étouffent immédiatement le tissu du vitré. Ces cellules ne sont autres que des globules de pus. Il se forme aux lieu et place du corps vitré détruit, un abcès qui peut se circonscrire et même s'enkyster grâce à une hyalitis condensatrice de voisinage. Plus tard, le contenu de l'abcès est susceptible de résorption et les parois se rapprochent eh détachant la rétine ; la phtisie du globe oculaire en résulte (IWANOFF). Mais de pareils faits sont exceptionnels, la suppuration du corps vitré est d'habitude prompte à la généralisation ; lorsque ce tissu est envahi par des éléments infectieux la suppuration gagne vite la rétine, le tractus uvéal, il se fait une *panophtalmie*.

Liquéfaction, condensation, suppuration sont les trois désordres, de gravité croissante auxquels aboutit l'hyalitis ; ces formes peuvent se combiner, la forme condensatrice en enkystant un abcès se mélange à la forme purulente et dans la liquéfaction, ou ramollissement du corps vitré, il existe parfois des parties en voie d'évolution conjonctive.

L'hyalitis séreuse peut, au début, entraîner des phénomènes d'irritation analogues à ceux de la choroïdite séreuse (voy. p. 350), mais lorsque arrive le ramollissement du tissu, l'irritation se calme plus ou moins complètement et l'œil devient hypotone.

A l'ophtalmoscope on voit quelques flocons légers, comme de la poussière dans le corps vitré et les fonctions visuelles sont troublées en conséquence ; tous ces phénomènes sont inséparables de ceux qui accompagnent les choroïdites.

Quand il s'agit d'un corps étranger introduit dans l'œil, on peut suivre, d'une façon assez précise, autour de lui et au niveau du chemin qu'il a parcouru, l'évolution du mal. On distingue des agglomérations de cellules qui se condensent en membranes, enveloppent et cachent le corps étranger. PAGENSTECHER a cependant signalé exceptionnellement une aréole transparente placée immédiatement autour du corps étranger et entourée d'une deuxième zone opaque. Si l'irritation se limite à la forme condensatrice, on voit s'organiser à la fois la coque qui enveloppe le corps étranger et le *cordon d'attache* qui le réunit à la paroi vulnérée de l'œil. Les symptômes subjectifs et fonctionnels de cette forme condensatrice se comprennent d'eux-mêmes après ces détails anatomiques.

Quant à l'hyalitis suppurée, sa symptomatologie ne diffère pas de celle de la choroïdite suppurée (voy. p. 355 et suivantes).

La thérapeutique devra être avant tout étiologique, on cherchera à supprimer la cause de l'irritation, le corps étranger, l'élément infectieux (voy. p. 358, *Traitement des choroïdites*). Les injections antiseptiques sous-conjonctivales pratiquées de bonne heure pourront rendre de grands services, le traitement symptomatique consistera à combattre surtout l'élément inflammatoire ; sangsues, vésicatoires, atropine et cocaïne, etc.

§ 2. — OPACITÉS, MOUCHES VOLANTES

Les opacités du corps vitré que nous décrirons, pour sacrifier à l'usage, dans un paragraphe distinct, ne sont que la conséquence et en quelque sorte les symptômes des diverses formes d'hyalitis dont nous venons de parler. Du moins, il est absolument impossible de séparer au point de vue pratique ce qui revient à l'hyalitis et à la choroïdite, affections qui sont d'ailleurs tellement subordonnées l'une à l'autre que toute distinction ne saurait avoir grand intérêt.

1° Divisions, symptomatologie. — Sans chercher à pénétrer la cause première des opacités vitréennes, divisons-les de la façon suivante avec de WECKER :

Au point de vue anatomique : 1° opacités provenant de l'organisation des cellules immigrées ; 2° opacités formées par les éléments cellulaires ou fibrillaires désorganisés du corps vitré lui-même, par les cristaux de cholestérine et de tyrosine que renferme parfois le corps vitré liquéfié.

Au point de vue clinique : 1° poussières du corps vitré ; 2° filaments et flocons ; 3° membranes du corps vitré.

a. *Poussières du corps vitré.* — La poussière du corps vitré occupe une vaste étendue, et caractérise la chorio-rétinite dont elle est l'un des meilleurs symptômes ; quand la rétinite se termine par la sclérose des parois vasculaires, la poussière disparait alors même que s'accusent les symptômes inflammatoires du côté de la choroïde.

L'étude clinique de ces fines opacités ne se fait bien que sous un faible éclairage, au miroir plan ou au miroir à plaques d'HELMHOLTZ avec un grossissement + 10 derrière le miroir. KNAPP conseille de pratiquer cet examen à l'image renversée avec une loupe de 18 à 20 dioptries ; en éloignant l'oculaire de l'œil, suffisamment pour obtenir l'image renversée de l'iris, on peut explorer directement les diverses couches du corps vitré.

b. *Filaments et flocons du corps vitré.* — Les filaments et flocons sont les opacités les plus communes. Elles prennent la forme de cheveux, de mouches, d'araignées, de chenilles et sont projetées par le malade au-devant de son œil si bien que pendant longtemps, il croit réellement les voir.

Quand les corps flottants sont placés dans la partie antérieure du corps vitré, l'ombre qu'ils envoient sur la rétine est très excentrique et par conséquent peu gênante ; au contraire les opacités profondes projettent leur ombre au voisinage de la macula et sont d'autant plus fâcheuses. L'artifice imaginé par BREWSTER, reproduit par la figure 163, fait bien comprendre ce phénomène. Lorsque ces mouches volantes apparaissent soudainement, ce qui est la règle, nul doute qu'elles ne proviennent d'une hémorragie des vaisseaux choroïdiens ou du corps ciliaire, ou des vaisseaux des gaines du nerf optique et de la papille (WECKER).

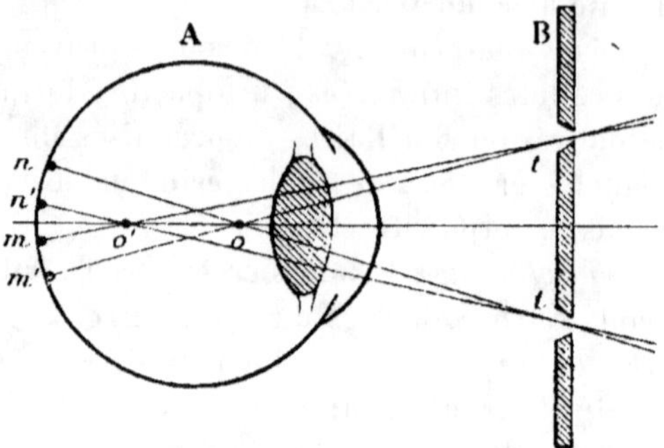

Fig. 163. (PANAS).

Le malade, à travers les trous *t* (expérience de Scheiner) voit les points *o* et *o'* dédoublés. Le point *o* donne les points *m'n* plus éloignés de l'axe, le point *o'*, les points *mn'* plus rapprochés.

L'état jumenteux du corps vitré (DESMARRES) tient à la présence d'un grand nombre de flocons qui font ressembler le corps vitré à l'urine des herbivores ; cette altération se lie d'habitude à une irido-cyclite plastique semblable à celle qu'on rencontre chez la femme à la ménopause. Dans l'intoxication paludéenne SULZER a constaté un état analogue, intermittent, auquel il a donné le nom d'infiltration blanche.

e. Membranes du corps vitré. — Les opacités membraneuses du corps vitré sont les plus rares.

Ce sont quelquefois de petites membranes enroulées ayant un aspect vitreux, siégeant dans la région du canal hyaloïdien. Cette opacité, résidu d'origine fœtale, résulte probablement de l'arrachement des deux extrémités du canal hyaloïdien. Les membranes qui n'ont pas cette origine sont dues à l'organisation de flaques de sang épanchées dans le vitré. Les extravasations sanguines les plus redoutables à ce sujet viennent des gaines du nerf optique, suivent le canal hyaloïdien et vont s'épanouir à la partie antérieure du vitré. D'après WECKER, la rétinite proliférante de MANZ n'est autre chose que l'organisation de vastes flasques de sang sorti des vaisseaux rétiniens et épanché dans les couches profondes du corps vitré (voy. p. 382).

Il peut arriver qu'on soit hésitant sur le siège véritable d'une opacification fixe, il convient alors de mettre en usage la petite manœuvre suivante ; pendant l'éclairage de l'œil au miroir

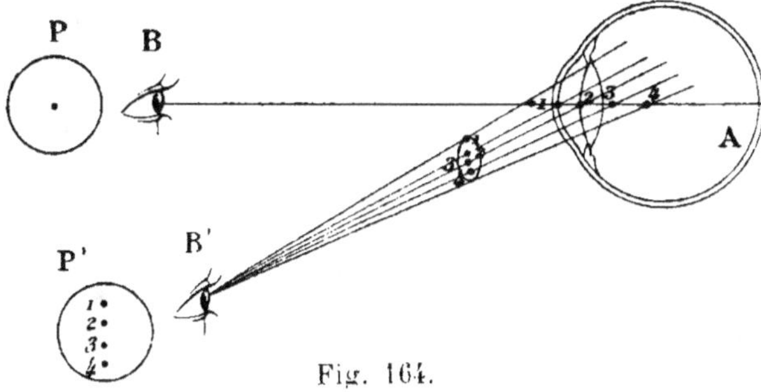

Fig. 164.

Lorsque l'observateur est placé en face des opacités 1, 2, 3, 4, il les voit sur le même plan et à la même place ; s'il se place en B', elles apparaissent dans le champ pupillaire ainsi que le représente le contenu du cercle P'.

plan, le sujet continuant à regarder directement devant lui, on se place sur le côté : l'opacité semble alors se mouvoir, changer de place par rapport au bord pupillaire selon le siège réel de la lésion.

Si l'opacité est dans le plan pupillaire sur la cristalloïde antérieure, elle reste exactement au centre : si elle est en avant, elle se rapproche du bord opposé à celui vers lequel l'observateur s'est déplacé ; si elle est en arrière, elle se dirige au contraire du côté de l'observateur.

2º Pronostic et traitement. — Le pronostic et le traitement de ces diverses opacités varient selon la cause ; ce sont les lésions initiales qui doivent surtout appeler l'attention.

Les agents résolutifs conseillés : iodure de potassium, mercure, etc., n'ont d'action que sur la diathèse occasionnelle ; aucun des moyens destinés à agir localement sur l'opacité ne nous paraît recommandable, nous n'en exceptons pas l'électrisation à courants continus.

Telles sont les mouches volantes pathologiques, mais notre chapitre ne serait pas complet si nous n'y ajoutions quelques notions sur les mouches volantes physiologiques.

Les myopes accusent surtout la production de ce phénomène qui consiste en un spectre de couleur gris clair revêtant des formes variables, perlé, globulaire. La netteté de la vision n'est pas altérée, et le sujet n'en est incommodé qu'au grand jour, devant un mur blanc ou en face d'un ciel gris. Les névropathes en sont comme obsédés, d'autres malades dont les mouches volantes sont plus gênantes arrivent aisément à en faire abstraction.

SAINT-YVES a décrit ces mouches physiologiques sous le titre *Imaginations :* mais elles sont bien réelles quoique invisibles à l'ophtalmoscope, ce sont des cellules embryonnaires migratrices conglomérées ou des reliquats de vaisseaux embryonnaires du vitré, incomplètement résorbés.

§ 3. — SYNCHISIS DU VITRÉ

Le synchisis σύν et χέω, je verse) est caractérisé par la liquéfaction du corps vitré : cette liquéfaction qui, nous l'avons vu, est la conséquence d'une hyalitis relativement bénigne, s'accompagne de corps flottants plus ou moins abondants.

Quand ces corps sont opaques, le synchisis est *simple*, il est *scintillant* quand ils miroitent.

La liquéfaction du corps vitré peut se produire dans des yeux très durs, atteints, par exemple, de glaucome chronique, aussi bien que dans des yeux très mous, atrophiés, présentant une hyalitis condensatrice. Le tremblement de l'iris n'est pas un signe de liquéfaction du corps vitré, il indique simplement que le cristallin n'est plus là pour le soutenir.

Le synchisis avec corps opaque a été suffisamment étudié avec les opacités.

Le synchisis *scintillant*, sur lequel PETIT-LANDRAU appela le premier l'attention, a été étudié par MALGAIGNE à qui revient l'idée qu'il s'agissait de paillettes de cholestérine. PONCET y a décrit en outre des houppes de tyrosine, en cristaux, ou sous forme de corps sphériques, des masses phosphatiques contenant au centre des cellules migratrices : ce dernier auteur pense qu'il survient d'abord des changements séniles dans la région ciliaire, qui déterminent l'apparition dans le corps vitré de cellules migratrices autour desquelles se déposent les sels calcaires. PANAS a observé un synchisis étincelant expérimental obtenu par l'ingestion de la naphtaline; les corps miroitants étaient exclusivement composés de cristaux de sulfate et de carbonate de chaux sans trace de cholestérine.

Les cristaux proviendraient, d'après la majorité des auteurs (PONCET, RAMPOLDI, GALLEMAERT), de l'altération des éléments pigmentés.

La mobilité des paillettes est souvent très grande ainsi que leur nombre; pour les distinguer, avec un miroir et un faible éclairage, il suffit que le malade remue l'œil tant soit peu, et l'on voit un jet de poussières miroitantes dorées s'élever des parties profondes du corps vitré.

Ces cristaux peuvent occuper la chambre antérieure et même le cristallin; on les voit mieux dans ce cas à l'éclairage oblique qu'à l'éclairage direct. La rétine peut aussi en être le siège, ainsi que le liquide sous-rétinien quand il y a décollement.

Cette affection se rencontre surtout chez les individus âgés et il est assez curieux qu'elle s'accorde avec une conservation normale de la vue. Depuis quelques années nous observons un arthritique de soixante-dix ans, atteint de synchisis scintillant constitué par une quantité innombrable de paillettes. La vision myopique de ce sujet se maintient d'une façon très satisfaisante. Le traumatisme doit être signalé, après l'arthritisme, dans l'étiologie de cette affection. Nous avons examiné un malade de quarante ans qui, après une contusion grave du globe, a présenté un synchisis étincelant typique, sans troubles visuels notables.

Chez les individus jeunes, le synchisis dont nous parlons est moins bénin; il faut toujours soupçonner des lésions graves et les traiter quand on les aura découvertes (chorio-rétinite). Contre le synchisis lui-même il n'est pas de traitement utile.

§ 4. — Hémorragies spontanées du corps vitré

Nous n'en avons observé que 3 cas sur 45.000 malades; et Nieden, 9 sur 35.000 : elles sont donc très rares; elles se produisent surtout chez les individus jeunes, de quinze à vingt-cinq ans; l'extravasation sanguine fort abondante se fait très brusquement, et peut se répéter à de plus ou moins longs intervalles.

C'est là ce qu'on appelle l'hémorragie subite et récidivante des adolescents; elle est surtout fréquente chez les garçons, probablement parce que le flux menstruel protège la jeune femme contre ces manifestations pathologiques oculaires; ces hémorragies, qui ont pour caractères principaux d'avoir leur point de départ dans les régions équatoriales de l'œil, et d'être assez souvent bénignes, sont comparables aux épistaxis qui surviennent chez les jeunes gens au moment de la puberté.

A côté de ces hémorragies des adolescents il faut citer les épanchements sanguins d'origine dyscrasique par altération du sang (leucémie, affection paludéenne, phosphaturie, anémie pernicieuse), et celles qui résultent des altérations vasculaires et des nombreux désordres sur lesquels il n'est pas possible ici de s'appesantir, mais il convient de remarquer que ces hémorragies intra-oculaires ne sont plus à proprement parler des hémorragies spontanées et revêtent un tout autre caractère tant au point de vue de leurs symptômes que de leur gravité :

Au moment où se produit l'hémorragie spontanée des adolescents le malade n'éprouve rien qu'une diminution très rapide de sa vue; le tonus est normal, parfois abaissé.

Le caillot peut se résorber et la vue revenir; mais il y a lieu de craindre les récidives et tout risque de finir par la rétraction du vitré et le décollement de la rétine.

L'examen ophtalmoscopique montre un œil absolument inéclairable; on aperçoit quelquefois la substance rouge du caillot qu'il faut se garder de confondre avec la lueur pupillaire ; mais quelques jours après on assiste à la fragmentation de ce caillot. qui se transforme en flocons noirâtres, baignant dans le corps vitré ramolli. Bien que la guérison ne soit pas rare, le pronostic est assez sérieux, autant à cause des graves dégâts occasionnés dans l'œil par la présence des caillots, que par les dangers des hémorragies à répétition. Malheureusement encore, l'affection qui commence toujours par un seul œil, atteint souvent l'autre et le malade devient aveugle.

Au point de vue étiologique, cette hémorragie spontanée du corps vitré présente ceci de particulier qu'elle survient chez des sujets parfaitement robustes, n'ayant aucune tare, ni aucune lésion oculaire; ce caractère les différencie des hémorragies symptomatiques que l'on constate assez souvent dans les yeux artério-scléreux, chez les diabétiques. etc. Un de nos malades était un robuste jeune homme de vingt-cinq ans, sans aucun désordre ni local, ni général.

L'ergotine, la digitale, l'iodure de potassium sont indiqués: mais il faut donner la préférence au perchlorure de fer et à la limonade sulfurique.MAYWEG n'a pas craint de lier la carotide. Il obtint par ce moyen, un peu excessif, un bon résultat.

§ 5. — ENTOZOAIRES DU CORPS VITRÉ ET DE LA RÉTINE

Nous parlerons dans le même paragraphe, des entozoaires de la rétine et du corps vitré, à cause de l'étroite relation qui existe entre les deux lésions.

Dans le corps vitré, l'entozoaire, de beaucoup le plus commun, est le cysticerque celluleux qui, dans un tiers des cas, apparaît d'emblée sur place, et, dans les deux autres tiers. prend naissance d'abord sous la rétine pour envahir ensuite le corps vitré.

Quand les milieux sont transparents, on aperçoit une vésicule lisse, arrondie, bleuâtre et miroitante qui présente à sa partie culminante une tête en massue et un col, avec une couronne de crochets. Mais cette période, où l'examen et le diagnostic sont faciles, est bientôt suivie d'une période dite réactionnelle : l'œil devient douloureux et de nombreux flocons inflammatoires obscurcissent le corps vitré, précédant le décollement de la rétine et la phtisie de l'œil.

Avant d'envahir le vitré, le cysticerque, apporté par un vaisseau, se développe le plus souvent sous la rétine, où il trouve une cavité facile à creuser en décollant la membrane. L'entozoaire du vitré est, sans doute, apporté par les vaisseaux de l'artère centrale, celui de la rétine, par les vaisseaux choroïdiens.

L'ophtalmoscope ne permet pas de voir directement l'entozoaire sous-rétinien ; il ne peut être que reconnu approximativement à la saillie plus ou moins arrondie, et quelquefois mobile de la rétine décollée.

En suivant son malade, on assiste aux progrès de l'affection et de deux choses l'une : ou le scolex perfore la rétine et envahit le vitré, ou il décolle la rétine sur une grande étendue.

Les phénomènes réactionnels, inflammatoires dans les deux cas, ne tardent pas à survenir.

Les cysticerques du corps vitré et de la rétine constituent une affection très rare en France. Les Italiens notamment DE VINCENTIIS et DE BERARDINIS ont assez souvent observé et bien étudié cette affection, mais elle est surtout fréquente dans l'Allemagne du Nord où elle a été décrite d'abord par DE GREEFF, puis par HIRSCHBERG et LEBER. L'usage de la viande de porc semble en être la cause principale.

Le traitement de choix nous paraît aujourd'hui l'électrolyse qui certainement permettrait de détruire sur place le cysticerque, mais c'est là un procédé encore théorique dont personne, que nous sachions, n'a vérifié la valeur. Si ce moyen échoue, il faut en venir à l'extirpation qui a donné de bons résultats à KUHNT, à LEBER et à HIRSCHBERG.

Outre les cysticerques, on a encore rencontré, dans le corps vitré, à titre exceptionnel, la *filaria oculi humani*.

§ 6. — DÉCOLLEMENT DU CORPS VITRÉ

Comme la rétine, le corps vitré peut se décoller, et souvent les deux affections coexistent. Entre la rétine et la face externe du vitré, après de graves traumatismes, surtout après une perte considérable de ce milieu transparent, une sérosité citrine, contenant des globules rouges, des cellules migratrices, quelquefois de la cholestérine, s'épanche sous l'hyaloïde.

Il est difficile de diagnostiquer ce décollement du vitré, qui peut être aisément confondu avec celui de la rétine (voy. p. 386 et suiv.), dont il partage d'ailleurs l'extrême gravité.

§ 7. — TRAUMATISMES ET CORPS ÉTRANGERS DU VITRÉ

1° Perte du corps vitré. — Le corps vitré peut sortir de l'œil à la suite d'un traumatisme accidentel ou chirurgical. C'est l'un des incidents les plus fréquents et les plus sérieux de l'opération de la cataracte.

Il s'écoule à travers la plaie faite à la coque oculaire, avec une abondance variable, selon qu'il est plus ou moins altéré et aussi selon le degré de tension intra-oculaire. Chez les sujets jeunes, le tissu vitré est assez fortement organisé : il sort en petite quantité ; chez les vieillards, il est, même à l'état normal, beaucoup plus fluide et peut s'écouler en masse.

L'une des conséquences de la perte du vitré est le décollement ultérieur de la rétine.

2° Corps étrangers du vitré. — Les corps étrangers du corps vitré sont fréquents ; ce sont, le plus souvent, des éclats de capsule, des grains de plomb ou des fragments de pierre. Ceux qui sont lourds gagnent de préférence les parties déclives, les plus légers restent en suspension dans les mailles du tissu vitré. BERLIN pense que quelquefois le corps étranger va frapper la paroi postérieure de la coque qui le projette dans l'intérieur de l'œil en avant d'elle.

Le corps étranger peut d'ailleurs se déplacer sous l'influence de son propre poids ou des mouvements du malade, et faire ainsi renaître des accidents qui s'étaient calmés.

La symptomatologie et le pronostic d'une pareille lésion dépendent avant tout de la nature du corps étranger et de son degré d'asepsie. Leber a fait à ce sujet une étude expérimentale d'une importance capitale.

Il a établi les données suivantes :

1° Un corps étranger sans réaction chimique, dépourvu d'organismes inférieurs, ne provoque dans l'œil aucune inflammation :

2° Un corps étranger aseptique, mais capable d'oxydation, n'entraîne pas de suppuration, mais des phénomènes irritatifs qui peuvent aller jusqu'au décollement de la rétine et à l'atrophie du globe ;

3° Un corps étranger septique entraîne toujours la suppuration et la perte de l'œil.

Le pronostic général découle de ces données, mais il faut encore tenir compte du siège de la lésion (les lésions de la région ciliaire sont les plus graves), de l'hémorragie intra-oculaire, de la perte plus ou moins grande de corps vitré, de la violence du choc.

Quand le cristallin est intact et que l'hémorragie intra-oculaire n'empêche pas d'éclairer l'œil, l'ophtalmoscope permet de reconnaitre la situation du corps étranger. Quand il est suspendu dans le corps vitré, on juge de son siège en étudiant l'arc excursif qu'il décrit pendant les mouvements du globe. En arrière du centre de rotation il se meut en sens inverse, d'autant plus vite qu'il est plus éloigné de ce centre, en avant il se meut dans le même sens que l'œil ; s'il est au voisinage du centre de rotation il reste presque immobile (voy. en outre p. 409 et fig. 164).

Quand on ne peut éclairer l'œil, ce qui est fréquent, on n'arrive à connaitre la situation du corps étranger qu'en étudiant la direction de la plaie d'après son siège, sa forme et les commémoratifs; souvent le diagnostic restera très incertain.

Il est très rare que le corps étranger soit à la fois aseptique et inoxydable, et c'est là le seul cas dans lequel on puisse sans inconvénient négliger de l'extraire: les corps étrangers en cuivre sont remarquablement tolérés lorsqu'ils sont aseptiques, mais leur complète asepsie reste toujours fort problématique et il vaut mieux s'appliquer à l'extraction.

Le diagnostic des corps étrangers de l'œil a fait un grand pas

depuis l'utilisation des rayons Rœntgen ; déjà, avec le sidéros-
cope, on pouvait reconnaitre la présence des fragments de fer,
maintenant il est possible de diagnostiquer celle des corps étrangers quels qu'ils soient.

La question de l'intervention en pareil cas a été de nos jours
très étudiée, notamment par HIRSCHBERG qui a heureusement
modifié les électro-aimants en usage.

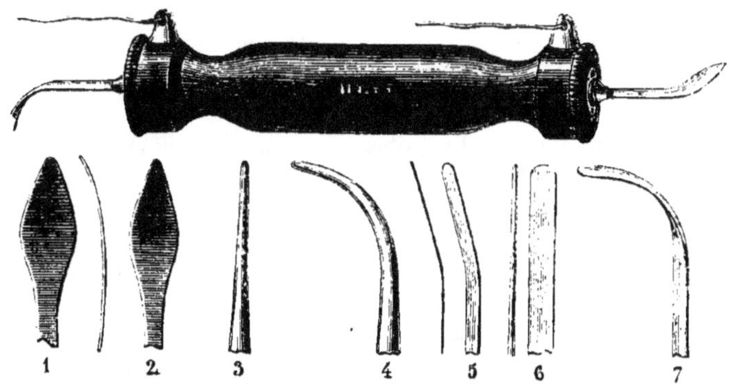

Fig. 165.
Électro-aimant de HIRSCHBERG modifié par Panas.

On peut, avant d'intervenir, se servir de l'électro-aimant
comme moyen de diagnostic. Chaque fois qu'on approche de
l'œil l'électro-aimant le sujet éprouve une douleur, suivant
le méridien devenu douloureux on précisera ainsi approximativement la situation du corps étranger. On peut, par des débridements de la conjonctive, mettre à nu la boutonnière scléroticale et de la sorte s'approcher davantage du corps étranger.

HIRSCHBERG, après chloroformisation, va à la recherche du
corps étranger à l'aide de l'une des nombreuses pointes ou
lames mousses ci-dessus représentées ; son appareil est ac-
tionné par une petite pile très simple et très portative. On
peut plonger à plusieurs reprises dans le corps vitré sans en
perdre beaucoup et souvent l'on retire ainsi le corps étranger
de fer ou d'acier qu'on recherchait.

Sur 313 tentatives on compte 110 insuccès et 203 succès opératoires: les succès fonctionnels n'ont été que de 10 p. 100, mais ce chiffre est déjà considérable et d'ailleurs le fait même de conserver l'œil est un résultat très appréciable.

Quand il s'agit de corps étrangers en plomb, en cuivre, ou de fragment de pierre, il faut se décider à pratiquer l'énucléation ou mieux l'exentération pour peu que les accidents inflammatoires s'aggravent. On ne se hâtera pas trop d'intervenir dans l'espoir que le corps étranger aseptique sera bien toléré par l'œil. Sept ans après l'introduction d'un fragment de cuivre dans le corps vitré, nous avons constaté chez un malade une indolence absolue, une conservation parfaite de la forme et de la tension du globe, d'ailleurs dépourvu de vision par occlusion pupillaire.

CHAPITRE XI

AFFECTIONS DU CRISTALLIN

L'anatomie normale du cristallin ne nous arrêtera pas : les

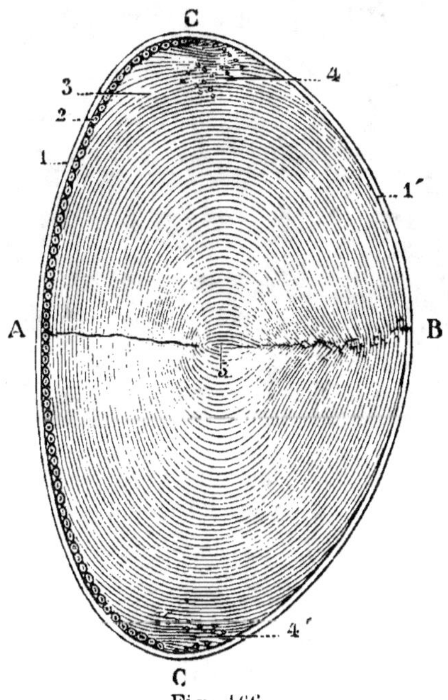

Fig. 166.

Section méridienne du cristallin (d'après BABUCHIN).

A, face antérieure. — B, face postérieure. — C, équateur. — 1, cristalloïde antérieure. — 1', cristalloïde postérieure. — 2, couche épithéliale. — 3, masse des fibres.
4, noyaux des fibres disposées en S dans la région équatoriale. — 5, noyau du cristallin.

deux figures suivantes, que nous plaçons au début de ce chapitre, en indiquent suffisamment la structure.

Le lecteur devra particulièrement remarquer la présence
d'un épithélium seulement au niveau de la capsule antérieure
et non sur la capsule postérieure. Cette disposition est absolument constante chez l'adulte ; les cellules qu'on trouve sur la
cristalloïde postérieure et qui, chez l'embryon, forment la
majeure partie du cristallin, se sont toutes allongées et diffé-
renciées en fibres cristalliniennes.

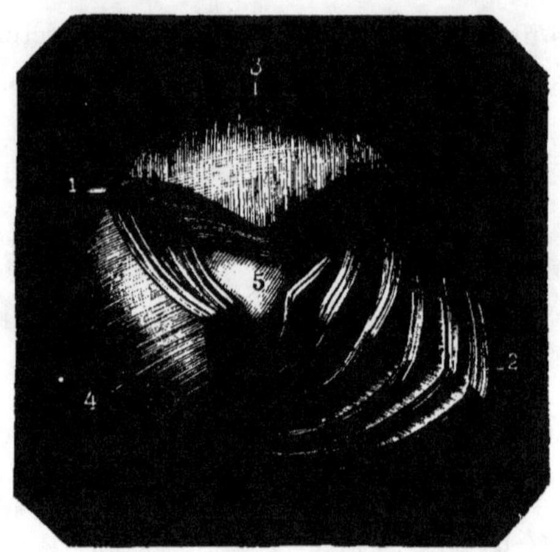

Fig. 167.

Segment de la face postérieure du cristallin (d'après TESTUT).

1, rayon stellaire. — 2, un rayon du cristallin décomposé en lamelles. — 3, 4, deux
autres segments restés intacts. — 5, noyau.

Il résulte de cette disposition de l'épithélium que dans la
production de la cataracte secondaire, la cristalloïde antérieure
est de beaucoup la plus importante.

§ 1. — CATARACTE

Les anciens considéraient la cataracte comme une humeur
épaisse qui s'épanchait en avant du cristallin et lui donnait
le nom venu du grec *hypochyme*, ou du latin *suffusio* ; ils

croyaient que le cristallin était l'organe spécial de la vision, le siège du feu éternel et qu'il ne s'opacifiait pas.

Les Arabes traduisirent le mot *suffusio* par celui de *gutta in oculo*, d'où l'école de Salernes fit le mot *cataracte* qui a été employé depuis.

Après les grands progrès que fit l'anatomie de l'œil au XVIIe siècle, REMI-LASNIER, FRANÇOIS CARRÉ et BOREL déclarèrent que la cataracte était formée par un obscurcissement de l'humeur cristalline, mais leur opinion ne fut pas adoptée; BRISSEAU (1705) démontra son exactitude d'une manière irréfutable en disséquant un œil opéré de la cataracte par abaissement. MAITRE JEAN, MÉRY et SAINT-YVES durent poursuivre cette démonstration pour la faire accepter du monde médical. Ces auteurs distinguèrent d'ailleurs très judicieusement la cataracte vraie de la fausse qu'ils considérèrent comme un exsudat pathologique, il décrivirent également la traumatique avec ou sans luxation du cristallin et RICHTER reconnut la variété congénitale.

La cataracte noire (MAITRE JEAN), liquide à noyau flottant (HOIN) ou morgagnienne, nucléaire (SAINT-YVES), pyramidale (MAITRE JEAN), branlante par rupture de la zonule (SAINT-YVES), corticale et capsulaire, enfin les cataractes secondaires furent successivement étudiées par les grands ophtalmologistes français du XVIIIe siècle.

Toutes ces divisions ont leur raison d'être et nous les retrouverons, notamment dans l'anatomie pathologique.

Au point de vue de l'étiologie, que nous allons immédiatement exposer, il faut surtout diviser les cataractes en spontanées et traumatiques.

1° Étiologie. — La première cause de la cataracte est la sénilité; beaucoup de sujets atteints ne présentent d'autres causes de déchéance que la vieillesse; cette affection apparaît d'habitude vers l'âge de cinquante ans ou après, atteint les deux yeux, mais rarement en même temps et au même degré.

La sénilité est une cause sans doute, mais il est évident que pour bien pénétrer la pathogénie de l'affection, il faut trouver autre chose, puisqu'en somme ce n'est qu'exceptionnellement que les vieillards sont cataractés.

Deutschmann a invoqué l'albuminurie, Michel, une dégénérescence athéromateuse de la carotide ; mais ces opinions n'ont pas été confirmées par les grandes stastitiques faites à ce sujet. Il est probable que l'opacité sénile du cristallin doit être attribuée à des causes purement locales, entraînant une perturbation dans la marche de la sclérose physiologique des fibres du cristallin après cinquante ans.

Schoen accuse le surmenage de l'accommodation d'être le principal facteur de la cataracte ; il se base sur la fréquence des cataractes chez les hypermétropes et les astigmes, le défaut habituel de l'opacification à l'équateur, et le mode d'insertion de la zonule au sac cristallinien. Pour cet auteur, les stries de la cataracte au début proviennent de la nécrose de l'épithélium capsulaire, et cette nécrose est elle-même la conséquence de l'arrachement de la capsule d'avec la substance propre du cristallin. L'arrachement de la capsule dépendrait, d'après cette théorie, de la traction répétée des fibres de la zonule sous l'action du muscle accommodateur.

Cette théorie nous parait ingénieuse ; elle est peut-être vraie, mais pour être adoptée sans contestation, elle a encore besoin de la consécration de la clinique.

Ceci dit sur la cataracte sénile, la forme la plus fréquente, passons aux autres variétés de cette affection et étudions l'étiologie : *a.* de la cataracte congénitale ; *b.* de la cataracte par maladies générales ; *c.* de la cataracte compliquée ; *d.* de la cataracte traumatique.

a. Cataracte congénitale.— (Voy. ch. IV, p. 157.)

b. Cataracte par suite de maladies générales. — Le diabète est l'affection générale qui provoque le plus souvent la cataracte ; elle présente, dans ce cas, le double caractère d'être bilatérale et de marcher très vite.

La cause de cette affection est dans la modification des liquides de l'organisme en général et de l'œil en particulier. En plaçant un cristallin sain, entouré de sa cristalloïde, dans une solution concentrée de sucre, la solution avide d'eau la soustrait à la lentille qui s'opacifie. On a inféré de cette expérience que l'humeur aqueuse et le corps vitré étant sucrés chez le diabétique, absorbent l'eau du cristallin. Ce n'est pas complètement exact ; la proportion de sucre que contiennent ces milieux transparents est trop peu notable ; il faut surtout faire intervenir les troubles nutritifs jusqu'ici mal connus, qui sont la conséquence du diabète.

Nous trouvons un exemple de l'importance étiologique que joue le milieu nutritif dans la cataracte naphtalinique découverte par BOUCHARD et étudiée par PANAS. Les expériences de PANAS ont consisté à faire avaler journellement à des lapins 3 grammes de naphtaline incorporée à la glycérine. Quelques jours après survient l'amaigrissement notable de l'animal, une excrétion exagérée d'urine, l'apparition dans le corps vitré de cristaux octaédriques, en forme d'aiguille ou sphéroïdaux. Bientôt la cataracte commence par des stries méridiennes s'étendant de l'équateur aux deux pôles du cristallin ; en se complétant, elle devient molle et volumineuse. L'examen histologique a montré à PANAS le tissu rétinien infiltré de foyers disséminés et saillants ; la couche des fibres nerveuses œdématiée renferme des leucocytes en grand nombre ; les fibres de Müller apparaissent dissociées, etc. ; enfin la rétine se décolle de la choroïde et le corps vitré de la rétine.

De son étude très intéressante PANAS conclut que la cataracte naphtalinique n'est pas d'ordre chimique, mais le résultat de la dystrophie de la rétine et du corps vitré. Le tractus uvéal participe peu à ces désordres ; c'est qu'en effet son importance, au point de vue de la nutrition de l'œil, a été très exagérée. La rétine joue un plus grand rôle que l'humeur aqueuse dans la nutrition du cristallin.

IWANOFF, a montré avec raison, l'action de la production kystique de la rétine dans les cataractes séniles ; la clinique nous fait voir souvent des cataractes survenant après des chorio-rétinites, le décollement de la rétinite, le ramollissement du corps vitré, etc.

On peut encore produire expérimentalement la cataracte en diminuant la température du cristallin par application de glace sur l'œil (MICHEL), en plaçant les animaux en expérience dans la boîte d'un diapason résonnant constamment (STEIN).

Peut-être par des vibrations ou des secousses multipliées pourrait-on expliquer les cataractes qui surviennent après les convulsions hystériques ou éclamptiques, et aussi les cataractes périnucléaires qui se produisent après les convulsions de l'enfance.

La cataracte par fulguration peut être expliquée par l'ébranlement, le développement de chaleur ou l'action chimique de l'étincelle.

c. *Cataracte compliquée.*— La cataracte est compliquée lorsqu'elle survient à la suite d'autres affections du globe oculaire ; cette variété est fréquente ; elle peut résulter : 1° des inflammations violentes du segment antérieur, kératite suppurée, iritis, cyclite ; 2° des inflammations aiguës et chroniques du segment postérieur, irido-choroïdite chronique, myopie forte avec complications choroïdiennes, rétinite pigmentaire, décollement de la rétine : 3° enfin du glaucome, qui est une cause fréquente puisqu'il se termine très souvent par l'apparition d'une cataracte.

En présence d'une cataracte, il faut toujours songer à l'une ou l'autre de ces causes dont le diagnostic est d'autant plus important à établir que le pronostic et la thérapeutique en découlent immédiatement.

Outre les signes des affections causales, la forme même de la cataracte pourra mettre sur la voie du diagnostic. Le cristallin est souvent tremblotant, régressif, calcifié ; dans la rétinite pigmentaire la cataracte est polaire.

On notera généralement, dans les cataractes compliquées, un épaississement très marqué de la capsule, épaississement utile à connaître dans le cas où l'on se décidera à intervenir.

d. *Cataracte traumatique.* — Elle peut se produire dans deux conditions : 1° le plus souvent après l'ouverture de la capsule ; 2° plus rarement par contusion indirecte du cristallin à travers la capsule intacte.

Quand la capsule est ouverte, l'humeur aqueuse ou le corps vitré pénètre les fibres du cristallin ; à travers l'ouverture celles-ci s'avancent dans la chambre antérieure, quand la blessure est en avant, sous forme de flocons gris, puis s'émiettent et tombent pour se résorber ; tout le cristallin peut ainsi disparaître, mais, dans la majorité des cas, la résorption s'arrête plus tôt, parce que la capsule se referme. Il arrive parfois qu'une blessure légère, une piqûre de la capsule entraîne seulement une cataracte partielle ; nous en avons observé un bel exemple chez une femme qui avait reçu, vingt ans auparavant, une piqûre d'aiguille dans le cristallin et qui présentait dans la partie supérieure de la lentille une traînée opaque, alors que tout le reste du cristallin était parfaitement transparent.

La résorption de la cataracte est quelquefois entravée par de graves phénomènes inflammatoires, consécutifs à l'infection apportée par l'agent vulnérant ou résultant de l'entrée dans l'œil des microbes du sac conjonctival. On peut, à ce point de vue, diviser les cataractes traumatiques : 1º en cataractes simples ; 2º infectées ; 3º compliquées, lorsque, outre la blessure du cristallin, les membranes profondes ont eu à souffrir du traumatisme. Cette classification a une grande importance pour le pronostic et le traitement.

La cataracte traumatique survient rarement en dehors de l'ouverture de la capsule ; on peut la voir se produire cependant quelques semaines après les contusions graves du globe oculaire.

2º Anatomie pathologique. — Nous ne parlerons que des cataractes acquises, les variétés congénitales ayant été étudiées précédemment. Nous décrirons successivement les cataractes molles ou liquides, les demi-molles, les cataractes dures ou phakoscléroses, les cataractes calcaires, les cataractes capsulaires et les cataractes secondaires.

a. *Molles ou liquides*. — Ces cataractes sont plus fréquentes chez l'enfant que chez l'adulte ; dans les deux cas, elles sont dues au même processus ; chez l'adulte, la capsule est épaissie, le kystitome l'entame difficilement, si bien que pendant l'opération, on est fort exposé à luxer le cristallin.

Au bout d'un certain temps, cette variété peut se transformer en aride, siliqueuse ou calcaire : cette transformation est même habituelle chez l'enfant ; quelquefois, la zonule tiraillée se rompt, la cataracte devient trémulante ou natatoire.

b. *Demi-molles (phacomalacie nucléolée)*. — C'est la forme commune : l'opacification commence par la partie immédiatement contiguë au noyau (FORSTER) et le travail sclérosique prend une forme stellaire, les rayons laissant entre eux des espaces clairs. Peu à peu la cataracte mûrit, revêtant une couleur variant du blanc au gris foncé. Elle prend le nom de déhiscente quand les rayons opaques sont nettement séparés par des espaces clairs.

Il n'est pas rare de voir l'opacification se présenter autrement, par exemple sous forme d'anneaux, dans la partie équatoriale de l'écorce (arc sénile du cristallin), sous la forme striée, en flammèches, commune chez les individus encore jeunes. Quelquefois, la zone corticale antérieure ou postérieure est seule prise ; la cataracte postérieure mérite le nom de pathologique, car elle est presque toujours le résultat de désordres choroïdiens ou rétiniens.

En se formant, la cataracte gonfle quelquefois (cataracte intumescente) et repousse l'iris en avant ; mais le fait est transitoire, habituellement le cristallin complètement cataracté est plus petit que la lentille normale (PRIESTLEY-SMITH).

Notre élève, le docteur DUCLOS, a fait sur le volume de la cataracte une thèse intéressante d'où il résulte que la diamètre du méridien cataracté mesure en moyenne 8 millimètres, et que les variations imprimées à la lentille par la cataracte affectent surtout l'axe, réduit dans la cataracte dure, augmenté dans la cataracte molle.

La capsule conserve sa transparence vitreuse, pendant que la substance cristallinienne se creuse de cavités remplies d'une substance albuminoïde, pendant que les fibres se gonflent et se transforment en une masse gélatineuse grisâtre. Plus tard, un travail régressif se produit ; des gouttelettes graisseuses, des cristaux de cholestérine, de margarine et de sels calcaires se forment ; au centre de la cristalloïde antérieure apparaît une plaque blanche constituée par des cellules vésiculeuses entou-

rées de masses colloïdes; la cataracte est alors capsulo-lenti-
culaire, chose dont il faut tenir grand compte au point de vue
opératoire.

Plus tard encore, en devenant *supra-mûre*, la cataracte peut
dégénérer en aride siliqueuse ou devenir fluide (morgagnienne).
Cette variété est caractérisée par la mobilité du noyau, qui
change avec la position du malade. Le liquide de la cataracte
morgagnienne est rarement clair comme de l'eau, d'habitude
lactescent, avec de fins grumeaux. L'analyse chimique a montré
que ce liquide était coagulable par l'alcool, l'acide acétique, et
qu'il se composait de graisses et de cristaux de cholestérine
(KNIES, O. BECKER).

c. *Cataracte dure (phacosclérose).* — C'est une variété essentiellement sénile; la marche est lente, chronique du centre à
la périphérie; quelquefois la sclérose est complète alors qu'il
existe des couches corticales assez transparentes pour permettre une bonne vision.

La couleur varie, tantôt jaune clair, tantôt gris foncé, tantôt
noire (cataracte noire); cette variété paraît due à des éléments
hématiques immigrés dans le cristallin.

Les modifications chimiques subies dans la phacosclérose
ordinaire portent surtout sur la leucine qui, de 0,03 p. 100,
monte à 4,5 p. 100, la cholestérine qui va de 0,62 à 6,22. Les
matières extractives et les sels augmentent aussi dans de
grandes proportions (CAHN).

d. *Cataracte calcaire, osseuse.* — L'état crétacé est une conséquence de la régression, dernier terme de quelques cataractes molles; il y a de la cholestérine et des matières grasses
comme dans la forme précédente, mais les phosphates et car-
bonates de chaux y dominent; souvent cette cataracte est
l'aboutissant des cataractes juvéniles ou traumatiques, beaucoup plus rarement elle est d'emblée crétacée et se développe
alors spontanément chez les vieillards.

La cataracte calcaire est toujours régressive, c'est-à-dire plus
petite que le cristallin normal; la zonule peut se rompre et la
luxation dans le corps vitré se produire; il peut survenir des
phénomènes inflammatoires, des poussées d'iritis ou de cyclite.

La cataracte osseuse est très rare : il s'agit dans ce cas, non pas d'une métamorphose des éléments propres du cristallin, mais de la pénétration entre les deux cristalloïdes d'un tissu embryoplastique ossifiant. PANAS a rapporté un bel exemple de cette variété : « Encapsulée entre les deux cristalloïdes, la masse néoformée possédait des vaisseaux propres et des espaces médullaires. La présence de lamelles concentriques pourvues d'ostéoplastes ne laissait pas le moindre doute sur l'existence de tissu osseux véritable. Les cavités trabéculaires contenaient outre des blocs calcaires et de la graisse, des ostéoplastes nombreux. » — Dans ce cas, il s'agissait d'un œil perdu par iridocyclite plastique chronique. Le vitré, ayant subi la transformation conjonctive, avait brisé la cristalloïde et envahi le sac cristallinien.

Dans une observation de ALT l'ossification était le résultat d'un traumatisme avec rupture de la capsule et de la choroïde.

e. *Cataracte capsulaire.* — La cristalloïde peut devenir très facilement opaque après les traumatismes du cristallin, notamment après l'opération de la cataracte, mais ce sont là des cataractes secondaires dont nous nous occuperons plus loin.

La cristalloïde peut aussi s'opacifier partiellement pendant l'évolution de l'opacification cristallinienne. L'altération siège dans l'épithélium endo-capsulaire au niveau duquel se développent des corps fusiformes et du tissu conjonctif néoformé. Il se produit ainsi, par le processus de la kariokynèse, de véritables saillies verruqueuses épithéliales s'enfonçant plus ou moins dans la substance propre.

f. *Cataractes secondaires.* — Après l'extraction du cristallin faite dans les meilleures conditions, on peut voir survenir une cataracte consécutive, c'est-à-dire une membranule plus ou moins épaisse, gênant le passage des rayons lumineux et diminuant beaucoup la vision.

Cette membranule n'est autre que la capsule antérieure dont l'ouverture faite par le kystitome s'est refermée ; quelquefois la capsule postérieure se plisse et s'opacifie au point d'apporter aussi à la vision une certaine entrave, mais cette capsule est rarement très gênante parce qu'elle est dépourvue d'épithélium. C'est l'épithélium de la capsule antérieure qui, en proliférant, produit les membranules épaisses, blanchâtres à l'éclairage oblique et qu'il faut absolument déchirer ou extraire pour rétablir la vision. A plus forte raison l'opacité de la cataracte secondaire est considérable lorsque l'opérateur a laissé dans le sac cristallinien quelques débris corticaux au moment de l'extraction.

La cataracte secondaire, ainsi déterminée par le sac cristallinien et des débris peu considérables, forme une première catégorie, assez bénigne, de ce genre de désordres.

La deuxième catégorie de cataractes consécutives est constituée par celles qui résultent de la participation de l'iris au processus et de la présence de synéchies plus ou moins solides attachant cette membrane aux débris capsulaires.

Enfin dans un troisième groupe, la cataracte secondaire est formée par la membrane irienne elle-même, modifiée par une inflammation violente ayant duré quelques semaines et cachant derrière elle des débris cristalliniens laissés dans le sac à la suite d'une opération incomplète. Il y a dans ce cas occlusion pupillaire. Quand l'iridectomie a été pratiquée, il n'en reste presque plus trace; une membrane très opaque, constituée par l'iris atrophié et une *croûte* faite de débris de cristallin et d'exsudats inflammatoires, supprime complètement la vision. Dans des cas plus graves encore, l'iritis s'est compliquée de cyclite et l'œil opéré, menacé à plus ou moins bref délai de phtisie chronique, est à jamais perdu.

A propos de l'intervention opératoire nous retrouverons ces trois variétés de cataractes secondaires.

3° **Symptômes et diagnostic**. — Les *troubles subjectifs*, par lesquels nous commencerons sont d'abord très modérés. Le malade voit dans le champ visuel des points noirs se mouvant avec l'œil; il se manifeste quelquefois de la presbytie, de la myopie et même de la polyopie monoculaire, phénomènes qui dépendent des modifications d'élasticité et de réfringence qui se produisent dans le tissu cristallinien.

Ces accidents, joints à une certaine diminution de l'acuité, conduisent le patient chez l'oculiste qui constate les signes objectifs dont nous allons parler.

L'acuité visuelle diminue plus ou moins vite selon la forme de l'opacité; une opacification faible, mais diffuse, gêne davantage que des stries très opaques laissant entre elles des parties très transparentes. Les opacités étant d'habitude accumulées au centre, le malade voit mieux avec une faible lumière permettant à la pupille de se dilater, qu'en plein jour (nyctalopie); de là l'attitude caractéristique qu'il prend quand il marche : la tête basse, la main sur le front pour protéger ses yeux alors que dans les lésions du fond de l'œil, atrophie papillaire par exemple, le malade recherche la plus grande lumière possible et marche la tête haute en face du jour.

La cataracte, en se développant, passe par divers états qui donnent lieu à des *Symptômes objectifs* variables que nous passerons en revue en divisant la marche de l'affection en quatre stades, cataracte commençante, cataracte intumescente, cataracte mûre, cataracte supra-mûre.

a. *Cataracte commençante.* — A l'éclairage oblique et mieux, avec le miroir plan, en passant en revue les divers secteurs du cristallin, on aperçoit des opacités partielles autour du noyau ou quelquefois dans la région équatoriale (arc sénile du cristallin). Il faut se garder de confondre les opacités de la lentille avec celles plus profondes, quelquefois fixes, du corps vitré; on les reconnaitra en cherchant les déplacements parallactiques; les dépôts inflammatoires, traces d'iritis anciennes, seront toujours facilement reconnus à l'éclairage oblique.

A cette période deux phénomènes objectifs importants peuvent se produire : de la presbytie, consécutive à une diminution dans l'élasticité du cristallin, ou de la myopie (1 à 2 dioptries) qui doit être mise sur le compte de l'exagération de l'indice de réfraction de la lentille. Plus rarement, on rencontre de l'astigmie acquise.

b. *Cataracte intumescente.* — En progressant, la cataracte gonfle; la chambre antérieure tend à s'effacer; au lieu de stries et d'opacités partielles, on aperçoit au miroir plan une opacité très étendue, intéressant les trois quarts environ du cristallin. A cette période on constate encore *l'ombre portée*.

Cette ombre vient de ce que les couches superficielles du cristallin, sur lesquelles repose l'iris, ne sont pas opaques et que l'ombre de celui-ci tombe sur les couches opacifiées plus profondes.

Tuméfié, le cristallin est blanc bleuâtre et laisse en général bien voir le dessin de l'étoile de la lentille. Cette période d'intumescence n'est pas constante.

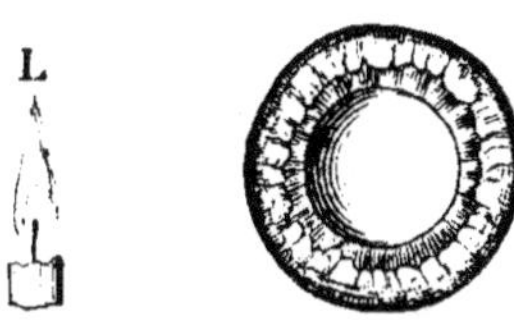

Fig. 168.
Ombre portée par l'iris
(Fucus).

c. *Cataracte mûre.* — Après cette période d'intumescence la cataracte arrive à maturité; il n'y a plus d'ombre portée, le cristallin prend une teinte gris mat.

A ce moment le cristallin a la propriété de se laisser facilement séparer de la capsule à cause de la dégénérescence complète des fibres cristalliniennes. Le cristallin est dans sa capsule comme un fruit dans sa coque (ARLT). C'est le moment de choix pour opérer.

d. *Cataracte supra-mûre.* — En mûrissant la cataracte tend à se déshydrater, mais, lorsque l'opacification est très ancienne, la déshydratation cesse et la masse cristallinienne peut se ramollir et se diviser en de petits fragments. Les couches périphériques peuvent ainsi se liquéfier, le noyau seul reste solide; il en résulte une *cataracte de Morgagni* caractérisée

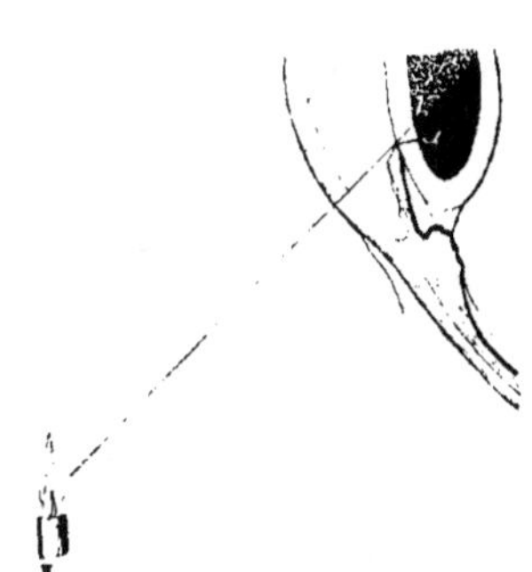

Fig. 169.
Ombre portée par l'iris sur le cristallin en coupe schématique (Fucus).

Les couches internes du cristallin sont opaques, les périphériques sont considérées comme transparentes. La source lumineuse L projette sur la surface de l'opacité une ombre de l'iris dont la limite centrale est en *b*. Un observateur, examinant l'œil de face, voit une partie de cette ombre dans l'étendue *a, b*, le long du bord pupillaire de l'iris.

par la présence d'un noyau mobile dans le liquide qui remplit le sac cristallinien. Par transparence, à travers ce liquide un peu laiteux, on peut voir ce noyau à la place que lui assignent les lois de la pesanteur, selon la position de la tête du patient.

Ce noyau peut devenir très petit, et même disparaître, si bien que la cataracte morgagnienne devient absolument liquide.

Le liquide plus tard peut finir par se résorber et il ne reste plus qu'une *cataracte membraneuse* formée par les deux cristalloïdes, antérieure et postérieure, plus ou moins exactement adossées. Chez les enfants, cette membrane peut devenir transparente et la vision ainsi se rétablir jusqu'à un certain point.

La cataracte supra-mûre n'aboutit pas toujours à la liquéfaction, elle devient assez souvent crayeuse et calcaire; dans ce cas, le cristallin diminue de volume, se ratatine; il en résulte des tiraillements sur la zonule qui peut se rompre; la cataracte devient trémulante ou tremblotante.

Au stade d'hypermaturité on peut voir l'acuité visuelle augmenter sous l'influence de la résorption des couches opaques; le malade qui avait complètement perdu la vue peut ainsi recommencer à compter les doigts; chez les jeunes sujets la résorption peut être assez grande pour qu'il apparaisse des points tout à fait transparents; dans la cataracte sénile, au stade d'hypermaturité, on peut aussi voir la vue s'améliorer par le développement d'une cataracte morgagnienne qui peut aller jusqu'à la disparition complète du noyau, mais surtout par la subluxation ou la luxation spontanée du cristallin, qui permet aux rayons lumineux d'aller jusqu'à la rétine.

Au sujet de cette période d'hypermaturité il faut remarquer que l'intervention chirurgicale devient plus difficile et plus périlleuse que dans la période de maturité, pendant l'extraction la rupture de la zonule est plus à craindre, la kystitomie est plus difficile à cause de l'épaississement de la capsule et cette capsule ne se rétractant pas et ne se résorbant pas est plus souvent que d'habitude la cause d'une cataracte secondaire.

Variétés cliniques. — Ce que nous venons de dire étant entendu de la cataracte en général il nous reste à décrire certaines variétés cliniques assez communes pour mériter d'être bien connues.

1° *Cataracte polaire antérieure.* — Elle est caractérisée par la présence d'un petit point blanc au pôle antérieur du cristallin ; sa cause est dans la perforation de la cornée et l'application du cristallin contre cette membrane au moment où la chambre antérieure se vide ; le contact de la lentille avec la cornée et la pression anormale que subit le cristallin expliquent l'opacification sous-capsulaire de l'épithélium. Souvent on voit la taie cornéenne plus ou moins centrale, vestige de l'ulcère perforant, mais quelquefois la lésion cornéenne a disparu. Les couches opaques du cristallin sont souvent assez épaisses pour former une proéminence conique évidente, on a alors affaire à la cataracte pyramidale.

L'acuité visuelle est souvent peu troublée par ces cataractes habituellement très circonscrites : la lésion cornéenne est souvent plus fâcheuse pour la vision que la cataracte elle-même.

2° *Cataracte polaire postérieure.* — Elle est caractérisée par la présence d'un petit point blanc au pôle postérieur du cristallin ; ce point opaque est placé sur la face postérieure de la capsule, c'est-à-dire du côté du corps vitré. C'est en somme une fausse cataracte puisque la partie opacifiée n'est pas dans le sac cristallinien.

La cataracte polaire postérieure est un vestige de l'artère hyaloïdienne dont la résorption a été incomplète ; et quelquefois, en même temps que la cataracte, on trouve l'artère hyaloïdienne tout entière, anormalement persistante.

3° Nous devons encore signaler certaines opacités cristalliniennes circonscrites, notamment la cataracte fusiforme, constituée par une ligne opaque qui s'étend du pôle antérieur au pôle postérieur du cristallin ; l'arc sénile du cristallin, consistant en un anneau régulier opaque bordant l'équateur dans toute son étendue ; la cataracte ponctuée, qui se montre sous l'aspect de petits points blancs répandus uniformément dans tout le cristallin, quelquefois réunis en groupe dans les couches corticales antérieures. Outre ces opacités on rencontre encore quelquefois d'autres formes d'opacités cristalliniennes circonscrites, nettement limitées, d'aspect variable, d'origine congénitale et appartenant à des individus qui présentent d'autres difformités et dont le développement tant physique qu'intellectuel est incomplet.

4° Les cataractes congénitales dont l'étude a été faite ailleurs (p. 157).

Diagnostic. — Il faut se garder de confondre la cataracte avec le reflet grisâtre du cristallin qu'on rencontre chez un grand nombre de personnes âgées; l'examen ophtalmoscopique, même superficiel, permettra d'éviter l'erreur : il en sera ainsi chez les glaucomateux dont le cristallin, même lorsqu'il est resté parfaitement transparent, en impose au premier abord pour une cataracte; l'examen du fond de l'œil, la recherche de l'hypertension, l'étude du champ visuel ne permettront pas de s'égarer.

Il n'est pas toujours facile de distinguer les opacités du corps vitré des opacités cristalliniennes; il faudra recourir à la dilatation de la pupille et bien tenir compte du déplacement de l'opacité pendant les mouvements de l'œil. La petite manœuvre indiquée par la figure 164 sera également très précieuse. Nous conseillons encore en pareil cas d'examiner le cristallin avec un miroir portant derrière lui une forte lentille (de 12 ou 13 dioptries). De même, dans les cataractes commençantes, difficiles à voir à l'éclairage direct et à l'éclairage oblique ordinaire, on se trouvera bien de regarder, avec une forte loupe, la lentille bien éclairée par le pinceau lumineux fourni par une autre loupe, selon le procédé ordinaire de l'éclairage oblique.

Le chirurgien appelé auprès d'un malade atteint de cataracte doit s'appliquer à reconnaître la période où en est l'affection et le degré de maturité. En intervenant trop tôt, on s'expose à laisser des masses corticales qui provoquent une cataracte secondaire; trop tard on rencontre quelquefois de graves difficultés opératoires ; le cristallin peut se luxer et la zonule se rompre au cours de l'opération.

Cette question de la maturité de la cataracte n'est pas toujours facile à résoudre car il y a des cristallins, encore relativement transparents, qui sont à une période de maturité parfaite, et de GRÆFE a le premier appelé l'attention sur trois variétés de cataractes opérables dans d'excellentes conditions, bien que le malade conserve encore un degré très appréciable de vision. Ce sont : 1º les cataractes ambrées, parfaitement dures, encore transparentes à la périphérie et cependant bien déhiscentes. Elles sont communes chez les myopes ; 2º les cataractes corticales avec adjonction d'un semis de points opaques disséminés ; 3º certaines cataractes composées de secteurs opaques séparés par de minces cloisons transparentes.

Ces cataractes sont opérables dans des conditions parfaites ; les cataractes secondaires ne sont pas à redouter. Un grand nombre d'auteurs considèrent d'ailleurs que la maturité absolue de la cataracte n'est pas nécessaire, même en dehors des cas dont nous venons de parler. Cette maturité n'est pas nécessaire sans doute mais elle est bien précieuse, car elle évite sûrement, entre les mains d'un opérateur exercé, la cataracte secondaire qui, à n'en pas douter, est une affection redoutable, une véritable complication éloignée de l'extraction du cristallin.

Il sera bon de chercher à reconnaître le volume du noyau afin de proportionner l'incision à ses dimensions. Il importe que ce noyau sorte aisément sous l'influence d'une légère pression après l'ouverture de la capsule par le kystitome.

En présence d'une cataracte il importe aussi, d'une manière toute particulière, de connaître la valeur du fond de l'œil.

L'état du réflexe pupillaire, interrogé après avoir couvert l'autre œil pour éviter les mouvements associés des pupilles, donne d'excellents renseignements : quand le réflexe est prompt, agile, on a les meilleures chances d'obtenir un résultat fonctionnel heureux.

Mais il est néanmoins toujours bon de mesurer l'acuité visuelle du patient par le procédé de DE GRÆFE, en plaçant une bougie à 5 mètres de distance. Si le malade aperçoit la lumière dans ces conditions, son acuité est considérée comme normale ; s'il ne la voit qu'à un mètre, elle n'est que d'un cinquième. En promenant une bougie sur le campimètre, on peut de même explorer le champ visuel du patient. On pourra également présenter au malade des couleurs saturées bien éclairées et se convaincre qu'il distingue encore le rouge du vert. Le bleu est moins facilement perçu.

Il suffira en général de s'assurer de l'état des réflexes et de la perception de la bougie. (Pour le traitement voy. *Chirurgie oculaire*.)

§ 2. — LUXATIONS DU CRISTALLIN

Les luxations du cristallin sont spontanées ou traumatiques. Étudions d'abord les premières.

A) LUXATIONS SPONTANÉES

Les luxations spontanées du cristallin peuvent être partielles ou totales.

1° Anatomie pathologique. — La cause anatomique constante se trouve dans les altérations du ligament suspenseur, très tendu dans les yeux normaux et maintenant le cristallin bien immobile : lorsque ce ligament se relâche partiellement ou sur toute son étendue, il en résulte un déplacement plus ou moins notable qui va de la subluxation jusqu'à la luxation complète.

a. *Subluxation*. — Elle peut consister dans un mouvement de rotation du cristallin. L'un de ses bords se porte en avant, tandis que le bord opposé regarde en arrière, ou bien la lentille se déplace latéralement de telle façon que son centre ne correspond plus au centre de la cornée et de la pupille. Les dimensions de la chambre antérieure sont altérées par le fait même de ce léger déplacement ; elle est moins profonde du côté où le cristallin s'est dirigé, et plus profonde de l'autre côté, ce qui est un bon signe pour le diagnostic du déplacement. Dans les cas légers, la pupille n'est nulle part dépourvue de cristallin, mais quand la luxation est notable, il est facile, après la dilatation pupillaire, de voir à l'aide du miroir plan le bord du cristallin rejeté en arrière se présentant sous forme d'une ligne noire sur le fond rouge de l'œil.

Les troubles visuels peuvent se borner à une gêne de l'accommodation lorsque le déplacement est très léger, mais si le mouvement de bascule est tant soit peu considérable, le cristallin abandonne en partie le champ pupillaire : il en résulte immédiatement une forte hypermétropie, une grande diminution de l'acuité visuelle et de la diplopie monoculaire.

Si la subluxation se produit chez un cataracté, la vision subitement revient, puisque la pupille est en partie débarrassée de l'obstacle qui gêne le passage des rayons lumineux.

b. *Luxation complète.* — Dans ce cas le cristallin abandonne complètement la *fossa patellaris* pour tomber, soit dans la chambre antérieure, soit dans le corps vitré.

Quand il est tombé dans la chambre antérieure, il apparaît sous la forme d'un globe arrondi, car la tension de la zonule ayant disparu, la lentille reprend sa forme sphérique. Elle a l'aspect d'une grosse goutte d'huile déposée dans le fond de la chambre antérieure et refoulant l'iris en arrière.

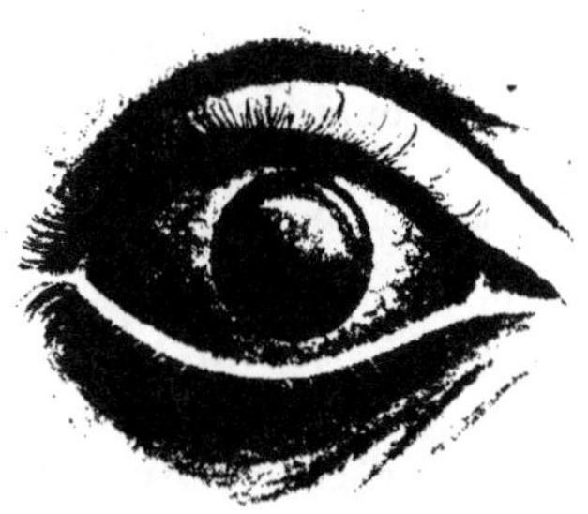

Fig. 170.
Luxation spontanée du cristallin dans la chambre antérieure.

Plus souvent le cristallin tombe dans le corps vitré. Il disparaît alors derrière l'iris qui recule et tremble. Si le cristallin est cataracté, on peut le reconnaître à l'œil nu dans les profondeurs du globe ; à l'ophtalmoscope il apparaît derrière l'iris, appuyé sur le corps ciliaire qu'il irrite par son dangereux voisinage. Quelquefois il nage librement dans le corps vitré ramolli, *cataracta natans.*

Les signes qui décèlent la présence du cristallin dans la chambre antérieure sont très faciles à percevoir et le diagnostic de la luxation dans le vitré n'est guère plus difficile. Le tremblement de l'iris, l'aspect complètement noir de la pupille, la disparition des 2e et 3e images de Purkinje, la production de l'hypermétropie, la suppression de l'accommodation, l'exploration de l'œil à l'éclairage direct et oblique ne peuvent laisser de doute.

Les troubles fonctionnels varient selon que le cristallin était ou non cataracté ; s'il était transparent, on a l'hypermétropie par aphakie à moins d'une forte myopie antérieure ; s'il y avait cataracte, la vision peut revenir comme après l'opération par abaissement, qui s'est ainsi spontanément réalisée.

Mais rarement tout se borne là, la situation anormale de la lentille entraîne souvent des troubles consécutifs d'une très haute gravité. Des complications inflammatoires ne tardent pas à éclater. Il peut se développer une grave irido-cyclite très douloureuse, très tenace, très persistante entraînant des phénomènes glaucomateux et pouvant aller jusqu'à l'ophtalmie sympathique. C'est là ce qui se produisait après les opérations de cataracte par abaissement dont le résultat, immédiatement très bon, devenait en peu de semaines désastreux.

Quand le cristallin tombe dans la chambre antérieure, les accidents sont encore plus rapides que lorsqu'il est dans le corps vitré. Il en résulte immédiatement une vive réaction de l'iris qui ne supporte pas le voisinage de ce volumineux corps étranger. L'équateur du cristallin s'appuie sur la base de cette membrane et l'inflammation qui en résulte produit un amas de leucocytes et de corps granuleux bouchant l'angle irien et poussant au glaucome. Dans le corps vitré le cristallin peut ne réveiller que peu ou pas d'accidents et tout quelquefois se passe bien sans intervention ; au contraire la rapidité, la constance et la gravité des accidents produits par le cristallin tombé dans la chambre antérieure, en imposent l'extraction dans tous les cas.

2° Étiologie. — Les causes de la luxation spontanée sont un relâchement ou une déchirure de la zonule, consécutive à une sclérectasie antérieure, à la dégénérescence d'une cataracte supra-mûre calcifiée qui tiraille incessamment le ligament suspenseur.

La liquéfaction du corps vitré, qui, dans ce cas, ne soutient plus la lentille, est une cause du même ordre ; un staphylome antérieur dans lequel s'engage l'iris, déjà anormalement attaché à la cristalloïde par des synéchies, peut encore entraîner le cristallin et le faire basculer.

Incomplète d'abord, la luxation sous l'influence des mêmes conditions étiologiques, se complète parfois rapidement.

Les causes de la luxation spontanée sont par conséquent liées à un état morbide du globe de l'œil (myopie forte, hydrophtalmie, staphylomes), de ses membranes, du corps vitré et du cristallin lui-même ; lorsque de pareilles lésions existent, la luxation est préparée et n'attend plus qu'une occasion. Cette occasion est celle d'un traumatisme léger, d'une petite contusion de l'œil, d'un mouvement brusque du malade, mais le traumatisme joue ici un rôle très effacé et l'affection n'en mérite pas moins très exactement le nom de *spontanée*. C'est d'habitude la pesanteur qui entraine le cristallin, insuffisamment suspendu ou soutenu, et le fait tomber dans la chambre antérieure ou dans les parties inférieures du corps vitré. Il n'y a d'exception que pour les cas où le cristallin, adhérant à l'iris, est entrainé dans la direction d'un staphylome ciliaire ou intercalaire.

3° Traitement. — Quand la vision n'est pas trop défectueuse, dans les subluxations ou dans les luxations complètes qui n'entrainent pas d'irritations, il faut se borner à prescrire des verres appropriés.

En présence d'une luxation dans la chambre antérieure il faut, dès le début, en l'absence de phénomènes inflammatoires, s'attacher à réduire le cristallin. Après avoir largement dilaté la pupille, on placera le malade la tête basse et par des pressions sur la cornée on s'efforcera de pousser la lentille de l'autre côté de l'iris ; en rétrécissant ensuite la pupille on empêchera le cristallin de revenir dans la chambre antérieure. Ce moyen, que nous n'avons jamais mis en œuvre, bien qu'il soit préconisé par d'excellents auteurs, nous parait fort peu recommandable. Le cristallin ainsi replacé derrière l'iris ne peut garder une position avantageuse, puisqu'il n'y a plus de ligament suspenseur. Il est alors au moins subluxé dans la fossa patellaris en attendant qu'il tombe dans le corps vitré pour y produire de formidables accidents. En présence d'un cristallin tombé dans la chambre antérieure nous conseillons toujours l'extraction qui est assez facile et très sûre. PANAS, vu la perte abondante de corps vitré qui est à craindre, conseille de pratiquer l'opération sous le chloroforme après avoir instillé beaucoup d'ésérine pour resserrer la pupille : en allant vite et en faisant écarter les paupières par un aide exercé, l'opération donne d'habitude un satisfaisant résultat.

Lorsque la luxation se produit d'emblée dans le corps vitré il faut s'abstenir s'il n'y a pas d'accidents ; mais en présence des phénomènes inflammatoires dont nous avons parlé, il n'y a pas à hésiter, il faut aller chercher la lentille. Cette recherche est périlleuse ; cependant, avec quelques précautions, on peut la conduire à bonne fin. Nous conseillons la petite manœuvre suivante qui nous a toujours dispensé de harponner la lentille et même d'introduire un instrument quelconque dans l'œil. Après avoir placé le malade la tête basse, on fait une incision cornéenne le plus près possible du bord cristallinien qui apparaît derrière la pupille dilatée. L'incision doit être faite sans hâte, de façon à obtenir un écoulement très lent de l'humeur aqueuse et du corps vitré qui la suit. Le cristallin est poussé par le corps vitré dans la plaie et il s'y engage spontanément aussitôt que la section est terminée, pour peu qu'on le dirige par quelques pressions sur la partie antérieure du globe. Il sort très peu ou pas de corps vitré pourvu qu'on referme l'œil très rapidement. Un bon aide pour écarter les paupières remplace avantageusement l'ophtalmostat. Nous ne considérons pas ce moyen comme infaillible, mais il nous a très souvent donné les meilleurs résultats.

B) Luxations traumatiques

Comme les spontanées, elles sont partielles ou complètes, elles résultent toujours, l'appareil cristallinien étant sain, d'un violent traumatisme portant sur le globe. Toutes les variétés de luxations se produisent, suivant que la zonule est rompue dans toute son étendue ou partiellement. L'influence de la pesanteur est nulle, c'est la direction du choc qui pousse le cristallin dans tel ou tel point. Si les enveloppes oculaires sont complètement rompues, le cristallin peut être entièrement chassé de l'œil dans sa capsule ou à travers la capsule ouverte.

Dans la luxation spontanée il faut s'attendre à trouver dans le globe de l'œil de graves lésions préliminaires, dans la luxation traumatique, l'œil est sain avant l'accident, mais le traumatisme, outre la luxation de la lentille, entraîne de graves désordres immédiats et consécutifs dans les milieux transparents et dans les membranes profondes; ces désordres aggravent beaucoup le pronostic. Outre la luxation dans la chambre antérieure et dans le corps vitré qui se présente avec les caractères que nous leur connaissons, les traumatismes oculaires peuvent entraîner la *luxation sous-conjonctivale* et *l'expulsion totale* du cristallin.

C'est là une complication des ruptures de la sclérotique, rare chez les enfants, plus fréquente chez les vieillards à cause de la diminution d'élasticité de la coque de l'œil.

La rupture se produit généralement au-devant de l'insertion des muscles droits, au bord supérieur et interne de

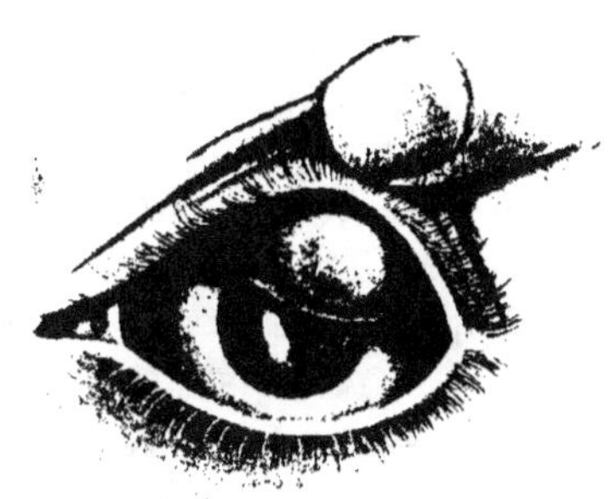

Fig. 171.
Luxation traumatique sous-conjonctivale du cristallin.

la cornée; cela à cause de la direction de l'agent vulnérant qui, étant donnée la situation spéciale de l'œil dans l'orbite, atteint le globe de bas en haut et de dehors en dedans (voy. p. 307, fig. 134).

Le cristallin apparait sous la conjonctive comme une saillie anormale à côté de laquelle l'iris est enclavé. L'examen de la pupille montre cette situation anormale de l'iris, l'aphakie, et en outre des hémorragies intra-oculaires et sous-conjonctivales, le gonflement des paupières, etc. L'épanchement sanguin intra-oculaire peut, pendant quelques jours, rendre le diagnostic incertain.

Malgré l'étendue de ces désordres on peut espérer la guérison, les hémorragies intra-oculaires disparaissent assez facilement et le cristallin lui-même, enkysté sous la conjonctive, se résorbe assez vite. ALT, trois ou quatre jours après l'accident, trouva la lentille entourée de cellules fusiformes et de vaisseaux néoformés ; l'épithélium sous-capsulaire avait disparu. D'ailleurs si la résorption n'avait pas lieu, rien ne serait plus facile que d'enlever la lentille à travers une petite incision de la conjonctive.

L'expulsion totale a été observée après de gros traumatismes (coups de corne de bœuf) ayant produit non pas une simple contusion, mais une plaie contuse. Le cristallin est chassé dans l'ouverture. Outre les désordres qu'on devine, l'absence du cristallin se traduit par les symptômes ordinaires. Il n'y a rien de mieux à faire, en pareil cas, que de modérer les réactions inflammatoires par des lotions antiseptiques et un pansement occlusif et il n'est pas rare de voir les désordres se réparer et l'œil aphaque recouvrer une bonne vision.

§ 3. — CATARACTE TRAUMATIQUE, CORPS ÉTRANGERS DU CRISTALLIN

Le traumatisme est habituellement accompagné de la déchirure de la capsule ; les masses cristalliniennes gonflent, font hernie à travers la plaie capsulaire. BECKER a constaté dans le tissu cristallinien des masses myéliniques analogues à celles qu'on trouve dans les parties opaques des cataractes spontanées.

Quand la cristalloïde n'est pas ouverte, la cataracte traumatique peut apparaître tardivement. Nous avons observé un enfant de huit ans qui, après avoir reçu un coup de pierre sur l'œil, garda son cristallin très transparent pendant un mois. Il se développa à cette époque une cataracte molle, bientôt complète, que nous pûmes enlever par l'aspiration. PANAS appelle ces cataractes : traumatiques tardives, les autres étant traumatiques d'emblée.

Souvent au milieu du cristallin on trouve le corps étranger, paillette de fer, d'acier, ou de tout autre métal, grain de plomb, fragment de verre, etc. La présence du corps étranger est de nature à compliquer gravement l'affection, car très souvent il est nocif doublement, par sa présence et par les éléments infectieux qu'il a entrainés.

D'ailleurs, même sans que le corps étranger soit resté dans l'œil, il y a lieu de se préoccuper beaucoup de l'asepsie de la blessure. Le corps étranger peut quelquefois s'encapsuler dans la lentille devenue opaque autour de lui ; d'autres fois il rebondit et retombe dans l'humeur aqueuse.

Avec ou sans corps étranger, la cataracte traumatique non infectée, celle qui ne se complique pas d'inflammations graves, iriennes ou autres, passe par deux phases, une phase de gonflement et une phase régressive. Ces deux phases sont d'autant plus accentuées et rapides que l'ouverture capsulaire est plus large.

Au point de vue du pronostic, autant qu'à celui de la symptomatologie on doit, avec DE WECKER diviser les cataractes traumatiques en trois catégories, à savoir : 1° les cataractes traumatiques simples, non infectées ; 2° les cataractes traumatiques simples, infectées ; 3° les cataractes compliquées et pour la plupart infectées.

Les blessés de la première catégorie quand ils sont jeunes peuvent guérir d'eux-mêmes, avec une résorption parfaite du cristallin. En les opérant on risque de leur nuire en infectant l'œil ; il ne faut intervenir que lorsque la résorption est entravée ou arrêtée.

La régression chez les enfants peut être très rapide et la vision se rétablir vite, mais il peut arriver aussi, quand l'ouverture est étroite, qu'elle se referme et que tout travail d'opacification s'arrête. Dans tout état de cause, chez les individus âgés, on ne saurait compter sur une résorption totale et l'intervention, souvent utile chez les enfants, est indispensable chez les adultes et les vieillards.

Dans le deuxième cas, l'intervention immédiate s'impose, suivie d'un lavage de la chambre antérieure ; de même dans les cataractes traumatiques compliquées, mais, pour ce dernier groupe de malades, le diagnostic est particulièrement sombre à cause des désordres de l'appareil oculaire tout entier.

CHAPITRE XII

AFFECTIONS DU GLOBE OCULAIRE

Le globe oculaire dont nous ne pouvons ici esquisser, même rapidement, l'anatomie générale (voy. TESTUT, *Précis d'anatomie descriptive*) présente au point de vue de sa nutrition, de sa consistance, des particularités de premier ordre qui méritent de nous arrêter.

1° Nutrition du globe oculaire ; voies lymphatiques. — La nutrition se fait à l'aide d'un système vasculaire sanguin et lymphatique spécial. Le système vasculaire comprend trois ordres de vaisseaux : 1° le système vasculaire de la rétine, né de l'artère et de la veine centrale du nerf optique ; 2° le système des vaisseaux ciliaires formé par les artères ciliaires courtes postérieures, les artères ciliaires longues postérieures et les artères ciliaires antérieures ; ces artères forment le réseau de la chorio-capillaire et du corps ciliaire, ainsi que le grand cercle artériel de l'iris, d'où partent les artères de l'iris qui constituent au niveau du sphincter, le petit cercle artériel de cette membrane. Les veines quittent l'œil autour de la cornée sous forme de veines antérieures, les autres en plus grand nombre vont former les veines vorticillées ; 3° le système vasculaire de la conjonctive qui s'anastomose avec les vaisseaux ciliaires antérieurs (voy. fig. 138, p. 316).

Le système lymphatique présente le plus grand intérêt. On peut lui reconnaître deux grandes voies, les voies postérieures et les voies antérieures.

a. *Voies lymphatiques postérieures*. — Il faut citer en premier

lieu : 1° les mailles lymphatiques du tronc même du nerf optique;
2° le canal hyaloïdien qui traverse l'œil d'avant en arrière, de
la papille à la cristalloïde postérieure ; 3° une cavité virtuelle
entre la rétine et le corps vitré s'étendant en avant jusqu'à la

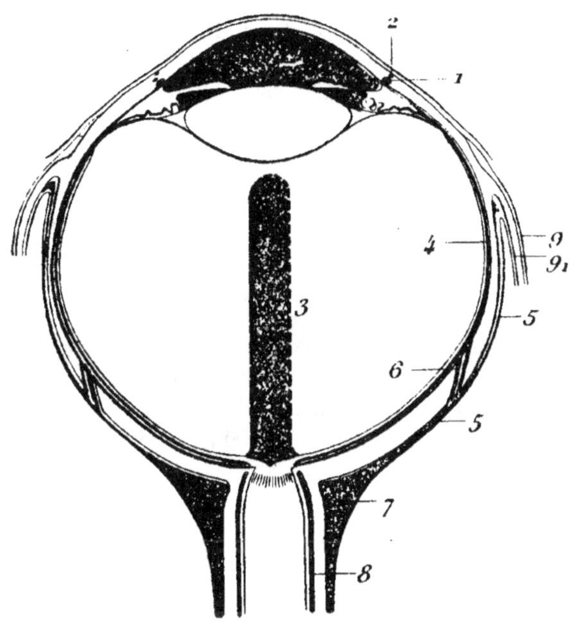

Fig. 172.

Voies lymphatiques de l'œil (d'après Fuchs).

1. canal de Schlemm. — 2. veines ciliaires antérieures. — 3. canal hyaloïde. —
4. espace périchoroïdien qui communique avec l'espace de Tenon (5), le long
des veines vorticillées 6. — 7. espace supravaginal. — 8. espace intervaginal. —
9, 9, prolongement de la capsule de Tenon sur les tendons des muscles moteurs de
l'œil, expansion latérale.

base de la zonule, en arrière jusqu'au tronc du nerf optique.
Cette cavité communique avec les espaces du tronc nerveux et
avec le canal hyaloïdien (espace rétino-hyaloïdien et sous-hya-
loïdien) ; 4° l'espace suprachoroïdien, placé entre la sclérotique
et la choroïde : cet espace, par l'intermédiaire des veines vorticellées, se continue avec l'espace de Tenon ; 5° l'espace placé
entre l'œil et la capsule de Tenon.

b. *Voies lymphatiques antérieures*. — Les voies lymphatiques antérieures consistent essentiellement en deux grands espaces : la chambre postérieure et la chambre antérieure.

La *chambre postérieure*, à laquelle on donne à tort une existence virtuelle, est limitée en avant par la face postérieure de l'iris, en arrière par la face antérieure du cristallin, en haut par les procès ciliaires. Sa forme est triangulaire à sommet inférieur : à sa base on trouve une série de diverticulums qui s'enfoncent en sens radiaire entre les vallées ciliaires en avant et la zone de ZINN en arrière. Ce sont les *recessus cameræ posterioris* de KUHNT. La chambre postérieure communique largement avec l'antérieure au niveau de la pupille.

La *chambre antérieure*, limitée en avant par la face postérieure de la cornée, en arrière par la face antérieure de l'iris, présente au point de jonction du limbe scléro-cornéen une sorte de tissu caverneux dont les lacunes, de formes diverses, constituent le canal de Schlemm et les espaces de Fontana.

C'est par l'intermédiaire de ce riche réseau vasculaire et lymphatique que l'œil est nourri : la rétine dépend par sa couche interne de ses vaisseaux propres, par sa couche externe de la chorio-capillaire ; le cristallin et son enveloppe tirent leur nutrition de la choroïde ou, selon PANAS, de la rétine. Ce dernier auteur admet l'existence d'un courant qui porterait à travers le corps vitré les sucs nutritifs de la rétine au cristallin.

Dans l'intérieur du cristallin, la circulation des liquides se fait à travers les espaces qui séparent les diverses couches. Il est probable que la lymphe, après avoir traversé la lentille, se déverse dans la chambre antérieure (DEUTSCHMANN).

L'humeur aqueuse est sécrétée par une glande spéciale placée dans les procès ciliaires, ayant pour épithélium le *pars ciliaris retinæ*; pour conduits excréteurs le canal godronné et la chambre postérieure, pour réservoir la chambre antérieure.

Cette glande de l'humeur aqueuse entrevue par MULLER (1857), SCHWALBE (1874) décrite par BOUCHERON (1883) et surtout par NICATI (1890), ne joue pas seulement un grand rôle dans la physiologie de l'œil, mais aussi dans la pathologie. Nous avons, avec le professeur Badal, publié un cas de carcinome primitivement développé aux dépens de son épithélium sécréteur.

C'est grâce à cette glande que se fait le renouvellement facile et constant de l'humeur aqueuse.

Mais l'humeur aqueuse n'a pas à proprement parler un rôle nutritif; elle a pour but principal de régulariser la tension intra-oculaire et de la maintenir à son taux normal. Elle occupe les voies lymphatiques antérieures où aboutit le courant nutritif de l'œil après avoir parcouru la route suivante :

Le courant s'établit du nerf optique vers le cristallin par le corps vitré, l'espace rétino-hyaloïdien. La cristalloïde postérieure, dépourvue d'épithélium, reçoit le courant nutritif et le laisse passer et les liquides nourriciers, ainsi utilisés, vont tomber dans la chambre antérieure. Une grande quantité de plasma nourricier est aussi jetée dans le corps vitré à travers la rétine, par la chorio-capillaire.

Les liquides intra-oculaires quittent l'œil par trois voies : 1° la région trabéculaire de l'angle irien; 2° la gaine séreuse des veines vorticineuses qui relie l'espace choroïdien et l'espace ténonien; 3° les gaines vaginales. Cette dernière voie ne peut servir qu'exceptionnellement, la tension intra-cranienne devant s'opposer à l'afflux du liquide. La première voie, celle de l'angle irien, est de beaucoup la plus importante.

2° Action des nerfs dans la nutrition du globe oculaire. — La nutrition du globe est soumise à l'influence des nerfs sympathiques (vaso-constricteurs) et trijumeaux (vaso-dilatateurs).

L'excitation du sympathique cervical produit l'anémie de la conjonctive, la dilatation de l'orifice pupillaire, l'élargissement de l'ouverture palpébrale; la température locale et la tension artérielle s'abaissent. La section produit les phénomènes inverses.

L'excitation du trijumeau entraîne, au contraire, une action vaso-dilatatrice très marquée, le globe se congestionne, la pupille se resserre, la sensibilité de l'œil augmente. Lorsque le trijumeau est sectionné au niveau du ganglion de Gasser ou en avant de ce ganglion, il survient de graves lésions oculaires, suppuration, fonte de l'œil, etc. Ce nerf posséderait donc des propriétés trophiques, mais d'où viennent les fibres qui jouissent de ces propriétés ? Malgré les recherches de C. BERNARD, qui après avoir sectionné le trijumeau entre le ganglion de GASSER et la protubérance ne constata aucun trouble dans la nutrition de l'œil, on admet aujourd'hui que les propriétés trophiques appartiennent surtout à la racine inférieure du trijumeau bien étudiée par DUVAL et LABORDE (voy. TESTUT, *Traité d'anatomie*, t. II, p. 630).

Nous devons noter ici que cette racine inférieure du trijumeau renferme un grand nombre de fibres sympathiques et le fait de savoir si le trijumeau a oui ou non des propriétés trophiques spéciales reste, à notre avis, douteux. Il est au moins très probable qu'il tire ce rôle de ses anastomoses avec le grand sympathique et uniquement de ces anastomoses. Nous avons observé une malade présentant une anesthésie complète dans toute la région du trifacial, dont les yeux n'étaient le siège d'aucun trouble trophique. Elle fut atteinte accidentellement d'un ulcère infectieux de la cornée, avec kératite à hypopyon et guérit aussi vite qu'on guérit en pareil cas. Les chirurgiens ont pu enlever le ganglion de GASSER sans déterminer dans l'œil aucun trouble trophique, chose explicable par l'entrée dans le trijumeau, en avant du ganglion de GASSER, de nombreux filets sympathiques.

3° Tension intra-oculaire, tonométrie. — La coque oculaire est inextensible et la masse des liquides qu'elle contient se renouvelle continuellement, aussi faut-il qu'il y ait entre l'apport et la décharge un balancement très régulier.

Les causes de l'apport excessif sont l'accommodation, qui entrave la circulation veineuse par la contraction du ciliaire, la pression de l'orbiculaire, la contraction des muscles extrinsèques qui entraînent le même résultat ; enfin agissent dans le même sens toutes les causes qui augmentent la tension du système vasculaire.

Les voies d'excrétion compensent par leur perméabilité cet

apport excessif et maintiennent la tension au taux normal qui est mesuré par une colonne de mercure de 25 millimètres de hauteur.

Il en résulte que, dans les conditions physiologiques ordinaires, la capacité du bulbe oculaire subit des variations tellement insignifiantes qu'on peut les négliger et considérer la tension comme constante.

Pour mesurer cette tension, on peut avoir recours à des instruments nommés tonomètres, basés sur ce principe : qu'à l'application d'une force connue doit correspondre sur la sclérotique une dépression proportionnelle à la résistance du contenu oculaire. Nous recommandons, comme relativement précis, le tonomètre de PICK modifié par OSWALT, dont nous nous servons couramment; mais en pratique, et lorsqu'on ne tient pas à prendre une observation scientifique absolument exacte, on se contente de tâter l'œil avec les deux index et d'y produire le phénomène de la fluctuation.

Tout ophtalmologiste, avec un peu d'habitude, arrive à reconnaitre l'élévation ou la diminution de la tension. Quand le tonus est excessif, on l'exprime d'après BOWMANN par T + 1, T + 2, T + 3, selon qu'il est modérément, beaucoup ou énormément exagéré. On exprime la situation inverse par T — 1, T — 2, T — 3.

§ 1. — OPHTALMIE SYMPATHIQUE

Sous le nom d'ophtalmie sympathique il faut entendre deux sortes de désordres, des phénomènes sympathiques d'ordre réflexe, et des inflammations plastiques ou séreuses développées dans un œil, jusque-là sain, sous l'influence de son congénère.

L'histoire de l'ophtalmie sympathique remonte à MACKENSIE qui, le premier, décrivit l'affection et proposa de détruire l'œil sympathisant; avec raison MACKENSIE insista sur l'origine traumatique de l'affection, mais il eut le tort d'être exclusif; l'ophtalmie sympathique peut aussi survenir dans l'œil sympathisé à la suite d'une lésion spontanée de l'œil sympathisant.

1° Étiologie. — Il convient de relever tout d'abord les causes prédisposantes qui peuvent jouer un rôle appréciable dans l'éclosion de l'affection; il est des sujets dont la tolérance vis-à-vis des corps étrangers est relativement grande, qui résistent plus facilement aux envahissements microbiens. Les vieillards, d'après PANAS, seraient particulièrement prédisposés à l'ophtalmie sympathique, mais quelques auteurs ont soutenu l'opinion contraire. La notion d'âge est en réalité sans grande importance.

La cause principale est le traumatisme et à ce point de vue la zone dangereuse dépasse le globe oculaire. Les lésions de la branche ophtalmique peuvent amener l'ophtalmie sympathique (observation de DRANSART). VERNEUIL a constaté des phénomènes sympathiques consécutifs à un ectropion.

Les plaies de l'œil les plus redoutables sont celles dont la forme est irrégulière, qui se compliquent d'enclavement de l'iris, celles qui intéressent la région ciliaire et par-dessus tout celles qui sont produites par un instrument malpropre. La blessure est dangereuse secondairement par les désordres qu'elle entraine dans la région ciliaire, la présence des corps étrangers, enfin et surtout par l'inflammation ou mieux par l'infection oculaire qu'elle provoque.

Les appareils prothétiques, en irritant les moignons vicieux, les calcifications de la choroïde peuvent entrainer l'ophtalmie sympathique.

Les altérations spontanées de l'œil sympathisant ont été longtemps considérées comme incapables de produire l'ophtalmie sympathique; il est cependant des cas très nets; des sarcomes choroïdiens, des lésions atrophiques du globe avec dégénérescences osseuses, des inflammations des nerfs ciliaires; mais en clinique il faut toujours accepter avec prudence une pareille étiologie et faire une enquête soignée pour bien établir le diagnostic.

2° Pathogénie. — La pathogénie de l'ophtalmie sympathique a été successivement cherchée du côté des vaisseaux, des nerfs ciliaires et du nerf optique.

Les troubles d'origine vasculaire ne peuvent servir à expliquer l'affection qu'en les mettant sous la dépendance d'une lésion nerveuse, si bien qu'en définitive il n'existe plus que deux théories capables d'expliquer l'affection qui nous occupe : 1° la théorie nerveuse, la névralgie ou névrite-ciliaire ; 2° la théorie microbienne, s'appuyant sur le rôle que jouent les gaines du nerf optique dans la circulation et la nutrition de l'œil.

a. *Théorie nerveuse.* — La théorie de la névralgie ciliaire a été exposée par Tavignot et défendue par Muller et de Graefe qui se sont appliqués à apporter des preuves pathologiques.

Vulpian et Snellen, en excitant les nerfs sensitifs d'un œil, ont montré que cette excitation se traduisait par une augmentation de tension et des désordres vasculaires surtout marqués dans la région symétrique du côté opposé ; cependant, d'après Charcot, l'hypérémie qui se produit en pareil cas ne peut occasionner de troubles durables dans la nutrition des tissus.

Les expériences de Duval et Laborde, après celles de Magendie et de Snellen, ont établi que le trijumeau est bien le nerf trophique de l'œil ; une névrite du trijumeau peut donc entraîner de graves et définitifs désordres oculaires, mais il reste à expliquer comment la névrite de l'œil sympathisant peut passer dans l'œil sympathisé, et ici l'anatomie pathologique et la physiologie sont également en défaut.

b. *Théorie microbienne.* — La théorie microbienne, migratrice, a été introduite dans la pathologie par Deutschmann.

Cet auteur, ayant injecté dans un œil divers microbes, notamment de l'aspergillus et des staphylocoques, parvint à provoquer une double papillo-névrite. Il conclut à la migration de micro-organismes phlogogènes le long de la gaine du nerf optique de l'œil sympathisant jusqu'au chiasma, et ensuite le long de la gaine du nerf optique de l'œil sympathisé.

Le long de la gaine du nerf optique existe, en effet, un courant nutritif qui peut facilement entraîner les éléments infectieux jusqu'au chiasma ; là, ces éléments trouvent le courant venu le long du chiasma du côté opposé, s'ils sont assez nombreux ils peuvent remonter ce courant et s'introduire ainsi dans l'œil du côté opposé.

Malheureusement pour la théorie, un grand nombre d'observateurs distingués n'ont pu, malgré de patientes recherches, surprendre les microbes dans leur marche, et la manière de voir de DEUTSCHMANN a maintenant plus de contradicteurs que de partisans. Pour les premiers, dans les expériences de laboratoire, le mal apparaît chez les sujets en proie à une infection générale, par altération microbienne du sang (DE GRÆFE), et DEUTSCHMANN, en inoculant des microbes dans un œil, produit d'abord sur l'animal cette infection générale qui retentirait ensuite sur le second œil. La question est en ce moment à l'étude ; les travaux, concluant dans un sens opposé, viennent tour à tour soutenir l'une ou l'autre opinion. En faveur de DEUTSCHMANN nous citerons une intéressante observation de GAYET, contre lui un travail de PONCET (de Cluny).

Nous avons nous même recueilli un assez grand nombre d'observations qui sont contraires à la théorie de DEUTSCHMANN. Dans des cas d'ophtalmie sympathique incontestable, avec iridocyclite dans l'œil sympathisé, un examen bactériologique minutieux a montré qu'il n'existait dans l'œil sympathisant aucun élément infectieux et nous sommes, sans émettre ici une opinion formelle, de moins en moins porté à admettre la théorie microbienne de l'ophtalmie sympathique.

Nous ne croyons pas plus vraie la théorie qui a été défendue par PANAS et ZIMMERMANN. Cette théorie consiste à admettre que les phénomènes réflexes, partant de l'œil sympathisant, déterminent dans l'œil sympathisé des troubles vaso-moteurs prédisposant l'œil à devenir, chez un sujet présentant par ailleurs des foyers d'infection, un lieu d'élection pour la colonisation des agents pathogènes. Nous avons récemment observé deux cas d'ophtalmie sympathique pour lesquels il a été impossible de trouver, dans l'état général du sujet, le moindre désordre permettant d'accepter l'explication de ces derniers auteurs.

Nous en concluons que tout, ou presque tout, reste à trouver au sujet de la pathogénie de l'ophtalmie sympathique.

2° Symptomatologie. — Les désordres sympathiques surviennent plus ou moins vite après la lésion de l'œil sympathisant. habituellement quelques semaines, rarement quelques jours après le traumatisme ; ces désordres peuvent être : 1⁰ des phénomènes sympathiques ; 2⁰ de l'ophtalmie sympathique.

Les *phénomènes sympathiques* se traduisent par une légère injection conjonctivale et épisclérale, une photophobie plus ou moins marquée, du larmoiement, de la photopsie, de l'asthénopie. Après une plus ou moins longue accalmie, ces accidents se renouvellent en devenant tous les jours plus tenaces ; ils peuvent précéder la véritable ophtalmie sympathique, mais il ne faut pas les considérer comme le premier stade de cette affection. D'une part, ils peuvent exister seuls : d'autre part, l'ophtalmie sympathique débute souvent sourdement, sans prodromes et atteint d'emblée un grand caractère de gravité.

L'*ophtalmie sympathique* revêt deux formes, la forme plastique et la forme séreuse.

Quelle que soit sa forme, elle est souvent annoncée par l'apparition d'un point douloureux symétrique par rapport à la lésion de l'œil sympathisant (DE GRÆFE, HORNER) ; cette douleur, quand son siège n'est pas déterminé par la symétrie, se fait sentir à la partie supérieure et interne de l'œil.

Dans la variété plastique, il se produit tous les signes de l'irido-cyclite de ce nom, des synéchies totales ou partielles, des exsudats abondants sur l'iris qui peut prendre la forme d'une tomate (PAXAS), des dépôts dans le corps vitré, de l'hypohéma, de l'hypopyon.

Les douleurs s'irradient dans la région orbitaire, et les phénomènes locaux peuvent devenir intenses au point de retentir sur l'état général.

A côté de cette marche aiguë, à retentissement très accentué, il faut également placer la marche sourde, latente, dans laquelle les exsudats inflammatoires se déposent sans douleurs, suppriment graduellement la vision et produisent vite des désordres irréparables.

La forme séreuse de l'ophtalmie sympathique est moins fréquente que la forme plastique. Elle s'annonce par l'apparition d'une douleur très vive, analogue à celle des accidents glaucomateux ; dans cette forme il y a aussi des exsudats. La distinction en séreuse et plastique n'a rien d'absolu, et l'anatomie pathologique démontre que les deux formes se combinent presque toujours. La forme séreuse revêt les caractères de l'aquo-capsulite ou lymphangite de l'œil. Citons encore les formes rares de l'ophtalmie sympathique, la kératite, la rétinite déjà pressentie par MACKENSIE et démontrée par DRANSART et GALEZOWSKI, l'atrophie papillaire (ABADIE), le décollement de la rétine.

3° Diagnostic. — En présence des désordres sympathiques on doit résoudre deux questions : d'abord reconnaitre la nature du désordre ; ensuite en préciser la cause.

Les phénomènes sympathiques, l'irido-cyclite plastique ou séreuse, s'affirment par leurs caractères ordinaires et nous n'avons pas à revenir sur cette partie du diagnostic. Quand on a bien reconnu le siège et l'étendue du mal, il faut rechercher si quelque cause générale ou locale explique mieux que la sympathie les lésions observées. La réponse à cette question n'est pas toujours simple.

Sans doute il est des cas types ; si l'œil du côté opposé a été traumatisé, s'il est lui-même douloureux, si l'affection a suivi sa marche régulière, l'hésitation ne saurait être permise ; mais il faut se garder de deux écueils, ne pas voir de l'ophtalmie sympathique dans tous les cas où l'œil opposé a été intéressé, et ne pas méconnaitre l'importance de légers accidents capables d'entrainer les désordres sympathiques.

Souvent il faut suivre son malade pendant quelques jours et voir si les accidents de l'œil soupçonné d'être sympathisé cèdent à un traitement approprié.

Si les accidents persistent et s'aggravent malgré un traitement rationnel, il faudra se souvenir qu'un œil peut être sympathisant, même avec une lésion spontanée, sans être lui-même douloureux, et particulièrement se méfier des vieux moignons qui sont facilement dangereux.

4° Traitement. — La suppression de l'œil sympathisant, par un moyen quelconque, domine la thérapeutique, et cela est si vrai que l'ablation de cet œil a été conseillée empiriquement par

Wardrop avant que Mackensie nous ait appris à reconnaître la filiation des accidents en décrivant, le premier, l'affection qui nous occupe.

Les antiphlogistiques méritent peu de confiance, y compris l'iridectomie de l'œil sympathisé, qui cependant a pu donner des résultats dans certains cas d'irido-cyclite séreuse. Le calomel, la quinine sont des palliatifs très insuffisants.

Avant d'arriver à l'ablation totale de l'œil sympathisant, et pour éviter cette opération radicale, on a conseillé d'inciser cet œil et de le vider de son contenu (Wardrop).

De Græfe passait un fil de laine dans l'œil pour y provoquer une panophtalmie, détestable pratique.

Barton incisait la cornée et faisait sortir le cristallin et le corps vitré, Watson amputait le segment antérieur de l'œil, la zone irritable; c'était mieux, mais encore bien insuffisant.

De Græfe a encore proposé la section des nerfs ciliaires dans l'intérieur du bulbe, sur le point douloureux, toujours dans l'œil sympathisant, et, bien que Schweiger ait recommandé cette pratique, elle ne mérite pas qu'on s'y arrête.

Rondeau a le premier conseillé la section des nerfs optiques et ciliaires à leur entrée dans le globe, et Boucheron a donné le manuel opératoire de cette pratique, qui a fourni quelques bons résultats. Cette thérapeutique repose sur la théorie nerveuse de l'ophtalmie sympathique et elle n'est pas moins rationnelle que celle qui consiste à pratiquer la résection du nerf optique (Wecker) pour éviter la migration des germes le long des gaines du nerf, selon la théorie de Deutschmann. La névrotomie optico-ciliaire, la résection du nerf optique ont encore besoin de faire leurs preuves pour être définitivement adoptées et conseillées.

En face d'une ophtalmie sympathique bien reconnue, il faut recourir à l'énucléation de l'œil sympathisant lorsque la vision dans cet œil est complètement abolie ; mais en face d'un œil traumatisé, dont la vision est supprimée, capable plus tard d'entraîner *peut-être* l'ophtalmie sympathique, faut-il agir? en d'autres termes faut-il pratiquer l'*énucléation préventive?* La réponse à cette question est délicate : au Congrès de Genève il fut décidé, après une longue discussion, qu'un œil complètement détruit par un traumatisme, ayant définitivement perdu son acuité visuelle, devait être enlevé ; on risque de faire des énucléations inutiles, mais, ainsi que l'a dit DE GRAEFE, il vaut mieux faire dix énucléations inutiles que d'assumer la responsabilité d'une cécité.

Quand l'œil traumatisé conserve encore une certaine acuité visuelle, il faut attendre, en le mettant sous une étroite surveillance ; on n'aura pas recours à l'énucléation tant que cet œil sympathisant aura quelque vision, car cette opération n'arrête pas toujours les accidents dans l'œil sympathisé et d'autre part il peut se faire que le premier œil reste assez bon après la perte du second.

Les injections sous-conjonctivales de sublimé et les injections intra-oculaires ont été conseillées contre les désordres de l'œil sympathisant. Les premières sont insuffisantes, les autres dangereuses.

En somme, l'énucléation reste le grand remède : elle sera préventive quand l'œil traumatisé aura été assez gravement frappé pour que la vision soit perdue sans retour, elle sera très souvent curative quand les accidents auront commencé leur évolution.

Toutefois, il ne faut pas négliger de combattre sur place l'inflammation plastique ou séreuse de l'œil sympathisé. L'atropine, les affusions chaudes, les injections hypodermiques de morphine, les sangsues seront très utiles.

Parmi les moyens généraux, il faut citer le mercure, qui rend les plus grands services en frictions ou sous forme d'injections hypodermiques. L'huile d'olive bi-iodurée est la préparation entre toutes recommandable. Si le tonus s'élève, on remplace l'atropine par les myotiques ; on pratique la paracentèse ou la sclérotomie.

Dans les cas où l'énucléation de l'œil sympathisant a été faite trop tard, l'œil sympathisé peut être le siège de désordres que rien n'arrête et la vision disparaît peu à peu. Il est heureusement des cas moins graves où la pupille obstruée peut être ouverte plus tard, par une iridectomie optique, quand les accidents inflammatoires ont disparu.

§ 2. — PANOPHTALMIE

L'inflammation totale du globe oculaire peut survenir dans des conditions très différentes après une infection par des microbes pathogènes. Ces microbes sont tantôt introduits dans l'œil à la faveur d'un traumatisme, tantôt ils sont apportés par la circulation et dérivent d'une infection générale.

Les panophtalmies métastatiques ont été signalées dans un grand nombre d'affections, notamment l'infection puerpérale, les pneumonies infectieuses et les fièvres exanthématiques. LITTEN et KAHLER, HIRSCHBERG ont publié sur ce sujet d'intéressants travaux. En pareil cas, on a toujours trouvé dans l'œil d'abondants microbes parmi lesquels le staphylocoque tient le premier rang ; mais il convient de signaler, à titre exceptionnel, des choroïdites métastatiques non suppurées, dans lesquelles l'exsudat inflammatoire et tous les désordres intra-oculaires paraissent provoqués par des toxines apportées par la circulation. C'est la chorio-rétinite septique, de ROTH, sur laquelle HERNHEISER a appelé l'attention. Le mot septique est aussi mauvais que possible ; il s'agit de la chorio-rétinite métastatique par toxine, par agent chimique, sans microbes, sur la pathogénie de laquelle nous ne sommes pas encore fixés. Nous en avons observé un fait personnel analogue à ceux d'HERNHEISER.

La panophtalmie qui résulte d'un traumatisme introduisant dans l'œil des germes infectieux a été étudiée dans les chapitres de l'*Hyalitis* et de la *Choroïdite suppurative* auxquels nous renvoyons le lecteur.

§ 3. — GLAUCOME

Le glaucome est un trouble de nutrition du globe de l'œil consistant essentiellement dans l'augmentation de la tension intra-oculaire. Cette augmentation de tension peut survenir primitivement ou à la suite d'une affection antérieure. De là deux grandes classes de glaucome, le glaucome primitif et le glaucome secondaire. Nous les décrirons dans le même chapitre, car ils ont ensemble tant de points communs qu'il est difficile de les séparer. A vrai dire, presque tous les glaucomes sont précédés par des altérations antérieures qui en sont la cause. Chemin faisant, le lecteur fera aisément le partage de ce qui appartient à l'une et à l'autre variété de glaucomes. Le glaucome secondaire est d'ailleurs signalé dans l'étude même des affections qui le provoquent.

Le mot glaucome vient de ce que les anciens avaient particulièrement remarqué la coloration verdâtre de la pupille dans certaines amauroses, qu'ils distinguaient ainsi de la cataracte ou hypochyme.

Maréchal, ayant disséqué les yeux de Bourdelot, médecin de Louis XIV, remarqua que la couleur glauque était due à l'intransparence du vitré. A la même époque Brisseau signala la dureté caractéristique du globe.

Mackensie a bien décrit le tableau clinique et préconisé les ponctions sclérales répétées pour diminuer la tension ; Desmarres, mettant surtout en cause l'excès de l'humeur aqueuse, conseilla des ponctions cornéennes répétées, auxquelles de Graefe, témoin des insuccès de Desmarres, substitua l'iridectomie. Dans ces dernières années on a écrit de très nombreux travaux pour expliquer la pathogénie du glaucome. Les principaux seront analysés plus loin.

1° Étiologie. — Le glaucome ne se montre qu'exceptionnellement avant quarante ans : quand chez un enfant la tension oculaire menace d'augmenter, il se produit une hydrophtalmie, c'est-à-dire que la sclérotique suffisamment extensible, se laisse distendre : l'œil atteint un volume plus considérable, souvent énorme (buphtalmie), au lieu de devenir tendu et de présenter les signes du glaucome.

La femme y est plus exposée que l'homme, deux fois plus (d'après Laqueur). La ménopause est pour elle une période très dangereuse à ce point de vue, lorsqu'elle présente d'ailleurs quelques prédispositions à l'affection. La goutte, l'arthritisme, l'alcoolisme sont des causes prédisposantes certaines, ainsi que toutes celles qui peuvent déterminer la sclérose des tissus et en particulier l'angio-sclérose de l'œil.

Les accidents congestifs d'origine réflexe, les troubles de l'utérus, de l'ovaire, du tube digestif doivent être mis en ligne de compte ainsi que certaines névralgies faciales, et les altéra- tions du grand sympathique (DONDERS). C'est par son action sur ce dernier nerf que l'atropine peut, dans certains cas, produire cette affection.

La réfraction statique exerce une action prédisposante très importante ; la grande majorité des glaucomateux sont hypermétropes, peut-être parce que les yeux trop courts ont une chambre antérieure peu profonde et un angle de filtration moins ouvert. De même, PRIESTLEY-SMITH incrimine la petitesse de la cornée ainsi que l'augmentation, incessante avec l'âge, de la largeur du cristallin dont l'équateur devient ainsi plus saillant. Il en résulterait qu'à un moment donné le cristallin s'applique contre les procès ciliaires, intercepte le passage vers la chambre antérieure des courants nutritifs venus du vitré et provoque ainsi le glaucome.

L'astigmie a un rôle plus douteux que l'hypermétropie : la variété contraire à la règle est cependant fréquente chez les glaucomateux.

Les efforts d'accommodation nécessités par l'hypermétropie, et peut-être aussi par l'astigmie, sont certainement une cause efficiente de glaucome.

2° Anatomie et physiologie pathologiques. — Avec PANAS, nous passerons en revue les lésions de chacune des parties constituantes du globe de l'œil.

a. *Rétine et nerf optique.* — La partie cérébrale vasculaire de la rétine est surtout atteinte, tandis que la portion névro-épithéliale est relativement respectée ; les parois des artères sont sclérosées, quelquefois atteintes d'endartérite proliférante ou oblitérante ; la papille est atrophiée et excavée ; dans la forme hémorragique on rencontre des apoplexies rétiniennes.

b. *Choroïde.* — La choroïde est indemne, contrairement à

l'opinion de DE GRÆFE qui rattachait le glaucome à une choroïdite séreuse; les procès ciliaires sont également intacts; le
muscle ciliaire atrophié.

c. *Iris.* — Dans la plupart des cas, l'angle irien est obstrué
totalement ou en partie; le tissu de l'iris est toujours atrophié,
quelquefois réduit à la seule couche uvéenne, avec sclérose des vaisseaux.

d. *Milieux transparents.* — Le corps vitré est altéré dans sa consistance, il est diffluent, quelquefois organisé.

Le cristallin et la zonule sont généralement intacts, en ce qui concerne leur volume et leur solidité; l'anatomie pathologique montre que l'équateur est toujours assez loin de la région ciliaire ($1^{mm},5$) et que, par conséquent, la théorie de PRIESTLEY-SMITH est erronée. La transparence de la lentille est souvent atteinte.

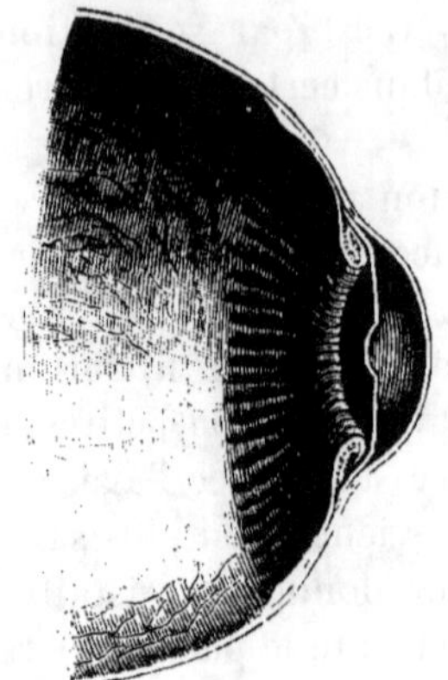

Fig. 173.
Coupe méridienne d'un œil glaucomateux montrant la fermeture de l'angle irien, par la base de l'iris repoussé en avant.

e. *Cornée et sclérotique.* — La cornée est d'autant plus terne que le glaucome remonte à une date plus éloignée; cette perte de transparence dépend, au début, d'une infiltration œdémateuse et, plus tard, d'une nappe sous-épithéliale de tissu fibrillaire nouveau. La sclérotique est la plupart du temps intacte, quelquefois amincie.

Telles sont les altérations principales de l'œil glaucomateux; ce qui domine, c'est d'une part l'angio-sclérose, les anévrismes miliaires des artères de la rétine et d'autre part l'occlusion de l'angle irien; détail anatomo-pathologique important, signalé pour la première fois par H. MULLER et ATHOFF et plus tard par KNIES qui y a insisté d'une façon toute particulière. BRAILEY pense que l'inflammation de l'iris et des procès ciliaires précède toujours le glaucome et que c'est à cette inflammation qu'il faut rapporter l'adhérence de l'iris et de la cornée.

3⁰ Pathogénie, théories du glaucome. — Tous les phénomènes que nous analyserons plus loin dans la symptomatologie du glaucome dérivent de l'hypertonie. L'augmentation de tension exerce une compression très fâcheuse sur les veines qui traversent la sclérotique ; et le sang est obligé de prendre la voie des veines ciliaires antérieures : de là l'injection du cercle périkératique ; ce trouble de la circulation entraine une opacité de la cornée d'origine œdémateuse, une infiltration analogue des procès ciliaires qui refoulent l'iris en avant ; les nerfs ciliaires sont comprimés et paralysés par l'hypertonie, de là l'insensibilité de l'iris et de la cornée, avec perte de réaction et dilatation de la pupille, dilatation qui peut encore s'exagérer plus tard. Les douleurs modérées ou violentes résultant de la compression des nerfs, ainsi que l'excavation papillaire s'expliquent encore bien par l'hypertonie.

Le trouble de la vision est également la conséquence de l'augmentation de la pression, pour une double cause : 1⁰ l'opacification glaucomateuse de la cornée qui intéresse surtout la vision centrale ; 2⁰ l'anémie de la rétine qui rétrécit le champ visuel ; ce sont les vaisseaux les plus éloignés de la papille qui sont aplatis les premiers parce que la tension artérielle y est moins puissante. Plus tard l'acuité visuelle diminue encore par suite de l'atrophie papillaire qui accompagne l'excavation.

Tous ces phénomènes sont donc occasionnés par l'hypertonie ; pour bien comprendre la pathogénie du glaucome il ne reste plus qu'à expliquer l'hypertonie elle-même.

Explication de l'hypertonie. — Malheureusement il n'est pas facile de donner ici une explication simple ; parmi les nombreuses théories exposées il n'en est aucune qui fasse comprendre tous les cas, il est nécessaire de les passer en revue d'autant plus que nous étudierons ainsi les nombreuses conditions dans lesquelles le glaucome apparait.

1⁰ DE GRÆFE plaçait à la base du glaucome la choroïdite séreuse ; le contenu augmentant, la tension de l'œil s'accroissait en conséquence ; l'anatomie pathologique a montré que cette transsudation n'existait pas.

2° DONDERS, admettant la réalité de cette sécrétion, l'attribua à l'action des nerfs ciliaires, agissant sur les vaisseaux de la choroïde comme les **nerfs** glandulaires agissent sur la sécrétion des glandes.

3° STELWAG, modifiant encore cette théorie, chercha à établir que l'augmentation de la sécrétion dépendait de l'exagération de la tension sanguine dans les vaisseaux de l'œil : mais pourquoi l'augmentation de la tension sanguine ? A cause de la compression des veines vorticellées à leur passage sous la clérotique, par la rétraction de cette membrane. Contre cette théorie se dresse immédiatement la grave objection suivante : l'excès de sécrétion doit être immédiatement suivi d'une excrétion proportionnelle par les voies lymphatiques ; si les voies d'excrétion sont libres il n'y a pas de raison pour que la tension, un instant augmentée, ne revienne pas à la normale. Il est donc naturel de chercher si dans le glaucome l'excrétion se fait bien et l'on a été ainsi conduit à substituer à la théorie par hypersécrétion, celle par défaut d'excrétion.

4° WEBER et KNIES en ont été les premiers défenseurs.

WEBER attribue le défaut d'excrétion à l'engorgement des procès ciliaires qui refoulent l'iris en avant et diminuent l'importance de l'angle de filtration (fig. 173).

KNIES a eu le mérite de montrer que, dans le glaucome, la partie marginale de l'iris peut être refoulée au point de venir toucher la partie antérieure de la sclérotique et de la cornée, avec lesquelles elle contracte une adhérence solide. La chambre antérieure est effacée ; l'angle normal de la chambre antérieure n'existe plus. La voie d'écoulement la plus importante des liquides oculaires est obstruée.

Des exsudats fibrineux, inflammatoires ne tardent pas à souder étroitement l'iris dans cette situation anormale, et à mesure que ces exsudats s'organisent la symphyse devient plus complète.

Les constatations de KNIES sont exactes ; mais il a eu le tort de généraliser sa théorie et de croire qu'il n'y avait pas de glaucome sans fermeture de l'angle de filtration ; dans un bon nombre de cas de glaucome confirmé, l'adhérence entre l'iris d'une part, la cornée et la sclérotique d'autre part, fait complètement défaut; l'excrétion a lieu normalement au moins à ce niveau et l'affection n'en poursuit pas moins sa marche fâcheuse.

Il n'y a donc pas de théorie unique qui puisse expliquer toutes les variétés de glaucome; c'est qu'en effet, le glaucome est une affection très différente selon les cas, c'est plutôt un syndrome qu'une affection spéciale à proprement parler.

Ce qu'il y a de mieux à faire pour voir clair dans sa pathogénie, c'est de la diviser en deux groupes, conformément à ce que nous enseigne l'anatomie pathologique : le glaucome primitif, et le glaucome consécutif.

Le glaucome primitif est un processus spécial, propre à l'œil dystrophique sénile, dans lequel domine l'angio-sclérose et la dégénérescence de la sclérotique. La sclérose artérielle suffit à élever la tension sanguine qui entraine la transsudation du plasma, par conséquent l'hypertonie d'où tout dérive.

Le glaucome consécutif dépend essentiellement de l'occlusion de l'angle irien ; il est fréquent et diffère du premier, spécial aux gens âgés, en ce sens qu'il peut paraître à tout âge, même chez les enfants, où il prend le nom d'hydrophtalmie congénitale (glaucome infantile).

4° Symptômes et variétés. — Le glaucome peut être subaigu, aigu ou chronique; quand il est aigu, il peut revêtir la forme hémorragique.

a. *Glaucome subaigu.* — Dans cette forme le premier symptôme réside dans un brouillard intermittent qui obscurcit la vision en enveloppant les objets. Le malade souffre d'une certaine tension de l'œil, d'une névralgie frontale; la cornée devient un peu trouble, la pupille se dilate : des cercles irisés rouges et bleus apparaissent autour des sources lumineuses ; le tonus de l'œil augmente.

Il se produit ainsi une véritable attaque de glaucome qui dure plus ou moins longtemps, affecte une intensité variable jusqu'au moment où elle est remplacée par une accalmie qui peut être complète. De Graefe a donné le nom de glaucome prodromique à cette phase de l'affection.

Ces attaques ou poussées glaucomateuses reviennent plus ou moins fréquemment selon les cas; et chaque attaque laisse l'acuité visuelle plus affaiblie que précédemment. Pendant l'accès, l'examen ophtalmoscopique montre les veines rétiniennes flexueuses, et une dilatation intermittente rythmique, régulière de l'artère centrale (pouls artériel). Quand le pouls artériel fait défaut, il est facile de le provoquer en imprimant à l'œil une légère pression digitale.

Ce signe est très important, mais non pathognomonique cependant, on le rencontre dans quelques affections du cœur et des gros vaisseaux.

La pression glaucomateuse s'accentue à mesure que les attaques se répètent, la papille s'excave, et les vaisseaux décrivent sur ses bords des crochets caractéristiques. Un anneau blanc se forme, encadrant le nerf optique, c'est l'aréole glaucomateuse. L'acuité visuelle décroît, le champ visuel se rétrécit en commençant en général par la moitié nasale.

Le cristallin prend une couleur verdâtre, qui d'ailleurs n'est pas spéciale au glaucome, bien qu'elle ait servi à lui donner son nom : l'iris s'atrophie, la chambre antérieure s'efface, la cornée devient opalescente et se dépolit, peu à peu la cécité survient ainsi, complète et irrémédiable.

b. *Glaucome aigu.* — Le glaucome aigu est caractérisé par des douleurs violentes qui s'irradient, non seulement dans la branche ophtalmique, mais dans les autres branches du trijumeau, le malade peut avoir de la fièvre et des vomissements. L'acuité visuelle baisse rapidement, peut devenir presque nulle en quelques heures.

On constate les signes d'une violente réaction extérieure (glaucome inflammatoire), du chémosis de la conjonctive, de l'œdème des paupières ; la cornée s'opacifie, la pupille se dilate et prend souvent une forme ovale, due à ce que la dilatation est plus considérable en haut.

Les milieux transparents troublés rendent l'examen ophtalmoscopique impossible, la tension de l'œil s'exagère au maximum, le globe devient dur comme un corps solide (T + 3).

Malgré l'extrême gravité du glaucome aigu, il n'est pas

impossible qu'après quelques jours ou quelques semaines il se produise une amélioration ou même une guérison apparente. La cornée s'éclaircit, les phénomènes inflammatoires s'amendent, la tension baisse, l'acuité visuelle se relève et l'examen ophtalmoscopique, redevenu possible, permet de constater dans l'œil les désordres ordinaires du glaucome, d'autant plus accusés que l'attaque aiguë s'est renouvelée plus souvent et que sa durée a été plus longue ; mais le malade est toujours à la merci d'une nouvelle poussée si la thérapeutique médicale ou chirurgicale ne vient à son secours ; après plusieurs attaques de ce genre le globe oculaire est désorganisé, l'iris est réduit à un liséré mince, bordé au niveau de la pupille d'une bande noire, la pupille, large et immobile, est d'un gris sale, la papille est profondément excavée, l'œil dur comme une bille de marbre ; c'est le *glaucome absolu.*

Le *glaucome hémorragique* doit prendre place après le glaucome aigu ; il est assez rare (2 sur 100 d'après Paxas) et survient exclusivement chez les vieillards atteints d'artério-sclérose. Il se produit d'habitude des apoplexies rétiniennes prémonitoires pendant lesquelles le tonus reste normal, puis brusquement la scène change, d'atroces douleurs orbitaires et circumorbitaires se développent, l'œil durcit, s'injecte, l'acuité visuelle disparait ; en quelques heures, tout est perdu.

c. *Glaucome chronique simple.* — C'est la forme la plus commune. Les signes subjectifs fondamentaux sont le déclin progressif de la vision et le rétrécissement lent mais continu du champ visuel, commençant d'habitude par le côté nasal.

La papille est profondément excavée avec les bords taillés à pic, entourée d'une aréole ou halo glaucomateux très prononcé. Il y a une telle différence de profondeur entre le fond de l'excavation et les bords que, pour voir nettement les parties profondes, il faut se servir d'un verre concave assez puissant. Les mouvements parallactiques du miroir font également bien sentir cette différence de niveau. Les artères sont très petites et les veines souvent gonflées et turgescentes (voy. fig. 4, pl. I).

Le tonus est peu ou pas élevé, le pouls artériel manque le plus souvent, la pupille ne se dilate qu'avec les progrès de l'amblyopie, supprimant les réflexes rétiniens, la cornée garde sa sensibilité et l'iris sa contractilité ; la parésie de l'accommodation est explicable plutôt par la dégénérescence du muscle ciliaire que par l'exagération du tonus qui souvent n'existe pas.

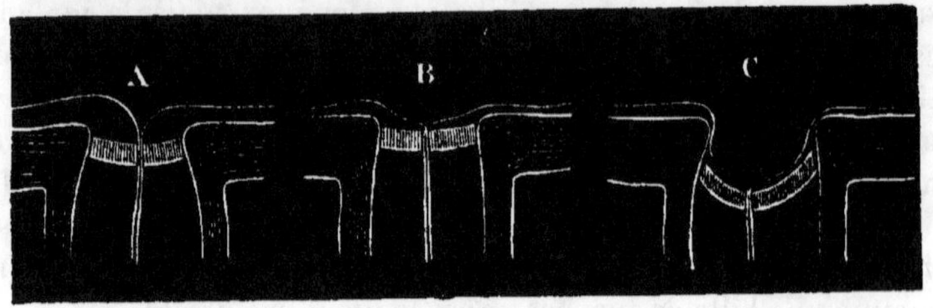

Fig. 174.
Schéma des trois variétés d'excavation du nerf optique
(d'après Fuchs).

A. excavation physiologique. -- B, excavation atrophique.
C. excavation glaucomateuse.

Le sens chromatique persiste beaucoup plus longtemps dans le glaucome chronique que dans l'atrophie ordinaire du nerf optique. C'est là un signe différentiel d'une grande valeur (Panas).

La diminution de l'acuité centrale apparaît relativement tard et le patient peut ne s'apercevoir de son état que lorsque le mal est déjà très avancé, à moins qu'il ne survienne, ce qui n'est pas rare, des attaques subaiguës qui appellent son attention.

Le glaucome simple est essentiellement le glaucome sénile ; il est anatomiquement caractérisé par une dégénérescence de l'appareil oculaire tout entier, notamment par la sclérose des vaisseaux.

Tout ce que nous venons de dire se rattache au glaucome de l'adulte ou du vieillard ; notre description serait incomplète si nous n'y ajoutions ici quelques considérations sur le *glaucome infantile* ou *hydrophtalmie*.

Cette affection résulte d'une exagération primitive de la
tension, mais, chez l'enfant, la sclérotique ne résiste pas et se
laisse distendre, de là l'augmentation excessive du volume de
l'œil (buphtalmie). La sclérotique apparaît amincie et laisse
voir par transparence le pigment uvéal, la cornée est très

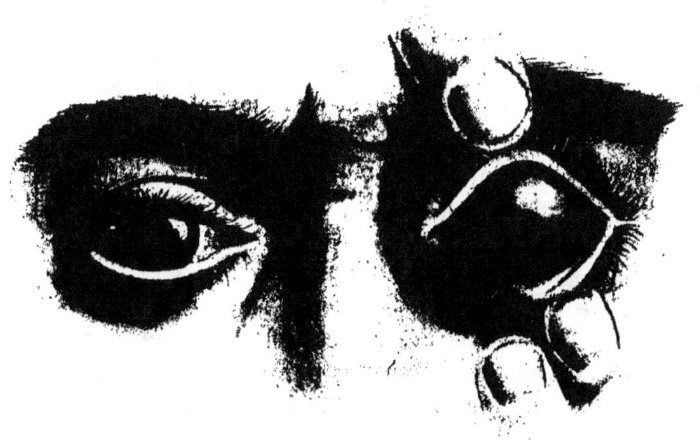

Fig. 175.
Hydrophtalmie; cornée globuleuse devenue opalescente
et augmentée dans tous ses diamètres.

développée (kératoglobe) et souvent souffre dans sa nutrition,
la chambre antérieure devient profonde, l'iris tremble, la papille
s'excave. L'augmentation de tension est en raison inverse de la
buphtalmie, car elle est la conséquence de la rigidité de la sclérotique. Si cette membrane cède en certains points plus affaiblis
ou moins soutenus, il peut se produire des staphylomes.

Pendant que les membranes oculaires sont distendues pour
produire la buphtalmie, le cristallin ne peut que garder ses
dimensions normales; il en résulte des tiraillements dans la
zone de ZINN, qui peut se rompre et laisser se produire des
sub-luxations ou de véritables luxations du cristallin.

5° Traitement. — Il faut, avant tout, chercher à abaisser la tension de l'œil; les myotiques sont, à ce point de vue, de très précieux moyens. LAQUEUR et WEBER ont bien mérité de l'ophtalmologie en faisant connaître la propriété antiglaucomateuse de la fève de Calabar; c'est particulièrement dans les attaques passagères, dans le glaucome prodromique, que l'ésérine et la pilocarpine, son succédané, sont efficaces.

Ce dernier médicament n'a pas, comme le premier, l'inconvénient d'entraîner des contractures douloureuses dans le muscle ciliaire, mais il est moins actif et il convient de l'instiller à forte dose (1 à 2 p. 100) et de renouveler les instillations plusieurs fois par jour.

PANAS et SCRINI ont insisté sur l'utilité du collyre huileux à l'ésérine pure à 1 p. 100. Ce collyre a, en effet, un grand avantage sur le collyre aqueux, c'est celui d'être plus lentement absorbé et par conséquent d'agir plus longtemps sur l'œil après l'instillation du médicament. Mais est-il en ce point supérieur aux pommades ésérinées, à la lanoline? Le fait nous paraît douteux, nous utilisons les pommades depuis longtemps dans le traitement du glaucome et les résultats obtenus sont bien ceux qu'indiquent les partisans des collyres huileux qui nous paraissent, d'ailleurs, en pareil cas très recommandables.

Quand les myotiques ne donnent pas rapidement de bons résultats, il ne faut pas temporiser, et l'on doit recourir immédiatement à l'intervention chirurgicale.

DE GRÆFE a eu le grand mérite de montrer la valeur de l'iridectomie. Cette opération doit être faite à l'aide d'une section scléroticale, permettant d'exciser complètement l'iris jusqu'à sa périphérie, de manière à bien ouvrir l'angle de filtration. La section irienne doit être large et faite en deux temps, de façon à dégager les angles de la plaie des coins de l'iris, qui, sous l'influence de la poussée glaucomateuse, s'y enclavent trop souvent.

Dans le glaucome subaigu ou aigu, cette opération est excellente; elle est beaucoup moins utile, à peine recommandable dans le glaucome chronique simple; d'après HIRSCHBERG, faite hâtivement elle peut arrêter le processus dans la moitié des cas, mais c'est là une opinion trop favorable à l'iridecto-

mie. TRUC estime que l'opération donnera d'une façon définitive ce que l'on aura obtenu provisoirement avec les myotiques,
quelquefois même, dit-il, on obtiendra davantage ; nous croyons
cette opinion optimiste, mais elle renferme un conseil judicieux
et bon à retenir ; avant d'intervenir dans le glaucome chronique
simple on devra soumettre le sujet à l'épreuve de l'ésérine et
voir si l'acuité visuelle augmente et si le champ visuel s'agrandit. L'opération ne peut rendre de réels services que dans les
cas où le tonus est nettement exagéré ; dans un très grand
nombre de glaucomes simples elle est parfaitement inutile. Elle
peut même être nuisible par l'astigmie qu'elle entraîne et la
cataracte qu'elle peut, dans une certaine mesure, provoquer.

Il faut encore éviter de pratiquer l'iridectomie dans le glaucome hémorragique : le mieux, si les myotiques ne donnent
aucun résultat, est encore d'en venir immédiatement à l'énucléation.

Après l'iridectomie, mais non loin d'elle au point de vue de
la valeur thérapeutique, il faut citer la sclérotomie, qui donne
souvent de bons résultats ; l'ophtalmotomie postérieure, qui
n'est applicable qu'aux yeux dont la vision est supprimée ; la
paracentèse de la cornée, qui diminue pour quelque temps la
tension de l'œil et peut rendre possible une iridectomie impossible auparavant.

BADAL a pu souvent diminuer la tension de l'œil en arra-
chant le nerf nasal externe. Nous avons pratiqué bien des
fois cette innocente et facile opération qui mérite d'être
vulgarisée. Ce que quelques auteurs, notamment DELBET, ont
dit de la difficulté de trouver le nerf nasal externe est parfaitement inexact. En suivant le procédé opératoire recommandé on rencontre toujours les deux ou trois filets qui terminent ce nerf (voy. *Chirurgie oculaire*).

DE VINCENTIIS vient dernièrement de conseiller l'incision de
l'angle irien. Cette opération n'est possible que lorsque la
chambre antérieure est bien conservée, par conséquent, sauf
exception, seulement dans les cas de glaucome chronique simple,
qui bénéficient peu des interventions chirurgicales (voy. *Chirurgie oculaire*).

Dans le traitement du glaucome on a également conseillé l'extirpation du ganglion ciliaire. Nous avons en 1900 pratiqué cette opération avant les travaux de ROHMER et TERRIEN sur ce sujet ; elle est très laborieuse et, à notre avis, peu recommandable.

Nous n'avons obtenu aucun résultat par la résection du ganglion cervical supérieur du sympathique, conseillée par ABADIE.

§ 4. — CANCER DE L'ŒIL

Le cancer de l'œil, pour être décrit complètement, nous conduirait à faire l'histoire de toutes les tumeurs malignes épibulbaires et intrabulbaires. Le lecteur trouvera tout ce qui concerne ces affections aux chapitres des *Tumeurs malignes épibulbaires*, *Sarcomes et épithéliomas*, des *Sarcomes mélaniques du tractus uvéal*, du *Sarcome blanc du même tractus*, du *gliome de la rétine*.

§ 5. — AFFECTIONS TRAUMATIQUES DU GLOBE DE L'ŒIL

Le globe oculaire est, malgré la protection spéciale de l'orbite, très exposé aux injures extérieures. A propos des blessures de la sclérotique, nous avons déjà exposé le mécanisme de la contusion et de la rupture de la sclérotique, ainsi que la plupart des détails importants concernant les plaies de l'œil. Nous examinerons ici ce qui concerne les luxations du globe, son avulsion, et les plaies diverses dont il peut être atteint, sans répéter ce qui a été dit des affections traumatiques de la sclérotique.

1° Luxation et avulsion du globe. — On dit que le globe est luxé lorsqu'il sort de la boutonnière palpébrale. Certains aliénés, en passant un doigt derrière l'œil, arrivent ains à l'amener en avant des paupières ; les boxeurs cherchent, de la même façon, à luxer les yeux de leur adversaire ; les coups de corne de vaches ou de taureaux, une chute sur l'anneau d'une clef, un accouchement laborieux au forceps sont les autres circonstances étiologiques les plus fréquentes.

Non seulement l'œil peut être luxé, mais arraché, c'est-à-dire séparé en totalité, ou en partie, de ses attaches musculaires.

L'œil luxé peut être réduit avec succès par des pressions douces après le débridement de la commissure externe; il faut ensuite surveiller sa nutrition, l'activer par des fomentations chaudes et pratiquer l'énucléation s'il y a menace de sphacèle. Des accidents consécutifs peuvent survenir, parmi lesquels la névrite rétro-bulbaire.

2° Plaies de l'œil. — Les plaies des diverses membranes ont été déjà étudiées, mais il faut signaler ici les désordres profonds et souvent irréparables qui sont produits par des esquilles osseuses, des projectiles, des agents contondants lancés avec une grande violence.

Les blessures de guerre sont particulièrement intéressantes. Elles sont relativement fréquentes : 0,64 p. 100 dans la guerre franco-allemande, 2,5 à 3 p. 100 dans la guerre russo-turque (CHAUVEL et NIMIER) pour les blessures de l'œil et des annexes (l'œil droit 0,40 p. 100 et l'œil gauche 0,47 p. 100).

Le globe de l'œil peut être écrasé, chassé de l'orbite par une balle ou un éclat d'obus. Les corps étrangers peuvent se loger dans l'orbite, sous la conjonctive, dans les culs-de-sac, dans l'intérieur de l'œil.

Les accidents immédiats entraînent souvent la perte de l'œil et les accidents consécutifs, au premier rang desquels il faut signaler l'ophtalmie sympathique, sont très redoutables. D'après le rapport allemand de la guerre de 1870, on a constaté l'ophtalmie sympathique dans plus de la moitié des cas (56,5 p. 100), surtout dans la seconde année.

La proportion des accidents suivant la lésion oculaire a été la suivante :

Corps étrangers	80 p. 100
Cyclite	71 —
Destruction immédiate totale	62,7 —
Destruction immédiate incomplète	60 —
Panophtalmie	50 —
Atrophie	33,37 —

Dans l'immense majorité des cas, le traitement de choix sera l'énucléation pratiquée le plus tôt possible. S'il est permis de suivre et de surveiller le malade, on pourra quelquefois différer cette intervention et tâcher de l'éviter dans les blessures les moins graves par une antisepsie rigoureuse, l'ablation des corps étrangers, la suture scléroticale.

CHAPITRE XIII

AFFECTIONS DU NERF OPTIQUE

Le nerf optique réunit le chiasma optique au globe de l'œil : il comprend une portion intracranienne et une portion intra-orbitaire ; la première a de 10 à 12 millimètres : la seconde, de forme cylindrique, présente une longueur moyenne de 3 centimètres sur une épaisseur de 3 millimètres ; le nerf, dans ce trajet orbitaire, est légèrement flexueux pour n'entraver en rien les excursions de l'œil.

Nous renvoyons aux traités d'anatomie pour la description complète de ce nerf dont la figure 176 (p. 474) rappelle la structure dans ses principaux détails.

§ I. — NÉVRITES

Les névrites optiques sont intra-oculaires ou rétro-bulbaires, et ces deux variétés méritent une description séparée.

A). NÉVRITE INTRA-OCULAIRE

1° Examen ophtalmoscopique. — La névrite intra-oculaire ou papillite présente à l'ophtalmoscope un aspect particulier. La papille *saillante* et élargie est grise ou rougeâtre, souvent mouchetée de taches blanches ou d'extravasations sanguines : les contours en sont mal limités à cause de la participation à l'inflammation des parties voisines de la rétine. Les vaisseaux de la papille et de la rétine sont caractérisques : au niveaux des exsudats papillaires ils sont quelquefois masqués par ces exsudats et paraissent mal, mais au niveau de la rétine ils sont toujours remarquables, les artères par leur petit volume, les veines par leur extrême dilatation, leur flexuosité, leur engorgement.

Il faut d'ailleurs distinguer deux variétés différentes : 1° la

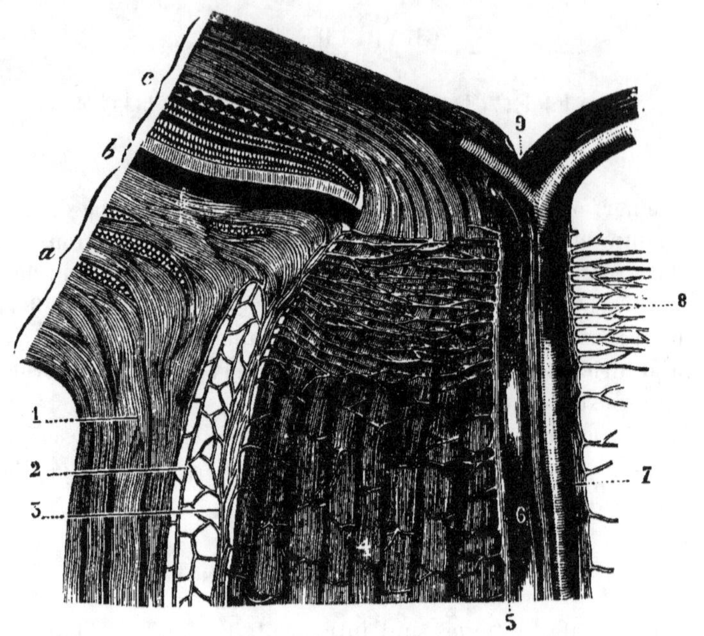

Fig. 176.

Coupe longitudinale du nerf optique à son entrée dans le globe de l'œil (TESTUT d'après SCHWALBE).

a. sclérotique. — *b.* choroïde. — *c.* rétine avec ses différentes couches. — 1, gaine durale. — 2, gaine arachnoïdienne. — 3, gaine piale, avec les espaces sous-arachnoïdiens. — 4, faisceaux nerveux du nerf optique. — 5, couche centrale du tissu conjonctif, avec 6 et 7, la veine et l'artère centrales de la rétine. — 8, lame criblée de la sclérotique. — 9, excavation centrale de la papille.

papillite par stase, 2° la papillite simple, névrite descendante et, pour quelques-uns, périnévrite.

La papillite par stase (*staungspapille*) est caractérisée par une forte saillie de la papille, une dilatation excessive des vaisseaux, l'aspect absolument flou des bords du disque optique.

Les gaines des vaisseaux s'infiltrent de cellules migratrices, ainsi que les interstices qui séparent les éléments nerveux ; si, sous l'influence d'une médication appropriée, l'affection s'arrête à cette période, l'acuité visuelle peut ne pas cesser d'être bonne et le malade guérir complètement ; mais trop souvent plus tard, les cellules immigrées s'organisent, deviennent fusiformes, les parois vasculaires sont le siège d'une endo-vasculite proliférante, les fibres nerveuses s'atrophient et la fonction du nerf optique est à jamais compromise ou perdue.

. La papillite simple présente un aspect ophtalmoscopique différent en ce que la papille ne fait pas de saillie notable ; sa couleur est uniformément rouge, mais il y a peu de gonflement des bords qui restent assez nets ; quelquefois on trouve une simple hyperhémie. L'inflammation peut ainsi offrir des caractères variables d'acuité, mais elle entraîne toujours de graves désordres dans le parenchyme papillaire.

2° Marche et pronostic. — L'évolution naturelle de la névrite intra-oculaire la conduit à l'atrophie du nerf, les phénomènes inflammatoires disparaissent peu à peu, la papille pâlit, les limites s'en distinguent plus nettement et les vaisseaux de la papille et de la rétine, même les veines primitivement engorgées, deviennent très grêles. Du degré plus ou moins grand de l'atrophie dépend le pronostic de l'affection.

3° Symptomatologie. — Les symptômes fonctionnels varient avec la nature et la cause des lésions.

Dans la papillite par stase, la vision peut rester indemne au début, mais en général elle ne tarde pas à s'altérer à mesure que la névrite se développe. Les malades accusent des sensations lumineuses entoptiques, le sens chromatique, au moins à la période de début, est à peine altéré, tandis que l'acuité visuelle diminue. Parfois, il apparaît une cécité périodique témoignant en général de l'existence d'un néoplasme intracranien.

Il n'existe qu'une corrélation très approximative entre l'état ophtalmoscopique et celui de la vision ; c'est-à-dire que l'acuité visuelle est quelquefois bien conservée avec de grosses lésions apparentes et au contraire très mauvaise avec de faibles désordres ; de ce fait DE GRÆFE a donné deux raisons. la première se rattache à l'inégale participation des éléments nerveux aux processus morbides, la seconde tient à l'état de la circulation artérielle dans ces parties, l'accès du sang étant plus ou moins gêné par la constriction qui a lieu dans l'anneau sclérotical.

A mesure que l'atrophie se développe, le champ visuel pour le blanc et les couleurs se rétrécit concentriquement, l'acuité visuelle diminue également : mais il est remarquable de constater que l'aspect de la papille n'indique pas d'une manière précise l'état de l'acuité. La vue est parfois assez bonne avec une atrophie apparente très marquée et réciproquement.

Le diagnostic de la névrite intra-oculaire ne peut hésiter qu'entre cette affection et la rétinite albuminurique. Dans cette variété de rétinite la papille est très tuméfiée ; on évitera l'erreur en interrogeant attentivement la région maculaire qui dans la rétinite brightique présente un aspect caractéristique. L'examen de l'urine viendra d'ailleurs aisément lever tous les doutes.

Après le diagnostic de la névrite intra-oculaire elle-même. il convient de rechercher la cause de l'affection. On comprendra mieux l'utilité et l'intérêt de ce diagnostic étiologique quand nous aurons exposé l'étiologie et la pathogénie de la névrite.

4° Étiologie. — La névrite intra-oculaire n'est pas une affection locale ; elle dépend d'habitude d'une autre affection profondément placée ou d'une maladie générale, ce qui explique sa bilatéralité habituelle.

Les causes les plus fréquentes sont : 1° les maladies du cerveau ; 2° les affections orbitaires ; 3° la syphilis ; 4° les maladies infectieuses ; 5° les troubles de nutrition ; 6° l'anémie aiguë ; 7° l'empoisonnement saturnin ; 8° le refroidissement intense ; 9° l'hérédité.

a. *Maladies du cerveau.* — DE GRÆFE d'abord, BOUCHUT ensuite ont montré la grande place que tiennent les maladies du cerveau dans les névrites optiques. Au premier rang, il faut citer les tumeurs, les sarcomes, les myxomes, les gliomes, les tubercules, les affections suppurées des méninges et des cavités creusées dans l'épaisseur des parois craniennes. Les sinusites sphénoïdales et l'ostéite qui les accompagnent entraînent une méningite bacillaire plastique qui retentit aisément sur la papille. Les méningites tuberculeuses de l'enfance sont aussi une cause assez fréquente de papillite et d'atrophie consécutive; la phlébite de la veine ophtalmique, la thrombose du sinus caverneux en sont des causes rares.

L'hydrocéphalie chronique produit exceptionnellement cette affection par compression du chiasma à la suite d'une forte distension du troisième ventricule.

b. *Affections orbitaires.* — Les néoplasmes de l'orbite, ceux du nerf optique lui-même, les phlegmons, les ostéites ou ostéopériostites des parois peuvent, par propagation ou par compression, retentir jusqu'à la papille. Avec raison, de LAPERSONNE conseille, en présence d'une névrite avec stase unilatéral, d'étudier avec soin l'état du sinus sphénoïdal, des cellules ethmoïdales postérieures et de la partie supérieure de l'arrière cavité des fosses nasales.

c. *Syphilis.* — Cette affection est très fréquemment la cause directe ou indirecte de la névrite intra-oculaire. Le processus spécifique peut se localiser au niveau de la papille ou bien produire dans l'orbite ou la boite cranienne des néoplasmes ou des inflammations agissant secondairement.

d. *Maladies infectieuses.* — La rougeole, la scarlatine, la variole, la diphtérie, le typhus comptent les papillites au nombre de leurs complications.

e. *Troubles de nutrition.* — Il en de même pour le diabète, la scrofule, les troubles menstruels, et ceux de la grossesse; l'albuminurie provoque, ainsi que nous l'avons vu, outre des lésions rétiniennes caractéristiques, une véritable papillite.

f. *Anémie aiguë.* — L'anémie aiguë peut entrainer la papillite dans sa forme la plus grave; elle résulte le plus souvent, chez la femme, des métrorragies abondantes survenues après les couches ou au moment de la ménopause.

g. *Empoisonnement saturnin, refroidissement, hérédité.* —

26.

Citons enfin et en dernier lieu l'empoisonnement saturnin, le refroidissement intense et l'hérédité. La névrite héréditaire a ceci de particulier qu'elle survient sans cause spéciale et s'attaque surtout aux hommes aux environs de la vingtième année.

5° Anatomie pathologique. — On trouve dans le nerf optique les désordres de la névrite interstitielle (UTHOFF) c'est-à-dire que les septa conjonctifs sont épaissis et fortement hyper-nucléés, et il en résulte une destruction consécutive des filets nerveux, qui s'atrophient encore plus complètement qu'il ne le font dans l'atrophie simple.

A cette opinion il faut opposer celle de NUEL qui admet tout d'abord une lésion primitive des fibres nerveuses à laquelle succèdent des altérations secondaires de la névroglie du tissu conjonctif et des vaisseaux.

SOURDILLE, qui a écrit sur ce sujet un excellent travail, s'est appliqué à démontrer que dans la névrite consécutive aux affections du cerveau la lésion initiale est un œdème de la névroglie épendymaire. Cet œdème, à cause des connexions intimes qui existent entre le 3° ventricule et le schiasma, se propage directement à la névroglie du chiasma et du nerf optique en suivant une marche descendante. Les nerfs optiques gonflés s'étranglent dans leur passage au niveau du canal optique; il en résulte une compression de l'artère et de la veine et notamment une stase veineuse avec hydropisie consécutive des veines.

Les lésions atrophiques débutent au niveau de la portion canaliculaire, de là elles remontent vers le chiasma et descendent vers la portion orbitaire (SOURDILLE).

6° Pathogénie. — Les diverses explications qui ont été données sont les suivantes : 1° l'augmentation de la pression intra-cranienne entraine la stase des vaisseaux de l'œil, particulièrement de la papille (DE GRÆFE); 2° il se produit une hydropisie de la gaine du nerf optique résultant de la communication de l'espace vaginal du nerf avec les espaces lymphatiques du crâne (SCHMIDT et MANZ); 3° la papillite est provoquée par la

migration des germes pathogènes venus des méninges (DEUTS-
CHMANN); 4° elle est la conséquence de la propagation de l'œdème
cérébral jusqu'à l'extrémité du nerf optique (PARINAUD).

a. *Théorie de la stase.* — La théorie de la stase n'est pas
acceptable; la circulation du sang veineux est très bien assurée dans l'encéphale; l'oblitération, même complète, du sinus
caverneux ne peut gêner notablement l'évacuation du sang
veineux, à cause de l'anastomose à plein canal de la veine
ophtalmique et de la faciale.

b. *Théorie de l'exagération de pression.* — La théorie de
SCHMIDT et MANZ repose sur cette hypothèse, savoir : que sous
l'influence d'une exagération de la pression intracranienne
le liquide refoulé du crâne dans l'espace vaginal (SCHWALBE)
fuserait jusque dans la lame criblée dont il déterminerait le
gonflement, qui à son tour entrainerait l'étranglement de la
papille. KUHNT admet en outre une imbibition directe des fibres
nerveuses par le liquide.

A ceci PARINAUD objecte qu'on ne peut faire pénétrer dans
la lame criblée les liquides colorés injectés dans l'espace intervaginal à une pression constante, intense et prolongée. L'excès
de tension à lui seul ne parait pas capable de produire de la
névrite et il est d'ailleurs douteux que chez l'homme la tension
puisse se maintenir à un taux supérieur à la normale sans
compromettre la vie; le liquide céphalo-rachidien intervient
à chaque instant pour régler la circulation intracranienne.
La théorie purement mécanique de SCHMIDT-MANZ, a également
paru insuffisante à DEUTSCHMANN qui lui a substitué une théorie
nouvelle.

c. *Théorie microbienne.* — DEUTSCHMANN fait intervenir les
microbes pathogènes émanés de la cavité encéphalique. Ainsi,
il inocule du tubercule dans la cavité méningitique et il voit
apparaitre une papillite alors que la papille reste saine après
l'injection dans le crâne d'une grande quantité d'eau stérilisée.
L'épanchement hydropique dans la cavité cranienne peut
favoriser l'arrivée des microbes jusqu'à la papille; mais la présence de ces éléments pathogènes serait, d'après cet auteur,
indispensable à la base du processus.

Cette théorie peut contenir une part de vérité, mais que devient-elle dans les cas où la papillite résulte d'une tumeur cérébrale ?

d. *Théorie de l'œdème cérébral.* — PARINAUD (*Société d'opht. de Paris*, Rapport sur un travail de ROCHON-DUVIGNEAUD, 4 juin 1895), pense que la névrite intra-oculaire d'origine intra-cranienne est primitivement un œdème lymphatique du nerf, produit par les mêmes influences et le même mécanisme que l'œdème de la substance cérébrale dont le nerf optique est le prolongement ; l'épanchement vaginal du nerf optique est un phénomène concomitant.

« L'anneau scléral favorise l'étranglement papillaire produit par cet œdème, au même titre qu'une ligature sur un membre œdématié. La gaine externe du nerf optique joue au contraire, relativement au nerf lui-même, un rôle protecteur, au même titre qu'un bandage compressif sur un membre œdématié. »

La papillite serait par conséquent une névrite œdémateuse.

Dans son très beau travail SOURDILLE a défendu la théorie de l'œdème cérébral ; il considère que la lésion initiale est un œdème de la névroglie épendymaire, lequel, étant données les connexions intimes qui existent entre le troisième ventricule et le chiasma se propage directement à la névroglie du chiasma et du nerf optique en suivant une marche descendante.

7° Pronostic. — Le pronostic de la névrite intra-oculaire varie essentiellement suivant la lésion causale. La papillite peut disparaître complètement lorsqu'un traitement approprié vient éliminer l'œdème cérébral et diminuer l'excès de tension intracranienne.

8° Traitement. — Le degré de l'amblyopie et du rétrécissement du champ visuel indiquent en général la gravité du mal.

Le traitement doit être étiologique et institué énergiquement avant la période d'atrophie. Les cas dans lesquels la syphilis intervient sont presque les seuls favorables.

B) NÉVRITE RÉTRO-BULBAIRE

La névrite rétro-bulbaire est celle qui se produit dans la portion orbitaire et intracranienne du nerf optique.

1° Symptomatologie. — Elle affecte la forme aiguë ou la forme chronique ; nous parlerons de la forme chronique avec l'étude des amblyopies toxiques par le tabac, l'alcool, le plomb. Il est en effet à peu près certain que ces amblyopies dépendent ou d'une plegmasie chronique du nerf ou d'une modalité inconnue des centres nerveux. Dans l'état actuel de la science, il n'est pas possible de décrire la névrite rétro-bulbaire chronique séparément.

Dans la forme aiguë de la névrite rétro-bulbaire, le trouble visuel se montre subitement ; la perception lumineuse peut complètement disparaître. Rien d'anormal à l'ophtalmoscope qu'un peu de congestion dans les veines et d'anémie dans les artères.

La pupille est dilatée, l'œil est un peu douloureux et le malade éprouve une vive céphalalgie, parfois de la photopsie. Quand la vue n'est pas complètement perdue, dans les formes relativement légères, on observe un scotome central entouré d'une zone amblyope, où le sens du vert et du rouge a absolument disparu.

2° Pronostic. — L'affection est d'autant plus grave que l'acuité visuelle et le champ de la vision sont plus réduits, mais il n'est pas très rare, même dans les cas ou toute perception lumineuse est supprimée, de voir survenir la guérison. Cet heureux résultat dépend surtout de la cause et de l'action plus ou moins grande que la thérapeutique peut avoir sur elle.

3° Étiologie. — Parmi les causes il faut surtout signaler les refroidissements intenses, les maladies infectieuses aiguës.

notamment l'influenza (Wecks), l'aménorrhée, l'empoisonnement saturnin. La syphilis doit également être mentionnée dans l'étiologie ; d'après Uthoff, le chiasma et son propre voisinage (selle turcique et corps pituitaire) constituent le siège de prédilection de la syphilis intéressant l'appareil optique. Vignes a incriminé la syphilis héréditaire tardive. La blennorrhagie a produit également quelques rares cas de névrite rétro-bulbaire aiguë.

4° Traitement. — Le traitement sera spécifique s'il est indiqué par l'étiologie ; dans ce cas, l'hydrargyre devra en faire la base : si l'affection n'est pas syphilitique il faudra se contenter de modérer l'inflammation par des moyens résolutifs, iodure de potassium, purgatifs, frictions d'onguent napolitain sur les tempes et le front.

§ 2. — ATROPHIE DU NERF OPTIQUE

L'atrophie du nerf optique est primitive ou se développe après une inflammation préalable. Elle est par conséquent : 1° inflammatoire ; 2° simple.

L'atrophie d'origine inflammatoire est celle qui suit les névrites que nous venons d'étudier. Elle présente ceci de particulier, que la papille contient des travées conjonctives formées aux dépens de l'exsudation ; au début, elle affecte une teinte blanc grisâtre et les bords en sont un peu diffus ; plus tard la papille devient blanche, mais ne prend pas l'aspect de l'atrophie simple qui laisse voir la lame criblée. (Voir fig. 3, planche II).

Quelquefois l'atrophie papillaire est consécutive à une inflammation de la rétine ; elle présente alors un aspect sale et trouble et se fait remarquer par la bénignité, très relative d'ailleurs, de son pronostic.

L'atrophie simple peut être divisée en deux variétés : l'atrophie blanche et l'atrophie grise. Il est bon de ne pas attribuer à la couleur de la papille une importance capitale ; cependant chacune de ces variétés a une physionomie particulière.

Dans l'atrophie blanche les tubes nerveux aussi bien que la névroglie et les vaisseaux sont altérés. Les filets nerveux sont détruits et le nerf est réduit à l'état d'un cordon fibreux blanchâtre, très diminué de volume. L'atrophie blanche est une névrite interstitielle entrainant la sclérose du nerf.

L'atrophie grise présente, à côté de tubes nerveux intacts, des tubes variqueux, sans cylindraxe ; le tissu conjonctif intertubulaire est hyperplasié et contient des amas granuleux et des corpuscules amyloïdes. C'est la lésion que produit le tabes dans la moelle ; ce serait une sclérose parenchymateuse (VULPIAN, CHARCOT) ; l'irritation du tissu conjonctif serait provoquée par la dégénérescence des fibres.

Les atrophies blanches ou grises n'intéressent pas toujours la totalité du nerf optique ; les faisceaux distincts direct ou croisé, surtout le faisceau maculaire, peuvent être atteints isolément.

Les variétés étiologiques des atrophies simples du nerf optique sont nombreuses ; ce sont :

1° Le tabes, la cause la plus fréquente, intéresse surtout le nerf optique à sa période initiale, à une époque où les symptômes ataxiques sont peu prononcés et où le diagnostic est difficile. Le type de l'atrophie tabétique est l'atrophie grise ou spinale ;

2° Les maladies cérébrales, la sclérose en plaques, la paralysie progressive des aliénés, les tumeurs et les autres maladies en foyer capables de comprimer, de détruire ou de frapper d'une manière quelconque l'appareil nerveux optique à l'intérieur du crâne. Une atrophie descendante en résulte et va jusqu'à la papille ;

3° Les affections orbitaires, inflammations, blessures, tumeurs capables d'intéresser le nerf optique ;

4° Enfin et surtout un grand nombre de causes agissant obscurément comme paraissent le faire la syphilis, l'alcool, le tabac et le plomb.

5° L'atrophie héréditaire, qui présente ceci de particulier que l'affection est généralement transmise par les femmes (HUTCHINSON) ; la pathogénie n'y est pas bien précise, MOOREN accuse la consanguinité et KŒNIG attribue l'affection à un développement vicieux du sphénoïde dont l'ossification se fait irrégulièrement et entraîne dans le trou optique une compression partielle du nerf.

Chacune de ces variétés étiologiques produit des atrophies peu dissemblables par leurs signes objectifs, et souvent bien distinctes par leurs signes objectifs, de telle sorte qu'il est souvent possible et toujours utile de remonter à la cause. L'ophtalmologiste peut même ainsi reconnaître, le premier, une affection générale du système nerveux, le tabes par exemple.

Le tableau suivant résume la symptomatologie distincte de chacune des principales variétés d'atrophie papillaire.

ATROPHIE BLANCHE OU CÉRÉBRALE	ATROPHIE TABÉTIQUE (SPINALE)	ATROPHIE DANS LA SCLÉROSE EN PLAQUES
Papille d'un blanc uniforme, tranchant vivement sur le fond de l'œil. Bords bien limités ou flous, selon que l'atrophie a été ou non précédée de stase.	Papille progressivement décolorée, de la partie temporale à la partie nasale. Vaisseaux longtemps conservés ; couleur souvent un peu grise, mais assez variable du disque optique.	Décoloration partielle souvent limitée à la portion temporale, exsudat nuageux au devant du disque optique ; quelquefois papille presque normale.
Pas de signes avant ceux propres à l'atrophie.	Troubles oculaires divers précédant l'atrophie. Spasme de l'orbiculaire. Myosis avec forme ellipsoïdale de la pupille. Signe d'Argyll-Robertson. Signe de Gowers. Paralysie de l'accommodation. Paralysie transitoire des muscles de l'œil.	Perceptions lumineuses subjectives précédant les troubles de la vue ; scotome central relatif se répétant périodiquement quelquefois plusieurs fois par jour.
Affecte également les deux yeux.	L'un des yeux (2 fois sur 3 le gauche) est toujours plus atteint que l'autre.	Les deux yeux ne sont pas fatalement atteints.
Acuité visuelle très diminuée, même avec une atrophie partielle.	Acuité visuelle diminue d'autant plus vite que la lésion se montre plus tôt.	Acuité visuelle peut diminuer brusquement ou d'une façon progressive.
Champ visuel rétréci d'une façon irrégulièrement concentrique.	Champ visuel rétréci irrégulièrement, étoilé. Plus rétréci du côté temporal. Symétriquement sur les deux yeux.	Champ visuel peu ou pas rétréci périphériquement.
Sens chromatique altéré : la réduction du champ des diverses couleurs est à peu près égale.	Dyschromatopsie est la règle, commence par le vert pour aboutir au bleu.	Le jaune et le bleu disparaissent les derniers. Dans le scotome la lumière blanche est bien perçue.

Pas de nystagmus.	Pas de nystagmus.	Nystagmus. Signe presque pathognomonique. Paralysies associées des muscles oculaires.
Pronostic variable selon l'origine de l'atrophie et l'époque de son évolution.	Absolument fatal. Quelquefois période d'arrêt comme dans les autres accidents tabétiques.	Pronostic assez favorable. Rétablissement fréquent de la vision.

ATROPHIE CONGÉNITALE	ATROPHIE PAR NÉVRITE HÉRÉDITAIRE	ATROPHIE ALCOOLIQUE ET NICOTINIQUE
Tantôt papilles normales, tantôt très atrophiées. Quelquefois rétinite pigmentaire.	Au début hyperhémie de la papille, puis atrophie blanche et rétrécissement des vaisseaux. Plus tard excavation.	Au début congestion du disque optique puis décoloration de la moitié temporale: atrophie totale exceptionnelle.
Troubles méningitiques. Convulsions, fièvre, vomissements. Paraplégie. Hémiplégie.	Rien à noter, sauf les commémoratifs, avant l'apparition de la névrite qui survient de 12 à 30 ans, chez les garçons surtout.	Nausées, vomissements, insomnies, hallucinations, tremblement, aspect terreux, cachectique du visage avant les troubles visuels.
Affection peut n'exister que d'un seul côté.	Les deux côtés sont également atteints.	Affection atteint également les deux yeux.
Impossible de se rendre compte de la disparition de l'acuité visuelle.	Au début le plus souvent scotome central. Atrophie partielle obtenue reste ensuite stationnaire.	Scotome central relatif puis absolu. Nyctalopie.
Champ visuel rétréci comme dans l'atrophie blanche cérébrale.	Longue conservation du champ périphérique. Scotome central pour le blanc et les couleurs.	Champ visuel périphérique très rarement intéressé. Scotome central relatif ou absolu de forme ovalaire à grand axe horizontal.
Achromatopsie ou dyschromatopsie.	Perte de toutes les couleurs au niveau du scotome central.	Dyschromatopsie puis achromatopsie centrale, symptôme très important. Le vert et le rouge disparaissent successivement, le bleu persiste.
Pas de nystagmus.	Pas de nystagmus.	Pas de nystagmus.
Pronostic très défavorable.	Affection se termine par une atrophie partielle du nerf optique qui reste stationnaire.	Pronostic relativement favorable, scotome central absolu et rétrécissement périphérique aggravent la situation.

§ 3. — AMBLYOPIE TOXIQUE

Pour compléter ici les notions élémentaires qui se rapportent aux lésions du nerf optique nous décrirons les amblyopies dites toxiques dont les lésions anatomiques, encore peu connues, sont une phlegmasie chronique du nerf ou une altération des centres nerveux.

1º Amblyopie nicotinique ou alcoolique. — Le tabac et l'alcool unissent d'habitude leurs effets pour produire les troubles que nous avons résumés dans le tableau précédent : mais on a constaté des cas d'amblyopie nicotinique pure se traduisant par les mêmes phénomènes nicotino-alcooliques. Les causes adjuvantes, surmenage, travail nocturne, nourriture insuffisante, chagrins ont une action provocatrice incontestable et expliquent pourquoi l'amblyopie survient chez des individus qui abusent relativement peu de l'alcool et du tabac.

Comme raison des symptômes on ne trouve au début du mal qu'une légère congestion du fond de l'œil : plus tard seulement la moitié temporale se décolore. L'atrophie totale est exceptionnelle et ne s'observe que dans la période ultime.

Samelsohn a eu le premier le mérite de montrer que l'amblyopie nicotino-alcoolique est une névrite du centre du nerf, surtout prononcée au voisinage du trou optique. Les coupes perpendiculaires pratiquées près du globe ont révélé que le faisceau central atrophié se déviait du côté temporal en prenant la forme d'un coin à base périphérique. Or ce faisceau central n'est autre que le faisceau maculaire, dont le stroma conjonctif s'enflamme et se sclérose.

Le traitement doit consister dans les injections de strichnine, l'application des courants continus et l'iodure de potassium.

2º Amblyopie diabétique. — Le diabète, outre les nombreuses lésions qu'il engendre parfois dans les milieux transparents et les membranes profondes, peut déterminer une amblyopie dont la localisation matérielle est encore incertaine. Comme dans l'amblyopie alcoolique (V. tableau, p. 485) dont Samelsohn a étudié le premier la pathogénie et localisé le processus dans le faisceau maculaire, l'amblyopie diabétique produit un scotome central pour les couleurs. Ce scotome, plus souvent absolu que dans le cas d'intoxication par l'alcool, s'accompagne de rétrécissement périphérique du champ visuel.

Le processus pathogénique est inconnu : peut-être une hémorragie des gaines, peut-être une névrite rétro-bulbaire, peut-être une altération du système nerveux central.

L'antipyrine est particulièrement recommandable dans cette complication du diabète.

3º Amblyopie saturnine. — Il existe trois formes de cette amblyopie : 1º la première consiste en une amaurose bilatérale brusque, coïncidant avec de graves accidents cérébraux ; elle est transitoire et guérit d'habitude complètement ;

2º La deuxième forme est lente et se caractérise par des signes de névrite ou d'atrophie optique. Souvent il s'y ajoute la paralysie de l'un ou des deux muscles droits internes :

3º La troisième forme n'est autre qu'une rétinite albuminurique consécutive aux lésions rénales qu'entraîne le saturnisme.

Le traitement est celui du saturnisme lui-même ; l'iodure de potassium en est le meilleur agent.

4º Amblyopie quinique. — Cette affection, qui résulte de l'absorption d'une grande quantité de quinine, est caractérisée par l'ischémie des vaisseaux rétiniens devenus filiformes à cause de l'action tétanisante de l'alcaloïde sur les parois vasculaires. L'acuité visuelle diminue beaucoup et le champ visuel se rétrécit concentriquement ; il se produit quelquefois de la dyschromatopsie et rarement un scotome central.

5º Amblyopie palustre. — L'impaludisme provoque des neuro-rétinites dues à l'obstruction des capillaires par des globules sanguins altérés (PONCET de Cluny) ; les phénomènes apparaissent soudainement à la suite d'accès pernicieux et surtout dans la fièvre tierce. L'examen ophtalmoscopique montre la papille nuageuse, saillante, quelquefois des hémorragies rétiniennes, quelquefois une infiltration blanche du vitré (SULZER) s'étendant par poussées successives et disparaissant avec l'administration de la quinine.

Signalons enfin en terminant cette rapide revue des amblyopies toxiques, les amblyopies par le sulfure de carbone, par l'opium, par le salicylate de soude, l'iodoforme et certaines maladies infectieuses telles que la diphtérie, la coqueluche.

§ 4. — TUMEURS DU NERF OPTIQUE

L'étude des tumeurs du nerf optique est récente. DEMARQUAY leur consacre un très court chapitre et les observations qu'il rapporte sont presque sans valeur à cause de l'absence de détails anatomiques.

Les observations précises et complètes se sont multipliées dans ces derniers temps ; elles font la base d'un certain nombre de travaux originaux parmi lesquels ceux de PONCET, de GOLDZIEHER, VOSSIUS, KNAPP, de JOCQS, de ROUDIÉ méritent d'être mentionnés.

Le Dr ROUDIÉ (Th. Bordeaux, 1892) a étudié particulièrement le sarcome du nerf optique et a réuni tous les faits au nombre de 35, pouvant être rangés sous cette rubrique.

D'autres faits ont été publiés depuis, notamment par BOURGEOIS et ROHMER (de Nancy).

1° Étiologie. — Les tumeurs du nerf optique se rencontrent surtout dans le jeune âge : le tiers des cas concerne des sujets au-dessous de dix ans, l'autre tiers des sujets de dix à vingt ans ; dans l'âge adulte et la vieillesse ces tumeurs sont rares. En ceci les tumeurs du nerf optique se comportent comme les néoplasmes oculaires qui, d'après LEBER, dans un tiers des cas, frappent les sujets de moins de vingt ans.

Le traumatisme joue certainement un rôle dans l'étiologie de ces tumeurs ; sur 46 faits où les antécédents sont complètement exposés, 14 fois les auteurs signalent explicitement l'action d'un trauma.

La fréquence des tumeurs du nerf optique chez les enfants permet de supposer qu'un certain nombre d'entre elles passent inaperçues, à leur période de début, et ont une origine congénitale conformément à la théorie bien connue de CONHEIM. Mais c'est là une hypothèse et rien de plus. En ce qui concerne l'hérédité, elle joue le même rôle que dans les tumeurs en général.

2° Anatomie pathologique. — On sait que la cavité orbitaire est divisée en deux parties : l'une antérieure, l'autre postérieure, par la capsule de TENON qui constitue une sorte de diaphragme entre ces deux loges. Le nerf optique se trouve tout entier dans la loge postérieure avec le tissu cellulo-graisseux, les vaisseaux, les nerfs et les muscles de l'œil.

Le nerf optique a un trajet oblique en avant et en bas : il n'est vraiment placé au centre de l'orbite que lorsqu'il est éloigné de 6 millimètres du *foramen opticum* ; dans la première partie de son trajet il est encore voisin de la paroi interne. On comprend qu'une tumeur du nerf optique occupera dans l'orbite une place différente, selon qu'elle se développera immédiatement derrière le globe oculaire ou du côté du trou optique. Il en résultera une grande différence dans la direction de l'exophtalmie consécutive à la tumeur.

Les tumeurs du nerf optique se développent rarement aux dépens du nerf lui-même, beaucoup plus souvent aux dépens de ses enveloppes ; la tumeur la plus fréquente est de beaucoup le sarcome muqueux qui est vraiment la tumeur type du nerf optique. Les autres tumeurs, névromes, gliomes, endothéliomes, tuberculomes sont des raretés.

Les sarcomes du nerf optique sont des tumeurs arrondies, plus ou moins ovoïdes, présentant une grosse extrémité renflée et une autre fusiforme ; elles ont alors la forme d'un navet ou d'un radis. Quand la grosse extrémité est tournée du côté de l'œil, ce que nous avons constaté dans deux observations personnelles, la tumeur forme une sorte de cupule dans laquelle le pôle postérieur de l'œil est enchâssé.

Ces tumeurs ne sont jamais pédiculisées ; développées aux dépens des gaines du nerf optique, elles entourent ce nerf plus ou moins complètement, mais l'embrassent toujours sur une grande étendue. Habituellement même, la tumeur forme autour du nerf un anneau compact : par une section transversale, perpendiculaire à l'axe, on peut constater la présence du nerf optique plus ou moins intact au centre du néoplasme. Le nerf parcourt la tumeur selon son grand axe.

Les sarcomes du nerf optique sont lisses, bien encapsulés, non lobulés ; ils sont quelquefois plus longs que le nerf optique normal qui peut acquérir ainsi, en devenant le siège de la néoplasie, 4 ou 5 centimètres de longueur. Le volume de la tumeur est souvent celui d'un œuf de pigeon ; il peut atteindre celui d'un gros œuf d'oie. La consistance est molle, un peu rénitente, comme celle d'une vessie fortement distendue par un liquide.

Le sarcome du nerf optique affecte avec le globe de l'œil, avec le contenu de l'orbite, avec le cerveau, des rapports qui méritent l'attention :

a. *Avec le globe de l'œil et la papille :* le néoplasme, ne se propage jamais jusqu'à la papille ; il est arrêté par la lame criblée ; il n'adhère jamais à la sclérotique que par des tractus insignifiants.

b. *Avec le contenu de l'orbite :* en général, les tumeurs du nerf optique n'envahissent pas l'orbite ; les muscles, le tissu cellulaire, les nerfs moteurs et sensitifs n'ont avec le néoplasme que des rapports de contact.

c. *Avec la cavité cérébrale :* ici la propagation est fréquente, et c'est par là que les tumeurs du nerf optique sont redoutables. On a souvent trouvé dans le chiasma et à la base de l'encéphale de grosses néoplasies.

Ces rapports sont très importants ; nous y avons ailleurs[1] particulièrement insisté ; ils permettent au chirurgien de conserver le globe oculaire sans aucun danger, tout en pratiquant aussi complètement que possible l'ablation du néoplasme inaccessible seulement lorsqu'il a dépassé le *foramen opticum*.

3° Symptomatologie. — Un signe majeur est la perte rapide de la vue, avant même que l'exophtalmie se prononce ;

---

[1] *De la conservation du globe oculaire dans l'ablation des tumeurs du nerf optique*. Congrès français de chirurgie. 1892, Recueil d'ophtalmologie. 1892.

cette exophtalmie est remarquable en ce que le globe, poussé à peu près directement en avant, garde en grande partie sa mobilité.

La protusion peut cependant être oblique lorsque la tumeur débute par l'extrémité postérieure du nerf optique. Il peut y avoir alors pendant quelque temps de la diplopie.

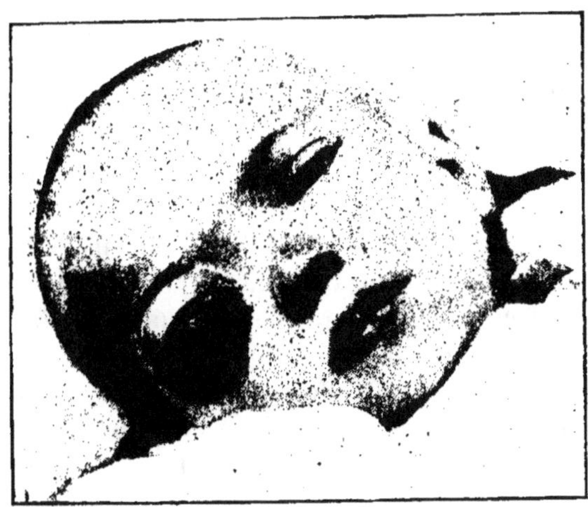

Fig. 177.

Tumeur du nerf optique secondaire. Gliome primitif de la rétine.

A l'examen du fond de l'œil, on constate au début un degré variable de papillite et plus tard de l'atrophie blanche.

L'affection évolue habituellement sans douleurs ; celles-ci surviennent avec la généralisation cranienne.

Les tumeurs du nerf optique peuvent être secondaires ; il n'est pas rare en effet de voir les gliomes rétiniens envahir l'orbite en se propageant le long du nerf optique. Outre l'exophtalmie directe on constate alors les signes ordinaires de la tumeur intra-oculaire.

4° Diagnostic. — Le diagnostic a pour principal point d'appui la perte rapide de la vue, la direction spéciale de l'exophtalmie, l'état de la papille à l'examen ophtalmoscopique. Le pronostic varie évidemment selon la nature du néoplasme ; par gradation de gravité croissante, il faut citer le myxome, le sarcome et le gliome. Lorsqu'on intervient assez tôt, avant la propagation à l'orbite, la guérison définitive est possible, même sans ablation du globe de l'œil.

5° Traitement. — Lorsque le diagnostic de tumeur du nerf optique est bien établi, il n'y a rien de mieux à faire que de l'extirper. Mais faut-il enlever l'œil et le contenu de l'orbite, exentérer la cavité orbitaire, ou bien conserver l'œil et le contenu de l'orbite en enlevant la tumeur toute seule ? La réponse à cette question, en ce qui concerne la grande majorité des tumeurs du nerf optique, les sarcomes muqueux, est contenue dans les lignes précédentes : puisque la tumeur n'envahit jamais l'intérieur de l'œil, qu'elle s'appuie seulement sur la sclérotique, qu'elle n'a que des rapports de voisinage avec le contenu orbitaire, il faut s'efforcer d'enlever la tumeur seule.

Cependant la conservation du globe a été rarement faite avec succès ; six fois seulement, à notre connaissance, l'œil a été conservé (KNAPP, GRUNING, CRITCHETT, SCARPA, LAGRANGE, ROHMER) : encore les cas de CRITCHETT et de SCARPA concernent-ils des tumeurs de l'orbite intéressant secondairement le nerf optique.

KNAPP conseille de passer entre le droit supérieur et le droit interne et, guidé par le doigt, il va circonscrire la tumeur et l'exciser. Nous avons décrit un procédé beaucoup plus commode permettant à l'opérateur de bien voir ce qu'il enlève, et au besoin de sacrifier l'œil et le contenu de l'orbite, si la tumeur du nerf optique, par exception, n'affectait pas ses rapports classiques ordinaires.

Notre procédé, qui n'est pas celui de KNAPP, ainsi que ROHMER le dit à tort, et que le lecteur trouvera dans le *Recueil d'ophtalmologie*, 1892 (p. 333), consiste à détacher le droit externe, à bien disséquer la tumeur de l'orbite jusqu'au trou optique. Là, le nerf est coupé et, à l'aide d'une anse de fil, la tumeur bascule de façon à sortir de l'orbite en imprimant à l'œil un mouvement de rotation qui porte successivement sa cornée en dedans et en arrière.

On a ainsi la tumeur et la partie postérieure du globe de l'œil sous le doigt et après s'être convaincu que la sclérotique n'a, avec le néoplasme, que des rapports de contact, on détache le nerf optique au ras de l'œil qui reprend dans l'orbite sa place ordinaire et conserve sa vitalité, car il n'a été dénudé que dans son tiers externe.

§ 5. — TRAUMATISMES DU NERF OPTIQUE

Les agents vulnérants les plus communs sont les cannes, les parapluies, les projectiles, notamment les grains de plomb.

Le projectile peut traverser l'œil ou passer entre celui-ci et l'orbite ; exceptionnellement, quand il est animé d'une grande vitesse, il arrive par une direction oblique à léser le nerf du côté opposé (balle, chevrotine).

Un séquestre, une fracture esquilleuse de la voûte orbitaire peuvent également léser le nerf, surtout au niveau du trou optique.

Les symptômes varient selon que le nerf est intéressé en deçà ou au delà des vaisseaux centraux. Dans le premier cas, la circulation papillaire est anéantie dès la première heure, et postérieurement survient une atrophie papillaire comme dans l'embolie de l'artère centrale ; dans le second cas, l'atrophie survient aussi, mais plus tard, par névrite descendante.

Le pronostic est d'autant plus grave que la lésion du nerf est plus accusée ; quand il n'y a que compression ou contusion légère et que les vaisseaux centraux sont intacts, on peut compter sur la guérison. Le traitement consiste dans l'extraction de l'agent vulnérant, selon les règles les plus rigoureuses de l'antisepsie, pour prévenir dans l'orbite les accidents inflammatoires. A la période d'atrophie, les injections de strychnine et les courants continus seront essayés dans le but de ralentir la marche de la dégénérescence nerveuse.

CHAPITRE XIV

AFFECTIONS DE L'APPAREIL NERVEUX OPTIQUE

Conformément à notre programme, nous nous contenterons

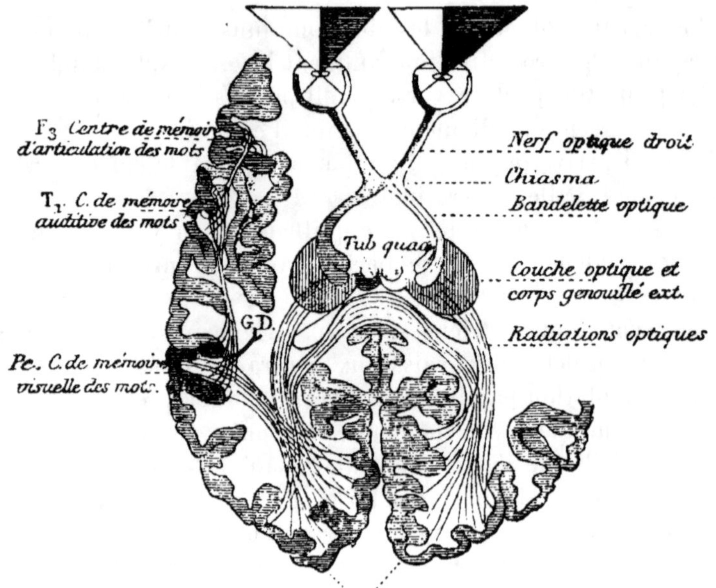

Fig. 178.

Schéma de la voie optique (d'après DÉJERINE).

Cette figure représente une coupe du cerveau destinée à montrer l'origine et la
formation de l'appareil nerveux optique.

de rappeler ici les détails principaux qui concernent l'anatomie
si complexe et si intéressante de l'appareil nerveux optique.

Nous avons déjà signalé les particularités anatomiques qui
se rattachent à la rétine et au nerf optique : nous reproduisons
ici la figure schématique par laquelle DÉJERINE a résumé l'état
de la question d'après ses pro-
pres travaux et les travaux
antérieurs.

Ce schéma permet de suivre
très complètement les radiations optiques, mais non les
véritables racines du nerf optique.

Arrivé au chiasma, chaque
nerf optique se sépare en deux
faisceaux : un faisceau direct
et un faisceau croisé. L'observation anatomo-clinique montre que les fibres qui forment
le faisceau direct proviennent
de la partie externe ou temporale de la rétine ; que celles
qui constituent le faisceau
croisé émanent de la partie
interne ou nasale.

Le faisceau croisé est le plus
considérable : le faisceau direct, qui existe probablement
chez tous les mammifères,
est d'autant plus développé
que la vision binoculaire est

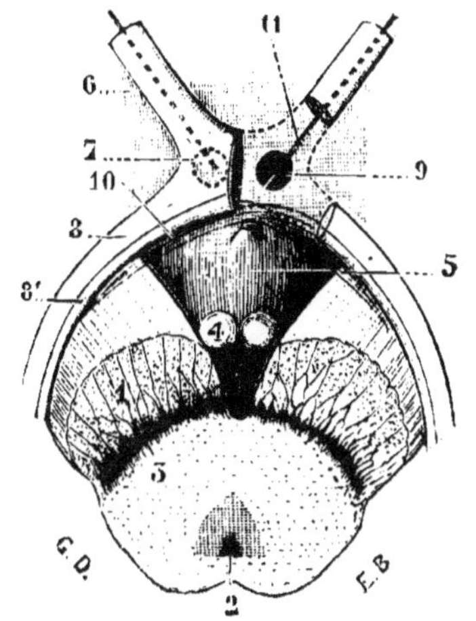

Fig. 179.

Figure schématique représentant
la commissure de Meynert et
le ganglion optique basal
(d'après TESTUT).

1, coupe du pédoncule. — 2, aqueduc
de Sylvius. — 3, locus niger. — 4, tubercules mamillaires. — 5, tuber cinereum.
— 6, nerf optique. — 7, chiasma réséqué dans sa moitié gauche. — 8, bandelette optique, avec 8', la commissure de
Gudden. — 9, ganglion optique basal. —
10, commissure de Meynert (en *rouge*).
— 11, faisceau de fibres allant du ganglion optique basal au nerf optique correspondant.

plus parfaite (chez le singe et l'homme notamment).

Dans la bandelette optique, on trouve les faisceaux direct et
croisé et, en outre, un troisième ordre de fibres dites commissu-
rales qu'on appelle les commissures de GUDDEN et de MEYNERT.

Les fibres qui constituent la commissure de GUDDEN
ne renferment aucune des fibres optiques proprement dites
et n'ont pas de relations avec les rétines ; elles vont du tubercule quadrijumeau postérieur d'un côté, en passant par le

corps genouillé interne en suivant le bord interne de la bandelette optique, au corps genouillé interne et au tubercule quadrijumeau postérieur du côté opposé. Cette commissure de GUDDEN est la racine blanche interne de la bandelette optique.

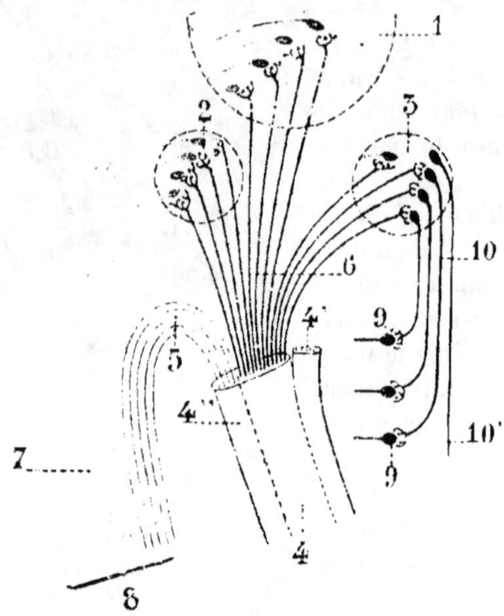

Fig. 180.

Schéma indiquant le mode de formation du faisceau optique intracérébral (TESTUT d'après WERNICKE).

1. pulvinar. — 2. corps genouillé externe. — 3. tubercule quadrijumeau antérieur. — 4. bandelette optique, avec : 4', sa branche de bifurcation interne ; 4'', sa branche de bifurcation externe. — 5. fibres optiques directes, allant au faisceau optique intracérébral. — [6. fibres optiques se rendant à leurs centres ganglionnaires. — 7. fibres efférentes de ces centres ganglionnaires. — 8. faisceau optique intracérébral. — 9. 9', noyaux des nerfs moteurs bulbo-protubérantiels, avec les nerfs qui en partent. — 10. 10. fibres se rendant à ces noyaux en passant par la bandelette longitudinale postérieure.

La commissure de MEYNERT est juxtaposée à la commissure de GUDDEN : les fibres qui la composent prennent naissance dans le corps de LUYS, descendent dans le pédoncule cérébral et viennent s'accoler à la bandelette optique pour se terminer dans la substance grise du *tuber cinereum* ou dans le ganglion optique basal.

La racine blanche externe de la bandelette optique contient les deux faisceaux direct et croisé ; elle envoie quelques faisceaux à la couche optique, au pulvinar, et la plupart de ses fibres aux corps genouillés externes, d'où elles vont aux tubercules quadrijumeaux antérieurs.

Le schéma précédent fait voir de quelles fibres est formé le faisceau optique intra cérébral ou sagittal de WERNICKE (fig. 180).

Après cet aperçu anatomique, nous allons nous occuper des principales fonctions de cet appareil nerveux optique et de leurs altérations. L'étude de l'acuité visuelle ou faculté isolatrice de la rétine a été faite (voy. p. 44 et suiv.); nous étudierons ici le champ visuel et ses diverses modifications, le sens chromatique et ses anomalies, en en faisant ressortir la valeur séméiologique.

§ 1. — CHAMP VISUEL

Le champ visuel est l'étendue dans laquelle le sujet peut voir en laissant à l'œil une position fixe ; c'est le champ de la vision indirecte ou périphérique par opposition à la vision directe qui s'exerce par l'intermédiaire de la macula.

La vision directe est indispensable à la perception distincte des objets ; pour fixer un point déterminé, nous dirigeons sur lui notre ligne visuelle en accommodant en conséquence.

La vision indirecte, plus imparfaite, est de la plus grande utilité ; par elle nous voyons le sol tout en regardant droit devant nous. Sans elle, nous serions dans la situation d'un individu regardant constamment à travers un tube étroit ; nous ne pourrions nous orienter, éviter les obstacles sans tourner incessamment la tête.

1° Examen du champ visuel. — Étudionsle champ visuel dans ses limites et ses fonctions.

Pour apprécier les limites de la vision périphérique, on se sert du campimètre ou du périmètre.

Le campimètre (de Wecker) consiste en un tableau noir portant au centre une petite croix blanche qui est le point de fixation. Le menton du patient est appuyé sur un croissant de façon à placer l'œil à la hauteur de cette croix. Pour que le champ visuel observé ne puisse couvrir une surface trop étendue du tableau, le sujet est placé à une courte distance, 16 centimètres. La figure 182 indique la graduation du tableau, et fait aussi ressortir son insuffisance pour l'étude des parties les plus périphériques de la vision ; la ligne qui va de M à 80° rencontrerait le tableau tellement loin qu'il est impossible, en pratique, de la rechercher ; celle de M à 90°, parallèle au tableau, ne le rencontrerait pas du tout.

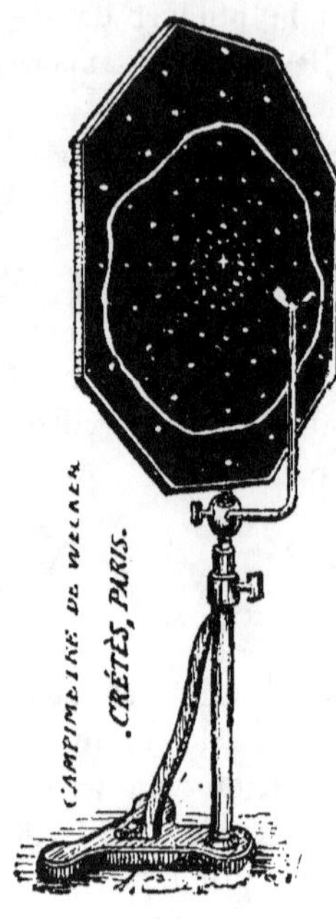

Fig. 181.
Campimètre de
de Wecker.

Le campimètre ne permet donc d'étudier facilement que les parties les plus centrales de la vision ; lorsque le champ visuel est rétréci, dans beaucoup d'affections graves de l'œil, cet instrument facilite la constatation des progrès du mal. Mais pour reconnaître dans la vision indirecte une diminution minime, au début, il faut recourir au périmètre.

Le premier périmètre fut inventé par Aubert ; c'est surtout Forster qui l'a fait entrer dans la pratique, et depuis, beaucoup de modèles, peu différents, ont été proposés, qui tous ont de commun ce point essentiel, savoir que l'œil est placé au centre d'une sphère décrite par un arc de cercle mobile. Sur ce cercle un index, qui peut occuper toutes les positions, se déplace sur la surface concave de la demi-sphère dont le centre est au point nodal de l'œil examiné.

Le périmètre de Landolt (fig. 183) est un demi-anneau de 30 centimètres de rayon, noirci sur la face interne, et gradué sur l'autre à partir du sommet O. L'axe peut tourner de façon à engendrer un hémisphère; sa position est marquée par une aiguille qui se meut avec lui sur un cadran occupant la face postérieure. Sur l'arc est mobile un cadre AB destiné à recevoir les objets qui doivent impressionner la rétine, en général des carrés de papier blanc ou coloré.

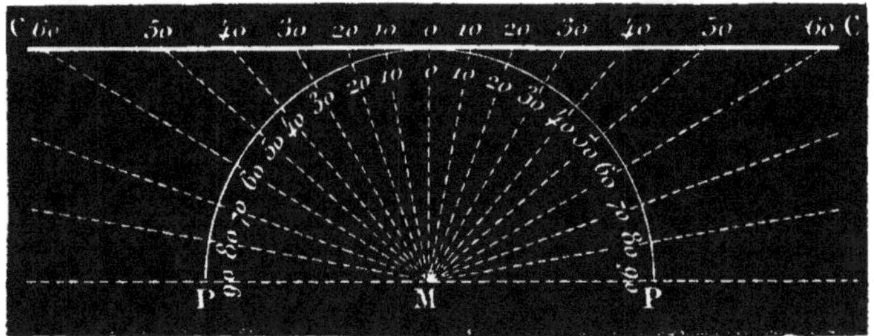

Fig. 182.
Schéma montrant la projection du champ visuel sur un tableau plan.

L'œil à examiner se place au centre de la sphère où il reste fixé par le support E qui maintient la tête et le menton; ce support s'élève ou s'abaisse pour que l'œil soit bien en face du point C.

L'autre œil est recouvert tandis que son congénère doit fixer toujours ce point; pour cette fixation, qui est indispensable, il faut s'en rapporter à la bonne volonté du sujet lorsqu'on se sert du campimètre, car l'observateur, placé derrière, ne peut contrôler la direction de son regard, tandis que l'observateur, placé en face du sujet, surveillera aisément l'œil du malade quand on emploie le périmètre.

CARTER a fait percer le sommet du périmètre de sorte que l'œil en expérience peut relâcher son accommodation en fixant un objet éloigné, par conséquent éliminer le resserrement pupillaire coïncidant avec elle et pouvant s'opposer à l'exploration de l'équateur de la rétine.

En 1867, ROBERT HOUDIN imaginait un diopsimètre, ingénieux instrument, mais inutile dans la pratique, se composant d'un cylindre mobile autour de son axe et portant une fente à parois parallèles distantes de 6 millimètres environ, ce petit cylindre de bois était terminé par une coquille où s'emboitait l'œil.

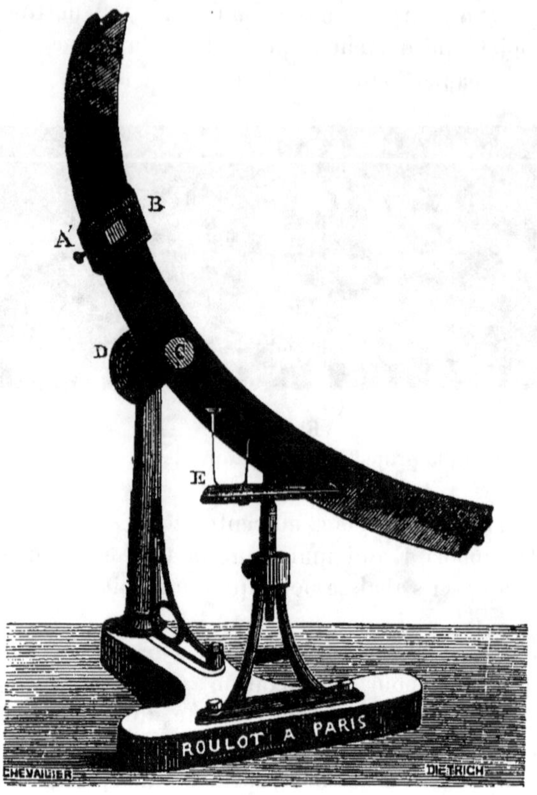

Fig. 183.
Périmètre de Forster modifié par Landolt.

L'aiguille du cadran se maintenait dans une position verticale, et donnait ainsi les degrés d'inclinaison sur l'horizon de la tige mobile.

Badal a su combiner toutes ces dispositions pour construire un nouveau périmètre que nous représentons ici. Il se compose d'un quart de cercle de 15 centimètres de rayon, 1 centi-

mètre de largeur, 1 millimètre d'épaisseur, placé de champ à
l'extrémité postérieure d'un tube en cuivre de 12 millimètres
de diamètre, et 14 centimètres de longueur. L'œil s'applique
sur la cupule en P, de telle façon qu'en tenant compte de
l'épaisseur des paupières, le centre de rotation de l'œil peut

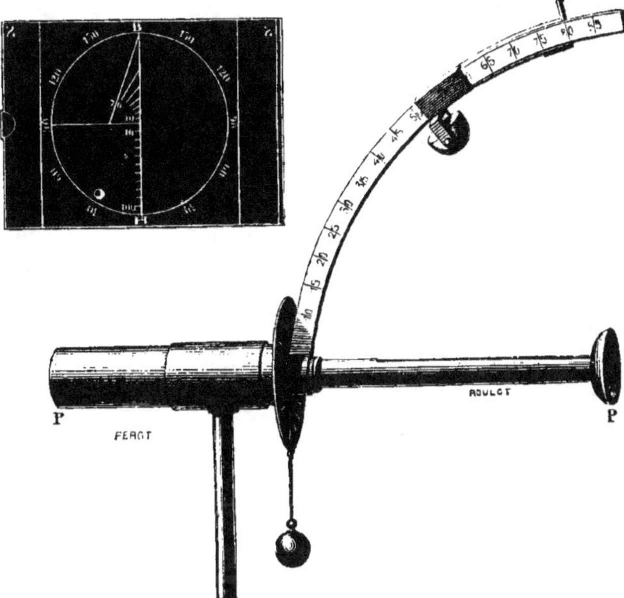

Fig. 184.
Périmètre de BADAL.

être considéré comme placé à 15 centimètres d'un point quelconque de l'arc de cercle, c'est-à-dire au centre de la demi-
sphère décrite par l'arc périmétrique.

La partie du tube qui regarde l'arc présente une fente assez
large pour que la vision périphérique s'exerce librement dans
cette direction, et assez étroite pour masquer les objets voisins
pouvant éveiller l'attention du sujet.

Sur l'arc gradué de 5° en 5° glisse, à frottement doux, un cube
d'ivoire dont les quatre faces de couleur blanche, rouge, verte
ou violette peuvent être successivement présentées au regard.

En arrière du quart de cercle et perpendiculaire au tube est un disque mobile de 7 centimètres de diamètre sur lequel est tracée la direction des méridiens de 15° en 15°; un fil à plomb assez lourd maintient ce disque en place quand l'appareil tourne; le zéro correspond ainsi toujours à la partie supérieure de ce méridien vertical.

Au delà de ce disque, un tube large de 2 centimètres et demi permet au malade de fixer un objet éloigné de plusieurs mètres.

Pour se servir de l'instrument on se place derrière le malade et on pousse lentement le curseur d'arrière en avant jusqu'à ce qu'il apparaisse dans le champ de la vision du patient. Les chiffres inscrits sur le disque mobile indiquent le méridien, et la graduation de l'arc l'étendue de la vision périphérique dans ce méridien.

On peut répéter cet examen en tous sens de 15 en 15°, avec les couleurs fondamentales, même avec des objets figurés, et obtenir ainsi des notions complètes sur le sens de la lumière, des couleurs et des formes dans toute l'étendue du champ visuel.

Après avoir déterminé le champ visuel, on l'inscrit sur un schéma qui représente la projection équidistante de la sphère (planche IV).

La figure de la planche IV représente la moyenne de plusieurs champs visuels normaux. Elle mesure en haut 55°, en dehors un peu plus de 90°, en bas 72°, en dedans 60°.

2° Limites du champ visuel. — Le champ visuel n'est donc pas circulaire; mais l'explication en est dans les obstacles naturels que le nez, le bord supérieur de l'orbite opposent à la vision, et de plus dans l'éducation imparfaite de la partie externe de la rétine, car nous nous orientons à gauche avec la partie interne de la rétine gauche, à droite avec la partie interne de la rétine droite, et la partie externe est délaissée pour l'orientation générale (LANDOLT).

Bien que les limites du champ visuel normal soient un peu variables selon les sujets et les observations des auteurs, on peut considérer notre figure comme donnant la moyenne générale.

De même qu'on apprécie exactement l'acuité visuelle de la région maculaire, de même on peut évaluer avec précision l'acuité visuelle de la périphérie de la rétine. Bien simplement, en insérant dans le curseur du périmètre un papier blanc sur lequel se détachent deux points noirs, on recherche le degré le plus éloigné possible du O où les deux points sont perçus séparément. Cette méthode donne les résultats suivants :

1° L'acuité visuelle diminue très rapidement du centre à la périphérie, mais plus rapidement en haut et en bas que sur les côtés;

2° Elle varie avec les personnes et diffère parfois pour les deux yeux;

3° Cette acuité périphérique atteint son maximum d'étendue dans les parties supérieure et supéro-externe de la rétine.

Nous étudierons plus loin le sens chromatique dans ses rapports avec la vision directe; voyons comment il s'exerce dans le champ de la vision périphérique.

3° Perception des couleurs dans le champ visuel. — On détermine la perception des couleurs des parties excentriques de la rétine en introduisant dans le curseur du périmètre différents papiers colorés que l'on rapproche lentement vers le centre jusqu'à ce que la couleur soit reconnue.

Le sujet perçoit l'arrivée du papier dans son champ visuel assez longtemps avant d'en distinguer la couleur. La première couleur perçue est le bleu, puis le jaune-clair, ensuite l'orangé qui paraît d'abord jaune, enfin le rouge qui apparaît auparavant noir, puis brun, et le vert dont le champ visuel est le plus étroit.

En pratique, il suffit de déterminer les champs des trois couleurs fondamentales, bleu, rouge et vert; leurs limites moyennes sont inscrites sur la planche IV, mais ils peuvent varier selon le sujet, en restant d'ailleurs absolument constants dans leurs rapports réciproques.

Il est néanmoins des limites minima, au-dessous desquelles on doit admettre une altération des fonctions visuelles. D'après

LANDOLT ce minimum d'étendue est fourni par les chiffres suivants :

En haut	50°	35°	30°
En bas	55°	45°	35°
En dehors	80°	70°	56°
En dedans	50°	40°	30°

SCHOEN a donné des limites un peu plus réduites, mais en pratique l'approximation suffit et l'on n'affirmera le rétrécissement du champ visuel pour la perception d'une couleur que lorsque ce rétrécissement sera très manifeste.

D'ailleurs il faut bien savoir que la perception de la couleur peut varier dans les divers points du champ visuel; son aspect diffère beaucoup suivant qu'elle est vue directement ou de côté. Les courbes bleue, rouge et verte de la figure indiquent les points limites où la couleur a été reconnue, mais à ces points elle apparait à son minimum de saturation; pour si vive qu'elle soit, elle ne semble bien saturée que dans la vision directe.

D'autre part LANDOLT a démontré « que toutes les couleurs sont reconnues jusqu'aux dernières limites du champ visuel lorsqu'elles sont assez intenses, assez étendues et qu'elles contrastent suffisamment avec le fond ou l'éclairage général ».

Il résulte de tout ceci que les limites respectives des champs visuels de chaque couleur ne sont qu'approximatives; mais en pratique les couleurs d'intensité moyenne, avec un éclairage ordinaire, sont vues dans les conditions que nous avons indiquées, et les procédés d'investigation décrits suffisent pour faire de bons diagnostics.

Si nous avons insisté sur l'examen du champ visuel, c'est que cette exploration est très précieuse en clinique; il n'est presque pas d'altérations du fond de l'œil qui ne s'accompagnent de phénomènes périmétriques. De plus, les affections du système nerveux central qui intéressent l'œil, commencent très souvent par altérer la forme et l'étendue du champ visuel.

Tantôt le champ visuel est rétréci sur la totalité ou une partie de son pourtour; tantôt il présente des scotomes fixes, lacunes analogues au *punctum cœcum* normal (tache de

Mariotte) dus à la papille optique et se trouvant, sur le relevé périmétrique, en dehors et légèrement en bas du point fixé, à 15° en dehors et à 3° environ au-dessous de l'horizontale. On ne confondra pas cette lacune avec un scotome pathologique.

Les scotomes pathologiques sont périphériques ou centraux ; ceux-ci bien plus graves, car ils intéressent la vision directe : lésions de la macula, etc. Parfois le scotome consiste en une lacune entourant comme une bande le point de fixation ; c'est le scotome annulaire ou zonulaire qu'on trouve dans certaines chorio-rétinites spécifiques et la rétinite pigmentaire.

Les scotomes périphériques se rencontrent dans la choroïdite disséminée, les hémorragies rétiniennes petites et multiples, dans certaines variétés de décollement rétinien.

4° Champ du regard. — L'étude du champ du regard permet de reconnaître l'intégrité des mouvements des yeux : on fait cet examen au périmètre en maintenant la tête du sujet bien immobile et en présentant à son œil une bougie dont l'image occupe exactement le centre de la cornée. Le sujet est invité à suivre cette bougie dans toutes les directions et l'observateur s'aperçoit qu'il ne peut plus suivre lorsque la flamme de la bougie n'est plus au centre cornéen. On obtient ainsi les limites extrêmes de l'excursion de l'œil. (Procédé objectif de Javal.) Le champ du regard normal a pour limites en haut 43°, en bas 50°, en dehors et en dedans 45° (Landolt).

§ 2. — Hémianopsie ou hémiopie

Il faut entendre par ces mots le trouble fonctionnel qui résulte de la suppression de l'une des moitiés interne ou externe du champ visuel. En prenant le premier terme dans son sens étymologique, on désigne l'affection par la moitié absente du champ visuel ; lorsqu'on se sert du second terme, on la désigne en considérant surtout la moitié conservée.

Pour comprendre ce désordre il faut se rappeler l'anatomie de l'appareil de transmission nerveuse (nerf optique, chiasma, bandelette optique, couche optique, tubercules quadrijumeaux, tiers postérieur de la capsule interne, radiations optiques, centre cortical occipital) qui fait communiquer l'œil avec le cerveau.

Chaque lobe occipital est relié aux deux rétines (à la partie temporale de la rétine du même côté, à la partie nasale de la rétine du côté opposé); il en résulte que chaque rétine est reliée aux deux lobes occipitaux, la rétine droite au lobe droit par sa partie temporale, au lobe gauche par sa partie nasale et de même pour la rétine gauche.

Ce que nous voyons sur notre droite, c'est-à-dire ce qui est vu par la portion nasale de la rétine droite et la portion temporale de la rétine gauche, est vu par le cerveau gauche : ce que nous voyons à notre gauche est vu pour la même raison par le cerveau droit; la vue est *le toucher à distance* et ce que nous touchons à gauche par les yeux, comme ce que nous touchons par les doigts, ressortit au cerveau droit, ce que nous touchons à droite au cerveau gauche.

Les lésions qui causent l'hémianopsie peuvent siéger sur toute l'étendue de l'appareil de transmission, ainsi que sur le centre de réception (occipital) et, selon la distribution de la lésion, l'hémianopsie est homonyme ou hétéronyme. On en a rapproché les scotomes symétriques supérieurs et inférieurs qui sont d'ailleurs forts rares.

Hémianopsie homonyme. — La forme d'hémianopsie la plus fréquente est, de beaucoup, l'hémianopsie homonyme. Le malade ne voit qu'une partie des objets qu'il fixe; la moitié non perçue des objets ne lui est pas masquée par un voile noir, elle est simplement absente, et il convient de remarquer que ce trouble qui, théoriquement doit paraître très caractéristique, est souvent peu accusé. Il est à cela deux raisons : la première est la conservation plus ou moins complète du faisceau maculaire permettant de près une vision centrale distincte; la seconde, c'est que les malades, dans le but de corriger la lacune de leur champ visuel, tournent la tête du côté où le champ visuel manque, de façon à reporter sur l'objet qu'ils veulent voir le champ visuel conservé. Mais en examinant le sujet au périmètre, on délimite très exactement le champ visuel

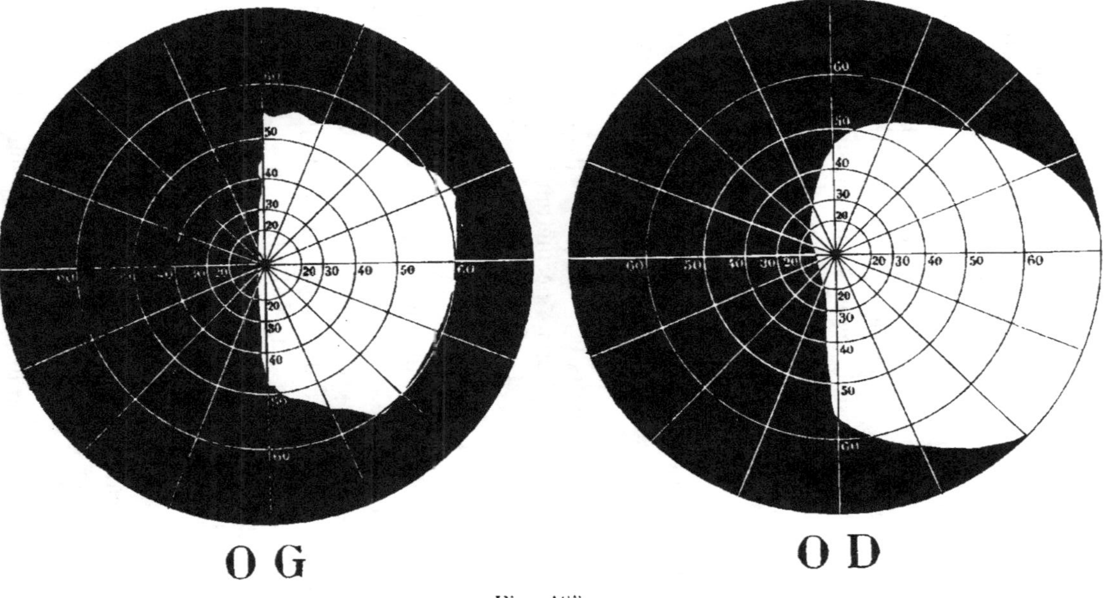

Fig. 185.

Hémiopie homonyme droite (ou hémianopsie homonyme gauche) consécutive à la destruction de la bandelette optique droite.

de chaque œil et on obtient une figure analogue à celle de la page précédente (fig. 185).

Pour certains travaux, la lecture par exemple, l'hémianopsie droite est plus fâcheuse que l'hémianopsie gauche ; quand nous lisons de gauche à droite nous avons besoin de la partie droite du champ visuel pour voir les lettres qui suivent immédiatement celles que nous venons de lire ; l'hémianope droit ne peut voir les lettres que l'hémianope gauche voit bien, grâce à la conservation du champ visuel temporal de l'œil droit.

Quand on a ainsi constaté une hémianopsie homonyme droite ou gauche, on doit naturellement se demander où siège la lésion et c'est alors que certains signes, à la fois précis et inconstants, viennent au secours du praticien qui désire préciser son diagnostic.

D'une façon générale l'hémianopsie homonyme indique l'existence d'une lésion intracranienne du côté opposé à la portion du champ visuel obscurcie. La lésion (voy. fig. 186) peut siéger en arrière du chiasma, depuis le chiasma jusqu'au lobe occipital ; y a-t-il des signes qui nous permettent de la localiser dans la bandelette optique, la couche optique, les tubercules quadrijumeaux, les radiations optiques, le cerveau cortical ?

D'abord notons ici l'importance du réflexe rétinien. Quand on excite, par un intense jet de lumière, la moitié rétinienne correspondante à la lacune du champ visuel, le réflexe pupillaire se produit ou ne se produit pas ; s'il se produit, c'est que la lésion siège au-dessus du tubercule quadrijumeau dans le cerveau supérieur ; s'il est absent, c'est que le désordre siège du tubercule quadrijumeau au chiasma. On sait en effet que l'arc sensitivo-moteur, qui réunit le moteur oculaire à l'optique, passe par les tubercules quadrijumeaux.

Mais on peut pousser plus loin le diagnostic en s'appuyant sur les données suivantes :

1° S'il s'agit d'une bandelette optique, la lésion descend souvent jusqu'au chiasma ; des modifications se produisent dans l'acuité visuelle, dans l'étendue du scotome, souvent on voit apparaître de la névrite ; avec l'hémianopsie, due à une lésion de la bandelette, on observe souvent des paralysies des autres

nerfs craniens, moteurs de l'œil, trijumeau, facial, hypoglosse,
paralysie, qui dans ce cas siège du côté opposé à la lacune du
champ visuel, c'est-à-dire du même côté que la lésion de la
bandelette.

Notons enfin, outre l'absence du réflexe pupillaire, une cécité
absolue dans la moitié supprimée du champ visuel.

2° Il est difficile de reconnaître s'il s'agit d'une lésion de la
couche optique (corps genouillé ou pulvinar). L'hémichorée et
l'athétose ont été données comme un signe fréquent des lésions
de cette partie de l'appareil de transmission ; si, avec l'hémianopsie, on constate l'hémianesthésie et l'hémiplégie, il faut
songer à un désordre intéressant la capsule interne, et en particulier la partie postérieure de la capsule, s'il n'y a que de
l'hémianesthésie.

3° Il faut attribuer l'affection à une lésion des radiations
optiques ou du centre occipital lorsque la cécité n'est pas
absolue au niveau de la lacune du champ visuel : les fibres
conductrices sont à ce niveau dissociées et quelques-unes peuvent échapper à la cause du mal. L'alexie et l'agraphie ont
également été données comme signes des désordres occipitaux.
La cécité verbale a été constatée par CHARCOT, en même temps que
l'hémianopsie droite indiquant une lésion du cerveau gauche.

Les désordres provoqués par les lésions d'un lobe occipital
sont toujours binoculaires ; il est donc au moins invraisem-
blable que le faisceau direct et le faisceau croisé de la bandelette optique correspondent à des territoires distincts dans
l'écorce du cerveau.

2° Amblyopie croisée. — Dans certaines lésions qui siègent
dans le tiers postérieur de la capsule interne, outre de l'hémianesthésie, le malade accuse de l'amblyopie d'un œil et non
de l'hémianopsie, il y a de l'*amblyopie croisée*. Pour l'expliquer
on a admis avec CHARCOT qu'il existait un second entre-croisement, se produisant plus loin que le chiasma, et portant sur les
fibres directes qui échappent à l'entre-croisement du chiasma.

Le schéma de CHARCOT fait bien comprendre l'amblyopie
croisée, mais il ne permet plus de se rendre compte de l'hé-

mianopsie dans les lésions du lobe occipital. Si l'on tient à adopter une hypothèse, en somme fort mal établie encore, il vaut mieux recourir à celle de Grasset qui admet un double entre-croisement.

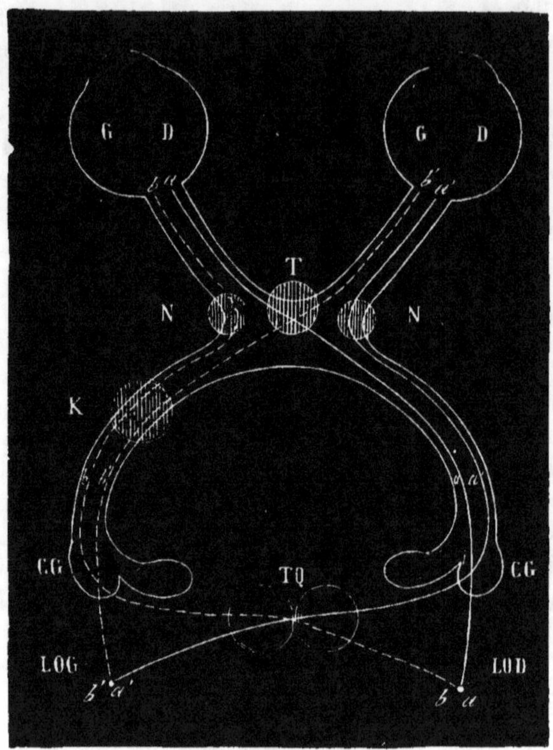

Fig. 186.
Schéma de Charcot.

De ce second entre-croisement il résulte que chaque lobe occipital contient le faisceau croisé d'un œil et direct de l'autre, en CI une lésion produira une amblyopie croisée, en Lo une hémianopsie (fig. 187).

Il paraît d'ailleurs établi que les lésions de l'un des lobes occipitaux donnent lieu à l'hémianopsie homonyme et non à de l'amblyopie croisée. D'après HENSCHEN (d'Upsal) cette hémianopsie résulterait exclusivement des lésions de la scissure calcarine, *véritable rétine corticale*. VIALET localise moins le centre optique ; il étend le champ des désordres capables d'entraîner l'hémianopsie au cunéus, aux lobules lingual et fusiforme.

3° Hémianopsie hétéronyme. — Cette variété d'hémiopie n'a pas été étudiée suffisamment, mais les faits rapportés sont assez probants pour qu'on puisse l'admettre sans contestation, en attendant qu'on en connaisse mieux la pathogénie.

Elle se présente sous la forme de scotomes symétriques intéressant les deux moitiés nasales ou les deux moitiés temporales de la rétine.

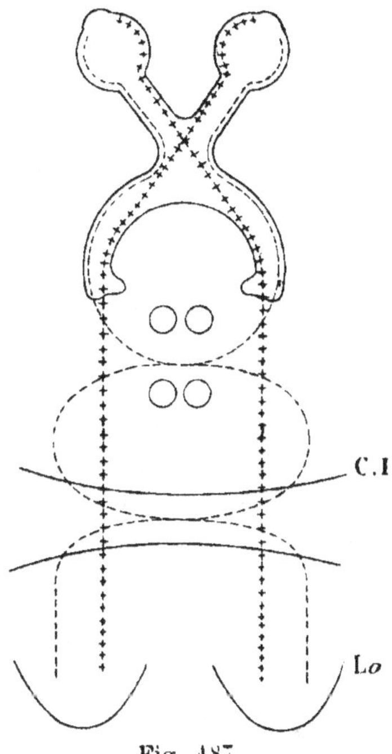

Fig. 187.

Schéma de GRASSET.

On a également décrit des hémianopsies horizontales inférieures ou supérieures (DE LAPERSONNE).

La cause peut être dans une lésion du chiasma, dans une lésion bien symétrique des deux bandelettes optiques, ou encore dans les lésions symétriques des lobes occipitaux.

Enfin on peut aussi observer dans le champ visuel des scotomes plus ou moins étendus, siégeant irrégulièrement au hasard des lésions périphériques ou centrales qui les provoquent.

Ces scotomes sont négatifs ou positifs. Ils sont positifs, quand les malades les comparent à une tache qui vient se placer sur les objets, pour les recouvrir plus ou moins complètement. Ils sont alors produits par des lésions périphériques : chorio-rétinite, hémorragies limitées dans la rétine.

Ils sont négatifs quand les sujets les comparent à un trou, une perte de substance ; ils sont alors explicables par des altérations fonctionnelles de l'appareil optique.

§ 3. — SENS CHROMATIQUE, DYSCHROMATOPSIE DALTONISME

Le sens chromatique est le pouvoir de discerner les couleurs, de distinguer la lumière qui a une longueur d'onde déterminée ou bien la combinaison de lumières de longueurs d'ondes différentes : dans le premier cas, la couleur est simple ; dans le second, c'est une couleur de mélange.

Le blanc est un mélange exactement proportionné des différentes couleurs, sa décomposition reproduit les couleurs simples, dans le spectre solaire par exemple, et ces couleurs simples données par les prismes transparents sont elles-mêmes irréductibles : la couleur rouge du spectre solaire, traversant un autre prisme, sera déviée, mais restera rouge.

Les couleurs des papiers, des étoffes ne sont que des produits chimiques (cinabre, chromate de plomb, vert-de-gris) colorés et pulvérisés finement ; ces matières colorent par absorption : lorsque les rayons solaires frappent une étoffe, les uns sont absorbés, les autres passent à travers et constituent par leur mélange la couleur de l'étoffe.

Ces matières colorantes ne sont pas des couleurs pures, mais un mélange de couleurs ; une étoffe rouge, examinée à travers un spectroscope se décompose en une foule de couleurs plus ou moins voisines du rouge, tandis que le rouge du spectre solaire ne se décompose pas. Il en résulte qu'un œil, atteint de dyschromatopsie pour le rouge, aura pour ce rouge artificiel et le rouge pur du spectre une impression toute différente.

Pour l'examen du sens chromatique, les couleurs spectrales devraient donc être toujours utilisées ; mais elles sont assez difficiles à obtenir et le praticien doit savoir se contenter d'une évaluation approximative.

Rappelons ici les notions fondamentales sur lesquelles repose l'examen du sens chromatique.

On appelle couleurs complémentaires celles qui, par leur mélange, donnent le blanc ; ainsi le rouge est complémentaire du vert, le jaune du violet, le bleu de l'orangé, et inversement.

Après avoir fixé quelque temps une surface colorée, si l'on regarde aussitôt un fond blanc, on voit apparaître sur ce fond blanc la couleur complémentaire de la première couleur fixée : si, par exemple, on a fixé du jaune, on verra du violet. L'explication de ce fait est celle-ci : en fixant longtemps le jaune, les éléments nerveux rétiniens, spécialement impressionnés par cette couleur se fatiguent, et si l'on regarde, immédiatement après, du blanc, les éléments fatigués de la rétine transmettent une impression beaucoup moins vive que ceux qui sont restés en repos. Dans le blanc il y a du jaune, plus du violet : les éléments qui servent à voir le jaune fonctionnant mal, on ne voit plus que du violet.

WEBER, pour apprécier le sens chromatique, a utilisé ces données dans ce qu'il appelle le contraste simultané : entre une feuille colorée et un papier très mince, demi-transparent, si l'on interpose un morceau de papier gris, celui-ci prend à travers le transparent la couleur complémentaire du papier sous-jacent. Cette méthode donne des résultats médiocres et, quoique le principe en soit très juste, nous ne saurions conseiller d'y avoir recours pour l'étude des altérations du sens chromatique.

On peut grouper sous trois chefs les troubles de la perception des couleurs :

1º L'*achromatopsie totale*, dans laquelle les malades ont absolument perdu le sens des couleurs et ne distinguent que des différences de clarté, comme sur les photographies : elle se développe au cours des maladies cérébrales ou dans la névrite optique.

2º L'*achromatopsie partielle*, où il ne manque qu'une ou plusieurs des couleurs fondamentales ; le plus souvent le rouge (daltonisme) fait défaut, on est alors en présence de l'anérythropsie. Dans l'achromatopsie partielle, le sujet voit une ou plusieurs lacunes dans le spectre solaire ; si la couleur non perçue siège à l'une des extrémités, le spectre est raccourci.

3° La *dyschromatopsie* est de beaucoup l'altération la plus fréquente ; les sujets reconnaissent difficilement une ou plusieurs ou toutes les couleurs ; ils voient un peu toutes les couleurs fondamentales, mais ne les distinguent nettement que lorsqu'elles sont très vives.

La dyschromatopsie a été souvent prise pour de l'achromatopsie ; tel sujet qui paraît d'abord ne plus distinguer telle couleur, la reconnaît après un examen plus attentif. L'examen du sens chromatique nécessite donc beaucoup de précautions et de patience.

Mesure de l'acuité chromatique. — Dans l'étude de la perception des couleurs, il faut tenir compte de l'intensité et de l'étendue de la couleur, du fond sur lequel elle apparaît et de l'éclairage général. Le rôle du fond est très important : le rouge est mieux vu sur fond noir que sur fond blanc, les surfaces colorées font bien ressortir leurs couleurs complémentaires ; le rouge est particulièrement éclatant sur fond vert. L'éclairage importe également beaucoup ; ainsi, au crépuscule, c'est d'abord le violet qui n'est plus reconnu, puis le vert, le jaune, le rouge et enfin le bleu. Très important aussi doit être le degré de saturation.

Pour mesurer l'acuité du sens chromatique, on a construit des échelles colorées, analogues aux échelles d'acuité visuelle.

A. *Échelles d'acuité*. — MASSELON a conseillé des carrés égaux de 1 centimètre de côté, tracés sur fond blanc, et teintés assez légèrement pour qu'un œil, de sens chromatique normal, ne puisse reconnaître la couleur au delà de 5 mètres. On dispose ainsi sur le même carton une série de carrés, de plus en plus petits, dont chacun correspond à un certain degré d'acuité, le dernier indiquant l'acuité normale. Il est évident que l'œil doit être adapté pour la distance à laquelle est le tableau, et que ses vices de réfractions, s'il en existe, seront corrigés.

B. *Méthode du disque rotatif*. — LANDOLT préfère aux échelles précédentes le disque rotatif de MAXWELL qu'il a utilisé pour la recherche des intensités minima. On recouvre le disque d'une feuille de papier blanc, et par-dessus on place sur un secteur plus ou moins étendu le papier dont on veut étudier la couleur ; en faisant tourner le disque, on mélange cette couleur avec le blanc. La plus ou moins grande étendue du papier coloré qu'il a fallu employer pour qu'on en reconnaisse la teinte pendant le mouvement de rotation, indique l'intensité minima. LANDOLT a ainsi reconnu que l'œil est normal lorsque, sur le fond blanc du disque (360°), il suffit d'ajouter 18° de rouge, 8° de vert clair, 26° de bleu pour percevoir ces couleurs.

C. *Méthode de la polarisation chromatique.* — Pour l'application de cette méthode CHIBRET, avec le concours d'IZARN et COLARDEAU, a imaginé un instrument très ingénieux qui doit être ici décrit. Nous en emprunterons la description aux inventeurs eux-mêmes.

Cet instrument est fondé sur l'obtention simultanée, par la polarisation chromatique, de deux images circulaires tangentes et de couleurs toujours complémentaires.

On peut par de simples rotations de différentes pièces de l'instrument obtenir les divers résultats suivants :

1° Faire varier les nuances dans toute la gamme des couleurs ;

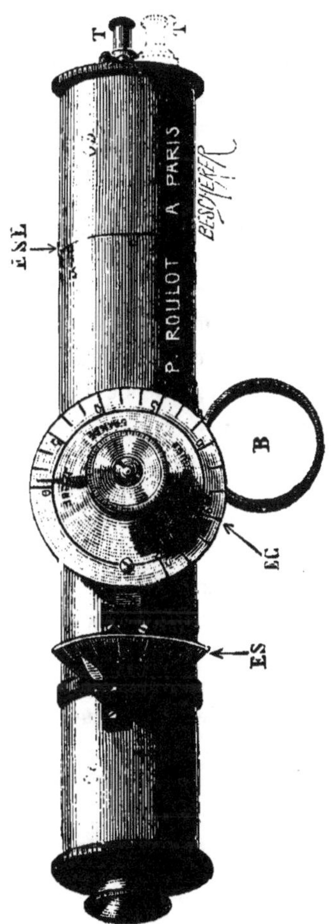

Fig. 188.

Chromatoptomètre de CHIBRET,
IZARN et COLARDEAU.

2° Modifier simultanément le degré de saturation des deux nuances, depuis le blanc jusqu'à sa saturation complète ;

3° Modifier à volonté l'intensité lumineuse de chacune d'elles séparément. L'appareil se compose : 1° d'un nicol (objectif) polariseur ; 2° d'une lame rectangulaire de quartz taillée parallèlement à son axe optique. Elle est d'une épaisseur toujours bien définie, celle qui correspond à la teinte sensible, dite de second ordre, et que les constructeurs sont toujours sûrs de retrouver ;

3° D'un analyseur biréfringent (oculaire) donnant les deux images complémentaires de l'ouverture circulaire qui, placée devant le polariseur, à l'entrée de l'instrument, est destinée à limiter le champ.

Des repères permettent toujours de placer initialement la section principale de l'analyseur parallèlement à l'axe optique de la lame et à 45° du polariseur. Dans cette dernière position les deux images sont blanches.

Si, au moyen d'un dispositif convenable, on vient à incliner (d'un angle mesurable sur un limbe) la lame autour de son axe optique, la lumière, la rencontrant *obliquement*, en traverse une épaisseur croissant avec l'inclinaison ; il en résulte que la teinte de chaque image passe par toute la gamme des couleurs (toutes choses égales d'ailleurs).

Étant donnée une position déterminée de cette lame correspondant à deux nuances complémentaires bien définies, si l'on tourne l'analyseur, les deux images se lavent simultanément de blanc et deviennent tout à fait blanches quand la rotation atteint 40°.

On peut donc constater : 1° par le *moyen de la lame*, si le patient est capable de confondre deux nuances complémentaires, 2° par *celui de l'analyseur*, jusqu'à quel degré de saturation cette confusion a lieu.

Enfin, si à l'origine, le polariseur a été tourné de façon à faire avec l'axe optique du quartz un angle compris entre o° et 45°, l'intensité lumineuse de l'une des deux images est affaiblie d'une façon variable avec cet angle, au point de pouvoir devenir nulle ; cette condition paraît être indispensable dans certains cas où le patient pourrait accuser une différence qui tiendrait à l'éclat et non à la couleur.

Pour l'examen du sens chromatique le docteur CHIBRET conseille de suivre de point en point l'instruction suivante :

a. *Épreuve d'élimination.* — 1° Mettre à 5° l'aiguille de l'échelle de saturation, et à orangé (o) l'aiguille de l'échelle des couleurs;

2° Écarter du diaphragme le tube de l'objectif;

3° Faire asseoir le sujet à 3 mètres de la fenêtre s'il fait clair, près de la fenêtre si le temps est sombre.

4° Présenter l'instrument au sujet en engageant son index droit dans la bague.

5° Le sujet doit viser la fenêtre en regardant dans l'oculaire avec l'œil droit, la main gauche fermant l'œil gauche.

6° Poser la question suivante :

Voyez-vous deux ronds de la même couleur ?

Réponse : *Non.*

7° Répéter constamment la même question en tournant lentement l'aiguille de l'échelle des couleurs de manière à la promener alternativement et lentement dans la direction du rouge, puis du jaune.

Réponse : *Non.*

8° Amener successivement et brusquement l'aiguille sur le jaune, sur le rouge et sur le violet, en répétant toujours la question.

Réponse : *Non :*

9° Ramener l'aiguille de saturation à o° et répéter une dernière fois la question.

Réponse. *Oui,* ou : *à peu près.*

Conclusion. — Le sujet n'est pas daltonien, ce qui se chiffre par l'expression :

o° T. C. (Toutes couleurs.)

Le même examen se pratique pour l'œil gauche en changeant de main.

Avec un peu d'exercice on arrive à éliminer les deux yeux en une minute.

Nota. — L'examen peut se pratiquer à la lumière artificielle,

28.

gaz, huile, pétrole, électricité; comme ces sources lumineuses fournissent généralement un excès de rayons jaunes, les yeux normaux sembleraient quelquefois daltoniens pour le jaune. (5° jaune O), confusion dont il ne sera pas tenu compte et, au lieu de 5° jaune O, on chiffrera l'examen o° T. C. si l'examen a été négatif pour les autres couleurs.

b. *Épreuve de détermination.* — Si le sujet est daltonien, au lieu de répondre : *Non*, pendant le 7° de l'épreuve précédente, il répondra : *Oui* à un moment donné, soit par exemple au moment où l'aiguille de l'échelle des couleurs est sur le o° de l'orangé.

1° Faire tourner lentement la bonnette de l'oculaire afin d'augmenter la saturation en répétant la question :

Voyez-vous deux ronds de la même couleur?

Réponse : *Non.*

2° Ramener comme vérification à 5° l'échelle de saturation et recommencer l'épreuve afin de s'assurer que le daltonien répond : *Non*, dans les deux épreuves, en présence du même degré de saturation.

3° Soit 15°, le degré le plus élevé de l'échelle de saturation compatible avec la confusion des deux couleurs : on écrira 15° orangé o.

On chiffrerait 15° orangé 2 rouge si, au lieu de s'arrêter à o, l'aiguille de l'échelle des couleurs s'était arrêtée à la deuxième graduation sur l'arc qui va de l'orangé au rouge.

Malgré les résultats très scientifiques que donnent les échelles, le disque et surtout l'appareil de CHIBRET dans l'étude du sens chromatique, ces moyens ne sont pas les plus usités; il peut suffire en effet de procéder par comparaison : on se contente de mettre sous les yeux du sujet des couleurs qu'il doit distinguer entre elles, classer dans un ordre convenable et appeler par leurs noms. La moindre erreur commise par le malade prend ainsi une signification, en clinique, suffisamment précise.

L'étude des couleurs par comparaison se fait par deux méthodes différentes, celles de DAAE et de HOLMGREN; la seconde, que nous décrirons seule, est la meilleure.

D. *Méthode de Holmgren.* — Il suffit d'avoir des écheveaux

de laine renfermant plusieurs nuances de chaque couleur. Pour apprécier le sens chromatique, on prend un écheveau vert clair (A de la planche IV), on invite le sujet à placer auprès de lui les autres écheveaux de même nuance et on remarque avec soin de quelle façon il fait son choix. S'il place à côté de l'échantillon une couleur de confusion de 1 à 5, qu'il trouve semblable à A, son sens chromatique est vicié; s'il hésite pour éviter cette confusion, il a un sens chromatique faible.

Si l'on a trouvé ce sens vicié et qu'on veuille aller plus loin dans cette appréciation, on donne au sujet un écheveau pourpre et on l'invite à choisir dans le nombre des laines les écheveaux de même nuance. Si ceux-ci sont reconnus, l'altération est peu marquée; s'il se méprend et choisit les écheveaux de confusion (6 — 9, la cécité est complète pour le rouge s'il place à côté du pourpre, du bleu ou du violet (6 et 7), complète pour le vert s'il y place du vert ou du gris (8 et 9).

Pour l'examen des marins, des employés de chemins de fer, cette épreuve est décisive; il n'est pas nécessaire que la cécité pour le rouge ou le vert soit complète pour déclarer ces sujets inaptes au service des signaux; une dyschromatopsie bien nette suffit (voy. pl. V).

Les troubles dans la perception des couleurs ont été confondus avec le daltonisme, confusion inexacte, puisque le daltonisme devrait être seulement l'anérythropsie; DALTON n'était aveugle que pour le rouge.

On peut être daltonien congénitalement ou accidentellement.

Dans l'achromatopsie congénitale pour une couleur, l'œil ne perçoit aucune des substances colorées comme à l'état normal, la couleur étant une combinaison de rouge, vert, bleu, etc..., si bien qu'il sera souvent difficile de savoir pour quelle couleur il est aveugle.

Quelquefois cependant l'achromatope congénital nomme exactement les couleurs et paraît les distinguer; il se laisse alors guider uniquement par l'intensité de la lumière.

L'achromatopsie ou la dyschromatopsie accidentelles ont divers facteurs : santonine, bile dans le corps vitré; atrophies progressives du nerf optique, apoplexies de la rétine, rétinites, décollements rétiniens. Souvent encore on observe de l'achromatopsie sans lésions apparentes du fond de l'œil, telles les amblyopies alcooliques, nicotiniques.

Au début de ces dernières, le signe le plus net est un scotome central (pour les couleurs) reconnaissable par l'usage du trou sténopéique.

CHARCOT nous a fait connaître l'achromatopsie des hystériques; FAVRE celle consécutive aux contusions du crâne, de l'œil, à la commotion cérébrale.

L'achromatopsie accidentelle présente deux caractères majeurs :

1° Le sujet accuse nettement le vice de sa vision par comparaison avec ce qu'il voyait avant son affection ;

2° Les couleurs disparaissent en général dans un ordre fixe : le vert d'abord, puis le rouge; enfin le bleu dont la perception persiste tant qu'il reste une lueur sensible à l'œil.

Ce phénomène tient à ce que les divers champs visuels des couleurs sont différents: la planche V montre les tracés correspondant au vert, au rouge et au bleu. Le vert disparaît d'abord parce que sa zone est la plus restreinte. Dans le diagnostic des amblyopies toxiques par l'alcool ou le tabac, c'est la cécité pour le vert qu'il faut tout d'abord chercher.

§ 4. — TROUBLES VISUELS DITS FONCTIONNELS OU SANS LÉSIONS APPRÉCIABLES

Les amblyopies qui peuvent être classées sous ce titre ne sont explicables par aucune lésion connue, sans doute parce que les altérations sont trop délicates pour être perçues par nos moyens d'investigation; de ce nombre sont l'amblyopie congénitale et par anopsie, l'amblyopie hystérique, l'héméralopie, la nyctalopie et certaines altérations du sens chromatique dont nous avons déjà parlé. Quelques auteurs y ajoutent, selon nous à tort, l'hémianopsie, qui est le symptôme de diverses lésions bien connues, et trouve mieux sa place au chapitre qui traite du *Champ visuel et de ses anomalies*. Nous terminerons ce paragraphe par le diagnostic de l'amblyopie simulée.

1° Amblyopie congénitale et par anopsie. — L'amblyopie congénitale se constate chez des sujets dont un œil, ou plus rarement les deux yeux, ont une acuité plus ou moins affaiblie sans désordres caractérisés; mais c'est là un fait rare; le plus souvent en pareil cas, l'œil est le siège d'un vice congénital, hypermétropie élevée, astigmie, ou microphtalmie, auxquels cas l'amblyopie s'explique très bien par ce fait que, depuis la plus tendre jeunesse, l'œil n'a pu fonctionner, le vice de réfraction empêchant la formation d'images nettes sur la rétine; il s'agit alors de l'amblyopie par anopsie, par défaut d'usage. Cette amblyopie est aussi celle qui se développe dans un œil strabique dévié depuis l'enfance; l'œil redressé peut, plus tard, par l'exercice, reprendre plus ou moins ses fonctions, mais rarement il retrouve une acuité normale à cause du développement incomplet de la rétine qui, comme tous les organes, a besoin de fonctionner pour acquérir ses qualités normales.

Le traitement de l'amblyopie congénitale et par anopsie consiste essentiellement dans la correction, aussi précoce que possible, du vice de réfraction, dans le redressement de l'œil dévié, dans les exercices destinés à éduquer cet œil le plus promptement et le plus complètement possible.

2° Amblyopie hystérique. — L'amblyopie hystérique présente un intérêt de premier ordre, tant à cause de sa fréquence que de l'importance de son diagnostic.

L'hystérie peut d'ailleurs très diversement agir sur la vision; tantôt elle entraîne l'amaurose que nous décrirons en premier lieu, tantôt et aussi fréquemment des troubles d'asthénopie, de spasme ou de paralysie dont nous devrons aussi parler.

L'amblyopie et l'amaurose hystériques se rencontrent surtout dans les formes graves de la névrose; elles se produisent par attaques, souvent précédées d'un aura ayant pour point de départ l'ovaire; les malades offrent d'autres stigmates d'hystérie, de l'hémianesthésie, des troubles de l'odorat, du goût, de l'ouïe, de l'anesthésie pharyngée, etc.

L'amblyopie est d'habitude unilatérale et a pour signe essentiel le rétrécissement concentrique, régulier et très prononcé, du champ visuel. Le sens chromatique très altéré présente ceci de très caractéristique que le bleu et le violet disparaissent en premier lieu, ensuite le jaune et le vert, alors que le rouge persiste pendant très longtemps. La syringomyélie est, après l'hystérie, la seule affection entraînant ce genre de désordres (Déjerine).

A ces symptômes capitaux, rétrécissement du champ visuel et perte des couleurs bleue, jaune et verte, peuvent s'ajouter de la micropsie, de la macropsie, de l'héméralopie et de la polyopie.

D'après Parinaud, ce dernier symptôme serait toujours dû à la contracture du muscle ciliaire; nous avons cependant observé et publié un fait dans lequel la polyopie provenait d'une perversion du sens visuel dépendant du système nerveux central.

On peut encore observer du strabisme et des paralysies associées. Un cas de nystagmus hystérique a été publié par Sabrazès, mais c'est là un fait très exceptionnel; le nystagmus est, en pareil cas, presque pathognomonique de la sclérose en plaques.

Malgré la diminution souvent extrême de l'acuité visuelle, l'œil amaurotique peut, d'après Charcot, Westphal et d'autres, participer à la vision binoculaire, ainsi qu'il est facile de s'en assurer par l'usage du stéréoscope.

Il n'y a à l'ophtalmoscope aucune lésion. Seul, Landolt a signalé une exsudation séreuse de la rétine. N'y a-t-il pas de lésions centrales? une autopsie faite par Leber a révélé dans le nerf optique la disparition de gaines myéliniques avec accumulation de grains amyloïdes et infiltration dans la gaine; mais cette observation unique ne saurait, à elle seule, être démonstrative. Il est rationnel d'admettre que les lésions, quand elles existent, sont consécutives au trouble fonctionnel lui-même, à l'ischémie des capillaires, capable de troubler la nutrition des parties intéressées.

Le diagnostic de l'amblyopie hystérique paraît à première vue facile; il n'est pas rare cependant que le clinicien soit embarrassé, particulièrement lorsque l'affection a été provoquée par un traumatisme (hystéro-traumatisme) et que le sujet, désireux de paraître très malade, pour obtenir une indemnité ou une réforme peut être soupçonné de simulation. Il faudra avoir recours aux divers moyens dont nous allons parler, à propos du diagnostic de l'amaurose simulée, et souvent malgré la plus minutieuse attention, le diagnostic devra, dans une certaine mesure, rester sur la réserve.

Les sujets atteints d'hystéro-traumatisme oculaire et réclamant, pour leur accident, un avantage pécuniaire ou autre (réforme, pension, dommages-intérêts) sont en quelque sorte atteints d'auto-suggestion. Il en est qui, pendant des mois, vivent comme suspendus à leur procès, à la décision de leurs juges. A l'examen, tous les signes, rétrécissement du champ visuel, diminution de l'acuité, du sens chromatique, paraissent très réels ; survienne l'issue heureuse du procès, tous ces phénomènes, encore qu'ils ne fussent pas simulés au sens vrai du mot, disparaissent.

Le point de vue médico-légal est donc ici particulièrement intéressant et l'on ne devra se prononcer qu'après une étude approfondie.

Le pronostic des troubles hystériques est en somme favorable ; le traitement est celui de l'hystérie elle-même. La suggestion peut suffire à la guérison ; nous lui devons un beau succès dans un cas de diplopie monoculaire d'origine hystérique.

3° Héméralopie. — L'héméralopie est l'état dans lequel se trouve un sujet dont la vue, normale en plein jour, disparaît complètement lorsque l'éclairage est très faible.

On en distingue deux variétés : l'héméralopie symptomatique et l'héméralopie essentielle. L'héméralopie symptomatique résulte de l'opacité périphérique des milieux réfringents et de certaines affections des membranes profondes. Les lésions qui troublent les parties équatoriales ou la périphérie de la cornée, en laissant intactes les parties centrales de l'axe optique, entraînent de l'héméralopie, parce que le soir, dans la pénombre, la pupille, en se dilatant, fait participer à la vision des parties qui ne jouent aucun rôle en plein jour.

grâce à la contraction pupillaire. Il en est ainsi quand la cornée est le siège d'une opacité fine, mais diffuse; le sujet, en plein jour, peut retrouver une bonne acuité à cause du resserrement de la pupille, qui, jouant le rôle de fente sténopéique, supprime les cercles de diffusion. Le soir, la pupille se dilate et le malade voit relativement très mal.

Quelques inflammations des membranes profondes, mais surtout la rétinite pigmentaire, s'accompagnent d'héméralopie. Ce symptôme est constant dans cette dernière affection, si bien qu'en présence d'une héméralopie il faut examiner soigneusement, après atropinisation, la région équatoriale par laquelle commence toujours la rétinite pigmentaire typique.

Dans ce cas, l'héméralopie s'explique très bien par les lésions des parties périphériques de la rétine, qui ont perdu leur propriété sensorielle et ne peuvent plus aider le sujet à voir, lorsque la pupille est dilatée.

L'héméralopie essentielle est d'une explication beaucoup plus difficile. Il existe chez les malades une sorte de torpeur de la rétine, qui, aussitôt que l'excitation lumineuse descend au-dessous d'un certain degré, cesse de réagir. Les recherches photométriques (CHARPENTIER) ont montré que, pour voir, l'œil héméralope avait besoin d'un éclairage trente à soixante-dix fois supérieur à l'éclairage qui suffit à l'œil normal. Les réflexes pupillaires, l'accommodation, le sens chromatique sont normaux.

L'examen ophtalmoscopique ne révèle rien dans le fond de l'œil. Quelques auteurs ont insisté sur le xérosis conjonctival. Cette lésion, loin d'être constante d'ailleurs, consiste dans la présence, sur les côtés interne et externe de la cornée, d'une petite surface arrondie ou triangulaire où la conjonctive est sèche et recouverte d'une écume blanchâtre. Comme la torpeur rétinienne, le xérosis est un signe de dénutrition de l'œil.

Cette dénutrition est d'ailleurs le résultat d'un affaiblissement général du sujet. Nous ne connaissons pas exactement l'essence du désordre oculaire; avec PARINAUD, il convient d'admettre qu'il consiste dans une diminution de la formation du pourpre rétinien. Les deux circonstances étiologiques qui président à l'apparition de l'héméralopie sont très favorables à cette hypothèse; ce sont : 1° l'éblouissement sous l'influence d'une lumière très vive (réverbération de la neige, de la mer, soleil éclatant des tropiques, etc.) : cet éblouissement consomme beaucoup de pourpre rétinien : 2° l'affaiblissement de la nutrition générale (mauvaise nourriture, air vicié, chez les prisonniers, les matelots, les soldats, etc.). Cet affaiblissement rend compte de la lenteur avec laquelle la rétine refait le pourpre qui lui est nécessaire. Les épidémies d'héméralopie sont toutes explicables par l'une de ces deux causes, le plus souvent par les deux causes réunies.

Le pronostic de l'héméralopie essentielle est favorable, et la thérapeutique, qui doit être avant tout étiologique, remédie assez facilement, en général, à ce trouble fonctionnel. Le repos des yeux, des verres fumés, un régime tonique, l'huile de foie de morue amènent d'habitude la guérison en quelques jours.

4° Nyctalopie. — La nyctalopie est le contraire de l'héméralopie; le sujet, qui voit fort mal au grand jour, distingue bien les objets avec le déclin de l'éclairage.

Quelques affections des milieux transparents, telles que la cataracte polaire, les taies centrales de la cornée, expliquent pourquoi le malade n'y voit pas en plein jour avec une pupille contractée, et se trouve, au contraire, très bien de la dilatation pupillaire qu'entraîne la diminution de la lumière. Mais, comme dans l'héméralopie, il est des cas où la nyctalopie est essentielle.

La présence d'un scotome central (amblyopie nicotinique), laissant la vision périphérique intacte, met le malade dans l'absolue nécessité d'avoir une pupille large pour voir; d'autres fois, l'affection résulte d'une hyperesthésie rétinienne. Une clarté, même moyenne, éblouit le malade et provoque du larmoiement, dans la pénombre, seulement, la rétine est impressionnée normalement. L'hystérie est souvent en cause en pareil cas. A défaut de cette névrose, on peut invoquer une altération des centres percepteurs; mais, comme dans l'héméralopie, on en est réduit aux hypothèses, car les lésions ophtalmoscopiques font défaut.

Contre la nyctalopie, le collyre à la cocaïne est particulièrement indiqué en même temps qu'un traitement général dirigé contre l'état nerveux (bromure de potassium, valériane, hydrothérapie). L'usage des verres fumés, à teinte plus ou moins foncée, selon le degré de l'affection, rend aux malades les plus grands services.

5° Amblyopie simulée, son diagnostic. — L'amblyopie ou l'amaurose qui se produisent sans lésions appréciables du fond de l'œil peuvent être simulées et comme pour le diagnostic on ne peut se baser sur aucune lésion objective, il importe, par des artifices appropriés, que nous devons faire connaître ici, de déjouer les ruses du malade.

Il y a d'ailleurs deux ordres de simulateurs : ceux qui n'ont absolument rien et ceux qui, légèrement atteints, exagèrent leur état. Ce sont les seconds surtout qui sont difficiles à prendre en défaut.

Tout d'abord, il est nécessaire d'affecter la plus grande confiance à l'égard de son sujet, et de ne pas paraître le soupçonner.

Plusieurs cas peuvent se présenter :

1° Le sujet simule une quasi-cécité bilatérale : 2° le sujet cherche à établir que l'un de ses yeux est atteint d'une cécité complète ou à peu près complète ; 3° le sujet cherche à diminuer la valeur de l'acuité visuelle de l'un ou de ses deux yeux.

Dans le premier cas, il est impossible de soumettre le malade aux épreuves dont nous parlerons plus loin : c'est par une surveillance étroite, l'étude attentive des antécédents, de l'état général, notamment du système nerveux, qu'on établit le diagnostic. S'il n'y a aucune lésion du fond des yeux, il faudra songer à l'hystérie, et, s'il y a lieu, à l'hystéro-traumatisme, et n'accepter les affirmations du malade que si le champ visuel et le sens chromatique sont atteints, ainsi qu'il est de règle dans ce genre d'affection. Quand le sujet accuse une cécité complète, déclare ne rien voir du tout, d'aucun des yeux, il faut se défier de lui et ne conclure qu'après une longue période d'observation, parce que l'amaurose hystérique, le plus souvent unilatérale, garde lorsqu'elle est double une certaine prédominance pour un œil.

D'ailleurs de pareils cas se rencontrent très rarement à cause de la gêne extrême qu'entraîne la simulation de la cécité.

La simulation de l'amblyopie monoculaire est beaucoup plus commune, parce qu'elle est beaucoup plus facile.

Après avoir recherché les causes ordinaires de l'amblyopie sans les avoir trouvées, il faut avoir recours à trois ordres de procédés : 1° l'examen de la pupille ; 2° la recherche de la direction des axes visuels ; 3° les moyens de surprise.

A. EXAMEN DE LA PUPILLE. — Dans une première expérience, on cherche, après avoir couvert l'œil sain, à faire contracter la pupille en examinant l'œil malade : si la pupille est très mobile il y a de sérieuses présomptions pour que la vision soit bonne, mais non une certitude, puisque les réactions pupillaires sont bien conservées dans les amblyopies d'origine centrale et que d'ailleurs le sujet, accusant une certaine vision dans l'œil incriminé, la réaction pupillaire doit nécessairement s'y produire.

Si la pupille est immobile, il faut rechercher si l'immobilité n'est pas due à une paralysie de l'iris. Si la pupille reste immobile uniquement parce que l'œil incriminé est amblyope, elle réagira par l'excitation de l'autre œil, sous l'influence de l'accommodation et quand on provoquera des mouvements de convergence.

Un pareil sujet dont la pupille réagit à ces divers excitants, et non sous l'influence de l'excitation rétinienne du côté dit amblyope, se présente avec de grandes et sérieuses présomptions en sa faveur.

B. RECHERCHE DE LA DIRECTION DES AXES VISUELS. — Quand un œil est très amblyope, il a une grande tendance à ne pas suivre exactement son congénère sain lorsque celui-ci se dirige vers un point visé. La vision monoculaire s'accompagne très souvent de strabisme plus ou moins marqué et la recherche de la direction des axes visuels est un très bon moyen de diagnostic. Un sujet qui ne fixe pas, avec l'œil droit, l'objet examiné par l'œil gauche est, en règle générale, un amblyope de l'œil droit.

C. Moyens de surprise. — Enfin, si toutes ces épreuves sont douteuses, restent les moyens de surprise qui sont aussi nombreux que précieux en pareil cas.

On sait que l'œil est, par excellence, l'organe des illusions ; aussi est-il relativement facile, à un expert exercé, de tromper le simulateur le plus adroit.

Les procédés recommandables en pareil cas sont nombreux.

Signalons ceux de De Græfe, de Stilling, de Michaud, de Flees, de Chauvel.

a. *Procédé de De Græfe.* — Il consiste à se servir d'un verre prismatique fort, de 8 à 10°, placé devant l'œil sain, la base en haut ou en bas. Ce verre produit une double image pour le patient qui voit avec ses deux yeux, si le sujet simule il déclare n'en voir qu'une ; mais en changeant le prisme de place il arrive un moment où l'arête coïncide avec le diamètre horizontal de la pupille, alors le sujet voit deux images avec un seul œil, il a de la diplopie monoculaire ; s'il persiste à n'en accuser qu'une, on est certain de sa supercherie.

Le procédé de De Græfe a été très ingénieusement modifié par Baudry (de Lille) qui utilise, pour obtenir la double image, non pas l'arête du prisme, mais la base ; il a fait construire dans ce but un petit instrument très pratique et très utile.

b. *Procédé de Stilling.* — Stilling a fait construire des échelles qui portent sur fond noir des caractères typographiques rouges ou verts. On place devant l'œil sain un verre d'une couleur complémentaire de celle du tableau, vert par exemple pour le tableau aux lettres rouges ; si l'autre œil ne voit pas, le malade ne doit reconnaître aucune lettre, car l'interposition d'un verre vert le met dans l'impossibilité absolue de distinguer les caractères rouges.

c. *Procédé de Michaud.* — Perfectionnant la méthode de Stilling, Michaud a fait imprimer des lettres dont les jambages présentent des couleurs différentes. Avec ces lettres bicolores on peut constituer des mots qui diffèrent selon que le sujet, dont l'œil sain est recouvert par un verre de couleur complémentaire, voit ou ne voit réellement pas avec l'œil supposé malade. Une lettre F par exemple dont les trait horizontaux seront rouges et le trait vertical vert donnera la sensation d'un I à l'œil couvert d'un verre vert. Si le sujet voit un F, c'est que son amblyopie est simulée.

d. *Procédé de Flees.* — Le procédé de FLEES, qui a donné lieu aux procédés analogues de MARÉCHAL, de CHAUVEL et de quelques autres, consiste dans l'usage d'une boite rectangulaire munie d'un couvercle en partie recouvert par un verre translucide, mais ne permettant pas de voir comment les objets A et B sont placés.

Deux miroirs M et M', placés près de la paroi postérieure, forment un angle de 120°. La figure montre comment l'œil *a*, voit l'objet A' et l'œil *b* l'objet B'. Si le simulateur déclare ne rien voir de l'œil droit *a*, il accusera la disparition de l'image B' qui précisément lui paraît du côté droit. Or l'image B' est la seule qu'il doit voir, dans le cas de l'amblyopie de l'œil *a* (fig. 189).

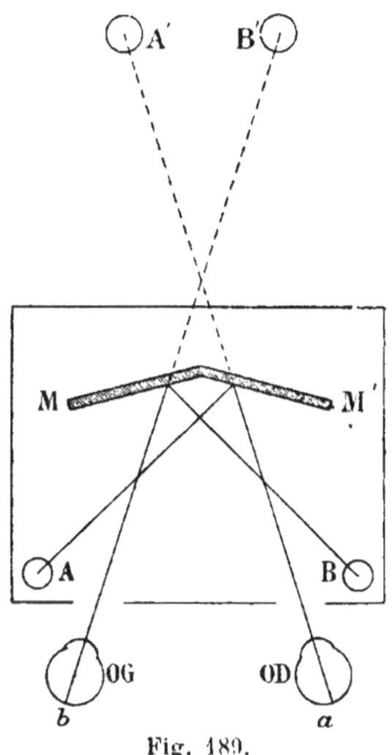

Fig. 189.
Boîte de FLEES.

e. *Procédé de Chauvel.* — Il y a lieu de craindre, quand on se sert de la boite de FLEES, que le sujet ne connaisse le jeu du croisement des images et ne se tienne sur ses gardes. CHAUVEL a imaginé une boite dans laquelle on peut, par une petite manœuvre invisible pour le malade, produire à la fois des images directes et des images croisées.

Si le sujet lit couramment les lignes complètes c'est qu'il voit des deux yeux ; s'il n'en lit que la moitié, en croisant ou en décroisant plusieurs fois les images, on se rend aisément compte de l'existence ou de l'absence de la simulation.

Il est encore d'autres procédés analogues, mais ceux qui précèdent doivent suffire dans tous les cas à un observateur exercé pour faire le diagnostic de l'amaurose simulée.

Ce diagnostic, dont l'importance pratique est considérable, devait trouver place dans le chapitre des amauroses, après l'amaurose hystérique à laquelle il faut toujours songer en présence d'un simulateur ou d'un exagérateur.

Lorsque les moyens de surprise auront prouvé la véracité des affirmations du malade, l'étude des antécédents personnels ou héréditaires du sujet, l'examen des conditions dans lesquelles l'affection s'est développée démontreront souvent qu'il s'agit d'un hystérique. On sait que le sexe masculin est lui-même fréquemment atteint de cette affection, éclose quelquefois à la suite d'un traumatisme accidentel.

CHAPITRE XV

AFFECTIONS DE L'APPAREIL MOTEUR DE L'OEIL

Pour l'intelligence de ce chapitre, il est indispensable que le lecteur ait bien présentes à l'esprit l'anatomie et la physiologie des muscles et des nerfs moteurs de l'œil.

1° **Nerfs moteurs de l'œil.** — Au point de vue des nerfs moteurs nous nous contenterons de résumer, d'après les deux figures suivantes empruntées à TESTUT, leur mode d'origine schématiquement représenté.

2° **Muscles de l'œil.** — En ce qui concerne les muscles, qu'il suffise de rappeler ici que les six muscles extrinsèques du globe de l'œil se groupent en trois paires.

1° *Première paire :* droit externe et droit interne, qui font tourner l'œil autour de l'axe vertical ;

2° *Deuxième paire :* droit supérieur et inférieur, qui font tourner l'œil autour de l'axe transversal ;

3° *Troisième paire :* grand et petit oblique, qui font tourner l'œil autour de l'axe antéro-postérieur.

La 1re paire a seule une action simple, elle fait tourner le globe autour d'un seul de ses axes principaux et produit uniquement l'adduction ou l'abduction de l'œil.

La 2e paire et la 3e ont une action plus complexe.

Les droits supérieur et inférieur sont dirigés non seulement d'arrière en avant, mais encore de dedans en dehors et comme ils s'insèrent en avant du centre de rotation de l'œil ils possè-

dent, outre le mouvement d'élévation et d'abaissement, des
mouvements d'adduction et d'abduction qui, du reste, se com-

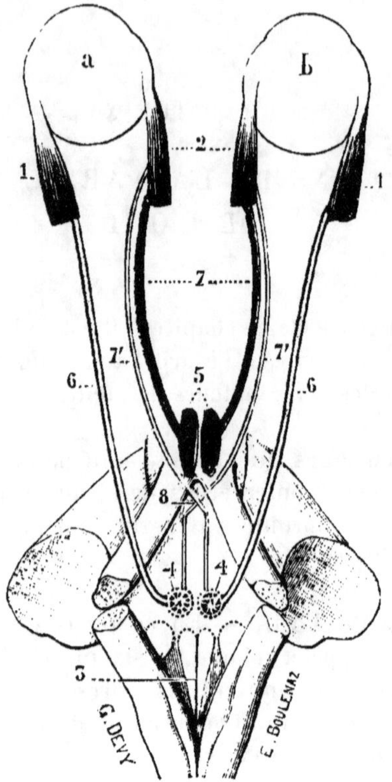

Fig. 190.

Schéma représentant le mode d'innervation des muscles droit
interne et droit externe de l'œil (d'après TESTUT).

a, œil du côté gauche. — *b*, œil du côté droit. — 1. 1, muscles droits externes.
— 2, muscles droits internes. — 3, plancher du quatrième ventricule. — 4, noyau
oculo-moteur externe. — 5, noyau oculo-moteur commun. — 6, nerf moteur oculaire
externe. — 7, nerf du droit interne, provenant du noyau oculo-moteur commun du
côté correspondant. — 7', autre nerf du droit interne, provenant du noyau oculo-
moteur externe du côté opposé. — 8, entre-croisement de ce faisceau avec son homologue du côté opposé.

binent entre eux d'une façon variable, selon la position qu'occupe
le globe de l'œil quand la 2e paire entre en action.

Par exemple, si le droit supérieur se contracte, lorsque l'œil regarde en dedans, son rôle adducteur est assez marqué ainsi que son rôle rotateur; si l'œil est dirigé en dehors, de façon à

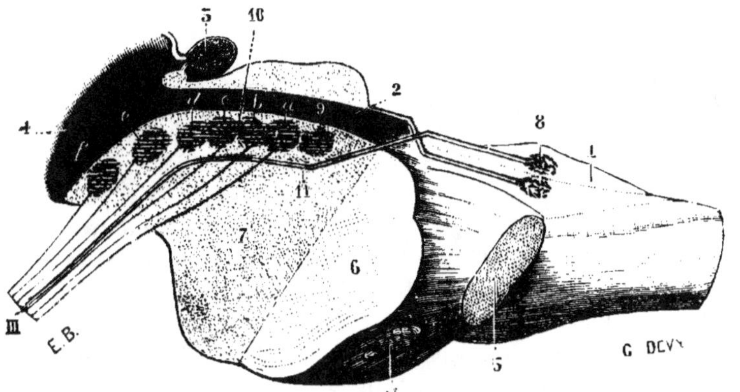

Fig. 191.

Origines réelles du nerf moteur oculaire commun du côté gauche
(demi-schématique, d'après TESTUT).

III, nerf moteur oculaire commun du côté gauche. — V, trijumeau. — 1, plancher du quatrième ventricule. — 2, aqueduc de Sylvius. — 3, glande pinéale. — 4, ventricule moyen. — 9, coupe du pédoncule cérébelleux moyen. — 6, coupe transversale de la moitié gauche de la protubérance. — 7, coupe vertico-latérale de la protubérance et du pédoncule cérébral gauche, passant un peu en dehors de la ligne médiane. — 8, noyau du moteur oculaire externe gauche (eminentia teres du côté droit). — 6, noyau du pathétique gauche. — 10, noyau du moteur oculaire commun gauche, avec ses différents segments. — 11, faisceau émanant du noyau oculaire moteur externe droit et se rendant *après entre-croisement* avec son homologue, dans le nerf moteur oculaire commun gauche pour aboutir finalement au muscle droit interne. — *a*, centre du petit oblique. — *b*, centre du droit inférieur. — *c*, centre du droit supérieur et du releveur de la paupière. — *d*, centre du droit interne. — *e*, centre photo-moteur. — *f*, centre accommodateur.

ce que l'axe antéro-postérieur coïncide avec l'axe du muscle, le droit supérieur est simplement élévateur : les deux autres mouvements d'adduction et de rotation sont annihilés.

Les muscles de la 3e paire ont également une action complexe ; le grand oblique produit la rotation, l'abaissement et l'abduction du globe oculaire ; le petit oblique, la rotation, l'élévation et l'abduction ; leur mouvement principal étant le mouvement de rotation autour de l'axe antéro-postérieur.

Il résulte de cette complexité d'actions que plusieurs muscles se réunissent pour produire : 1° l'adduction ; 2° l'abduction ; 3° l'élévation ; 4° l'abaissement ; 5° la rotation en dedans ; 6° la rotation en dehors.

1° *Adduction :* droit interne, droits supérieur et inférieur ;
2° *Abduction :* droit externe, grand et petit oblique ;
3° *Élévation :* droit supérieur et petit oblique ;
4° *Abaissement :* droit inférieur et grand oblique ;
5° *Rotation en dedans :* grand oblique et droit supérieur ;
6° *Rotation en dehors :* petit oblique et droit inférieur.

Les droits interne et externe, étant chargés d'un mouvement simple, sont seuls, directement et dans tous les cas, antagonistes l'un par rapport à l'autre ; les droits supérieur et inférieur ne sont antagonistes qu'au point de vue de l'élévation et de la rotation : ils sont tous les deux adducteurs, de même les obliques ont un rôle commun : l'abduction.

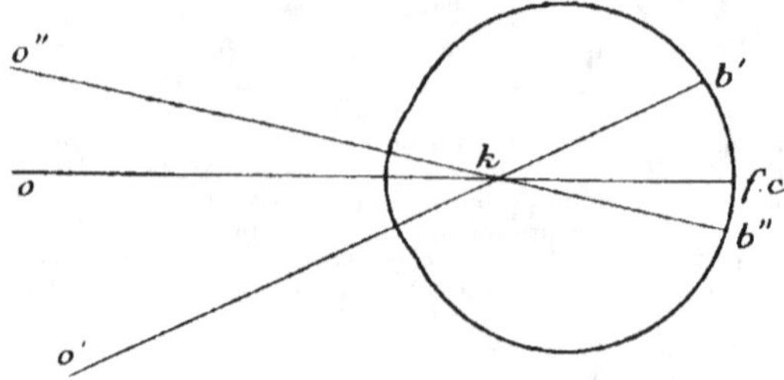

Fig. 192.

L'action régulière de tous ces muscles maintient l'œil en équilibre et lui permet de placer dans l'espace les objets tels qu'ils doivent être vus ; c'est-à-dire qu'ils servent à nous orienter.

L'objet placé en *o''* sur la figure 192 vient frapper le cône ou le bâtonnet, organe essentiel de la vision, de façon à transformer en onde nerveuse l'onde lumineuse émanée de l'objet. Le rayon lumineux qui frappe le bâtonnet doit être nécessairement dirigé dans l'axe même du bâtonnet qui doit passer, l'anatomie le démontre, par le point nodal. Il en résulte que la sensation lumineuse est projetée en dehors de l'œil dans la direction même de l'axe du bâtonnet impressionné et cette direction est celle d'une ligne qui réunit le point o'' au point b''. La vue est le toucher à distance ; armé en quelque sorte de ce rayon lumineux comme d'une tige, le bâtonnet placé en b'' touche l'objet o'' qui lui envoie le rayon dont les vibrations spéciales vont mettre en action les propriétés mêmes du bâtonnet.

Ainsi on peut expliquer pourquoi les images, renversées sur la rétine, nous permettent de voir dans l'espace les objets dans leur véritable position ; et pourquoi, lorsque l'œil est dirigé vers l'objet éclairé, nous avons une juste appréciation de la place qu'occupe cet objet, pourquoi enfin nous nous orientons. (Voir plus haut, pages 42 et suiv., *Vision binoculaire*.)

A côté de l'orientation qui nous renseigne sur la situation des objets les uns par rapport aux autres, il faut placer l'orientation subjective qui repose sur le sentiment que nous avons de la situation de notre corps dans l'espace et de la position de nos yeux dans le corps, sentiment qui est dû à la mise en jeu du sens des muscles en général et en particulier des muscles de l'œil.

Quand les fonctions visuelles s'accomplissent normalement, nous jouissons de la vision binoculaire ; lorsque la musculature de l'un des yeux laisse à désirer, lorsque l'un des yeux ne peut suivre l'autre dans ses divers mouvements, chaque œil peut voir séparément une image ; il y a diplopie.

La diplopie étant le signe le plus important des paralysies musculaires de l'œil, nous allons l'étudier avec les détails nécessaires.

3° Diplopie. — Dans les cas de paralysies musculaires, la diplopie est binoculaire, c'est-à-dire que chaque œil fournit une image distincte, par opposition à la diplopie ou polyopie monoculaire, dans laquelle les images sont fournies par le même œil (polycorie, astigmie, luxation du cristallin, etc., etc.).

Supposons dans la figure 193 l'œil gauche G dévié en dedans par la paralysie de l'abducteur ou la contracture de l'adducteur, quelle qu'en soit la cause : l'objet o qui, sur l'œil droit, forme image sur la macula est vu par l'œil droit exactement en o ; sur l'œil gauche le point frappé est en *b*. L'œil droit voit l'objet à sa vraie place, mais l'œil gauche, trompé par sa mauvaise position, voit l'objet en o_1 parce qu'habituellement tous les objets qui viennent frapper la rétine en *b* sont à la gauche de l'œil.

Il y a en ce cas diplopie homonyme parce que l'image fausse est du côté de l'œil paralysé. Dans le cas où l'œil, au lieu d'être

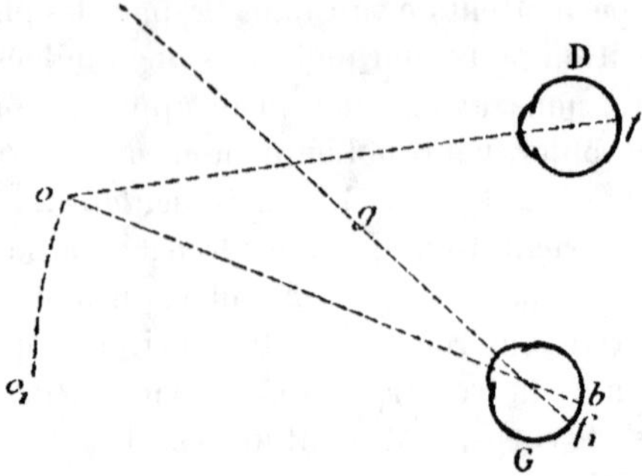

Fig. 193.

incliné en dedans, serait incliné en dehors, la diplopie serait croisée. Le mot *croisade* constitue un précieux moyen mnémotechnique pour retenir la signification particulière de la diplopie homonyme et de la diplopie croisée. La diplopie est croisée dans la paralysie de l'adduction ; elle est homonyme dans le cas contraire.

Les doubles images se produisent de la même façon quand les muscles de l'élévation ou de l'abaissement sont intéressés. Dans ce cas l'écartement a lieu en hauteur, soit dans la partie supérieure, soit dans la partie inférieure du champ visuel

Quand le droit inférieur est atteint, l'œil dévié en haut aperçoit une image fausse, placée en bas, plus ou moins au-dessous de l'image vraie ; au contraire, quand l'œil est dévié en bas, l'image fausse est plus haute que la vraie.

Dans tous les cas l'écartement vertical ou latéral de l'image est d'autant plus considérable qu'on est davantage dans la sphère d'action du muscle impuissant, que ce muscle soit paralysé ou qu'il soit entraîné par l'action de l'antagoniste.

Un point intéressant a trait à l'inclinaison de l'image.

L'image fausse est inclinée lorsque l'œil dévié a subi un mouvement de rotation autour de son axe antéro-postérieur, rotation qui résulte de l'action prépondérante de l'un des obliques ou de l'un des droits supérieur ou inférieur.

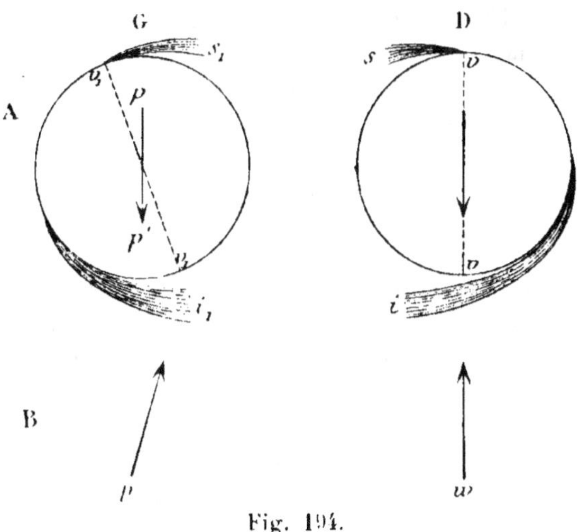

Fig. 194.

Dans la figure 194, l'œil gauche a subi un mouvement de rotation qui a incliné l'axe vertical $v_1\ v_1$; il en résulte qu'une flèche, tenue perpendiculaire au sol, et qui sur l'œil droit fera son image bien verticale, formera également sur l'œil gauche une image verticale coupant l'axe $v_1\ v_1$, comme il est indiqué sur la figure : il en résultera que l'œil gauche verra le point p en bas et en dehors de l'axe vertical et le point p' en haut et en dedans ; l'image fausse, fournie par cet œil, sera inclinée, et cela d'autant plus que l'inclinaison du méridien vertical sera plus marquée.

Ce phénomène de la diplopie est, nous l'avons dit, capital ; dans l'étude clinique des affections, qui intéressent la musculature de l'œil, il est indispensable de savoir le rechercher.

le mettre en évidence et en tirer les indications qu'il contient.

4° Recherche de la diplopie. — On place un verre coloré, de préférence un verre rouge, devant l'un des yeux du malade et on montre, à 2 mètres environ, une bougie que le sujet, atteint de diplopie binoculaire, voit deux fois, avec des teintes différentes : il lui est facile d'indiquer quelle image est à droite et quelle image à gauche ; l'observateur sait immédiatement si la diplopie est homonyme ou croisée.

Homonyme, elle indique une paralysie de l'abduction : croisée, une paralysie de l'adduction.

Mais quel est l'œil intéressé ? Pour le savoir il n'y a qu'à rechercher dans quelle position l'écartement de l'image est le plus accentué : l'écartement de l'image augmente toujours à mesure qu'on avance dans la sphère d'action du muscle paralysé. Supposons que, la diplopie étant croisée, l'observateur dirige sa bougie vers la gauche de l'observé et que la diplopie augmente, on en conclura que c'est l'adduction de l'œil droit qui est en cause : car quand l'objet examiné est à notre gauche il est dans la sphère d'action des adducteurs de l'œil droit ; autre exemple, supposons une diplopie homonyme, avec augmentation de l'écartement des images, lorsque la bougie s'avance vers la droite de l'observé, on a affaire à une insuffisance de l'abduction de l'œil droit qui ne peut suivre la bougie ; à droite cet objet lumineux est dans la sphère d'action du muscle insuffisant ou paralysé.

Le même principe s'applique à l'écartement en hauteur ; lorsqu'on élève la bougie, l'écartement augmente s'il y a paralysie de l'élévation, et de même lorsqu'on l'abaisse, s'il y a paralysie de l'abaissement. Dans ce cas, l'œil dévié est toujours celui qui perçoit l'image la plus haute ou la plus basse.

En ce qui concerne l'inclinaison de l'image, il convient de retenir que l'image fausse est inclinée dans le sens opposé de l'inclinaison de l'axe vertical de l'œil qui a subi la déviation de cet axe. Ainsi la paralysie du grand oblique incline l'axe vertical de façon à lui faire prendre une direction de haut en bas et de dehors en dedans, l'image fausse sera inclinée de haut en bas et de dedans en dehors.

On peut encore dire que l'image inclinée prend la position d'une ligne, représentant la direction dans laquelle se porterait l'œil sous l'influence de l'action unique du muscle atteint.

Dans un excellent tableau, dont nous recommandons tout spécialement la lecture attentive, le docteur GUENDE (de Marseille) a résumé toutes les propositions qui précèdent.

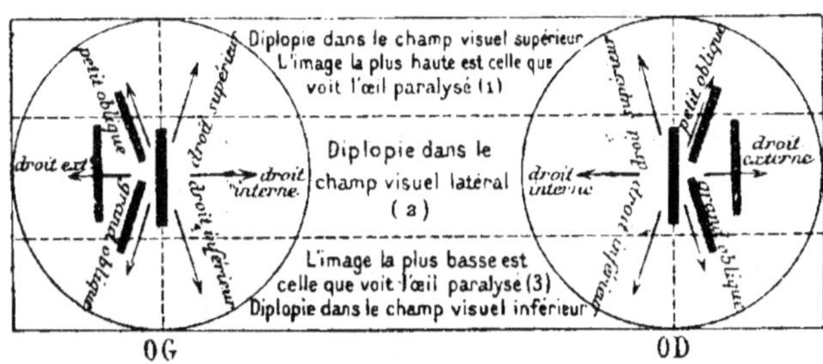

Fig. 195.

Schéma de GUENDE.

Muscles abducteurs (fausse image, rouge).
   Images homonymes.
   L'écartement des images augmente du côté de l'œil paralysé.
Muscles adducteurs (fausse image, jaune).
   Images croisées.
   L'écartement des images augmente du côté de l'œil sain.

(1) L'image fausse s'écarte de la vraie par le sommet, elle s'incline :
    Droit supérieur — en dedans.
    Petit oblique — en dehors.
 2) Droit interne et droit externe :
    Écartement latéral des images, elles demeurent parallèles et au même niveau.
(3) L'image fausse s'écarte de la vraie par la base, elle incline son sommet :
    Droit inférieur — en dehors.
    Grand oblique — en dedans.

Maintenant que nous possédons les notions précises les plus importantes sur la production de la diplopie et la façon de déceler et d'utiliser ce symptôme nous pouvons étudier en particulier :

1° L'insuffisance des muscles ;

2° Leur paralysie ;

3° Les ophtalmoplégies ;

4° *Les troubles des mouvements associés des yeux* ;
5° *Le strabisme* ;
6° *Le nystagmus*.

§ 1. — INSUFFISANCE DES MUSCLES

La vision peut paraître normale alors que les muscles sont insuffisants ; pour qu'il y ait équilibre musculaire absolu et vision tout à fait normale il faut que les deux yeux soient dirigés vers l'objet alors même que l'un d'eux, à l'aide d'un écran, est soustrait à la vision.

Plaçons un écran (verre dépoli) devant l'œil droit et invitons le sujet à regarder avec l'œil gauche, fixement, un objet quelconque, le bout de l'index par exemple : on remarque que l'œil droit ne se dirige pas en dedans à mesure que l'index se rapproche du malade, cet œil droit reste dévié en dehors ; si nous supprimons l'écran, tout à coup l'œil droit se redresse et par un énergique mouvement d'adduction se dirige vers l'objet : dans ce cas, il y a *insuffisance musculaire* ; l'équilibre de la musculature est altéré, le sujet est sur le chemin du strabisme, il ne l'évite que par un effort incessant que bientôt il ne pourra plus continuer. C'est le strabisme latent, nous aurons l'occasion d'insister sur la pathogénie et la thérapeutique de cette insuffisance, à propos du strabisme non paralytique.

Quelques auteurs prétendent que l'insuffisance même du muscle n'existe pas, qu'il s'agit uniquement d'une insuffisance de l'innervation. La réalité et la fréquence même de cette dernière n'excluent en rien la première. Les opérateurs qui, voulant guérir un strabisme convergent, ont trop reculé les droits internes et poussé le malade dans la divergence, ne peuvent contester la réalité de l'impuissance du muscle. L'innervation, le centre de la convergence sont bien restés les mêmes après, comme avant l'opération, et cependant l'adduction n'a pas lieu. C'est que le mouvement de l'œil est forcément la conséquence de deux facteurs : 1° l'intensité de l'ordre donné par le système nerveux central et apporté par le nerf ; 2° la valeur des fibres du muscle, ses points d'attache, la largeur de son insertion. On comprend très bien que ce deuxième facteur puisse varier comme le premier.

Il convient d'accepter la réalité de l'insuffisance musculaire, tout en faisant une large place à l'insuffisance, proprement dite, de la convergence qui sera étudiée plus loin.

§ 2. — PARALYSIES DES MUSCLES DE L'ŒIL

1° Des paralysies des muscles de l'œil en général. — Outre la diplopie, les symptômes principaux sont : 1° la diminution de la motilité ; 2° la fausse orientation ; 3° le vertige ; 4° le maintien spécial de la tête.

a. *Diminution de la motilité.* — L'excursion de l'œil est diminuée ou complètement supprimée du côté qui correspond à l'action du muscle paralysé.

Dans les paralysies légères cette excursion paraîtra quelquefois conservée et ce signe manquera de précision, mais dans les paralysies moyennes ou fortes il peut suffire à établir le diagnostic.

Cette difficulté ou impossibilité d'excursion de l'œil est surtout apparente lorsque l'objet, fixé par le malade, est dans l sphère d'action du muscle paralysé ; dans ce cas le sujet louche, il y a strabisme paralytique (strabus, louche, de στρεφω, je tourne).

On appelle déviation primaire celle de l'œil paralysé, et déviation secondaire celle de l'œil sain, lorsqu'on le couvre avec un écran et qu'on invite le sujet à regarder avec son œil atteint un objet placé dans la sphère d'action du muscle paralysé ; soit une paralysie du droit externe droit. si nous couvrons l'œil gauche en invitant le sujet à regarder un point fixe à sa droite, il fera de violents efforts pour y arriver: mais le droit interne gauche est le muscle associé du droit externe droit et par conséquent il recevra une incitation nerveuse excessive et attirera énergiquement l'œil en dedans. Sous l'écran, l'œil gauche sera plus dévié que ne l'est l'œil droit paralysé.

La déviation secondaire est plus forte que la déviation primaire. — Plus loin nous apprendrons à mesurer le strabisme,

29.

nous verrons en quoi les deux strabismes, paralytique et concomitant, diffèrent au point de vue des déviations primitive et secondaire.

b. *Fausse orientation.* — L'œil paralysé ne permet pas de voir les objets dans leur véritable situation ; il croit voir l'objet dans le point où est l'image fausse : le malade place le doigt à côté de l'objet qu'il veut prendre, du côté temporal (diplopie homonyme, paralysie de l'abduction) ou du côté nasal (diplopie croisée, paralysie de l'adduction) ; il titube en marchant, etc.

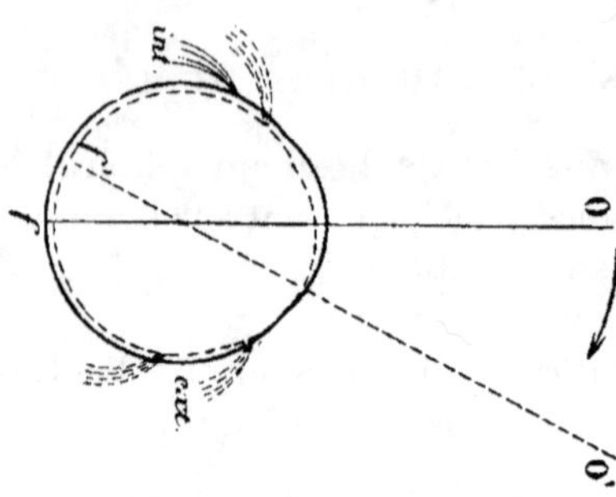

Fig. 196.

Théorie de la fausse orientation.

L'objet est faussement localisé parce que le patient ne connaît pas exactement la position de son œil. Nous ne connaissons, en effet, la position de nos yeux que par l'habitude et le sentiment de l'innervation que nous leur distribuons. Ainsi, sur la figure 196, supposons le droit externe paralysé, le sujet fait un effort pour tourner l'œil en abduction, afin de le placer dans sa seconde position (la macula en f') : l'œil ne peut aller dans cette position, mais le malade croit qu'il l'y a mis ; il croit sa macula en f' quand elle est encore en f. Si un objet O vient frapper cette macula f, le sujet croit l'objet en O' parce que, encore une fois, il croit sa macula en f'. *L'objet fixé par l'œil paralysé est toujours vu trop loin du côté du muscle paralysé.*

c. *Vertige.* — Le vertige est la conséquence de cette fausse orientation aussi bien que la diplopie ; il est souvent très gênant, et entraîne parfois un grand trouble cérébral, des nausées ; heureusement le malade trouve assez vite le remède, qui consiste à fermer l'œil atteint pour supprimer la double image.

Quand la paralysie n'est pas trop marquée, le sujet peut corriger la déviation et obtenir une image simple en plaçant sa tête d'une certaine façon.

d. *Maintien spécial de la tête.* — **En** principe la tête prend la direction et l'inclinaison que donne à l'œil, à l'état normal, le muscle paralysé ; quand le grand oblique droit est paralysé, par exemple, le patient incline la tête à gauche et regarde à droite.

Tous ces phénomènes sont d'autant plus marqués que la paralysie est plus récente ; dans les paralysies invétérées le défaut d'orientation se corrige peu à peu, la diplopie disparait parce que le malade fait exclusion de l'image fausse.

En revanche, le strabisme paralytique augmente par *la contracture de l'antagoniste*, qui peut persister même après la guérison de la paralysie et rendre impossible le retour de la vision binoculaire.

Tels sont les caractères généraux des paralysies musculaires ; il convient maintenant de passer en revue chacun des six muscles oculaires et de dire succinctement ce que sa paralysie comporte de spécial.

2º Paralysie des muscles innervés par le moteur oculaire commun. — Elle est totale ou partielle.

a. *Paralysie totale.* — La paralysie totale est caractérisée par la chute de la paupiere supérieure, le strabisme externe, la dilatation moyenne et l'immobilité de la pupille, la gêne de l'accommodation ; la diplopie est croisée : dans le regard en haut, l'image fausse est la plus élevée ; dans le regard en bas elle est la plus basse ; la diplopie augmente quand l'objet se dirige du côté de l'œil sain et quand il se rapproche du sujet. La diplopie est d'ailleurs souvent supprimée par le ptosis.

b. *Paralysie isolée du droit interne.* — On observe du strabisme divergent, de la diplopie croisée, sensible dans le champ d'action du muscle paralysé, avec un écartement des images d'autant plus accusé qu'on avance davantage du côté de l'œil sain.

Dans les directions diagonales du regard, l'image fausse présente une certaine obliquité, parce que la paralysie du muscle droit permet une déviation du méridien vertical sous l'influence de la traction des deux élévateurs de la pupille, droit supérieur et petit oblique, ou des deux abaisseurs : droit inférieur et grand oblique, traction qui n'est plus compensée par la tonicité du droit paralysé.

c. Paralysie isolée du droit supérieur. — Le strabisme est inférieur et légèrement externe avec rotation du globe en dehors ; diplopie croisée se manifestant seulement dans le regard en haut (champ d'action du muscle paralysé) ; l'image fausse est plus élevée que la vraie, l'image rétinienne allant se former au-dessous de la macula.

L'image fausse diverge de la vraie par son sommet ; elle prend l'obliquité d'une ligne représentant la direction que le droit supérieur normal imprime à l'œil (v. schéma de GUENDE, p. 539) ; quand l'œil est dans l'abduction, le droit supérieur n'est plus qu'élévateur et non abducteur. L'inclinaison de l'image par cela même tend à disparaître.

d. Paralysie isolée du droit inférieur. — Il y a du strabisme supérieur un peu divergent, avec rotation du globe en dedans ; il y a diplopie dans le champ visuel inférieur ; la fausse image, formée sur la rétine, au-dessus de la macula, est plus basse que la vraie ; elle est inclinée de façon à diverger par son extrémité inférieure.

La fausse image paraît plus rapprochée que l'autre, ce que FORSTER explique en faisant remarquer que, lorsqu'on regarde un plan horizontal, les objets les plus rapprochés forment leur image sur les parties les plus élevées de la rétine. Dans la paralysie du droit inférieur, l'image fausse se trouvant sur un plan plus élevé que celle de l'œil sain, le malade croit que cette image fausse appartient à un objet plus rapproché.

e. Paralysie isolée du petit oblique. — Strabisme inférieur, un peu interne, rotation du globe en dedans ; la diplopie, homonyme, existe dans le champ supérieur du champ visuel ; l'image est inclinée selon une direction qui coïncide à celle que le petit oblique, en agissant, tend à donner à la pupille.

3° Paralysie du muscle grand oblique. — Elle entraîne un strabisme supérieur, légèrement convergent, avec rotation en dehors ; la diplopie est homonyme et, comme toujours, sensible dans la sphère d'action du muscle paralysé ; pour l'éviter, le malade incline la tête d'une façon caractéristique, sur l'épaule, du côté de l'œil indemne, en la dirigeant en bas et en tournant le regard du côté sain. L'image fausse est inclinée de façon à diverger de la vraie par son extrémité inférieure ; elle est la plus basse.

4° Paralysie du muscle droit externe. — Le strabisme est interne ; la diplopie est homonyme ; elle siège dans la sphère d'action du muscle atteint et entraine un écartement des images d'autant plus grand qu'on avance davantage du côté temporal. Le champ de la diplopie est plus étendu en bas qu'en haut, parce que, pendant l'abaissement, la convergence est plus puissante.

L'image fausse, quand le sujet regarde en haut et en dehors, ou en bas et en dehors, est inclinée, parce que l'axe vertical de l'œil, qui n'est plus maintenu par la traction du droit externe, s'incline en dedans dans le regard en haut, et en dehors dans le regard en bas.

§ 3. — ÉTIOLOGIE GÉNÉRALE DES PARALYSIES DE L'OPHTALMOPLÉGIE

Les muscles peuvent être malades, tomber en dégénérescence, s'enflammer, mais c'est là une cause bien rare de paralysie ; habituellement, la lésion intéresse les nerfs moteurs qui sont atteints dans leur trajet périphérique ou dans leur origine centrale.

1° Paralysies d'origine périphérique. — Parmi les causes dites périphériques, il faut citer le froid, l'affection rhumatismale, la syphilis, le traumatisme qui joue un rôle particulier dans la paralysie de la 6ᵉ paire, à cause même des rapports du nerf moteur oculaire externe avec le rocher (Panas).

La syphilis entraine souvent des paralysies d'origine périphérique en occasionnant des périostites, des exostoses, des tumeurs gommeuses de la base du crâne, toutes lésions capables de comprimer les nerfs dans leur trajet intracranien.

2° Paralysies d'origine centrale. — Les paralysies centrales sont liées à des affections des centres nerveux, à l'ataxie locomotrice, à l'hémorragie cérébrale, à la paralysie générale, aux tumeurs de toute nature, qui peuvent naître dans l'encéphale. L'apparition, le degré et la forme d'une paralysie motrice de l'œil sont souvent d'un grand secours pour le diagnostic du siège de la lésion encéphalique.

Très souvent, dans la paralysie d'origine centrale, plusieurs filets nerveux sont intéressés ; on a alors de l'ophtalmoplégie, terme par lequel il faut entendre la paralysie de tous les muscles de l'œil, ou, tout au moins, celle des deux muscles innervés par le moteur oculaire commun et un autre nerf (SAUVINEAU).

3° Variétés. — L'ophtalmoplégie peut être extérieure, c'est-à-dire comprendre seulement les muscles extrinsèques, ou intérieure lorsqu'elle frappe seulement les muscles ciliaire et irien. Avec SAUVINEAU, nous classerons les diverses variétés dans l'ordre suivant :

1° Ophtalmoplégies intracraniennes
   a. cérébrales
      corticales.
      sus-nucléaires.
      nucléaires.
      radiculaires.
   b. basilaires.
2° Ophtalmoplégies orbitaires.
3° Ophtalmoplégies périphériques.
4° Ophtalmoplégies dans les névroses.

L'étude détaillée de ces diverses variétés nous entraînerait trop loin ; disons que l'ophtalmoplégie corticale affecte la forme aiguë et s'accompagne de phénomènes cérébraux graves, céphalalgie, délire ; que la forme sus-nucléaire frappe de préférence les tubercules quadrijumeaux ou la substance grise sous-épendymaire et produit surtout la paralysie des mouvements associés ou conjugués ; que l'ophtalmoplégie nucléaire, la plus fréquente, intéresse les cellules motrices qui composent les noyaux protubérantiels.

L'ophtalmoplégie basilaire résulte surtout des méningites tuberculeuses ou syphilitiques, des hémorragies méningées, des anévrismes, des néoplasmes.

On admet généralement que les ophtalmoplégies intrinsèques unilatérales c'est-à-dire celles qui intéressant le sphincter de l'iris et le muscle de l'accommodation, sont dues à des lésions nucléaires localisées aux centres moteurs correspondants, mais la question est loin d'être résolue; quelques faits bien étudiés et les récents travaux sur l'entre-croisement partiel des fibres oculo-motrices s'opposent à cette manière de voir; des lésions purement basilaires entraineraient des ophtalmoplégies extrinsèques et intrinsèques unilatérales (M. Ferron).

L'ophtalmoplégie orbitaire peut être occasionnée par un phlegmon rétro-bulbaire entravant les muscles, par une tumeur intra-orbitaire, par une fracture grave ayant entrainé, au sommet de l'orbite, la lésion de plusieurs nerfs.

Disons enfin qu'on peut avoir de véritables ophtalmoplégies par névrite périphérique, soit à frigore, soit dans les maladies infectieuses et les intoxications.

4° Traitement. — On devra utiliser : 1° le traitement médicamenteux ; 2° le traitement optique ; 3° une intervention chirurgicale.

Les meilleurs médicaments sont les sudorifiques, l'iodure de potassium, les vésicatoires ; mais il faut avant tout songer à la thérapeutique étiologique, à la diathèse rhumatismale et à l'infection syphilitique et médicamenter le sujet en conséquence.

Quand tout accident inflammatoire aura disparu, l'électricité pourra rendre quelques services.

L'emploi des verres prismatiques est utile, moins en corrigeant la diplopie, qu'en exerçant, fortifiant le muscle affaibli par la paralysie. D'une façon générale ce prisme, dont le degré doit varier selon celui de la paralysie, sera placé devant l'œil de façon à ce que son arête soit dirigée dans le sens de la déviation, en dehors pour la divergence, en dedans pour la convergence.

Pour exercer l'œil, il faut d'abord connaître le prisme qui corrige complètement la diplopie, puis choisir un prisme légèrement inférieur à l'aide duquel le malade s'appliquera à voir simple.

Quand la paralysie est déjà ancienne et que la déviation et la diplopie sont depuis longtemps stationnaires, on peut recourir à l'intervention chirurgicale, avancement ou reculement musculaire, selon les règles exposées plus loin (voy. *Chirurgie oculaire*, p. 693 et suiv.).

§ 4. — SPASMES SECONDAIRES DES MUSCLES DE L'ŒIL

Quand un muscle est paralysé, le malade, pour tâcher de l'utiliser, lui adresse un excès d'innervation qui n'atteint pas son but, mais qui entraîne dans le muscle associé un spasme souvent très accusé. Il y a dans ce cas paralysie avec spasme, paralysie par exemple du droit externe gauche et spasme du droit interne droit. Ce spasme du droit interne droit provoque une diplopie dans la sphère d'action du droit externe gauche comme si celui-ci était paralysé. On songera au spasme lorsqu'on constatera, en examinant le malade, de fréquents clignements de paupières, des contractions fibrillaires des muscles orbiculaires, quand les mouvements des yeux auront une brusquerie inaccoutumée, enfin lorsque le malade accusera des douleurs péri-orbitaires violentes, et une fatigue extraordinaire occasionnée par la fixation (PARINAUD).

§ 5. — TROUBLES DES MOUVEMENTS ASSOCIÉS DES YEUX

Avec PARINAUD, il faut décrire quatre types de désordres dans les mouvements associés : 1º désordres des mouvements parallèles horizontaux : 2º désordres des mouvements parallèles verticaux ; 3º désordres des mouvements de convergence et des mouvements de divergence.

1º Désordres des mouvements parallèles horizontaux.
— Dans ce cas, on constate la déviation conjuguée des yeux ;
la déviation des yeux peut se présenter sans la déviation de la
tête, mais le plus souvent la tête et les yeux regardent du
même côté. Il faut ici admettre la paralysie ou la contracture
simultanée du droit externe d'un côté et du droit interne de
l'autre.

Un pareil symptôme est d'une grande importance pour le
diagnostic de la lésion encéphalique causale. Il permet de
songer à une lésion corticale siégeant dans le pli courbe ou à
la hauteur du pied des premières et deuxièmes frontales, ou
bien encore sur le plancher du 4ᵉ ventricule au niveau de
l'*eminentia teres*.

2º Désordres des mouvements parallèles verticaux. —
Il peut y avoir paralysie de l'abaissement dans les deux yeux,
paralysie de l'élévation dans les deux yeux, ou paralysie à la
fois de l'élévation et de l'abaissement.

Ces accidents ont leur explication dans des lésions des
noyaux du moteur commun, sauf celui du releveur de la paupière et de l'iris. L'absence de paralysie du droit interne, pour
les mouvements de latéralité, s'explique très bien par l'intégrité
du filet que le noyau de la 6ᵉ paire envoie à ce muscle.

3º Désordres de la convergence et de la divergence.
— Avec Parinaud, il faut réserver le nom de paralysie de la
convergence aux cas où l'innervation des droits internes est
intéressée seulement pour la convergence, l'innervation restant
intacte dans les déplacements latéraux des yeux.

Il peut y avoir paralysie essentielle de la convergence sans
altération d'aucun autre mouvement du globe, ou paralysie
combinée de la convergence avec troubles de l'élévation et de
l'abaissement.

La paralysie essentielle de la convergence s'accompagne de
la paralysie du muscle de l'accommodation et du sphincter
irien, c'est-à-dire de tous les actes nécessaires à la vision de
près. C'est, au propre, la paralysie d'une fonction : son signe

majeur est la diplopie croisée persistant dans toute l'étendue du champ du regard.

Le meilleur moyen de reconnaitre et de mesurer cette parésie ou insuffisance de la convergence a été donné par DE GRÆFE. Pour cela, le sujet regarde une ligne verticale sur laquelle se trouve un gros point. Il fixe ce point. L'un des yeux est recouvert par un prisme à base supérieure ou inférieure. Si la convergence est suffisante, le point est vu double, mais sur la même ligne verticale ; s'il y a insuffisance, les deux points sont écartés parallèlement selon l'étendue de l'insuffisance. Le prisme qui peut ramener les deux points sur la même ligne droite en mesure le degré.

Ce qui se passe, en pareil cas, résulte de ce que le sujet dont les deux yeux, sans prisme, regardent le point, voit une seule image de ce point, à cause de l'effort incessant que font les muscles pour éviter la vision double. Mais avec le prisme la diplopie est inévitable ; alors les droits internes cessent de lutter et il en résulte non seulement une diplopie verticale mais latérale, la base du prisme étant toujours tenue bien horizontalement.

Au lieu d'être paralysée, la convergence peut être exagérée : il y aurait alors, toujours d'après PARINAUD, contracture des droits internes s'accompagnant d'une contracture de l'accommodation. Le parcours de l'accommodation s'est raccourci à ses deux extrémités ; le proximum et le remotum tendent à se fusionner. La contracture des droits internes équivaut symptomatiquement à la paresse ou paralysie de la divergence, dont l'existence comme fonction spéciale est douteuse.

Les désordres de la convergence, paralysie ou contracture, s'expliqueraient facilement en admettant un centre nerveux préposé à l'adaptation de la convergence des axes pour la fixation aux différentes distances.

§ 6. — STRABISME

Le strabisme est essentiellement un trouble d'équilibre sans paralysie musculaire ; les désordres n'apparaissent dans les muscles qu'au bout d'un certain temps ; ils sont consécutifs.

Au début, par conséquent, le champ d'excursion des yeux n'est pas limité, et c'est là un premier signe différentiel capital entre le strabisme fonctionnel et le strabisme paralytique.

Un deuxième signe différentiel est le suivant :

Après avoir constaté la déviation de l'œil strabique et mesuré son degré, ce qu'on fait en invitant le sujet à fixer (les deux

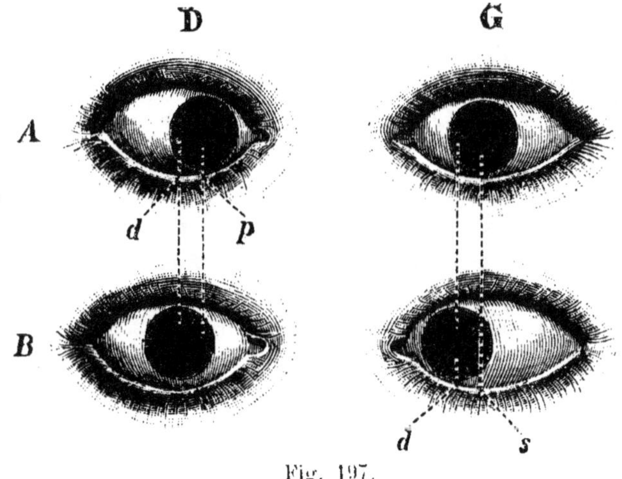

Fig. 197.

A, l'œil droit strabique est en déviation primitive *dp*. — B, l'œil strabique s'est redressé, l'œil gauche est en déviation secondaire *ds*. La déviation primitive égale la déviation secondaire $dp = ds$.

yeux étant ouverts) un objet placé à une distance de quelques mètres, on couvre l'œil sain. Aussitôt l'œil dévié se redresse et fixe l'objet que l'œil sain ne peut voir ; ce redressement de l'œil strabique ne peut avoir lieu sans une déviation de l'œil sain qui est précisément égale à celle du strabisme lui-même. *La déviation secondaire est égale à la déviation primitive*, au contraire de ce qui a lieu dans la paralysie où la déviation secondaire est toujours plus grande.

Enfin, et c'est là un troisième symptôme majeur, il n'y a pas de diplopie dans le strabisme fonctionnel. Au début, les malades accusent quelquefois le phénomène de la double image, mais il disparaît très vite.

1° Variétés. — Il existe une variété de strabisme qu'il faut tout d'abord éliminer, c'est le strabisme faux ou apparent des hypermétropes et des myopes. Les sujets atteints de l'un de ces deux vices de réfraction, à un degré élevé, paraissent lou-

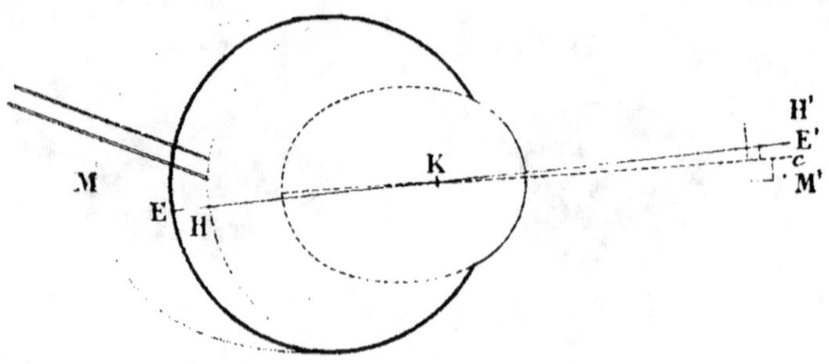

Fig. 198.

Angle α dans l'emmétropie (E'Kc) l'hypermétropie (H'Kc) et la myopie (M'Kc). La ligne cK représente l'axe de la cornée, les lignes HH', EE', MM', la direction de l'axe visuel dans l'hypermétropie, l'emmétropie et la myopie. La macula en H, E, M est, dans tous les cas, à la même distance du nerf optique.

cher, les premiers en dehors, les seconds en dedans à cause de la valeur respective de leur angle α. Chez les hypermétropes cet angle est plus grand qu'à l'état normal et l'axe cornéen est dirigé en dehors quand l'axe visuel fixe l'objet ; chez le myope il est plus petit, quelquefois nul, et même négatif, l'axe de la cornée est tourné en dedans pendant la fixation[1]. (Voir fig. 198.)

Le strabisme peut être latent, c'est-à-dire tenir à une insuf-

---

[1] Il serait plus exact de mesurer le strabisme faux par l'angle γ, formé par l'axe optique et la ligne du regard, celle-ci passant par le point fixé et le centre de rotation de l'œil, mais ces deux angles α et γ diffèrent très peu. Il conviendrait aussi de tenir compte de l'angle α compris entre la ligne de regard et l'axe de la pupille (LANDOLT) s'il paraissait nécessaire de procéder à une très rigoureuse mensuration.

fisance musculaire des droits externes ou internes ; il existe en quelque sorte à l'état embryonnaire et n'attend plus qu'une occasion favorable pour s'affirmer (voy. p. 540 et 549).

Le strabisme vrai confirmé, concomitant, est parfois intermittent ; il peut ne se produire que lorsque le sujet veut regarder au loin ou au près ; il est alors périodique. Il peut être alternant, c'est-à-dire apparaître tantôt sur un œil, tantôt sur l'autre ; enfin, mais très rarement, il porte sur les deux yeux ; il faut dans ce cas que l'une au moins des rétines présente un vice de conformation permettant à l'un des yeux de fixer, sans présenter à l'objet son pôle postérieur ; la macula est alors anormalement placée.

Disons enfin que le strabisme est surtout divergent ou convergent ; les déviations de l'œil en haut et en bas sont de véritables raretés.

Le tableau suivant résume les diverses variétés :

Strabisme faux.

Strabisme vrai. convergent ou divergent — latent, insuffisance musculaire. intermittent, périodique. alternant. unilatéral. double.

2° Vision des strabiques. — Il est probable qu'au début la diplopie existe toujours; mais comme le strabisme se développe le plus souvent pendant l'enfance, le sujet discerne mal sa diplopie et n'en garde pas le souvenir : la preuve, c'est que dans le strabisme externe, qui ne se produit qu'assez tard, la diplopie existe souvent pendant un certain temps.

Presque toujours l'acuité visuelle de l'œil dévié est défectueuse; il est certain que, dans bien des cas, la faiblesse de l'acuité existait avant la déviation; mais il n'est pas douteux que l'inactivité fonctionnelle augmente encore l'amblyopie qui peut atteindre un degré très élevé, 1 20, 1 50, sans qu'il apparaisse au fond de l'œil la moindre lésion. D'ailleurs, par des exercices appropriés et réguliers, l'acuité visuelle est susceptible de s'améliorer beaucoup, d'atteindre même la normale (JAVAL).

La vision strabique est monoculaire, et, par conséquent, les

sujets ont imparfaitement la sensation du relief; le champ du
regard est plus étendu que chez le borgne, car l'œil dévié vient,
pour la vision indirecte, au secours de l'œil sain, mais la vision
stéréoscopique ne saurait exister.

L'étude des excursions latérales de l'œil strabique montre
que, dans le strabisme convergent, l'adduction est augmentée ;
il est possible au malade d'amener la cornée jusque derrière

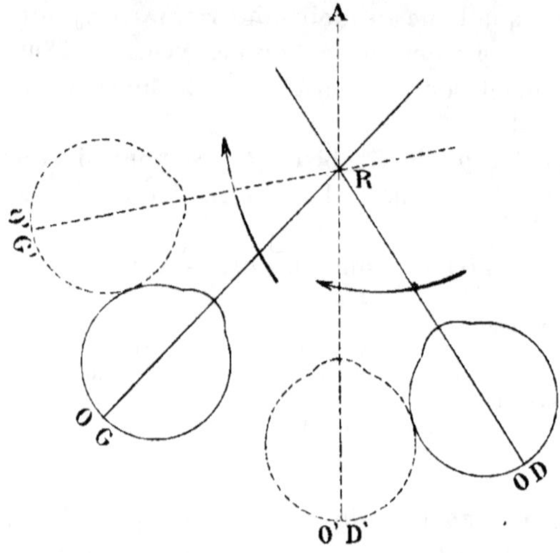

Fig. 199.

OD et OG sont en face du point A et ne peuvent le voir, les axes visuels se croisant en R, le sujet change la position des yeux OD devient O'D' et OG, O'G. L'objet A
est ainsi sur la ligne visuelle de O'D'. Le sujet incline la tête du côté du meilleur œil.

la caroncule ; en revanche, l'abduction est diminuée, mais si le
strabisme est au début et qu'il n'y ait dans les muscles aucune
rétraction consécutive, la diminution de l'abduction est égale
à l'augmentation de l'adduction. Plus tard, il en est autrement,
l'excursion de l'œil est fort altérée.

Il n'est pas rare de constater que les strabiques convergents
hypermétropes tournent la tête du côté de l'œil sain ; ceci s'explique par ce fait que les deux yeux à la fois, recevant un ordre
de convergence qui les dirige vers un point plus rapproché que

celui où se trouve véritablement l'objet, cet objet ne serait en réalité vu par aucun œil, si le patient, en déviant sa tête, ne réussissait à placer l'œil le meilleur, le non strabique en face du point fixé (fig. 199).

Pour mesurer la déviation strabique en millimètres, on peut se servir d'un petit instrument nommé strabomètre. En faisant regarder le malade en face de lui, à 5 mètres au moins, on

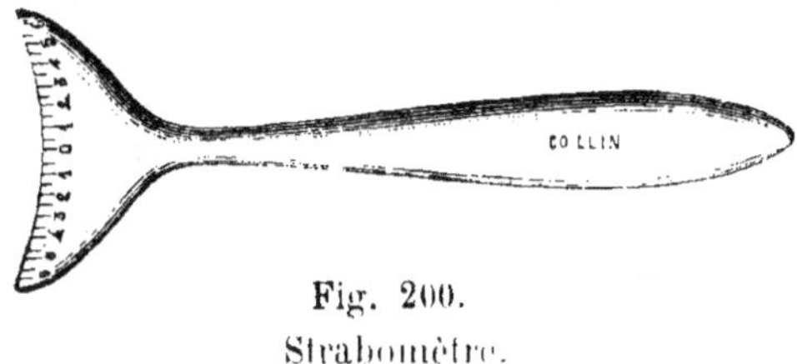

Fig. 200.
Strabomètre.

applique sur la paupière inférieure la partie concave de l'instrument; le zéro indique le milieu de la fente palpébrale, on note à combien de millimètres en dehors ou en dedans correspond le centre de la pupille et on apprécie ainsi en millimètres la déviation de l'œil strabique.

Pour avoir la valeur angulaire, il faut se rappeler qu'à un millimètre de déviation linéaire correspond un angle de 5°. Mais ce n'est là qu'une approximation. Pour apprécier exactement la déviation angulaire il faut mettre en usage le périmètre. L'œil sain fixe le centre de l'instrument pendant qu'on promène une bougie sur le demi-cercle horizontal. On s'arrête lorsque la bougie vient se refléter sur le centre de la pupille et on constate à quelle distance du zéro, à *quel degré* la bougie se trouve placée. C'est le degré du strabisme. L'arc kératoscopique de WECKER et MASSELON est très utilisable pour cette mensuration.

3° Étiologie et pathogénie. — Le strabisme est dû essentiellement à une insuffisance dans la fonction d'un muscle, et cette insuffisance peut, elle-même, résulter d'une lésion du muscle ou d'un désordre des centres qui l'innervent. L'étude de la pathogénie du strabisme montre qu'il s'agit surtout d'une insuffisance de l'innervation (PARINAUD).

A. *Étiologie du strabisme convergent.* — A la base de cette variété de déviation, nous trouvons l'hypermétropie que nous avons rencontrée 74,19 fois p. 100. Ces recherches, basées sur l'examen de très nombreux strabismes convergents dans lesquels le vice de réfraction a été bien étudié, sont donc bien conformes à ce qu'a dit DONDERS : On louche en dedans parce que, accommodant beaucoup, on est ainsi amené à converger beaucoup. (V. p. 123. *Complications de l'hypermétropie*).

Au point de vue de la valeur de l'hypermétropie, nos cas peuvent se diviser de la façon suivante :

Hypermétropies inférieures à 3 D : 16,92 p. 100;

Hypermétropies comprises entre 3 et 8 D : 80 p. 100;

Hypermétropies supérieures à 8 D : 3,07 p. 100.

De nombreuses objections, dont nous allons exposer les principales, ont été faites à cette théorie de Donders :

1° Pourquoi les hypermétropes d'un degré inférieur à 3 D. ne louchent-ils pas?

2° Pourquoi les hypermétropes de plus de 8 D ne présentent-ils pas de strabisme interne ?

3° Pourquoi les personnes atteintes d'une hypermétropie moyenne ne louchent-elles pas toujours?

4° Pourquoi enfin les emmétropes arrivent-ils à loucher ?

Pour répondre à la première de ces questions, nous dirons, avec DONDERS, que l'accommodation et la convergence ne sont pas unies d'une façon tellement étroite qu'il ne puisse s'établir aucune dissociation entre ces deux fonctions : pour une certaine convergence, il y a une certaine latitude d'accommodation et inversement.

BADAL a répondu d'une façon suffisante à la deuxième objection, en faisant remarquer que les hypermétropes de degré élevé n'accommodent plus du tout. N'accommodant pas, ils ne convergent pas; aussi, s'ils deviennent strabiques, ce sera rarement en dedans, mais bien plutôt en dehors.

Il faut en outre faire remarquer que les hypermétropes, d'un haut degré sont amblyopes; et que les malades placent naturellement dans la position d'équilibre anatomique, c'est-à-dire de divergence tout œil impropre à la vision.

La troisième objection paraît plus embarrassante, et pour y répondre il faut faire intervenir un facteur négligé par DONDERS et bien mis en lumière par PARINAUD. Ce facteur est le cerveau même du sujet avec sa valeur innée et acquise.

Si un sujet hypermétrope a besoin de la vision binoculaire, s'il a une grande aptitude à cette vision, s'il est bien doué au point de vue des lobes cérébraux occipitaux, il passera outre son hypermétropie et ne louchera pas.

De même, et ceci nous amène à répondre à la quatrième objection : Un sujet emmétrope, mal doué cérébralement, inapte à la vision binoculaire, n'en comprenant pas l'importance, louchera en dedans dans son jeune âge, en dehors s'il est plus âgé : il ne fera aucun effort pour mettre ses yeux à l'état d'équilibre fonctionnel.

Il faut donc, dans l'étiologie du strabisme, après le facteur « vice de réfraction », placer le facteur « tare nerveuse ».

Enfin, consécutivement, un nouvel obstacle au parallélisme des lignes visuelles vient s'ajouter à ces deux causes : c'est la rétraction musculaire. Quand un muscle a ainsi tenu l'œil en dedans pendant un certain temps, il se rétracte, le sabre se rouille dans son fourreau ; le muscle s'ankylose dans sa gaine, et il faut intervenir pour lui redonner sa puissance normale.

Les trois facteurs contre lesquels nous avons à lutter dans le strabisme interne sont donc :

1º Le vice de réfraction ;

2º La tare nerveuse ;

3º La rétraction musculaire habituellement consécutive.

B. *Étiologie du strabisme divergent.* — Nous serons bref en ce qui concerne l'étiologie du strabisme divergent ; à son sujet nous retrouvons encore les mêmes facteurs :

1º Le vice de réfraction ; puisque, ainsi que nous l'avons vu, l'hypermétropie est à la base de la déviation interne, il est tout naturel de s'attendre à trouver, par analogie, la myopie dans la déviation externe. Nous l'avons, en effet, rencontrée 67,74 fois sur 100.

On trouve le mode d'action de ce vice de réfraction dans le travail moindre de la convergence lié à la diminution de l'effort d'accommodation et, de plus, dans un certain allongement du globe de l'œil qui tend alors à accommoder son grand axe avec celui de l'orbite.

Le strabisme externe des hypermétropes (9,68 p. 100) s'explique, ainsi que nous l'avons dit plus haut, par le défaut d'accommodation chez des sujets qui, porteurs d'une amétropie élevée, ne trouvent pas dans cette accommodation la possibilité d'améliorer leurs impressions visuelles.

2° Il n'est pas rare de rencontrer des sujets louchant en dehors, malgré l'absence d'un vice de réfraction (16,13 p. 100). Ces malades sont essentiellement ceux qui se présentent à nous avec des facultés visuelles précaires. Soit héréditairement, soit par suite d'affections nerveuses du jeune âge, soit simplement par manque d'éducation, leurs lobes opto-psychiques ne se sont pas développés. Ne comprenant pas la valeur de la vision binoculaire, ces sujets sont gênés par les doubles images formées sur leurs rétines, et se débarrassent de l'une d'elles en jetant en dehors l'œil qui la fournit.

3° Les rétractions secondaires sont importantes à connaître dans cette variété de déviation. Elle a, en effet, pour caractère d'apparaître moins brusquement que la déviation interne et d'être précédée d'une période de déviation latente. Pendant ce temps, les rétractions secondaires s'établissent et sont confirmées dès que l'on constate l'apparition du strabisme. Il est une modification consécutive et particulière au strabisme externe, nous voulons parler de l'affaiblissement du droit interne dû à son élongation permanente et surtout à l'amoindrissement de son innervation. Dans ce cas, en effet, la sollicitation nerveuse s'exerce rarement ou faiblement, d'où l'affaiblissement progressif de cette innervation de convergence, d'où également le relâchement de la synergie qui unit ces deux actes majeurs : accommodation et convergence.

Les facteurs que nous aurons à combattre dans le strabisme externe seront donc de même ordre que dans la déviation interne, c'est-à-dire constitués par le vice de réfraction, la tare nerveuse et les rétractions secondaires. Telles sont les données étiologiques qui vont nous servir à l'étude du traitement.

Celui-ci peut être optique, chirurgical ou physiologique, orthoptique :

1° Optique, c'est-à-dire quand il agit par les verres correcteurs du vice de réfraction ;

2° Chirurgical, quand on a besoin de l'opération pour remettre l'œil à sa place ;

3° Physiologique, quand il consiste à éduquer le sens visuel, à relever l'acuité, à réveiller et développer le sens du fusionnement.

Ces trois procédés doivent souvent être mis en œuvre les uns après les autres, et *dans presque tous les cas* ils permettent d'atteindre la guérison.

Toutes les fois que le malade sera docile, bien conseillé, ces divers moyens seront couronnés de succès et on ne trouvera que quelques cas très rares, vraiment rebelles, dans lesquels l'acuité visuelle ne remontera pas, dans lesquels le fusionnement ne sera pas obtenu. Ces cas concernent les névropathes, les tarés, les dégénérés qui échappent à notre thérapeutique. Mais ce ne sera qu'une très rare exception.

Ce que nous venons de dire sous une forme très élémentaire et très concise au sujet de l'étiologie n'a d'autre but que de faire comprendre le mode d'action des divers procédés thérapeutiques.

Passons maintenant aux détails du traitement.

4° Traitement du strabisme. — *Strabisme convergent.* — On doit toujours commencer par la cure d'atropine. Cette substance, en paralysant l'accommodation, supprime la convergence, et si l'œil n'est pas retenu dans sa situation vicieuse par des rétractions secondaires, le strabisme disparaît. De plus, elle permet une mensuration précise du vice de réfraction.

Deux cas peuvent se présenter après cette cure d'atropine : l'œil s'est redressé ou le strabisme a subsisté.

a. Si l'œil s'est redressé, il faudra prescrire des verres appropriés qui supprimeront la cause principale de la déviation, puis soumettre le sujet aux exercices stéréoscopiques qui réveilleront chez lui le sens de la vision binoculaire.

Avant d'entreprendre ces exercices, il est urgent de faire porter la louchette sur le bon œil afin d'améliorer l'acuité visuelle de l'œil dévié.

Quelques auteurs ont mis en doute la possibilité d'arriver à ce résultat. Nos recherches sont absolument précises à ce sujet, et chez ceux de nos malades chez lesquels il nous a été possible de mesurer, de la façon la plus exacte, l'acuité visuelle avant et après le port de la louchette, nous avons constaté une amélioration de cette acuité dont la moyenne est de 0,35.

Dans la thèse[1] du Dr Cosse, on trouvera des détails intéressants au point de vue du relèvement de l'acuité; on verra par exemple, ce qui a été nié par beaucoup, qu'elle passe en peu de temps de 2/10 à 1/2, de 1/10 à 1/3.

b. Si le strabisme persiste après la cure d'atropine on devra se décider à l'opération. Rien de plus simple que ces opérations de strabisme qui, dans aucun cas, ne peuvent compromettre la vision, ainsi que beaucoup de gens semblent le croire. Elles consistent à débrider la conjonctive, à saisir le muscle et à sectionner son insertion pour lui permettre de se reculer ou pour la fixer plus près de la cornée si l'on désire faire un avancement musculaire.

Dans toute la littérature médicale, c'est-à-peine si on retrouve quelques phlegmons consécutifs à cette intervention, et pour cela il faut remonter à DIEFFENBACH, c'est-à-dire avant les pratiques antiseptiques.

Quelle sera l'opération à laquelle nous nous arrêterons? Nous posons comme règle précise que, dans le strabisme convergent, la ténotomie est l'opération principale, et l'avancement musculaire l'opération accessoire. Nous ne croyons pas justifiées les attaques dont la ténotomie a été l'objet, et nous

---

[1] Cosse, *Traitement du strabisme*, th. de Bordeaux, juin 1899.

avons démontré ailleurs, par des arguments [1] qu'il serait trop long de reproduire ici, que la puissance de convergence restait encore très suffisante après des ténotomies modérées.

On doit toujours débuter par une ou deux ténotomies, faites avec mesure, et n'avoir recours à l'avancement que si la correction ainsi obtenue se trouve insuffisante. De cette façon, on arrive toujours au redressement. (Voir *Traitement chirurgical du strabisme*).

Pour le maintenir, il faut avoir recours aux verres correcteurs, à la louchette capable de remonter l'acuité visuelle, et enfin aux exercices stéréoscopiques sur lesquels nous reviendrons plus loin.

Strabisme divergent. — Ici, le traitement optique est négligeable et le traitement chirurgical toujours nécessaire.

Mais à l'encontre de ce qui a lieu dans le strabisme convergent, c'est l'avancement musculaire qui est l'opération de choix, alors que la ténotomie n'est qu'accessoire.

Cela tient à ce que, ainsi que nous l'avons vu, c'est bien plutôt le droit interne qui est affaibli que le droit externe trop puissant; aussi est-ce surtout en avançant ce muscle interne que l'on remédie à cette variété de déviation.

Ici encore, et par ces moyens, il sera toujours possible de remettre l'œil en place. Il nous semble qu'à ce sujet nulle contradiction ne peut s'élever et que tous les médecins doivent se trouver d'accord.

L'œil en place, comment l'y maintiendrons-nous ?

Par les verres correcteurs qui corrigent l'amétropie et suppriment ainsi la cause du strabisme, et surtout par les exercices stéréoscopiques qui, en rétablissant la vision binoculaire, rendent toute récidive impossible.

Ces exercices stéréoscopiques, qui pour la plus grande part constituent le traitement post-opératoire, nous arrêteront un instant.

Entre tous les stéréoscopes, celui qui nous semble le plus pratique est celui à cinq mouvements de JAVAL. C'est de cet

Cosse. *Loc. cit.*

appareil dont nous nous servons habituellement. Il présente les particularités suivantes :

a. Il est muni de lentilles convexes de 10 D. qui donnent un champ angulaire considérable, lequel permet d'employer l'instrument pour de fortes déviations.

b. La tige, sur laquelle glisse le porte-objet, est divisée en dioptries, ce qui permet de placer les images en un point approprié à la réfraction du sujet.

c. Les lentilles sont mobiles sur la tige qui les supporte et il est facile d'en modifier l'écartement, et par suite la convergence des yeux de l'observateur.

d. Une disposition du porte-objet permet de faire varier la distance des images, soit dans le sens horizontal, soit dans le sens vertical. A l'aide de ces différents mouvements, on peut obtenir des résultats semblables à ceux qui seraient fournis par l'addition ou la soustraction de prismes au niveau des lentilles.

En même temps qu'il inventait cet instrument, JAVAL préconisait des cartons spéciaux destinés à faciliter et à rendre plus rapides les résultats fournis par les exercices stéréoscopiques.

Ces cartons de Javal se divisent en trois séries, qu'il a nommées I, K, L.

Les cartons de la série I, encore appelés cartons des divers écartements, ont pour but d'amener le sujet à fusionner dans la position directe du regard.

Schématiquement, ils sont représentés par des disques noirs situés sur l'axe horizontal du carton et plus ou moins éloignés l'un de l'autre. Les strabiques fusionneront les cartons très écartés ou très rapprochés, suivant la nature de leur strabisme, et on pourra, en les faisant passer par tous les intermédiaires de la série, les amener à fusionner le carton d'écartement moyen, celui qui correspond précisément à la position droite du regard.

Les cartons de la série K sont destinés à obtenir la fusion des lettres. Tous ont été dessinés avec un écartement de six centimètres, distance qui représente d'ailleurs celle des images du carton moyen de la série précédente. Le sujet qui fusionnait les cartons de la série I fusionnera donc ceux de la série K qui, en outre, sont gradués de façon à représenter des lettres de plus en plus petites, amenant ainsi le sujet à une certaine adresse et une certaine précision dans son fusionnement.

Les cartons de la série L forment une suite dans laquelle JAVAL explique précisément l'utilité des exercices stéréoscopiques et la façon de les conduire. Les caractères de cette série sont de plus en plus petits; et, en outre, certains artifices n'en rendent la lecture possible qu'avec le concours de la vision simultanée des deux yeux. Ils constituent les derniers exercices, et le sujet qui arrive à les lire tous a définitivement recouvré la vision binoculaire.

Ces cartons présentent sur les images stéréoscopiques ordinaires l'avantage de faire suivre une progression méthodique au sujet, si bien qu'ils aboutissent plus rapidement au résultat désiré.

Maintenant que nous connaissons en quoi consiste le traitement orthoptique du strabisme, comment ces différents moyens doivent-ils être utilisés pour arriver au rétablissement de la vision binoculaire?

Avec JAVAL, nous diviserons ce traitement de la façon suivante :

1º Faire réapparaître la diplopie (c'est-à-dire supprimer la neutralisation). Dans ce but, faire recouvrer à l'œil dévié, plus ou moins amblyope, une partie de son acuité visuelle au moyen de verres et de la louchette non percée ;

2º Obtenir la fusion des images doubles. Ce résultat s'obtient le plus ordinairement par l'opération, suivie des exercices de la vision stéréoscopique des cartons de la série I d'abord, puis de la série K ensuite, qui, par une progression constante, amènent le sujet à fusionner les plus fins caractères dans la ligne droite du regard ;

3º Étendre le champ de la vision binoculaire. C'est pour répondre à cette indication qu'ont été imaginés les cartons de la série L.

Nous pensons que ces quelques lignes, rendues aussi schématiques que possible, donneront une idée suffisamment nette de la façon dont devront être pratiquement conduits les exercices stéréoscopiques.

Nous n'en aborderons pas ici le détail, ce qui intéresse plus particulièrement le spécialiste, et nous nous contenterons d'en indiquer les grandes lignes.

Il faut commencer par prescrire le port de la louchette sur l'œil le meilleur. Grâce à ce moyen, l'acuité visuelle du sujet sera le plus souvent suffisante au bout d'un ou deux mois, et les exercices stéréoscopiques seront possibles.

On présentera alors au sujet, successivement, les cartons des séries I, K et L, en ayant soin de n'aborder l'un d'eux que lorsque le précédent aura été bien vu par le malade.

Quelques ophtalmologistes n'utilisent pas ces exercices sous le prétexte qu'ils sont trop longs. Nous allons voir si vraiment la perte de temps qu'ils nécessitent est trop considérable par rapport au résultat obtenu.

Tout d'abord il est inutile que le médecin soit constamment derrière son malade. Si le stéréoscope à cinq mouvements est relativement coûteux, celui de HOLMES est à la portée de toutes les bourses, ainsi que les cartons du Dr JAVAL, et les patients peuvent facilement se les procurer. Dans ces conditions, le médecin pourra très bien, en quelques consultations, diriger ces exercices stéréoscopiques que le malade continuera ensuite chez lui. Nous avons montré ailleurs[1] avec quelle rapidité ces exercices donnent un bon résultat.

Tous nous savons quelle importance les chirurgiens attribuent aux exercices orthopédiques institués dans le but de redresser la scoliose, le torticolis ou le pied bot, et tous nous avons été témoins des résultats excellents parfois obtenus. Or, aucun de nous n'a jamais songé à déconseiller ces exercices à ses malades sous le prétexte qu'il sont de trop longue durée.

Les oculistes doivent-ils être moins soucieux de l'intérêt de leurs malades? Nous ne le croyons pas. Aussi, nous nous élevons avec force contre cette prétention de négliger le retour de la vision binoculaire sous le prétexte qu'il peut nécessiter

---

[1] Cosse. *Loc. cit.*

un traitement suivi de un mois ou deux au plus. Les exercices stéréoscopiques seront toujours de moins longue durée que les exercices orthopédiques dont nous venons de parler, car si ceux-ci durent un an en moyenne, ceux-là ne durent qu'un mois. D'autre part, l'importance du résultat n'est pas moindre, car la disparition de la vision binoculaire est incontestablement, pour l'oculiste, une affection aussi grave que la scoliose ou le pied bot pour le chirurgien.

Bien guidé, le malade sera-t-il long à voir tous les cartons du Dr JAVAL, c'est-à-dire à arriver au but désiré? Nous avons remarqué, de la façon la plus précise, que les exercices stéréoscopiques sont, en général, plus laborieux dans les cas de strabisme externe, et, de plus, ce fait très important, que le résultat désiré est plus ou moins long à obtenir suivant que les antécédents nerveux, héréditaires ou personnels sont plus ou moins chargés.

Ces faits n'ont rien qui doive nous surprendre, car ils indiquent chez le malade un cerveau moins bien préparé pour la vision binoculaire.

Dans un tableau très démonstratif, nous avons ailleurs [1] montré la concordance absolue qu'il y a entre la difficulté du retour de la vision binoculaire et les tares nerveuses du sujet.

Le clinicien pourra donc tirer des antécédents une indication de la difficulté qu'il rencontrera au rétablissement de cette fonction.

Il nous restera, pour en terminer avec cette question de la vision binoculaire, à indiquer comment nous contrôlons son existence.

Nous ne décrirons pas tous les procédés indiqués et nous nous contenterons d'en signaler un, qui nous est personnel, et qui à nos yeux, présente l'avantage incontestable de joindre à un contrôle qualitatif une évaluation quantitative. Ce procédé, auquel nous avons donné le nom de procédé à la bande de fusion, est le suivant :

[1] COSSE. *Loc. cit.*

Sur le mur de notre salle de consultation, nous avons fait
peindre une large bande noire, laquelle porte des divisions
représentant des tangentes d'angles de 5° en 5°, dont le sommet
serait situé à deux mètres en face le milieu de la bande où est
le numéro 0. Cette bande murale est analogue, d'ailleurs, aux
rubans de LANDOLT pour la mesure de la diplopie. On peut

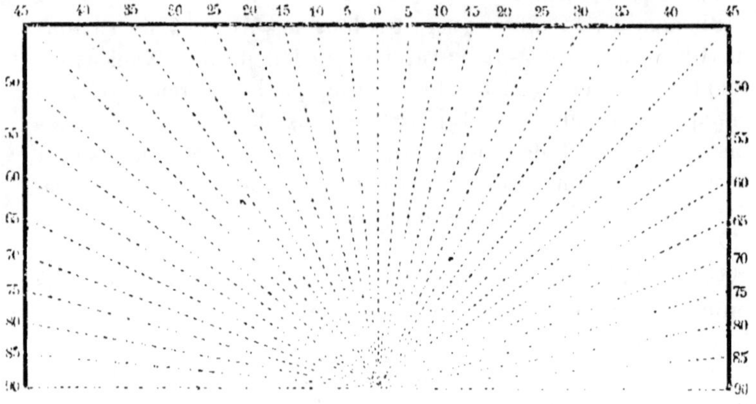

Fig. 201.

graduer simplement cette bande de la façon suivante : Un périmètre étant placé à 2 mètres du mur, l'arc dirigé dans le
sens horizontal, on fixe à son centre l'extrémité d'une corde
que l'on tend jusqu'à la bande à graduer. Au point de contact
de la corde et de la bande, on mettra la division de l'arc
périmétrique située en regard de la corde. Il suffit de faire cette
graduation de 5° en 5°. Comme il est difficile d'avoir à sa
disposition une paroi murale très longue, on utilise les parois
latérales de la façon qui est indiquée sur la figure 201. Dans cette
figure, le centre, d'où partent les traits pointillés, est à deux
mètres du point 0 et aussi à 2 mètres des chiffres 90. Un
simple calcul suffira à établir la valeur de la tangente à inscrire
sur la muraille; mais on pourra même éviter ce calcul en
plaçant un périmètre ordinaire au point d'où partent les lignes

pointillées et en tendant, du centre du périmètre vers le mur, la corde dont nous venons de parler.

Voici maintenant comment on se sert de cette bande murale :

Le sujet étant placé à 2 mètres en face le 0, c'est-à-dire de façon qu'il occupe le sommet des angles dont les tangentes

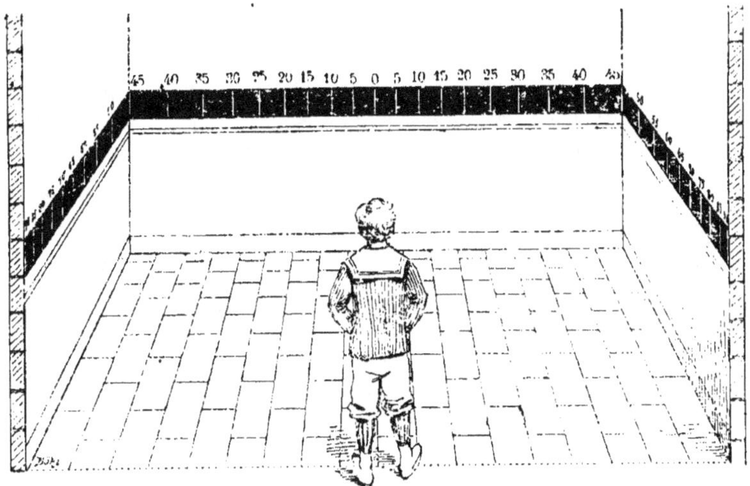

Fig. 202.

sont indiquées sur la bande murale, nous l'invitons à couvrir un de ses yeux d'un verre rouge et nous lui montrons une bougie allumée que nous tenons en face le 0. S'il ne voit qu'une bougie rose, c'est qu'il fusionne pour la ligne médiane. Lui faisant tenir la tête immobile par un aide, nous l'invitons à suivre des yeux la bougie que nous déplaçons en face de la bande. Tant qu'il fusionnera, il verra cette bougie rose ; dès qu'il ne fusionnera plus, cette bougie changera de couleur. Elle deviendra blanche ou rouge, selon le cas : blanche quand elle sera vue seulement avec l'œil découvert, rouge quand elle sera vue seulement avec l'œil couvert du verre rouge. Le degré de la bande en face lequel se produira ce phénomène indiquera la limite du fusionnement (fig. 202).

En opérant ainsi des deux côtés du 0, nous obtenons l'étendue angulaire de la vision binoculaire. C'est ainsi que nous contrôlons l'existence de cette fonction chez nos malades.

Selon l'étendue plus ou moins grande de la vision binoculaire, cette bande de fusion est plus ou moins étendue.

Ce test de la vision binoculaire présente donc cet avantage, qu'en même temps qu'un *contrôle qualitatif il comporte un contrôle quantitatif*.

Nous faisons souvent ce contrôle quantitatif chez nos sujets soumis aux exercices stéréoscopiques, car il nous montre les progrès réalisés par eux. Cette bande de fusion, annexée à l'observation de nos malades, est donc de première importance. On peut ainsi, en quelque sorte, toucher du doigt les différentes phases par lesquelles a passé le malade avant d'arriver au rétablissement complet de la vision binoculaire.

La bougie était en général fusionnée au 0° de la graduation dès que le malade arrivait à fusionner un premier carton de la série I. Pendant tout le temps employé à l'étude des cartons des séries I et K, l'étendue de la fusion augmente à peine, et après le dernier carton de la série K, elle est de 10° ou 15° de plus. Mais, au fur et à mesure que le sujet avance dans la lecture des cartons de la série L, l'étendue de son champ de fusion augmente très sensiblement.

Telles sont les données sommaires que nous avons considérées comme nécessaires d'indiquer au sujet de l'étiologie et du traitement du strabisme.

En terminant nous préciserons bien la valeur de la thérapeutique utilisable dans l'affection qui nous occupe, en faisant remarquer qu'il y a trois éléments à combattre dans la cure entreprise : 1° le vice de réfraction ; 2° les altérations musculaires (rétraction ou affaiblissement) ; 3° la tare nerveuse, l'inaptitude innée ou acquise à la vision binoculaire.

Ces trois éléments pathogéniques sont efficacement combattus par trois procédés thérapeutiques différents qui leur sont superposables : 1° le vice de réfraction est combattu et supprimé par la correction optique ; 2° les altérations musculaires sont annihilées par l'intervention chirurgicale (v. p. 693) ; 3° l'inaptitude à la vision binoculaire disparaît par les exercices stéréoscopiques.

§ 7. — NYSTAGMUS

1° Définition, symptômes. — On entend par nystagmus des mouvements oscillatoires courts et saccadés des yeux, se produisant rapidement et toujours de la même manière.

Le mouvement s'effectue habituellement dans le sens horizontal ; il est quelquefois rotatoire, plus rarement vertical ; il cesse pendant le sommeil, augmente sous l'influence de certaines émotions, à la suite même de l'effort que peut faire le malade pour l'arrêter. Dans certaines directions du regard il peut s'atténuer et même disparaître pour un court espace de temps. Il atteint d'habitude les deux yeux et s'accompagne souvent de strabisme.

2° Étiologie. — Le nystagmus s'observe souvent avec les altérations congénitales de l'œil, microphtalmie, colobome de la choroïde et du nerf optique, albinisme, cataracte congénitale, taies de la cornée consécutives à l'ophtalmie purulente du premier âge, etc. ; mais il est évident que ces lésions de l'appareil visuel ne suffisent pas à l'expliquer, car beaucoup de sujets sont atteints d'une semblable lésion sans présenter de nystagmus. Il faut admettre une intervention spéciale, impossible à préciser, des centres nerveux.

Lorsque les altérations de l'œil qui diminuent l'acuité surviennent à un certain âge, lorsque l'œil s'est appris à fixer, le nystagmus n'apparaît pas, et s'il se développe chez les jeunes enfants, c'est qu'au début de la vie ceux-ci meuvent les yeux, sans savoir pourquoi, cherchant les images nettes. Si ces images nettes n'arrivent pas, on comprend que les mouvements indécis de l'œil persistent toute la vie. Le sujet en a conscience et n'en est pas particulièrement gêné. Les objets qu'il regarde, et qui en réalité produisent sur sa rétine une image oscillante comme les yeux, sont vus, par le malade, immobiles et dans leur position normale, par un effet de l'habitude.

Le nystagmus peut être acquis : il est alors professionnel ou idiopathique, ou symptomatique d'affections des centres nerveux.

Le nystagmus professionnel s'observe chez les mineurs abatteurs qui travaillent dans les fosses à charbon ; il affecte d'habitude le type rotatoire à excursions peu étendues et s'accompagne de rétrécissement du champ visuel et d'héméralopie.

Dransart estime que le nystagmus des mineurs est une névro-myopathie dont les principaux facteurs sont l'attitude élevée et oblique du regard et la défectuosité de l'éclairage. Il n'est pas probable que l'action délétère du grisou sur le système nerveux exerce une influence quelconque.

Les affections des centres nerveux qui peuvent occasionner le nystagmus sont peu nombreuses ; en première ligne il faut citer la sclérose en plaques disséminées (Charcot). Merkel l'a signalée dans l'agonie, pendant la respiration de Cheyne-Stokes. L'encéphalite partielle de l'enfance, les lésions en foyer des couches optiques, du 4° ventricule, du cervelet peuvent encore s'accompagner de ce symptôme. Ajoutons enfin que, très exceptionnellement, on l'a observé dans l'hystérie (Ch. Féré, Sabrazès).

On a cherché à reproduire expérimentalement le nystagmus. Beaunis a obtenu le nystagmus unilatéral et croisé par des lésions destructives ou irritatives des tubercules quadrijumeaux, et une seconde variété bilatérale par des excitations corticales, des destructions de territoires cérébraux variés et certaines anesthésies.

3° Traitement. — Dans le nystagmus congénital il faudra se contenter de corriger l'amétropie et le strabisme s'il en existe.

Il n'en est pas de même du nystagmus des mineurs qui peut céder à un traitement approprié consistant, avant tout, dans le repos, auquel Dransart ajoute les douches oculaires et les courants continus.

Le nystagmus, lié aux affections des centres nerveux, n'a d'autre traitement que celui de ces dernières.

CHAPITRE XVI

AFFECTIONS DE L'APPAREIL LACRYMAL

L'appareil lacrymal peut être atteint par des affections inflammatoires et des néoplasmes. Il peut être aussi le siège de graves traumatismes. La fréquence de ces affections les place au premier rang de celles qu'il faut bien connaître et la nécessité d'intervenir dans un grand nombre de cas oblige le praticien à toujours bien se rappeler l'anatomie de la glande lacrymale et ses voies d'excrétion. Nous allons succinctement résumer ce qu'il y a d'essentiel à ce sujet.

1° La *glande lacrymale* est composée de deux parties : l'une principale dans l'orbite, l'autre accessoire dans la paupière. C'est une glande en grappes. La portion orbitaire occupe une fossette appelée fossette lacrymale dans laquelle elle est entourée par un dédoublement du périoste de l'orbite ; elle a la forme d'une amande et par son extrémité antérieure s'avance jusqu'à 2 ou 3 millimètres du rebord de l'orbite, ce qui rend son extirpation relativement facile. De l'extrémité antérieure de la glande partent les conduits excréteurs en nombre variable qui vont s'ouvrir au niveau du cul-de-sac de la conjonctive. Ces conduits excréteurs principaux sont entourés jusqu'à leur embouchure de culs-de-sac glandulaires. Quand chaque canal excréteur a traversé l'aponévrose orbitaire, ces glandules deviennent plus nombreux et constituent, sous la conjonctive, la glande accessoire. Les nerfs proviennent de la 5° paire ; il faut y ajouter un rameau du facial, qui joue certainement un rôle important dans la sécrétion lacrymale (Gold-zieher, Tribondeau).

2° Le *lac lacrymal* est l'espace triangulaire circonscrit par l'angle interne des paupières. Il commence où finissent les cils. Dans l'aire du triangle, et vers son sommet, on voit la caroncule lacrymale, formée par la réunion de quelques glandes sébacées et de quelques follicules pileux rudimentaires.

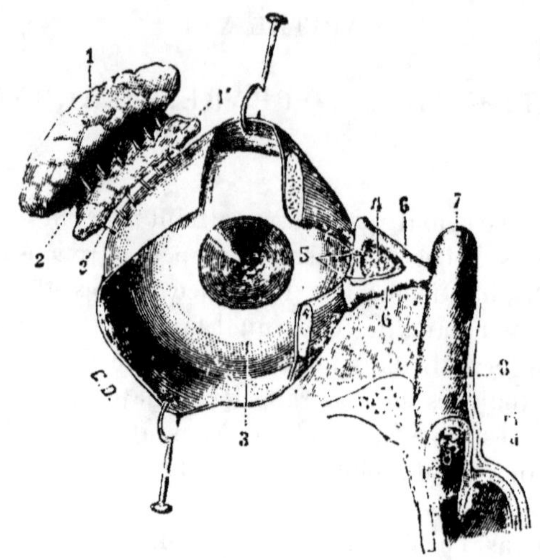

Fig. 203.

Vue d'ensemble de l'appareil lacrymal (d'après Testut).

1, 1, glande lacrymale (portion orbitaire et portion palpébrale). — 2, 2, ses canaux excréteurs. — 3, face antérieure de l'œil, recouverte par la conjonctive. — 4, lac lacrymal. — 5, points lacrymaux. — 6, 6, conduits lacrymaux. — 7, sac lacrymal. — 8, canal nasal, avec 8' son ouverture dans les fosses nasales.

3° Les *points lacrymaux*, au nombre de deux, l'un supérieur, l'autre inférieur, sont des orifices très petits, ronds, situés au sommet d'une saillie conique, qui plonge dans le lac lacrymal. Ces orifices regardent tous les deux en arrière de telle sorte que pour les apercevoir et en faire le cathétérisme, il est indispensable de faire basculer les paupières.

4° Les *canalicules lacrymaux* occupent toute la portion lacrymale du bord libre des paupières. Ils se composent de deux parties distinctes : 1° une portion verticale très courte (2 millimètres) ; 2° une portion horizontale arrondie plus longue (6 millimètres). Ces canalicules lacrymaux se réunissent toujours en un canal commun avant de rentrer dans le sac lacrymal (Sappey) ; les cas très rares où ils s'abouchent avec le sac, par un orifice séparé, doivent être considérés comme des anomalies.

5° Le *sac lacrymal* est, pour le pathologiste, la partie la plus importante de l'appareil lacrymal. C'est un réservoir placé dans le grand angle de l'œil, terminé en cul-de-sac en haut et se continuant en bas avec le canal nasal ; sa forme rappelle celle du cæcum et, comme ce dernier l'intestin grêle, il reçoit à angle droit le tronc commun des deux canalicules lacrymaux. C'est d'ailleurs une erreur que de reconnaître à cet orifice une valvule dite valvule de Huschke ; il existe au niveau de cette embouchure une petite fossette infundibuliforme, connue sous le nom de sinus de Maïer. — Le sac lacrymal est logé dans une gouttière que limitent en avant et en arrière deux crêtes saillantes, la première appartient à la branche montante du maxillaire, la seconde à l'os unguis. — Dans cette loge, le sac lacrymal présente des rapports très intéressants ; en avant, il est recouvert par la peau, le tissu cellulaire assez dense de la commissure et le tendon direct de l'orbiculaire. Ce tendon divise le sac en deux parties inégales, la supérieure représentant le tiers de la hauteur totale (12 millimètres) ; dans quelques cas exceptionnels le sac est divisé en deux parties égales ; la tumeur lacrymale bridée par le tendon prend alors la forme en bissac. — En arrière, le sac est en rapport avec le tendon réfléchi de l'orbiculaire doublé du muscle de Horner ; au-dessus et au-dessous de ce tendon il est en rapport avec le *septum orbitale* qui s'insère sur l'unguis et ferme l'orbite à ce niveau. — Le sac lacrymal et ses dépendances sont situés en dehors de la loge postérieure de l'orbite. En procédant d'arrière en avant dans une coupe perpendiculaire au sac lacrymal on trouve la peau, le tissu cellulaire, le tendon direct de l'orbiculaire, le sac lacrymal, le tendon réfléchi de l'orbiculaire, le muscle de Horner, l'aponévrose orbitaire. — La cavité du sac est tapissée par une muqueuse qui présente une couche profonde infiltrée de corpuscules lymphoïdes, une couche superficielle ou épithéliale présentant de l'épithélium cylindrique à cils vibratiles.

6° Le *canal nasal* continue le sac lacrymal et se termine au méat inférieur; il a pour squelette un canal osseux complet. Sa direction est celle d'une ligne qui, partant du milieu de la commissure interne des paupières, viendrait aboutir à la partie antérieure de la première molaire supérieure.

La longueur du canal nasal est de 12 à 15 millimètres, son diamètre transversal de 2 millimètres, antéro-postérieur de 3 ; l'orifice inférieur s'abouche, tantôt dans l'angle formé par l'union du cornet inférieur avec la paroi externe des fosses nasales, tantôt un peu plus bas sur la paroi externe elle-même. — HORNER a décrit à ce niveau une valvule qui est loin d'avoir l'importance qu'on a voulu lui donner ; c'est un repli résultant de l'union de la muqueuse de la paroi interne du canal nasal avec la muqueuse du méat. — Il existe dans les voies lacrymales d'autres replis muqueux qu'on a, à tort, décorés du nom de valvules : valvule de BOCHDALECK, au niveau du point lacrymal, valvule de HUSCHKE, au niveau du point d'abouchement des conduits lacrymaux, valvule de BÉRAUD, à l'origine du canal nasal, valvule de TAILLEFER, à la portion moyenne de ce dernier conduit. — Comment les larmes passent-elles du lac lacrymal dans le nez ? A ce sujet plusieurs théories ont été défendues, la théorie du siphon par J.-L. PETIT, celle de la pompe aspirante et foulante par RICHET, celle de l'aspiration par SÉDILLOT. — RICHET admettait l'existence d'une valvule fermant hermétiquement le canal nasal à son embouchure dans le méat; au moment de cette fermeture le sac lacrymal se dilaterait sous l'influence de la contraction de l'orbiculaire et jouerait ainsi le rôle d'un piston qui attirerait les larmes par les points lacrymaux.

Mais il n'y a pas, à proprement parler, de valvule et la théorie de RICHET n'est pas soutenable.

SÉDILLOT a montré le rôle de l'inspiration qui, en raréfiant l'air dans le nez, fait le vide et appelle les larmes ; c'est la force principale qui en détermine l'écoulement ; il faut y ajouter la capillarité du point lacrymal qui ne peut agir dans ce sens que favorablement ; de même, lorsque le tube qui va des points lacrymaux à l'orifice inférieur du canal nasal est amorcé, on peut admettre avec J.-L. Petit que l'excrétion trouve dans cette circonstance une force nouvelle. (Voir pour plus amples descriptions les ouvrages d'anatomie et de physiologie.)

§ 1. — Dacryoadénite

L'inflammation de la glande lacrymale peut survenir sous l'influence du rhumatisme, de quelques maladies infectieuses, telles que les oreillons et l'influenza ; nous avons observé un cas de dacryoadénite suppurée chez une jeune nourrice au moment où elle sevrait son enfant. Elle peut être due aussi à des traumatismes ou à un simple refroidissement.

Chez les sujets qui larmoient beaucoup, la glande lacrymale peut être le siège d'une sorte d'hyperhémie chronique ; mais cette irritation porte surtout sur la glande lacrymale palpébrale, qui s'hypertrophie.

Dans les cas de dacryoadénite aiguë, on sent, au niveau du bord externe et supérieur de l'orbite, un gonflement assez considérable. La paupière supérieure est très tuméfiée et bientôt l'on peut voir apparaître de la fluctuation qui se fait jour au dehors spontanément, si l'on n'intervient pas. Il peut en résulter des fistules lacrymales dépendant de la glande.

Le traitement de l'inflammation aiguë doit être, autant que possible, celui de la cause : salicylate de soude, par exemple, dans le rhumatisme, auquel il faut ajouter les antiphlogistiques, sangsues, glace, pommade hydrargyrique belladonée.

L'inflammation chronique de la glande lacrymale peut aboutir à l'hypertrophie avec un développement très considérable, capable de produire une difformité et de gêner les mouvements du globe de l'œil. Il faut alors pratiquer l'extirpation de la glande.

§ 2. — Phlegmon du sac lacrymal
DACRYOCYSTITE AIGUE

1° Étiologie. — Cette affection est, en général, la suite d'un catarrhe des voies lacrymales ayant entraîné un rétrécissement du canal nasal. Elle peut aussi résulter d'une périostite ou d'une carie des os du nez, d'origine tuberculeuse ou syphilitique. L'érysipèle de la face peut se terminer par un phlegmon du sac lacrymal ; les streptocoques habitent volontiers le sac et s'y cantonnent à demeure : ils peuvent produire une inflammation aiguë, longtemps après la disparition de l'érysipèle facial. Lorsque cette dernière affection se reproduit un certain nombre de fois, érysipèle à répétition, la cause en est souvent dans le séjour des streptocoques dans le sac lacrymal.

2° Symptomatologie. — Au début, on constate une rougeur de la peau voisine du grand angle de l'œil et une tuméfaction bien localisée à cette région, qui devient très douloureuse. Rapidement, l'inflammation s'étend aux paupières, qui atteignent un volume énorme : il se produit du chémosis de la conjonctive bulbaire et le sujet ne peut plus ouvrir son œil.

Pendant quelques jours, l'affection reste ainsi à la période d'état ; la région du sac lacrymal devient violacée et bientôt apparaît une collection purulente superficielle qui s'est frayée une route jusqu'à la peau, à travers la paroi antérieure du sac détruite. Une ouverture spontanée se produit, à la grande satisfaction du malade, qui, dès ce moment, ne souffre plus. Cette ouverture n'est pas toujours bien en face du sac, mais quelquefois du côté de la joue, à une certaine distance du grand angle de l'œil. Souvent le trajet reste fistuleux.

Si l'on n'intervient pas pour canaliser les voies d'excrétion et les désinfecter, la récidive du phlegmon est fort à craindre.

3° Traitement. — Il faut, aussitôt que possible, débarrasser le sac de son contenu, le laver et le désinfecter. On peut obtenir ce résultat par deux moyens principaux ; ou bien faire le débridement du canalicule lacrymal jusqu'au ligament palpébral interne, de manière à ouvrir le sac et à lui permettre de se vider dans la conjonctive, ou bien faire une incision cutanée et l'ouvrir largement par sa paroi antérieure.

Ce procédé, autrefois très usité, puis abandonné, est celui que nous préférons. Il vaut mieux inciser la paroi antérieure du sac, qui se referme très facilement, quand les voies sont redevenues libres, que de faire au canalicule une ouverture définitive qui est une gêne considérable au libre cours des larmes.

Après l'incision du sac par la voie cutanée et son asepsie par des irrigations appropriées, les phénomènes inflammatoires cèdent très vite ; il faut en profiter pour faire immédiatement le cathétérisme du canal et des injections modificatrices au nitrate d'argent à 1 p. 400.

On évite ainsi, dans l'immense majorité des cas, la formation de la fistule lacrymale, et quand elle existe, après la canalisation elle guérit d'elle-même, à moins que son trajet ne soit ancien, induré, tapissé par une surface épithéliale, unissant le revêtement de la paroi interne du sac à la peau (fistule ostiale) ; il faut alors disséquer le trajet fistuleux et affronter les parties avivées, par une suture. Les petites fistules, laissant perler goutte à goutte le contenu du sac, sont les plus difficiles à guérir.

§ 3. — RÉTRÉCISSEMENTS INFLAMMATOIRES OBLITÉRATIONS DES POINTS LACRYMAUX

Les points et les conduits lacrymaux peuvent s'oblitérer à la suite d'une inflammation chronique, d'une brûlure, d'une ulcération, d'une blépharite ou conjonctivite chronique.

Ils peuvent aussi être déplacés consécutivement à une éversion de la paupière, et ce déplacement, pour peu prononcé qu'il soit, est particulièrement fâcheux parce que, pour fonctionner, le point lacrymal a besoin d'être exactement appliqué contre le globe de l'œil.

En pareille circonstance il faut, pour rétablir la libre circulation des larmes, dilater les points et canalicules lacrymaux, et leur rendre, au besoin, leur place ordinaire en remédiant à l'éversion de la paupière. Dans ce dernier cas il ne suffit pas de dilater l'orifice ; il faut inciser largement le canalicule sur sa paroi postérieure.

Le point lacrymal est quelquefois tellement étroit qu'on le

cherche vainement à sa place ordinaire ; avec une grande attention et à l'aide d'une loupe, on finit par le découvrir et par y introduire l'extrémité d'un stylet conique. Le stylet d'Anel, recommandé en pareil cas, ne s'engage pas aussi bien dans l'orifice que l'extrémité olivaire du dacryotome de Weber ; c'est pourquoi nous recommandons le dilatateur représenté par la figure 252, page 715, qui n'est autre qu'un stylet conique terminé à son extrémité par l'olive du dacryotome. Avec cet instrument nous dilatons toujours aisément point et canalicule, et il est très rare que nous en arrivions à l'incision, véritable mutilation qu'on doit s'appliquer à éviter.

Lorque le point est éversé, il est cependant nécessaire de se servir du couteau boutonné de Weber (voy. fig. 253) ; on l'introduit dans le canal en tournant le tranchant vers le globe de l'œil ; on fait ainsi une rigole qui baigne dans le lac conjonctival et reçoit les larmes qui se dirigent vers le sac.

Si l'ectroversion est telle que l'incision du canalicule devienne insuffisante à rétablir le cours des larmes, il faut, à l'imitation de Critchett, prendre une partie de la paroi postérieure du canalicule dans le point le plus rapproché possible du sac et l'exciser.

Si le point lacrymal est absent ou complétement oblitéré, on doit, d'un coup de ciseau, enlever toute la muqueuse de la région et chercher dans la plaie l'orifice du canalicule.

Il est rare que le canalicule soit oblitéré ou rétréci à son entrée dans le sac ; le cathétérisme, tel qu'on le pratique pour le rétrécissement du canal nasal, doit être alors utilisé.

§ 4. — RÉTRÉCISSEMENT ET CATARRHE DU SAC LACRYMAL ET DU CANAL NASAL, DACRYOCYSTITE CHRONIQUE

Les affections inflammatoires des voies lacrymales ont été souvent décrites dans un unique chapitre, celui de la *Tumeur et fistule lacrymales*, et cette affection était présentée comme se déroulant nécessairement en cinq périodes : larmoiement, blennorrhée, abcès, fistule et carie (Mackensie, Warlomont).

Il s'en faut que ce soit là une évolution nécessaire, mais dans la description de la dacryocystite ces divers états inflammatoires doivent tenir une place prépondérante.

1° Étiologie. — L'inflammation de la muqueuse des voies lacrymales résulte quelquefois de la propagation d'une inflammation conjonctivale, plus souvent d'une inflammation nasale.

Les vices de conformation du nez, son aplatissement. les exostoses de la paroi osseuse du canal y prédisposent : chez les nouveau-nés, très souvent, le canal nasal est fermé près de son embouchure, et il en résulte un larmoiement qui ne tarde pas à entraîner de la conjonctivite, quelquefois purulente ; avec l'évolution naturelle du sujet le canal se débouche, l'obstacle disparait et avec lui ses fâcheuses conséquences.

On a discuté à l'effet de savoir si le rétrécissement des voies lacrymales précédait l'inflammation ou si, au contraire, l'inflammation précédait le rétrécissement ; habituellement l'inflammation, née sur place ou propagée des muqueuses voisines. rétrécit le canal ou l'oblitère, et le rétrécissement gênant le passage des liquides augmente lui-même l'inflammation : mais il est évident que le rétrécissement peut exister le premier (traumatisme du canal, exostose, imperforation, etc.) et produire l'inflammation de toute la surface muqueuse située en amont, au niveau de laquelle stagnent les larmes et les sécrétions, excellent bouillon de culture.

Nous ferons remarquer, d'une façon toute particulière. dans l'étiologie des inflammations des voies lacrymales le rôle de l'hypermétropie et de l'astigmie qui, en nécessitant des efforts d'accommodation, occasionnent des troubles circulatoires jusque dans cette région.

Rochon-Duvigneaud a montré que dans la majorité des cas, les nouveau-nés présentaient une imperforation complète de l'orifice inférieur des fosses nasales : cette imperforation disparaît ensuite spontanément, assez vite pour ne pas entraîner de désordres dans les voies lacrymales : un seul catéthérisme suffit d'habitude à rompre le petit opercule et à guérir le malade, quand un larmoiement ou une dacryocystite exigent cette petite intervention.

2° Symptômes. — Signalons, en premier lieu, l'existence d'une atrésie des voies lacrymales entraînant divers accidents du côté de la conjonctive et des paupières, sans larmoiement à proprement parler. Ce sont les états lacrymaux latents (Truc) ; le plus souvent cependant au début, les malades accusent du larmoiement, augmentant lorsqu'ils s'exposent au froid et à l'humidité ; plus tard la région du sac lacrymal gonfle d'une manière intermittente, puis continue ; en exerçant une pression avec le doigt on en vide le contenu, soit dans le sac conjonctival seul, soit à la fois dans la conjonctive et dans le nez.

Dans certains cas, le sac se distend à l'excès (mucocèle) et l'on peut voir sur sa face antérieure l'empreinte du tendon direct de l'orbiculaire qui le divise en deux parties inégales ; il est rempli d'un liquide filant, visqueux, qui ne réussit pas à trouver la route souvent encore libre du canal nasal, ainsi qu'on peut s'en convaincre par la pression.

A cette période il n'est pas rare de voir éclater brusquement des accidents aigus : la dacryocystite décrite plus haut avec son cortège de désordres inflammatoires ; c'est même là, pour le sujet, un moyen de guérison qui s'offre spontanément à lui. Après un traitement approprié de la dacryocystite et quelquefois sans traitement, on voit souvent disparaître la tumeur lacrymale ; mais le malade reste exposé à une récidive si le chirurgien ne profite de l'occasion pour canaliser les voies d'excrétion à l'aide d'un cathétérisme régulier.

Lorsque le sac lacrymal s'ouvre spontanément au dehors et qu'un rétrécissement nasal empêche les larmes de pénétrer dans le nez, il se produit une fistule lacrymale qui ne peut s'oblitérer qu'après la guérison du rétrécissement. Cette fistule coïncide souvent avec la présence dans le sac de fongosités plus ou moins abondantes qui l'obstruent et rendent impossible le retour de ses fonctions normales. La guérison du mal ne peut alors être obtenue que par la destruction du sac (voy. p. 718). Il en est de même. à plus forte raison, lorsque les progrès du mal ont envahi le squelette et entraîné la carie de l'unguis et des os propres du nez, accidents rares en dehors des diathèses scrofuleuses ou syphilitiques.

Avec MACKENSIE on peut en somme diviser en cinq périodes l'évolution de l'inflammation chronique des voies lacrymales : 1° larmoiement (*watery eye*) ; 2° blennorrhée : 3° abcès : 4° fistule ; 5° carie.

3° Diagnostic. — Le diagnostic n'est en général pas difficile. Lorsque la tumeur lacrymale est enflammée on ne peut la confondre qu'avec l'abcès péricystique qui peut exceptionnellement exister en avant et autour du sac. Il faudra dans ce cas, pratiquer une injection dans les voies lacrymales pour apprécier leur perméabilité ; mais les antécédents lacrymaux du malade éclairent d'habitude suffisamment le clinicien ; notons cependant qu'on peut prendre un début d'érysipèle pour une dacryocystite aiguë, d'autant plus que les streptocoques restent souvent cantonnés dans le sac, et que là est souvent le point de départ du processus érysipélateux, surtout dans les cas d'érysipèle à répétition.

L'anchilops des anciens. qui n'est autre chose qu'une périostite phlegmoneuse, peut encore être confondue avec la dacryocystite aiguë, de même certaines fistules dentaires peuvent en imposer pour une fistule lacrymale (PANNAUD) ; une injection dans les voies lacrymales et l'examen des dents permettront d'éviter toute erreur.

Il faut encore établir une distinction entre le mucocèle qu'entraîne la blennorrhée du sac, et le simple relâchement de la paroi du sac qui devient quelquefois ectasique sous l'influence d'une sécrétion exagérée du mucus normal, et parce que la tunique musculaire a perdu sa contractilité. Dans ce cas la simple pression permet de vider le sac par le canal nasal seul, ou par cette voie et celle des points lacrymaux.

Signalons encore ici que parfois on se trouve en présence d'une tumeur lacrymale typique dans laquelle il n'existe, en réalité, aucune dilatation du sac lacrymal ; il s'agit alors d'un simple épaississement de la paroi et d'une sorte de poche péricystique sur laquelle Jocqs et Rollet ont attiré l'attention ; la poche peut communiquer par un pertuis avec le sac lacrymal ou en être indépendante.

4° Traitement. — Il faut d'abord découvrir la cause du larmoiement et s'y adresser. L'examen de la réfraction et sa correction exacte s'imposent. L'astigmie devra être surtout soigneusement recherchée ; beaucoup de sujets ont été inutilement cathétérisés qui auraient guéri avec un verre cylindrique.

De même il faut soigneusement examiner la muqueuse du nez et la traiter en conséquence.

Lorsque aucune de ces causes n'est en jeu, il faudra se mettre en devoir de parfaire le diagnostic en injectant dans les voies lacrymales une solution boriquée chaude. Le reflux du liquide par le point lacrymal supérieur montre que le rétrécissement siège dans le canal, d'habitude à l'union du sac et du canal nasal. C'est en ce point qu'est le véritable *collet* des voies lacrymales.

Le diagnostic fait, il faut se mettre à l'œuvre et supprimer ce rétrécissement dans la mesure du possible par l'un des moyens décrits (p. 712) au chapitre de la *Chirurgie oculaire*.

Après avoir canalisé les voies d'excrétion, il peut arriver que le larmoiement persiste modéré, mais continu et intolérable. C'est qu'en effet le passage de la sonde altère souvent beaucoup les dispositions anatomiques de la muqueuse du canal et du sac. Les replis muqueux s'effacent et lorsque l'opérateur, ce qui est fort fréquent, a largement débridé le point lacrymal, celui-ci ne joue plus son rôle de tube capillaire et l'écoulement normal des larmes en est d'autant entravé. De plus, il peut persister dans la région une irritation chronique qui entraîne une hypersécrétion anormale.

Il faut alors pour guérir son malade recourir à l'ablation de la glande lacrymale. De Wecker a montré qu'il suffisait d'enlever la glande palpébrale ; il est évident, en effet, que par cette opération, on agit sur les conduits excréteurs de la glande orbitaire et qu'on les oblitère tous ou presque tous (voy. p. 720).

L'ablation de la glande orbitaire peut d'ailleurs être aussi pratiquée. BADAL en a publié une intéressante observation ; cette ablation est un peu plus longue et difficile que celle de la glande de ROSENMULLER, mais elle n'expose pas comme celle-ci à la dilacération du releveur et au ptosis.

Il peut encore se faire que le catarrhe chronique des voies lacrymales ne s'accompagne pas de rétrécissement et que l'injection exploratrice passe bien ; on arrive alors à la guérison par des injections modificatrices qui varient avec la nature de la sécrétion. Le formol à 1 pour 2000, le fluoral à 5 pour 1000 nous ont donné de bons résultats, mais le modificateur par excellence est le nitrate d'argent en solution plus ou moins forte de 1 pour 600 à 1 pour 200, selon la nature de la sécrétion, mucus transparent, sérosité louche, pus.

§ 5. — NÉOPLASMES DE LA GLANDE ET DES VOIES LACRYMALES

L'appareil lacrymal peut être atteint par des néoplasmes qui méritent un court examen ; ils siègent dans la glande ou dans son appareil d'excrétion.

1º Néoplasmes de la glande. — Ils sont relativement communs, mais souvent confondus avec les tumeurs de l'orbite.

Ces tumeurs, comme celles des glandes en grappe, la mamelle par exemple, sont solides ou kystiques. Il en existe une trentaine de faits connus (PANAS), qui se dénombrent ainsi : sarcomes à grandes ou à petites cellules 9, adénomes ou fibro-adénomes 6, adéno-épithéliomes 4, adéno-sarcome 1, épithéliomes purs 2 (FROMAGET), cylindrome 1, lymphomes 7, enchondrome myxomateux 1.

Certaines de ces tumeurs ont été décrites sous le nom de chloro-sarcome, cancer vert. Cette coloration est due à ce que la tumeur contient certains principes dérivés du sang, hémochromatose (RECKLINGHAUSEN).

Ces tumeurs malignes, sauf les fibro-adénomes qui sont relativement bénins, ont une marche rapide et ne tardent pas à envahir l'orbite en produisant de l'exophtalmie. L'extirpation devra en être faite complètement et aussi rapidement que possible.

Les vrais kystes de la glande lacrymale sont rares ; on les a décrits sous le nom de dacryops. Ils peuvent se produire dans la portion palpébrale ou dans la portion orbitaire de la glande. On en reconnaît l'origine à ce que la face interne du kyste est tapissée d'un épithélium cylindrique. Nous en avons observé un cas ; DE GRÆFE, DE WECKER et DUBREUIL en ont rapporté d'autres observations.

L'ablation de la poche kystique suffit à la guérison.

2° Néoplasmes des voies lacrymales. — Les néoplasmes des voies lacrymales sont tout à fait exceptionnels ; il convient, cependant, de citer les néoplasies épithéliales et tuberculeuses, les adénomes kystiques, les angio-myxo-sarcomes, qui peuvent naître dans la muqueuse du sac et du canal. Les néoplasies d'origine syphilitique intéressent le squelette ou le périoste de la région et ne retentissent que secondairement sur les voies lacrymales.

§ 6. — AFFECTIONS TRAUMATIQUES DES VOIES LACRYMALES

Nous comprendrons sous ce titre les plaies de la glande lacrymale, les plaies des voies lacrymales et les corps étrangers des voies lacrymales.

1° Plaies de la glande lacrymale. — Les plaies pénétrantes de l'orbite peuvent intéresser la glande lacrymale ; dans un cas de LARREY un projectile s'y était logé.

La hernie de la glande a été signalée par DE GRÆFE et PANAS à la suite de plaies contuses ; lorsqu'un traumatisme par un instrument tranchant a incisé le tissu glandulaire, on peut voir apparaître vers la peau une fistule salivaire persistante.

Le dacryops est un kyste transparent salivaire, qui résulte de la fermeture de la fistule ou d'un processus spontané analogue à celui des kystes progènes.

2° Plaies des voies lacrymales. — Les lésions accidentelles du grand angle de l'œil peuvent intéresser par section ou contusion les canalicules et le sac lacrymal ; les projectiles peuvent traverser la région ou venir s'y loger.

Parmi ces lésions traumatiques il faut signaler, au premier rang par leur fréquence, les cathétérismes mal faits, entraînant une perforation de la muqueuse de dedans en dehors.

Les fractures du nez et de la branche montante du maxillaire peuvent entraîner de graves désordres dans les canaux d'excrétion.

3° Corps étrangers. — Les corps étrangers des voies lacrymales peuvent être dus à des concrétions calculeuses ou dacryolithes ; elles sont composées de phosphates de chaux mélangés à une petite quantité de matières organiques. Dans le canal nasal nous avons une fois rencontré un fragment de sonde de Bowmann cassé et oublié par un opérateur.

31.

CHAPITRE XVII

AFFECTIONS DES PAUPIÈRES

L'anatomie des paupières mériterait une longue étude, car elle est complexe et intéressante. Les lecteurs qui ne seront pas suffisamment familiarisés avec elle devront recourir aux traités d'anatomie ; pour les autres il suffira de rappeler ici les détails principaux.

1° Diverses couches des paupières. — Les paupières comprennent sept plans superposés qui sont en allant des parties superficielles vers les parties profondes :

1° La peau très fine, portant des rides à direction transversale ;

2° La couche celluleuse sous-cutanée, lâche, se laissant facilement distendre par les liquides et par les gaz ;

3° La couche musculaire à fibres striées ; ces fibres sont celles de l'orbiculaire et les plus internes portent le nom de muscle de RIOLAN ;

4° La couche celluleuse sous-musculaire ; elle est analogue à la couche celluleuse sous-cutanée ;

5° La couche fibreuse est le squelette des paupières ; elle présente une portion centrale constituée par les tarses et une portion périphérique qui correspond au rebord orbitaire des ligaments larges des paupières.

Le tarse supérieur est le plus important ; il a la forme d'un croissant, à concavité dirigée en haut ; le tarse inférieur a la forme d'un rectangle long et étroit dirigé transversalement ; ils sont tous les deux constitués par du tissu conjonctif mé-

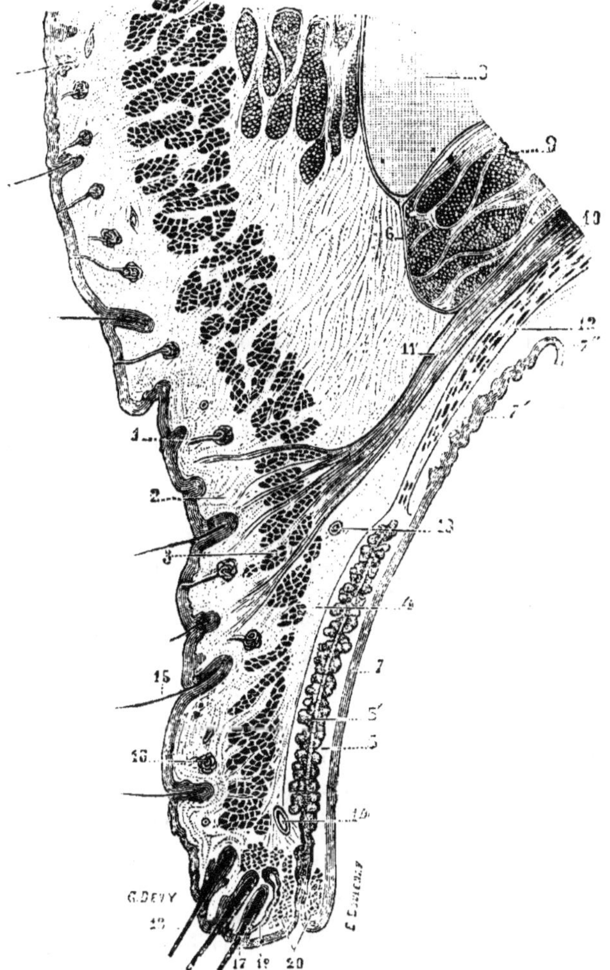

Fig. 204. — Coupe sagittale de la paupière supérieure, pour montrer les différentes couches (d'après une coupe de TESTUT).

1, peau. — 2, tissu cellulaire sous-cutané. — 3, faisceaux de l'orbiculaire coupés en travers. — 4, tissu cellulaire sous musculaire. — 5, tarse, avec 5' glandes de Meibomius. — 6, ligament large (*septum orbitale*). — 7, conjonctive palpébrale avec 7' sa portion plissée, 7'' son cul-de-sac. — 8, rebord supérieur de l'orbite. — 9, paquet cellulo-adipeux de la cavité orbitaire. — 10, muscle releveur de la paupière, avec 11, son tendon conjonctif ; 12, son tendon musculaire (*muscle palpébral* de Müller). — 13, arc artériel externe. — 14, arc artériel interne. — 15, poils. — 16, glandes sudoripares. — 17, bord libre des paupières avec : 18, cils. — 19, une glande de Moll. — 20 muscle de Riolan.

langé de fibres élastiques, sans la moindre cellule cartilagi-
neuse (WALDEYER) ;

6° La couche musculaire à fibres lisses. Elle est constituée
par les muscles de Muller ; ces muscles s'étendent : pour la
paupière supérieure, depuis le tarse jusqu'au cul-de-sac oculo-
conjonctival correspondant, pour la paupière inférieure, depuis
le tarse inférieur jusqu'au voisinage de l'arcade orbitaire ;

7° La couche muqueuse est formée par la conjonctive.

2 Glandes des paupières. — Outre les glandes cutanées
et les glandes de la conjonctive, les paupières possèdent trois
ordres de glandes qui leur appartiennent en propre : ce sont
les glandes de MEIBOMIUS, les glandes ciliaires et les glandes
de MOLL.

1° Les glandes de MEIBOMIUS sont des glandes en grappe,
disposées parallèlement les unes aux autres dans l'épaisseur
des tarses. Ce sont, par leur structure, des glandes sébacées.

2° Les glandes ciliaires sont aussi des glandes sébacées
annexées aux follicules pileux des cils. On en compte deux
pour chaque cil. Leur produit, uni à celui des glandes de
MEIBOMIUS, constitue la *chassie*.

3° Les glandes de MOLL sont des glandes tubuleuses occupant le bord libre des paupières et venant s'ouvrir entre les
cils. Ce sont des glandes sudoripares, arrêtées dans leur développement.

3 Vaisseaux et nerfs des paupières. — Les artères principales sont l'artère palpébrale supérieure et l'artère palpébrale inférieure. Ces deux artères, en s'unissant, forment deux
arcs concentriques par rapport à la cornée, l'arc interne et
l'arc externe.

L'arc interne forme un premier réseau prétarsien appor-
tant le liquide nourricier à tous les organes qui sont situés en
avant du tarse, l'arc externe forme le réseau rétrotarsien destiné à la conjonctive.

Les veines ont une distribution analogue. Les nerfs moteurs

viennent du facial ; les sensitifs du nasal, du frontal interne, du frontal externe, du lacrymal et du sous-orbitaire.

§ 1. — DERMATOSES

Les affections de la peau des paupières sont très communes ; nous étudierons particulièrement l'érythème, l'eczéma, l'herpès, l'érysipèle et les troubles sécrétoires.

1° Érythème. — On peut diviser les érythèmes des paupières en congestifs et inflammatoires, aigus et chroniques ; mais la transformation est très facile des uns dans les autres.

Les causes de cet érythème local sont diverses : tantôt c'est un érythème calorique, provoqué par la chaleur (aussi l'observe-t-on chez les ouvriers employés dans les verreries, forges, etc.), — tantôt un érythème traumatique, consécutif à des grattages, frottements incessants. Ici interviennent comme facteurs ordinaires : le larmoiement, qui peut être sous la dépendance d'une affection des voies lacrymales, ou d'une amétropie, les inflammations du bord libre, les inflammations de la conjonctive.

L'érythème est caractérisé par une rougeur de la peau, ordinairement localisée au bord ciliaire, sous forme de taches livides ou rosées, susceptibles de s'effacer à la pression du doigt, pour reparaître aussitôt après. Il s'accompagne d'un prurit plus ou moins intense qui porte le malade à se frotter souvent les paupières ; c'est là d'ailleurs le seul symptôme, la seule gêne qu'il accuse.

Mais si l'irritation de la peau est plus intense ou se prolonge, faute de traitement, le derme peut s'infiltrer, et la surface érythémateuse présenter, quoique ce fait soit rare, des vésicules, phlyctènes, bulles ; on n'observe jamais de phénomènes généraux.

La suppression des causes énumérées est la meilleure médication. Cependant on interviendra localement par des soins hygiéniques : on prescrira des verres fumés, des lotions chaudes avec une solution boriquée, puis une pommade, un topique non irritant, tels que l'une des formules suivantes :

    1° Eau oxygénée . . . . .   40 grammes.
       Vaseline.   20   —   (Unna)
       Lanoline.   10   —

    2° Savon neutre . . . . .   0 gr. 25
       Borax. . . . .   1 gramme.
       Lanoline.   5   —   (Wolferg)
       Eau distillée chaude . .   20   —
       Extrait de violettes. . . X gouttes.

    3° Lanoline. . . . . . . }
       Gomme arabique. . .   } àà   5 grammes.
       Acide borique   1   —   (Wolferg)
       Eau distillée   100   —
       Extrait de violettes. . . X gouttes.

    4° Oxyde de zinc . . . . }
       Chlorhydrate de cocaïne . . } àà 0 gr. 65
       Vaseline . . . .   15 grammes.

    5° Oxyde de zinc. . . .   }
       Acide borique . . . } àà   4 grammes.   (Panas).
       Poudre d'amidon. . . .   30   —

2° Eczéma. — Comme l'eczéma de la face, l'eczéma des paupières est très fréquent, surtout chez les enfants. C'est le plus souvent un eczéma croûteux et sec, succédant parfois à un eczéma humide ; il est rare d'observer l'eczéma aigu, eczéma rubrum qui n'est alors qu'une extension aux paupières de la même affection de la face.

Les symptômes de l'eczéma palpébral sont un érythème avec rougeur, gonflement et sécrétion séreuse lorsque la conjonctive participe à la maladie ; puis il y a une desquamation épidermique furfuracée qui peut durer des mois et des années, sans occasionner d'autre méfait qu'une certaine démangeaison, d'où, chez les enfants, des lésions de grattage qui aggravent l'affection des paupières.

Au bout d'un certain temps, il y a une hypertrophie du derme, partant un épaississement de la peau qui se fendille quelquefois, ou bien se rétracte, amenant ainsi de l'ectropion.

Comme l'eczéma de la peau, celui des paupières paraît tenir à un état constitutionnel ; les diathèses scrofuleuse et arthritique se retrouvent toujours dans l'organisme du sujet eczémateux. Mais il est des causes externes, occasionnelles, alimentation vicieuse, agents irritants (frottements, grattage, etc.), qui sont d'autant plus actifs que la peau est plus délicate ; c'est pourquoi les enfants en bas âge sont souvent atteints d'eczéma (BERLIOZ). Ceci s'applique également aux paupières.

Le traitement sera local et général. Comme traitement local, des lotions chaudes, et une pommade avec :

        Oxyde de zinc. . . . .   0 gr. 15
        Vaseline. . . . .   10 —
ou
        Bioxyde de Hg. . . . .   0 — 05
        Vaseline. . . . .   10 —

Comme traitement général, éviter dans le régime les mets épicés, les coquillages, la charcuterie, les boissons alcooliques ; prescrire de l'arsenic comme antidiathésique ; les eaux chlorurées sodiques sulfurées rendent aussi de grands services.

3° Herpès zona, zona ophtalmique. — Le zona ophtalmique est une névrite de la branche supérieure du trijumeau (ophtalmique de WILLIS), caractérisée par une éruption d'herpès sur le trajet des rameaux malades, et de violentes douleurs lancinantes, circumorbitaires ; de plus, on observe souvent des troubles oculaires dus à la participation du rameau ciliaire et de la longue racine du ganglion, et du nerf lacrymal : iritis, conjonctivite et kératite toujours graves.

Les vésicules d'herpès siègent sur les paupières, le nez, le front ; elles laissent après leur dessiccation des cicatrices blanchâtres, indélébiles, analogues à celles de la variole.

L'association herpès et douleur impose le diagnostic.

L'étiologie du zona est obscure ; comme causes internes, l'herpétisme, l'artério-sclérose sont des états morbides prédisposant à l'altération du système nerveux : aussi rencontre-t-on le zona surtout chez les hommes, et le plus souvent après l'âge de soixante ans. Le zona ophtalmique n'est pas une maladie essentielle, mais un symptôme ; il est des cas où la localisation primitive des phénomènes sensitivo-trophiques est centrale : Brissaud a vu trois fois une hémiplégie croisée succéder à un zona ophtalmique. — Mais le zona dépend le plus souvent d'une névrite : il résulte d'un traumatisme, d'une compression nerveuse par une tumeur voisine.

Le pronostic est donc assez grave, tant par les complications irido-cornéennes, que par les désordres que le zona annonce pour l'avenir et dépendant, pour Brissaud, de la dystrophie artérielle.

Contre l'éruption, qui dure environ trois semaines, on appliquera sur les parties malades du glycérolé d'amidon ; contre les douleurs, des compresses chaudes, des instillations de cocaïne, d'atropine, des calmants : chloral, morphine, antipyrine ; les complications oculaires demandent un traitement approprié.

4° Érysipèle. — L'érysipèle des paupières est rarement primitif, il est habituellement la conséquence d'un érysipèle de la face : cependant, comme il est d'origine microbienne, streptococcique, il suffit d'une éraillure quelconque, d'une ulcération, d'une blépharite pour ouvrir la porte à l'infection.

Il est caractérisé par une rougeur très vive des paupières, limitée par un bourrelet saillant : étant donné la laxité considérable du tissu cellulaire en cette région, la tuméfaction est énorme, et amène l'occlusion complète de la fente palpébrale ; les ganglions voisins, préauriculaires, parotidiens, sous-maxillaires sont engorgés ; les symptômes généraux sont peu marqués.

L'érysipèle peut se terminer par résolution ; l'infiltration plasmatique se résorbe alors, le gonflement disparaît, le derme pâlit, et tout rentre dans l'ordre. Mais parfois se forme un abcès ; la suppuration peut se propager au tissu cellulaire de l'orbite, donner naissance à un phlegmon, amener une phlébite de la veine ophtalmique, une névrite optique d'où méningite et atrophie papillaire.

Le traitement doit viser surtout à arrêter l'évolution de l'érysipèle : on appliquera des antiseptiques, en lotions chaudes, et en poudre (amidon boriqué), dès qu'on soupçonnera la présence du pus, on incisera l'abcès, et la cavité bien nettoyée sera lavée antiseptiquement. S'il survient une des complications graves mentionnées, on instituera promptement un traitement énergique approprié.

5° Troubles sécrétoires. Séborrhée des paupières. — Cette dénomination est due à une hypersécrétion de matière grasse, causée par un trouble de nutrition des glandes sébacées et des follicules pileux ; c'est donc une variété d'acné sébacée fluente ; des lotions au bicarbonate de soude, une pommade à l'oxyde de zinc seront très utiles.

Plus souvent, chez les neurasthéniques, les hystériques, surtout après l'âge de quarante ans, on observe une hypersécrétion, ayant pour origine les glandes sudoripares, hypersécrétion colorée, noir bleuâtre, qui enduit les paupières, surtout l'inférieure ; cette *chromhydrose*, d'origine nerveuse, sera traitée en combattant la maladie nerveuse qui tient sous sa dépendance la sécrétion cutanée (PARROT) ; donc, traitement général ; toniques, hydrothérapie, régime particulier ; comme traitement local, frictions sur les paupières avec une pommade au bioxyde jaune de mercure, ou huile biiodurée.

L'*éphydrose*, caractérisée par une transpiration abondante, accompagne l'éphydrose de la face ; on traitera l'anémie, le nervosisme du sujet, on lavera la région avec des solutions astringentes : eau de feuilles de noyer additionnée de borate de soude, et on favorisera la diurèse rénale.

§ 2. — INFLAMMATIONS DU BORD LIBRE

Les affections du bord libre qui méritent un intérêt spécial sont la blépharite ciliaire et le distichiasis.

1° Blépharite ciliaire ou marginale. — C'est l'inflammation des paupières, plus particulièrement localisée au bord libre, d'où son nom de blépharite marginale, et atteignant surtout l'appareil glandulaire qui siège à ce niveau, d'où encore son nom de blépharite glandulo-ciliaire.

a. *Étiologie* — On l'observe surtout chez les enfants et les jeunes sujets lymphatiques, scrofuleux ; il est de règle de constater en même temps des engorgements ganglionnaires cervicaux, de l'impétigo du cuir chevelu, des oreilles, de la face. De même que le tempérament strumeux offre un terrain favorable à la blépharite dans le jeune âge, de même la diathèse herpétique se trouve souvent chez l'adulte atteint de cette affection palpébrale. Souvent aussi, c'est plus simplement une raison locale qui explique l'inflammation : ainsi les vices de la réfraction, non corrigés, avec l'asthénopie accommodative et le larmoiement qu'ils entraînent, les conjonctivites chroniques, surtout les granulations, les affections des voies lacrymales, toutes ces lésions de voisinage se compliquent assez fréquemment de blépharites rebelles. Il faut signaler enfin des causes occasionnelles, capables de faire naître et d'entretenir la blépharite : tels sont le séjour dans un air chargé de poussières, de vapeurs irritantes (fumée, tabac), les veilles prolongées, l'exposition à des rayons lumineux d'une source trop vive : lumière électrique, combustion de l'acétylène.

On peut également observer du pityriasis, du favus, de la phtiriase des paupières ayant engendré de vraies blépharites ; mais ces localisations sont rares, et demandent, à part la présence de pediculi ou de lentes, un examen minutieux et les connaissances d'un dermatologiste.

b. *Symptômes.* — Les symptômes de la blépharite ciliaire sont les suivants : *au début*, rougeur du bord libre des paupières avec un gonflement léger : à la base des cils, devenus cassants, de petites écailles plus ou moins adhérentes qui leur impriment des directions variables ; si on fait tomber ces croûtelles, on trouve au-dessous une fine ulcération. Le malade ressent des démangeaisons parfois très vives, souvent ce sont de véritables sensations de douleur. On note habituellement un peu de larmoiement.

Les lésions peuvent rester longtemps à ce degré, ou plutôt mettre un temps plus ou moins long à arriver à la seconde période de la maladie, car elles progressent toujours si elles sont abandonnées à leur libre cours. A cette *seconde période*, la rougeur et le gonflement sont très marqués, les cils sont agglutinés entre eux par des croûtes très épaisses, recouvrant des ulcérations plus profondes ; beaucoup de cils sont tombés, la douleur et le prurit sont plus grands.

A un *dernier degré*, chute presque complète des cils ; les bords libres sont uniformément rouges et ulcérés (yeux d'anchois), ils se renversent soit en dedans, soit en dehors, amenant ainsi quelquefois de l'entropion, fréquemment de l'ectropion avec toutes leurs conséquences graves ; le larmoiement est exagéré par suite de l'éversion des points lacrymaux, et il peut survenir une dacryocystite secondaire.

c. *Traitement.* — Le traitement de la blépharite varie nécessairement suivant l'étiologie de cette affection. Il faut s'occuper d'abord de l'état général du malade, combattre la strume, l'anémie, l'herpétisme par une médication appropriée ; s'il existe quelque lésion du voisinage, vices de réfraction, empyème du sac lacrymal, conjonctivites chroniques, etc., on instituera contre ces maladies le traitement rationnel. En même temps, visant directement la blépharite, on prescrira : au premier degré, des lotions chaudes avec de l'eau boriquée, et une pommade :

```
Vaseline. . . . . . . . . . . . . . . .  10 gr.
Cocaïne . . . . . . . . . . . . . . . .   0 — 03
Oxyde de zinc. . . . . . . . . . . . .   0 — 20
```

A appliquer matin et soir sur les paupières, après nettoyage soigneux des bords libres.

Les paupières seront protégées par des verres fumés, forme coquille, contre la lumière et les poussières.

A la seconde période, on aura bien soin de faire tomber les croûtes qui agglutinent les cils, d'épiler ceux qui sont malades ; on fera ensuite des lavages antiseptiques, puis on appliquera sur les bords des paupières une des deux pommades que voici :

```
Calomel . . . . . . . . . . . . . . .  0 gr. 15
Vaseline . . . . . . . . . . . . . . . 10 —

Bioxyde jaune de Hg. . . . . . . . .  0 — 05
Vaseline . . . . . . . . . . . . . . . 10 —
```

DE WECKER préconise la formule suivante que nous considérons comme un peu irritante :

> Précipité rouge (obtenu par voie humide).   0 gr. 10
> Vaseline. . . . . 10 —

Lorsque les lésions sont très avancées, on cautérisera au nitrate d'argent les ulcérations qui entourent la base des cils, ou bien on appliquera des compresses imbibées de solutions astringentes : sulfate de zinc, extrait de Saturne à 1 p. 100. Les corps gras, à cette période, sont plutôt contre-indiqués.

2° Distichiasis. — C'est la déviation des cils qui sont dirigés les uns en dehors, les autres en dedans ; ces derniers viennent alors frotter la surface de la cornée ou de la conjonctive bulbaire, et déterminent, par cette irritation, des kératites et conjonctivites chroniques, fort douloureuses. Dans l'étiologie de cette affection, on retrouve comme principales causes : les conjonctivites granuleuses, la blépharite ciliaire, les cicatrices diverses du bord libre, consécutives à des brûlures, pustules varioliques, etc.

Au lieu d'avoir quelques cils régulièrement dirigés en dehors, les autres en dedans, on peut observer une troisième rangée de cils ayant subi une autre déviation : c'est alors du *tristichiasis*.

Distichiasis et tristichiasis constituent simplement des variétés de *trichiasis*, qui désigne, de façon plus générale, les déviations quelconques, partielles ou totales, des cils, dépendant de leur implantation irrégulière, congénitale ou acquise, sous l'influence des causes précitées.

Le trichiasis, qui coïncide d'ailleurs souvent avec l'entropion, s'en distingue par ce fait que le tarse n'est pas enroulé, ni le bord libre renversé en dedans.

Contre le trichiasis, il ne faut naturellement pas songer à intervenir d'autre manière que par des procédés chirurgicaux ; mais on doit y recourir le plus tôt possible, pour éviter les complications de la maladie, plus graves elles-mêmes que l'affection primitive.

§ 3. — LÉSIONS INFECTIEUSES

Parmi les lésions infectieuses nous rangerons l'anthrax, la pustule maligne et les affections syphilitiques.

1° Anthrax. — L'anthrax et le furoncle sont deux variétés de folliculite, dues à l'inflammation des glandes pilo-sébacées, annexées aux bulbes des cils, maladies microbiennes produites par la pénétration d'agents infectieux variés (staphylocoque, streptocoque, b. anthracis) dans le follicule.

On les observe sur l'une ou l'autre des deux paupières : cependant leur siège de prédilection est la paupière supérieure, et l'anthrax se localise de préférence au niveau du sourcil.

Le furoncle de la paupière, outre les caractères particuliers qu'il présente en n'importe quelle région du corps, devient ici plus grave par les complications qu'il est susceptible d'entraîner ; il amène en effet de la conjonctivite purulente, un œdème énorme des paupières, qui s'amendent d'ordinaire spontanément après élimination du bourbillon. Mais parfois se déclarent un phlegmon de la paupière, un phlegmon de l'orbite, ou une phlébite des veines ophtalmiques avec menace de mort par thrombose du sinus caverneux.

L'anthrax se développe souvent sur des sujets atteints d'affections prédisposantes diathésiques (albuminurie, diabète), ou débilités pour une raison quelconque. Le traitement de l'anthrax devra donc viser également l'état général du malade.

Les soins locaux à donner dépendent de la période à laquelle on institue le traitement : au début, des lotions antiseptiques, des compresses humides peuvent arrêter l'évolution du mal ; quand le pus est formé, une incision immédiate donnera issue au bourbillon, la plaie sera pansée avec une pommade au bioxyde jaune de mercure ou à l'iodoforme.

Les complications **nécessiteront** un traitement spécial approprié. A la suite de ces phlegmasies, on voit quelquefois se produire, surtout après l'anthrax, des cicatrices déformantes privées de cils, du symblépharon, de l'ectropion, selon les désordres engendrés.

2° Pustule maligne. — Cette affection, de même nature, de même origine que l'œdème malin et charbonneux, atteint aussi les mêmes individus exposés par leur profession à la contagion du charbon : ce sont les bouchers, les équarrisseurs, les tanneurs, pâtres, palefreniers, vétérinaires. La marche de la maladie est très rapide, si rien ne lui est opposé ; au début, gonflement mollasse et indolent de la paupière, le plus souvent la paupière supérieure ; dès le second jour, apparition d'une phlyctène, autour de laquelle on voit une zone rouge, œdémateuse, qui passe au noir en quelques heures, et devient une plaque de gangrène. La paupière est alors infiltrée de pus et de sang ; l'eschare s'élimine, et le mal peut s'arrêter ou la généralisation se faire.

Dans le premier cas, la cicatrisation s'opère par un bourgeonnement qui comble la perte de substance. — Dans le second, l'infection charbonneuse s'étend ; la face, le cou sont pris, la maladie emporte le patient.

Un traitement énergique s'impose en toute rigueur : aussitôt le diagnostic posé, à l'apparition de la phlyctène, on incise largement celle-ci en dépassant l'aréole qui l'environne ; on lave la plaie avec une solution phéniquée forte, on cautérise au thermo toute la région. On remplace parfois les cautérisations au fer rouge par des injections sous-cutanées d'acide phénique au 1/20°, ou de teinture d'iode. En même temps on tonifie le malade, et on fait de l'antisepsie générale à l'aide du salicylate de bismuth ou du benzonaphtol.

3° Affections syphilitiques. — Les affections syphilitiques des paupières sont rares ; c'est la lésion ulcéreuse qui prime les autres en fréquence, et l'ulcération la plus souvent observée est le chancre.

On a signalé des plaques muqueuses, des syphilides papuleuses, pustuleuses, tuberculeuses, qui n'offrent pas de caractère particulier à la région ; — des ulcérations secondaires, consécutives à des pustules d'ecthyma, surtout chez les enfants ; des ulcérations tertiaires, survenant après la fonte de tumeurs gommeuses sous-cutanées ou périostales.

Le chancre siège d'ordinaire sur une seule paupière, la paupière inférieure ; il atteint le plus communément le bord libre, quelquefois les commissures ou la face interne des paupières. Il est plus fréquent chez les jeunes sujets, et dans le sexe masculin.

Sa forme en croissant, l'induration de la base, l'adénopathie préauriculaire ou cervicale, assurent le diagnostic.

Traitement local du chancre : pommade au calomel.

Traitement général spécifique.

4⁰ Chalazion. — Le chalazion est une petite tumeur comprise dans l'épaisseur du cartilage tarse, et dont le volume ne dépasse guère celui d'un gros pois, alors même qu'il atteint son maximum de développement.

Au début, il se constitue aux dépens d'une glande de Meibomius dont la sécrétion est plus ou moins entravée ; ce produit s'enflamme, mais il ne se forme pas consécutivement un kyste par rétention, car les parois de la glande cèdent vite à ce processus et le néoplasme après adénite, périadénite, se développe dans le tarse chroniquement ; ses éléments se confondent peu à peu avec ceux du cartilage modifié à l'entour : à la limite de cette transformation, le tissu fibreux du tarse est plus condensé, mais sans constituer une paroi propre : le chalazion n'est donc pas un kyste véritable. C'est un *granulome* (Virchow) au sein duquel on trouve quelques cellules géantes, d'ailleurs sans importance.

Il peut même dépasser le tarse et faire saillie vers la conjonctive ou vers la peau. Rarement la tumeur à cette période s'enflamme ; dans ce cas, elle provoque de la rougeur de la paupière, parfois du chémosis, puis adhère à la peau qui se perfore, et le petit abcès se vide à l'extérieur. Le plus souvent, le chalazion finit, si on l'abandonne à son évolution, par s'organiser en tissu fibreux dense, ou bien se résout spontanément par dégénérescence graisseuse.

Le diagnostic de cette affection est des plus simples : tumeur indolore, arrondie, sans adhérence à la peau qui glisse facilement au-devant d'elle ; en renversant la paupière, comme la conjonctive tarsienne est également intéressée dans la phlegmasie, on remarque une zone d'injection, à peu près circulaire, qui tranche par sa rougeur avec la teinte rosée de la conjonctive circumvoisine.

C'est à ce niveau, et parallèlement au bord libre de la paupière, que doit porter l'incision, lorsqu'on veut pratiquer l'extraction par la voie conjonctivale. On peut d'ailleurs opérer par la peau. Cette méthode, l'ablation radicale, est le seul traitement efficace.

On est d'ailleurs à l'abri de toute récidive ; s'il se produit une tumeur du même genre à ce niveau, c'est un nouveau chalazion développé aux dépens d'une glande de Meibomius voisine,

§ 4. — Lésions des muscles

L'appareil musculaire palpébral est le siège d'un grand nombre d'affections ; nous décrirons le blépharospasme, le ptosis acquis, la paralysie de l'orbiculaire, l'ectropion, l'entropion.

1° Blépharospasme. — Le blépharospasme est une contracture du muscle orbiculaire des paupières ; quelquefois, mais très rarement, une contracture du releveur.

Cette contraction convulsive de l'orbiculaire s'observe sous deux formes : clonique ou tonique.

Le spasme clonique est le moins fréquent ; il est ordinairement très passager, mais se reproduit aussi vite ; un autre caractère qu'il offre, c'est d'être partiel, affectant seulement quelques faisceaux du muscle, d'habitude les fibres de la portion palpébrale.

Les causes du blépharospasme clonique sont nombreuses. Tantôt il relève de l'état nerveux du sujet (clignotement, tic douloureux de la face), ou de secousses morales, ou d'un affaiblissement quelconque de l'organisme. Parfois il tient à un vice de réfraction, souvent à l'astigmie, quelquefois à une excitation de l'orbiculaire, ou réflexe (phlyctènes de la conjonctive, de la cornée, corps étrangers, etc.), ou directe. Cette excitation directe est facile à observer dans le cas particulier où elle résulte d'une injection dans les paupières : soit la cocaïne pour anesthésie locale ; soit d'un liquide antiseptique ou quelconque quand une fausse route, une déchirure de la muqueuse du canalicule lacrymal permettent à l'injection de passer dans le tissu cellulaire de la paupière.

Le spasme tonique offre en apparence plus de gravité. Il est en effet continu, empêchant le malade d'ouvrir son œil ; il affecte la totalité de l'orbiculaire et ne disparait même pas toujours durant le sommeil. Cependant, cette forme du blépharospasme est aussi curable, sinon plus, que la précédente ; on s'adresse à la cause du mal, toujours facile à déceler, bien que dans cette étiologie surviennent des facteurs nombreux.

En effet, le blépharospasme tonique est le plus souvent symptomatique d'affections que l'on peut diviser en trois groupes bien distincts :

1° Affections de la cornée (kératite, corps étrangers) ou de la conjonctive (phlyctènes, trachome) entrainant de la photophobie ;

2° Carie dentaire, ulcérations buccales, lésions de la langue, de l'oreille, amenant des névralgies du trijumeau qui retentissent sur le facial innervant l'orbiculaire ; c'est là, à proprement parler, le blépharospasme réflexe.

3° Enfin, il peut être la conséquence d'une maladie générale nerveuse ; on l'a observé en effet chez des paralytiques généraux, des épileptiques, des dégénérés de toutes sortes. Mais incontestablement dans l'étiologie de ces cas de blépharospasme sans lésion. c'est l'hystérie qui tient la première place.

Il est à remarquer que dans la dernière catégorie des causes que nous venons d'énumérer, le blépharospasme est généralement double ; tandis que les autres causes amènent un blépharospasme unilatéral.

Le traitement du spasme clonique et du spasme tonique liés

à une cause locale, de voisinage, est facile, et la guérison est assurée par de nombreux moyens appropriés : collyres à la cocaïne, à l'atropine, choix de verres correcteurs, lunettes fumées, dilatation forcée du sphincter palpébral, canthoplastie, compression, section ou arrachement des branches sous ou sus-orbitaires du trijumeau, etc.

Si le blépharospasme constitue une des manifestations de l'hystérie, la suggestion sous toutes ses formes, en particulier la cautérisation de la conjonctive bulbaire, pourra conduire à sa guérison.

2° Ptosis acquis. — Le ptosis acquis, ou blépharoptose, est la chute de la paupière supérieure, plus ou moins complète, selon que le muscle releveur est paralysé ou simplement parésié. Un seul symptôme suffit à caractériser l'insuffisance de ce muscle : c'est l'occlusion partielle ou totale de la fente palpébrale par la paupière supérieure, retombant inerte et lisse sur le globe de l'œil, sans que le malade puisse la soulever volontairement ; avec le doigt on peut facilement découvrir le globe ; cette particularité, jointe à la contraction du frontal qui essaie de suppléer le releveur et ride la peau du front, distingue le ptosis du blépharospasme, où la contracture de l'orbiculaire résiste au doigt qui cherche à soulever la paupière plissée et tendue.

Diverses causes engendrent ce ptosis acquis :

1° La plus fréquente est la paralysie partielle ou totale de la troisième paire, qui innerve l'élévateur de la paupière ; paralysie tenant à des maladies générales : syphilis, tabes, rhumatisme ;

2° Le ptosis peut tenir à des contusions, des plaies de la région, ayant intéressé directement soit le nerf, soit le muscle ;

3° Enfin les ophtalmies prolongées, le trachome par exemple, amènent souvent un certain degré de blépharoptose : on a décrit encore des ptosis séniles, dus au relâchement des téguments, des ptosis dus à une action mécanique : tumeurs, infiltration graisseuse, éléphantiasis, etc.

Le traitement varie naturellement avec la cause ; si l'étiologie réside dans une affection générale, comme la syphilis, le traitement général approprié est susceptible d'amener la guérison. Si la cause est purement locale, on aura recours, soit à une méthode palliative, le port d'une pince spéciale, pince à ptosis, soit plutôt au traitement chirurgical, particulièrement à la suppléance du releveur par le frontal (voy. *Chirurgie ocul.*, pages 740 et suiv.).

3º Paralysie de l'orbiculaire, lagophtalmos. — L'action de l'orbiculaire est de produire l'occlusion des paupières ; si le muscle est paralysé ou parésié, le symptôme capital sera l'élargissement permanent de la fente palpébrale ; la paupière supérieure, abandonnée à l'action de l'antagoniste, le releveur, se porte en haut ; la paupière inférieure, inerte, retombe en s'écartant légèrement du globe. — Conséquences : le globe oculaire, la cornée, exposés librement à l'air, sont soumis à des irritations multiples venues de l'extérieur : il y a sécrétion exagérée des larmes, et comme les points lacrymaux sont déplacés, il se produit de l'épiphora ; la complication ordinaire est la kératite septique, qui peut se terminer par la perforation de la cornée.

La paralysie de l'orbiculaire est sous la dépendance d'une lésion du nerf facial ; elle peut donc coïncider avec une paralysie de tous les muscles qu'il innerve ; elle indique le plus souvent une lésion périphérique.

Le froid, le rhumatisme et bien d'autres diathèses : syphilis, lèpre, diabète, etc... ont été incriminés.

En dehors de la paralysie de l'orbiculaire, d'autres causes peuvent amener l'inocclusion des paupières, le lagophtalmos : par exemple, les tumeurs de l'orbite, de l'œil, avec exophtalmie, la maladie de BASEDOW.

Le traitement s'adressera d'abord à la cause générale : froid ou syphilis, auxquels on opposera l'électricité et le mercure. Il faut ensuite protéger le globe oculaire ; on utilise alors diverses méthodes chirurgicales ; la suture des paupières ou tarsorraphie est le meilleur procédé.

4° Ectropion. — L'ectropion est le renversement des paupières en dehors ; on l'observe de beaucoup le plus souvent à la paupière inférieure.

Les troubles qu'il entraîne sont plus ou moins intenses suivant le degré du renversement, qui peut aller de la simple éversion du bord ciliaire, jusqu'au basculement complet du cartilage tarse et l'exposition libre du cul-de-sac palpébro-conjonctival. On observe donc, comme symptômes, à des degrés variables, du larmoiement, de la blépharite, de la conjonctivite, de la dacryocystite et des inflammations cornéennes. qui deviennent souvent des complications fort sérieuses.

On a distingué trois grandes catégories d'ectropion, se rapportant à des causes différentes : 1° l'ectropion *muqueux*. dû habituellement à une inflammation chronique de la conjonctive, des voies lacrymales. au larmoiement ; — 2° l'ectropion *sénile*, que l'on observe chez les vieillards par suite de la perte de tonicité du muscle orbiculaire : à cette variété se rattache l'ectropion musculaire, tenant à la paralysie du facial supérieur ; — 3° l'ectropion *cicatriciel*, consécutif à des brûlures des paupières, des ulcérations lupiques ou varioleuses, des gommes ou des ostéo-périostites du bord inférieur de l'orbite.

Les procédés de traitement varient un peu suivant la cause, mais sont presque tous d'ordre essentiellement chirurgical (voy. p. 731).

5° Entropion. — L'entropion est le renversement du bord ciliaire en dedans, avec enroulement du tarse. Cette déformation occupe l'une ou l'autre des deux paupières, avec une fréquence presque égale, souvent les deux ; il est facile de comprendre que l'irritation de la conjonctive et de la cornée par les cils qui viennent au contact, détermine rapidement l'apparition d'une kérato-conjonctivite chronique, avec photophobie, blépharospasme, qui gênent énormément le malade.

Les causes de l'entropion sont. par ordre de fréquence : la conjonctivite granuleuse, le trichiasis, les plaies, les brûlures de la conjonctive palpébrale. Cette affection n'est curable que par un procédé chirurgical (voy. p. 722).

§ 5. — TUMEURS DES PAUPIÈRES

Sans décrire en détail les néoplasmes très nombreux des paupières, nous ferons ici l'histoire succincte du millium, du molluscum, du dacryops, des tumeurs érectiles, du xanthélasma, du névrome plexiforme, du fibrome, du sarcome et des épithéliomes.

1° Millium. — Le millium, ou acné miliaire, est une petite tumeur, due à la rétention, dans le cul-de-sac d'un glandule sébacé, de son produit de sécrétion. C'est donc un petit kyste sébacé, saillant à la surface de la paupière, de coloration jaunâtre, et pas plus gros qu'un grain de millet.

2° Molluscum. — C'est également un kyste par rétention, kyste sébacé, mais il diffère du millium par son volume supérieur, et par le contenu qu'on en peut exprimer, qui est brunâtre, exhale l'odeur d'acide gras, et, d'après quelques auteurs, est capable de contagionner les glandes voisines ; aussi porte-t-il encore le nom de *molluscum contagiosum*, qu'il semble mériter à un certain point, puisqu'il coïncide ordinairement avec le molluscum de la face, et que très souvent la paupière supporte plusieurs de ces kystes.

Quel que soit le volume de ces productions sébacées, l'incision simple, avec grattage des parois du kyste, suffit pour enlever la tumeur.

3° Dacryops. — Le dacryops est un kyste de la portion palpébrale de la glande lacrymale ; cette affection porte encore le nom de tumeur lacrymale externe. Elle peut se présenter avec ou sans fistule ; la variété fistuleuse s'accompagne ou non de tumeur.

SCHMIDT, le premier auteur qui ait décrit cette maladie, supposait que le dacryops est pour la glande lacrymale palpébrale, ce qu'est la grenouillette pour les glandes salivaires ; cette tumeur de la paupière serait due à l'oblitération d'un conduit glandulaire excréteur, d'où l'accumulation des larmes dans ce conduit. Aussi bien la sécrétion lacrymale peut distendre, non plus le canal, mais une des saillies acineuses palpébrales, ou un lobule glandulaire tout entier. L'opinion de BEER n'est pas inadmissible : pour lui, le dacryops serait dû à l'épanchement des larmes dans le tissu cellulaire de la paupière, par suite de rupture du canal excréteur ; cette hypothèse se concilierait bien avec l'origine fréquente de la tumeur, qui résulte habituellement d'un traumatisme. Nous avons observé un cas dans lequel la paroi du kyste était revêtue d'un épithélium cylindrique glandulaire.

Tumeur indolente, siégeant à la partie supéro-externe de la paupière supérieure, de la grosseur d'une petite cerise, sans coloration anormale de la peau, augmentant de volume lorsque le malade pleure, s'expose à l'air ; ne troublant du reste pas sensiblement les fonctions de l'appareil lacrymal ou les mouvements de l'œil : ces données permettent facilement le diagnostic.

Dans la variété fistuleuse on peut, en outre, en renversant la paupière, voir perler une gouttelette de liquide, par l'orifice à découvert.

On débarrasse le patient de cette affection par l'ablation complète de la tumeur, comme pour les kystes ordinaires et les chalazions.

4° Tumeurs érectiles. — On peut rencontrer sur les paupières, comme en toute autre région, des taches vasculaires, des angiomes qui n'offrent pas d'ailleurs de caractères particuliers. Ce sont des tumeurs congénitales, susceptibles de se développer soit à l'extérieur, sur la face et le front, soit en dedans vers la conjonctive et l'orbite ; elles sont artérielles, et, dans ce cas (angiomes cutanés), de coloration rosée ; ou veineuses (angiomes sous-cutanés), à teinte violacée, de consistance molle, et présentant parfois un rapide accroissement.

Contre ces nævi, les cautérisations au thermo ou galvano-cautère et l'électrolyse ont donné d'excellents résultats, après plusieurs applications en des points différents de la tumeur érectile

5º Xanthélasma. — Cette affection est une sorte de vitiligo, constitué par des taches ou plaques plus ou moins saillantes, de teinte feuille morte ou argileuse, siégeant de préférence au pourtour de l'angle interne de l'œil.

On l'observe surtout chez la femme, après la ménopause ; elle a paru quelquefois en relation avec des affections hépatiques, diabète, ictère, et des grossesses multiples.

Le xanthélasma, pour la plupart des histologistes, est dû à une infiltration graisseuse des cellules autour des nerfs et des vaisseaux.

Le pronostic de cette maladie est tout à fait bénin ; le xanthélasma ne gêne que par son aspect disgracieux. Chez les malades qui, par coquetterie, veulent s'en débarrasser, on excise simplement la plaque, et on s'efforce d'obtenir une réunion très exacte, par première intention.

6º Névrome plexiforme. — A l'inverse du xanthélasma, cette affection a pour siège de prédilection l'angle externe de l'œil, d'où elle peut s'étendre lentement en tous sens. Cette tumeur se présente sous l'aspect d'un gonflement diffus, sans aucune altération de la peau ; à la palpation, on sent une masse indurée avec des nodosités, qui sont, à la pression, les unes indolentes, les autres douloureuses.

Ce néoplasme peut déformer même le plan osseux au voisinage duquel il se développe : sourcil, arcade zygomatique.

La dissection a montré que les nodosités sont dues à l'hypertrophie du tissu fibreux engainant les tubes et les faisceaux nerveux : névrilème, cloisons intra et extra-fasciculaires ; sous cette influence, les fibres nerveuses dégénèrent, disparaissent, remplacées par cette hyperplasie conjonctive.

Traitement : extirpation.

7º Fibromes. — En dehors du névrome plexiforme, qui, de par sa structure, serait mieux dénommé névro-fibrome, on peut rencontrer des fibromes purs, mais très rarement : souvent s'y associent des éléments osseux, cartilagineux, voire du sarcome.

8° Sarcomes. — Les tumeurs de ce genre sont peu communes, et sont presque toujours secondaires, c'est-à-dire dues à la propagation d'un sarcome de l'orbite. Consécutivement à un traumatisme, nous avons observé un sarcome mélanique ; mais les exemples en sont exceptionnellement rares.

Le sarcome de la paupière est une tumeur de consistance molle, qui ne tarde pas à adhérer à la peau ; les ganglions voisins s'engorgent, la peau s'ulcère, et à travers cette perforation s'échappe une masse bosselée, fongueuse. Le seul traitement convenable est une extirpation *larga manu*, si le néoplasme est assez limité, et s'il n'y a pas encore de métastases viscérales.

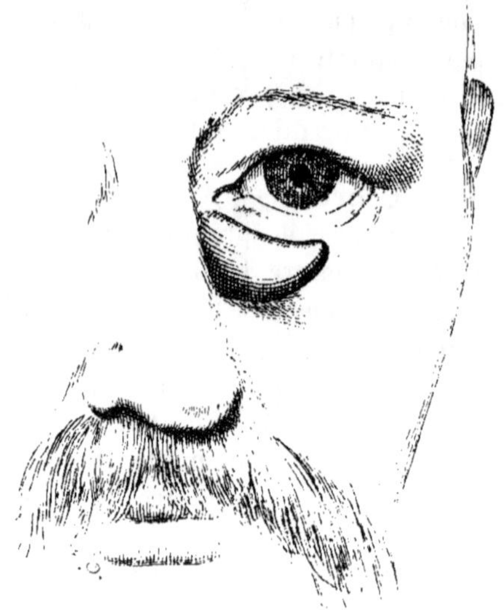

Fig. 205.

Corne palpébrale (2 3 de grandeur naturelle).

9° Epithélioma. Cornes. — On observe deux variétés d'épithélioma des paupières : l'une relativement bénigne, fréquente chez les vieillards, siégeant de préférence au niveau du bord

libre et interne de la paupière inférieure, et vraisemblablement
due à l'irritation causée par l'épiphora ; la variété maligne naît
aux dépens des glandes sébacées ou sudoripares. On note alors
un retentissement ganglionnaire précoce, la tumeur sous-cutanée
se ramollit, s'ulcère ; les bords de l'ulcération sont taillés à pic,
déchiquetés, avec, dans la peau, de petites indurations ; le fond

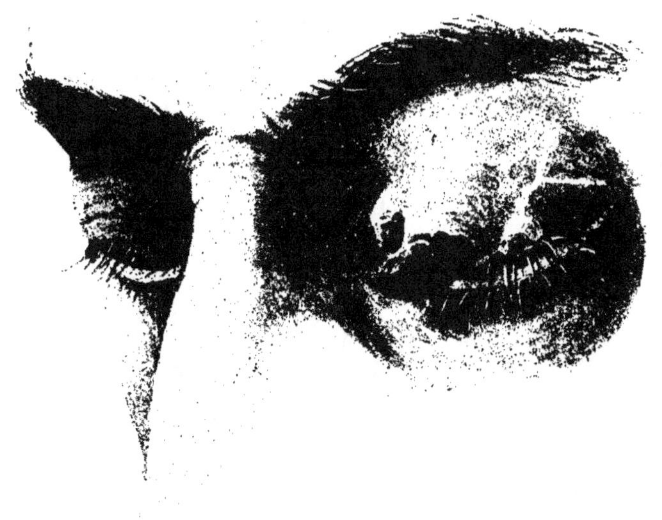

Fig. 206.
Cornes multiples de la paupière.

est sanguinolent, sanieux ; cette variété maligne creuse en profondeur, atteint la conjonctive, envahit l'orbite. — L'épithélioma bénin est constitué par une ulcération plutôt étalée en
surface, qui ne dépasse pas le derme ; il affecte donc une marche
très lente : d'où pronostic bien différent.

Des applications de pyoctanine, ou de chlorate de potasse
peuvent avoir raison de l'épithélioma bénin. Sinon, comme pour
la forme maligne, on aura recours à l'extirpation radicale et
large du néoplasme. quitte à pratiquer une blépharoplastie pour
assurer la protection du globe.

A côté de l'épithélioma on doit ranger les cornes de la paupière qui peuvent, quelquefois, atteindre des dimensions excessives, ainsi qu'en témoigne l'exemple représenté par la figure 205.

Les cornes naissent dans les papilles, théorie papillaire (RIND-FLEISCH), dans le réseau muqueux au-dessus du corps papillaire (KAPOSI), ou dans l'épiderme (UNNA), théorie épidermique. Dans notre cas, la corne était une production de l'épiderme renfermant des globes épidermiques distincts. Les papilles étaient hypertrophiées et coiffées d'un capuchon épidermique très accusé ; l'extrémité de ce capuchon, détachée par les attouchements, les traumatismes incessants auxquels la tumeur était soumise, continuait de proliférer après s'être séparée de la papille et formait des globes distincts, disséminés dans la corne et d'autant plus âgés qu'ils étaient plus rapprochés du sommet. (*Annales d'oculistique*, décembre 1892.)

§ 6. — AFFECTIONS CHIRURGICALES DES PAUPIÈRES

1° **Contusions**. — Les contusions des paupières, soit par coups directs ou par chute, déterminent fréquemment, pour peu que le traumatisme soit violent, l'apparition d'une infiltration sanguine dans le tissu cellulaire palpébral ; l'ecchymose ne reste pas limitée à cette région et s'étend souvent à la conjonctive, à la face. Des soins antiseptiques, des compresses froides avec des solutions résolutives très diluées, alcool camphré, teinture d'arnica, eau blanche, amènent la disparition plus rapide de l'ecchymose, qui peut aussi bien disparaître spontanément.

Il est prudent de s'assurer, surtout lorsque l'ecchymose est très étendue, ou ne se montre que tardivement, un à deux jours après le choc, s'il n'y a pas de fracture du rebord orbitaire, ou des os voisins, ce que l'on reconnaîtra à une douleur plus vive à la pression en un point limité.

2° **Emphysème**. — L'introduction de l'air dans le tissu cellulaire des paupières s'observe quelquefois à la suite de fractures des os voisins : apophyse montante du maxillaire supérieur, os nasaux ; l'ouverture des sinus ethmoïdaux ou frontaux, les fausses routes produites en faisant le cathétérisme des voies lacrymales, peuvent également donner lieu à de l'emphysème ; il se reconnaît au gonflement de la paupière, qui donne à la percussion une sonorité anormale, et de la crépitation à la simple palpation ; quand le malade se mouche, le gonflement s'accroît. L'emphysème se résorbe spontanément, en quelques jours, à condition que le patient ne fasse pas d'efforts trop violents pour se moucher ; cette résorption est aidée par une compression légère.

3° Brûlures. — Produites par les agents les plus variés, les brûlures des paupières, comme celles de la face, sont un accident fréquent, d'autant plus grave que la brûlure est plus profonde, plus étendue.

Elles exposent surtout à des adhérences de la conjonctive palpébrale à la conjonctive bulbaire, et à l'ectropion cicatriciel ; on remédie à ces fâcheuses conséquences par diverses opérations : opération du symblépharon, blépharoplasties. On essaiera d'éviter le symblépharon par des pansements avec des corps gras : vaseline boriquée ou iodoformée, et l'usage d'une coque spéciale, et l'ectropion par la suture des bords libres, la tarsorraphie.

En cas de brûlure par la chaux, on fera immédiatement des lotions avec une solution très sucrée, pour amener une combinaison de saccharate de chaux, non caustique et soluble.

4° Plaies. — La gravité des blessures des paupières varie suivant leur siège, leur étendue et les désordres produits par l'agent vulnérant.

Les plaies parallèles au bord ciliaire guérissent facilement avec des soins antiseptiques, à condition que la solution de continuité soit régulière ou régularisée, si le tendon du releveur, le ligament suspenseur ont été intéressés, on doit aller à leur recherche et les suturer au tarse pour éviter le ptosis. Les plaies verticales, intéressant le bord libre, produisent un colobome artificiel, dont les bords s'écartent par l'action du muscle orbiculaire ; il faudra régulariser ces bords si leur section n'est pas nette, *puis suturer plan par plan les divers étages de la paupière.* Les plaies contuses sont les plus dangereuses, à moins qu'elles ne soient minimes ; les bords de la plaie se sphacèlent avec grande facilité, le tissu cellulaire s'infiltre, et parfois c'est un phlegmon qui se déclare. On régularisera soigneusement les lèvres, pour les suturer s'il est possible, et des pansements antiseptiques et compressifs empêcheront la suppuration.

Les complications diverses, phlegmon traumatique, symblépharon, ectropion, épiphora (si le canalicule lacrymal est atteint), blépharoptose, etc., seront traités par les moyens chirurgicaux ordinaires.

5° Corps étrangers. — Les éclats de bois, morceaux de verre, fragments métalliques, etc., sont les plus fréquents : ils dépassent rarement la paupière, sauf une violente projection, et souvent s'y enkystent, la plaie extérieure se refermant vite, sans occasionner de grands désordres. Parfois cependant, l'irritation se prolonge, le corps étranger septique peut provoquer la formation d'abcès, quelquefois profonds, à la suite de sa migration dans le tissu cellulaire, ou, s'il est aseptique, amener une inflammation persistante de la conjonctive, limitée aux points voisins. Il faut donc toujours explorer attentivement le cul-de-sac en renversant la paupière, chercher le corps étranger, quand le traumatisme est récent, par l'introduction, dans le trajet suivi, d'un petit stylet mousse, et lui donner issue par n'importe quel procédé.

CHAPITRE XVIII

AFFECTIONS DE L'ORBITE

L'orbite a la forme d'une pyramide quadrangulaire dont la base regarde en avant et en dehors, le sommet en arrière et en dedans.

La partie la plus large de l'orbite ne correspond pas au rebord orbitaire, mais environ à un centimètre en arrière. L'axe de l'une des cavités orbitaires rencontrerait celui du côté opposé au niveau de l'apophyse basilaire.

Les dimensions de l'orbite sont un peu variables : voici les moyennes auxquelles est arrivé DE WECKER :

    du trou optique à l'angle interne. . . .   40 à 41 millimètres.
        —   —   à l'angle externe. . . .   43 millimètres.
        —   —   à la voûte de l'orbite. . 43   —
        —   —   au plancher de l'orbite.   46   —

La cavité orbitaire est tapissée par un périoste qui en recouvre exactement les quatre parois, en adhérant solidement à la base de l'orbite et au niveau des sutures ; ailleurs, il se décolle facilement.

Le périoste passe au-devant des orifices qui font communiquer l'orbite avec les parties voisines et se comporte différemment selon les cas. Au niveau du trou optique et des canaux ethmoïdaux, il s'engage dans l'ouverture et se confond au delà avec la première des méninges cérébrales, la dure-mère ; de même au niveau du canal nasal que le périoste orbitaire tapisse pour se continuer avec celui des fosses nasales.

Il n'en est pas ainsi pour la fente sphénoïdale complètement fermée par le périoste qui passe au-devant d'elle.

Il passe de même au-devant du nerf sous-orbitaire qui est, en conséquence, complètement isolé de l'orbite.

L'orbite est divisée en deux parties distinctes par l'aponévrose orbitaire ou aponévrose de Tenon. On appelle ainsi une toile cellulo-fibreuse, lâche, lamelleuse, entourant toute la portion sclérolicale du globe de l'œil d'une part, et allant, d'autre part, se fixer au pourtour de l'orbite.

Richet a décrit cette aponévrose comme se continuant avec le périoste orbitaire dont nous venons de parler, mais il y a, en réalité, une différence essentielle dans la structure du périoste et de la membrane de Tenon.

Celle-ci est surtout intéressante par ses prolongements que le praticien doit bien connaître pour la cure du strabisme. Ce sont des prolongements musculaires et des prolongements orbitaires.

Les prolongements musculaires sont la conséquence de la disposition suivante : lorsque les muscles droits s'avancent vers la cornée, ils doivent nécessairement passer au-devant de la capsule de Tenon ; or celle-ci n'offre pas de trou pour le passage du muscle : elle se laisse déprimer en doigt de gant et accompagne le tendon jusqu'à son insertion sclérolicale. Des bords de la dépression qu'a subie l'aponévrose se détache une gaine fibreuse qui enveloppe le corps du muscle et l'accompagne jusqu'au milieu de l'orbite.

Les prolongements orbitaires n'émanent pas directement des muscles de l'œil, ainsi que l'avait pensé Tenon, mais de la gaine fibreuse de ces muscles. Ces prolongements, véritables ailerons ligamenteux, forment des tendons orbitaires, s'attachent à la partie correspondante du squelette. Ce sont des tendons d'arrêt, ne permettant pas au muscle de se retirer très loin après la ténotomie. Motais y a insisté d'une façon toute particulière.

L'orbite est divisée par la capsule de Tenon en deux loges : la postérieure contient les muscles de l'œil, les vaisseaux et les nerfs de l'orbite ; la loge antérieure est exclusivement occupée par le globe de l'œil.

Il n'est pas possible d'insister ici davantage sur l'anatomie

normale de l'orbite que le lecteur pourra plus complètement
étudier dans les ouvrages spéciaux.

§ 1. — OSTÉO-PÉRIOSTITE

Il y a lieu de distinguer dans l'ostéo-périostite de l'orbite la
forme aiguë et la forme chronique :

1° Forme aiguë. — La cause est le plus souvent dans un
foyer infectieux voisin, intéressant les fosses nasales ou les
sinus ; un refroidissement brusque, un traumatisme ne peuvent
suffire que si l'état constitutionnel du sujet est très altéré. La
syphilis entraine plus souvent l'ostéo-périostite chronique que
l'ostéo-périostite aiguë.

L'os malaire, le rebord de l'orbite, les sinus (fig. 207), les petites
ailes et le corps du sphénoïde sont le plus souvent atteints à
cause de la quantité de tissu spongieux qu'on y rencontre.

Les symptômes locaux et généraux sont faciles à concevoir
selon le siège du mal et l'intensité du processus inflammatoire.
L'œil est chassé de l'orbite dans une direction variable ; la cornée est entourée d'un chémosis assez saillant, les paupières
sont œdématiées. La fièvre, qui débute par un frisson, devient
très vive ; des symptômes cérébraux mortels peuvent éclater
par propagation de l'inflammation aux méninges.

Cette affection est assez facilement confondue avec le phlegmon de l'orbite ; on s'appuiera surtout sur la direction de
l'exophtalmie, qui est latérale dans l'ostéo-périostite, et d'un
moindre degré que dans le phlegmon de l'orbite. Dans ce dernier cas, le chémosis et le gonflement des paupières sont également beaucoup plus marqués.

Le traitement consiste à donner le plus vite possible issue
au pus par une incision prudente qui sera complétée à l'aide
de la sonde cannelée.

2° Forme chronique. — La forme chronique, bien décrite
par Sichel, est plus fréquente que la précédente ; la syphilis en
est une cause assez commune, ainsi que la tuberculose. Les

empyèmes du sinus frontal maxillaire, ou même du sac lacrymal expliquent presque tous les cas qui n'incombent pas à ces deux diathèses.

Les phénomènes inflammatoires et douloureux sont peu marqués et ne retentissent pas d'habitude sur le contenu de

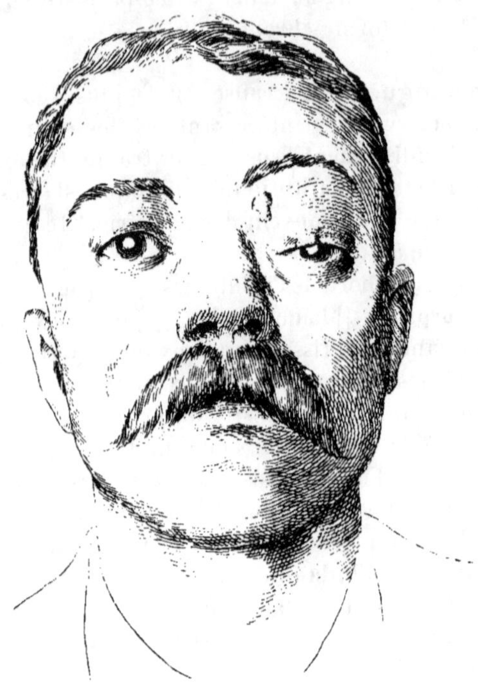

Fig. 207.

Ostéo-périostite consécutive à une sinusite frontale.

l'orbite ; le rebord est empâté, sensible à la pression, souvent le siège d'un trajet fistuleux.

Le traitement doit être celui de la cause ; il faudra rechercher la diathèse et l'attaquer par une médication générale appropriée, sans préjudice du traitement local qui doit consister dans le nettoyage de l'os malade, sa rugination à travers une incision convenable ou le trajet fistuleux qui a pu se produire. Il ne faudra jamais perdre de vue qu'une ostéo-périostite de la voûte de l'orbite a très souvent pour cause une sinusite frontale, que celle de la paroi interne dépend souvent d'une altération des fosses nasales.

§ 2. — PHLEGMON DE L'ORBITE

Il faut entendre par là l'inflammation du tissu cellulo-adipeux placé derrière la capsule de Tenon ; elle peut être la conséquence d'un traumatisme, d'une dacryocystite suppurée, d'un érysipèle de la face, d'une phlébite, d'une panophtalmie ; on peut voir apparaître cette affection spontanément au déclin de certaines maladies infectieuses, dans quelques états généraux graves. Chez une de nos malades nous n'avons pu trouver d'autre cause que la suppression brusque des règles.

Le streptocoque et les staphylocoques sont les agents infectieux qu'on rencontre le plus fréquemment.

Le début est souvent brusque, après un ou plusieurs frissons, le malade éprouve dans la région orbitaire une douleur très vive ; le globe de l'œil est rapidement poussé en avant pendant que se développe un chémosis très marqué et un énorme gonflement des deux paupières. La vue disparaît, à mesure que l'exophtalmie s'accentue, par la traction que supporte le nerf optique, sans qu'il se produise d'ailleurs immédiatement de graves lésions dans le fond de l'œil, seulement hyperhémié au début. Plus tard, l'atrophie peut survenir.

Le pus, abondamment formé dans la loge orbitaire, cherche une issue au dehors ; il la trouve le plus souvent au niveau de la paupière supérieure et alors tout peut spontanément, assez vite, rentrer dans l'ordre. Il est à craindre qu'une complication redoutable, la phlébite orbitaire et la thrombose du sinus, ne se produise avant cette ouverture spontanée qu'il ne faut jamais attendre.

La gravité et la fréquence de cette complication dépendent surtout de la nature plus ou moins infectieuse du mal et de l'état général du sujet. Les phlegmons les plus redoutables sont ceux qui résultent de l'érysipèle de la face, des septicémies puerpérales, de la pustule maligne, etc.

Ce sont également ces graves infections qui menacent particulièrement le nerf optique, soit par la propagation de l'inflam-

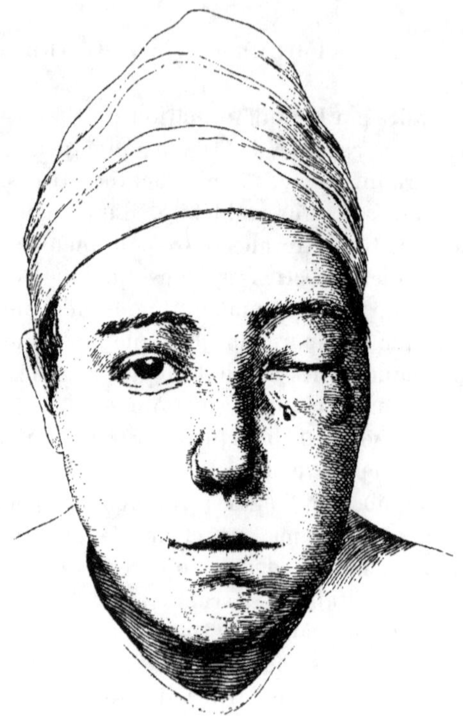

Fig. 208.

Phlegmon de l'orbite avec ouverture spontanée près du rebord orbitaire inférieur.

mation au canal optique, soit par la thrombose des vaisseaux de la rétine.

Avant tout, il faut songer à donner au pus un libre cours au dehors et dès la première heure, avant même qu'aucune collection purulente ne soit évidente, plonger le bistouri le long des parois supérieures et externes de l'orbite, drainer et laver antiseptiquement.

Un traitement antiphlogistique très énergique, compresses, glace, frictions mercurielles sera en outre institué.

§ 3. — TÉNONITE

La ténonite est l'inflammation de la bourse située entre la capsule de Tenon et le globe, dans le but d'en faciliter les mouvements.

On peut rapprocher cette affection des inflammations articulaires et, dans son étiologie, le rhumatisme tient la première place. La blennorrhagie en est quelquefois la cause (PUECH); elle peut aussi tenir à l'influenza, dépendre d'un traumatisme accidentel ou chirurgical (ténotomie).

D'après PANAS, qui a appelé particulièrement l'attention sur cette affection déjà décrite par FERRAL, MACKENSIE et quelques autres, elle présente trois signes principaux : douleur circumorbitaires lancinantes et gravatives, dyskinésie du globe, avec intégrité de toutes les parties constituantes, chémosis sans sécrétion anormale. Il faut noter en outre un peu d'exophtalmie, de la diplopie due à l'immobilité forcée du globe et souvent une hyperhémie passive de la rétine.

Le traitement local doit consister dans l'application d'affusions chaudes, qui ont l'avantage de modérer la douleur, de sangsues à la tempe ; mais il faut surtout insister sur le traitement général lorsque l'affection relève du rhumatisme, ainsi qu'il arrive dans la majorité des cas. Le salicylate de soude est le médicament de choix ; on peut y ajouter la quinine, l'antipyrine, et les émissions sanguines locales.

§ 4. — THROMBO-PHLÉBITE ORBITAIRE

La thrombo-phlébite orbitaire résulte de la propagation à la veine ophtalmique de produits infectieux venus des orifices buccal, nasal ou palpébral, du corps du maxillaire, du carrefour veineux de la fosse zygomatique.

1° Étiologie. — La thrombose peut dépendre d'un mauvais état constitutionnel, alcoolisme, diabète, albuminurie, puerpéralité, tuberculose ; elle est alors marastique ; la thrombose de l'ophtalmique revêt le plus souvent la forme inflammatoire, et dépend d'un foyer infectant dont la source est orbitaire ou voisine de l'orbite. Il convient de rappeler surtout les ostéo-périostites alvéolaires infectieuses, les foyers septiques facio-cavitaires, l'érysipèle de la face propagé à l'orbite ; les lésions gangréneuses de l'amygdale et du pharynx, etc.

Le principal rôle pathogénique revient aux microbes, streptocoques ou staphylocoques. MITWALSKY a rencontré le diplocoque de FR.ENKEL-WEICHSELBAUM et le staphylocoque doré ; d'autres auteurs ont signalé le bacille de KOCH (SABRAZÈS et MONGOUR), le bacille d'Eberth (HAUSHALTER).

2° Symptômes. — Les symptômes rappellent ceux du phlegmon avec aggravation des accidents généraux. L'œil est immobile, chassé en avant, la vision supprimée, la pupille au début rétrécie, bientôt dilatée. La veine centrale de la rétine est quelquefois atteinte par l'inflammation, qui plus souvent la laisse indemne.

Quand le sinus latéral est pris, l'exophtalmie devient immédiatement bilatérale ; le second œil peut être aussi brusquement frappé en quelques heures, la veille ou le jour même de la mort du sujet qui succombe au milieu des plus intenses troubles cérébraux.

3° Diagnostic. — Le diagnostic avec le phlegmon de l'orbite est quelquefois difficile ; on se basera surtout sur la rapidité et l'importance de l'exophtalmie et sur les signes encéphaliques pour reconnaître la phlébite, mais c'est la seule affection qui puisse faire hésiter le clinicien.

4° Pronostic, traitement. — Le pronostic étant absolument fatal, il en résulte que le traitement ne peut être que préventif ; l'anthrax de la face, le phlegmon orbitaire, la panophtalmie, les suppurations du nez et des sinus, les ostéites des maxillaires devront être traités hâtivement et avec une rigoureuse antisepsie.

§ 5. — TUMEURS DE L'ORBITE

Les tumeurs de l'orbite peuvent prendre naissance dans les parois de l'orbite et dans les organes que contient cette cavité ; elles peuvent aussi n'être que la propagation d'une tumeur née dans l'une des cavités voisines.

Leur évolution est évidemment très variable selon la nature, et le siège du néoplasme, mais au point de vue des symptômes qu'elles provoquent, il en est un majeur, l'exophtalmie, qui mérite une considération particulière. Le diagnostic du siège de la tumeur est en général éclairé par la nature de la protrusion ; quand l'œil est dirigé directement en avant, c'est que le néoplasme intéresse le sommet de la loge orbitaire, le nerf optique ou ses parties les plus voisines ; il est dévié latéralement si la tumeur siège dans les parois ou près d'elles. On peut quelquefois sentir la tumeur derrière le globe de l'œil exophtalmie en introduisant le doigt profondément ; d'ailleurs, l'étude de la moitié des muscles extrinsèques, de l'acuité visuelle et l'examen du fond de l'œil viennent très utilement aider le diagnostic.

Il est possible, dans la marche de toute tumeur, de reconnaitre trois périodes : 1° le néoplasme peu volumineux n'exerce sur le globe oculaire aucune action ; cette période est de courte durée, car l'exophtalmie se produit avec une grande facilité ; 2° quand la production morbide atteint un certain volume, le globe de l'œil, dévié ou chassé en avant, lui cède la place ; 3° plus tard la tumeur fait saillie à l'extérieur.

A l'aide des signes fournis par l'exophtalmie, la gène des mouvements de l'œil, la vascularisation anormale des paupières, les douleurs spontanées ou provoquées, les troubles visuels, on pourra souvent, mais non toujours : 1° reconnaitre la tumeur ; 2° en déterminer la nature, le siège, l'origine et les rapports.

Les caractères particuliers que nous allons indiquer pour

33.

chaque néoplasme, devront toujours être présents à l'esprit de l'observateur.

Nous décrirons successivement les tumeurs vasculaires, les kystes et les tumeurs solides.

A) Tumeurs vasculaires

Ce sont les angiomes, les varices et l'exophtalmos pulsatile.

1° Angiomes. — Les angiomes, assez fréquents, remontent d'habitude, sinon toujours, à la naissance et sont alors consécutifs au développement vicieux des fentes branchiales; le traumatisme péri-orbitaire tient aussi une certaine place dans l'étiologie.

Leur structure est celle du tissu caverneux; ils sont en général encapsulés comme un kyste et appartiennent au groupe des angiomes circonscrits; ils contiennent des foyers hémorragiques, des phlébolithes et de la graisse. Lorsqu'ils ont été quelque temps enflammés, il se développe à leur intérieur un tissu conjonctif nouveau qui les transforme en fibromes lacunaires.

Le siège de prédilection est l'entonnoir musculaire du globe; dans un fait personnel l'angiome siégeait cependant au-dessous du globe de l'œil, au niveau du muscle petit oblique, qui fut disséqué sur une large étendue pendant l'ablation, d'ailleurs facile, de la tumeur vasculaire.

Les signes cliniques de l'angiome de l'orbite dépendent évidemment de son siège et de son volume, il y a de l'exophtalmie directe ou latérale, plus souvent directe, car l'affection a pour siège d'élection l'espace circonscrit par les muscles. Les caractères essentiels sont la compressibilité, les variations de volume dépendant des attitudes de la tête, des cris et des efforts, l'indolence, l'absence de battements et de souffle.

A côté de l'angiome caverneux, il convient de placer l'angiome simple, qui n'est, le plus souvent, que le prolongement orbitaire d'un nævus palpébral.

Le traitement de choix est l'électrolyse; quand il sera insuf-

fisant, il faudra recourir à l'opération sanglante ; un de nos
malades, chez lequel l'électrolyse avait échoué et qui était
porteur d'un gros angiome, en a été débarrassé avec succès par
l'intervention chirurgicale.

2° Varices. — Il n'en existe qu'une vingtaine d'observations.
Cette affection se présente sous la forme de saillies veineuses
au niveau du confluent des veines ophtalmique et angulaire,
dans l'angle supéro-interne de l'orbite. Son volume est très
variable selon que le sujet penche la tête en avant ou reste
dans la position verticale. Il n'y a ni battements, ni thrill, ni
souffle.

Dans certains cas il n'y a, à proprement parler, aucune
saillie veineuse ; le tissu graisseux de l'orbite se résorbe autour des veines dilatées et, au lieu d'une exophtalmie, il en
résulte une enophtalmie, signalée dans les observations de
VIEUSSE, GESNER et PANAS.

On se trouve quelquefois en présence d'une exophtalmie et
d'une enophtalmie alternantes et intermittentes. Cette particularité clinique s'explique par la réplétion et la vacuité alterna-
tive des varices orbitaires ; sous l'influence d'un effort, ou simplement en penchant la tête en avant, le malade distend le paquet
variqueux rétro-oculaire et le globe fait saillie. Il lui suffit
de lever la tête et de faire une large inspiration pour faire
rentrer l'œil à volonté dans l'orbite, et comme le tissu graisseux est souvent atrophié autour des veines malades, le globe
s'enfonce plus profondément que d'habitude. De là l'énophtalmie. Ce phénomène de l'énophtalmie et de l'exophtalmie
alternantes n'est donc que l'un des symptômes du varicocèle de
l'orbite.

Les angiomes et les varices sont des tumeurs vasculaires non
pulsatiles ; il est d'autres tumeurs, du même ordre, qui ont pour
caractère essentiel la pulsatilité, un bruit de souffle à l'auscultation, des bruits intracraniens perçus par le malade ; si l'on
y ajoute l'apparition d'une tumeur vasculaire à l'angle interne
de l'orbite, l'ectasie souvent très accusée des vaisseaux de la
paupière, la paralysie des muscles oculaires (diplopie), l'affai-

blissement ou la disparition de l'acuité visuelle, on aura le complexus symptomatique décrit sous le nom d'exophtalmos pulsatile.

3° Exophtalmos pulsatile. — L'exophtalmos pulsatile apparaît dans des conditions très différentes, mais il est toujours bien caractérisé par des signes spéciaux et par sa gravité.

a. *Étiologie.* — Il peut être traumatique ou spontané ; dans le premier cas, il résulte de fracture de la base du crâne, de plaie pénétrante de l'orbite, dans le second, il tient à des altérations spontanées de la carotide ou à des néoplasies particulièrement vasculaires.

b. *Symptômes.* — L'exophtalmie est en général unilatérale ; l'œil se porte en bas et en dehors ; par la pression, le globe peut être lentement refoulé dans l'orbite.

Les pulsations sont isochrones au pouls et s'accompagnent de *thrill* ; le bruit de souffle continu, avec redoublement, est surtout sensible au-dessus de l'œil, en haut et en dedans ; il peut prendre les caractères d'un *piaulement.* Le malade est très tourmenté par tous ces bruits, véritable bourdonnement continu.

Les milieux de l'œil restent longtemps transparents et permettent de constater dans la rétine un développement exagéré des veines et un rétrécissement filiforme des artères. Plus tard la cornée peut s'exfolier et s'opacifier.

c. *Marche.* — La marche de l'exophtalmos pulsatile est presque fatalement progressive ; car le désordre vasculaire est essentiellement de ceux qui peuvent disparaître bien difficilement d'eux-mêmes. Il s'agit d'une rupture soit spontanée, soit traumatique de la carotide dans le sinus caverneux. NÉLATON a rapporté à ce sujet une observation célèbre dans laquelle l'agent contondant avait été l'extrémité d'un parapluie.

d. *Diagnostic.* — Le diagnostic est en général assez facile à cause des signes très nets qui caractérisent cette affection : thrill, bruit de souffle avec redoublement ; ces signes permettent d'affirmer la communication de la carotide interne avec le sinus caverneux ; quand l'exophtalmie est pulsatile sans thrill, ni redoublement, il faut songer à l'anévrisme spontané de la portion intracranienne de l'ophtalmique. aux sarcomes vasculaires de l'orbite, à la dilatation variqueuse de la veine ophtalmique qui peut aussi s'accompagner, mais très rarement, de pulsations. Dans ce dernier cas, la tumeur pulsatile siège exclusivement à l'angle interne.

c. Traitement. — LEFORT, qui a particulièrement étudié cette affection, considère la ligature de la carotide primitive comme le seul traitement efficace ; elle arrête en effet presque immédiatement les pulsations et les bruits intracraniens et lorsqu'ils reparaissent, ce qui est fréquent, ils sont affaiblis et souvent cessent d'eux-mêmes au bout de quelques mois.

Les injections coagulantes sont dangereuses, à cause des embolies qu'elles peuvent provoquer : l'électrolyse ne nous paraît pas non plus, à priori, exempte de cette complication, et bien qu'elle soit généralement conseillée (DELENS) nous n'y aurions pas volontiers recours. Il n'en est pas de même de la compression directe, qui ne peut avoir que l'inconvénient d'être inefficace et qui a donné un beau résultat à PICQUÉ et DESPAGNET.

A côté de l'exophtalmie pulsatile, et après elle, il convient de ranger, avec LEFORT, le cancer vasculaire de l'orbite, l'anévrisme cirsoïde et les angiomes pulsatiles.

B) KYSTES DE L'ORBITE

1º Kystes séreux. — Les kystes séreux ont pour siège presque exclusif l'angle inféro-interne de l'orbite, et font plus ou moins saillie sous la paupière inférieure.

La tumeur est lisse, fluctuante ; elle se laisse refouler, mais sans se réduire de volume comme l'angiome orbitaire ; elle se combine souvent avec la microphtalmie ou la cryptophtalmie ; son volume est habituellement celui d'une noix, exceptionnellement elle remplit l'orbite.

Ces kystes séreux ont une origine muco-lacrymale par inclusion fœtale (TALKO). L'indépendance du kyste avec le canal lacrymo-nasal est très simple à comprendre. Les choses ne se passent pas autrement pour les kystes dermoïdes émanés du feuillet externe et ne conservant plus aucune relation avec la peau.

Le kyste séreux peut aussi provenir d'une altération kystique de l'œil; DE LAPERSONNE en a rapporté une intéressante observation.

2° Kystes à entozoaires. — On trouve dans l'orbite le cysticerque et l'échinocoque.

Le *cysticerque*, relativement commun dans l'œil, est très rare dans l'orbite. Il n'en existe que quelques exemples auxquels BADAL est venu récemment ajouter un cas personnel. Le cysticerque celluleux enflamme les paupières et peut se terminer par suppuration.

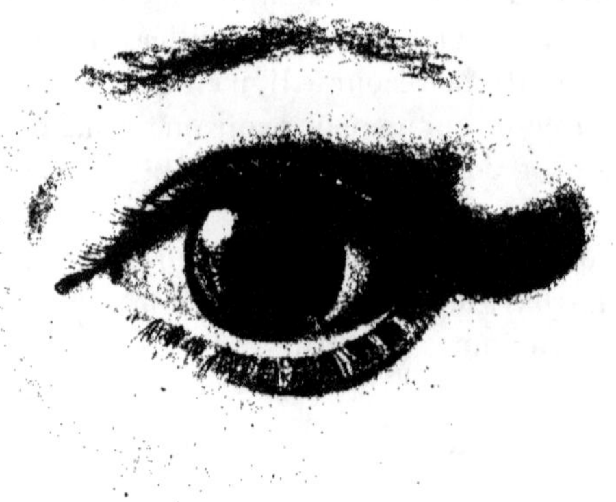

Fig. 209.

Kyste dermoïde de la queue du sourcil.

Le *kyste hydatique* est beaucoup plus commun. Il en existe cinquante observations environ. Il se présente avec les caractères ordinaires de ces collections liquides. Leur volume devient parfois considérable ; le tissu cellulo-graisseux de l'orbite peut être complètement envahi et plus tard les cavités voisines. Après l'exophtalmie peut venir la cécité.

Il faudra toujours commencer le traitement par l'injection de liqueur de Van Swieten qui a été conseillée par MESNARD (de Bordeaux) dans le traitement des kystes hydatiques du foie. On extirpera la poche en cas d'insuccès.

3° Kystes dermoïdes. — Ils siègent surtout sur la demi-circonférence interne de l'orbite ; leur volume est celui d'une noisette, quelquefois celui d'un petit œuf. Ils résultent d'un défaut de développement des fentes branchiales, et la structure de la poche, ainsi que la nature du contenu, sont celles des kystes dermoïdes en général.

C) TUMEURS SOLIDES

Les tumeurs solides sont quelquefois des exostoses, plus souvent des néoplasmes malins, sarcomes ou carcinomes.

1° Exostoses et ostéomes. — Les exostoses sont assez souvent la conséquence de périostites et d'ostéites. Elles appartiennent d'habitude à la variété éburnée. Les ostéomes naissent très souvent dans les cavités voisines, notamment dans le sinus frontal, et dans les cellules ethmoïdales. Elles ont une marche excessivement lente, restent dures et indolores pendant des années ; elles refoulent le globe, compriment les vaisseaux et les nerfs, etc., etc., et se propagent dans les cavités voisines. Elles sont souvent, mais non toujours pédiculisées.

2° Sarcomes. — Le lipome et le fibrome sont assez rares pour ne mériter qu'une simple mention. Il n'en est pas de même du sarcome, qui est relativement fréquent.

Il existe deux variétés, le leuco-sarcome et le mélano-sarcome, et cette dernière variété mérite elle-même d'être divisée en deux groupes : le mélano-sarcome primitif et le mélano-sarcome consécutif, propagé de l'intérieur de l'œil.

Le leuco-sarcome orbitaire n'est pas très rare chez les enfants et il revêt en pareil cas une gravité particulière. La figure 211, représente un sarcome malin, rapidement mortel, développé chez un enfant de cinq ans.

Au point de vue de la structure et du pronostic, il y a une

différence assez marquée entre le mélano-sarcome primitif et
l'autre. Dans un mémoire sur ce sujet, nous avons montré,
avec des preuves cliniques à l'appui, que le premier était moins

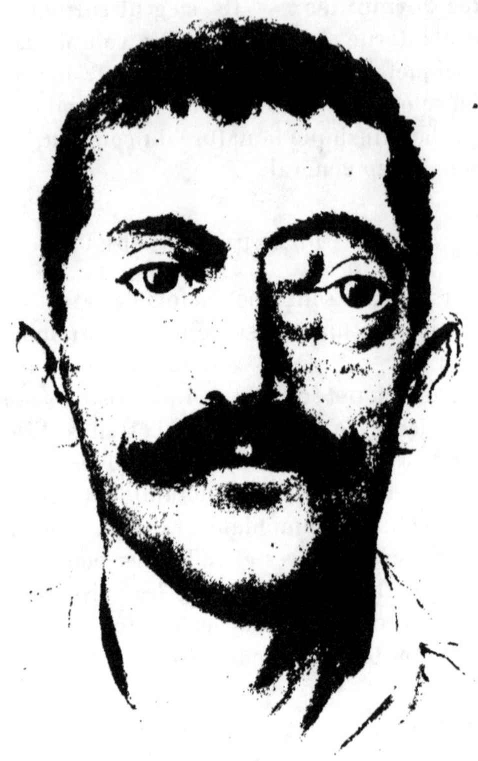

Fig. 210.
Ostéome de l'orbite primitivement développé dans les cellules
ethmoïdales.

grave que le second. La mélanine, dans le sarcome mélanique
primitif, dériverait du sang, serait un produit hématique ;
tandis que, lorsque la tumeur naît dans l'œil, elle est infectée
par la vraie mélanine dérivée du pigment choroïdien.

Le mélano-sarcome, quelle que soit sa forme, est d'ailleurs
très grave et justiciable d'une intervention rapide aussi com-

plète que possible. Quoi qu'on en ait dit (KNAPP), on peut espérer

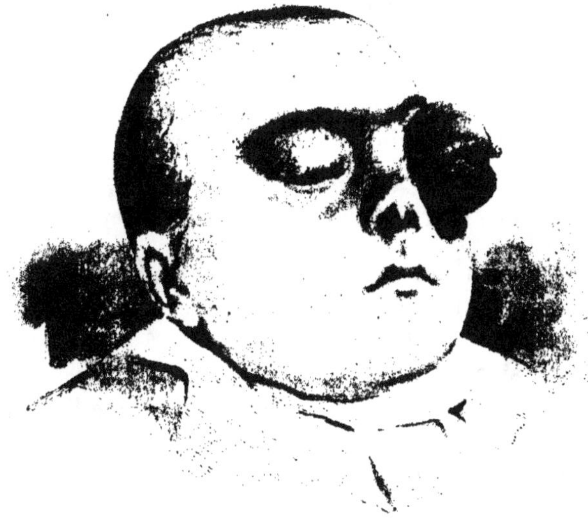

Fig. 211.

une survie de plusieurs années ; elle a été de quatre ans pour
l'un de nos opérés.

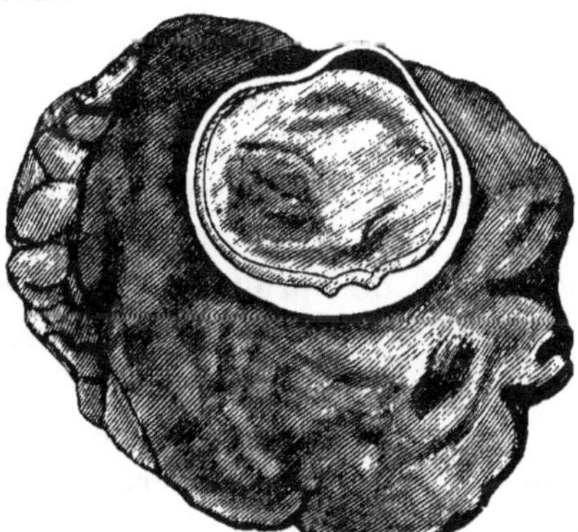

Fig. 212.

Tumeur de l'orbite (carcinome) entourant complétement le globe
de l'œil sans le détruire.

3° Carcinomes. — Signalons enfin le carcinome, qui débute

toujours par les paupières, la conjonctive et les glandes
lacrymales ; il infecte rapidement les ganglions pré-auriculaires
et sous-maxillaires. Il peut remplir l'orbite en entourant le
globe de l'œil sans le pénétrer, ainsi que nous en avons observé
un exemple. L'œil, bien protégé par la sclérotique intacte,
était comme figé au milieu d'une énorme masse carcinomateuse.

§ 6. — AFFECTIONS TRAUMATIQUES DE L'ORBITE

Les contusions, les fractures et les hématomes de l'orbite en
constituent les affections traumatiques les plus importantes.

1º Contusions. — Le rebord de l'orbite joue à l'égard de
l'œil un rôle protecteur très efficace, et ce rôle l'expose d'une
façon particulière aux contusions.

Ces contusions sont remarquables en ce qu'elles se présentent souvent sous la forme d'une section nette, faite de dedans
en dehors par l'arête osseuse, notamment au niveau de l'apophyse externe du frontal. A ce niveau le périoste est souvent
décollé sur une grande étendue, et, sous le décollement, peuvent
stagner et se putréfier des liquides capables de donner lieu à
des accidents septiques graves, notamment à l'érysipèle.

Des lavages antiseptiques soigneux seront toujours nécessaires et des débridements appropriés très souvent utiles.

Il n'est pas rare que les contusions ou les plaies contuses de
l'orbite intéressent les filets sensitifs du trijumeau, qui sortent
à ce niveau de la base de l'orbite, et ces désordres peuvent
entraîner des phénomènes nerveux importants, névralgies ou
anesthésie correspondantes.

On a quelquefois observé des amblyopies durables de l'œil,
sans lésions, et même l'atrophie du nerf optique ; dans le premier cas, il s'agit le plus souvent de phénomènes d'hystéro-
traumatisme ; dans le second, d'hémorragies localisées dans la
gaine du nerf et consécutives à l'accident.

2º Fractures de l'orbite. — Elles sont directes ou indirectes.

Les premières intéressent surtout le rebord orbitaire ; les secondes sont le résultat de la propagation des fêlures de la base du crâne ou du maxillaire supérieur, de l'os malaire et de l'apophyse montante.

Les fractures directes ouvrent souvent le sinus frontal ou maxillaire, la gouttière de l'unguis, en déchirant la muqueuse du sac ; il en résulte un emphysème caractéristique des paupières et de l'orbite. Quand la fêlure atteint le canal sous-orbitaire, le nerf du même nom peut être sectionné. Il se produit une anesthésie correspondante.

Très souvent, en même temps que l'orbite est fracturé, les parties molles sont très souvent endommagées par l'agent contondant.

C'est la pointe d'une épée qui enlève un fragment du rebord orbitaire inférieur et pénètre dans l'orbite, un grain de plomb, une balle, un éclat d'obus. Non seulement, tous les organes contenus dans la cavité orbitaire sont souvent intéressés, mais encore l'orbite peut être dépassé et l'agent vulnérant atteindre le sinus caverneux et le cerveau.

Quand les corps étrangers viennent se loger dans l'orbite et qu'ils n'y apportent pas d'éléments septiques, ils s'enkystent facilement et sont admirablement tolérés. Les chirurgiens voient souvent des malades qui, dans des tentatives de suicide, en appliquant un revolver de petit calibre sur la tempe, se sont logés. dans l'orbite, une balle n'entraînant aucun autre désordre qu'une exophtalmie parfois légère.

Les symptômes des fractures de l'orbite avec corps étrangers sont évidemment très variables. Au début, ce sont l'exophtalmie, provoquée par l'emphysème et l'hématome orbitaire. l'écoulement de sang, etc., etc. ; plus tard, selon la nature et la propriété du corps étranger. apparaissent du gonflement œdémateux, de la suppuration, quelquefois un phlegmon érysipélateux.

Quand le chirurgien n'intervient pas à temps, on peut voir survenir des méningites, des abcès du cerveau, etc., rapidement mortels ; d'ailleurs, la lésion est quelquefois fatale dès le début par la blessure des gros vaisseaux de la base du crâne.

Les fractures indirectes de l'orbite sont, dans la grande majorité des cas, liées à celles de la base du crâne. Le canal optique est souvent intéressé, et il s'ensuit une déchirure de la gaine du nerf optique, qui provoque un épanchement sanguin intravaginal, cause inévitable d'une cécité brusque, unilatérale, habituellement définitive.

En même temps, le nerf optique, les nerfs moteurs du globe sont lésés, ainsi que la branche ophtalmique de WILLIS, le maxillaire supérieur et quelquefois le facial et l'acoustique.

3° Hématomes de l'orbite. — Les hématomes traumatiques résultent des accidents dont nous venons de parler : les spontanés sont très rares ; ils sont dus à des troubles vaso-moteurs analogues à ceux qui produisent l'épistaxis. On a vu survenir l'hématome spontané après l'arrêt des règles ; une autre fois, chez un brightique, par rupture vasculaire ; une autre fois, pendant un accès de coqueluche.

Il vaut mieux n'ouvrir la poche qu'en cas d'absolue nécessité, lorsqu'elle menace de s'ouvrir spontanément ou que, par son volume, elle compromet la nutrition de l'œil. Les plus grandes précautions antiseptiques sont alors nécessaires. Quand la poche est petite ou de moyen volume, la compression seule et un traitement médical approprié doivent suffire.

CHAPITRE XIX

CHIRURGIE OCULAIRE

La chirurgie oculaire doit être avant tout soumise aux principes et aux lois de l'antisepsie, car elle a bénéficié, autant que les autres branches de la chirurgie, de la révolution si bienfaisante dont PASTEUR et LISTER sont les auteurs immortels. Il convient donc de ne jamais se départir d'une extrême rigueur à ce sujet, toutes les fois qu'on intervient sur l'œil ou sur ses annexes.

Actuellement on s'applique à obtenir l'asepsie des plaies chirurgicales, réservant l'antisepsie aux lésions déjà infectées : l'asepsie est en effet l'idéal à atteindre toutes les fois qu'il est réalisable ; dans les opérations sur les paupières et dans l'orbite. le chirurgien peut y prétendre par des lavages appropriés, en n'utilisant que des instruments, des liquides stérilisés, et des aides aseptiques ; mais lorsqu'il s'agit d'opérations intéressant (et ce sont les plus nombreuses) le sac conjonctival, le globe oculaire et les voies lacrymales, l'asepsie est parfaitement insuffisante et nous devons recourir à l'antisepsie.

La raison en est dans la présence normale, au niveau de la conjonctive, d'une flore bactérienne très riche. Sans doute l'expérience montre qu'il ne nous est pas possible de débarrasser complètement le sac conjonctival de tous ces éléments pathogènes, mais il n'est pas douteux qu'on peut en diminuer le nombre et la nocivité par des lavages complets et appropriés.

Dans les opérations faites sur la peau des paupières et dans l'orbite, le chirurgien pourra donc se contenter de l'asepsie ; dans celles qui concernent les voies lacrymales, la conjonctive. le globe de l'œil, il devra recourir à l'antisepsie.

Quelle antisepsie? Quels sont les moyens les plus pratiques, les plus simples parmi les plus sûrs ?

Voyons ce qui concerne le chirurgien lui-même, ses aides, les instruments et le malade.

1° Antisepsie de l'opérateur et de ses aides. — C'est la même que pour les opérations en général : le nettoyage consiste dans un lavage abondant au savon, puis au sublimé à 1 p. 2000 ; le brossage des ongles ; l'usage d'un costume désinfecté, un sarrau par exemple, parfaitement propre.

2° Antisepsie des instruments. — Sans doute la meilleure antisepsie est l'étuve et il y a lieu d'y recourir pour tous les instruments ; nous disons pour tous, car à notre avis tous ceux dont nous nous servons en ophtalmologie doivent être des instruments complètement métalliques, capables, par conséquent, de supporter ce moyen de désinfection ; mais il y a d'autres moyens en clinique, plus commodes et suffisamment sûrs, que nous utilisons volontiers. L'un de ces moyens est l'immersion prolongée des instruments dans l'eau bouillante, pratique facilement utilisable en ville ou à la campagne, auprès des malades que nous opérons chez eux.

En arrivant auprès d'un de ces malades, on demande une lampe à alcool, capable de tenir en ébullition un large récipient, où, sur un lit de ouate, un aide dépose tous les instruments utiles à l'opération. Pendant la cocaïnisation, l'installation du malade, les petits préparatifs nécessaires, un quart d'heure environ, les instruments restent dans l'eau bouillante, et au moment d'intervenir on les sort pour les étaler sur une bande salolée ou phéniquée placée à la portée de l'opérateur. L'eau bouillante, mélangée au carbonate de soude ou seulement au sel marin, atteint une température de plus de 100° qui donne encore plus de sécurité ; nous n'avons pas recours à ce moyen parce que nos instruments passent souvent à l'étuve dans notre clinique et que nous utilisons l'eau bouillante surtout pour avoir une désinfection immédiatement anté-opératoire, mais nous recommandons particulièrement aux praticiens, qui n'ont pas d'étuve à leur disposition, l'usage du liquide de SchimeL-busch, carbonate de soude à 2 p. 100.

Les pièces de pansement devront être aseptiques, ainsi que les collyres. Pour les premières, il est parfaitement suffisant d'utiliser la gaze salolée, iodoformée, la ouate hydrophile, telles que le pharmacien les envoie, sans recourir à un étuvage inutile ; pour les seconds, la difficulté n'est pas de les obtenir aseptiques une première fois, mais de les maintenir dans cet état. On a recommandé d'ajouter à l'eau stérilisée de la liqueur de Van Swieten : c'est là un procédé fâcheux, car le sublimé précipite les alcaloïdes ; on peut se servir de petites ampoules scellées à la lampe et cassées au moment même de l'instillation ; mais ce moyen n'est pas pratique, car on ne peut avoir autant d'ampoules que d'instillations à faire. L'asepsie pratique des collyres est à trouver, mais ceci ne doit pas inquiéter l'opérateur en ce qui concerne l'opération elle-même, car tout collyre bien préparé dans l'eau stérilisée et bien bouché est forcément aseptique. Pour les instillations à faire plus tard nous recommandons de faire bouillir le collyre au bain-marie ; ce moyen est suffisant et nous n'avons jamais eu aucun accident à déplorer par le fait de la septicité d'un collyre quelconque.

3º Antisepsie du malade. — Le malade doit, avant de subir une opération sur le globe oculaire, avoir les conjonctives et les voies lacrymales absolument saines ; dans le cas contraire, il faut recourir à un traitement préalable : il convient de se défier particulièrement du catarrhe des voies lacrymales ; si le liquide contenu dans le sac est louche, on n'opère pas ; s'il ne s'agit que d'un simple larmoiement, on pourra passer outre, mais non sans avoir canalisé et injecté une solution faible de nitrate d'argent (1 p. 500), dans les voies lacrymales. Quand le malade sera, pour une raison sérieuse, pressé de se faire opérer, on pourra pratiquer la veille une incision du sac lacrymal et le bourrer de gaze iodoformée. Ce moyen, utilisé par Fuchs, est très recommandable et très sûr.

Dans les cas douteux on pourra encore recourir au bandeau témoin qui consiste à placer l'œil pendant vingt-quatre ou quarante-huit heures sous une bande, et à voir si l'occlusion de l'œil entraîne un catarrhe purulent, auquel cas l'opération est retardée.

Mais lorsque le malade ne présente rien d'anormal sur les muqueuses oculaires ou lacrymales, que convient-il de faire ?

Beaucoup d'auteurs recommandent, dans tous les cas, de laver la veille l'œil du sujet avec une solution antiseptique et de placer, sur cet œil, un bandeau occlusif maintenant l'asepsie pendant la nuit.

Nous ferons remarquer que ce bandeau ne peut conserver une asepsie qui n'a pas été obtenue ; il peut, au contraire, occasionner un léger catarrhe parfaitement inutile ; nous n'avons pas recours, *dans les cas simples*, à ces préparatifs ; nous nous contentons de l'antisepsie immédiate et nous avons le droit de la croire suffisante, car nous avons, avec elle, fait des centaines et des centaines d'opérations sans une seule infection.

Cette antisepsie doit d'ailleurs être complète ; elle doit porter : 1º sur la région opératoire, paupières, sourcils, etc. ; 2º sur la muqueuse conjonctivale ; 3º sur le bord libre des paupières, sur les cils.

La région palpébrale sera nettoyée au savon et dégraissée à l'éther.

Le cul-de-sac conjonctival sera lavé à l'aide de notre laveur, ou d'un instrument similaire, avec une solution de sublimé à 1 p. 6000, de fluorol à 1 p. 400, de cyanure de mercure à 1 p. 3000 ; ces moyens, que nous avons alternativement employés, sont également bons ; le lavage sera abondant, un demi-litre environ de liquide tiède doit passer dans le sac conjonctival ; il a, d'ailleurs, surtout une importance mécanique.

Les cils seront soulevés par petits groupes, avec les doigts, afin d'éprouver leur solidité ; on pressera sur le bord libre des paupières pour exprimer le suc des glandes ciliaires et meibomiennes, et avec un petit tampon, trempé dans du sublimé à 1 p. 2000, on nettoiera très exactement toute la berge de la cavité conjonctivale ; la région du sac sera l'objet d'une attention minutieuse.

Après ce nettoyage extemporané, qui doit suivre une première instillation de cocaïne, et qui ne dure pas cinq minutes, le sujet est préparé à l'opération, et tout opérateur qui voudra bien se conformer aux conseils que nous donnons ici, se rendra compte bientôt qu'une pareille antisepsie est suffisante et que les préparatifs, faits la veille ou les jours précédents, compliquent inutilement une opération qu'il convient, tout en poursuivant le meilleur résultat, de présenter au malade comme la plus simple possible.

Ce que nous disons ici s'entend surtout de l'opération de la cataracte ; on doit aussi l'appliquer à l'iridectomie, à toutes les opérations sur le globe de l'œil, au strabisme et aux opérations conjonctivales, encore que pour ces dernières les dangers de l'infection soient infiniment moins redoutables que pour les interventions intra-oculaires.

Nous terminons ici ces considérations générales en insistant sur la nécessité d'un bon éclairage qui pourra être la lumière solaire dans une salle d'opération bien disposée, ou l'éclairage électrique ; souvent on est contraint d'accepter pour salle d'opération la chambre du malade : celle-ci devra être très propre, bien éclairée, dépourvue de rideaux et de tapis ; et si la chose est possible, l'opération sera faite dans le lit même du patient qui, après son opération, restera dans une obscurité modérée au milieu du plus grand calme.

Ces considérations générales doivent être entendues, en principe, de toutes les opérations que nous avons à décrire dans ce long chapitre où nous examinerons successivement la chirurgie de la conjonctive, de la cornée, de l'iris, du cristallin, des muscles, du globe oculaire, de l'orbite, de l'appareil lacrymal et des paupières.

§ 1. — Chirurgie de la conjonctive

Les principales opérations qu'on peut être appelé à faire sur la conjonctive sont : la péritomie ; l'extirpation du ptérygion, de l'encanthis et de la pinguécula, le détachement et la suture du symblépharon. Nous y ajouterons le traitement chirurgical de l'ophtalmie granuleuse qui trouve ici sa place naturelle.

1° Péritomie. — Cette opération a pour but d'empêcher la vascularisation de la cornée par les vaisseaux ciliaires antérieurs et conjonctivaux.

L'œil est cocaïnisé à plusieurs reprises (cinq à six gouttes d'une solution à 4 p. 100), le blépharostat écarte les paupières ; une pince à dents de souris saisit un pli de la conjonctive qu'elle soulève ; avec des ciseaux mousses, on coupe simplement la conjonctive autour de la cornée, ou bien on excise une lunule de la muqueuse, étroite de 1 ou 2 millimètres, on fait ainsi la syndectomie (FURNARI).

On peut également promener en dehors du limbe scléro-cornéen la pointe rougie du thermo ou du galvano-cautère ; et encore associer la péritomie ignée à l'excision d'une bandelette conjonctivale.

2° Traitement du ptérygion. — Après anesthésie superficielle, avec une solution de cocaïne à $\frac{4}{100}$, dont on instille quelques gouttes dans le grand angle de l'œil, on place le blépharostat. On invite alors le malade à regarder bien en face pour obtenir le relâchement de la tumeur conjonctivale.

À l'aide d'une pince à dents de souris on fixe la base du ptérygion, tout près de la caroncule lacrymale ; puis, avec de petits ciseaux courbes, on divise les tissus de la tumeur jusqu'à la sclérotique, d'abord à la base, ensuite en remontant à petits coups de ciseaux pour disséquer jusqu'au limbe scléro-cornéen. À cette limite, on abandonne les ciseaux pour un couteau petit et bien aiguisé au moyen duquel on enlève plus facilement la portion kératique, le sommet du ptérygion, en rasant d'aussi près que possible la cornée.

Après excision, s'il reste sur la cornée quelques parties morbides, on racle cette membrane à l'aide de la petite curette, jusqu'à obtenir une transparence à peu près complète de la cornée.

Il est bon, après l'ablation du ptérygion, pour empêcher la

récidive, de disséquer les lèvres de la conjonctive et de les attirer par glissement au-devant de la sclérotique dénudée, où elles sont réunies par un ou deux points de suture. Pansement iodoformé. Les fils sont enlevés au bout de quatre jours.

Cette autoplastie doit être considérée comme indispensable au succès de l'opération : c'est à tort qu'on se contente parfois d'exciser le ptérygion sans recouvrir la plaie, laissée libre après son ablation. Quelques chirurgiens cautérisent la surface d'implantation du ptérygion au moyen du galvano-cautère ; on met ainsi le malade mieux à l'abri de la récidive ; mais la plaie cornéenne se recouvre alors d'un tissu cicatriciel qui constitue une opacité permanente plus accusée que lorsqu'on s'est contenté de l'excision et de l'abrasion totale.

Le procédé de DESMARRES, transplantation du ptérygion, nous paraît devoir être abandonné ; nous en dirons autant du procédé de SZOKALSKI, qui consiste à entraîner le sphacèle du néoplasme par une double ligature. Ce procédé n'est ni aussi sûr, ni aussi commode que celui de l'excision suivie d'une suture exacte.

3⁰ Traitement de l'encanthis et de la pinguécula. — Quelquefois on observe un développement exagéré de la caroncule et de la membrane semi lunaire, donnant lieu à la formation d'une petite tumeur (encanthis) disgracieuse et gênante. On procède à l'extirpation de ce néoplasme comme pour le ptérygion : après dissection de la tumeur, accrochée par la pince à griffes, on la détache du globe en excisant la conjonctive. On applique ensuite un pansement antiseptique.

Rarement on intervient chirurgicalement pour la pinguécula ; si le sujet désire être débarrassé de cette néoformation embryonnaire, il suffit de saisir la tumeur avec une pince à dents de souris, de l'exciser alors au moyen de petits ciseaux. — Pansement iodoformé.

4⁰ Traitement du symblépharon. — Lorsque l'adhérence de la conjonctive palpébrale au globe oculaire est partielle, et que le cul-de-sac conjonctival est libre, on excise la bride ; la paupière se détache. Si la plaie du bulbe est assez peu étendue, on la recouvre par glissement de la conjonctive, et on fait une petite suture avec de la soie fine.

La grande difficulté de la guérison réside dans la tendance que la plaie bulbaire et la plaie palpébrale ont à se cicatriser ensemble ; cependant, si le malade exerce de fréquentes tractions sur la paupière pendant les premiers jours après l'intervention, on peut obtenir un succès définitif, même avec une suture imparfaite.

Lorsque les adhérences sont très étendues, l'opération est plus complexe. Le chirurgien dispose de plusieurs procédés dont le résultat est, pour tous, relativement incertain. C'est ainsi qu'Himly traversait le symblépharon avec une aiguille courbe, portée le plus profondément possible dans le cul-de-sac, et armée d'un fil de plomb qu'il laissait dans la plaie après torsion de ses extrémités ; le trajet cicatrisé, il restait un symblépharon antérieur qu'il coupait aux ciseaux, ou bien en augmentant la torsion du fil.

La plupart des opérateurs font des autoplasties par glissement ou pédiculisation d'un lambeau de conjonctive. D'autres recouvrent la plaie bulbaire avec des greffes, tantôt des fragments d'une muqueuse, tantôt même de petites greffes de peau.

Le procédé usuel consiste à détacher les adhérences jusqu'au cul-de-sac, en rasant le globe oculaire ; on mobilise ensuite la conjonctive bulbaire de façon à recouvrir la surface dénudée du bulbe, et on l'y maintient par des sutures. Il va sans dire que si la perte de substance est trop grande, la conjonctive ne se laissera pas glisser et distendre suffisamment de chaque côté, ou si ce résultat est obtenu elle sera trop tiraillée et les sutures déchireront les lèvres affrontées de la muqueuse.

De là vient la facile récidive du symblépharon étendu, par les adhérences nouvelles que contractent les deux plaies superposées de l'œil et de la paupière.

Dans les cas complexes, pour éviter les récidives, on a eu recours à des procédés qui doivent évidemment varier dans leurs détails, selon les cas, et dont les principaux types sont les suivants :

α. *Procédé de Teale* (fig. 213). — Après avoir incisé le symblépharon, Teale se propose de recouvrir la perte de substance à l'aide de deux lambeaux demi-circulaires détachés autour de la cornée et suturés, comme le montre la figure 213.

b. *Procédé de Harlane.* — HARLANE dissèque un lambeau cutané sur la paupière intéressée par le symblépharon ; la base du lambeau doit être située au niveau du rebord orbitaire inférieur. — La paupière est alors sectionnée dans toute son épaisseur par une incision transversale, ouvrant le cul-de-sac dans sa partie déclive, et le lambeau est introduit par cette fente et suturé de telle façon que la peau vient doubler la face conjonctivale de la paupière, à l'endroit même où la muqueuse a disparu ; la peau se trouve ainsi en présence du globe oculaire.

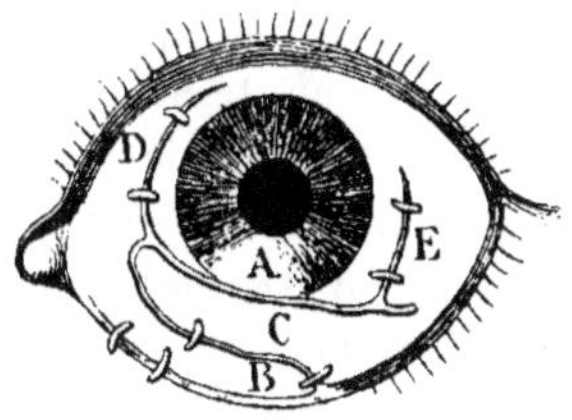

Fig. 213.

Opération de TEALE.

c. *Procédé de Samelsohn.* — Ce procédé, très original, consiste à tailler sur la paupière qui n'est pas le siège de l'affection (la paupière supérieure dans les cas de symblépharon inférieur) un lambeau quadrilatère qu'on dissèque dans toute son étendue, en laissant adhérent le côté correspondant au bord libre de la paupière.

Après avoir libéré le cul-de-sac atteint de symblépharon, on y introduit l'extrémité supérieure du lambeau quadrilatère disséqué, et on l'y attache, de telle sorte que la face cruentée du lambeau détaché est en contact avec la face cruentée de la paupière inférieure dépourvue de conjonctive. La partie cruentée du globe oculaire est en face de la peau de la paupière supérieure ainsi retournée ; les paupières sont soigneusement maintenues closes; quatre jours après, la base encore adhérente du lambeau est détachée.

Enfin l'on peut encore avoir recours, pour refaire le cul-de-sac, aux divers procédés d'autoplastie connus, conjonctive empruntée à l'œil sain, muqueuse empruntée à la face interne de la joue, ou à un autre sujet, ou encore à un animal vivant. On peut enfin, avec succès, transplanter un lambeau cutané pris et complètement détaché sur le même sujet. Les résultats ainsi obtenus sont souvent brillants au début ; plus tard ils deviennent moins bons, le tissu transplanté ayant toujours **une** grande tendance à s'atrophier.

5° Traitement chirurgical de l'ophtalmie granuleuse. — Le traitement chirurgical de l'ophtalmie granuleuse est loin d'être nouveau. HIPPOCRATE faisait le raclage avec un écheveau de laine brute jusqu'à la dénudation du tarse et cautérisait la surface saignante au fer rouge ; les maîtres de l'école d'Alexandrie pratiquaient la même opération au moyen d'une feuille de figuier, ou avec une lime et un scalpel. PAUL D'ÉGINE se servait d'un instrument spécial appelé *blépharoxystron* ; RHAZÈS recommanda l'usage d'une curette tranchante ; c'est donc à tort que WOOLHOUSE s'attribua la découverte du raclage.

De nos jours le traitement chirurgical des granulations a été remis en honneur par SATTLER (de Prague), et par ABADIE et DARIER.

L'opération que ces ophtalmologistes ont préconisée consiste en trois temps : 1° brossage doux et léger, intéressant la conjonctive bulbaire et le pannus, s'il y en a ; débridement de l'angle externe si le blépharospasme est très accusé, excision de la caroncule, si elle est très infiltrée ; 2° brossage préparatoire de la conjonctive palpébrale en commençant par la paupière inférieure ; scarification de toute la surface granuleuse des deux paupières, ablation à la curette de tout le tissu pulpeux ainsi mis à découvert ; 3° brossage final : on l'exécute avec la même brosse à crins durs et courts, mais en y mettant plus de force sans cependant déchirer les points de la conjonctive qui séparent les scarifications ; nettoyage, au sublimé faible, de toute la partie cruentée. Les jours suivants, lavage antiseptique de toute la surface palpébrale, afin de panser la plaie et d'empêcher les symblépharons.

Le traitement chirurgical des granulations est un excellent moyen que nous ne saurions, en principe, trop recommander, mais il ne convient pas à tous les cas d'ophtalmie granuleuse.

Les cas aigus et ceux dans lesquels la sclérose conjonctivale est très avancée, doivent être traités autrement ; la méthode sanglante est surtout recommandable dans les cas chroniques, quand les granulations sont très accusées, molles, et que le tissu pulpeux, composé des follicules clos hypertrophiés et infiltrés, est très abondant.

Nous nous conformons aux règles générales ci-dessus mentionnées, avec cette différence que nous avons cru devoir substituer au scarificateur ordinaire un instrument qui n'est autre qu'une petite curette de Wolkmann à bords tranchants : cette curette, en raclant la surface de la conjonctive, enlève l'extrémité saillante de toutes les granulations. Lorsque la conjonctive est ainsi nivelée, nous utilisons le dos, la surface convexe de la curette qui, à cet effet, est pourvue de dents, un peu comme une lime, un peu comme une herse ; ces dents ont 1 millimètre d'épaisseur. Avec elle, la muqueuse est partout également attaquée, jusqu'où il est nécessaire d'aller et pas au delà. Enfin, la forme convexe et le petit volume de cette lime permettent de la promener sur le fond arrondi des culs-de-sac, du côté de la caroncule, sous le petit et le grand angle de l'œil, ce qui dispense de sectionner l'angle externe pour atteindre la conjonctive dans ses parties les plus cachées.

On instille avant l'opération, à plusieurs reprises, 20 à 30 gouttes d'un collyre au chlorhydrate de cocaïne à $\frac{1}{10}$: nettoyage de tout le sac conjonctival avec du sublimé faible. Les paupières supérieures et inférieures, successivement retournées, on saisit tour à tour les culs-de-sac au moyen de la pince de Galezowski, très commode pour cet usage.

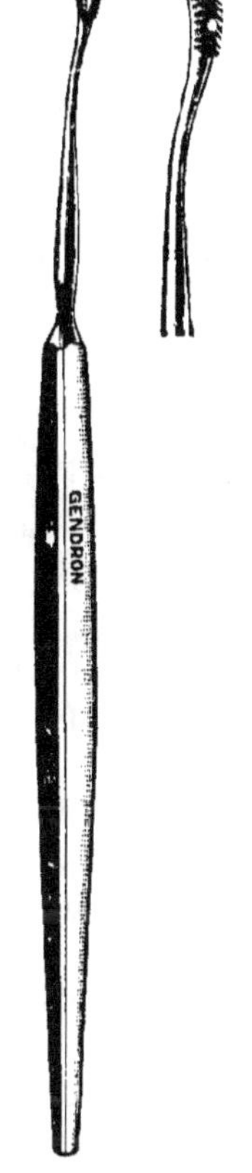

Fig. 214.
Herse-curette
de Lagrange.

Raclage, après un lavage préparatoire, de toute la conjonctive granuleuse avec la herse-curette ; et, aussitôt après, brossage de toutes les parties saignantes avec une brosse à dents imbibée d'une solution forte de sublimé $\frac{2}{1000}$.

On évite soigneusement de toucher à la cornée, en amenant successivement chaque paupière au-devant d'elle ; nous croyons inutile, et même dangereux, de brosser le pannus.

On applique, après l'opération, des compresses chaudes au sublimé sur les yeux, toute la journée, et on introduit quotidiennement sous les paupières, après lavage complet des culs-de-sac, de la pommade iodoformée.

KNAPP préfère au brossage l'*expression* des granulations, à l'aide de son forceps, pince dont les mors sont remplacés par deux rouleaux qui compriment énergiquement la conjonctive granuleuse, écrasent et entraînent les granulations.

§ 2. — CHIRURGIE DE LA CORNÉE

La chirurgie de la cornée, outre la kératotomie qui précède l'iridectomie et l'extraction du cristallin, comprend quelques opérations spéciales qui sont : 1° l'extirpation des corps étrangers ; 2° la paracentèse ; 3° l'opération de SOEMISCH ; 4° le tatouage de la cornée ; 5° l'amputation de la cornée ; 6° la trépanation et la transplantation de la cornée.

1° Extirpation des corps étrangers de la cornée. — On commence par instiller, dans l'œil du patient, quelques gouttes d'une solution de cocaïne à $\frac{1}{20}$. On place le malade dans l'angle d'une fenêtre et on l'engage à regarder dans la direction la plus favorable pour que l'incidence des rayons lumineux permette de voir aussi nettement que possible le corps étranger ; on est parfois obligé de s'aider de la loupe.

Si le corps étranger est superficiel, on peut facilement l'enlever à l'aide d'une aiguille spéciale, aplatie à son extrémité, ou bien d'une petite curette à bords mousses ; une aiguille à cataracte ou une aiguille ordinaire peuvent suffire également pour l'extraction.

Mais si le corps étranger a pénétré dans les lames profondes de la cornée, l'ablation en est beaucoup plus délicate ; dans ce cas, il faut tenter l'extraction avec la plus grande prudence en divisant les lamelles cornéennes situées au-devant de lui, mais éviter les mouvements brusques de l'instrument de peur de perforer la cornée et de blesser l'iris ou le cristallin.

Si les tentatives que l'on fait pour retirer le corps étranger le repoussent vers la chambre antérieure, ou si déjà, avant tout essai d'extraction, il a pénétré jusqu'à elle, on utilisera le procédé de DESMARRES : — on fait une ponction de la cornée à l'aide d'une aiguille à paracentèse, on introduit l'aiguille dans la chambre antérieure, et on repousse le corps étranger en avant, en pressant sur lui par derrière avec la face antérieure de l'aiguille ; en même temps on l'extrait, soit avec l'aiguille à corps étrangers, soit avec de fines pinces.

Dans les cas de perforation de la cornée après des tentatives malheureuses d'extraction, qu'elles aient abouti ou non, on instillera de l'atropine, si la perforation est centrale ; de l'ésérine, quand elle est marginale. Si on a dû pratiquer préalablement une paracentèse, on aura recours à des instillations d'ésérine.

Dans les cas plus rares où le corps étranger est tombé dans la chambre antérieure, soit de par le traumatisme, soit après les manœuvres d'extraction, on fait une *paracentèse*, et on enlève le corps étranger avec des pinces passées dans la chambre antérieure, à travers l'incision.

S'il s'agit d'un fragment de fer, on doit enlever par un grattage la zone cornéenne rouillée qui l'entoure ; il restera une opacité aussi grande, il est vrai, mais moins foncée et susceptible de s'atténuer ou de disparaître par un traitement approprié.

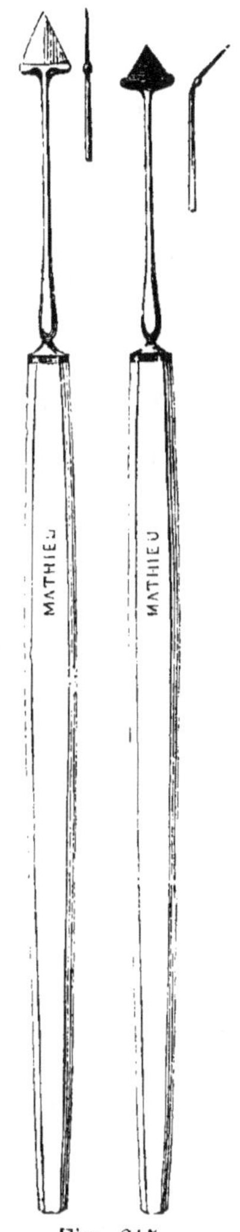

Fig. 215.
Aiguilles à paracentèse, droite et courbe.

Rien n'est plus à conseiller, pour empêcher toute infection de la cornée blessée, qu'un bandage occlusif, sans compression, au-dessus d'un pansement antiseptique.

2° Paracentèse. — On instille de la cocaïne dans l'œil du patient à plusieurs reprises. Les paupières sont écartées à l'aide du blépharostat.

L'œil est immobilisé par une pince à fixer, qui saisit un pli de conjonctive sur le bord de la cornée opposé au point choisi pour l'incision. Pour cette kératotomie on emploie ou bien la pique triangulaire, ou le couteau à paracentèse qui présente un cran d'arrêt, empêchant de l'introduire trop profondément dans la chambre antérieure. Il est aussi simple de se servir du couteau de DE GRÆFE, le couteau à cataracte ordinaire; à cet effet on ponctionne la cornée au niveau du limbe; la lame passe devant l'iris parallèlement à lui, et ressort par contre-ponction de la cornée. Très lentement, on sectionne le segment cornéen compris entre les deux ponctions, pour permettre à l'humeur aqueuse de s'échapper doucement; sans quoi l'iris et le cristallin seraient refoulés en avant par un excès de pression développé brusquement en arrière.

Si la ponction de la cornée vise à débarrasser la chambre antérieure d'un hypopyon, l'incision doit être plus ou moins grande, suivant la masse du caillot purulent; l'humeur aqueuse, en s'écoulant, entraîne l'hypopyon, s'il n'est pas trop concret; dans le cas contraire, on l'attire au dehors à l'aide de pinces ou d'une érigne très fine; on facilitera l'extraction en faisant bâiller les lèvres de la plaie par une pression exercée sur le limbe, au niveau de l'incision.

On lave l'œil, on instille de l'ésérine pour prévenir la hernie de l'iris, on saupoudre d'iodoforme; pansement occlusif, qui peut être enlevé après quatre à cinq jours.

3° Opération de Sœmisch. — Dans les formes les plus graves d'ulcères ou d'abcès de la cornée, on fait, à l'aide du couteau à cataracte, une incision libératrice qui permet d'évacuer le pus infiltré dans les lames de la cornée, en même temps que

l'hypopyon et les masses fibrineuses de la chambre antérieure.
L'œil étant fortement cocaïnisé, on place le blépharostat; le

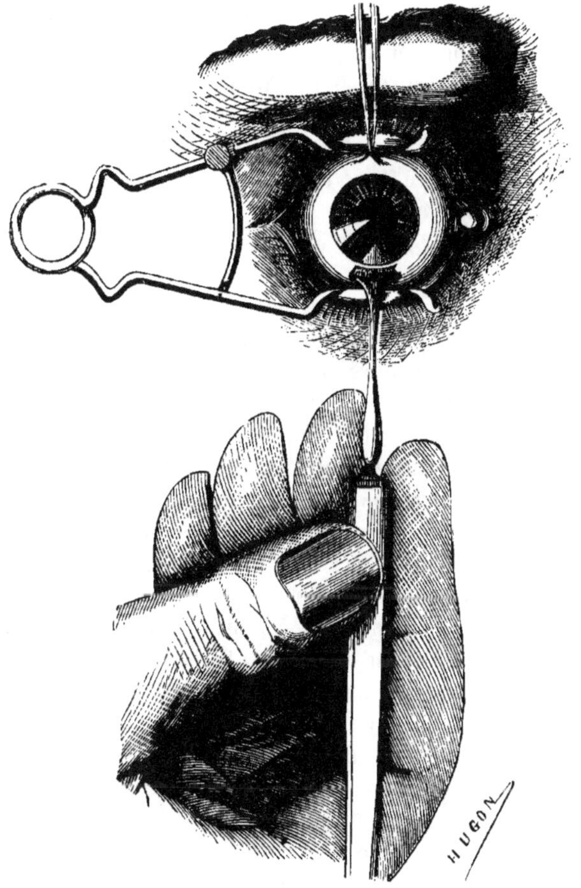

Fig 216.
Opération de la paracentèse.

globe est fixé par une pince, on fait la ponction de la cornée
en introduisant le couteau de DE GRÆFE un peu en dehors de la
zone d'infiltration de l'ulcère; le couteau est poussé dans la

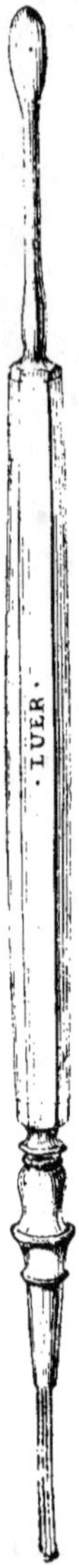

chambre antérieure, le plat de la lame parallèle au plan de l'iris pour éviter de blesser ce dernier. Puis, lorsque la pointe dépasse la zone d'infiltration de l'autre côté de l'ulcère, on fait une contre-ponction, le tranchant du couteau est tourné perpendiculairement à la cornée et par transfixion on divise l'ulcère en son milieu.

Il ne reste plus qu'à enlever le pus concret infiltré dans les lamelles cornéennes, ce que l'on fait avec une pince ou une érigne fine.

On instille ensuite dans l'œil de l'atropine ou de l'ésérine, suivant que l'ulcère siège au centre de la cornée ou près du limbe. Pansement antiseptique et bandeau protecteur.

Les jours suivants, il faut souvent rouvrir la plaie, avec un stylet mousse, pour évacuer le contenu de la chambre antérieure. Telle est l'opération de Sœmisch; elle mérite sa réputation; on peut cependant la remplacer par la paracentèse de la chambre antérieure faite en un point déclive, le curettage de l'ulcère ou de l'abcès cornéen suivi d'un saupoudrage à l'iodoforme et d'un bandeau occlusif. Ce dernier moyen est aussi bon que la cautérisation au galvano cautère (GAYET), pour tous les cas où il ne s'agit pas d'un ulcère serpigineux à pneumocoques. Pour cet ulcère le fer rouge est le moyen de choix.

4° **Tatouage de la cornée**. — Des corps étrangers très fins, de volume minime, peuvent rester dans l'intérieur de la cornée, perdus dans ses lamelles, sans causer d'autre désordre qu'une opacité permanente; cette remarque a permis au chirurgien d'effacer la couleur blanche des cicatrices cornéennes en les noircissant à l'encre de Chine.

Fig. 217.
Aiguille à tatouage.

LUER.

Le détail de l'opération est simple : après cocaïnisation intense, pour atténuer la douleur, on place le blépharostat; puis au moyen d'une aiguille cannelée, ou creuse (DE WECKER), ou d'un faisceau d'aiguilles ordinaires, on pique la surface du leucome, recouverte au préalable d'encre de Chine bien aseptique, à petits coups répétés, et avec autant de force qu'il est nécessaire pour que le liquide pénètre dans le tissu cicatriciel où les particules noires s'enkystent pour toujours.

Afin d'obtenir une coloration très foncée, analogue à la pupille normale, on doit recommencer les piqûres, deux ou trois fois, à quelques jours d'intervalle.

5° Amputation de la cornée. — Ablation du staphylome total. — Nous décrirons successivement : *a.* le procédé de CRITCHETT; *b.* celui de DE WECKER; *c.* le nôtre.

a. Procédé de Critchett. — CRITCHETT passait quatre ou cinq aiguilles, munies de soies fines, à la base du staphylome et les laissait en place dans le but, fort illusoire, de s'opposer à l'issue du corps vitré; après avoir passé les aiguilles, munies de leurs fils, la cornée était sectionnée à l'aide du couteau triangulaire, puis on tirait rapidement les aiguilles de manière à fermer vite la plaie. Ce procédé doit être abandonné pour trois raisons : 1° le corps vitré sort toujours abondamment, quelque diligence qu'on mette à faire la suture; 2° les fils traversent la région ciliaire et l'irritent; 3° le rapprochement de haut en bas des deux lèvres de la perte de substance provoque la formation de deux saillies latérales, qui deviennent un obstacle pour le port de l'œil artificiel.

KNAPP a modifié heureusement le procédé de CRITCHETT, mais son procédé est encore inférieur à celui de DE WECKER que nous allons décrire.

b. Procédé de de Wecker. — DE WECKER commence par libérer largement la conjonctive et le tissu sous-conjonctival; puis il passe son fil, solide et bien désinfecté, ainsi que l'indique la figure 218. Le staphylome est enlevé en ayant bien soin de ne pas sectionner les fils; puis très rapidement l'opérateur, ou un aide exercé, noue les fils, comme l'indique l'autre partie de

la figure 218. La conjonctive bouche hermétiquement l'ouverture. le corps vitré sort en très petite quantité et le moignon
acquiert, pour la prothèse, les meilleures qualités de volume et

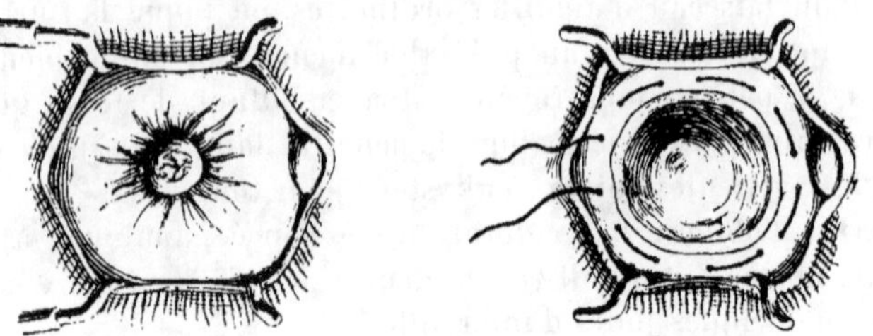

Fig. 218.

Opération de DE WECKER (suture en bourse).

de forme. Cette opération est facile, très bien réglée. et, quand
elle est faite à propos, donne des résultats très heureux.

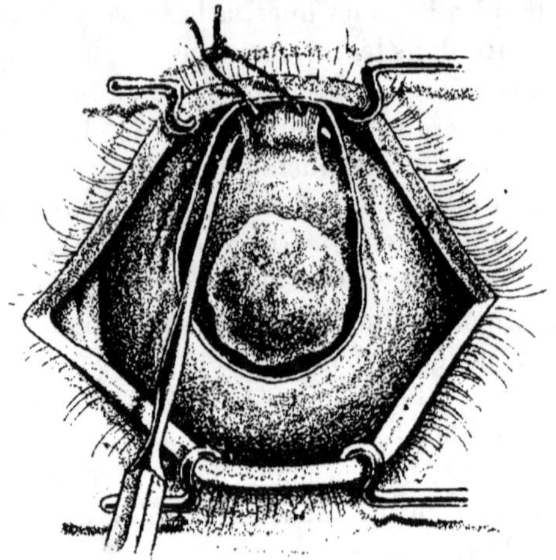

Fig. 219.

La conjonctive est détachée; l'un des muscles droits est attaché par
un fil de soie.

c. *Procédé personnel. — Suture en bourse, avec capitonnage
musculaire.* Notre procédé consiste à ramener les muscles au-

devant du corps vitré, afin d'éviter les inconvénients de la suture en bourse qui, assez souvent, n'est pas suffisamment résistante. Nous avons tout d'abord utilisé le capitonnage musculaire pour les inclusions d'œil de lapin dont nous parlons plus loin; Aubaret et Picot (de Bordeaux) ont également fait ce capitonnage,

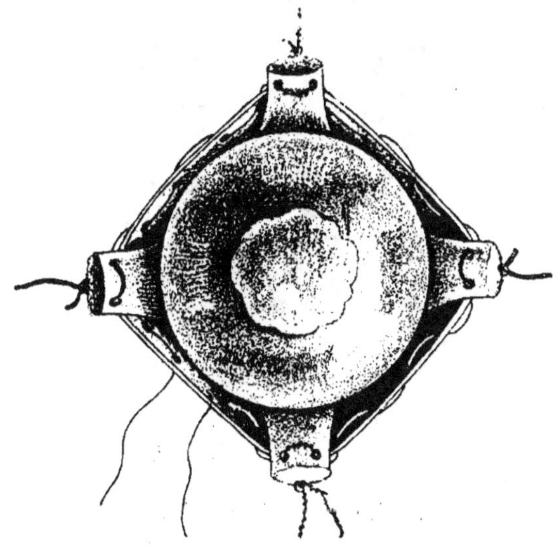

Fig. 220.

Les quatre muscles droits sont détachés à leurs insertions: ils sont retenus par un fil; un fil circulaire est passé dans la conjonctive comme pour la suture en bourse.

en le combinant à la suture en bourse, mais ils ont le tort, à notre avis, de faire la suture musculaire pendant que l'œil est largement ouvert, et par conséquent de ne pas ménager le corps vitré.

Il faut procéder comme l'indiquent les figures 219 à 224 qui, à elles seules, valent une description. Les muscles sont attachés chacun par un fil, les droits supérieur et inférieur par un fil noir, les droits interne et externe par un fil blanc ; ils sont ensuite désinsérés au ras de la sclérotique ; puis le fil, pour la suture en bourse, est passé comme d'habitude, le segment antérieur excisé et cette suture en bourse serrée *la première*.

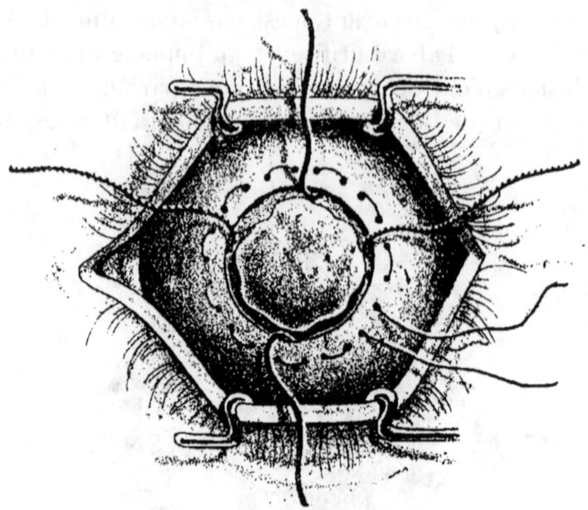

Fig. 221.

Les fils nécessaires à l'opération sont en place; l'opérateur va pratiquer l'amputation de la partie malade.

Les muscles sont ensuite ramenés au-devant du corps vitré, en

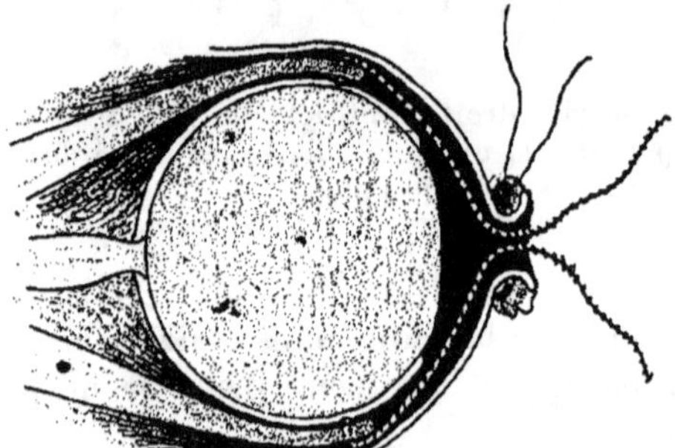

Fig. 222.

L'amputation est faite ; l'aide a serré la suture en bourse.

tirant sur les fils de même couleur qui sont noués deux à deux.
Pour éviter le bourrelet de la suture en bourse on peut, les

muscles étant liés ensemble, défaire cette suture et la rem-

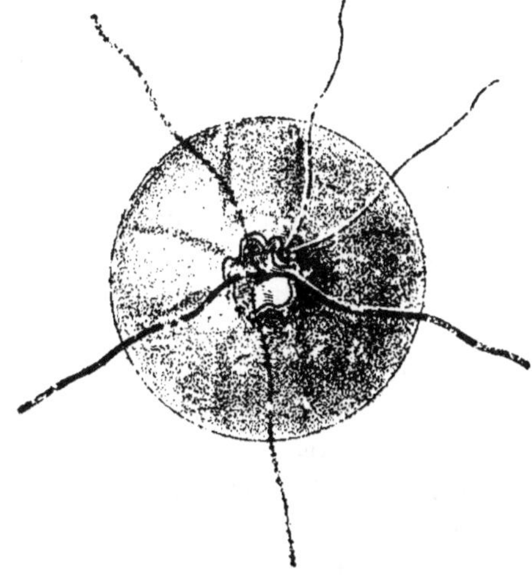

Fig. 223.

En tirant sur les quatre fils des muscles, l'opérateur les fait glisser
sous la conjonctive et les lie deux à deux.

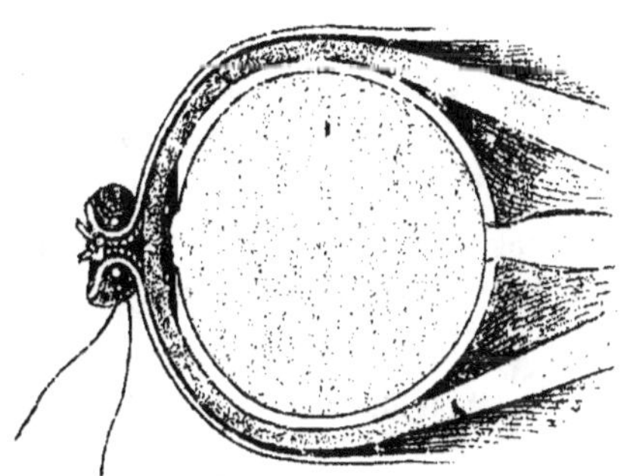

Fig. 224.

Cette figure est destinée à montrer l'état du moignon, quand l'opération est terminée.

placer par deux ou trois points conjonctivaux séparés. (V. *Annales
d'oculistique*, février 1902.)

5° Trépanation et transplantation de la cornée. — La trépanation est indiquée dans quelques cas de leucome ou de kératocone. Elle est pratiquée à l'aide du trépan de Von Hippel, qui enlève une rondelle circulaire de quelques millimètres dans tout ou partie de son épaisseur; on termine au besoin l'ablation de la rondelle avec une pince et la pointe du couteau de de Græfe.

Il importe que le vitré et le cristallin ne fassent pas hernie dans la plaie, et aussitôt la rondelle enlevée, on se hâte d'appliquer un bandeau compressif.

Quand on veut faire une transplantation, une greffe cornéenne, on recueille une rondelle de même forme avec le même trépan sur une cornée de lapin ou de poule et on l'introduit à la place de la rondelle enlevée.

Cette opération ne peut donner de résultats vraiment utiles que lorsque le leucome est superficiel et qu'on peut l'enlever en entier sans ouvrir la membrane de Descemet; en pareil cas il n'est pas impossible que le fragment transplanté conserve sa transparence, et que l'acuité visuelle du sujet ne soit notablement améliorée.

Pour maintenir la greffe, de Wecker se sert d'une petite coque de verre très mince et transparente, choisie de manière à s'adapter très exactement sur l'œil de l'opéré. Sous le bandeau compressif cette coque n'entraînerait aucune irritation.

Malgré les soins les plus attentifs il est bien rare que la greffe cornéenne donne des résultats optiques satisfaisants.

§ 3. — Chirurgie de l'iris

L'iris peut être l'objet d'une opération chirurgicale dans le but d'extirper un néoplasme de cette membrane (kyste, tubercule, etc.), mais c'est là une indication très exceptionnelle; dans la pratique ordinaire on excise l'iris dans un but optique, dans un but antiphlogistique ou anti-glaucomateux.

Nous décrirons donc séparément : 1° l'iridectomie optique; 2° l'iridectomie antiphlogistique et antiglaucomateuse. Chacune de ces opérations peut être, en certains cas, remplacée par des interventions particulières, véritables succédanés de l'opération principale; ce sont l'iridodyalise, l'iridoencléisis, l'iridodésis, l'iridorhexis, la synéchotomie, la sphinctérectomie, l'iritomie, qui peuvent ou doivent être substitués à l'iridectomie optique; ce sont aussi les sclérotomies, antérieure et postérieure, qui peuvent remplacer l'excision de l'iris, opération de choix dans le glaucome.

Nous décrirons successivement ces diverses opérations.

A) Iridectomie optique

1° Opération. — L'œil étant désinfecté et cocaïnisé, les paupières écartées au moyen du blépharostat, le chirurgien détermine la situation la plus avantageuse de la pupille à ouvrir, qui doit siéger derrière la partie la plus transparente de la cornée et, quand on a le choix, en bas et en dedans.

On saisit alors près du bord opposé de la cornée un pli de la conjonctive à l'aide de la pince à fixer qui immobilise le globe; avec un couteau de DE GRÆFE, on pratique une ponction de la cornée au voisinage du limbe.

Dès que la pointe du couteau paraît dans la chambre antérieure, la lame est promenée au-devant de l'iris et, parallèlement à lui, sur une longueur de 5 à 6 millimètres; on tourne alors le tranchant légèrement en avant, on fait une contreponction de la cornée; puis le couteau taille un lambeau concentrique du bord cornéen, lentement, pour éviter l'écoulement brusque de l'humeur aqueuse à travers l'incision, avec ses accidents rares, mais très graves : luxation du cristallin, perte du corps vitré, hémorragie intra-oculaire, phénomènes dus à une déséquilibration soudaine des milieux de l'œil.

On peut aussi se servir très avantageusement du couteau lancéolaire, avec ou sans arrêt, qui fait dans la cornée une section plus oblique et mieux coaptée.

Après ce premier temps de l'opération on peut enlever le blépharostat et faire tenir les paupières par un aide, mais il vaut mieux, sauf indication urgente, laisser en place cet instrument et continuer comme il suit :

A travers les lèvres de l'incision, on introduit dans la chambre antérieure, jusqu'au bord de la pupille, une fine pince à iridectomie, qui, ouverte alors, saisit l'iris près du sphincter et l'entraîne au dehors; à ce moment, on l'excise en un seul coup de ciseaux, au ras de la cornée, avec la pince-ciseaux de DE WECKER. Le blépharostat est enlevé.

On laisse reposer l'œil du patient, qui le tient fermé pendant une ou deux minutes. Il faut ensuite repousser dans la chambre antérieure les bords du colobome irien, pour éviter

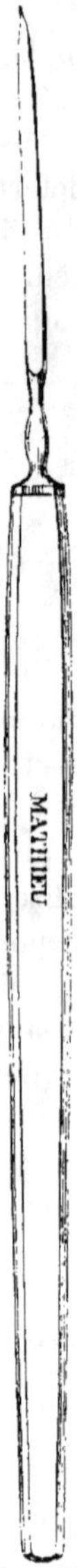

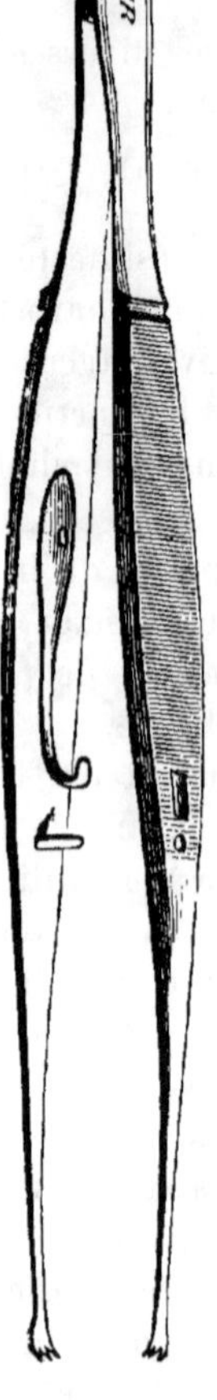

Fig. 225.
Couteau de
DE GRÆFE.

Fig. 226.
Pince à fixer.

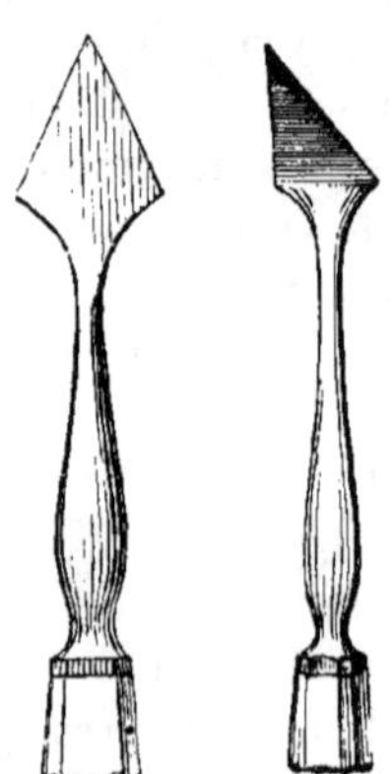

Fig. 227.
Piques ou couteaux
lancéolaires.

leur enclavement dans les lèvres de la plaie cornéenne; on y réussit en refoulant les angles de l'iris à l'aide de la spatule en argent, ou par le massage de la cornée à travers la paupière.

Par des frictions sur la cornée, à travers la paupière inférieure, on exprimera l'épanchement de sang qui a pu se produire dans la chambre antérieure à la section de l'iris. Il faut savoir ne pas insister et abandonner

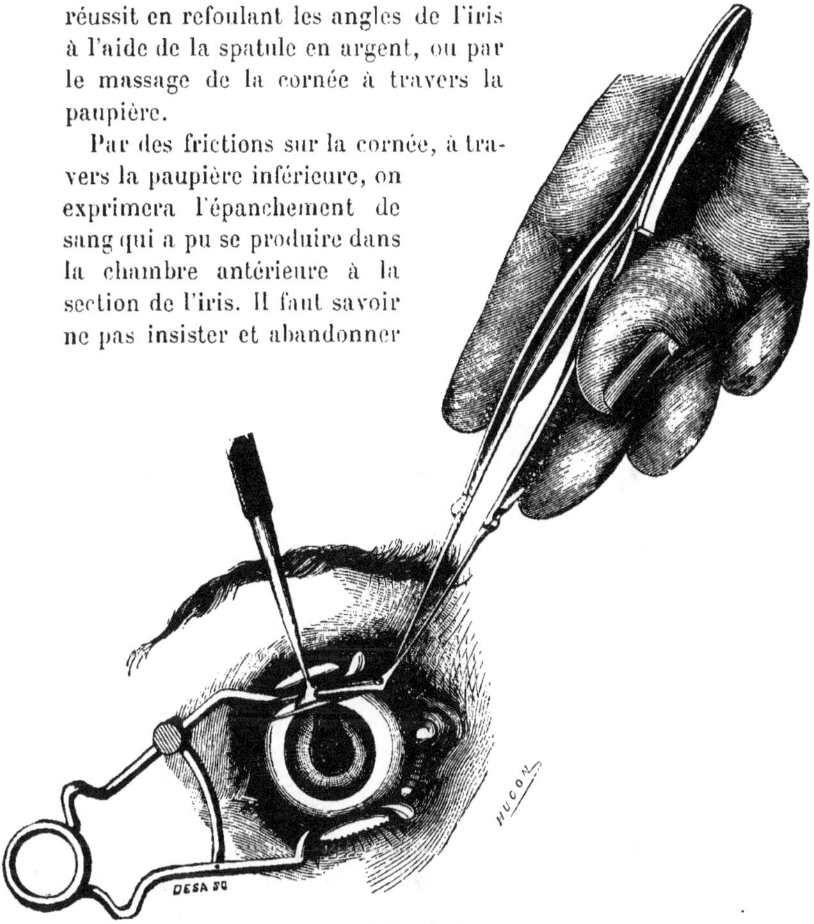

Fig. 228.
Excision de l'iris avec les pinces-ciseaux.

le sang à la résorption, pour ne pas malaxer le cristallin à travers la cornée.

Quand la chambre antérieure est complètement effacée, par suite de l'accollement de l'iris à la cornée. L'iridectomie ne peut être pratiquée par le procédé ordinaire. Il faut alors, avec un scarificateur, faire l'incision de la cornée, et dès qu'une ouverture suffisante est faite, agrandir la plaie avec des ciseaux mousses (GAYET). L'iris est ensuite attirée au dehors et excisé.

Il ne reste plus qu'à enlever, au moyen d'une pince à caillots, les coagulats fibrineux disséminés sur la conjonctive, ou aux abords de la plaie cornéenne; on procède alors à un dernier lavage de l'œil et des culs-de-sac avec une solution très faible de sublimé. Après instillation d'ésérine, on saupoudre d'iodoforme, et on applique, sur les deux yeux, un pansement en binocle, ainsi composé : rondelles de gaze iodoformée, coton hydrophile, bande en flanelle ou en crêpe. Ces bandes sont préférables à la tarlatane mouillée, qui n'offre pas d'élasticité et qui devient, par son retrait, mobile et insuffisante pour la protection de l'œil.

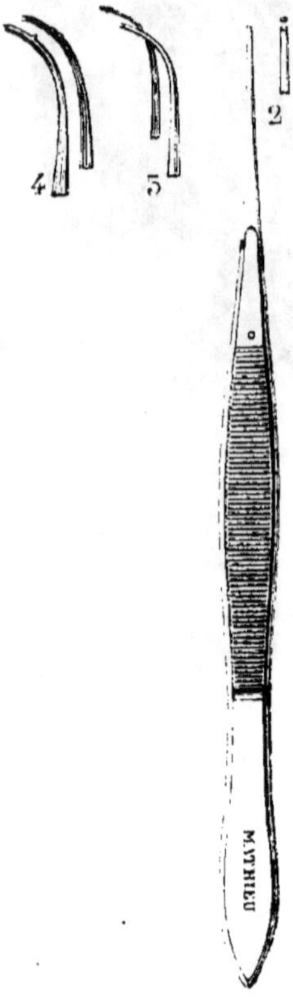

Le malade est tenu de garder le lit pendant quelques jours; il se contentera d'une alimentation légère, évitera tout effort, ne se lèvera qu'après le quatrième jour, lorsque le pansement aura été renouvelé. A cette date, la plaie

Fig. 229.
Pinces à iridectomie.

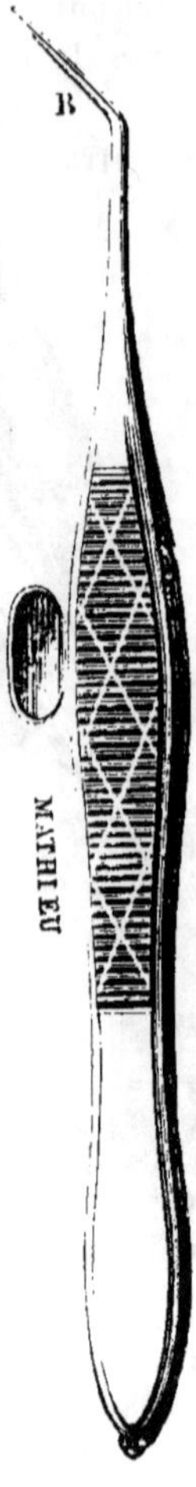

Fig. 230.
Pince-ciseaux
de DE WECKER.

cornéenne est ordinairement cicatrisée ; on lavera l'œil en exprimant des tampons d'ouate hydrophile trémpée dans une solution faible de sublimé ; on abaissera la paupière inférieure, mais on se gardera d'écarter de force la paupière supérieure. car si le malade résiste, la contraction des muscles droits. liée à la contraction de l'orbiculaire peut rompre la cicatrice. On instille de l'atropine, et on fait un nouveau pansement sur l'œil opéré, l'autre œil est laissé à découvert

Le malade reprend alors son alimentation ordinaire. mais garde la chambre pendant une semaine environ ; tous les jours on· instille de l'atropine, après lavage de l'œil. Vers le sixième jour après l'opération, on ne protège plus l'œil qu'avec le bandeau flottant. et le malade est définitivement rendu à l'existence habituelle, au douzième jour environ.

2° Indications de l'iridectomie optique ; opérations qui peuvent la remplacer. — Ainsi que son nom l'indique, elle est pratiquée contre les obstacles au passage de la lumière, c'est-à-dire : 1° les opacités cornéennes ; 2° l'occlusion de la pupille ; 3° les opacités partielles du cristallin, cataracte périnucléaire, nucléaire, polaire antérieure ; la subluxation du cristallin ; elle peut, en pareil cas, donner de bons résultats, pourvu que le sujet se présente dans certaines conditions favorables qu'il s'agit de déterminer.

L'opacité cornéenne doit être dense et empêcher absolument la formation d'images sur la rétine ; si l'opacité est légère, l'iridectomie ne fera qu'augmenter l'éblouissement du malade. Il faudra toujours, pour savoir si une iridectomie est utile. mesurer l'acuité visuelle avant et après l'atropinisation. et n'intervenir que dans les cas où la dilatation pupillaire aura notablement augmenté cette acuité.

Il faut, en outre, que l'opacité soit stationnaire, et enfin il importe de ne pas manquer de rechercher. par les moyens connus, l'existence de la sensibilité rétinienne.

Le colobome irien devra être le plus petit possible, en face de la partie la plus transparente de la cornée ou du cristallin ; son point d'élection est en bas et en dedans ; dans certains cas on est obligé de le placer tout à fait à la périphérie de l'appareil dioptrique. dans d'autres cas, enfin, l'iridectomie ne peut être faite normalement, à cause d'une inflammation antérieure, etc., etc. ; de là des procédés nouveaux qui sont les succédanés de cette opération et doivent être décrits après elle.

A. SYNÉCHOTOMIE. — La déchirure des synéchies iriennes antérieures ou cornéennes est une opération qui consiste à introduire dans la chambre antérieure. à travers une petite plaie de la cornée, un crochet spécial qui va sectionner ou déchirer l'iris à son point d'attache sur la cornée ; cette opération, un peu délicate, est excellente ; elle est plus souvent faite pour supprimer les inconvénients du leucome adhérent, que pour établir une pupille artificielle.

Contre les synéchies postérieures on peut faire la corélyse et l'iridorhexis.

a. La *corélyse* consiste à rompre les adhérences irido-cristalliniennes, en introduisant dans la chambre antérieure, après une ponction de la cornée, une aiguille, spatule, pince, crochet... qui déchire les synéchies par des tractions, des mouvements appropriés. L'emploi consécutif de l'atropine permet d'espérer le succès de cette intervention délicate et peu usitée.

b. L'*iridorhexis*, imaginée par DESMARRES, a pour objet de libérer l'iris de ses adhérences antérieures avec la cornée, ou postérieures avec le cristallin, en les déchirant d'abord, pour les exciser ensuite ; le procédé est surtout usité pour les adhérences irido-cristalliniennes. A l'aide du couteau de DE GRÆFE, petite incision du limbe scléro-cornéen, à l'endroit le plus voisin des adhérences ; on introduit dans la chambre antérieure une pince dont les mors saisissent l'iris. et par des tractions répétées on déchire le diaphragme dont la portion excentrique est alors attirée au dehors, puis excisée avec des ciseaux courbes. En somme, c'est là une synéchotomie, suivie d'iridectomie.

B. IRIDODIALYSE. — L'iridodialyse, ou décollement de l'iris, consiste à pratiquer une ouverture à la base de l'iris, en le détachant, sur une étendue variable, de son adhérence ciliaire.

A travers la sclérotique on introduit une aiguille lancéolaire dans la chambre postérieure, en dirigeant la pointe en avant pour traverser l'iris d'arrière en avant ; on exerce alors, avec le plat de l'instrument, une certaine pression en arrière sur le diaphragme, dont la base est ainsi détachée de son insertion ciliaire.

Donégana associa au décollement l'incision de la partie de l'iris décollée, de façon à produire une pupille triangulaire à base périphérique ; ce procédé était appelé *iridotomédialysis*.

Assalini pratiquait une incision à travers la cornée à l'aide du couteau lancéolaire, détachait la base de l'iris du corps ciliaire, puis saisissant, à l'aide d'une petite pince recourbée, le bord décollé, il l'amenait au dehors pour l'exciser avec des ciseaux courbes : cette méthode portait le nom de *corectodialyse*.

De Wecker fait une large ouverture cornéenne à la pique ; puis détache l'iris du corps ciliaire, à l'aide de pinces fines, en exerçant de petites tractions qui l'arrachent.

C. Iridoenkléisis. — Cette opération, actuellement abandonnée, consistait à déplacer la pupille naturelle, en provoquant, après iridodialyse, la hernie du lambeau d'iris décollé à travers la plaie cornéenne ou sclérale. La portion irienne détachée du ligament ciliaire était attirée, à l'aide d'une érigne fine, hors de la chambre antérieure ; le bord pupillaire restait enclavé entre les lèvres de l'incision de la sclérotique ou de la cornée.

L'enclavement était maintenu en appliquant sur l'œil de l'extrait de belladone ; la hernie de l'iris s'affaissait peu à peu, sinon on la cautérisait au nitrate d'argent pour amener sa réduction plus rapide.

D. Iridodésis. — Au lieu d'exciser immédiatement l'iris, comme Desmarres, Critchett l'attirait au dehors (en laissant le sphincter dans la chambre antérieure), à travers une petite incision préalable de la cornée, liait ensuite la portion d'iris entraînée, de façon à la retenir dans les lèvres de la plaie cornéenne, avec laquelle il contractait des adhérences. Dès que l'iris était ainsi fixé, au bout de quelques jours, Critchett terminait son opération en excisant l'iris extériorisé. Mais le même auteur ne tarda pas à substituer à cette méthode, qu'il avait appelée iridodésis, l'excision immédiate du sphincter irien ou sphinctérectomie.

E. Sphinctérectomie. — Cette opération visait surtout à créer une pupille artificielle étroite, évitant au malade l'éblouissement dû, quand le colobome est trop étendu, à l'entrée immodérée de la lumière, comme dans la mydriase atropinique. Critchett, après une kératotomie périphérique, saisit l'iris et l'attire à travers l'incision avec un crochet mousse ou une pince courbe ; il fait alors une excision partielle de l'iris, n'atteignant pas la grande circonférence, intéressant simplement le bord pupillaire d'une façon plus ou moins restreinte.

Il reste alors à refouler, dans la chambre antérieure, avec la spatule, les angles du colobome.

F. Iridotomie. — L'iridotomie ou iritomie est la première opération faite pour la pupille artificielle. Elle consiste à pratiquer dans l'iris une ou plusieurs incisions, soit transversalement, soit dans le sens vertical, soit en V ou en croix. Elle peut être intra-oculaire ou extra-oculaire.

a. *Iritomie intra-oculaire.* — Cheselden, le premier, fit après une ponction de la sclérotique, à l'aide d'un petit bistouri enfoncé derrière l'iris, une incision de ce dernier, d'arrière en avant, et latéralement, de manière à créer une pupille elliptique et transversale. Janin eut recours à l'incision simple et verticale ; il ouvrait au bistouri les 2 3 de la cornée, introduisait dans la chambre antérieure de petits ciseaux courbes, et sectionnait l'iris de bas en haut.

D'autres combinèrent les incisions ; mais ce procédé offrait toujours le même danger, à savoir que la pointe de l'instrument, bistouri ou ciseaux, risquait de blesser la capsule du cristallin et de provoquer une cataracte traumatique.

Malgré l'invention de la pince-ciseaux de de Wecker, ce péril existe encore lorsque le cristallin est en place, et il faut n'admettre l'iritomie intra-oculaire que pour l'œil aphake, ou cataracté, ou atteint d'iritis avec occlusion de la pupille.

Dans ces conditions, le manuel opératoire est celui-ci : écartement des paupières par le blépharostat, fixation du globe par la pince, perpendiculairement au sens dans lequel l'iris est tiraillé ; au point directement opposé, kératotomie, avec le couteau lancéolaire ; à travers l'incision de la cornée, on introduit dans la chambre antérieure la pince-ciseaux de DE WECKER fermée ; s'il existe de l'occlusion pupillaire, on a soin, en pratiquant l'incision, de former dans l'iris, avec la pointe de la pique, une petite boutonnière ; la branche pointue des ciseaux de DE WECKER est passée derrière l'iris à travers la pupille ou la boutonnière ainsi faite, la branche mousse restant devant l'iris : on referme la pince qui ouvre ainsi une fente par la section du tissu irien.

L'iritomie, faite avec les ciseaux de DE WECKER, ne peut donc être, d'après ce procédé, qu'intra-oculaire, et ne convient pas aux cas où le cristallin est transparent, mais il est possible de pratiquer l'iritomie en pareille circonstance à condition d'attirer au préalable l'iris au dehors. On exécute alors l'opération faite pour la première fois par DE VINCENTIIS qui l'a appelée *iritomia ab externo*, ensuite par SCHOELER, qui l'a nommée iritomie précornéenne et que nous avons nous-même décrite, sans connaître les travaux de nos devanciers, sous le nom d'*iritomie à ciel ouvert*.

b. *Iritomie extra-oculaire ou à ciel ouvert*. — Après antisepsie et cocaïnisation, on instille dans l'œil quelques gouttes d'ésérine pour mettre en jeu la contractilité de l'iris.

1° Incision de la cornée, siégeant un peu en avant du limbe, large de 5 millimètres en moyenne, pour permettre facilement le passage d'une petite partie de l'iris ;

2° On attire doucement hors de la plaie, à l'aide d'une pince à iridectomie, la région sphinctérienne de l'iris que l'on étale au-devant de la sclérotique correspondante ;

3° La pince-ciseaux, une branche en avant de l'iris, l'autre derrière, vient sectionner l'iris au point même que tient la pince et contre elle ; on fait ainsi la sphinctérotomie. La pupille artificielle va évidemment dépendre dans ses dimensions de l'étendue de cette section, qui variera au gré de l'opérateur ;

4° On replace l'iris dans la chambre antérieure ; si la cocaïnisation et l'ésérination ont été bien faites, cette membrane rentre d'elle-même ; sinon on la repoussera doucement avec la spatule qui l'étale sans danger, ou par de légères frictions exécutées par-dessus les paupières. Ce reposement bien régulier de l'iris est le temps délicat de l'opération.

Après nouvelle instillation d'ésérine, un bandeau compressif, modérément serré, protège l'œil du sujet qui sera mis au lit, au repos complet, avec le libre usage de l'autre œil et dans une pièce assez éclairée ; les sensations lumineuses éprouvées par l'œil sain agissent dans le même sens que l'ésérine, en provoquant la contractilité irienne de l'œil opéré.

Un accident possible est l'adhérence consécutive de l'iris à la plaie cornéenne, ou l'enclavement ; on réalise involontairement alors l'opération de CRITCHETT, l'*iridésis*, ce qu'il faut d'ailleurs s'efforcer d'éviter par une cocaïnisation et ésérination soigneuses, et une immobilité complète de l'organe sous un bon pansement antiseptique.

Après trois jours de repos, on enlève le premier pansement ; on remplacera l'ésérine par les instillations modérées d'atropine. La pupille artificielle est définitivement constituée après une huitaine de jours.

B) IRIDECTOMIE ANTIPHLOGISTIQUE ET ANTIGLAUCOMATEUSE

Pour vaincre une iritis à répétition, pour agir favorablement sur la marche d'une kératite traînante, on est souvent conduit à exciser un large lambeau d'iris ; cette opération ne diffère guère que par son étendue de l'iridectomie optique ; il n'en est pas de même de l'iridectomie antiglaucomateuse, qui est tout à fait spéciale et mérite une description séparée.

On se propose, en pareil cas, d'agir contre l'hypertonie en débridant l'angle de filtration, de façon à créer à ce niveau une cicatrice laissant facilement sortir de l'œil les liquides qui ont servi à sa nutrition. A moins d'indications particulières, on fait l'iridectomie en haut, de telle façon que la paupière supérieure recouvre un peu le colobome et atténue ainsi l'éblouissement.

Pour l'exécution de l'incision, qui doit mesurer environ 5 millimètres, on emploie un couteau de DE GRÆFE que l'on insinue prudemment dans la chambre antérieure, souvent peu profonde. L'incision doit être sclérale, à 1 millimètre du limbe.

L'excision de l'iris sera aussi large que possible, pour ouvrir un vaste colobome qui s'étende jusqu'au bord ciliaire.

On réduit les angles iriens, s'ils n'ont pas été suffisamment abrasés ; on exprime doucement l'hypohéma ; cet épanchement dans la chambre antérieure, à peu près constant, n'est pas d'ailleurs très redoutable, il finit toujours par se résorber.

Nettoyage antiseptique, instillations d'ésérine ou de pilocarpine ; pansement iodoformé, bandeau occlusif et un peu compressif.

Après guérison de la plaie, on continuera quelque temps l'instillation du myotique.

Au bout de cinq à six jours, la plaie sclérale est cicatrisée ; mais on observe généralement la formation d'une cicatrice ectatique, boursouflée, qui offre, au début, l'apparence d'une sorte de chémosis partiel. Cette particularité est la raison même de l'iridectomie dirigée contre le glaucome ; en effet, le but de l'incision consiste dans la formation d'une cicatrice qui laisse filtrer de la sérosité (DE WECKER).

Dans le glaucome, l'iridectomie n'est pas toujours utile ; elle rend très peu de services dans le glaucome chronique, elle est nuisible dans la forme hémorragique. Elle est, au contraire, très indiquée dans le glaucome primitif aigu ou subaigu, dans le glaucome secondaire, résultant d'affections de la cornée ou de la sclérotique, dans les cas de séclusion pupillaire, d'iridochoroïdite, etc. Mais il peut arriver que dans ces diverses affections l'excision de l'iris soit impossible ou périlleuse, à cause de l'extrême effacement de la chambre antérieure, de l'exagération de tension. En pareil cas, il convient souvent de recourir à la paracenthèse que nous avons déjà décrite, à l'arrachement du nasal dont il sera parlé plus loin, ou enfin à l'une des sclérotomies dont la description terminera cet article.

1º Sclérotomie antérieure. — QUAGLINO et DE WECKER ont

mis en valeur la sclérotomie lorsqu'il est nécessaire de débrider l'angle de filtration et de permettre aux liquides intra-oculaires de trouver une issue au dehors.

Cette opération doit s'exécuter avec un couteau mince, étroit, bien pointu : les couteaux de DE GRÆFE, usés et bien aiguisés, conviennent très bien en pareil cas.

La pince à fixation, tenue de la main gauche fixe l'œil en évitant toute compression ; le couteau est enfoncé, le tranchant en haut, à un millimètre du bord cornéen, comme si l'on devait former un lambeau de 2 millimètres de hauteur ; la lame passe immédiatement devant l'iris et va sortir, par le point opposé

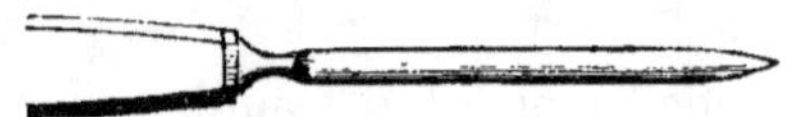

Fig. 231.

Sclérotome de GALEZOWSKI.

à la section, dans la sclérotique. Lentement l'opérateur sectionne en partie le lambeau, de façon à laisser un point de sclérotique intact, environ le tiers de son épaisseur. La transparence de la conjonctive permet de suivre la pointe du couteau qu'on retire lentement, en abaissant le manche de façon à ouvrir les espaces de Fontana.

Pendant cette opération, le prolapsus irien n'est pas rare ; ce n'est pas là en somme un très fâcheux accident : si le prolapsus se produit et que la réduction en soit tant soit peu difficile, il faut aller saisir l'iris à travers la boutonnière conjonctivale dans laquelle il s'engage, et l'exciser largement. On a fait alors la scléro-iridectomie.

GALEZOWSKI fait la sclérotomie avec une aiguille à grain d'orge (fig. 231) qu'il enfonce dans la sclérotique, à un millimètre de la cornée, aux quatre points cardinaux de la chambre antérieure ; il fait ainsi un débridement total de 12 millimètres.

DE VINCENTIIS a décrit un procédé nouveau qui consiste à débrider le tissu de l'angle irien, avec un instrument spécial indroduit dans la chambre antérieure, et capable d'inciser la rigole de FONTANA sur une large étendue.

On s'est encore efforcé d'opposer au glaucome la scléro-iritomie, la section du muscle ciliaire, la sclérotomie posté-rieure. Nous ne pouvons entrer dans tous les détails que ne comporterait pas la nature de cet ouvrage, nous nous conten-terons de quelques mots sur cette dernière opération.

2° Sclérotomie postérieure. — Au lieu de faire la scléro-tomie au niveau du limbe scléro-cornéen, LEFORT ponctionnait la sclérotique au niveau de l'équateur de l'œil, de façon à ce que le couteau à cataracte, enfoncé obliquement dans la coque bulbaire, ouvrît une voie de sortie au liquide séreux qu'il croyait, à tort, accumulé au-dessus de la choroïde.

On peut aussi bien faire une courte incision perpendiculaire aux enveloppes de l'œil, en arrière du corps ciliaire, à l'aide du couteau de DE GRÆFE que l'on introduit d'arrière en avant, sui-vant un méridien, jusque dans le corps vitré, en évitant de blesser quelque muscle. Après ce temps de l'opération, le cou-teau exécute un léger mouvement de rotation, pour ressortir par une seconde incision qui fera avec la première un angle aigu.

Aussitôt après, la conjonctive bulbaire est boursouflée par un flot de sérosité ou de vitré. Les phénomènes glaucomateux paraissent s'amender pour quelque temps après cette inter-vention, recommandable seulement lorsque la vision est défi-nitivement abolie.

§ 4. — CHIRURGIE DU CRISTALLIN
OPÉRATION DE LA CATARACTE

L'opération de la cataracte est vieille comme la chirurgie, et il n'est pas douteux que les anciens ont pratiqué couramment l'abaissement ; il est même probable que ANTHYLLUS et LATYRION ont eu recours à l'extraction avec succès ; mais ce procédé ne faisait pas partie de la pratique courante ; on s'en tenait à la succion pour laquelle ALBUCASIS a fait connaître une aiguille creuse, ou à l'abaissement de la lentille dans les profondeurs de l'œil.

DAVIEL, en 1745, à Marseille, voulant faire une opération de cataracte par l'abaissement brisa le cristallin, dont les fragments tombèrent dans la chambre antérieure. « Cet accident, dit-il, me détermina, à l'exemple de M. Petit (qui en 1708 pratiqua la section de la cornée pour extraire le cristallin passé dans la chambre antérieure), à ouvrir la cornée transparente pour évacuer le sang et les fragments de la cataracte qui avaient passé dans la chambre antérieure ». DAVIEL fit cette extraction et prit dès ce jour la résolution de ne plus opérer que par extraction. Son premier mémoire sur la question parut en 1752. Il recommande d'ouvrir la cornée avec un couteau lancéolaire et d'agrandir la plaie de chaque côté avec des ciseaux courbes, de façon à en détacher *les deux tiers*. On pratique ensuite la discision et on extrait le cristallin en soulevant l'iris avec un *décoiffeur spécial*, et en introduisant une curette dans la chambre antérieure.

Cette méthode donna à DAVIEL et à ses imitateurs d'excellents résultats, comparativement à ceux qu'on obtenait par l'abaissement, mais les insuccès furent nombreux ; l'issue du corps vitré, l'enclavement de l'iris, la panophtalmie étaient des accidents fréquents ; beaucoup de chirurgiens en furent effrayés et revinrent à la méthode ancienne. C'est alors qu'apparut la réclinaison de la cataracte par la voie cornéenne, *par kératonyxis*, opération destinée à remplacer la réclinaison *par scléronyxis*. Bientôt, la kératonyxis ayant donné des déboires, on revint à l'abaissement en passant par la sclérotique, en modifiant l'ancien procédé. Au lieu d'attaquer le cristallin par derrière, on glissait l'aiguille entre le cristallin et l'iris en l'attaquant ainsi par sa face antérieure.

Mais tous ces errements du passé devaient disparaître, la saine observation des malades, mettant en lumière les immenses avantages de l'opération de DAVIEL, qui ne tarda pas à être perfectionnée par l'auteur lui-même (il réduisit en 1762 son lambeau à un peu moins de la demi-circonférence), par WENZEL, et surtout BEER, qui imagina le couteau triangulaire très propre à une bonne incision. Les travaux parus sur ce sujet sont très nombreux et l'on peut dire sans exagération qu'à la fin du XVIIIe siècle tout avait été vu et tout avait été dit sur les procédés d'extraction de la cataracte. DAVIEL lui-même avait imaginé l'extraction combinée, avec iridectomie. PELLIER DE QUENGSY faisait, comme GAYET, TROUSSEAU, VALUDE, TRUC et beaucoup d'autres l'ont recommandé, la kystitomie en même temps que la kératotomie.

Nous ne pouvons ici insister sur cet historique de l'extraction ; contentons-nous de rappeler que la plus grande modification qui ait été apportée à l'opération de DAVIEL est celle de DE GRÆFE dont nous décrirons plus loin l'extraction linéaire avec iridectomie. DE GRÆFE s'est proposé de réduire le nombre des panophtalmies et il a réussi ; mais aujourd'hui que la panophtalmie n'est pas à craindre, sa méthode n'a plus qu'une importance très secondaire et la révolution chirurgicale qui résulte de l'asepsie et de l'antisepsie a mis, dans ces dernières années, l'opération de DAVIEL à sa juste et grande place.

Parmi les méthodes que ce court résumé historique rappelle, quelques-unes sont abandonnées : l'abaissement et le broiement ; d'autres restent applicables à certaines cataractes seulement : la discision et l'aspiration. Avant de décrire l'extraction aussi longuement qu'elle le mérite, il sera bon d'exposer succinctement les autres procédés.

A) ABAISSEMENT DE LA CATARACTE

Par cette méthode, la première en date, on produisait une luxation intentionnelle du cristallin dans l'humeur vitrée qui devait le résorber. A cet effet, on introduisait dans l'œil une aiguille lancéolaire qui, traversant la sclérotique, passait en arrière de l'iris, déchirait la zonule et, arrivée au contact de la lentille, pressait sur elle d'avant en arrière et de haut en bas, de telle façon que le cristallin refoulé descendait dans le corps vitré ; c'était la *réclinaison* ou *dépression* de la cataracte.

Cette opération, à laquelle on a trop renoncé, était souvent suivie des divers accidents immédiats ou tardifs que l'on observe encore après la luxation du cristallin : accidents glaucomateux, cyclite, panophtalmie ; aujourd'hui, avec l'antisepsie cette opération peut être encore utilisée dans certains cas (VALUDE, TRUC).

B) BROIEMENT DE LA CATARACTE

Chez les individus jeunes, porteurs de cataractes molles, on s'appliquait, non plus à récliner, à luxer le cristallin, mais, après déchirure de la capsule, on promenait l'aiguille en tous sens dans le corps de la lentille pour la diviser en masses molles, qui tombaient dans la chambre antérieure et se résorbaient plus ou moins vite. Ce procédé exposait encore le sujet aux accidents signalés plus haut ; il était d'ailleurs suivi d'une cataracte secondaire par opacification des débris de cristalloïde et des exsudats plastiques. Aujourd'hui on se contente quelquefois dans les cataractes molles de l'enfance, d'opérer par discision.

C) DISCISION DE LA CATARACTE

Grâce à l'antisepsie, ce procédé très ancien a été conservé dans la pratique chirurgicale, avec, dans son exécution, les modifications permises par le perfectionnement des instruments.

L'enfant est chloroformisé, pour éviter des mouvements intempestifs de l'œil ; après instillation d'atropine, lavage soigneux du globe et des paupières, on place le blépharostat. L'œil étant fixé par la pince à griffes, une aiguille à discision, falciforme, traverse la périphérie inféro-interne de la cornée ; elle vient dans le champ pupillaire déchirer, sans pression, la cristalloïde antérieure sur une petite étendue. Si la capsule était incisée sur une trop large surface, il pourrait survenir un gonflement trop rapide du cristallin, d'où synéchies, hypertonie... etc... — On retire l'aiguille ; on applique, après instillation d'atropine, un pansement antiseptique compressif, qui est remplacé deux jours plus tard par un simple bandeau flottant. — L'humeur aqueuse vient au contact de la lentille à travers la déchirure de sa capsule ; le cristallin gonfle, se liquéfie et tombe en masses molles dans la chambre antérieure où ses débris se résorbent lentement.

Au bout de quelques semaines, il ne reste plus que des lambeaux de cristalloïde, diminuant assez parfois le résultat visuel pour nécessiter ultérieurement une nouvelle intervention.

La discision de ces *cataractes secondaires* se fait en pratiquant une légère incision de l'ancienne cicatrice cornéenne avec un couteau triangulaire ; par cette ouverture, on introduit le kystitome qui va déchirer la membrane opacifiée, ou une pince capsulaire, dont les mors, armés de dents qui s'engrènent, extirpent le lambeau saisi. Atropine et pansement antiseptique.

D) ASPIRATION DE LA CATARACTE

Cette méthode, qui tient le milieu entre la discision et l'extraction, est loin d'être d'invention récente. La *succion* de la cataracte était pratiquée, dès les premiers siècles, par les Arabes et les Perses ; délaissée pendant quelques siècles, puis reprise au moyen âge, elle a été remise en honneur par PECCHIOLI, en Italie, vers 1830. En 1887, REDARD, en France, y a attaché son nom, en perfectionnant l'instrument aspirateur.

L'aspirateur de REDARD consiste en un tube de verre, muni à l'une de ses extrémités d'un tuyau en caoutchouc avec un embout en ébonite pour les lèvres de l'opérateur : à l'autre extrémité du tube peuvent s'adapter, soit une aiguille creuse, semblable à celle de la seringue de PRAVAZ, soit une curette creuse. — Le manuel opératoire de l'aspiration est très simple : instillations d'atropine, pour dilater la pupille, de cocaïne pour l'anesthésie ; désinfection de l'œil. Les paupières sont maintenues par le blépharostat. L'œil étant fixé par la pince à griffes, on fait pénétrer, à travers la cornée, l'aiguille creuse pointue qui plonge dans le cristallin, mais sans trop s'enfoncer ; le chirurgien, ayant placé dans sa bouche l'embout du tube de caoutchouc, aspire lentement les masses molles ou liquéfiées du cristallin, que l'on voit monter peu à peu dans le tube en verre. Il faut s'arrêter à temps dans l'aspiration, sous peine d'attirer sur l'aiguille la cristalloïde postérieure dont l'ouverture permettrait l'appel du corps vitré.

Atropine, iodoforme, bandeau compressif. La cicatrisation

de la plaie cornéenne est obtenue en deux ou trois jours. Les portions cristalliniennes que l'on a pu laisser sont abandonnées à la résorption par l'humeur aqueuse.

E) Extraction de la cataracte

L'opération de la cataracte par extraction est la méthode par excellence, la seule qui convienne aux cataractes spontanées des adultes On doit se préoccuper d'abord de la *préparation du malade*. S'il est albuminurique ou diabétique, on traitera ces affections ; s'il est bronchitique, emphysémateux, on calmera, autant que possible, la toux ; si l'œil lui-même est malade, s'il existe du larmoiement, de la dacryocystite, etc.. on ne négligera pas de les guérir avant l'opération. Celle-ci résolue, on administrera la veille un purgatif pour éviter au malade les efforts de défécation dans les premiers jours qui suivront l'intervention. Les instruments nécessaires à l'opération sont : un écarteur des paupières, une pince à fixer, un couteau de DE GRÆFE, essayé préalablement au tambour, des pinces à iris droites et courbes de divers modèles, la pince-ciseaux de DE WECKER, une pince capsulaire, un kystitome, une curette en métal, une fine spatule, une pince à caillots. — Ces instruments sont plongés dans une solution phéniquée, ou simplement dans l'eau bouillante ou l'alcool absolu, où ils baignent quelques instants avant l'opération ; tous, sauf le couteau qui doit sortir de l'alcool, sont ensuite passés à la flamme au moment de s'en servir.

Le malade est couché sur le lit ou la table d'opération, la tête un peu renversée en arrière ; on instille dans l'œil à opérer 4 gouttes d'un collyre au chlorhydrate de cocaïne à $\frac{1}{25}$; on lave soigneusement avec le laveur oculaire (voy. p. 198) l'œil, les culs-de-sac conjonctivaux, les paupières, *surtout la région des cils* (voy. p. 636), avec une solution tiède boriquée, ou sublimée sans alcool à $\frac{1}{5000}$, ou fluorolée à $\frac{1}{400}$. Après cette antisepsie minutieuse du champ opératoire, on instille encore 4 à 5 gouttes du collyre à la cocaïne pour compléter l'anesthésie.

Plusieurs procédés sont utilisés dans la pratique de l'extraction de la cataracte :

1° Extraction simple (DAVIEL), à grand lambeau ;

2° Extraction linéaire simple (DE GRÆFE) ;

3° Extraction linéaire modifiée (DE GRÆFE), avec iridectomie ;

4° Extraction à lambeau moyen, avec ou sans iridectomie ;

1° Extraction simple (procédé de DAVIEL). — Nous avons vu qu'en 1745, DAVIEL, ayant pratiqué plusieurs fois déjà, par une simple incision de la cornée, l'extraction du cristallin tombé dans la chambre antérieure, eut l'idée d'appliquer cette méthode au cristallin cataracté encore à sa place ; il inaugura l'extraction simple ; quelques années plus tard (1762) il réduisit l'étendue du lambeau à l'incision d'un peu moins de la demi-circonférence et créa définitivement la méthode à laquelle on tend à revenir, après l'avoir longtemps délaissée. — DAVIEL, puis WENZEL et RICHTER, et beaucoup de chirurgiens après eux, l'employèrent ; ils taillèrent un lambeau situé tout entier dans l'épaisseur de la cornée, et dont la base transversale et presque médiane dans la kératotomie supérieure ou inférieure, était oblique de haut en bas et de dehors en dedans dans la kératotomie oblique.

Trois temps de l'opération :

Premier temps : *Section de la cornée.* — A l'aide du couteau de BEER, ou de RICHTER, la pointe de l'instrument pénétrait

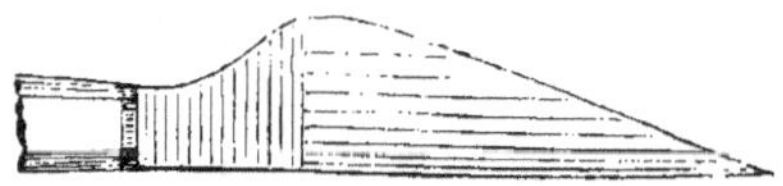

Fig. 232.
Couteau de RICHTER.

dans la cornée à 1 millimètre de la sclérotique, un peu au-dessus du diamètre transversal de la cornée, jusque dans la chambre antérieure ; à ce moment le manche du couteau était porté en arrière, la pointe en avant, pour éviter toute blessure de l'iris ; la lame cheminait dans la chambre antérieure obliquement ou transversalement, suivant la forme de kératotomie adoptée. — La pointe du couteau étant amenée au point de la cornée choisi pour la contre-ponction, le tranchant était alors tourné en avant après dégagement de la pointe ; la lame était retirée lentement, en coupant avec le talon du couteau pour arrondir le lambeau.

Deuxième temps : *Incision de la capsule.* — Un aide relevant la paupière supérieure, le chirurgien abaissait la paupière inférieure et faisait pénétrer, à travers la plaie de la cornée, le kystitome dont la pointe était retournée ensuite vers le cristallin pour déchirer, par une incision circulaire ou en croix, la cristalloïde antérieure.

Troisième temps : *Extraction du cristallin.* — Le kystitome retiré, on pressait doucement et graduellement sur le globe à l'aide de la curette, et le cristallin ne tardait pas à franchir la pupille et la plaie cornéenne. Parfois venait après lui une petite partie du corps vitré, mais on avait soin de recommander, sitôt la sortie du cristallin, l'occlusion des paupières.

Si le corps vitré n'avait pas suivi la cataracte, on procédait au dégagement des masses corticales, que l'on allait chercher avec la curette.

On appliquait ensuite un pansement avec des bandelettes de diachylon ou de taffetas d'Angleterre, maintenues par un bandeau noir.

Le malade était remis au lit, condamné au repos absolu, durant quelques jours. La guérison survenait dans les cas heureux. Trop souvent on observait des iritis, cataractes secondaires, hernie de l'iris et la suppuration du globe se terminait par la perte complète de l'œil.

2° Extraction linéaire simple (procédé de v. Græfe). — DE GRÆFE crut pouvoir attribuer la suppuration et les insuccès divers de l'extraction à grand lambeau de DAVIEL, à la forme de l'incision, qui donnait un lambeau de cornée trop grand, dont la nutrition défectueuse empêchait la cicatrisation, d'où l'ophtalmie. — Ayant, d'autre part, remarqué la facilité avec laquelle s'effectuait la cicatrisation dans l'incision linéaire ou à petit lambeau, utilisée déjà avant lui pour extraire les débris de cataractes molles opérées par discision, DE GRÆFE songea à ce procédé pour l'extraction des cataractes de toute nature ; mais il augmentait les dimensions trop petites de l'incision cornéenne, en taillant son lambeau tangentiellement à la cornée, et uniquement dans la sclérotique, suivant un grand cercle de l'œil.

3° Extraction linéaire avec iridectomie (DE GRÆFE). — Pour éviter la hernie ou l'enclavement de l'iris, fréquent après l'extraction linéaire simple, DE GRÆFE, sans modifier sa méthode d'extraction à lambeau scléral, compléta son procédé par l'iridectomie. Employée longtemps presque exclusivement, l'opération comprenait cinq temps :

a. *Section de la sclérotique*. — Le globe étant fixé par une pince, les paupières écartées par le blépharostat, on fait une ponction de la sclérotique à 2 millimètres du bord transparent de la cornée et à 4 millimètres au-dessus de son diamètre transversal, à l'aide du couteau de DE GRÆFE. La lame pénètre dans la chambre antérieure, qu'elle traverse parallèlement à l'iris ; contre-ponction dans la sclérotique en un point symétrique. Le tranchant, tourné en haut, incise, par un mouvement de scie, le segment du limbe scléro-cornéen sans intéresser la cornée, mais très près de la périphérie de l'iris et du corps ciliaire. *L'incision ainsi faite n'est en réalité pas linéaire ;* l'opérateur détache un lambeau d'une hauteur très peu élevée. Il n'y a de vraiment linéaire, dans les procédés d'extraction, que l'incision inutilisée de KÜCHLER dans laquelle la section est tout entière contenue dans le même méridien. L'extraction selon DE GRÆFE est *une extraction à petit lambeau*.

b. *Iridectomie*. — L'évacuation de l'humeur aqueuse amène le plus souvent la hernie de l'iris dans la plaie sclérale ; sinon, on va le saisir à travers l'incision à l'aide de petites pinces courbes, et on l'excise, une fois attiré au dehors, avec de petits ciseaux courbes au ras de l'incision sclérale.

c. *Kystitomie*. — L'excision de l'iris facilite l'œuvre du kystitome, qui, introduit dans l'ouverture pupillaire agrandie, divise aisément la capsule suivant les limites du colobome irien.

d. Extraction du cristallin. — Le kystitome retiré, on exerce sur le bord de la sclérotique, diamétralement opposé à l'incision, une certaine pression à l'aide de la curette ; le noyau du cristallin est expulsé ordinairement sans difficulté.

e. Le cinquième temps, le dernier de l'opération, est constitué par le nettoyage de la pupille, l'extraction à la curette des masses corticales désagrégées et tombées dans la chambre antérieure, ou restées dans le sac cristallinien.

La découverte de l'antisepsie a ramené les chirurgiens, soit à l'ancienne méthode de DAVIEL, soit à une méthode intermédiaire entre les procédés de DAVIEL, dont le lambeau était démesuré, et de DE GRÆFE, dont l'incision était trop périphérique.

4° Extraction à moyen lambeau avec ou sans iridectomie.

— L'opération que nous allons décrire est celle qui est le plus

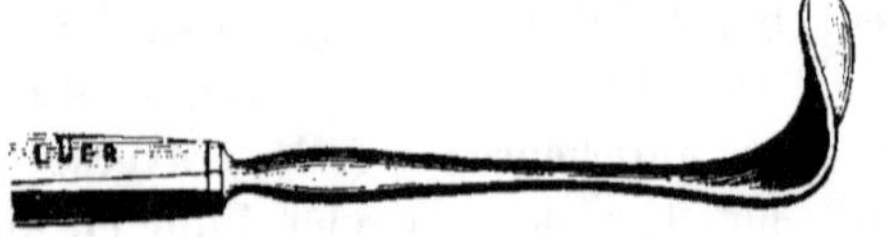

Fig. 233.
Écarteur à manche de DESMARRES.

communément pratiquée ; nous l'appelons *à moyen lambeau*, parce qu'en réalité elle se rapproche beaucoup de l'opération de DAVIEL (*grand lambeau*) sans cependant recourir à une brèche cornéenne aussi étendue. Le qualificatif *petit lambeau* ne nous paraît pas convenir non plus, car on ne peut donner ce nom à une incision cornéenne dans laquelle la hauteur de la partie détachée n'a pas moins de 3 à 4 millimètres : d'ailleurs en principe il vaut mieux pécher par excès que par défaut ; les larges plaies sont les meilleures. L'expression *moyen lambeau* indique ici que ce lambeau est un peu plus petit que celui de DAVIEL. Celui de DAVIEL (2° manière) commence à 1 millimètre du méridien transversal, le moyen lambeau commence à 2 millim. 1 2 de ce diamètre.

D'ailleurs la situation exacte de ce lambeau varie avec les opérateurs (voy. fig. 239). Nous allons décrire l'opération qui a

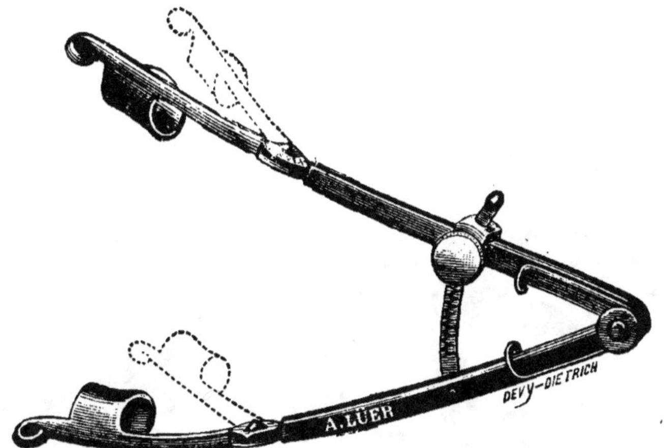

Fig. 234.
Blépharostat de Panas.

notre préférence, soit que nous ayons ou non recours à l'iridectomie.

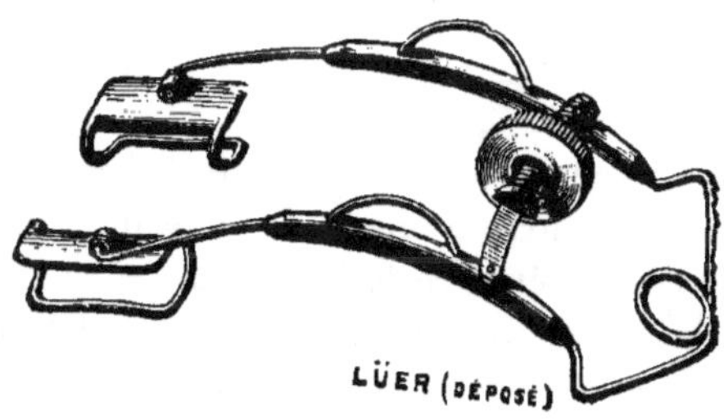

Fig. 235.
Blépharostat de Pley.

Etudions d'abord l'opération sans iridectomie.

A. Extraction sans iridectomie. — a. *Premier temps.* — Fixant le globe à l'aide de la pince à fixer qui saisit un pli de la conjonctive, à l'extrémité inférieure du diamètre vertical de la cornée. L'opérateur, armé du couteau de DE GRÆFE ponctionne la cornée du côté temporal à 2 millimètres 1 2 environ au-dessus du diamètre horizontal, à un demi-millimètre en arrière de la limite scléro-cornéenne ; il traverse, en avant de l'iris, sans le toucher, la chambre antérieure, fait en un point symétrique la

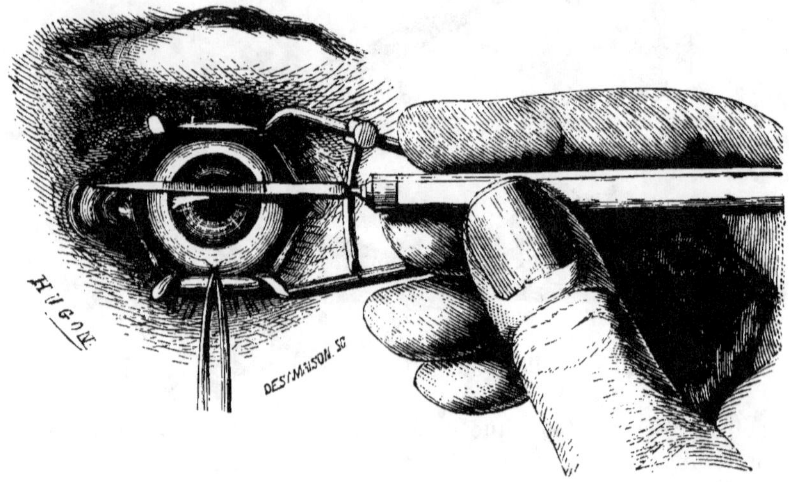

Fig. 236.
Premier temps de l'opération de la cataracte.

contre-ponction et ressort en taillant, par de légers mouvements d'archet, un lambeau arrondi de façon à ce que l'incision se termine vers la partie supérieure de la cornée à un demi-millimètre au-dessous du limbe. L'étendue intérieure de la plaie cornéenne doit mesurer 9 millimètres pour permettre amplement l'extraction des cataractes les plus volumineuses. Les paupières sont écartées à l'aide d'un blépharostat, qui pourra être enlevé tout de suite après l'exécution du premier temps. Dans l'extraction sans iridectomie les autres temps pourront être exécutés sans écarteur et sans pince fixatrice ; beaucoup d'opérateurs laissent cependant l'écarteur et maintiennent l'œil immobile jusqu'à la fin.

b. *Deuxième temps.* — L'opérateur introduit le kystitome dans la chambre antérieure, à plat. sans trop faire bâiller la cornée et sans accrocher, ni cette membrane, ni l'iris ; il amène la pointe de l'instrument jusqu'à la partie inférieure de la pupille, tourne le tranchant en arrière et déchire largement la cristalloïde par une incision cruciale ou circulaire. Il retire le kystitome avec les mêmes précautions qu'à l'entrée.

c. *Troisième temps.* — On extrait la lentille en pesant doucement, avec la curette, sur la partie inférieure de la sclérotique et de la cornée ; on facilite la sortie du cristallin en pressant avec

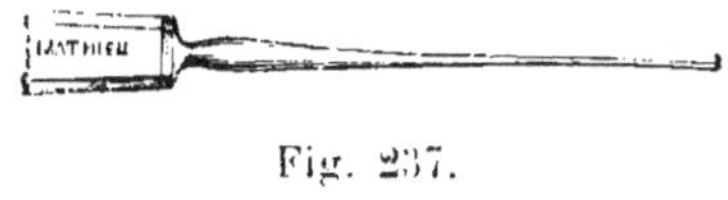

Fig. 237.
Kystitome.

une seconde curette sur le bord scléral de l'incision. Aussitôt le cristallin sorti, on invite le malade à refermer les paupières que l'on recouvre d'un tampon d'ouate et on attend quelques minutes pour permettre la reproduction de l'humeur aqueuse. Nous ne laissons jamais l'écarteur pendant ce troisième temps ; l'opérateur doit maintenir lui-même la paupière supérieure contre le rebord de l'orbite, pendant que l'aide abaisse la paupière inférieure. Encore cet aide n'est-il pas indispensable.

d. *Quatrième temps.* — Reste à nettoyer l'œil des débris du cristallin, masses corticales plus ou moins molles. On y parvient le plus souvent, sans qu'il soit besoin d'introduire la curette dans la chambre antérieure, en exerçant de légères pressions avec le doigt sur le segment inférieur

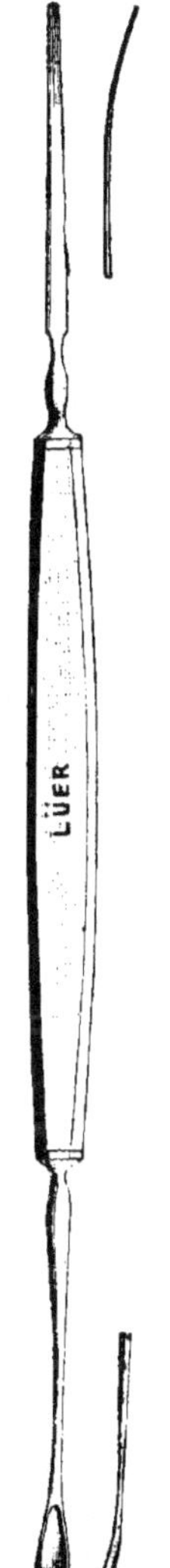

Fig. 238.
Curette-
spatule
du LANDOLT.

de la cornée, à travers la paupière inférieure : si l'expulsion des masses est trop difficile, il ne faut pas hésiter à introduire la curette dans l'œil pour les extraire. Le lavage de la chambre antérieure est rarement indiqué ; pratiqué avec la seringue à double courant de CHIBRET, il peut cependant rendre de grands services.

On veille à ce que l'iris soit bien rentré ; on le refoulera, s'il est nécessaire, avec la spatule ; si la pupille n'est pas bien ronde et que l'iris ait une tendance à sortir, on devra pratiquer l'iridectomie.

On lave l'œil de nouveau ; on instille de l'ésérine, on saupoudre d'iodoforme le cul-de-sac inférieur de la conjonctive et l'on applique sur les deux yeux des rondelles de gaze iodoformée recouvertes de ouate hydrophyle, en ayant bien soin de remplir la dépression, souvent très profonde, qui existe au niveau du grand angle de l'œil. Le pansement sera *occlusif et non compressif*, maintenu par une bande de crêpe, en binocle.

Il n'est pas nécessaire d'appliquer de grands bandeaux autour de la tête ; un simple tampon de ouate, maintenu par deux languettes collodionnées, peut suffire : on a même proposé de ne pas appliquer de pansement du tout. ROHMER s'est fait en France le défenseur de cette pratique.

Le malade est mis au lit dans une chambre demi-obscure où il garde le repos ; le premier jour il est bon de le soumettre au régime liquide pour éviter les efforts de mastication ; on peut se départir de cette rigueur dès le lendemain de l'opération et revenir au quatrième jour au régime ordinaire. L'opéré gardera le lit de quatre à six jours.

A moins de douleur ou de fièvre, on n'examinera l'œil que le cinquième jour ; on lève alors le pansement, on entr'ouvre doucement les paupières pour s'assurer de la bonne marche des choses. Quelques gouttes d'atropine sont instillées pour éviter les adhérences de l'iris aux débris capsulaires. On applique enfin un pansement semblable au premier, mais seulement sur l'œil opéré.

Le huitième jour, en moyenne, on remplace le pansement

par un simple bandeau flottant ou des lunettes fumées que le malade gardera tant que durera la rougeur de l'œil.

B. Extraction avec iridectomie. — L'extraction à moyen lambeau, avec iridectomie, ne diffère du procédé précédent que par l'exécution de l'iridectomie, après la taille du lambeau. L'écarteur étant toujours en place, un aide tient la pince fixatrice. Tandis qu'à travers l'incision du limbe l'opérateur va saisir le sphincter irien et l'attire au dehors, l'iris est excisé, au ras de la cornée, avec la pince-ciseaux de de Wecker en un temps ou en deux temps : cette section en deux temps abrase les angles, évite leur enclavement, mais ouvre une brèche trop grande.

L'opération se continue ensuite comme précédemment avec la kystitomie, l'extraction du cristallin, le nettoyage de la pupille. Les angles du colobome irien *seront soigneusement réduits*.

Cette opération à lambeau s'adresse à toutes les cataractes, molles ou dures ; dans les premières, le lambeau peut être réduit dans sa hauteur, et l'incision tend ainsi à devenir *linéaire*, mais elle ne le devient jamais ; en réalité *l'extraction linéaire simple*, si justement recommandée par Travers et de Græfe pour les cataractes molles, est une extraction à petit lambeau. On la pratique en faisant dans la cornée, avec la lance, une incision intéressant le quart de la circonférence. Cette incision suffit à faire sortir les masses molles de *la cataracte traumatique et des cataractes juvéniles*.

Ceci revient à dire que la hauteur du lambeau doit être proportionnée à la consistance de la cataracte. Les extractions par la sclérotique, exposant particulièrement à la perte du vitré et aux enclavements, n'ont plus aucune raison d'être en notre temps d'antisepsie. Tous les bons procédés d'extraction consistent dans la taille d'un lambeau cornéen et doivent s'exécuter selon les règles que nous venons d'exposer.

En résumé, nous croyons qu'il serait conforme à une bonne terminologie de classer ainsi les principaux procédés d'extraction :

1° A petit lambeau scléral (*extraction linéaire combinée* de de Græfe), sans indication ;

2° A petit lambeau cornéen (*extraction linéaire simple*), applicable aux cataractes molles ;

3° A moyen lambeau cornéen, 2/5 de la circonférence au plus, 1/3 au moins, simple ou combiné. — procédé de choix ;

4° A grand lambeau (DAVIEL), très utilisable, mais remplacé avec avantage par le procédé précédent.

5° Extraction du cristallin dans sa capsule. — Dans le but d'éviter les cataractes secondaires, RICHTER pratiqua l'extraction du cristallin encapsulé, à l'aide de pressions plus ou moins fortes, directement exercées sur le globe avec la curette, ou indirectement à travers les paupières. PAGENSTECHER conseilla cette extraction en y ajoutant l'iridectomie inférieure. Il est rare de procéder à cette opération sans avoir une perte de vitré ou des hémorragies expulsives intra-oculaires. On réservera ce manuel opératoire aux cataractes hypermûres, accompagnées d'hypotonie.

6° Extraction dans les cas d'occlusion pupillaire (WENZEL). — En pareil cas, il existe une synéchie postérieure totale ; on pratique, à l'imitation de WENZEL, une section à lambeau inférieur, soit dans le limbe, soit un peu en avant. Immédiatement après la ponction de la cornée, le couteau perfore l'iris et, passant derrière lui, traverse le cristallin et sort au point choisi pour la contre-ponction. En faisant la kératotomie, on taille en même temps un lambeau dans l'iris et dans la capsule antérieure. Avec une pince on excise ces lambeaux et l'on fait sortir le cristallin en faisant suivre son expulsion d'un nettoyage aussi complet que possible.

Cette opération est indiquée, même lorsque le cristallin est transparent, alors qu'une synéchie postérieure totale rend inutile l'iridectomie.

7° Avantages et inconvénients des divers procédés d'extraction. — Maintenant que nous connaissons les divers procédés utilisables, procédés que, pour aider la mémoire, nous avons résumés dans les schémas suivants (fig. 239), il convient de faire pour chacun d'eux la part des avantages et des inconvénients, et d'indiquer les diverses particularités cliniques qui doivent faire choisir celui-ci plutôt que celui-là.

Le grand lambeau de DAVIEL (première manière), intéressant les 2/3 de la cornée, doit être abandonné; il en est de même

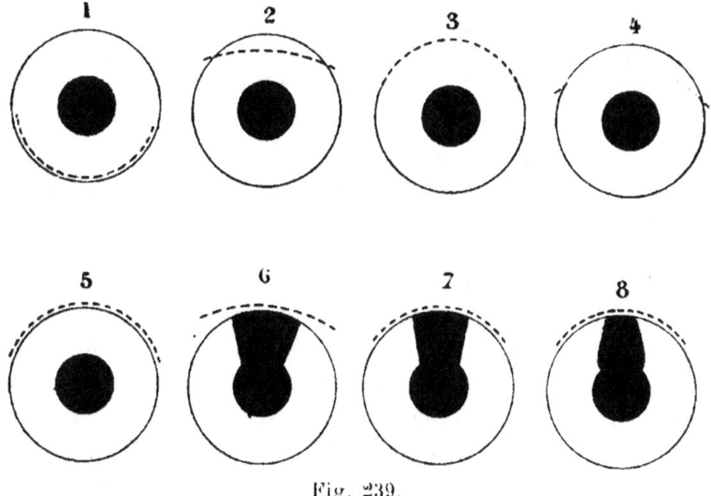

Fig. 239.

1. DAVIEL (2ᵉ manière). — 2. LIEBREICHT. — 3. WECKER (1875). — 4. GALEZOSWKI — 5. PANAS. — 6. DE GRÆFE, extraction linéaire combinée. — 7. BADAL. — 8. FUCHS.

de l'extraction dite linéaire qui n'a plus aucune indication, excepté dans les cataractes traumatiques et les cataractes molles juvéniles. En pareil cas l'extraction simple, par une incision cornéenne de 5 à 6 millimètres, donne de très bons résultats; la méthode à moyen lambeau, un peu plus petit que le lambeau de DAVIEL (deuxième manière), est la seule qui convienne et s'applique à tous les cas de cataractes spontanées ordinaires. Ce lambeau doit avoir 9 millimètres de diamètre et une hauteur de 3 à 4 millimètres; sa position d'élection est le limbe; mais il y a avantage à le terminer à 1 millimètre environ en avant du limbe lorsqu'on ne veut pas faire l'iridectomie. Ce lambeau doit intéresser les 2/5 de la circonférence, au plus, le 1/3 au moins.

Faut-il ou ne faut-il pas pratiquer l'iridectomie ? On ne peut poser de règle précise sur ce point ; tout dépend de l'état de la cataracte, de l'œil, de l'âge du sujet.

En général l'extraction simple est indiquée quand la cataracte est très mûre, que tout fait espérer un nettoyage facile, lorsque la tension de l'œil est normale, que rien dans les antécédents ne fait craindre une inflammation consécutive de l'iris. Le colobome qui, après tout, est une véritable mutilation de l'œil, devra être évité surtout chez les sujets jeunes, chez les femmes, chez tous ceux qui attachent une grande importance à l'aspect extérieur de l'organe.

L'iridectomie est au contraire indiquée dans tous les autres cas, et ce sont de beaucoup les plus nombreux ; avec elle le nettoyage de la pupille est aisément plus parfait ; les cataractes secondaires sont réduites au minimum, les enclavements sont extrêmement rares quand on a soin de bien reposer les angles de l'iris et d'instiller de l'ésérine. On a accusé l'iridectomie d'entraîner de l'éblouissement, de diminuer l'acuité visuelle, ce reproche est théorique ; l'acuité visuelle est aussi bonne après l'extraction combinée qu'après l'extraction simple. La sécurité de l'opération est beaucoup plus grande après l'iridectomie, elle est la méthode de choix, celle qui mérite la préférence. Nous nous ferons bien comprendre en disant que sur cent cataractes, prises en général, telles que la clinique les apporte, l'iridectomie devra être faite environ 80 fois.

Faut-il avoir recours à l'iridectomie préparatoire ? Cette opération est très rationnelle, mais ne peut être conseillée dans l'état actuel de l'ophtalmologie ; peu de malades comprendraient la nécessité d'intervenir deux fois pour une affection qui guérit si souvent après une seule intervention, mais si j'avais personnellement une cataracte à me faire opérer, je demanderais l'iridectomie préparatoire faite deux mois avant l'extraction du cristallin.

Est-il nécessaire d'enlever un lambeau de la cristalloïde ou faut-il se contenter de la kystitomie ? L'excision de la cristalloïde est préférable, mais il faut pour la pratiquer une habitude particulière, elle expose à la luxation du cristallin et à la déchirure de la zonule ; la kystitomie, toujours faite avec un instrument très aseptique et bien tranchant, est une très bonne manœuvre ; elle doit être large, très large, pratiquée avec beaucoup d'attention. C'est le temps le plus difficile de l'extraction ; elle importe plus que la taille correcte du lambeau.

Nous repoussons complètement la kystitomie faite avec le couteau au moment de la kératotomie ; car, par ce procédé fâcheux, rarement l'incision sera suffisante ; c'est une véritable faute que de sacrifier ainsi la sécurité et la perfection du résultat au plaisir, toujours vain, d'éblouir son assistance par la rapidité d'une opération, qui doit avant tout être méthodiquement faite.

Après une kystitomie large, le cristallin sort aisément par de légères pressions appliquées sur la cornée, pendant que la curette déprime la lèvre postérieure de la plaie ; souvent il reste dans la chambre antérieure des débris plus ou moins volumineux ; il faut, non pas les extraire, mais les faire sortir par de douces pressions exercées sur la cornée à travers la paupière inférieure. Presque toujours, sans introduire le moindre instrument, la pupille deviendra parfaitement noire. Si des masses glutineuses résistent à ces pressions, nous faisons une injection intra-oculaire d'eau tiède stérilisée, pour les entraîner.

Après ces manœuvres, il est toujours indispensable, pour éviter l'enclavement capsulaire, de passer rapidement la spatule entre les lèvres de la plaie, afin de rejeter dans la chambre antérieure les fragments capsulaires entraînés par l'expulsion. Le même instrument sert à reposer les angles de l'iris ; une instillation d'ésérine aide à les mieux maintenir à leur place, mais il ne faut faire cette instillation, dans les cas d'extraction combinée, que si le nettoyage de la pupille est parfait.

F) Des accidents qui peuvent survenir pendant et après l'opération de la cataracte

L'opération de la cataracte est l'une des plus difficiles de la chirurgie. Un grand nombre d'accidents ou de complications peuvent venir compromettre le résultat. Nous distinguerons ici les accidents immédiats et les accidents consécutifs.

1° Accidents immédiats. — Avec BADAL, qui a écrit sur ce sujet d'excellentes leçons pratiques dont nous ne saurions trop recommander la lecture aux jeunes ophtalmologistes, nous considérons les accidents immédiats comme le résultat de fautes opératoires, comme la conséquence de l'indocilité du sujet ou d'un état particulier de la cataracte.

a. *Mauvaise introduction du couteau.* — Par distraction le couteau peut être introduit dans la chambre antérieure, le tranchant en bas: si l'on s'en aperçoit après l'issue de l'humeur aqueuse, le meilleur parti consiste à remettre l'opération au lendemain ; on peut aussi continuer et alors tailler un lambeau dirigé dans un autre sens. On exécute ainsi une très irrégulière opération.

b. *Section anormale de l'iris.* — Après la contre-ponction, si la chambre antérieure est peu profonde et si l'humeur aqueuse s'échappe avec rapidité, on voit souvent l'iris venir se placer sous le tranchant du couteau. Rien de mieux à faire alors que de continuer la section comme si rien d'anormal ne s'était passé. On régularise ensuite l'iridectomie. Le lambeau d'iris, détaché par le couteau est d'habitude expulsé avec le cristallin.

c. *Mauvaise exécution de la plaie.* — Quelquefois la plaie, mal exécutée, est trop étroite ; c'est là un accident véritable, car son agrandissement avec les ciseaux spéciaux donne une section irrégulière. Il vaut mieux faire l'ouverture trop grande et donner toujours au lambeau 9 millimètres de base.

On s'aperçoit de l'étroitesse de la plaie à ce que, après la kystitomie, le cristallin n'avance pas vers l'orifice de sortie, malgré les pressions régulières exercées sur la cornée et la dépression de la lèvre postérieure ; mais l'étroitesse de la plaie n'est pas la seule cause de l'immobilité du cristallin. Il peut y avoir des synéchies retenant la lentille qu'il faut alors aller chercher avec l'anse ou la curette, en passant derrière elle, petite manœuvre qui entraîne presque toujours une perte plus ou moins grande du corps vitré.

Il en est de même lorsque la zonule malade se rompt pendant la kystitomie et que le cristallin se luxe dans la chambre antérieure.

d. *Épanchement de sang.* — L'épanchement de sang dans la chambre antérieure après la section de l'iris est un accident fréquent; il peut même se produire immédiatement après la taille du lambeau, le sang vient alors du plexus de SCHLEMM ou des vaisseaux de la conjonctive.

Avant d'aller plus loin il faut évacuer le sang par des pressions douces et répétées sur la cornée, et pour que l'hémorragie ne se reproduise pas, appliquer sur l'œil une compresse froide; quelquefois l'hémorragie continue et oblige l'opérateur à faire la kystitomie au hasard, sans voir exactement le chemin parcouru par l'aiguille, et ceci est très fâcheux à cause de l'importance extrême d'une bonne kystitomie.

e. *Dureté anormale de la capsule.* — Ce dernier temps de l'opération peut être difficile à cause de l'épaisseur et de la dureté anormales de la capsule dans certaines vieilles cataractes régressives; il faut alors se servir d'une pince kystectome et saisir la capsule vigoureusement. Ou elle cède, ou elle résiste: si elle cède, on enlève un large lambeau, et la lentille peut venir ensuite aisément; si elle résiste, on extrait le cristallin dans sa capsule.

f. *Prolapsus du vitré.* — Pendant toutes les manœuvres opératoires, avant et après l'iridectomie, ou après l'extraction du cristallin, le corps vitré peut sortir. C'est là un accident très fâcheux qu'il faut s'appliquer à éviter: on mesure le degré d'habileté d'un opérateur et de ses aides à la rareté plus ou moins grande de l'issue du corps vitré. Il faut reconnaître d'ailleurs que, depuis la cocaïne, cet accident est beaucoup moins redoutable.

La contraction des muscles droits en est souvent la cause, mais il tient souvent aussi à des pressions intempestives exercées sur un œil pendant la fixation, au moment de l'iridectomie, ou après une kystitomie insuffisante, pour faire sortir le cristallin. D'autres fois la hernie du corps vitré tient à une rupture antérieure du ligament suspenseur, ou à un état pathologique de cette membrane, diminuant sa faible résistance.

Quand la hernie du corps vitré se produit avant l'issue du cristallin, elle est très grave; pour achever l'opération il faut, après avoir le plus vite possible enlevé le blépharostat, introduire l'anse dans la chambre antérieure et extraire le cristallin en augmentant toujours plus ou moins la perte du vitré.

Après l'issue du cristallin, cet accident est infiniment moins fâcheux : il faut se hâter de fermer l'œil pour limiter autant que possible le prolapsus; nous réprouvons absolument les conseils de ceux qui recommandent de débarrasser les lèvres de la plaie du corps vitré qui pourrait gêner la cicatrisation. Après le prolapsus il n'y a qu'à fermer les paupières et à faire le pansement.

Quand la perte du corps vitré est minime, tout d'ailleurs peut se terminer bien; le décollement de la rétine est cependant toujours à craindre, et cela d'autant plus que l'issue du corps vitré a été plus considérable.

2° Accidents consécutifs. — Après l'opération, les malades souffrent un peu, mais après quelques heures tout doit être fini, et le pansement peut rester en place pendant quatre jours si rien de fâcheux ne survient.

Le fait anormal primordial est presque toujours la douleur; on doit aussitôt défaire le pansement, ce qui permet de constater la présence de l'une des complications qu'il nous reste à examiner.

a. *Infection de la plaie*. — Le lendemain, ou le surlendemain de l'opération, on peut observer un trouble diffus de la cornée, qui tient simplement à la contusion opératoire, et qui n'a aucune gravité; mais il en est autrement de l'infiltration jaunâtre des lèvres de la plaie qui annonce l'infection.

Cette infiltration coïncide avec un peu de chémosis, de l'œdème palpébral, notamment à l'angle interne, et des douleurs plus ou moins vives. Un pareil accident est extrêmement grave; la cautérisation de la cornée au galvano-cautère est le meilleur moyen d'arrêter la suppuration; les injections sous-conjonctivales de cyanure à 1 p. 100 sont aussi recommandables, mais il y a lieu de s'attendre à la perte complète de la vision par fonte purulente de la cornée, ou de l'œil, par panophtalmie.

Les cas d'infection sont heureusement très rares, depuis l'avènement de la méthode antiseptique. Rappelons ici que les voies lacrymales sont la principale source de cette infection et qu'avant d'opérer il faut s'assurer de leur intégrité et au besoin faire précéder l'extraction de la cataracte du traitement de la dacryocystite.

b. *Iritis.* — L'iritis est la complication la plus fréquente; si le traumatisme subi par l'iris a été régulier et non infectant, ce traumatisme ne peut en être la cause. Les inflammations iriennes sont provoquées, le plus souvent, par la présence de masses corticales qui jouent le rôle de corps étranger, ou par un enclavement soit de la capsule, soit de l'iris. La diathèse rhumatismale a aussi sa grande part dans cette étiologie.

L'iritis apparait d'habitude du quatrième au huitième jour, lorsque la chambre antérieure est reformée; son traitement consiste dans l'instillation d'atropine quatre à six fois par jour, l'application de compresses chaudes, l'administration du salicylate de soude, ou de pilule d'extrait thébaïque (0,05) et de sulfate de quinine (0,50), selon qu'on incrimine ou non la diathèse rhumatismale.

c. *Enclavement de la capsule.* — Cet enclavement est fort dangereux, à cause des tiraillements que le fragment enclavé exerce sur la zone ciliaire. Il entraine immédiatement des douleurs, de l'iritis et plus tard fréquemment du glaucome. Dans la toilette de l'œil après l'opération, il faut mettre tous ses soins à l'éviter, et quand il s'est produit, ne pas hésiter, quelques semaines après l'opération, à rouvrir la cicatrice pour la débarrasser de cette fâcheuse adhérence.

d. *Enclavement de l'iris.* — Il résulte d'une mauvaise réduction des angles iriens, d'un mouvement brusque occasionné par la toux, ou par un effort quelconque; il est fréquent après l'extraction simple, 7 à 8 p. 100 dans les meilleures statistiques. Quelquefois, surtout quand la plaie est en avant du limbe, cet enclavement s'accompagne d'accidents inflammatoires modérés, presque nuls, et tout se réduit à une cicatrice cystoïde; souvent il entraîne une iritis plastique grave, tendant à obstruer la pupille. L'ophtalmie sympathique peut en résulter. En présence d'un enclavement, le mieux est de rouvrir la plaie et de faire l'excision, mais dans la pratique cette intervention n'est pas sans complications; elle est douloureuse, expose dans les premiers jours à l'ouverture complète de la plaie cornéenne, à la perte du vitré. Si les accidents entraînés par l'enclavement ne sont pas trop marqués, on pourra s'en tenir au traitement de l'inflammation irienne et à la compression méthodique qui sera continuée plusieurs semaines.

Il n'est pas impossible d'obtenir ainsi un résultat fonctionnel très convenable, encore qu'un enclavement de l'iris soit toujours un phénomène fâcheux.

G) Traitement des cataractes congénitales

La cataracte congénitale revêtant des formes très différentes, des traitements divers doivent lui être appliqués selon les cas.

La cataracte complète laiteuse, sera toujours avec succès traitée par la discision: on obtiendra souvent la guérison complète après une seule opération, même souvent aussi il sera nécessaire de faire, quand les masses cristalliniennes sont résorbées, une discision spécialement adressée à la capsule. L'aspiration de la cataracte donne en pareil cas des résultats encore plus brillants que la discision; on peut, séance tenante, obtenir une pupille noire et, par conséquent, éviter au malade l'attente toujours longue que nécessite la résorption des masses tombées dans l'humeur aqueuse.

Les cataractes nucléaires et zonulaires peuvent être traitées par la discision et par l'extraction; quand on intervient chez un enfant très jeune, la première opération peut encore suffire, mais chez le sujet de dix, douze, quinze ans et plus on a souvent affaire à un noyau dur dont la résorption risque de se produire lentement ou de ne pas se faire du tout; dans ce cas, il vaut mieux extraire le cristallin sans iridectomie, par le procédé habituel: on fait sortir le noyau et on abandonne à la résorption les masses molles, corticales, encore transparentes.

Mais ici une question de première importance se pose ; quand la cataracte nucléaire est peu étendue, et qu'il existe encore une large zone corticale transparente, ne vaut-il pas mieux faire une pupille artificielle ? La ligne de conduite à suivre est celle-ci.

Si la cataracte nucléaire n'est pas en voie d'accroissement manifeste, s'il n'existe pas autour du noyau ces stries, ces « cavaliers » qui annoncent l'opacification prochaine de la zone encore transparente, on devra pratiquer, non pas une iridectomie, mais *une iritomie à ciel ouvert*, c'est-à-dire une pupille étroite. On donnera ainsi au patient une acuité de 1 3 environ, c'est-à-dire celle à laquelle il peut prétendre par une opération de la cataracte, on lui conservera son accommodation et on lui évitera l'usage continuel des lunettes.

Si, au contraire, la cataracte nucléaire est en voie d'accroissement, il vaudra mieux pratiquer l'extraction, autant que possible sans iridectomie.

Les cataractes arides, siliqueuses, régressives, seront passibles du même traitement. L'extraction devra, dans ce cas, être faite à la pince, à la faveur d'une incision, assez large pour laisser sortir le cristallin, assez petite pour ménager le corps vitré.

II) Traitement des cataractes secondaires

Les cataractes secondaires sont fréquentes. Très souvent, après l'opération la plus régulière, il se produit une membranule plus ou moins transparente, pouvant abaisser la vision jusqu'à $\frac{1}{15}$; et il n'est malheureusement pas très rare de voir, à cette membranule, s'ajouter des exsudats iritiques qui l'épaississent et obstruent complètement la pupille. Quand l'iritis a été grave, il se forme un diaphragme épais constitué par l'iris et des débris cristalliniens.

En envisageant l'anatomie pathologique de ces cataractes secondaires, on peut les diviser en trois classes : 1° la cataracte secondaire, sans adhérence à l'iris, simple membranule ou petits débris corticaux enfermés dans le sac cristallinien et n'ayant pas entraîné d'inflammation ; 2° la cataracte secondaire par membranule, avec participation de l'iris; 3° la cataracte secondaire inodulaire, dans laquelle l'obstruction est complète.

Dans chacun de ces cas le traitement sera différent.

1° Cataracte secondaire sans participation de l'iris. —

Il ne faut intervenir que lorsque l'acuité est au-dessous de $\frac{1}{\ }$: Knapp pratique la discision, même lorsque le sujet a une vision de $\frac{1}{2}$, mais c'est là une exagération manifeste, car pour améliorer la vision dans des proportions que le malade d'ailleurs n'apprécie pas à leur valeur, on s'expose à des accidents inflammatoires capables de tout faire perdre. Il est constant en effet que la discision est une opération redoutable, à cause des tiraillements qu'on risque d'exercer sur le corps ciliaire, et aussi par les dangers d'infection qu'elle entraine avec elle. « Il n'est « pas d'opération que je redoute davantage; elle me parait tou-« jours incertaine, souvent inutile, parfois très dangereuse. » a dit Gayet, avec un peu de sévérité peut-être, mais en basant son opinion sur une immense expérience clinique.

L'opération faite d'habitude, en pareil cas, est la discision avec l'aiguille ordinaire à arrêt; on introduit la pointe de l'aiguille à 2 millimètres du limbe et l'on pratique avec elle une incision cruciale de 2 ou 3 millimètres au milieu du champ pupillaire. Le couteau de de Graefe, le kystitome (Prouff) ont également été utilisés avec succès. Ce dernier instrument a l'avantage de ne pas pénétrer profondément dans le corps vitré et de ne pas exposer aux cicatrices rétractiles qui résultent de l'incision de ce tissu.

Panas conseille l'extraction de la membranule à la pince, à l'aide d'une petite incision périphérique; et nous ne saurions personnellement trop recommander son opération qui nous a toujours fourni les meilleurs résultats; mais il importe de bien s'assurer que l'iris n'adhère pas à la capsule, afin de ne pas s'exposer à des tiraillements qui auraient sur le corps ciliaire une très fâcheuse répercussion.

Il est prudent de n'intervenir que lorsque toute irritation de l'œil a disparu. Quelques auteurs (Meyer, Gama-Pinto) font la discision vers le quinzième jour; il vaudra mieux attendre au moins quatre ou cinq semaines.

2° Cataracte secondaire par membranule avec participation de l'iris. — En pareil cas, on peut utiliser le couteau de DE GRÆFE, mais son maniement est difficile parce que, après avoir traversé la cornée dans un certain plan, il ne peut être tourné dans un autre; l'aiguille recommandée par KNAPP est plus commode et permet de faire souvent une ouverture suffisante à travers même une épaisse membranule. Lorsque la cataracte a été opérée par iridectomie, l'instrument de choix est la pince-ciseaux de DE WECKER, qui permet d'inciser la capsule sans exposer aux moindres tiraillements et sans aucune difficulté opératoire réelle. Par une petite incision, placée au sommet du colobome, on fait pénétrer les deux branches de la pince de telle façon que la branche pointue, très aiguisée, passe derrière la membranule, l'autre restant en avant, et on sectionne perpendiculairement à l'iris, en comprenant ou ne comprenant pas dans la section ce dernier organe.

3° Cataracte secondaire inodulaire. — Dans ce dernier cas l'usage de la pince-ciseaux est indispensable. On opère comme il a été dit plus haut (voir *Iritomie intra-oculaire*). Deux incisions *perpendiculaires à ce qui reste du sphincter irien* sont souvent nécessaires. VIGNES a heureusement modifié pour cette opération la pince-ciseaux de DE WECKER.

Toutes ces opérations doivent être faites avec l'antisepsie la plus minutieuse. On n'oubliera à aucun moment que les dangers des opérations adressées aux cataractes secondaires viennent de deux seules causes, l'infection et la traction sur le tractus uvéal.

§ 5. — CHIRURGIE DES MUSCLES DE L'ŒIL

La chirurgie des muscles de l'œil est tout entière contenue dans la cure des différentes variétés de strabisme. Elle consiste à reculer ou à avancer, selon les cas, l'appareil moteur composé des muscles et de la capsule. Nous étudierons successivement :

1° le reculement musculaire; 2° l'avancement capsulaire et l'avancement musculaire; 3° la valeur respective de ces diverses opérations.

1° Ténotomie. — Cette opération, qui peut suffire à la correction des faibles degrés de strabisme, consiste dans la section du tendon du muscle à reculer : le droit interne, si le strabisme est convergent, le droit externe, si le strabisme est divergent. On peut, jusqu'à une certaine limite, doser le degré du redressement en débridant plus ou moins la conjonctive, ou en faisant une suture conjonctivale.

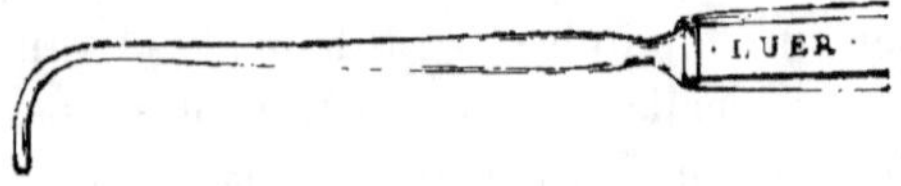

Fig. 240.
Crochet à strabisme.

Les instruments nécessaires à la ténotomie sont : un blépharostat, une pince à dents de souris, des ciseaux à pointes un peu mousses, un crochet à strabisme, des aiguilles munies de fils de soie.

La ténotomie se pratique sur le droit interne et sur le droit externe de la même manière, sauf que la section de la conjonctive doit être, dans le second cas, un peu plus éloignée de la cornée, à cause de la distance plus grande qui sépare cette membrane de l'insertion du droit externe.

a. *Premier temps*. — L'œil étant lavé et cocaïnisé, le blépharostat mis en place, on saisit, à l'aide de la pince à dents de souris, un pli de conjonctive près du bord interne de la cornée; on coupe ce pli verticalement à sa base avec les ciseaux mousses, puis on dissèque la conjonctive en haut, en bas et en arrière, sur une surface d'environ 1 centimètre carré.

b. *Deuxième temps*. — Abandonnant la pince et les ciseaux, on introduit à plat, à travers la plaie, le crochet à strabisme, dans la direction du tendon; on charge ce tendon de haut en bas, en faisant exécuter au crochet un mouvement de rotation vers le globe. Alors on attire un peu l'insertion musculaire vers l'extérieur, on soulève le crochet perpendiculairement au muscle, dont on sectionne le tendon entre le crochet et la sclérotique, au ras de l'œil.

c. Troisième temps. — Après avoir ainsi coupé le tendon, on doit s'assurer que cette section est complète; on glisse à nouveau dans la plaie le crochet mousse avec lequel on recherche s'il y a quelques brides capables de gêner le reculement du muscle, pour les sectionner aussi, et obtenir le dégagement complet du tendon.

d. Quatrième temps. — On peut diminuer ou augmenter l'effet de l'opération en suturant la conjonctive de telle ou telle façon. En effet, après la ténotomie du droit interne par exemple, si l'on juge la correction trop accentuée, il est facile de la diminuer par des sutures horizontales qui rapprochent les bords sectionnés de la capsule. Ces sutures, placées verticalement, augmentent l'effet de la ténotomie. Par les premières sutures on fait un véritable avancement capsulaire qui diminue d'autant l'effet du reculement; par les secondes, on exagère au contraire le reculement de la capsule et du muscle.

Sous un pansement antiseptique, la conjonctive se cicatrise en deux jours. L'effet définitif de l'opération est diminué quelques semaines plus tard, lorsque le muscle sectionné a contracté des adhérences solides qui lui permettent d'agir de nouveau.

2° Avancement capsulaire et avancement musculaire. — Si l'on a affaire à des degrés très élevés de strabisme, on ne se contente pas de faire la ténotomie du muscle rétracté, on renforce en outre le muscle antagoniste en avançant son insertion.

On sait que la capsule de Ténon entoure complètement le globe de l'œil, et qu'elle est en quelque sorte perforée par les muscles droits. De ces dispositions anatomiques résulte ce fait: que les muscles sont adhérents aux ailerons orbitaires et qu'ils s'attachent par leurs tendons antérieurs, non pas seulement à la sclérotique, mais aux expansions fibreuses, latérales, qui vont d'un tendon à l'autre et forment au propre ce qu'on appelle la capsule antérieure. C'est en tirant sur la capsule que le muscle agit, mais c'est aussi en tirant sur la sclérotique, directement au niveau de son point d'attache.

De là résulte la possibilité d'augmenter l'action du muscle : 1° en avançant la capsule, avancement qui indirectement agit sur le muscle lui-même ; 2° en avançant le muscle directement, avancement musculaire qui entraîne forcément et pleinement un avancement capsulaire égal à l'avancement musculaire.

a. *Avancement capsulaire*. — Cette opération, préconisée surtout par de Wecker, consiste à ouvrir la conjonctive de façon à pouvoir charger sur le crochet à strabisme le tendon de l'antagoniste ; on a excisé au préalable un lambeau semi-lunaire de la muqueuse ; on passe des fils à travers le lambeau de conjonctive, le plus éloigné de la cornée, et à travers le tendon, puis en haut et en bas, à travers la marge de conjonctive qui borde la cornée, de telle façon qu'en nouant les fils, la plaie conjonctivale en croissant est recouverte, et le corps du tendon avancé d'autant.

On peut exécuter un avancement capsulaire, de moindre importance, en réséquant un lambeau conjonctival et en suturant horizontalement de façon à passer les fils à travers la conjonctive et la capsule d'une part, d'autre part à travers la capsule et la conjonctive de l'autre lèvre de la plaie ; l'aiguille vient ainsi ressortir à la partie supérieure de la cornée pour le fil supérieur, à la partie inférieure pour le fil inférieur. De Græfe faisait un avancement du même ordre en appliquant horizontalement une suture conjonctivale, sans débridement ni résection préalable et en serrant vigoureusement le fil passé profondément sous la capsule, contre la sclérotique ; il plissait ainsi la capsule comme on le ferait d'une étoffe dans laquelle on passerait en deux endroits différents un fil dont on nouerait les deux bouts.

b. *Avancement musculaire*. — Les opinions sont aujourd'hui partagées à l'effet de savoir si l'avancement capsulaire peut suffire à la correction d'un strabisme très considérable ; nous croyons que l'avancement musculaire seul peut corriger définitivement un degré élevé de strabisme. Cette dernière opération doit être utilisée, d'abord parce qu'elle est très efficace, ensuite parce qu'elle est sans inconvénients d'aucune sorte. Non seulement l'avancement musculaire permet de redresser l'œil avec certitude, mais encore, grâce à lui, il est facile d'obtenir exactement le degré de redressement voulu.

Ce procédé consiste essentiellement à réséquer un lambeau semi-lunaire de la conjonctive ; la résection de ce lambeau met à nu le tendon dont on dégage les bords supérieur et inférieur avec soin. Puis, après avoir chargé le tendon sur un crochet, on passe deux fils plus ou moins en arrière sur le corps même du muscle ; le fil supérieur est conduit sous la conjonctive jusqu'au bord supérieur de la cornée où il ressort ; le fil inférieur est de même glissé sous la conjonctive pour ressortir au bord inférieur de la cornée. On sectionne alors le tendon. Il suffit de serrer les fils pour avancer le muscle d'une quantité qui varie selon la place, toujours facile à choisir, où les fils ont été passés.

Cette opération peut être faite sous le chloroforme, ou la cocaïne : sous le chloroforme, qu'on est obligé d'employer pour les jeunes enfants, elle est mal réglée parce que l'œil, quelle que soit sa déviation antérieure, se place pendant le sommeil toujours naturellement en haut et en dehors. Sans doute, avant d'intervenir, on a pu faire un plan opératoire ferme, mais il est très utile de pouvoir contrôler, chemin faisant, le résultat obtenu. Ce contrôle est très réalisable lorsqu'on opère sous la cocaïne, car le malade assiste à son opération ; quand on a posé les fils, il est facile de voir exactement où l'on en est de la correction en incitant le malade à regarder devant lui de loin et de près. Si la correc-

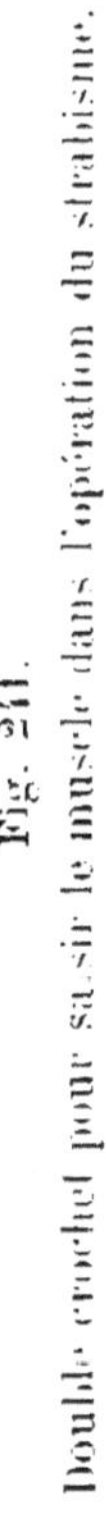

Fig. 211. — Double crochet pour saisir le muscle dans l'opération du strabisme.

tion paraît trop forte ou trop faible, on peut, en relâchant les fils ou en en plaçant d'autres, la mettre juste en son point.

Les tissus divisés et contenus par les fils se réunissent par première intention, grâce à l'antisepsie. L'œil reste à peu près

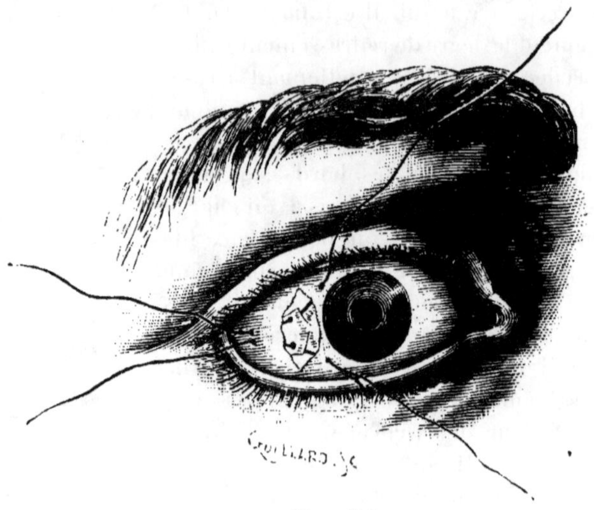

Fig. 242.

Position des fils dans l'avancement musculaire (ABADIE).

à la place qu'on lui a donnée. Il convient cependant d'obtenir un effet immédiat exagéré, car les jours suivants la correction tend à diminuer.

Telles sont les opérations qu'on peut utiliser dans la cure du strabisme. Que valent-elles ? et dans quelle proportion peuvent-elles corriger la déviation ?

3° Valeur du reculement. — Le reculement du droit interne donne une correction de 15 à 20°; celui des deux droits internes peut corriger un strabisme de 30 à 40° et nous conseillons de pratiquer cette double ténotomie afin de répartir également la correction sur les deux yeux, alors même que le strabisme est monolatéral; à plus forte raison, s'il est alternant. L'avantage de la double ténotomie tient à ce que, après la section

du droit interne d'un œil, cet organe a toujours une tendance
à devenir exophtalme, alors même que le débridement a été
modéré ; il en résulte que la fente palpébrale, du côté opéré,
paraît élargie par rapport à celle du côté opposé. Le strabisme
peut être corrigé, mais le sujet n'en reste pas moins *enlaidi* du
fait de l'opération. En faisant porter la correction sur les deux
côtés, la symétrie de l'esthétique oculaire restera complète et
c'est là un point tout à fait capital.

Il importe en effet de ne pas oublier que les malades viennent nous demander surtout de les embellir, de donner la
plus grande régularité possible à leur physionomie.

Nous en dirons autant pour le reculement du droit externe.
qui devra être, dans tous les cas de strabisme un peu accusé, pratiqué des deux côtés, d'autant plus que la section du droit
externe donne un faible résultat, suffisant tout au plus à corriger une déviation de 10 à 12°.

Dans le strabisme unilatéral externe très marqué, la section
des deux droits externes ne saurait suffire, il faudra toujours
y ajouter l'avancement du droit interne du côté dévié ; cet
avancement, qu'on peut graduer à volonté, ajoute facilement
20, 25 et 30° de correction aux 20° environ donnés par la ténotomie des droits externes.

Le reculement des droits, inférieur et supérieur, peut être pratiqué dans les cas de strabisme supérieur et inférieur ; ces strabismes sont habituellement peu marqués et la ténotomie devra
être dosée en conséquence.

Le reculement du petit oblique a été conseillé par BONNET de
Lyon dans le traitement de la myopie forte ; LANDOLT l'a pratiqué
pour accroître l'effet de la section du droit supérieur. dans la
paralysie du droit inférieur et du grand oblique.

4° Valeur de l'avancement. — Il n'est pas douteux que
l'avancement d'un muscle droit donne à la musculature de
l'œil plus de vigueur et d'énergie, tandis que le reculement
l'affaiblit. L'avancement a une action positive, le reculement
une action négative. Dans le premier cas, la mobilité de l'œil,
le champ du regard sont augmentés ; dans le second cas, le

contraire a lieu. LANDOLT a, dans ces derniers temps, insisté particulièrement sur ce point que nul ne saurait contester.

L'avancement capsulaire peut corriger les déviations modérées de 10° environ, l'avancement musculaire des déviations très considérables, surtout lorsqu'il est combiné à la section du muscle opposé. En présence d'un grand nombre de strabismes le chirurgien a, en quelque sorte, le choix entre l'avancement et le reculement.

Doit-il, étant donné les avantages spéciaux de l'avancement, préférer cette opération? Non, quand on a le choix, il faut préférer le reculement et voici pourquoi :

Les avantages de l'avancement sont plus théoriques que pratiques; le malade n'a pas besoin d'augmenter le champ de son regard et il lui est tout à fait indifférent qu'on le diminue quelque peu. Ce qu'il demande, c'est d'avoir le regard droit pour les deux yeux, d'avoir une physionomie régulière. En général même, il n'attache aucune importance au retour de la vision binoculaire, en quoi il a grand tort, car cette vision qu'il faut toujours s'appliquer à lui donner, outre sa grande utilité, est le meilleur moyen de prévenir les récidives du strabisme.

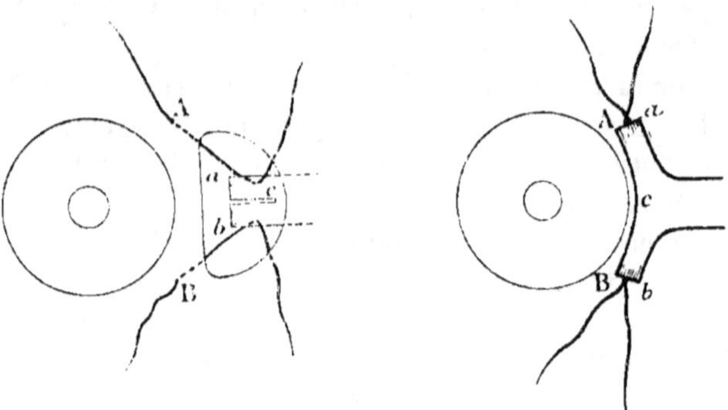

Fig. 243.
Avancement en λ (VALUDE).

L'avancement perd donc en pratique tous ses avantages et le reculement tous ses inconvénients : il y a plus, l'avancement laisse souvent une cicatrice conjonctivale disgracieuse que rien n'efface tandis que le reculement ne laisse aucune trace.

C'est donc par le reculement, et par le reculement double, qu'on doit corriger les strabismes légers ou moyens de 10° à 30°; mais pour les strabismes plus accusés l'avancement est indiqué; ajouté au double reculement, il rend les plus grands services.

Son indication est particulièrement fréquente dans le strabisme monolatéral externe qui est souvent excessif et que la ténotomie des droits externes ne peut suffire à corriger. Suivant les cas, on appliquera l'avancement capsulaire ou l'avancement musculaire.

L'avancement en λ de VALUDE, joint à la double ténotomie, peut corriger le strabisme le plus marqué (voir fig. 243).

§ 6. — CHIRURGIE DU GLOBE DE L'OEIL ET DE L'ORBITE

Nous décrirons dans ce paragraphe : 1° l'amputation du segment antérieur; 2° l'éviscération de l'oeil; 3° l'énucléation de l'oeil; 4° l'exentération de l'orbite; 5° la prothèse oculaire; 6° l'arrachement du nerf nasal externe.

1° Amputation du segment antérieur. — Cette opération consiste dans l'ablation de la cornée et de la zone ciliaire. Elle doit être exécutée comme l'amputation du staphylome cornéen que nous avons décrite page 649, avec cette différence que la section, au lieu de passer par la base de la cornée, passe en pleine sclérotique, derrière le muscle ciliaire.

2° Éviscération de l'oeil. — Cette opération, pratiquée par DE GRÆFE, consiste à détacher la conjonctive tout autour de la cornée sur une étendue de quelques millimètres; puis, à l'aide du couteau à cataracte et des ciseaux, on sectionne circulairement la sclérotique, en arrière du corps ciliaire, de façon à détacher tout le segment antérieur du globe. Le cristallin et le corps vitré sont expulsés spontanément; on débarrasse ensuite le globe de la rétine et de la choroïde en promenant à l'intérieur une curette, on lave alors la cavité antiseptiquement et on la referme par des sutures intéressant à la fois la conjonctive et la sclérotique.

TRUC évide la cavité oculaire, avec une curette mousse, sans en racler la paroi, et pratique des lavages intra-oculaires détersifs.

3° Énucléation de l'œil. — Anesthésie générale sous le chloroforme, ou locale avec une solution forte de cocaïne : désinfection de l'œil au sublimé à $\frac{1}{4\,000}$. Les paupières sont écartées par le blépharostat.

a. *Procédé de Bonnet*. — L'opérateur saisit, avec une pince à griffes, la conjonctive près du bord supérieur du limbe, l'incise avec des ciseaux courbes, puis la détache du globe tout autour et à 6 ou 7 millimètres en arrière de la cornée.

Sous la conjonctive ainsi détachée de l'épisclère, on glisse un crochet à strabisme au-dessous des tendons des quatre muscles droits, l'un après l'autre, et on les sectionne aussi près que possible de la sclérotique, avec des ciseaux courbes.

Le globe de l'œil n'est plus retenu que par les obliques et le nerf optique ; on le luxe facilement en avant et latéralement en saisissant l'insertion d'un muscle droit externe, puis on glisse sous le nerf optique des ciseaux appropriés avec lesquels, en rasant la sclérotique, en arrière du globe, le nerf est sectionné d'un seul coup, à son entrée dans l'œil. Les ciseaux de LANDOLT sont très commodes, mais on exécute aisément l'opération avec de simples ciseaux courbes.

Ainsi détaché, le globe oculaire est attiré hors de l'orbite ; on coupe les insertions des muscles obliques ; l'énucléation est faite.

On lave la cavité orbitaire avec une solution froide de sublimé faible, pour prévenir ou arrêter l'hémorragie, en général très légère. On suture la conjonctive. Pansement antiseptique, renouvelé le quatrième jour et les jours suivants pour nettoyer l'orbite ; enlevé le septième jour, le pansement est remplacé pendant une ou deux semaines par un simple bandeau flottant. Après ce délai, on peut supprimer tout bandeau, mais entretenir le moignon dans une propreté minutieuse par des lavages antiseptiques et appliquer une pièce artificielle.

b. *Procédé de Tillaux.* — TILLAUX a décrit un procédé rapide et brillant, mais d'une exécution moins facile, qui consiste, après avoir largement disséqué la conjonctive autour de la cornée, à détacher le tendon du droit externe ; le bout du tendon adhérant au globe est pris énergiquement avec une pince à griffes et l'œil luxé en dedans pendant que les ciseaux, passant par la face externe du globe, vont couper le nerf optique. Aussitôt le nerf sectionné, l'œil sort de son entonnoir musculaire et il n'y a plus qu'à couper au ras de la sclérotique les trois autres muscles droits et les deux obliques.

4° Ablation des tumeurs de l'orbite. — Les tumeurs de l'orbite, parmi lesquelles nous comprendrons ici les tumeurs du nerf optique, peuvent être enlevées *avec ou sans le globe de l'œil.* Toutes les fois que le globe est sain et pourvu encore de quelque vision, on comprend qu'il y a grand intérêt à le ménager. Lorsque la tumeur siège sur les parties latérales du globe, qu'elle est facilement accessible, il est possible et même facile d'enlever la tumeur seule ; au cours de l'opération le globe est récliné et après l'ablation du néoplasme il reprend tout naturellement sa place dans l'orbite. Les kystes dermoïdes, les fibromes, certains sarcomes encore bien isolables, les ostéomes de la paroi orbitaire ou du sinus frontal sont justiciables de ce traitement.

Mais lorsque le néoplasme siège derrière l'œil, lorsqu'il est né dans l'entonnoir musculaire, ou dans les parois orbitaires, autour de cet entonnoir, l'ablation n'en sera pas possible par les voies naturelles et il faudra alors avoir recours à la méthode de KRONLEIN, qui consiste à détacher à la partie externe de l'orbite un volet ostéo-périostique permettant de manœuvrer tout à fait à l'aise dans la cavité orbitaire. L'œil est ainsi facilement ménagé, toute la région rétro-bulbaire explorée et débarrassée de la tumeur : le volet osseux est ensuite rabattu à sa place et la peau suturée. Cette opération, que VALUDE a particulièrement recommandée, est très utile, relativement simple.

et rendra de grands services pour l'extirpation des tumeurs rétro-bulbaires dans lesquelles le traitement chirurgical paraîtra nécessaire.

Il est cependant un groupe de ces tumeurs, et le plus important, celui des tumeurs du nerf optique, qui échappe à la méthode de Kronlein ; on a bien souvent appliqué cette opération à l'extirpation de ces néoplasmes et c'est même pour eux qu'elle a été le plus recommandée (Braunschweig, Jonnesco, Valude, etc.) : nous pensons qu'il y a là une exagération. L'opération de Kronlein est très bonne et il faut l'employer sans hésitation toutes les fois qu'elle est indispensable, mais il ne faut pas méconnaître ses inconvénients, et quand cela est possible, il convient de lui substituer un modus faciendi plus simple.

Les inconvénients principaux de l'opération de Kronlein consistent dans la diminution constante de la mobilité du globe oculaire, notamment de l'abduction, et dans une paralysie assez fréquente de l'élévateur de la paupière : il est possible de les éviter et d'opérer les tumeurs du nerf optique par le procédé que nous avons décrit, dont beaucoup d'auteurs ont parlé sans en avoir lu la description et *qui diffère absolument du procédé de Knapp* avec lequel on l'a confondu.

Ce procédé est basé sur ces données fondamentales : 1° les tumeurs du nerf optique entraînent toujours une exophtalmie très marquée, d'où il résulte *qu'on peut, plus facilement qu'à l'état normal, passer derrière le globe ;* 2° ces tumeurs sont isolées du reste de l'orbite par une enveloppe fibreuse toujours très nette ; 3° elles s'adossent à la paroi postérieure de l'œil, sans jamais pénétrer dans son intérieur.

Il est en conséquence très facile, quand on veut les extirper, de mettre en pratique les manœuvres suivantes qui, pour l'intelligence complète du sujet, sont représentées par les figures 244 à 248.

1° Section de l'angle externe des paupières. Passage d'un fil dans chaque paupière afin de pouvoir facilement les écarter ;

2° Dissection de la conjonctive bulbaire dans le tiers externe.

Section du droit externe à son insertion. Un fil, passé dans le
tendon du muscle, sert à ne pas le perdre de vue ;

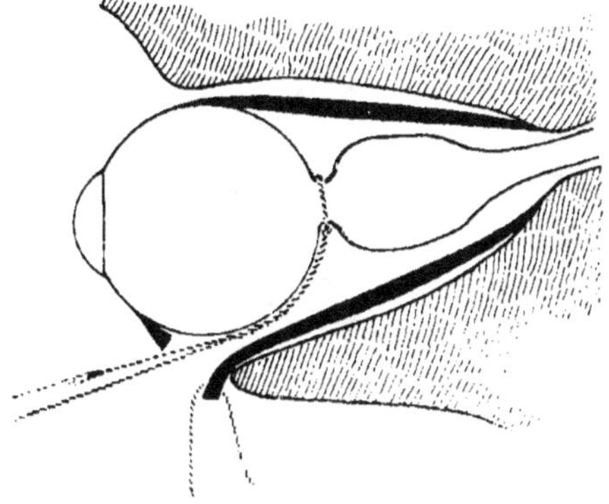

Fig. 244.

Après la ténotomie du droit externe, un fil est passé sous le nerf
optique, près de l'œil.

3° Avec l'extrémité de l'index et une sonde cannelée, iso-
lement de la tumeur qu'on sent immédiatement sous le doigt ;

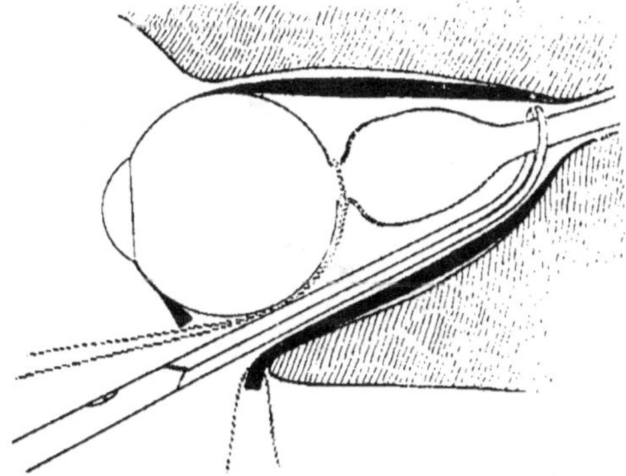

Fig. 245.

Des ciseaux courbes vont sectionner le nerf optique au sommet
de l'orbite.

avec un écarteur approprié, l'œil est récliné en dedans, de façon
à bien dégager la partie externe de l'orbite ;

4° Après avoir isolé la tumeur des muscles voisins, prendre une aiguille de Cooper, armée d'un long et gros fil de soie, et la

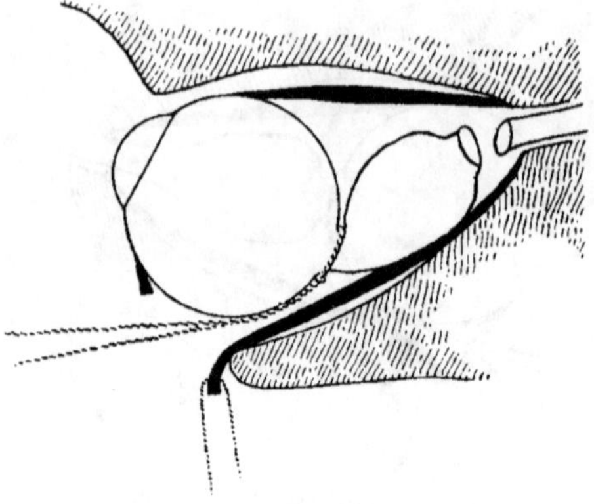

Fig. 246.

En tirant sur le fil, la tumeur est attirée hors de l'orbite.

passer sous la tumeur comme sous la carotide, pour la lier. On

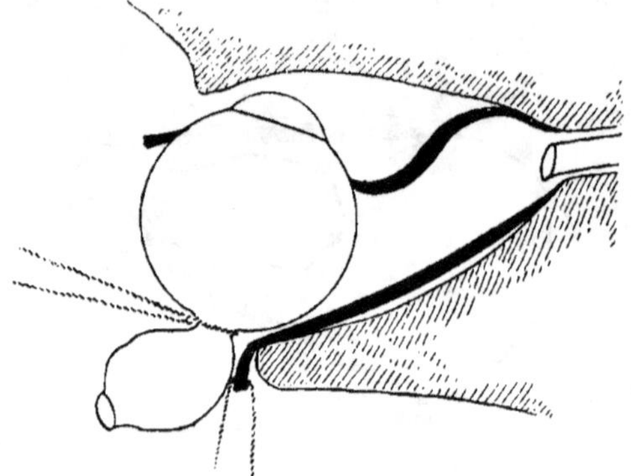

Fig. 247.

La tumeur est hors de l'orbite et l'œil retourné en dedans et en arrière.

enserre ainsi le néoplasme avec une anse de fil qu'on peut nouer, pour avoir une prise directe sur lui ;

5° Avec de forts ciseaux courbes, guidés par l'index, on cherche l'entrée du nerf optique dans l'orbite et on le sectionne. Il nous a été possible de faire cette section sans intéresser l'artère ophtalmique. Par précaution, une pince à forcipressure devra être placée sur le paquet vasculaire :

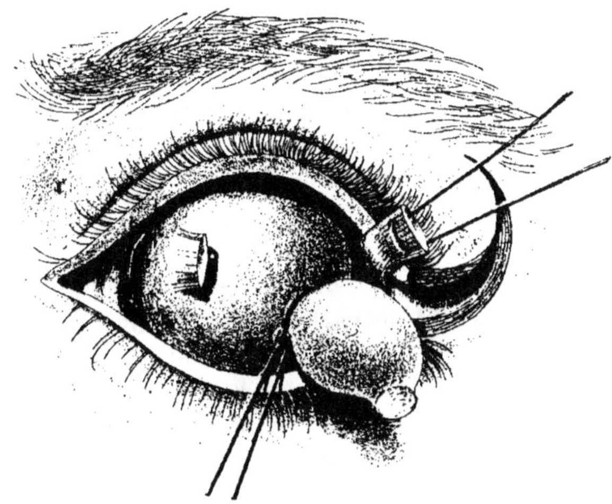

Fig. 218.

Aspect du champ opératoire au moment ou l'opérateur va sectionner la tumeur.

6° Immédiatement après cette section, il suffit de tirer sur l'anse de fil pour faire basculer l'œil, la tumeur et le nerf. La cornée se porte successivement en dedans et en arrière et l'extrémité du nerf optique sectionné se porte en avant, on peut alors, d'un coup de ciseaux, détacher le nerf optique au ras de l'œil et bien apprécier l'état de la partie postérieure de l'organe ;

7° Après avoir fait l'hémostase, bien lavé antiseptiquement la cavité orbitaire, l'œil est replacé dans sa position ordinaire et le muscle droit externe attaché à son point d'insertion. La conjonctive sera suturée ainsi que la peau de l'angle externe. Un petit drain suffira pendant les premiers jours à évacuer l'afflux inévitable des liquides.

5° Exentération de l'orbite. — Le malade est chloroformisé. Après désinfection du champ opératoire, on élargit la fente palpébrale en divisant, d'un coup de ciseaux, la commissure externe jusqu'au rebord de l'orbite ; cette section permet un renversement plus complet des paupières.

La paupière supérieure étant complétement relevée jusqu'au-dessus du sourcil, le chirurgien pique son bistouri au-dessous d'elle, sur le bord interne de l'orbite, jusqu'au périoste, et incise de même tous les tissus jusqu'au bord externe : abaissant ensuite la paupière inférieure, les parties molles sont sectionnées jusqu'au bord orbitaire.

A l'aide de la sonde cannelée ou du scalpel on détache le périoste du pourtour de l'orbite, et on effectue ce décollement, dans la cavité orbitaire, jusqu'au trou optique.

Derrière le contenu de l'orbite, on passe une ligature pour prévenir l'hémorragie de l'artère ophtalmique : puis, en avant d'elle, on sectionne le pédicule qui retenait l'œil.

On promène enfin le thermocautère sur les parois de l'orbite, aux points saignants : on nettoie la cavité antiseptiquement, on la bourre de gaze iodoformée, et on applique un bandeau compressif.

L'ablation des tumeurs malignes de l'orbite entraîne toujours l'exentération, sauf celles du nerf optique, qui peuvent être enlevées isolément avec conservation même du globe de l'œil. Nous venons de décrire, à ce sujet, un procédé spécial (v. p. 703).

6° Prothèse oculaire. — La prothèse oculaire consiste dans l'application d'un œil artificiel, dans un but habituellement esthétique, quelquefois thérapeutique.

On l'applique dans un but thérapeutique pour empêcher le symblépharon et l'entropion, pour prévenir le rétrécissement de la cavité orbitaire chez les enfants énucléés, ou, beaucoup plus rarement, après l'exentération de l'orbite.

La prothèse est vieille comme la chirurgie ; les Grecs et les Romains l'utilisaient (PANSIER). PAUL D'ÉGINE donne la description de l'œil artificiel ; mais il faut arriver au commencement de ce siècle pour voir la prothèse atteindre véritablement son but esthétique sous les auspices de FRANÇOIS HAGARD. Les yeux artificiels, placés sur un moignon bien fait, doivent avoir absolument l'aspect de l'œil naturel et une grande partie de sa mobilité; ils donnent ainsi à la physionomie son jeu ordinaire et suppriment absolument l'apparence de la difformité.

Ils doivent être appliqués, après l'énucléation, aussitôt que le moignon aura pris sa forme définitive, environ quinze jours ou trois semaines après l'opération; en attendant plus tard il y a lieu de craindre le rétrécissement de la cavité. Cet œil doit être sorti tous les soirs et remis le matin en prenant des soins de propreté particulière (lavages de la cavité orbitaire et de la pièce à l'eau boriquée tiède), etc., etc.

La prothèse oculaire, après l'énucléation, ne donne de résultats très satisfaisants que chez les sujets qui ont les yeux petits; ceux qui ont l'œil un peu volumineux sont toujours plus ou moins défigurés, aussi faut-il, autant que possible, éviter l'énucléation et faire l'amputation du segment antérieur de l'œil qui donne un moignon volumineux et très mobile.

Lorsque l'énucléation est indispensable, on a proposé d'introduire dans la capsule de Ténon des corps étrangers divers, sphère d'argent, de celluloïde, de verre, de charbon, de soie; on se propose d'obtenir ainsi un enkystement complet de ce corps étranger et de créer par là un bon support pour la pièce artificielle. On a également conseillé de faire des injections de paraffine sous la conjonctive pour constituer le support désirable. Tous ces moyens sont encore à l'étude et ils paraissent avoir bien du mal à faire leurs preuves.

En pareille circonstance nous procédons autrement; nous greffons, dans la capsule de Ténon, immédiatement après l'énucléation, non pas un corps étranger, mais un œil de lapin; cet œil est recouvert par les muscles droits, ramenés deux à deux au-devant de lui et suturés ensemble; la conjonctive est ensuite suturée elle-même par-dessus.

L'adhérence de cette greffe a facilement lieu par première intention; dans les trois mois qui suivent l'opération, l'œil greffé s'atrophie, il perd la moitié au moins, quelquefois les 3/4 de son volume, mais il reste toujours dans la capsule de Ténon un petit moignon bien mobile, puisque les quatre muscles passent au-devant de lui. La prothèse oculaire est ainsi, sans inconvénient aucun, grandement améliorée.

7° Arrachement du nasal externe. — Cette opération, encore appelée opération de BADAL, du nom de son inventeur, est indiquée dans les douleurs ciliaires, dans la névralgie du trijumeau et dans quelques cas de glaucome.

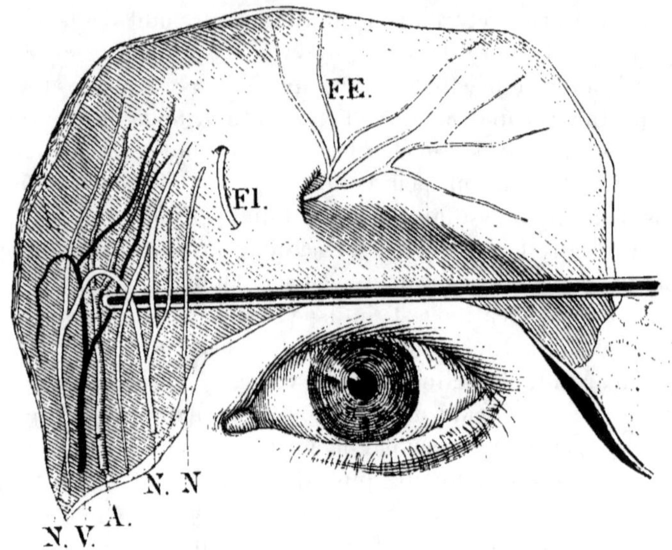

Fig. 249.
Disposition habituelle des branches du nerf nasal
au point d'émergence.

Le nerf nasal présente non pas un tronc unique au moment où il sort de l'orbite, mais deux ou trois rameaux qu'il faut arracher séparément et qui sont situés à côté d'une artériole et d'une veinule qu'on rencontre toujours pendant l'opération. La figure ci-jointe montre la disposition qui nous paraît la plus fréquente.

MANUEL OPÉRATOIRE. — Le point de repère est le suivant :

Appliquez le doigt indicateur sur le globe, immédiatement au-dessous du rebord orbitaire supérieur, la face palmaire en avant et l'extrémité du doigt reposant sur le côté du nez. Le point d'émergence du nerf se trouve assez exactement sur le milieu de l'ongle.

a. *Premier temps.* — On fait, guidé par l'extrémité du doigt, une incision qui entoure cette extrémité. On a ainsi une incision courbe, correspondant à la partie interne et supérieure du rebord orbitaire, allant de l'angle interne de l'œil à la poulie du grand oblique. La longueur de la section cutanée présente à peu près 2 centimètres.

b. *Deuxième temps.* — Il consiste à diviser les fibres musculaires qu'on trouve immédiatement sous la peau. L'incision de ces fibres musculaires laisse écouler une certaine quantité de sang, petite hémorragie qui cède vite à la compression.

c. *Troisième temps.* — Le muscle sectionné, les fibres musculaires s'écartent et l'on se trouve dans le plan même des filets nerveux, c'est-à-dire dans le tissu cellulaire qui recouvre immédiatement le périoste de la région. À ce moment apparaissent les vaisseaux, veine et artère, faciles à reconnaître et à leur volume et à leur couleur. Il ne reste plus qu'à isoler les filets nerveux.

d. *Quatrième temps.* — À l'aide d'un crochet à strabisme, on charge tout ce qu'on trouve sur le périoste, vaisseaux et nerfs ; puis, sur le crochet lui-même, on isole les filets nerveux tendus et saillants. Souvent on ne charge qu'un rameau du nasal ; dans ce cas, après l'avoir arraché, il faut charger de nouveau, sur le crochet à strabisme, ce qui reste dans le tissu cellulaire qui correspond au champ de l'opération ; on doit trouver deux filets nerveux au moins, d'habitude trois, rarement davantage.

On ferme ensuite aseptiquement la plaie par deux points de suture.

L'arrachement du nasal est utile, surtout dans les douleurs ciliaires aiguës ou chroniques, dans les glaucomes où l'iridectomie est contre-indiquée. Elle a surtout le grand avantage d'être absolument inoffensive ; si elle était mieux connue, elle serait certainement appréciée à sa réelle valeur par tous les ophtalmologistes.

§ 7. — CHIRURGIE DE L'APPAREIL LACRYMAL

La chirurgie de l'appareil lacrymal présente une grande importance, à cause de la fréquence des affections pour lesquelles on intervient, et aussi à cause des difficultés très réelles que doit vaincre le praticien pour obtenir les meilleurs résultats.

Nous étudierons successivement : 1º les injections ; 2º le cathétérisme des voies lacrymales ; 3º la stricturotomie ; 4º l'électrolyse du canal nasal ; 5º la destruction du sac lacrymal ; 6º l'extirpation des glandes lacrymales, orbitaire et palpébrale.

1º Injections. — On emploie pour cette petite opération la seringue d'Anel.

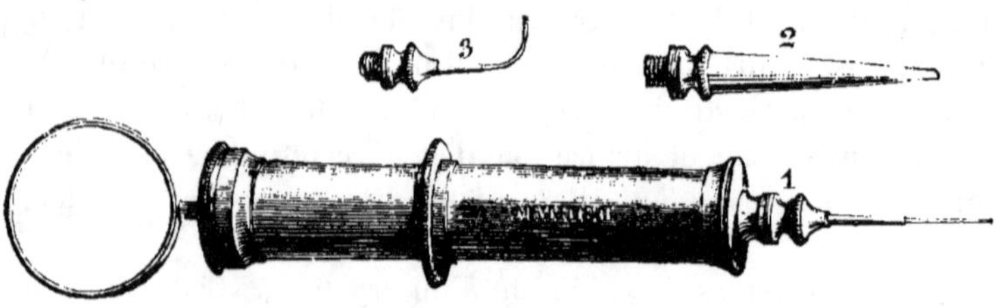

Fig. 250.
Seringue d'Anel.

Habituellement on pousse l'injection par le point lacrymal inférieur.

Cet orifice est dilaté préalablement à l'aide du stylet conique à bout olivaire, ou du dilatateur de Bowmann.

Après cette dilatation, on appuie de la main droite l'extrémité de la petite canule sur le point lacrymal béant, tandis que le pouce de la main gauche attire en bas et en dehors la partie interne de la paupière pour produire une éversion du point lacrymal, qui le met bien en évidence, et offrir à la canule un appui solide.

On enfonce la canule dans le canalicule, à une profondeur

de 2 à 3 millimètres. L'axe de la seringue est tenu dans la direction du conduit lacrymal, faisant à peu près angle droit avec le dos du nez; sinon l'extrémité de la canule appuiera contre une des parois du canalicule, ce qui empêcherait l'issue du liquide : on pousse alors le piston de la seringue.

Si les voies lacrymales ne sont pas obstruées, le liquide pénètre dans le nez ou la gorge du patient. S'il y a un obstacle quelconque dans le canal nasal, le liquide reflue par le point lacrymal supérieur, ayant lavé le sac lacrymal.

Quelquefois une première injection ne passe pas, une seconde passe; c'est un bouchon muqueux ou purulent qui fermait le canal nasal, et que la première injection a déplacé ou chassé.

Il peut arriver aussi qu'en appuyant plus fortement sur le piston le liquide pénètre dans les narines, tandis qu'une pression faible n'était pas suivie de ce résultat : alors on a affaire à un rétrécissement relatif, ordinairement en longueur, des voies lacrymales.

Si l'injection a pour effet de distendre le sac, c'est que la voie inférieure est fermée.

Même avec la plus grande dextérité de la part du chirurgien, il peut se faire que la canule produise une petite déchirure dans la paroi du canalicule : à travers cette déchirure une certaine quantité de liquide pénétrera dans le tissu cellulaire très lâche de la paupière et de la joue.

Cet accident a l'inconvénient, qu'il faut s'efforcer d'éviter, de provoquer une vive douleur : l'infiltration se résorbe en quelques heures, à condition que les règles de l'antisepsie aient été observées, sinon il peut en résulter un phlegmon.

2° Cathétérisme des voies lacrymales. — On emploie pour le cathétérisme des sondes de divers modèles (BOWMANN, GALEZOWSKI, etc...), de grosseur variable, et portant les numéros de 1 à 6. Ce sont des stylets droits ou courbes, faits d'un métal flexible, de préférence l'argent, qui se moule plus facilement sur le conduit qu'il doit traverser, sans en blesser les parois.

On peut faire le cathétérisme indifféremment par le point

lacrymal inférieur, ou par le point lacrymal supérieur. On appuie la tête du malade contre la poitrine d'un aide qui l'immobilise dans une position convenable. On instille dans l'œil quelques gouttes d'un collyre à la cocaïne ; la sonde est enduite de vaseline pour faciliter son glissement dans les voies lacrymales.

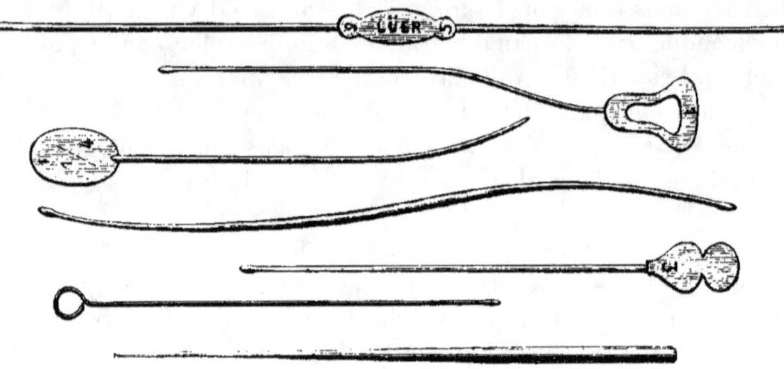

Fig. 251.
Stylets de Bowmann, de Galezowski, de Boucheron, du Dr Williams ;
stylet fin d'Anel.

Le point lacrymal et le canalicule sont au préalable dilatés par le stylet dilatateur (fig. 252).

Si l'on opère par le point lacrymal *inférieur*, il faut attirer légèrement la paupière en bas et en dehors ; on introduit l'extrémité de la sonde dans le point lacrymal, horizontalement d'abord, jusqu'à ce qu'elle vienne buter sur une partie osseuse, l'os unguis, qui donne une sensation de résistance bien nette. — A ce moment, on redresse la sonde, qui a pénétré dans le sac, pour lui donner la direction du canal nasal ; c'est-à-dire qu'on la relève, en dirigeant l'extrémité inférieure en bas, en arrière et en dehors, dans le sens du sillon naso-labial, parallèlement à l'aile du nez ; la sonde s'engage alors dans le canal nasal où elle doit pénétrer sans effort jusqu'à l'orifice inférieur de ce conduit, sur le plancher des fosses nasales ; l'extrémité supérieure de la sonde s'appuie alors contre la tête du sourcil.

Si l'on pratique le cathétérisme par le point *supérieur*, on attire la paupière en haut et en dehors, on enfonce doucement la sonde dans le canalicule en la redressant peu à peu pour appliquer son extrémité contre la paroi interne du sac lacrymal ; dès lors, même conduite à tenir que pour le cathétérisme par le point inférieur.

On laissera la sonde en place 15 à 20 minutes.

Si les voies lacrymales sont libres, la sonde n'est arrêtée en aucun point de son trajet. Mais le plus souvent, lorsque l'injection, qui doit toujours précéder le cathétérisme, n'a pas passé, la sonde, elle aussi, rencontre dans sa route divers rétrécissements.

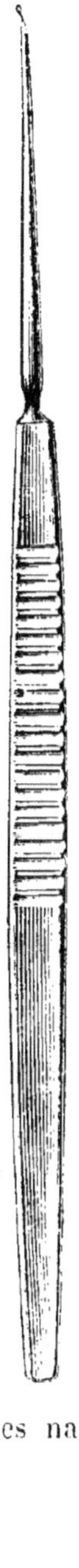

Les points ordinairement rétrécis siègent : 1° soit au niveau du canalicule, avant son abouchement dans le sac, et dans ce cas la sonde entraîne vers l'os unguis la paroi externe du sac, la peau de la paupière se plisse, tandis que l'on perçoit une résistance élastique ; 2° soit, et le plus souvent, à l'abouchement du canal nasal dans le sac lacrymal, et il faut alors une pression assez forte et soutenue pour faire avancer le stylet dans le nez ; 3° soit enfin, mais plus rarement, à l'orifice inférieur du canal nasal.

La sonde étant restée en place un quart d'heure environ, on la retire sans secousses. On observe parfois alors de petites hémorragies nasales qui tiennent soit au froissement, à l'éraillure de la muqueuse très vasculaire qui tapisse le canal, soit à la déchirure de la paroi, à une fausse route. Ces accidents sont attribuables à l'emploi de sondes trop grosses (les numéros 1, 2, 3 et 4 suffisent en général à la dilatation), ou trop rigides (sondes en acier par exemple) ; parfois aux mouvements du malade, qui amènent violemment le bec de la sonde au contact du plancher des fosses nasales ;

Fig. 252. — Dilatateur du canalicule lacrymal (modèle du Dr LAGRANGE).

quelquefois aussi, disons-le, ces déchirures, toujours fâcheuses, sont dues à l'inexpérience du débutant.

3° Stricturotomie.

— On entend sous ce nom, soit l'incision simple du canalicule lacrymal, soit l'incision combinée avec la section du ligament palpébral interne et le débridement du sac (opération de STILLING).

On pratique cette petite opération à l'aide d'un petit bistouri boutonné, désigné sous le nom de couteau de WEBER. Grâce à l'olive très fine qui termine sa lame, on l'introduit facilement dans le point lacrymal.

Si l'on veut inciser le canalicule inférieur, on attire, comme pour le cathétérisme, la paupière en bas et en dehors ; le tranchant de l'instrument étant tourné vers la conjonctive bulbaire, on fait glisser le couteau le long du canalicule, plus ou moins

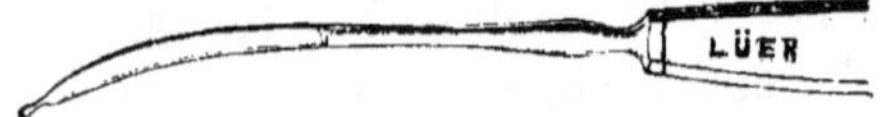

Fig. 253.
Dacryotome de WEBER.

loin, suivant l'étendue que l'on veut donner à l'incision. Cependant il est prudent de faire pénétrer l'extrémité olivaire jusqu'à la paroi osseuse du sac, et, prenant sur cette paroi un point d'appui, de relever ensuite l'instrument plus ou moins haut, selon que l'on veut obtenir une incision du canalicule plus ou moins complète. Il faut toujours maintenir, en ce temps de l'opération, la paupière bien tendue, afin de diriger exactement l'incision en haut et en arrière et d'obtenir une section régulière.

Pour l'incision du canalicule lacrymal supérieur, on tend la paupière en haut, pour transformer la courbure du conduit en une ligne droite. On introduit le couteau de WEBER perpendiculairement, le tranchant dirigé en dehors ; puis on lui fait décrire un quart de cercle, qui le dirige en bas et en dedans ; et le canalicule est sectionné.

Dans les cas de dacryocystite aiguë, ou d'une suppuration persistante, STILLING complète cette opération de la façon suivante : — Au lieu de retirer le couteau une fois le canalicule lacrymal supérieur fendu, on le relève de nouveau dans sa position première ; puis, le tranchant tourné directement en avant, on dirige le couteau en bas, parallèlement à l'aile du nez ; on n'a plus qu'à le retirer en appuyant fort sur le tranchant, tandis que l'on tend la paupière attirée en dehors. Par cette manœuvre le couteau sectionne le ligament palpébral interne avec la paroi antéro-externe du sac lacrymal qui se trouve ainsi complètement débridée. Ce dernier débridement se fait mieux avec un couteau spécial (de STILLING) qu'avec le dacryotome de WEBER.

4° Électrolyse du canal nasal. — Après avoir dilaté le point et le canalicule lacrymal inférieur, au moyen du dilatateur, et fait des injections antiseptiques, qui ont le double

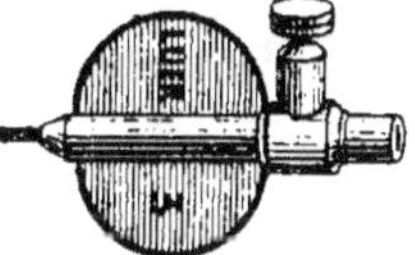

Fig. 254.

Sonde pour l'électrolyse du Dʳ LAGRANGE, en six numéros correspondants aux stylets de BOWMANN.

avantage de nettoyer le champ opératoire et de bien établir le diagnostic ; on introduit dans le canal nasal une sonde fine en argent (n° 1 de BOWMANN). Cette sonde, dans la partie supérieure où elle est en contact avec le canalicule et le sac, est enduite d'une cire isolatrice. Au moyen d'une serre-fine ou par un ajutage spécial, on relie la sonde avec le fil aboutissant au pôle négatif d'une pile munie d'un galvanomètre ; le pôle positif, constitué par l'extrémité du fil entourée d'un tampon d'ouate imbibée d'eau salée, est introduit dans la narine correspondant au côté malade.

Les deux électrodes sont ainsi à environ 1 ou 2 centimètres

de distance, le courant passe facilement et l'anode n'a aucune action sur la muqueuse nasale.

Il faut agir avec précaution au moment où l'on établit le courant, pour éviter les accidents, vertiges, syncopes, dus à l'électrisation de la tête par les extra-courants.

On est sûr de les éviter, et même d'empêcher toute douleur, par l'emploi d'un bon rhéostat (rh. Bergonié), qui permettra de graduer l'intensité très doucement de 0 à 5 milliampères au maximum.

Pendant la durée de l'opération, qui ne doit pas excéder 5 minutes, les fils ne devront pas être touchés, les électrodes devront rester à la même distance : on immobilisera bien le tampon nasal, afin d'éviter les brusques variations d'intensité. De même qu'au début pour l'augmentation, la diminution de cette intensité doit être graduelle. (Les variations d'intensité sont très exactement mesurées par le galvanomètre apériodique de Chardin et Chauvin.)

Il faut mettre 1 minute pour arriver à une intensité de 3 à 5 milliampères ; rester 1 minute stationnaire ; puis mettre 1 minute à revenir au 0.

L'électrolyse a pour effet de produire un ramollissement de la muqueuse au niveau du rétrécissement : on retire la sonde, qui n'est plus serrée comme au début de l'opération ; et on pousse dans les voies lacrymales une injection antiseptique qui passe toujours très facilement.

S'il est nécessaire, on répète l'électrolyse dans les mêmes conditions, jusqu'à ce que le canal nasal soit définitivement libre.

Du Gourlay et Fage ont recommandé ce procédé de dilatation des voies lacrymales.

5° **Destruction du sac lacrymal**. — Le chirurgien a le choix entre deux méthodes : l'oblitération par le fer rouge, ou l'extirpation.

a. *Oblitération*. — Les paupières étant attirées en dehors à l'aide du pouce et de l'index de la main gauche, on fait saillir le tendon de l'orbiculaire sous la peau de l'angle interne.

Au moyen d'un bistouri aigu, à lame assez forte, on pratique une incision profonde dont voici le manuel : — le couteau est tenu, l'index allongé sur le dos de la lame ; la pointe appuyant au niveau du ligament palpébral saillant, le manche dirigé un peu obliquement en dehors et en bas, suivant le contour de l'orbite. On enfonce alors le bistouri avec force et perpendiculairement jusqu'à ce que l'on sente la résistance opposée par le squelette ; à ce moment, on continue l'incision des tissus en relevant le manche vers le front, tandis qu'on abaisse la pointe du bistouri suivant le rebord orbitaire, dans une étendue de 2 centimètres environ.

Le sac lacrymal étant ouvert, un aide écartant les lèvres de l'incision avec deux érignes, on détruit la muqueuse en promenant sur les parois du sac le thermocautère chauffé à blanc.

On nettoie la plaie avec de petits tampons de ouate imbibés d'une solution de sublimé ; on bourre la cavité, une fois lavée, d'une bandelette de gaze iodoformée, on saupoudre d'iodoforme, et on applique un bandeau légèrement compressif. La cavité est fermée, la cicatrisation obtenue au bout de deux septénaires, par formation d'un tissu bourgeonnant qui oblitère la région.

b. *Extirpation du sac.* — On passe une sonde-repère dans les voies lacrymales. Puis une incision linéaire est pratiquée, comme plus haut, perpendiculairement au bord de la commissure externe. On débride le sac sans se préoccuper du tendon de l'orbiculaire ni des petits vaisseaux artériels ou veineux situés dans cette région ; la muqueuse du sac est facilement disséquée, séparée du périoste de la gouttière osseuse lacrymonasale ; l'hémorragie cède au tamponnement par la ouate.

Pour disséquer plus facilement le sac on pourra le remplir d'une matière solidifiable (VALUDE), ainsi que cela a été recommandé pour l'extirpation des kystes dermoïdes (POZZI).

On applique enfin, après suture, un pansement sec à l'iodoforme, et un bandeau compressif pour obtenir une réunion primitive.

En regard des procédés qui détruisent le sac, il faut placer les opérations conservatrices qui consistent : 1° dans la résection de la paroi antérieure convenant aux ectasies du sac (mucocèle) ; 2° la cautérisation superficielle au fer rouge de la paroi du sac, à l'aide d'un thermo-cautère à boule, spécial (PANAS) ; 3° le curettage des parois fongueuses, fait à travers une incision de la paroi antérieure du sac, ou en passant par le canal lacrymal incisé (TERSON père).

Ces divers procédés donnent quelques bons résultats, mais aussi beaucoup de mécomptes. Il ne faut y avoir recours que lorsqu'ils paraissent bien indiqués.

6° Extirpation de la glande lacrymale orbitaire et palpébrale. — La glande lacrymale, reposant dans la fosse située à l'angle supéro-externe de l'orbite, peut être mise à découvert, soit par une incision de la peau de la paupière supérieure, soit en incisant la conjonctive palpébrale au même niveau. HULPIN a préconisé la première voie ; VELPEAU, utilisant le procédé, divisait en outre la commissure externe, en prolongeant l'incision vers la tempe, pour atteindre plus commodément la glande lacrymale accessoire.

Il est encore possible d'arriver à la glande palpébrale en incisant la commissure externe, et en relevant la paupière. En disséquant la muqueuse du cul-de-sac on rencontre d'abord la glande palpébrale et plus haut, dans l'orbite, l'orbitaire qu'on énuclée facilement de sa loge.

La glande palpébrale seule peut être atteinte sans débridement de la commissure, en relevant la paupière supérieure, pendant que le sujet regarde en bas et en dedans. La glande hypertrophiée fait une hernie très apparente qu'on peut exciser, d'un coup de ciseaux, après avoir disséqué la muqueuse qui la recouvre.

Dans toutes ces manœuvres il faut se garder de dépasser le quart externe du rebord sourcilier, afin de ne pas atteindre le releveur et d'éviter le ptosis.

L'extirpation de la glande orbitaire a été recommandée par TEXTOR, LAWRENCE, BADAL, pour le larmoiement rebelle, notamment chez les granuleux (ABADIE et TRUC). WECKER a surtout préconisé dans les mêmes cas l'extirpation de la glande palpébrale seule dont la destruction complète doit évidemment oblitérer les conduits excréteurs de la glande orbitaire. Dans l'exécution de cette dernière opération, d'ailleurs facile, il faut s'appliquer à respecter le tendon du releveur dont la section partielle pourrait entraîner du ptosis.

§ 8. — CHIRURGIE DES PAUPIÈRES

La chirurgie des paupières est remarquable par le nombre de procédés opératoires qui ont été imaginés dans le but de remplir les multiples indications devant lesquelles on se trouve quotidiennement en présence, nous nous efforcerons d'être bref et de ne parler ici que des opérations les plus importantes. Après avoir décrit deux petites opérations qui s'adressent à des cas spéciaux, la *canthoplastie* et la *rhinorraphie*, nous nous occuperons successivement : 1° du *trichiasis* et de l'*entropion* ; 2° de l'*ectropion* ; 3° du *ptosis* ; 4° des *tumeurs des paupières*.

A) CANTHOPLASTIE

Cette opération, appelée encore opération d'AMMON, du nom de son inventeur, est destinée à élargir la fente palpébrale. Après anesthésie locale ou générale, on place le blépharostat qui écarte les paupières et tend l'angle palpébral ; avec des ciseaux droits, dont une branche est introduite bien transversalement jusqu'au cul-de-sac externe, on incise d'un coup rapide la commissure externe, sur une étendue d'environ un demi-centimètre : la peau se rétracte en dehors, la conjonctive

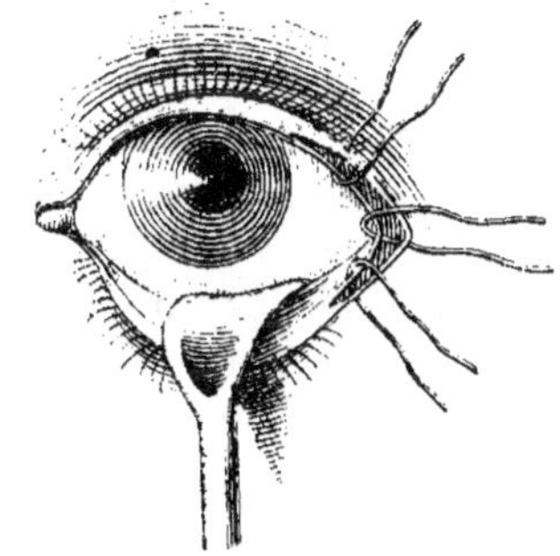

Fig. 255.
Canthoplastie.

en dedans. Il suffit de trois points de suture pour maintenir la coaptation de la peau et de la conjonctive : le premier, correspond à l'angle de la plaie, les deux autres sont sur la lèvre supérieure et sur la lèvre inférieure.

B) RHINORRAPHIE

La rhinorraphie connue, comme l'opération précédente, sous le nom d'opération d'AMMON, s'adresse à l'épicanthus ; elle consiste dans l'excision d'un pli vertical de la peau, saisie sur le dos du nez, et suffisamment large pour remédier à la difformité. On peut faire cette incision aux ciseaux, en soulevant la peau à l'aide de pinces ; ou bien au bistouri, par deux incisions courbes opposées par leur concavité, qui permettent l'ablation d'un lambeau cutané elliptique. On réunit les deux lèvres de la petite plaie par deux ou trois points de suture.

Au lieu d'exciser le lambeau sur le dos du nez, ARLT excise le repli qui constitue l'épicanthus ; mais le procédé d'AMMON est préférable, une seule excision suffisant ainsi pour un épicanthus généralement double.

C) TRAITEMENT CHIRURGICAL DU TRICHIASIS ET DE L'ENTROPION

Il peut y avoir trichiasis sans entropion, mais le plus souvent les deux affections sont réunies. Contre le trichiasis simple on emploiera les procédés suivants, qui varieront selon le nombre et l'importance des cils déviés.

1° Arrachement. — Ici l'opérateur, qui peut être le patient lui-même, se borne à arracher les cils déviés, à l'aide d'une pince à mors plats (pince à épiler). Au bout de quelques semaines, il faut recommencer, car on ne détruit pas le follicule et le cil repousse plus rude et plus incommode.

2° Électrolyse. — Par ce procédé on détruit d'abord le bulbe, puis on enlève le cil. Le premier temps de l'opération consiste à pousser dans le follicule une aiguille fine, unie à l'électrode négative, puis on applique sur la tempe du même côté l'électrode positive. On fait passer un courant de 5 milli-ampères et l'on remarque bientôt, à la base du cil, une fine mousse blanche ; on retire l'aiguille et on enlève le cil qui, si l'opération est bien faite, ne doit plus adhérer et ne repousse plus.

3º Procédé de Desmarres. — Ce procédé consiste à obtenir le redressement des cils, déviés par la rétraction cicatricielle qui suit l'excision d'un ovale de peau pratiquée près du bord palpébral, à côté des cils déviés.

Ces trois derniers procédés s'adressent au trichiasis seul. Toutes les autres opérations, faites pour cette dernière affection, remédient aussi à l'entropion, soit spasmodique, soit cicatriciel.

Comme il s'agit là d'opérations très importantes et qu'on pratique souvent, il est bon de décrire avec détails un certain nombre de procédés, tous ceux du moins que le praticien doit connaître pour les utiliser dans les cas où, par leurs qualités respectives, ils paraîtront mériter la préférence.

Ces procédés sont les suivants : 4º sutures de GAILLARD ; 5º ablation du sol ciliaire (FLARER) ; 6º transplantation du sol ciliaire (JÆSCHE-ARLT) ; 7º procédé de JUNGE ; 8º relèvement du sol ciliaire (HOTZ) ; 9º redressement du tarse (SNELLEN) ; 10º procédé de PANAS ; 11º procédé de GAYET.

4º Sutures de Gaillard. — Ces sutures diffèrent des sutures de SNELLEN, dirigées contre l'ectropion, par ce fait principal que l'aiguille est enfoncée primitivement dans la peau de la paupière, en dehors de la région des cils.

Après un trajet sous-cutané de 1 centimètre et rasant le tarse, l'aiguille qui arme l'anse de fil ponctionne la peau de dedans en dehors. L'anse est placée de telle façon que le fil, entré à deux centimètres environ du bord marginal, vienne sortir près de ce bord. Les bouts du fil sont noués et serrés de telle façon que la paupière soit plissée horizontalement.

On place ainsi deux ou trois fils suivant l'étendue que l'on donne à la corde cutanée qu'ils embrassent : les fils sont laissés en place jusqu'à leur élimination spontanée.

Les sutures de GAILLARD forment donc une anse perpendiculaire au bord palpébral : les deux parties de cette anse cheminent superposées, l'une sous la paupière, l'autre à l'extérieur, et les fils sont noués de manière que la peau soit étranglée dans la suture elle-même.

Ces sutures ont été modifiées ingénieusement par ARLT : nous n'insisterons pas, car elles nous paraissent peu recommandables : elles sont plus douloureuses et beaucoup moins efficaces que les opérations suivantes.

5° Ablation du sol ciliaire. — Cette opération n'est applicable qu'aux cas où il n'existe plus, sur le bord palpébral, que quelques cils isolés, ne méritant pas une opération plus compliquée. Elle a le grand inconvénient d'être suivie d'une cicatrice dure et rugueuse, presque aussi dangereuse pour la cornée que la surface des cils.

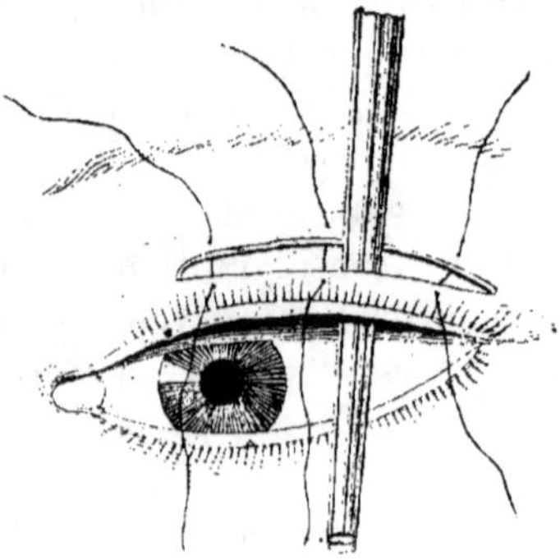

Fig. 256.

Trichiasis : procédé de ARLT.

Sonde cannelée engagée sous le lambeau contenant les cils. L'autre lambeau circonscrit par deux incisions a déjà été enlevé.

6° Transplantation du sol ciliaire (JASCHE-ARLT). — Applicable surtout, uniquement même, à la paupière supérieure.

Cette opération, déjà pratiquée par AETIUS, consiste à dédoubler le bord marginal de la paupière en deux lames : la lame tarsienne et la lame ciliaire. Pour l'exécuter, on fait une incision parallèle au bord libre, aussi longue que ce bord ; on excise l'orbiculaire et quelquefois la peau, en prenant bien garde d'exagérer cette excision pour éviter le lagophtalmos, puis on dissèque la peau en rasant le cartilage tarse et en venant sortir à la partie inférieure de ce cartilage, en arrière des cils. Cette dissection du cartilage tarse est plus facile à exécuter, et le dédoublement de la paupière s'obtient plus aisément ainsi qu'à l'aide de l'incision intermarginale conseillée par les inventeurs de l'opération. Mais le moyen n'importe pas beaucoup, pourvu que la paupière soit dédoublée en deux feuillets distincts. En suturant la plaie cutanée on attire le sol ciliaire en haut ; on le transplante loin du bord inférieur du tarse.

7° Procédé de Junge. — Ce dernier procédé expose à la récidive à cause de la descente du champ d'implantation des bulbes pileux, consécutivement à la rétraction cicatricielle. Pour éviter cette rétraction, on a conseillé de recouvrir le tarse dénudé à l'aide du lambeau cutané excisé au début de l'opération (V. fig. 263, 1°, I'. Le lambeau ainsi greffé peut vivre et former une épaisse marge palpébrale.

Dans le but d'obtenir une vitalité plus grande de la partie transplantée, JUNGE a imaginé une opération qui consiste dans la taille de deux lambeaux, grâce à trois incisions concentriques : le lambeau inférieur qui comprend le sol ciliaire est disséqué en forme d'anse de panier et le lambeau supérieur passe dessous pour venir prendre la place du bord ciliaire.

8° Relèvement du sol ciliaire (Holtz). — Applicable aussi surtout à la paupière supérieure, ce procédé consiste à pratiquer, le long du bord supérieur du tarse, une incision qui va d'une extrémité du cartilage à l'autre. On excise les faisceaux de l'orbiculaire, de manière à mettre bien à nu le bord supérieur du tarse. Puis, et ceci est capital, on ferme la plaie, en attachant par de solides sutures son bord inférieur au bord supérieur du fibro-cartilage. La peau palpébrale n'est pas raccourcie, mais elle est attachée à un point fixe (V. fig. 263, 2°).

9° Redressement du tarse (Snellen). — L'ablation d'un lambeau cunéiforme du tarse est le point capital de cette opération ; mais il faut d'abord mettre le tarse à nu en excisant la peau et les fibres de l'orbiculaire comme on le fait dans les autres procédés. Ensuite, sur toute la longueur du cartilage, on découpe et on excise un lambeau prismatique, en donnant au couteau, tenu obliquement, des mouvements de scie.

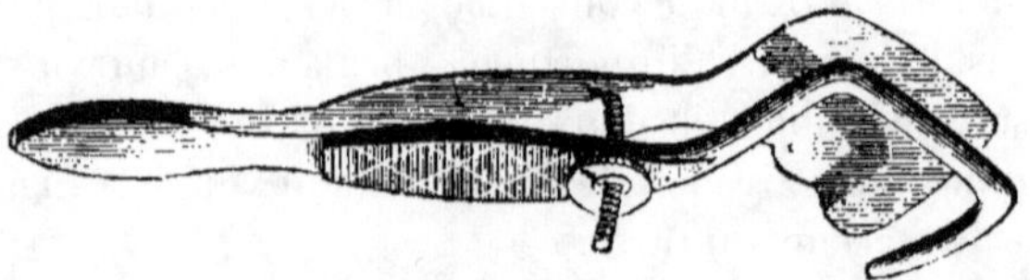

Fig. 257.
Pince de SNELLEN.

Pour coapter les deux lèvres du tarse on passe une anse de fil dans la partie supérieure de ce cartilage et cette anse vient sortir en bas, par ses deux extrémités, au niveau du bord libre de la paupière au-devant duquel on fait passer ces fils. Les

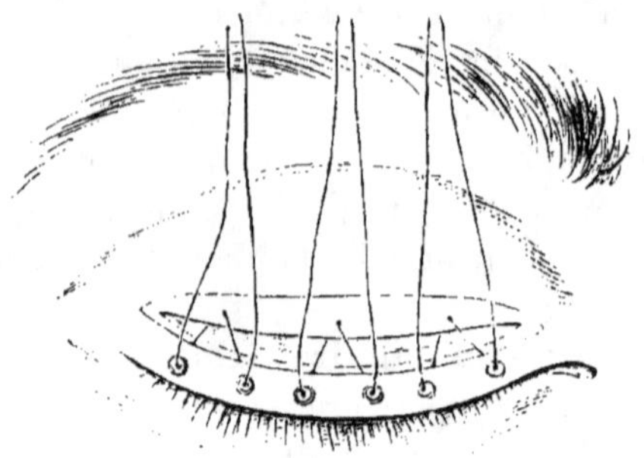

Fig. 258.
Opération de SNELLEN.

figures ci-jointes (fig. 258 et 263, 3°) mieux que toute description, montrent en quoi consiste ce procédé très utilisé et très bon, mais qui doit cependant céder le premier rang au procédé de PANAS, lequel mérite une mention toute particulière dans l'affection qui nous occupe.

10° Procédé de Panas. — PANAS a imaginé un procédé

différent pour la paupière supérieure et la paupière inférieure.
Nous décrirons ces deux excellentes opérations.

A. PAUPIÈRE SUPÉRIEURE. — a. *Premier temps.* — Dans le pre-

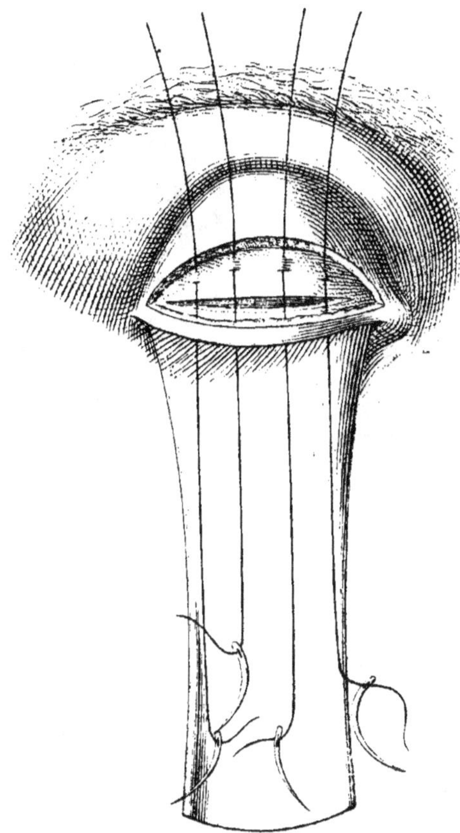

Fig. 259.
Opération de PANAS pour le trichiasis.

mier temps, après avoir soulevé la paupière par la corne qui,
bien tenue, suffit à l'hémostase, on fait une incision horizontale le long du bord ciliaire, à 5 millimètres au-dessus, allant
de la commissure externe au point lacrymal.

b. Deuxième temps. — On dissèque la lèvre inférieure, jusqu'au bulbe ciliaire, et la lèvre supérieure jusqu'à l'aponévrose tarso-orbitaire.

c. Troisième temps. — Le tarse est ensuite incisé jusqu'à la conjonctive, inclusivement, par une section normale à la surface palpébrale.

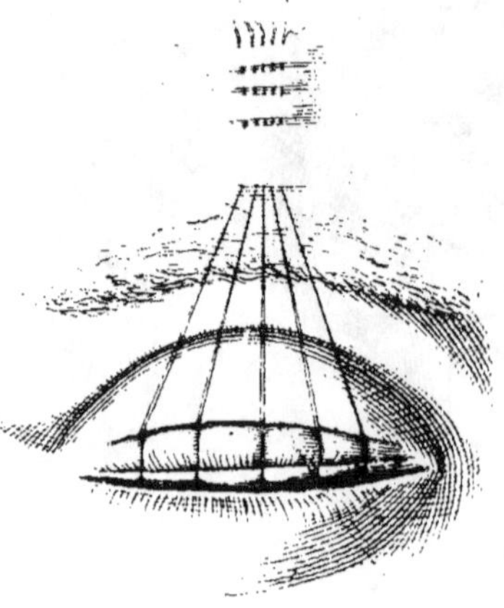

Fig. 260.

Opération de PANAS (2e temps: application des sutures.

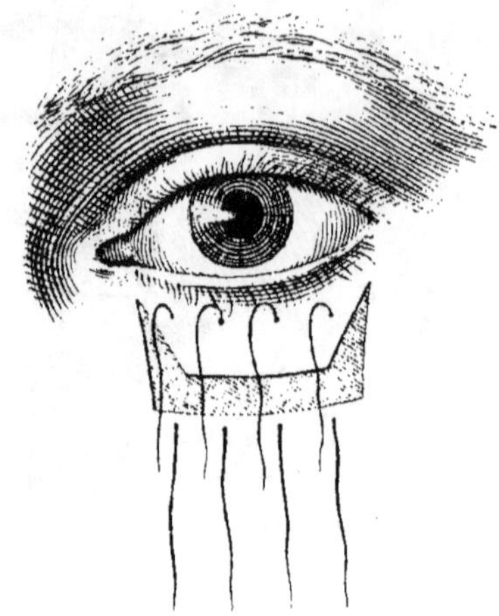

Fig. 261.

Opération de l'entropion de la paupière inférieure (PANAS).

d. Quatrième temps. — On applique des sutures passant en haut, dans le ligament supérieur, et venant sortir en bas derrière les cils. Les fils serrés relèvent le lambeau inférieur et les cils avec eux vers le lambeau supérieur, ils sont noués de telle sorte que l'aspect de la paupière est celui que représente la figure 260. Cette figure n'est pas absolument semblable à celle que donne le Pr PANAS et tous les auteurs avec lui, mais elle est conforme à la réalité des faits : elle a été dessinée d'après nature.

Il est juste de remarquer que, dans l'exécution de son opération, PANAS a emprunté la dissection du lambeau ciliaire à ANAGNOSTAKIS et la tarsotomie à SNELLEN.

B. Paupière inférieure. — L'examen de la figure 261 fait parfaitement comprendre cette opération qu'on exécute ainsi. La corne étant placée sous la paupière, on fait deux incisions verticales de la peau et de l'orbiculaire, aux limites de l'ectropion ; puis on fait une section horizontale reliant les sections verticales en leur milieu environ, de façon à former un H, le lambeau supérieur est disséqué jusqu'aux bulbes et le lambeau inférieur jusqu'aux limites des incisions verticales.

Le muscle orbiculaire est réséqué plus ou moins complètement, selon sa participation à l'entropion, et avant d'appliquer les sutures on réséque sur une plus ou moins grande étendue une partie de la peau du lambeau inférieur.

Cette opération, comme celle qui s'adresse à la paupière supérieure, nous a constamment donné, sans aucune exception, d'excellents résultats.

11° Procédé de Gayet. — En terminant, signalons le procédé du chirurgien de Lyon, exclusivement applicable à l'entropion externe ou interne. Il consiste dans une autoplastie

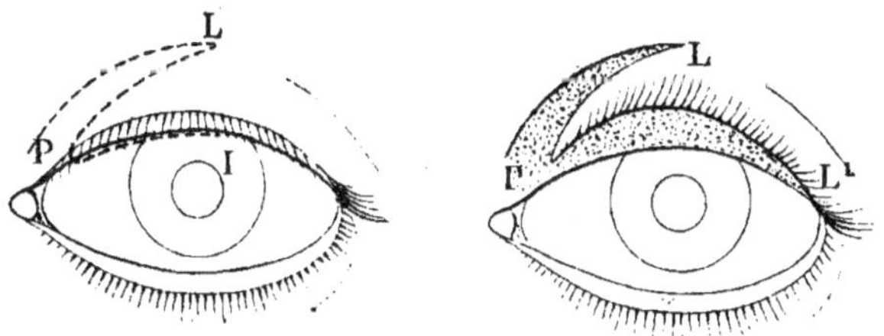

Fig. 262.
Procédé de GAYET.

telle que les figures 262 et 263, 5°, la représentent : le lambeau PL, pris sur la paupière, devient marginal.

L'opération décrite par GAYET convient tout particulièrement aux entropions et trichiasis latéraux : elle se compose de trois temps ; dans le premier temps l'opérateur fait une incision obliquement de *a* vers *b* (fig. 263, 5° A) qui intéresse non seulement les parties molles, mais encore le squelette tarsien incurvé.

La marge ciliaire est ainsi divisée en deux lames. La lame antérieure contient une portion triangulaire du cartilage tarse.

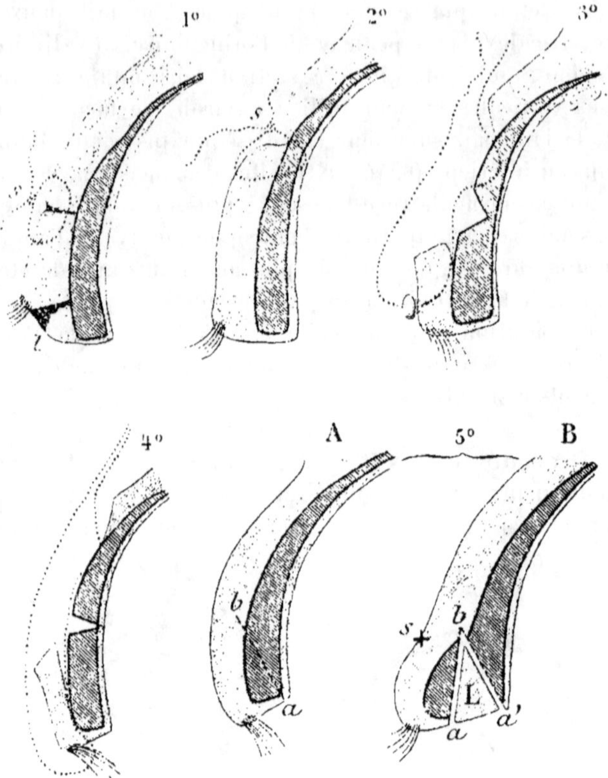

Fig. 263.

Opérations du trichiasis et de l'entropion. — Coupes schématiques représentant les principaux procédés.

1° Transplantation du sol ciliaire (Jaesche-Arlt) ; en *t*, lambeau excisé sur la paupière et greffé dans le but de faire une marge palpébrale. — 2° Relèvement du sol ciliaire (Hotz). — 3° Opération de Snellen. — 4° Opération de Panas. — 5° Procédé de Gayet-Truc : 1er temps, incision divisant la marge ciliaire en deux feuillets, l'antérieur *cilio-tarso-cutané*, le postérieur *tarso-conjonctival* ; 2e temps, introduction dans la fente, ainsi obtenue, du lambeau détaché dans le second temps (voir fig. 262).

les cils, le muscle orbitaire et la peau ; la postérieure, la partie postérieure du tarse et la conjonctive.

Dans le deuxième temps on dissèque le lambeau représenté sur la figure 262, lambeau d'autant plus large que la marge ciliaire est plus atrophiée et plus réduite. Le troisième temps consiste dans l'introduction et la fixation du lambeau dans la fente (fig. 263, 5°, B). Il est très important, pour réussir cette opération, en premier lieu de ne pas laisser de bulbe ciliaire dans la lèvre postérieure de l'incision, et en second lieu de bien fixer le lambeau transplanté. Truc a tout spécialement appelé l'attention sur l'opération de Gayet, dont il a précisé les détails.

D) Traitement chirurgical de l'ectropion

L'ectropion est : 1° spasmodique ; 2° paralytique ; 3° cicatriciel. Nous examinerons successivement chacune de ces variétés.

1° Traitement de l'ectropion spasmodique. — L'ectropion spasmodique peut guérir par l'une des opérations complexes que nous décrirons plus loin, mais il suffit souvent de lui opposer les sutures de Snellen, et dans les cas rebelles, la tarsorraphie.

A. Sutures de Snellen. — Un fil de soie est muni à chacune de ses extrémités, d'une aiguille légèrement courbe : on enfonce ces aiguilles à la partie la plus élevée de la conjonctive éversée, de chaque côté, et, après un trajet vertical sous-cutané de 2 centimètres, elles viennent ressortir extérieurement sur la joue, constituant ainsi une anse de fil, a concavité inférieure, qui entraine en bas le cul-de-sac palpébral en relevant le bord ciliaire. On noue les deux extrémités du fil sur un drain ou sur un rouleau de gaze iodoformée. On laisse le tout en place pendant une dizaine de jours au moins.

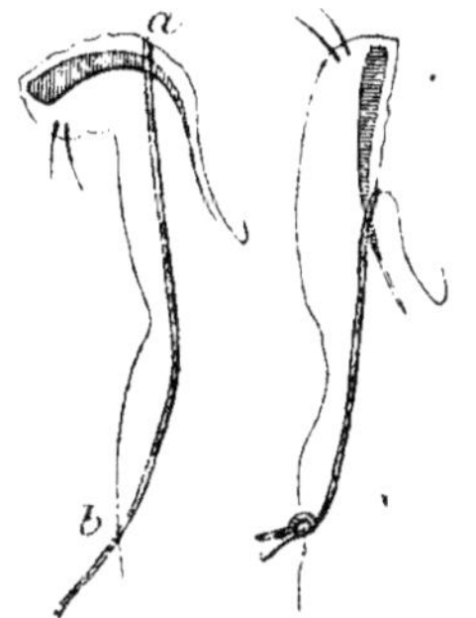

Fig. 264.
Sutures de Snellen
contre l'*ectropion*.

a. Avant que le nœud soit fait. — *b*. Après que le nœud est serré.

Cette méthode guérit l'ectropion temporairement ; la récidive est la règle, sauf dans les cas d'ectropion spasmodique.

B. TARSORRAPHIE. — Cette opération, le contraire de la canthoplastie, consiste à diminuer la fente palpébrale dans le but de relever la paupière inférieure ectropionnée, ou de lutter contre le lagophtalmos.

On avive du côté de l'angle externe les bords internes des paupières, sur une étendue variable, en arrière de la ligne d'implantation des cils, avec de petits ciseaux. Puis, à l'aide d'aiguilles courbes qui traversent les paupières un peu au delà de la région ciliaire, on place des sutures au crin de Florence ou au fil de soie. Sous un pansement antiseptique, la réunion est assurée, et on peut enlever les sutures au bout de cinq jours. C'est là la tarsorraphie *externe* ; si cet avivement et ces sutures occupent la partie médiane de la fente palpébrale, ce sera une tarsorraphie *centrale* ; si les deux paupières sont suturées dans toute leur largeur, la tarsorraphie sera *totale*.

La tarsorraphie est surtout faite pour compléter une blépharoplastie et en assurer le succès.

2° Traitement de l'ectropion paralytique. — L'ectropion paralytique nécessite particulièrement : 1° les cautérisations ; 2° l'opération de KUHNT ; 3° l'opération de DIEFFENBACH ; 4° l'opération de SZYMANOWSKI.

A. CAUTÉRISATIONS. — On promène le couteau large du thermo-cautère sur la conjonctive palpébrale, de façon à produire des cautérisations linéaires parallèles à la marge ciliaire. On doit, au préalable, anesthésier la région à la cocaïne et protéger le globe de l'œil à l'aide d'une plaque métallique.

B. OPÉRATION DE KUHNT. — C'est une modification de l'ancienne méthode d'ANTYLLUS, qui consiste à raccourcir la paupière par l'excision d'un lambeau triangulaire, dont la base est constituée par le bord palpébral. KUHNT conseille de n'exciser que les couches internes de la paupière, conjonctive et tarse. Le lambeau à exciser sera de préférence placé dans l'angle externe.

C. Opération de Dieffenbach. — Dieffenbach retranche, vers la commissure externe, un triangle comprenant la peau et l'or-

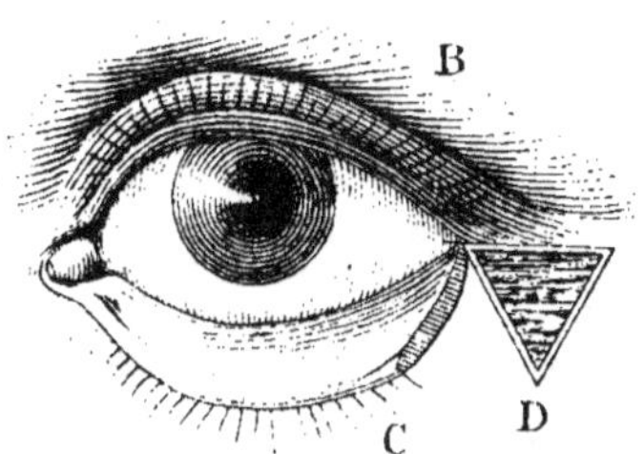

Fig. 265.
Opération de Dieffenbach.

biculaire : on avive le bord libre, puis on suture en mobilisant la peau vers la perte de substance.

D. Opération de Szymanowski. — Visant plus particulièrement l'ectropion sénile, de beaucoup le plus fréquent, l'opération de Szymanowski est d'une efficacité merveilleuse, combinée avec

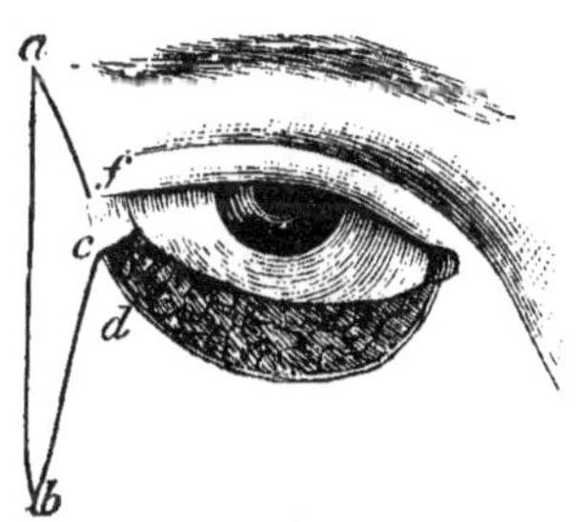

Fig. 266.
Opération de Szymanowski
(tracé du lambeau).

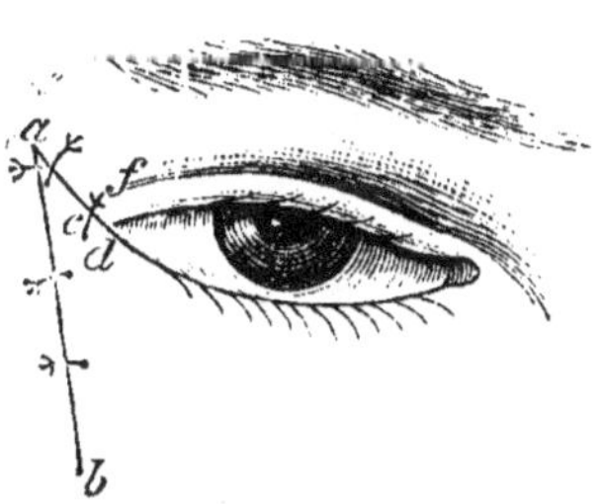

Fig. 267.
Opération de Szymanowski
(suture).

la résection préalable d'un lambeau de muqueuse, et la suture des lèvres de cette plaie.

À l'aide d'un bistouri, on trace un triangle isocèle dont la base est constituée par le bord externe de la paupière infé-rieure, et l'angle le plus aigu sur le prolongement de la fente palpébrale. On détache sur toute cette surface la peau et les tissus sous-jacents, jusqu'à la conjonctive, on attire la lèvre inférieure en haut, au contact de la lèvre supérieure, et quelques points de suture suffisent. La difformité est entièrement réduite, après un laps de temps de quatre à six jours, nécessaire pour amener la résorption de l'infiltration palpébrale post-opératoire. On enlève alors les fils ; l'ectropion est très bien corrigé.

Les deux figures ci-jointes font bien comprendre le procédé.

3° Traitement de l'ectropion cicatriciel. — L'ectropion cicatriciel est justiciable d'opérations plus compliquées, parmi lesquelles nous citerons l'opération de WARTHON JONES, de

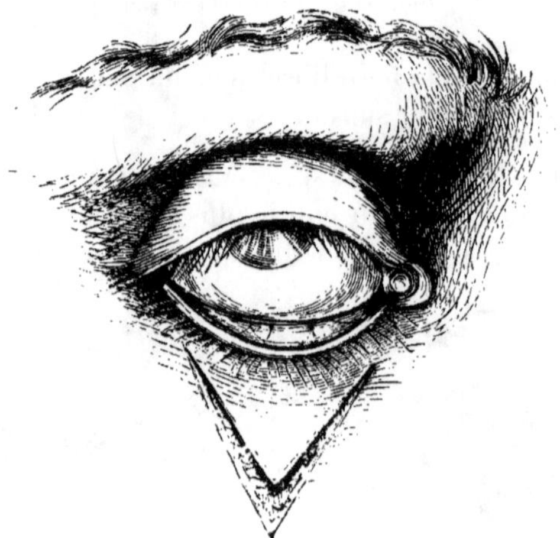

Fig. 268.
Procédé de SANSON, attribué à WARTHON-JONES.

DIEFFENBACH, d'ALPHONSE GUÉRIN ; on peut aussi lui adresser, après l'extirpation du tissu cicatriciel, comme on le fait après l'ablation des tumeurs, les diverses opérations de blépharoplastie par autoplastie ou par hétéroplastie.

A. PROCÉDÉ DE WARTHON JONES. — Il consiste à disséquer un lambeau triangulaire en V dont les extrémités aboutissent près des commissures palpébrales et à la pointe inférieure ; on recouvre la plaie en attirant les deux lèvres vers la ligne médiane.

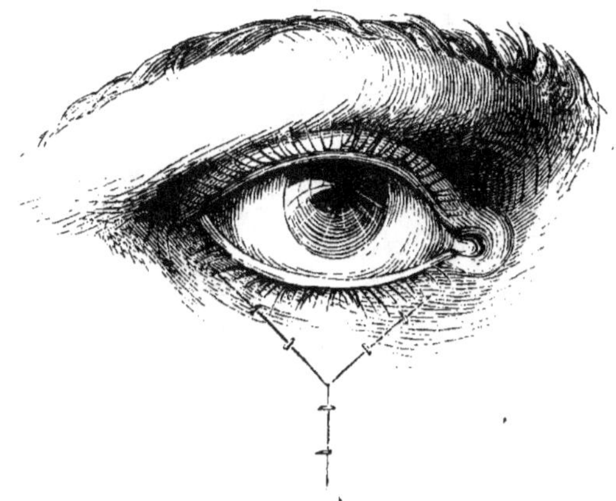

Fig. 269.
Procédé de SANSON, attribué à WARTHON-JONES.

B. PROCÉDÉ DE DIEFFENBACH. — Ce procédé, qu'il ne faut pas confondre avec celui décrit plus haut sous le même nom, con-

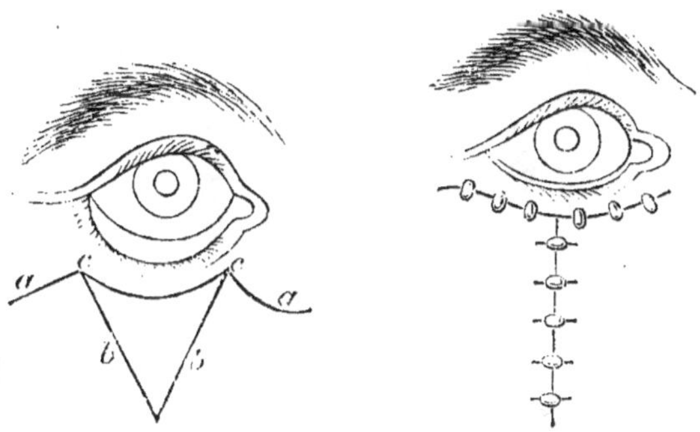

Fig. 270.
Procédé de DIEFFENBACH.

siste dans une incision en M. renversée : l'excision du triangle médian, le dégagement des lambeaux, la réduction de l'ectropion et la blépharorraphie.

C. Procédé d'Alphonse Guérin. — Quand l'ectropion est très

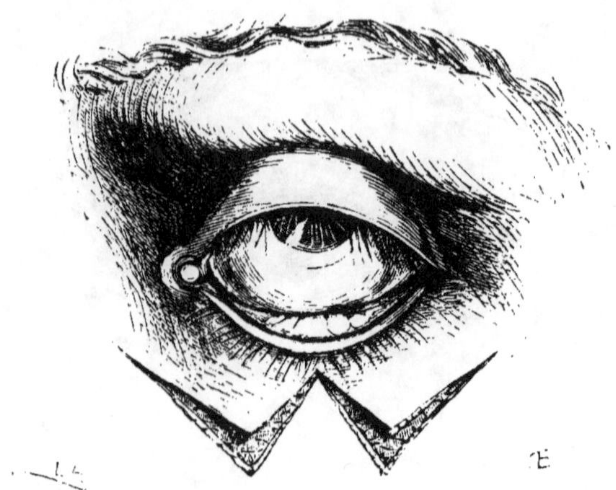

Fig. 271.
Procédé d'Alphonse Guérin.

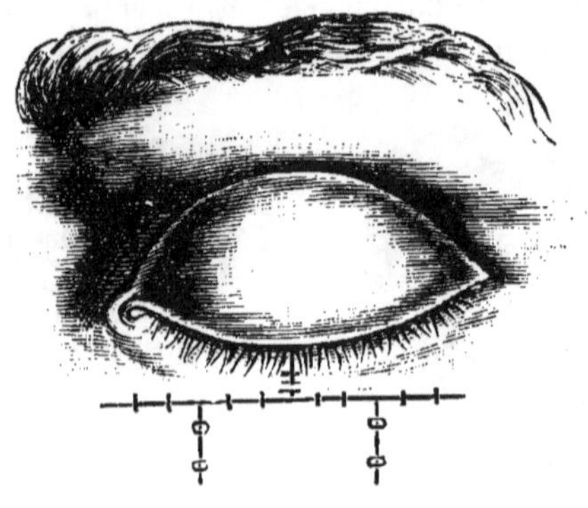

Fig. 272.
Procédé d'Alphonse Guérin. — Suture des lambeaux.

marqué, Guérin pratique une double incision de Warthon Jones, suture, et fait la tarsorraphie.

D. Blépharoplastie. — La blépharoplastie se fait par autoplastie ou hétéroplastie. Dans le premier cas, l'autoplastie se fait avec un lambeau éloigné.

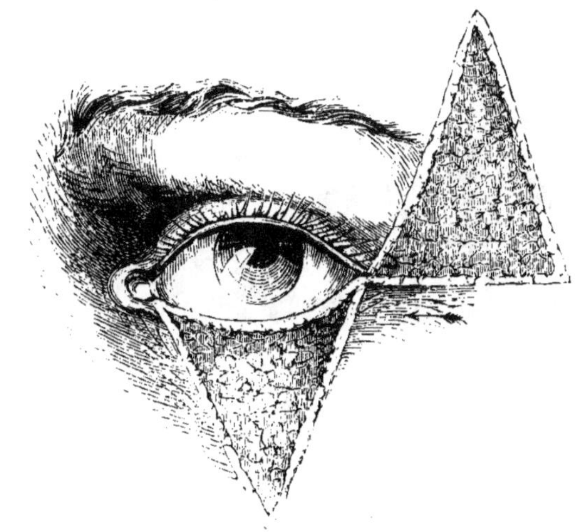

Fig. 273.
Procédé de BUROW. — Tracé et dissection des lambeaux.

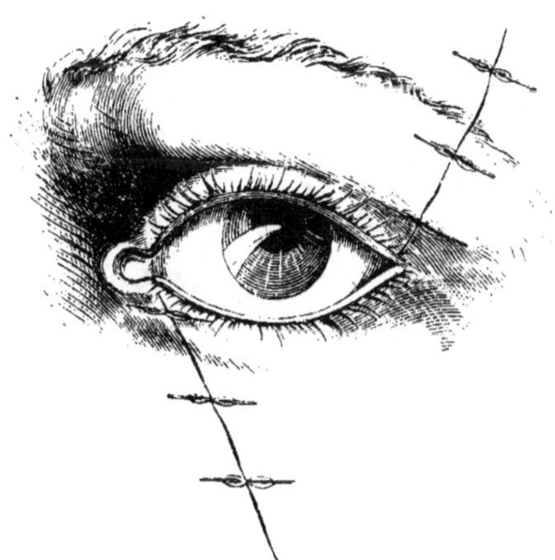

Fig. 274.
Procédé de BUROW. — Lambeau en place et suture.

a. *Blépharoplastie à pédicule*. — Les procédés les plus usités sont ceux de DIEFFENBACH, de BUROW, de DENONVILLIERS, de FRICKE. Ces procédés sont tous applicables à certains cas : tan-

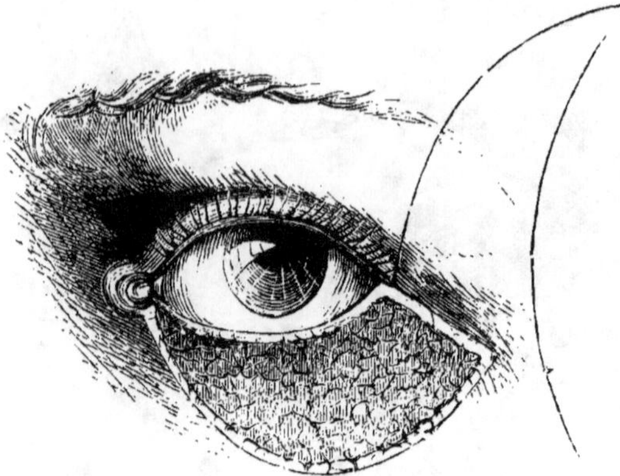

Fig. 275.
Procédé de DENONVILLIERS. — Tracé et dissection du lambeau.

tôt ils exigent l'emploi de la méthode indienne (par torsion du pédicule), tantôt la méthode française, par glissement, suffit.

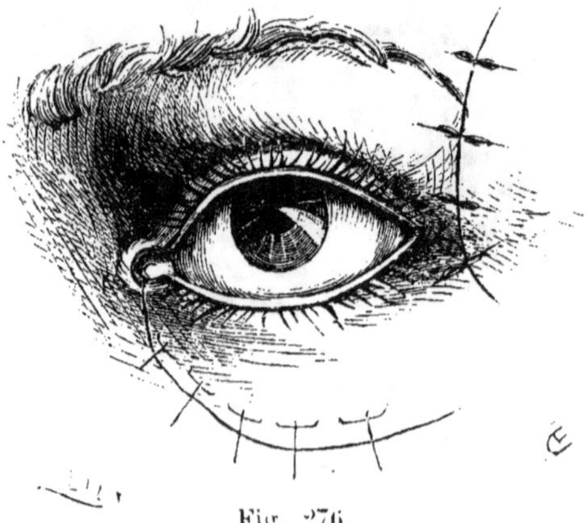

Fig. 276.
Procédé de DENONVILLIERS. — Lambeau mis en place et sutures.

Tous doivent se conformer à certaines règles générales ; les parties d'emprunt doivent être saines ; les parties saines de la

paupière doivent être soigneusement ménagées ; il ne doit
exister aucun tiraillement dans les sutures, qui seront nom-

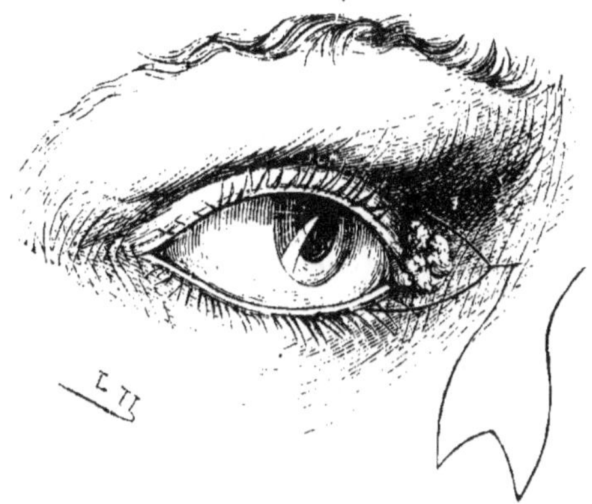

Fig. 277.
Restauration de l'angle interne.

breuses et exactes. L'examen des figures suivantes apprendra,
mieux qu'une description, le manuel opératoire de chaque pro-

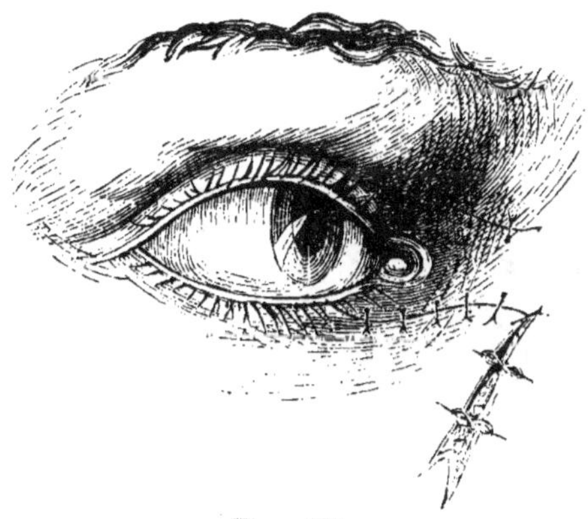

Fig. 278.
Restauration de l'angle interne.

cédé, procédé qu'il appartient d'ailleurs à tout opérateur de
modifier selon les nécessités de la clinique.

b. *Blépharoplastie à lambeau pris à distance.* — Le lambeau se prend habituellement à l'avant-bras ; c'est une application de la méthode italienne. Son emploi est rare, à cause de l'immobilité absolue qu'elle exige dans une attitude forcée. P. Berger l'a utilisé avec plein succès.

c. *Blépharoplastie par hétéroplastie.* — On peut employer toute l'épaisseur de la peau, débarrassée de son panicule adipeux, hétéroplastie dermique (Lefort), ou l'épidermisation pure de Reverdin, ou la greffe dermo-épidermique d'Ollier-Thiersch. Cette peau doit être prise, autant que possible, sur un homme ; mais on a pu avec succès la prendre sur des animaux, lapin, cobaye, grenouille. Toutes ces opérations ont le grand inconvénient de pécher par le résultat définitif. Les heureux résultats du début s'altèrent plus tard par l'atrophie du lambeau transplanté.

E) TRAITEMENT CHIRURGICAL DU PTOSIS

Un moyen palliatif consiste à relever la paupière à l'aide d'une pince spéciale, pince à ptosis (fig. 279) : mais cette méthode ne peut satisfaire qu'un bien petit nombre de malades

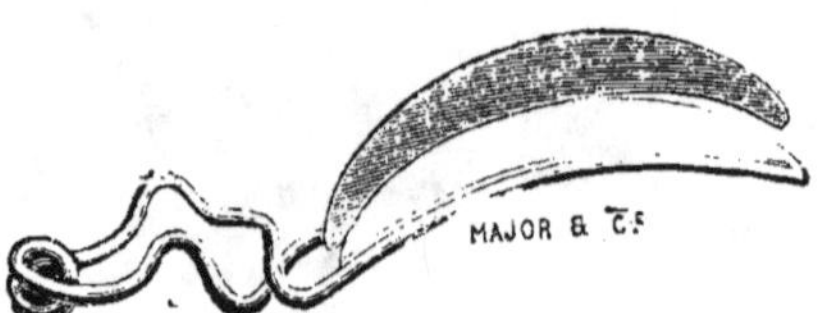

Fig. 279.
Pince à ptosis (Sichel).

et il y a lieu, le plus souvent, de relever la paupière supérieure par l'un des nombreux moyens chirurgicaux connus. Nous décrirons les principaux : 1° celui de Gillet de Grandmont, qui fait une résection tarso-musculaire ; 2° de De Wecker, qui utilise les procédés réunis de De Graefe, de Dransart et de Pagenstecher ; 3° celui, très original et très efficace, de Panas ; 4° celui de Motais.

1° Procédé de Gillet de Grandmont. — Pour l'exécuter, il faut d'abord très exactement mesurer le degré du ptosis en comparant les deux paupières ; puis, par une incision et une dissection appropriées, on dénude la région tarso-musculaire : on incise le muscle ; on incise le tarse à fond, à quelques millimètres du bord marginal, puis on réséque un lambeau tarso-conjonctival semi-lunaire, dont la hauteur égale la valeur linéaire du ptosis ; enfin on suture au catgut très fin le lambeau supérieur orbito-palpébral au lambeau inférieur ciliaire, en respectant la peau.

Ce procédé convient surtout au ptosis léger, corrigé dans un but plastique.

2° Procédé de de Wecker. — DRANSART et PAGENSTECHER ont, les premiers, proposé de relever la paupière supérieure au moyen du muscle frontal, en créant des petits tendons allant du cartilage tarse au-dessus du sourcil. DE WECKER leur a emprunté cette idée, qu'il a combinée avec celle de DE GRAEFE, c'est-à-dire la résection d'une large étendue du muscle orbiculaire et de la peau, si cela est nécessaire ; il a ainsi établi l'excellent procédé dont les figures ci-jointes font bien comprendre les divers temps.

On commence par réséquer un lambeau ovalaire de peau et de muscle, selon l'étendue du ptosis, puis on passe les fils comme l'indique la figure 280. Ces fils embrassent en bas la peau et les muscles, ils passent au-devant du tarse et du tendon du releveur, puis au-dessus du sourcil et viennent sortir en *a*, *b*, *a'*. *b'* où on peut les lier, en forme de nœud de cravate, sur un rouleau de gaze, ou de peau de gant roulée. En défaisant le nœud on peut à volonté, tous les jours, monter ou descendre la paupière et la fixer au point désiré. Ces fils, bien aseptiques, peuvent être laissés en place deux, trois et quatre semaines ; ils ne tardent pas à couper la peau qu'ils embrassent en bas et à créer, autour d'eux, dans le tissu cellulaire, un cordon cicatriciel qui permet au muscle du front d'agir volontairement sur le bord libre. On pourrait se servir de catgut au lieu de fil, et attendre la résorption ainsi que le fait DRANSART ; mais cette résorption peut, dans certains cas, se faire trop vite et les fils de soie nous paraissent préférables.

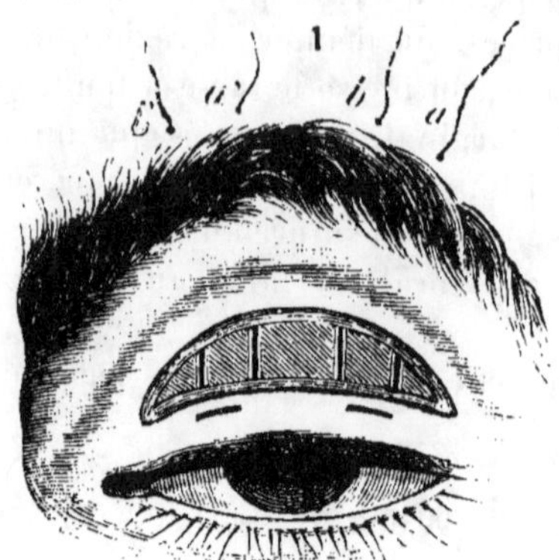

Fig. 280.
Opération du ptosis de DE WECKER : tracé de l'excision
et position des sutures.

L'opération de DE WECKER est excellente ; c'est elle que nous employons de préférence dans les ptosis de moyenne intensité

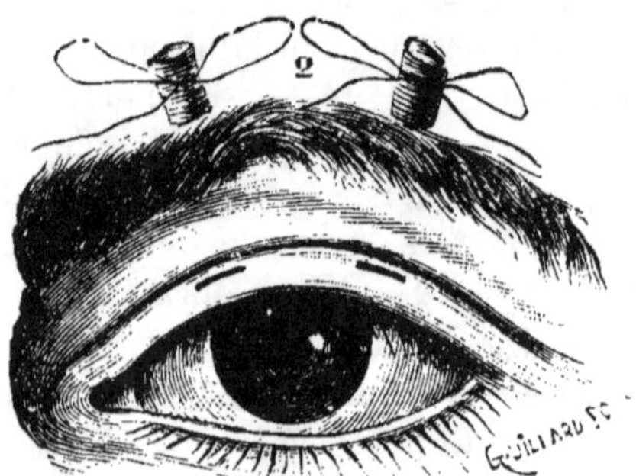

Fig. 281.
Opération du ptosis de DE WECKER (après les sutures).

et lorsque nous voulons obtenir un effet considérable, tout en conservant à la paupière sa forme normale.

3° Procédé de Panas. — Ce procédé permet de relever la paupière dans les cas même les plus graves : avec lui on est toujours sûr de donner à ce voile membraneux une grande mobilité et de découvrir l'œil qu'il cache, mais il a fréquemment l'inconvénient de donner une cicatrice disgracieuse ;

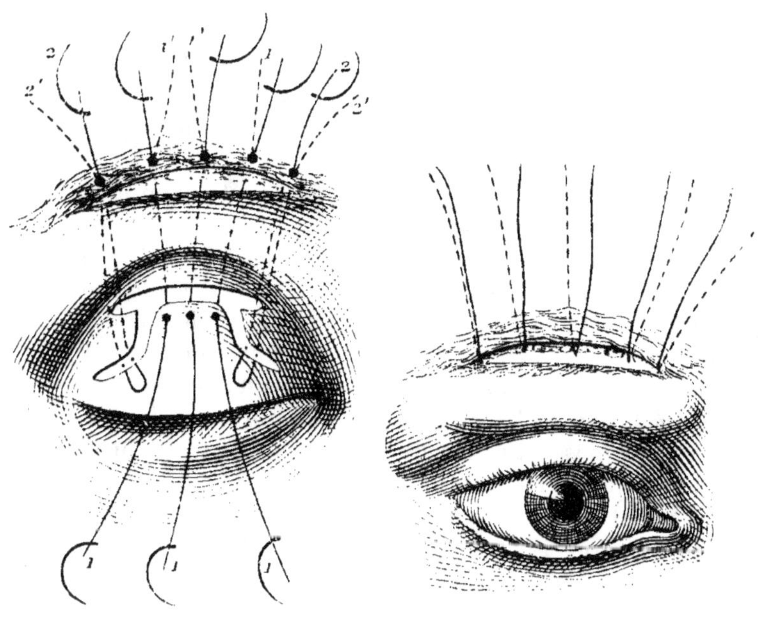

Fig. 282.

Opération du ptosis (PANAS).

Fig. 283.

Opération du ptosis (PANAS) : aspect des parties après les sutures.

nous le réservons aux cas dans lesquels il s'agit, avant tout, de rendre à l'œil la fonction que le ptosis lui a fait perdre. Voici en quoi il consiste.

Au milieu de la région sus-sourcilière, on trace une incision horizontale, arrivant au périoste : on dissèque la peau du sourcil aussi loin qu'on le peut, vers la paupière. Au-dessous du sourcil, et parallèle à cette première incision, on en fait une seconde, de moindre longueur, comprenant la peau, le tissu cellulaire et l'orbiculaire ; aux deux extrémités de celle-ci, deux incisions perpendiculaires au bord libre de la paupière et plus ou moins rapprochées de ce bord selon le degré du ptosis.

On dissèque le pédicule trapézoïde ainsi obtenu : on dissèque également en haut, de façon à libérer complétement la peau du sourcil et à faire un pont comprenant la peau et le muscle sourcilier.

La paupière est alors attirée par son pédicule jusqu'au niveau de la lèvre supérieure de l'incision sus-sourcilière, en passant au-dessous du sourcil qui forme un pont : on fixe la paupière dans cette situation, en serrant les fils plus ou moins, suivant le raccourcissement à obtenir.

Pour éviter l'ectropion consécutif on peut, avant de faire ces sutures, passer deux anses de fil aux angles du pédicule, de la manière suivante : l'aiguille courbe, armée de fil de soie, est conduite au-dessous du lambeau de la paupière détachée ; elle embrasse dans une anse le cartilage tarse et remonte ensuite au-dessous du sourcil, où les deux extrémités du fil sont nouées sur un rouleau de gaze ; cette manœuvre est répétée des deux côtés du pédicule. Si l'on voit une certaine tendance à l'ectropion, en raccourcissant cette suture mobile on attire sûrement le bord palpébral vers le globe.

Cet artifice permet de doser à volonté l'effet de l'opération.

Les figures ci-dessus, d'ailleurs empruntées à PANAS lui-même, permettent de bien apprécier le manuel opératoire de ce procédé, qu'il faut réserver aux cas de ptosis très accentué.

4° Procédé de MOTAIS. — *Greffe tarsienne d'une languette du tendon du muscle droit supérieur.*

Nous ferons connaître cette ingénieuse et très utile opération en empruntant à l'auteur sa propre description.

Après les précautions antiseptiques d'usage et la cocaïnisation, renverser la paupière supérieure ; implanter un crochet aigu au milieu du cartilage tarse pour attirer en haut la paupière renversée ; fixer un autre crochet aigu dans la sclérotique à 4 ou 5 millimètres au-dessus de la cornée ; attirer fortement le globe en bas, confier ces deux crochets à un aide ; le cul-de-sac supérieur doit bien être déplié et mis à jour.

Saisir la conjonctive avec les pinces à griffes à 6 ou 7 millimètres au-dessus de la cornée. Section conjonctivale transversale de 10 à 12 millimètres. Par la rétraction du lambeau, le bord supérieur de la plaie est au niveau de l'insertion du droit supérieur.

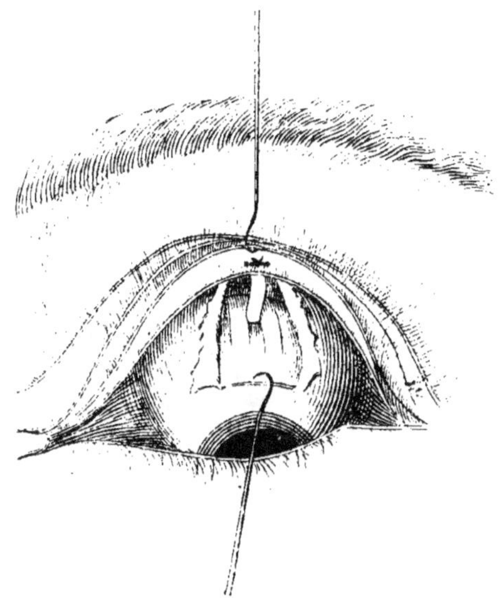

Fig. 284.
Opération du ptosis. Procédé de MOTAIS.

Du milieu de l'incision transversale, faire partir une incision verticale allant jusqu'au bord supérieur du cartilage tarse. Débrider ces lambeaux conjonctivaux des deux côtés, de façon à bien mettre à nu toute la face antérieure du tendon du muscle droit supérieur. Les ciseaux doivent donc débrider par petits coups, non seulement le tissu cellulaire sous-conjonctival, mais la capsule prétendineuse.

Le tendon étant mis à nu, le soulever sur le crochet mousse comme dans la strabotomie. On peut enlever le crochet aigu implanté dans la sclérotique, le crochet à strabisme suffisant à la fois pour attirer le globe en bas et soulever le tendon.

Saisir le *milieu* du tendon avec les pinces à griffes et à arrêt.

comme dans le procédé de strabotomie de CRITCHETT, à 2 ou 3 millimètres de son insertion. Sectionner l'insertion au milieu, puis de chaque côté, sur une largeur de 3 millimètres à 3 millimètres et demi. Des deux extrémités de cette incision transversale, faire partir une incision verticale, remontant à 10 millimètres le long du tendon. On taille ainsi un lambeau tendineux médian de 5 millimètres de largeur et de 10 millimètres de longueur.

Saisir l'extrémité libre de ce lambeau dans les mors de la pince à griffes et arrêt, à *mors larges*, pour mieux l'étaler. Traverser ce lambeau avec une aiguille courbe à 3 millimètres environ de l'extrémité et à un demi-millimètre du bord. Même manœuvre sur l'autre bord avec la seconde aiguille courbe du même fil. La partie médiane de la languette se trouve ainsi comprise dans une anse de fil et tout dérapement de la suture devient impossible. Retirer la pince à arrêt.

Donner un coup de ciseaux, immédiatement au-dessus du cartilage tarse, pour faire une boutonnière à travers l'insertion du tendon du releveur de la paupière. Débrider par petits coups 5 à 6 millimètres de la face *palpébrale* du cartilage.

Reprendre successivement chacune des deux aiguilles courbes qu'on a déjà passées dans la languette tendineuse. Introduire ces aiguilles dans la boutonnière sus-tarsienne ; traverser le cartilage de sa face palpébrale à sa face muqueuse, à 2 millimètres du bord supérieur. Les aiguilles ressortent donc à la face muqueuse ; elles doivent être écartées de 2 millimètres entre elles.

On attire les fils : la languette tendineuse suit et s'engage dans la boutonnière sus-tarsienne ; au besoin, on la pousse avec la pointe fermée des ciseaux. Les deux fils sont noués par un simple nœud chirurgical sur la muqueuse tarsienne.

On observe le résultat produit : si le relèvement immédiat est satisfaisant — c'est-à-dire si la fente palpébrale, dans le regard en avant, est au niveau de celle du côté opposé dans le ptosis monolatéral, ou présente la disposition jugée comme normale dans le cas de ptosis double — on forme le nœud chirurgical par un double nœud.

Dans le cas d'insuffisance, on ouvre le nœud, on reprend la languette tendineuse avec la pince à mors larges pour la traverser *plus haut*, avec le fil de réserve muni de ses deux aiguilles.

Ou bien on traverse le néo-tendon au même point, mais on place les aiguilles dans le cartilage tarse, plus près de son bord ciliaire.

Dans le cas d'excès d'action, on fait l'inverse (aiguilles à 2 millimètres de l'extrémité du tendon, à un millimètre du bord supérieur du tarse).

Fermer le nœud comme précédemment.

Section des fils au ras de la suture.

La greffe étant fixée, on place deux ou trois points de suture sur la conjonctive du cul-de-sac et sur la conjonctive bulbaire, pour que le néo-tendon reste sous-muqueux.

Pansement antiseptique. — Lavage matin et soir. Couvrir les deux yeux pendant trois jours. Enlever la suture le huitième jour (ces temps pourront être probablement abrégés).

L'opération de Motais est très recommandable : elle a été faite par beaucoup de praticiens avec succès ; nous ne lui ferons qu'un reproche, celui d'exposer la cornée à l'action du nœud placé sur la face conjonctivale du cartilage tarse ; il en est quelquefois résulté de la kératite et un leucome, complication vraiment très grave en l'espèce ; on l'évitera en venant sortir avec les aiguilles au niveau du bord palpébral et en débarrassant ainsi la cornée du fâcheux contact que nous signalons.

F) Traitement chirurgical des tumeurs de la paupière

Les tumeurs malignes sont justiciables d'une large ablation et d'une restauration par blépharoplastie, avec l'un des procédés que nous venons de décrire. Souvent il sera bon d'attendre, pour faire cette restauration, le bourgeonnement de la plaie qui diminuera la perte de substance. Nous ne parlerons ici que du traitement chirurgical des chalazions et des kystes congénitaux du sourcil.

1° Traitement des chalazions. — Après avoir instillé dans l'œil quelques gouttes de collyre à la cocaïne, on procède soit à l'incision et au curettage, soit à l'extirpation du chalazion avec sa capsule.

a. *Incision et curettage*. — L'incision peut se faire par la peau ou par la conjonctive, selon la voie qui mène plus rapidement sur le kyste. Pour éviter l'hémorragie et faciliter la tâche de

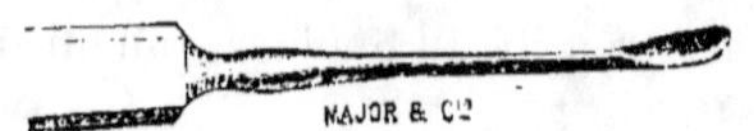

Fig. 285.
Curette à chalazions.

l'opérateur en immobilisant le kyste, on peut utiliser la pince fenêtrée de DESMARRES, qui enserre la paupière entre ses mors. Mais il est toujours facile de se priver de cette pince : il suffit de choisir la voie conjonctive et de renverser la paupière avec la

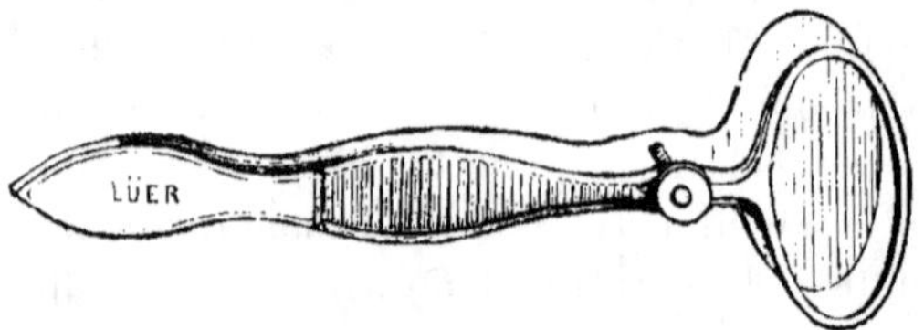

Fig. 286.
Pince de DESMARRES.

main gauche, en faisant saillir la tumeur. Avec un bistouri pointu, on incise la conjonctive et la paroi du chalazion ; il s'échappe aussitôt une partie du contenu du kyste ; on exprime les masses grumeleuses qui restent, en pressant fortement la paupière à ce niveau entre le pouce et l'index. Enfin, pour mieux assurer le résultat, on gratte les parois du chalazion, à l'aide d'une petite curette spéciale, curette à chalazions.

On fait un pansement antiseptique ; les suites sont des plus simples : la capsule ne tarde pas à se ratatiner, et la petite plaie guérit sans suture au bout de deux ou trois jours.

b. *Extirpation*. — Pour l'extirpation, il est bon d'employer la pince de DESMARRES ; on glisse la lame plane derrière la conjonctive, tandis que l'anneau appuie sur la peau de la paupière. On incise la peau, l'orbiculaire ; arrivé sur le tarse, on limite le chalazion par une fine dissection à l'aide de ciseaux fins ou d'une petite sonde cannelée ; et on excise la tumeur en l'attirant avec une pince ou une érigne quelconque.

On intéresse le plus souvent dans cette dissection le tarse et même la conjonctive, mais sans inconvénient sérieux.

La réunion se fait par première intention et sans suture, sous un léger pansement antiseptique.

2° Traitement des kystes dermoïdes des sourcils. — Le seul procédé à employer est l'*ablation* totale du kyste. Autant que possible l'incision portera sur la rangée pileuse pour éviter que la cicatrice soit apparente : on rasera donc au préalable la région qui sera ensuite savonnée et lavée au sublimé : on fera l'anesthésie locale, si le patient est un adulte, par une injection de cocaïne à $\frac{1}{100}$; si l'on opère un petit enfant, il vaut mieux recourir au chloroforme.

On incise la peau au moyen d'un bistouri convexe, parallèlement au grand axe du kyste ; pour éviter d'ouvrir la tumeur, on en fait une dissection patiente, qui est facilitée par un aide, faisant bâiller la plaie avec deux petits écarteurs ou mieux avec les crochets à strabisme. Le fond du kyste est le plus souvent adhérent au périoste ; il faut détacher ces adhérences à l'aide de ciseaux courbes, de manière à enlever le kyste tout entier.

Le kyste enlevé, on fait un lavage soigneux et un pansement antiseptique après une ou deux sutures de la peau. La guérison est obtenue en quelques jours.

CHAPITRE XX

FORMULAIRE

Nous consacrerons le XX° chapitre de cet ouvrage à la nomenclature des formules de médicaments internes ou externes, mises en usage par les ophtalmologistes.

Les médicaments ont été classés d'après leur rôle thérapeutique et nous avons ainsi établi dix catégories :

1° anesthésiques ;

2° antiseptiques ;

3° astringents ;

4° caustiques ;

5° mydriatiques ;

6° myotiques ;

7° anti-scrofuleux, toniques ;

8° anti-syphilitiques ;

9° anti-arthritiques ;

10° anti-nerveux.

I. — ANESTHÉSIQUES

A. — COLLYRES

1° Collyre à la cocaïne.

a)   Chlorhydrate de cocaïne . . . . 0^{gr},10
       Eau distillée . . . . 10 grammes.

Usage. — La cocaïne s'emploie en instillations dans les affections inflammatoires et douloureuses de l'œil et de la conjonctive. — Dans les rétinites. — On l'emploie aussi comme anesthésique local avant une opération sur la cornée ou la conjonctive. Elle produit une hypotonie notable, dont il faut se méfier pour l'extraction du cristallin.

On peut encore utiliser le collyre suivant, plus actif :

b)   Chlorhydrate de cocaïne 0gr,20
      Eau de laurier-cerise. . . . .   X gouttes.
      Eau distillée . . . .   10 grammes.

Le chlorhydrate de cocaïne entre aussi dans une grande quantité de collyres s'associant très bien avec d'autres anesthésiques, des antiseptiques, des caustiques, etc.

2° Collyres à l'holocaïne.

a)   Chlorhydrate d'holocaïne. 0gr,05
      Eau distillée . . . .   10 grammes.

b)   Chlorhydrate d'holocaïne. 0gr,05
            —   de cocaïne 0gr,10
      Eau distillée . . . .   10 grammes.

Usage. — Ces deux collyres servent surtout à faire l'anesthésie locale pré-opératoire. Le dernier est le collyre de choix avant l'opération de la cataracte.

3° Collyres à la tropacocaïne.

      Tropacocaïne. 0gr,10
      Eau distillée. . . . .   10 grammes.

Usage. — Plus irritant et moins anesthésique que la cocaïne. Anesthésie plus rapide.

4° Collyre à l'eucaïne.

      Eucaïne 0gr,10
      Eau distillée. . . . .   10 grammes.

Usage. — Comme la cocaïne.

5° Collyre à l'acoïne.

a)   Acoïne. 0gr,05
      Eau distillée . . . .   10 grammes.

Usage. — Ce collyre n'agit que s'il y a solution de continuité de la cornée ou de la conjonctive. Son action analgésiante peut durer plusieurs heures. Précieux dans les brûlures de la conjonctive et les érosions traumatiques de la cornée.

On peut encore associer l'acoïne au chlorure de sodium dans le collyre suivant :

    b   Acoïne. 0gr,05
            Chlorure de sodium. 0gr,10
            Eau distillée . . . .   10 grammes.

6° *Collyres à la dionine.*

    a   Dionine 0gr,50
            Eau distillée . . . .   10 grammes.
            Solution forte instillée à faible dose. 1 goutte.

Usage. — La dionine est un analgésique profond et de longue durée, endormant l'œil pour ainsi dire tout entier. D'une façon générale on peut l'employer dans toutes les affections douloureuses de l'œil. Elle active la résorption des épanchements sanguins, celle des infiltrations cornéennes et des masses cristalliniennes. Action vaso-dilatatrice puissante. La dionine peut entrer dans un grand nombre de collyres, associée à d'autres substances. Voici les principaux tels que les recommande DARIER.

    b   Dionine 0gr,10
            Chlorhydrate de cocaïne 0gr,10
            Solution de Cy Hy 1 2000. . . . . . .   10 grammes.

Usage. — Dans les éraflures, les traumatismes légers de la cornée.

    c   Dionine 0gr,10
            Chlorhydrate de cocaïne 0gr,10
            Chlorure de sodium. 0gr,20
            Solution de Cy Hy 1/1000. . . . . . .   10 grammes.

Usage. — Dans les infiltrations cornéennes, les kératites parenchymateuses légères.

    d   Dionine 0gr,10
            Chlorhydrate de cocaïne 0gr,10
            Sulfate neutre d'atropine . . . . . .   0gr,02 à 0gr,05
            Eau distillée . . . .   10 grammes.

Usage. — Ce collyre s'emploie lorsque l'iris est enflammé.

e)

Dionine	0gr,10
Chlorhydrate de pilocarpine	0gr,03 à 0gr,05
— de cocaïne	0gr,10
Eau distillée	10 grammes.

Usage. — Lorsqu'il y a intérêt à amener la contraction pupillaire.

f)

Dionine	0gr,10
Chlorhydrate de pilocarpine	0gr,05
Sulfate d'ésérine	0gr,02
Eau distillée.	10 grammes.

Usage. — Collyre très avantageux dans le glaucome, où la cocaïne doit être évitée. Les douleurs sont apaisées, la tension intra-oculaire diminuée, la contraction pupillaire est provoquée et l'éclaircissement de la cornée activé.

g)

Dionine.	0gr,10
Chlorhydrate de cocaïne.	0gr,10
Bicarbonate de soude.	0gr,20
Eau distillée	10 grammes.

Usage. — Dans les ulcères de la cornée d'origine arthritique.

7° *Collyres à l'adrénaline.*

On peut encore placer ici l'*adrénaline*, ou extrait de capsules surrénales, qui est le plus parfait des vaso-constricteurs et qui par l'ischémie qu'elle produit augmente l'effet de la cocaïne. Elle est aussi très utilisée pour son pouvoir hémostatique puissant.

Voici les principales formes sous lesquelles on l'emploie.

a)

Chlorhydrate de cocaïne	0gr,10
Solution d'adrénaline au 1 1000 . . .	XX gouttes.
Eau distillée ou Cy Hy au 1/2000 . .	10 —

Usage. — Une goutte de ce collyre suffit pour anémier la conjonctive. Utilisé dans les conjonctivites catarrhale, chronique, printanière, etc.

b   Chlorhydrate de pilocarpine. . . . .   0^{gr},05
        Sulfate neutre d'ésérine. . . . . . .   0^{gr},02
        Solution d'adrénaline au 1 1000. . .   XX gouttes.
        Eau distillée. . . . .   5 grammes.

Usage. — Le collyre instillé deux ou trois fois par jour a donné de bons résultats dans le glaucome.

Collyre avec :

        Solution d'adrénaline au 1 1000 . .   X, XX ou XXX gouttes.
        Chlorhydrate d'holocaïne . . . . .   0^{gr},10
        Eau distillée . . . .   10 grammes.

Usage. — Puissant analgésique à utiliser dans le cas où l'inflammation conjonctivale rend difficile l'anesthésie avant une opération.

La solution d'adrénaline au $\frac{1}{1000}$ est souvent employée pure, à la dose de quelques gouttes, pour anémier la muqueuse conjonctivale et rendre plus actif les autres collyres. Cette solution est destinée à remplacer l'extrait de capsules surrénales.

B. — POMMADES ANESTHÉSIQUES

1° *Pommades à la cocaïne.*

a   Chlorhydrate de cocaïne . . . . . .   0^{gr},10
        Vaseline. . . . .   10 grammes.

Usage. — Cette pommade s'emploie dans toutes les affections inflammatoires douloureuses de l'œil et de la conjonctive ; lorsque la sécrétion lacrymale abondante laisse agir difficilement les collyres.

b   Chlorhydrate de cocaïne. . . . . . .   0^{gr},20
        Aristol. . . . .   1 gramme.
        Vaseline.   20   —

Usage. — Cette pommade, à la fois anesthésique et antiseptique est très recommandable dans le zona ophtalmique

c)   Chlorhydrate de cocaïne 0gr.15
        Acétate neutre de plomb 0gr.05
        Vaseline. . . . .   20 grammes.

Usage. — Pommade anesthésique et astringente, bonne dans les blépharites ciliaires, accompagnées de prurit.

d)   Chlorhydrate de cocaïne 0gr.10
        Salol. 0gr.50
        Vaseline . . . .   10 grammes.

Usage. — Dans les brûlures de la conjonctive.

2° *Pommade à l'orthoforme.*

        Orthoforme. 0gr.50
        Vaseline . . . .   10 grammes.

Usage. — L'analgésie produite par cette pommade est plus lente, mais plus durable que celle produite par la pommade à la cocaïne. Elle est utilisée dans les brûlures de la conjonctive.

C. — Injections sous-cutanées ou sous-conjonctivales
pour provoquer l'anesthésie

1°   Chlorhydrate de cocaïne 0gr.10
        Eau distillée. . . . .   10 grammes.

Usage. — Injecter 1 2 ou 1 centimètre cube de cette solution sous la peau des paupières ou sous la conjonctive, pour les opérations sur les parties voisines de l'œil, les ténotomies, les avancements musculaires, etc.

2°   Acoïne. 0gr.10
        Eau distillée. . . . .   100 grammes.

Usage. — Utilisée comme la cocaïne pour produire l'insensibilité autour de l'injection. L'action de l'acoïne est plus durable que celle de la cocaïne ; mais l'injection est plus douloureuse et irritante.

Pour supprimer les douleurs et la réaction consécutive à cette injection, on l'a modifiée de la manière suivante.

3°	Acoïne	0gr.10
	Chlorure de sodium	0gr.80
	Eau distillée	100 grammes.

Il faut dire ici que l'acoïne s'incorpore très bien à d'autres substances pour diminuer ou supprimer les douleurs causées par l'injection sous-cutanée ou sous-conjonctivale de ces substances (Injections de Cy. Hg. de Na Cl).

II. — ANTISEPTIQUES

A. — SOLUTIONS ANTISEPTIQUES

1° Solution d'acide borique.

| Acide borique | 15 grammes. |
| Eau distillée | 500 — |

Usage. — Lavages journaliers de propreté. Dans toutes les affections inflammatoires oculaires.

2° Solutions mercuriques.

a	Biiodure d'hydrargyre	0gr.05
	Eau	1000 grammes.
b	Sublimé	0gr.05
	Glycérine neutre	20 grammes.
	Eau distillée	200 —
c	Cyanure de mercure	0gr.20
	Borate de soude	10 grammes.
	Eau distillée	1000 —

Usage. — Ces solutions s'emploient pour faire des lavages dans toutes les suppurations oculaires, pour faire l'asepsie pré-opératoire de l'œil. Pour la désinfection des mains avant l'opé-ration on se sert des solutions ordinaires de sublimé ou de cya-nure, à 0,50 ou 1 p. 1000.

3° *Solution de formol.*

    Formol. . . . .   1 gramme.
    Eau distillée . . . . : 1000   —

Usage. — Cette solution est employée comme celles de sublimé et de cyanure, surtout pour la désinfection des mains avant une opération.

4° *Solution de permanganate de potasse.*

    Permanganate de potasse. . . . . .   1 gramme ou $0^{gr},50$
    Eau distillée 1000   —   .

Usage. — S'emploie pour lavages dans les ophtalmies et les conjonctivites purulentes.

5° *Solution d'acide salicylique.*

    Acide salicylique. . . . . $0^{gr},50$
    Eau distillée de lavande. . . . . . . 20 grammes.
    Eau distillée 80   —

Usage. — En lotions dans la conjonctivite printanière.

6° *Solution de borate de soude.*

    Borate de soude. . . . .   1 gramme.
    Eau distillée de lavande 30   —
    Eau distillée 170   —

Usage. — En lotions avec un linge fin, en bains oculaires, pour toutes affections légères de la conjonctive.

7° *Solution de fluorol.*

    Fluorol. . . . .   5 grammes.
    Eau distillée 1000   —

Usage. — Cette solution s'emploie en injections dans les voies lacrymales pour les dacryocystites rebelles.

8° *Solution d'acide picrique.*

    Acide picrique . . . .   1 gramme.
    Eau distillée. 200   —

Usage. — Lavage des cils dans les blépharites rebelles.

9° Solution d'eau oxygénée.

Eau oxygénée à 3, 4. 5, 6 et 7 volumes.

Usage. — L'eau oxygénée est employée comme antiseptique et hémostatique dans toutes les opérations sanglantes sur l'œil ; principalement après l'énucléation.

10° Glycérolé d'iodoforme.

Iodoforme trituré. . . . . 10 à 25 grammes.
Glycérine. . . . . } àà 40 —
Eau distillée . . . . }

Usage. — Injection dans le canal nasal pour les dacryocystites aiguës.

B. — COLLYRES ANTISEPTIQUES

1° Collyre au sublimé.

Liqueur de Van Swieten . . . . . . 2 grammes.
Eau distillée . . . . 8 —

Usage. — Ce collyre est principalement utilisé comme excipient, lorsqu'on doit prescrire de l'atropine ou de l'ésérine et que l'on craint l'infection de l'œil.

2° Collyres au cyanure de mercure.

a) Cyanure de mercure . . . . 0^{gr},05
Eau distillée . . . . 10 grammes.

Usage. — Dans les kératites ; surtout les kératites interstitielles.

b) Cyanure de mercure . . . . 0^{gr},01
Chlorhydrate de cocaïne . . . . . . 0^{gr},10
Dionine. . . . . 0^{gr},10
Eau distillée . . . . 10 grammes.

Usage. — Ce collyre, à la fois antiseptique et anesthésique, est employé dans les granulations, le pannus.

3° *Collyre au borate de soude.*

    Borate de soude. 0gr,10
    Eau distillée . . . .   10 grammes.

Usage. — Dans toutes les inflammations légères de l'œil ou de la conjonctive.

4° *Collyre à la fluorescine.*

    Fluorescine. 0gr,40
    Carbonate de soude. 0gr,70
    Eau distillée. . . . .   20 grammes.

Usage. — Ce collyre est antiseptique, mais il est surtout utilisé pour bien faire voir les ulcérations cornéennes qu'il colore en vert.

5° *Collyre huileux à l'iodoforme.*

    Iodoforme 0gr,50
    Huile de vaseline. . . . .   20 grammes.

Usage. — S'emploie dans les conjonctivites purulentes accompagnées d'ulcération cornéenne.

6° *Collyre au bleu de méthylène.*

    Bleu de méthylène . . . .   1 gramme.
    Eau distillée.   10   —

Usage. — Instillations dans les blépharo-conjonctivites, et dans les kératites (STILLING).

C. — POMMADES ANTISEPTIQUES

1° *Pommade au biiodure d'hydrargyre.*

    Huile de ricin . . . .   10 grammes.
    Beurre de cacao   2   —
    Biiodure d'hydrargyre 0gr,01

Usage. — Cette pommade sert surtout d'excipient à l'atropine et à l'ésérine.

2° *Pommade à l'aristol.*

Aristol . . . . $0^{gr}.25$
Vaseline . . . . 10 grammes.

Usage. — Cette pommade peut s'employer dans toutes les affections où il faut faire l'antisepsie des culs-de-sac conjonctivaux et de la cornée. On l'emploie dans les kératites et conjonctivites phlycténulaires, les abcès de la cornée, etc. — Massage de la conjonctive après le brossage pour les granulations.

3° *Pommade à l'iodoforme.*

Iodoforme . . . . $0^{gr}.25$
Vaseline . . . . 10 grammes.

Usage. — A peu près comme la précédente.

4° *Pommade au protargol.*

Protargol . . . . 1 gramme.
Vaseline . . . . 10 —

Usage. — Application sur les cils dans la 1re période de la blépharite.

5° *Pommades boriquées.*

a) Acide borique . . . . 1 gramme.
    Vaseline . . . . 10 —

Usage. — S'emploie dans toutes les inflammations légères.

b) Acide borique . . . . ⎰ àà 2 grammes.
    Oxyde de zinc . . . . ⎱
    Vaseline . . . . 20 —

Usage. — Comme la précédente. S'emploie principalement dans le zona ophtalmique.

6° *Pommades à la résorcine.*

a) Résorcine . . . . 1 gramme.
    Vaseline . . . . 10 —

b)

Résorcine.	
Acide salicylique.	à 0^{gr}.50 à 1 gramme.
Oxyde de zinc . . . . 2 grammes.	
Vaseline . . . . 18 —	

Usage. — Ces pommades sont employées dans les blépharites.

7° *Pommade au salol.*

Salol. . . . . 1 gramme.
Vaseline . . . . 10 —

Usage. — Pour faire l'antisepsie des culs-de-sac conjonctivaux et de la cornée.

8° *Pommade à l'airol.*

Airol. . . . . 1 gramme.
Vaseline . . . . 10 —

Usage. — Comme la précédente.

D. — POUDRES ANTISEPTIQUES

a)

Iodoforme . . . .
Airol. . . . . parties égales.

Usage. — Dans l'ophtalmie pustuleuse.

b) Poudre d'iodoforme.

Usage. — Comme la précédente. Très bon antiseptique après une opération.

c) Poudre d'aristol.

Usage. — Comme les précédentes ; a l'avantage d'être inodore.

d)

Calomel . . . .
Sucre porphyrisé. . . . . ââ 5 grammes.

Usage. — Cette poudre s'emploie dans les taies de la cornée, les conjonctivites phlycténulaires.

c)   Poudre de xéroforme.

Usage. — Ce produit est un mélange d'iode et de bismuth qui s'emploie comme antiseptique. Très bon dans les brûlures de la paupière.

E. — INJECTIONS ANTISEPTIQUES

Sous-cutanées ou sous-conjonctivales.

a)   Cyanure de mercure . . . .   0^{gr},05
         Eau distillée . . . .   10 grammes.

Usage. — Injection sous-conjonctivale dans les choroïdites suppuratives, les cyclites et les irido-cyclites, les kératites interstitielles graves.

b)   Cyanure de mercure . . . .   0^{gr},05
         Chlorhydrate de cocaïne . . . . . .   0^{gr},05
         Eau distillée . . . .   10 grammes,

Usage. — Comme la précédente ; moins douloureuse.

III. — ASTRINGENTS

A. — SOLUTIONS ASTRINGENTES

1° *Eau blanche.*

     Sous-acétate de plomb.   VIII à X gouttes dans un verre d'eau.

Usage. — Lotions avec un linge ou une éponge fine, dans la blépharo-conjonctivite légère.

2° *Solutions de sulfate de zinc.*

a)   Sulfate de zinc. . . . .   0^{gr},50 à 1 gramme.
         Eau distillée . . . .   300 grammes.

b)   Sulfate de zinc . . . .   1 gramme,
         Eau de roses.   50   —
         Eau   150   —

Usage. — Identique.

3° *Solutions boratées*.

a)	Borate de soude	0ᵍʳ,50
	Eau de roses.	} àà 50 grammes.
	Eau de plantain	

b)	Borate de soude.	1 gramme.
	Eau de plantain	30 —
	Eau distillée	170 —

Usage. — Ces solutions s'emploient en lotions dans les blépharo-conjonctivites légères.

4° *Solution de bicarbonate de soude*.

| Carbonate de soude ou de potasse. . | 20 grammes. |
| Eau distillée . . . . | 200 — |

Usage. — Lavages de la conjonctive dans les brûlures par acide.

5° *Liqueur de Piazza*.

Chlorure de sodium	25 grammes.
Perchlorure de fer à 30°.	25 —
Eau distillée	100 —

Usage. — Injections interstitielles dans les tumeurs érectiles.

6° *Infusions*.

Infusions chaudes de camomille, de plantain ou de sureau.

Usage. — Soins de propreté dans les affections oculaires quelconques.

7° *Solution de tanin*.

Tanin	0ᵍʳ,25
Eau de plantain	20 grammes.
Eau distillée	100 —

Usage. — Dans les affections inflammatoires des paupières.

8° *Solution d'acétate de plomb.*

    Acétate de plomb. . . . .   3 grammes.
    Alun en poudre.   2   —
    Eau distillée   150   —

Usage. — Lavages et compresses dans le zona ophtalmique.

9° *Solution d'alun.*

    Alun . . . . $2^{gr},50$
    Eau de roses . . . .   50 grammes.
    Eau distillée   150   —

Usage. — Dans les conjonctivites catarrhales.

10° *Glycérolé d'extrait de Saturne.*

    Extrait de Saturne . . . .   30 grammes.
    Glycérine pure   30   —

Usage. — Mettre XXX gouttes de cette solution dans un peu d'eau pure pour lotions et compresses dans toutes les inflammations oculaires.

11° *Solution d'ichtyol.*

    Ichtyol. . . . .   10 grammes.
    Eau distillée   100   —

Usage. — Employée pour lavages dans les blépharites.

12° *Glycérolé de cuivre.*

    Sulfate de cuivre. . . . . $0^{gr},10$ à 0,20
    Glycérine pure. . . . .   20 grammes.

Usage. — Badigeonnage dans les conjonctivites granuleuses.

13° *Glycérolé d'acétate de zinc.*

    Acétate de zinc. . . . . $0^{gr},40$
    Glycérine. . . . .   5 grammes.
    Eau de laurier-cerise   20   —

Usage. — Attouchements dans les blépharites ulcéreuses.

B. — COLLYRES ASTRINGENTS

1° *Collyre au borax*.

        Borax 0gr,15
        Laudanum. . . . .   V gouttes.
        Eau distillée . . . .   30 grammes.

Usage. — Instillations dans la conjonctivite herpétique accompagnée de douleurs.

2° *Traitement de Follin*.

a)   Laudanum de Rousseau.
b)   Eau distillée . . . .   10 grammes.
        Nitrate d'argent 0gr,05

Usage. — Le matin une goutte de laudanum, le soir une goutte de collyre au nitrate d'argent, dans les taies de la cornée.

C. — POMMADES ASTRINGENTES

1° *Pommades à l'oxyde de zinc*.

a)   Oxyde de zinc . . . .   0gr,50 à 1 gramme.
        Vaseline . . . .   10 grammes.
b)   Oxyde de zinc . . . . ⎫
        Amidon . . . . ⎬ àà 1 gramme.
        Vaseline . . . .   15 grammes.
c)   Oxyde de zinc . . . . ⎫
        Ichtyol . . . . ⎬ àà 0gr,50
        Vaseline . . . .   10 grammes.

Usage. — Onctions sur le bord des paupières dans toutes les blépharites non scrofuleuses, principalement dans l'eczéma des paupières.

2° *Pommade de Hébra*.

        Emplâtre diachylon simple . . . . .   20 grammes.
        Vaseline   80   —

Usage. — Étendre une couche épaisse sur un linge fin, et

l'appliquer avec un bandeau sur les parties malades, dans l'eczéma des paupières et du pourtour oculaire.

3° Pommade à l'acétate de plomb.

Acétate de plomb.	2 grammes.
Extrait d'opium	0gr,10
Baume du Pérou.	5 grammes.
Axonge fraîche.	30 —

Usage. — Contre les blépharites et les rhagades provoquées par les larmes.

IV. — CAUSTIQUES

(Cautérisants et modificateurs.)

A. — COLLYRES

1° Collyres au sulfate de zinc.

a)
Sulfate de zinc	0gr,05 à 0gr,10
Eau distillée	10 grammes.

Usage. — Instillations dans les conjonctivites catarrhales aiguës.

b)
Sulfate de zinc.	0gr,03
Chlorhydrate de cocaïne	0gr,05
Eau distillée	10 grammes.

Usage. — Dans l'hyperhémie de la conjonctive.

c)
Sulfate de zinc.	0gr,05
Laudanum de Sydenham.	VII gouttes.
Eau distillée	10 grammes.

Usage. — Dans les conjonctivites chroniques.

2° Collyres au nitrate d'argent.

a)
Nitrate d'argent	0gr,03 à 0gr,15 (selon la gravité de l'affection),
Eau distillée	10 grammes.

Usage. — Collyre ordinaire pour les conjonctivites purulentes.

b)   Nitrate d'argent. . . . . 0^{gr},05
        Eau distillée . . . . 30 grammes.

Usage. — Cette solution n'est pas employée comme collyre, mais comme injection dans le canal nasal, dans les dacryocystites purulentes ou chroniques rebelles.

        Nitrate d'argent . . . . 0^{gr},20
        Eau distillée . . . . 10 grammes.

Usage. — Dans l'ophtalmie purulente des nouveau-nés, à la période de suppuration franche, ou dans les ophtalmies purulentes très aiguës. On doit le proscrire lorsqu'il y a une lésion cornéenne.

Crédé utilise ce collyre comme préventif de l'ophtalmie purulente. Il est utile de neutraliser avec de l'eau salée après l'instillation. Ce collyre est *trop fort ;* il est avantageusement remplacé par un collyre à 1 p. 100.

3° *Collyre au protargol.*

        Protargol. . . . . 0^{gr},40 à 0^{gr},80
        Eau distillée . . . . 10 grammes.

Usage. — Dans les conjonctivites et ophtalmies purulentes accompagnées de lésion cornéenne.

4° *Collyres au sous-acétate de plomb.*

a)   Sous-acétate de plomb . . . . 0^{gr},10
        Eau distillée . . . . 10 grammes.

Usage. — Dans les conjonctivites chroniques, les hyperhémies chroniques.

b)   Sous-acétate de plomb . . . . 1 à 5 grammes.
        Eau distillée . . . . 10 grammes.

Usage. — Dans l'ophtalmie granuleuse. A proscrire dans les ulcérations cornéennes.

5° *Collyre au sulfate de cuivre.*

Sulfate de cuivre	0gr.05
Eau distillée	10 grammes.

Usage. — Instillations dans les conjonctivites granuleuses.

B. — MACÉRATION CAUSTIQUE DE JEQUIRITY

Graines décortiquées et conquassées de jequirity	3 grammes.
Eau froide	100 grammes.

Laisser macérer à fond pendant quarante-huit heures et filtrer.

Usage. — Lotion des culs-de-sac conjonctivaux avec une éponge dans les cas de granulations rebelles, surtout de pannus granuleux accentué; 1, 2 ou 3 lotions provoquent l'inflammation substitutive.

C. — TOPIQUE A L'ACIDE ARSÉNIEUX

Acide arsénieux	1 gramme.
Poudre de gomme	1 —
Poudre de Talc	12 —
Cochenille q. s. pour colorer.	

Usage. — Application sur les formations épithéliomateuses du pourtour de l'œil (HUE et CLARAC).

D. — CRAYONS OU CRISTAUX

1° Crayon de sulfate de cuivre mitigé (pierre divine).

Sulfate de cuivre cristallisé	
Nitrate de potasse	parties égales.
Alun	

Usage. — Attouchement des paupières renversées dans les granulations.

2° Cristal pur de sulfate de cuivre.

Même usage.

3°   Cristal pur d'alun.

Même usage.

4°   Crayon de nitrate d'argent pur ou mitigé à 1, 1,50 et 2 avec
          AzO³K.

Usage. — Attouchements de la conjonctive dans les ophtalmies purulentes blennorhagiques. Neutraliser ensuite avec de
l'eau salée.

V. — MYDRIATIQUES

A. — COLLYRES

1° Collyres à l'atropine.

a)   Sulfate neutre d'atropine . . . . $0^{gr},03$ à $0^{gr},15$
          Eau distillée . . . . 15 grammes.

Usage. — Instillations dans toutes les affections cornéennes,
quand on n'aura pas à redouter de perforations ou d'enclavement de l'iris. — Dans l'iritis et les inflammations des membranes profondes. — Après les opérations sur l'iris, lorsque le
cristallin sera resté en place et qu'il n'y aura pas d'exagération
du tonus oculaire. — Dans le spasme de l'accommodation. —
Dans le traitement optique du strabisme et dans tous les cas où
l'on veut obtenir le repos du muscle ciliaire.

b)   Sulfate neutre d'atropine . . . . . . }
          Chlorhydrate de cocaïne . . . . . . } àà $0^{gr},05$
          Eau distillée. . . . . 10 grammes.

Usage. — Instillations dans les iritis douloureuses.

c)   Sulfate neutre d'atropine . . . . . . $0^{gr},05$
          Eau de laurier-cerise . . . . V gouttes.
          Eau distillée . . . . 10 grammes.

Usage. — Instillations dans les kératites phlycténulaires.

d)   Sulfate d'atropine. . . . . }
          Sulfate acide de quinine . . . . . . } àà $0^{gr},05$
          Eau distillée . . . . 10 grammes.

Usage. — Dans les ulcères de la cornée.

e)

        Sulfate d'atropine. 0gr,03
        Sulfate de zinc 0gr,03
        Eau distillée . . . .   10 grammes.

Usage. — Dans les kérato-conjonctivites.

4° *Collyre à la scopolamine.*

        Bromhydrate de scopolamine 0gr,25
        Chlorhydrate de cocaïne 0gr,20
        Eau distillée . . . .   10 grammes.

Usage. — Lorsque l'atropine n'est pas bien tolérée par le malade.

5° *Collyre à l'homatropine.*

        Homatropine. 0gr,10
        Eau distillée . . . .   10 grammes.

Usage. — Utilisé pour paralyser l'accommodation pendant l'examen de la réfraction.

6° *Collyre à la belladone.*

        Extrait de belladone . . . .   0gr,05 à 0gr,10
        Eau distillée . . . .   10 grammes.

Usage. — Comme l'atropine, mais moins actif. A l'avantage de ne pas irriter la muqueuse conjonctivale.

B. — POMMADES MYDRIATIQUES

1° *Pommade à l'atropine.*

        Sulfate neutre d'atropine 0gr,05
        Lanoline . . . .   10 grammes.

2° *Pommades avec les autres mydriatiques, à la même dose que les collyres.*

VI. — MYOTIQUES

A. — COLLYRES

1° Collyres à l'ésérine.

a)   Sulfate neutre d'ésérine. 0gr,02
        Eau distillée . . . .   10 grammes.

Usage. — Dans la paralysie de l'accommodation.

b)   Ésérine . . . .   0gr,05 à 0gr,10
        Eau distillée . . . .   10 grammes.

Usage. — Dans les hernies iriennes et les staphylomes. — Lorsque la perforation de la cornée est imminente. — Après les paracentèses et les opérations sur le cristallin. — Toutes les fois qu'il existe une tension glaucomateuse de l'œil.

2° Collyres à la pilocarpine.

a)   Nitrate ou chlorhydrate de pilocar-
            pine. 0gr,10
        Eau distillée. . . . .   10 grammes.

Usage. — Dans la paralysie de l'accommodation et les contusions intenses du globe.

        Pilocarpine. . . . .   0gr,10 à 0gr,20
        Eau distillée . . . .   10 grammes.

Usage. — S'emploie seul ou bien alternativement avec l'ésérine, dans le glaucome lorsque l'ésérine est mal supportée.

3° Collyre huileux à l'ésérine.

        Ésérine pure . . . .   0gr,05 à 0gr,10
        Huile d'olive stérilisée . . . .   10 grammes.

Usage. — Plus actif que le collyre ordinaire ; collyre recommandé contre le glaucome (PANAS).

B. — POMMADES MYOTIQUES

1° *Pommade à l'ésérine.*

            Sulfate neutre d'ésérine. . . . .   0gr,05 à 0gr,10
            Vaseline . . . .   10 grammes.

Usage. — Sert à renforcer l'action du collyre.

2° *Pommade à la pilocarpine.*

            Nitrate de pilocarpine. . . . .   0gr,05 à 0gr,20
            Vaseline . . . .   10 grammes.

Usage. — Comme le collyre.

VII. — ANTISCROFULEUX. — TONIQUES

A. — MÉDICAMENTS EXTERNES

1° *Pommades jaunes.*

a)   Précipité jaune d'hydrargyre. 0gr,10
           Vaseline . . . .   10 grammes.
b)   Bioxyde jaune d'hydrargyre 0gr,10
           Vaseline . . . .   10 grammes.

Usage. — Mettre gros comme un petit pois de cette pommade dans l'œil et faire un peu de massage dans toutes les kératites et conjonctivites scrofuleuses, surtout lorsque la période d'acuité et de photophobie est passée. — Dans les taies de la cornée (néphélion, albugo). — Dans les chalazions.

2° *Pommades rouges.*

a)   Précipité rouge d'hydrargyre (par voie
             humide) 0gr,10
           Vaseline . . . .   10 grammes.

Usage. — Se met avec un pinceau sur le bord extérieur des paupières, dans les blépharites scrofuleuses, non ulcéreuses (un peu irritante).

b) Précipité rouge. . . . . } àà 0ʳˢ,15
     Camphre. . . . . }
     Vaseline . . . . 30 grammes.

Usage. — Même usage.

3° Pommade à l'acide salicylique et au goudron.

     Acide salicylique. . . . . (àà 1 gramme.
     Goudron. . . . . (
     Vaseline . . . . 20 grammes.

Usage. — Application sur les croûtes du visage accompagnant les kératites scrofuleuses.

B. — MÉDICAMENTS INTERNES. — TONIQUES

1° Huile de foie de morue ou émulsions analogues, vins et sirops reconstituants, etc., etc.

VIII. — ANTISYPHILITIQUES

A. — MÉDICAMENTS EXTERNES

1° Collyre à l'iodure de potassium.

     Iodure de potassium. . . . . 1 gramme.
     Eau distillée. 10   —

Usage. — Dans toutes les affections oculaires d'origine syphilitique. — S'emploie aussi dans la cataracte au début (Badal).

2° Pommade à l'iodure de potassium.

     Iodure de potassium . . . . 2 grammes.
     Axonge au benjoin 20   —

Usage. — Comme le collyre.

3° Onguent mercuriel simple.

Usage. — Outre son pouvoir antisyphilitique cet onguent a encore un pouvoir antiphlogistique. On l'emploie en frictions sur les tempes dans les états inflammatoires profonds de l'œil, surtout quand il existe des menaces d'ophtalmie sympathique.

4° Onguent mercuriel belladoné.

> Onguent mercuriel simple. . . . . . . 10 grammes.
> Extrait de belladone 1   —

Usage. — Frictions dans les états inflammatoires profonds accompagnés de douleurs. — Dans les plaies oculaires, surtout quand il y a présence de corps étranger.

B. — MÉDICAMENTS INTERNES

1° Solution d'iodure de potassium.

> Iodure de potassium . . . . 20 grammes.
> Eau distillée 500   —

2 à 4 cuillerées par jour. Dans les paralysies d'origine syphilitiques.

2° Sirop de Gibert.

2 cuillerées par jour. Dans les kératites interstitielles syphilitiques ou hérédo-syphilitiques.

3° Potion anti-syphilitique.

> Iodure de potassium . . . . 15 grammes.
> Biiodure d'hydrargyre . . . . 0^{gr},15
> Eau distillée . . . . 300 grammes.

2 cuillerées par jour dans les mêmes cas.

4° Potion anglaise.

> Iodure de potassium . . . . 10 grammes.
> Bichlorure d'hydrargyre. . . . . 0^{gr},05
> Alcool . . . . q. s.
> Eau . . . . 200 grammes.

1 à 2 cuillerées par jour.

C. — Injections sous-cutanées hydrargyriques

a) Bichlorure de mercure . . . .   1 gramme.
    Chlorure de sodium.   2   —
    Eau distillée 100   —

Ou bien

b) Peptonate d'hydrargyre. . . . .   1 gramme.
    Eau distillée 100   —

5 à 10 gouttes tous les 2 ou 3 jours, injectées dans le tissu cellulaire sous-cutané du dos. Après 15 injections, cesser pendant dix jours. Ne pas dépasser 40 injections. Employé dans les kératites interstitielles rebelles.

Huile biiodurée (formule de choix.)

c) Biiodure d'hydrargyre. . . . . 0^{gr},05 à 0^{gr},15
    Gaïacol de synthèse. . . . . 1 gramme.
    Huile d'olive stérilisée 30   —

1 à 2 centimètres cubes par jour en injections intra-musculaires, dans les mêmes cas.

Huile grise.

d) Mercure métallique. . . . .   2 grammes.
    Lanoline 2   —
    Huile d'olive stérilisée. 6   —

Injection de 1 centimètre cube tous les 8 jours.

IX. — ANTI-ARTHRITIQUES

A. — Collyres ou solutions

1° Collyre au salicylate de soude.

    Salicylate de soude. . . . . 0^{gr},50
    Eau distillée . . . . 10 grammes.

Usage. — Collyre utile dans l'iritis rhumatismale (Badal).

2° *Solution de salicylate de soude.*

Salicylate de soude ou de lithine . .   5 grammes.
Eau distillée   100   —

Usage. — Employé pour bains oculaires dans même cas.

B. — POMMADES ANTI-ARTHRITIQUES

1° *Pommade au précipité blanc et à l'acétate de plomb.*

Précipité blanc. . . . . $0^{gr},03$
Acétate neutre de plomb . . . . . . $0^{gr},10$
Huile d'amandes douces . . . . . . $0^{gr},50$
Vaseline . . . .   5 grammes.

Usage. — Dans les blépharites.

2° *Pommade au précipité blanc.*

Précipité blanc. . . . . $0^{gr},50$
Vaseline . . . .   10 grammes.

Usage. — Comme la précédente.

3° *Pommade avec :*

Oxyde de zinc . . . . $0^{gr},50$
Vaseline . . . .   )
Lanoline. . . . .   )   ââ 5 grammes.

Dans l'eczéma des paupières. — On sera *très sobre de pommade chez les arthritiques* qui ne supportent que les médicaments topiques anodins.

C. — INJECTION SOUS-CUTANÉE

Nitrate de pilocarpine. . . . . $0^{gr},20$
Eau distillée . . . .   10 grammes.

Usage. — Injection de 1 centimètre cube, quelquefois employée dans le décollement de la rétine, dans les inflammations rhumatismales du tractus uvéal.

D. — Poudre de Dermatol

Usage. — Dans l'eczéma des paupières.

E. — Traitement général anti-arthritique

Arsenicaux, ferrugineux, hydrothérapie, régime approprié; traitement général plus important que le traitement local.

X. — ANTINERVEUX

A. — Médicaments externes

1° *Liniments.*

a)

Huile de jusquiame.	40 grammes.
Chloroforme	10 —
Laudanum de Sydenham.	5 —
Extrait fluide de belladone	$0^{gr},50$

Usage. — Dans les névralgies sus et sous-orbitaires.

2° *Pommade au salicylate de méthyle.*

Salicylate de méthyle.	2 grammes.
Vaseline.	20 —

Usage. — Même usage que les précédentes.

B. — Médicaments internes anti-nerveux

1° *Cachets d'antipyrine.*

a) Antipyrine. . . . . $0^{gr},50$ pour 1 cachet.

Usage. — Prendre de 2 à 4 cachets par jour dans les névralgies oculaires.

b) Sulfate de quinine. . . . . }
Antipyrine. . . . . } à à $0^{gr},30$ pour 1 cachet.

Usage. — Comme les précédents.

c)

Antipyrine.	0gr,50	
Phénacétine	0gr,30	pour 1 cachet.
Caféine.	0gr,10	

Comme les précédents.

2° *Cachets d'exalgine.*

Exalgine.	0gr,25	
Bicarbonate de soude	0gr,50	pour 1 cachet.

1 à 3 cachets par jour.

3° *Sirop de chloral* et *Sirop de morphine.*

par cuillerées à bouches toutes les trois heures.

C. — INJECTIONS HYPODERMIQUES ANTINERVEUSES
AVEC LES DIVERS ALCALOÏDES UTILISÉS EN PAREIL CAS

APPENDICE

INSTRUCTIONS ET RÈGLEMENTS

CONCERNANT LE SERVICE DES ARMÉES DE TERRE ET DE MER

1° ARMÉE DE TERRE

ORGANES DE LA VISION

Art. 78. — Diminution de l'acuité visuelle. — 1° L'aptitude au service actif exige une acuité visuelle supérieure, ou tout au moins égale, à 1/2 (0,50) pour un œil et à 1/10 (0,10) pour l'autre œil, après correction, s'il y a lieu, par les verres sphériques.

2° Seront versés dans le service auxiliaire les jeunes gens qui ont une acuité visuelle comprise entre 1/2 (0.50) et 1/4 (0,25) de l'un des yeux et égale à 1/10 (0,10) au moins de l'autre œil, après correction, s'il y a lieu, par les verres sphériques.

Une acuité visuelle inférieure aux limites ci-dessus fixées, confère l'exemption.

L'acuité se mesure au moyen de l'échelle typographique réglementaire, placée à cinq mètres en avant de l'examiné et à sa hauteur.

Sera proposé pour la réforme tout homme dont l'acuité visuelle est inférieure à 1/2 (0.50) pour un œil et 1/10 (0.10) pour l'autre œil, après correction, s'il y a lieu, par les verres sphériques.

Art. 79. — Myopie. — A) Entraînent l'exemption du service actif et la réforme :

1° La myopie supérieure à six dioptries ;

2° La myopie égale ou inférieure à six dioptries, si l'acuité visuelle n'est pas ramenée par les verres correcteurs aux limites spécifiées au premier paragraphe de l'article 78 ;

3° La myopie compliquée de lésions choroïdiennes étendues et progressives.

B) Est compatible avec le service auxiliaire.

La myopie supérieure à six dioptries, à condition que l'acuité visuelle soit ramenée par les verres correcteurs aux limites fixées au 2e paragraphe de l'article 78.

ART. 80. — **Hypermétropie**. — L'hypermétropie entraîne l'exemption du service actif et la réforme, lorsqu'elle détermine, même après correction par les verres convexes, un abaissement de l'acuité visuelle au-dessous des limites fixées au premier paragraphe de l'article 78.

L'hypermétropie est compatible avec le service auxiliaire, à condition que l'acuité visuelle soit ramenée par les verres convexes aux limites fixées par le 2e paragraphe de l'article 78.

ART. 81. — **Astigmatisme**. — L'astigmatisme nécessite l'exemption du service armé et la réforme, s'il détermine un abaissement de l'acuité visuelle au-dessous des limites fixées au paragraphe 1er de l'article 78.

Seront versés dans le service auxiliaire les sujets atteints d'un astigmatisme déterminant, après correction par les verres appropriés, l'abaissement de l'acuité visuelle, aux limites fixées dans le paragraphe 2 de l'article 78. Dans ce dernier cas, la correction de l'astigmatisme, nécessitant toujours un examen long et délicat, il y aura lieu de reporter cet examen à la fin des opérations du conseil.

ART. 82. — **Amblyopie et amaurose**. — Dans un certain nombre de cas, la diminution ou la perte de la vision existe sans altérations appréciables des organes.

La décision de l'expert est alors basée sur les renseignements fournis par les autorités civiles et sur les résultats que lui apportent les procédés multiples destinés à déjouer les tentatives de simulation. Si sa conviction n'est pas établie, le médecin doit demander une enquête militaire, renvoyer le sujet à une séance ultérieure, enfin le déclarer bon pour le service. La réforme ne sera prononcée qu'après une période d'observation méthodique et prolongée.

ART. 83. — **Affections des paupières**. — Entraînent l'exemption et la réforme :

La destruction complète ou étendue ;

Les cicatrices vicieuses ;

L'ankyloblépharon et le symblépharon étendus ;

L'entropion et l'ectropion prononcés ;

Les tumeurs volumineuses ou de mauvaise nature ;

Le trichiasis congénital avec pannus de la cornée ;

Le ptosis congénital ;

Le blépharospasme invétéré.

La blépharite chronique rebelle peut être une cause de réforme temporaire.

Aʀt. 84. — **Affections des voies lacrymales**. — Motivent le classement dans le service auxiliaire :

Les tumeurs de la glande lacrymale,

L'épiphora chronique et prononcé,

La dacryocystite chronique et suppurée,

La fistule lacrymale.

Les mêmes affections, dans certaines conditions de gravité et de gêne fonctionnelle, peuvent justifier l'exemption et au besoin la réforme.

Aʀt. 85. — **Affections de la conjonctive**. — Les conjonctivites chroniques rebelles et en particulier la conjonctivite granuleuse, le ptérygion atteignant le centre de la cornée, les tumeurs volumineuses ou malignes de la conjonctive et de la caroncule lacrymale entraînent l'exemption.

Le ptérygion atteignant le centre de la cornée et inopérable, les tumeurs volumineuses ou malignes de la conjonctive et de la caroncule lacrymale sont des motifs de réforme.

La réforme temporaire pourra être prononcée dans les cas de conjonctivites chroniques et en particulier de conjonctivites granuleuses, si elles sont susceptibles de guérison.

Aʀt. 86. — **Affections de la cornée**. — Nécessitent l'exemption et la réforme :

Les kératites anciennes, spécialement les kératites vasculaires ou panniformes étendues ;

Les ulcérations profondes des cornées ;

Les staphylomes transparent et opaque ;

Les taies ou opacités invétérées sont compatibles avec le service actif ou avec le service auxiliaire, suivant le degré de diminution de l'acuité visuelle, fixé par l'article 78. Si l'acuité est au-dessous des limites fixées, l'exemption est prononcée.

Lorsque les kératites, les ulcérations et opacifications de la cornée seront limitées, relativement récentes et paraîtront susceptibles de s'amender, on prononcera la réforme temporaire.

Si les mêmes lésions de la cornée abaissent d'une façon définitive l'acuité visuelle au-dessous de 1/2 pour un œil et de 1 10 pour l'autre œil, la réforme s'impose.

Aʀt. 87. — **Affections de la sclérotique et de l'iris**. — Entraînent l'exemption et la réforme :

Le staphylome antérieur de la sclérotique ;

La sclérite et l'épisclérite anciennes et étendues.

Les vices de conformation de l'iris qui abaissent l'acuité visuelle au-dessous des limites fixées.

Les synéchies antérieures ou postérieures avec occlusion de la pupille.

Les tumeurs de l'iris de nature maligne ou envahissante.

L'iritis chronique, la mydriase persistante peuvent motiver la réforme temporaire.

Art. 88. — **Affections du cristallin.** — Les déplacements, l'opacité du cristallin et de sa capsule, l'absence de la lentille, si elles réduisent l'acuité visuelle au-dessous des limites fixées, entraînent l'exemption ou le classement dans le service auxiliaire.

La réforme est prononcée si l'acuité visuelle est inférieure à 1/2 pour un œil et à 1/10 pour l'autre œil.

Art. 89. — **Affections du corps vitré.** — Les opacités du corps vitré comportent les mêmes décisions.

Art. 90. — **Affections de la choroïde.** — Le coloboma étendu,

L'absence de pigment (albinisme),

Les tumeurs de la choroïde à marche progressive,

Les choroïdites étendues ou progressives,

Le glaucome,

entraînent l'exemption et la réforme.

Art. 91. — **Affections de la rétine et du nerf optique.** — Les rétinites,

Le décollement de la rétine,

La neurorétinite et la névrite optique,

L'atrophie des nerfs optiques,

nécessitent l'exemption et la réforme.

Art. 92. — **Affections du globe oculaire.** — Entraînent l'exemption et la réforme :

La perte ou la désorganisation des yeux ou même d'un seul œil,

Les tumeurs intra-oculaires,

L'exophtalmie prononcée avec affaiblissement de la vue.

Art. 93. — **Affections des muscles de l'œil.** — Le nystagmus et le strabisme fonctionnel sont compatibles avec le service actif ou le service auxiliaire, suivant le degré de diminution de l'acuité visuelle fixé par l'article 78. Ils entraînent l'exemption si l'abaissement de l'acuité visuelle dépasse les limites fixées.

La réforme est prononcée lorsque l'acuité visuelle est inférieure à 1/2 pour un œil et à 1/10 pour l'autre œil.

La paralysie d'un ou de plusieurs des muscles de l'œil, n'étant parfois que passagère, nécessite le renvoi à la fin des opérations du conseil.

La paralysie persistante motive l'exemption et la réforme. On prononcera la réforme temporaire dans les cas de paralysie encore récente, mais ayant résisté au traitement.

Art. 93. — **Affections de l'orbite.** — Les tumeurs progressives ou malignes de la cavité orbitaire, les ostéites chroniques, avec déformations prononcées, adhérences étendues et gênantes, nécessitent l'exemption et la réforme.

Tel est le règlement adopté par le Conseil de santé des armées et promulgué le 31 janvier 1902 ; sans nous permettre de le critiquer et tout en rendant hommage aux maîtres éminents qui l'ont élaboré, nous croyons pouvoir faire remarquer que l'acuité visuelle, bien plus que le vice de réfraction, devrait être prise comme critérium pour l'appréciation de la valeur d'un sujet au point de vue du service militaire. Il n'y aurait aucun inconvénient à admettre dans l'armée les myopes de 7 dioptries dont l'acuité est très bonne et ces myopes sont nombreux. Il vaut mieux être myope de 7 dioptries avec l'acuité 1 que myope de 3 dioptries avec l'acuité 1/2.

En ce qui concerne l'astigmatisme nous sommes convaincus que nos camarades de l'armée ne tarderont pas, dans les cas très communs d'astigmatisme simple, à permettre la correction par les verres cylindriques.

Lorsque l'astigmatisme complique les autres amétropies, la situation est complexe, et bien que les verres sphéro-cylindriques soient d'un usage courant, on doit pour cette variété de malades s'en tenir au résultat donné par la seule correction sphérique, mais pour l'astigmatisme simple, régulier, affection commune, sans gravité, compatible avec un parfait fonctionnement de l'œil, il y aurait lieu de modifier le règlement et d'introduire dans l'armée active l'usage des verres cylindriques.

Nous livrons ces réflexions à nos nombreux camarades du service de santé versés dans l'étude de l'ophtalmologie, qui a toujours tenu une si grande place à l'école du Val-de-Grâce. Ils savent qu'elles sont dictées par notre désir de servir encore l'armée.

2° ARMÉE DE MER

INSTRUCTION DU 8 AVRIL 1891. — ORGANES DE LA VISION

ORGANES DE LA VISION

ART. 85. — Acuité visuelle et champ visuel. — L'intégrité de la vision est encore plus nécessaire dans la marine que dans l'armée

et l'usage des verres admis dans l'armée est, en principe, inaccep-
table dans le service de la flotte. Il est donc indispensable d'adopter une ligne de conduite différente pour les inscrits maritimes et
pour les engagés volontaires, d'une part, et pour les hommes provenant du recrutement, d'autre part.

Pour les mousses et les engagés volontaires, la vue doit être complètement normale, sauf les exceptions ou tolérances prévues dans
les instructions annuelles sur le recrutement des spécialités des
Equipages de la flotte; il faut, en outre, pour l'aptitude à certaines
spécialités (gabier, timonier, pilote, canonnier, torpilleur), l'absence
de daltonisme et de diplopie.

L'absence de daltonisme, ou l'état normal du sens chromatique,
sera constatée par l'épreuve de Holmgren.

L'épreuve tendant à constater l'absence de *diplopie* consiste à
faire fixer avec les deux yeux un objet (par exemple la flamme d'une
bougie), et à placer un verre coloré en rouge devant un des yeux;
s'il n'y a pas de *diplopie*, le sujet examiné continuera à ne voir
qu'une seule flamme colorée à moitié de rouge; s'il y a diplopie il
verra deux flammes, une rouge et une blanche.

Pour les hommes de l'inscription maritime, tout vice ou toute
lésion des organes de la vision qui réduit *l'acuité visuelle* à distance
au-dessous de 3/5 pour l'un des yeux et de 2/5 pour l'autre œil, ou
qui restreint le champ visuel binoculaire du côté des tempes de plus
de la moitié, entraîne *l'inaptitude au service*.

L'examen de l'acuité visuelle, successivement et à part pour l'un
ou l'autre œil, se fera au moyen des caractères les plus fins de
l'échelle de Snellen ou Pflüger pour ceux qui ne savent pas lire, ou
à défaut, avec des en-tête de livre d'égale dimension. Ces deux
échelles sont formées par des lettres et des signes que l'on peut facilement faire déterminer par des illettrés et dans un sens quelconque,
en leur enjoignant de représenter avec deux doigts de l'une ou
de l'autre main la forme et la direction de l'ouverture des signes
qu'on leur montre : lettres et signes sont du n° 5 des échelles métriques, ils mesurent $0^m.015$ de large; ils doivent être vus par un
œil normal à 5 mètres et *l'acuité* est alors égale à 1; si le sujet ne
les voit distinctement qu'à 1, 2, 3, 4 mètres *l'acuité* descend à 1/5,
2/5, 3/5, 4/5 :

Pour les *hommes de recrutement*, il faut nécessairement se conformer aux mesures adoptées dans l'armée et prononcer *l'inaptitude au
service* ou la *réforme* quand *l'acuité visuelle* à distance est abaissée
au-dessous de 1 2 pour l'un des yeux et de 1/10 pour l'autre, à
moins que le vice ou la lésion des organes de la vision, qui diminue
ainsi *l'acuité visuelle*, ne puisse être corrigé par des verres.

La *réforme* sera prononcée dans les mêmes conditions si la diminution de l'acuité et du *champ visuel* est due à une maladie incurable.
Mais les *hommes du recrutement* ne pourront faire du service à

bord des navires, que si leur *acuité visuelle* n'est pas abaissée au-dessous des limites fixées pour les inscrits (3/5 pour un œil, 2,5 pour l'autre œil). Dans le cas contraire, ils seront employés à terre dans les Divisions.

ART. 86. — **Myopie.** — La myopie entraîne l'*inaptitude au service* et la *réforme* : 1° quand elle est supérieure à 4 dioptries ; 2° quand l'*acuité visuelle* n'est pas ramenée, par des *verres correcteurs*, au moins à 1/2 pour un œil et 1/10 pour l'autre ; 3° quand les altérations de la *choroïde* sont assez étendues et assez profondes pour indiquer une *myopie progressive* ; 4° enfin quand il existe une *asthénopie musculaire* prononcée ou un *strabisme* divergent accompagnés d'une diminution de l'*acuité visuelle* dans les limites précitées.

ART. 87. — **Hypermétropie, astigmatisme et anisométropie.** — L'*hypermétropie*, l'*astigmatisme* et l'*anisométropie* entraînent l'*inaptitude au service* et la *réforme*, lorsqu'elles déterminent un abaissement de l'*acuité visuelle à distance*, au-dessous des limites fixées, pour chacun des yeux.

La kératoscopie permet d'apprécier rapidement ces états amétropiques et dirige les vérifications optométriques.

Telles sont les règles édictées par la marine en ce qui concerne les vices de réfraction : au sujet de l'amblyopie il faut s'en rapporter à ce qui a été dit plus haut du service de la guerre. Mais il importe d'établir au sujet du service de la marine des catégories au sujet desquelles des prescriptions ministérielles ont été faites.

Voici ces catégories avec les particularités qui leur sont applicables ; nous les ferons suivre des prescriptions récentes touchant la marine marchande.

Inscrits maritimes.

I. M. du 8 avril 1891. — 3/5 d'un œil, 2,5 de l'autre.

Engagés volontaires.

I. M. du 13 mars 1894. — Conditions des spécialités pour lesquelles ils s'engagent ou sans spécialité V = I (art. 85).

Hommes du recrutement.

I. M. 13 mars 1894. — 3,5 et 2,5 pour le service de la flotte. 1,2 et 1,10, après correction, pour le service à terre dans les divisions.

Élèves mécaniciens et apprentis élèves.

I. M. 5 juin 1897, art. 55, p. 23. — 4,5 pour la vision binoculaire avec tolérance de 3,5 pour un œil.

Apprentis ouvriers mécaniciens.

I. M. du 5 décembre 1898, § 37 :
I. M. du 13 mars 1900 :
I. M. du 5 décembre 1900.
On doit exiger 3,5 d'un œil et 2/5 de l'autre.

École des ouvriers mécaniciens (Lorient).

I. M. du 26 juillet 1900. — 3,5 de l'œil droit, 2,5 de l'œil gauche. Pas de daltonisme.

Apprentis chauffeurs.

I. M. du 5 juin 1897 :
C. M. du 17 février 1900 ;
I. M. du 5 décembre 1901.
L'acuité visuelle à exiger pourra être abaissée aux 3/5 de la vue normale pour l'un des yeux et 2,5 pour l'autre.

Apprentis torpilleurs.

I. M. du 5 juin 1897, tableau 5. — Vue normale. Pas de daltonisme ni de diplopie.

Apprentis gabiers.

I. M. du 5 juin, tableau 3. — Vue normale.

Apprentis canonniers.

I. M. du 5 juin 1897, tableau 4.
D. M. du 5 décembre 1899 ;
I. M. du 5 décembre 1900.
Vue normale. Pas de daltonisme ni de diplopie.

Apprentis torpilleurs sédentaires.

I. M. du 5 juin 1897. — Vue normale à droite, 3/5 à gauche. Pas de daltonisme ni de diplopie.

Apprentis fusiliers.

I. M. du 5 juin 1897 ;
I. M. du 5 décembre 1900.
Vue normale à droite, 3,5 à gauche.

Apprentis limoniers.

I. M. du 5 juin 1897 ;
I. M. du 5 décembre 1900.
Excellente ou tout au moins normale. Pas de daltonisme ou de diplopie.

Pilotes. Patrons pilotes de torpilleurs.

I. M. du 5 juin 1897 modifiée par I. M. du 6 juin 1899. — Excellente vue. N'être atteint d'aucune des affections suivantes : myopie, hypermétropie, presbytie, astigmatisme et daltonisme, même au plus faible degré.

Guetteurs sémaphoriques stagiaires.

I. M. du 5 juin 1897 :
C. M. du 30 janvier 1900.
Vue excellente.

Apprentis guetteurs auxiliaires.

I. M. du 4 juin 1897 ;
C. M. du 30 janvier 1900.
Excellente ou tout au moins normale. Pas de daltonisme ni de diplopie.

Fourriers.

I. M. du 5 décembre 1901. — L'acuité visuelle exigée pourra être abaissée aux 4/5 de la vue normale, avec une tolérance pouvant aller jusqu'aux 3/5 pour l'un des yeux.

Charpentiers.

I. M. du 5 décembre 1901. — Qualités requises pour le service de la flotte, 3/5 et 2/5.

Voiliers.

Mêmes conditions que pour les charpentiers.

Distributeurs comptables.

Mêmes conditions.

Boulangers-Coq.

Mêmes conditions.

Tonneliers.

Mêmes conditions.

Infirmiers.

I. M. du 5 décembre 1901. — Vision binoculaire, 4/5 avec tolérance de 3/5 pour l'un des yeux.

Tambours et clairons.

I. M. du 5 décembre 1901. — Normale à droite, 3/5 à gauche.

École normale de Gymnastique et d'escrime.

I. M. du 5 juin 1897. — Conditions requises pour le Service de la Flotte.

École de Tir. École de Scaphandre.

I. M. du 5 juin 1897. — Normale à droite, 3/5 à gauche.

Matelots sans spécialité.

I. M. du 5 décembre 1899, § 54. Conditions requises pour le Service de la Flotte.

Ouvriers électriciens.

I. M. du 5 décembre 1901. — L'acuité visuelle à exiger pourra être abaissée aux 3/5 de la vue normale pour l'un des yeux et à 2/5 pour l'autre œil.

Tailleurs d'habits.

I. M. du 5 décembre 1901. — 3/5 pour les deux yeux.

Cordonniers. Maîtres d'hôtel. Cuisiniers. Musiciens.

I. M. du 5 décembre 1901. — 3/5 pour les deux yeux.

Ouvriers. Personnel permanent de l'atelier central de la Flotte.

I. M. du 5 décembre 1901. — Vision binoculaire 4/5 avec tolérance de 3/5 pour un œil.

Ouvriers des arsenaux.

1/4 de chaque œil. Vision binoculaire supérieure à 1/4.

École des Mousses de la Flotte.

Rigoureusement normale pour chaque œil. Pas de daltonisme ni de strabisme.

Matelots télégraphistes.

C. M. du 18 décembre 1900. — 3/5 d'un œil, 2/5 de l'autre.

Équipages des sous-marins.

Conditions exigées pour le Service des Équipages de la Flotte.

INSTRUCTION relative à l'examen médical auquel doivent être soumis les candidats à l'École navale du 23 mars 1888 au 2 octobre 1888. (Art. 18 du règlement pour l'admission à l'École navale en 1889 inséré au *Journal officiel* du 8 octobre 1888.)

Les candidats sont soumis à une visite médicale qui a lieu dans chacun des centres de concours, la veille du premier jour des compositions.

. . . .

Les candidats sont, de plus, soumis aux épreuves optométriques et daltoniques ci-après :

L'épreuve optométrique consiste dans la lecture à une distance de 1 mètre pour la vision monoculaire et de 2 mètres pour la vision binoculaire, dans la proportion de 18 sur 24, des lettres capitales n° 15, noires sur fond blanc, de l'échelle typographique de Snellen, éclairée par une bougie placée à 50 centimètres de ces lettres.

Relativement au daltonisme, les candidats subissent une épreuve de jour avec les écheveaux de laine.

CAPITAINES DU COMMERCE

Décret portant modification du décret du 18 septembre 1893, sur le commandement des navires de commerce, du 19 janvier 1899.

Le Président de la République sur le rapport du Ministre de la Marine,

Décrète :

L'article 15 du décret du 15 septembre 1893, est modifié comme suit :

« Pour être admis à subir les examens, les candidats devront remettre, vingt-quatre heures au plus tard avant l'ouverture des épreuves.

. . . .

» 6° Un certificat délivré six mois au plus avant la date de l'examen, par un médecin de la marine ou un médecin civil agréé par l'Administration de la marine et constatant que leur acuité visuelle à distance n'est pas inférieure à 3,5 pour l'un des yeux et à 2,5 pour l'autre œil, qu'ils sont entièrement exempts de daltonisme et de diplopie.

» Ce certificat doit, comme les précédents, être visé par le Commissaire de l'inscription maritime.

» *Il n'est pas exigé des candidats au diplôme d'élève de la marine marchande.* »

CAPITAINES DE COMMERCE

(Dépêche ministérielle du 5 avril 1899.)

Application des dispositions du Décret du 19 janvier 1889, relatives à l'aptitude visuelle des candidats aux brevets de commandement au commerce.

Messieurs, on m'a demandé de préciser les conditions dans lesquelles doivent être subies les épreuves d'aptitude visuelle imposées par le Décret du 19 janvier dernier, aux candidats aux brevets de capitaine au long cours et de maître au cabotage.

J'ai l'honneur de vous faire connaître que les médecins appelés à établir les certificats prévus par l'art. 1er du décret précité, doivent se conformer, tant pour l'examen de l'acuité visuelle que pour la constatation de l'absence de daltonisme et de diplopie, aux indications contenues dans le paragraphe 85 de l'instruction du 8 avril 1891, relative aux maladies, infirmités, etc., qui rendent impropre au service de la flotte. Cette instruction est en vente à la librairie militaire de Baudoin, 30, rue Dauphine, à Paris, au prix de 2 fr. 50.

J'ajouterai que si les épreuves, dont cette instruction trace le programme peuvent être effectuées sans le secours d'aucun appareil spécial, elles sont notablement simplifiées par l'emploi des deux échelles ci-après, dont le prix est des plus minimes, savoir :

1° *Pour l'examen de l'acuité visuelle :* l'échelle du Dr Monoyer ;

2° *Pour l'épreuve relative au daltonisme :* l'échelle de couleur (modèle de l'armée).

Vous voudrez bien attirer, sur ce dernier point, l'attention des médecins civils appelés, hors des ports militaires, à examiner les candidats sous le rapport de l'aptitude visuelle.

Je saisis cette occasion de vous faire connaître que trop souvent, depuis la mise en vigueur du décret du 19 janvier dernier, j'ai dû renvoyer aux ports, pour être complétés, des certificats médicaux n'indiquant pas si les marins auxquels ils se rapportaient étaient, comme l'exige le décret du 19 janvier dernier, entièrement exempts de daltonisme et de diplopie.

En raison des dangers graves que ces deux troubles de la vision présentent pour la navigation, il serait imprudent d'admettre au commandement des navires les marins qui en sont atteints.

MM. les commissaires de l'inscription maritime devront, en conséquence, veiller à ce que les candidats au brevet de la marine marchande soient, sous ce rapport, minutieusement examinés, et à ce que les certificats soumis à leur visa mentionneront toujours le résultat de cet examen.

TABLE DES MATIÈRES

ÉVREUX, IMPRIMERIE DE CHARLES HÉRISSEY

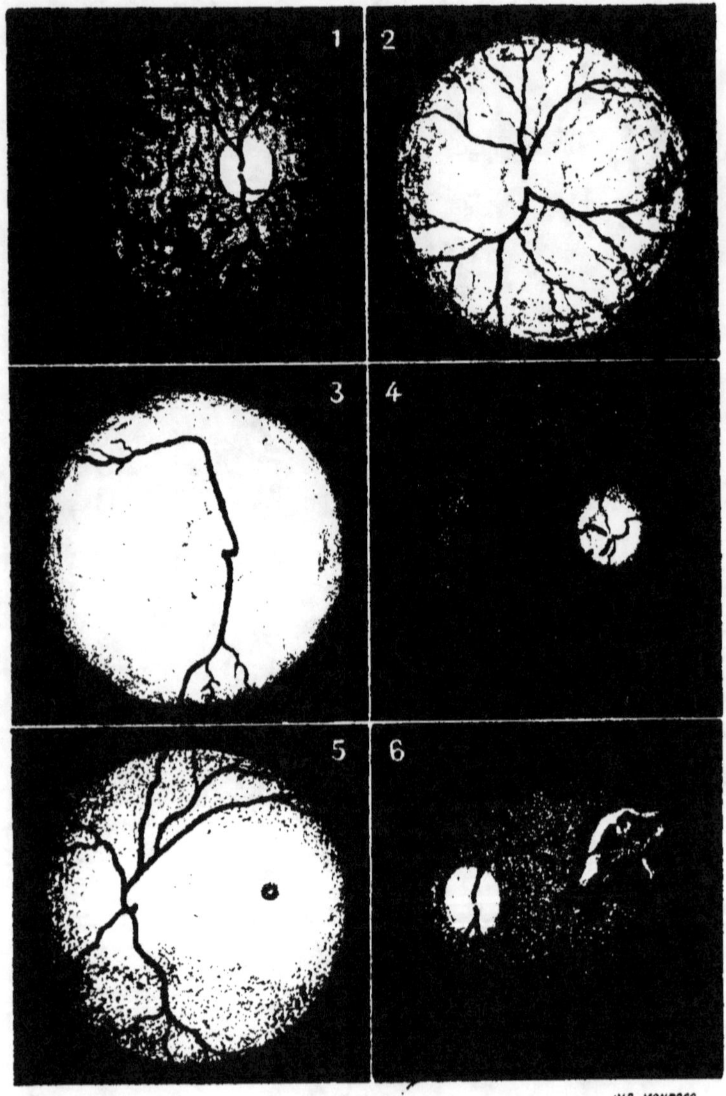

AFFECTIONS du FOND de L'ŒIL

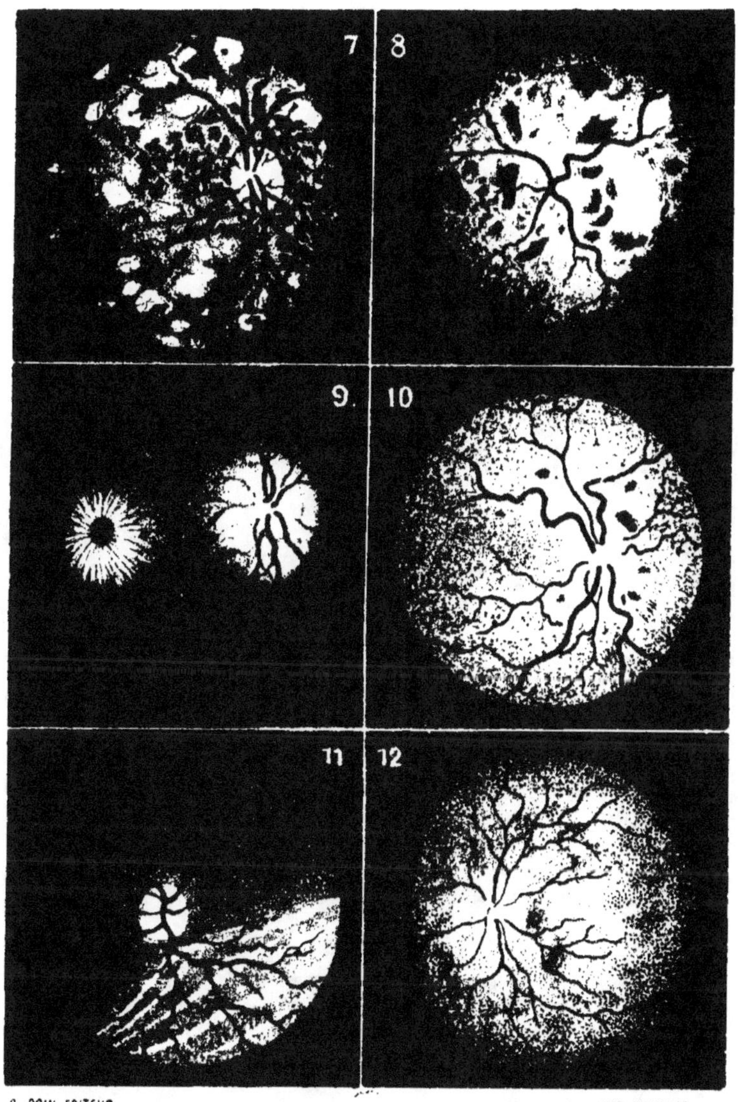

AFFECTIONS du FOND de L'ŒIL

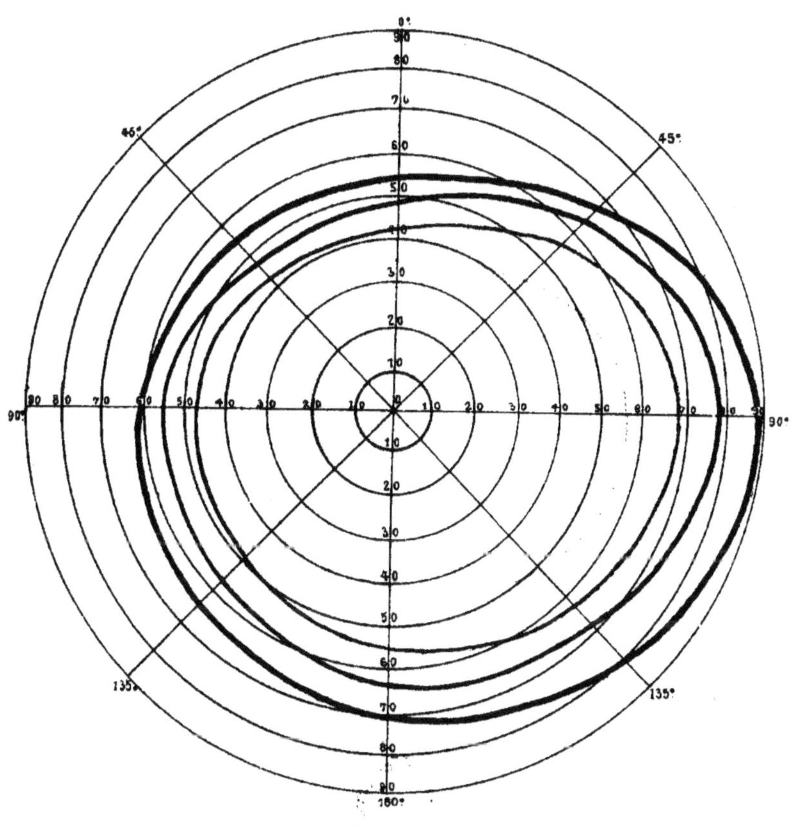

CHAMP VISUEL NORMAL.

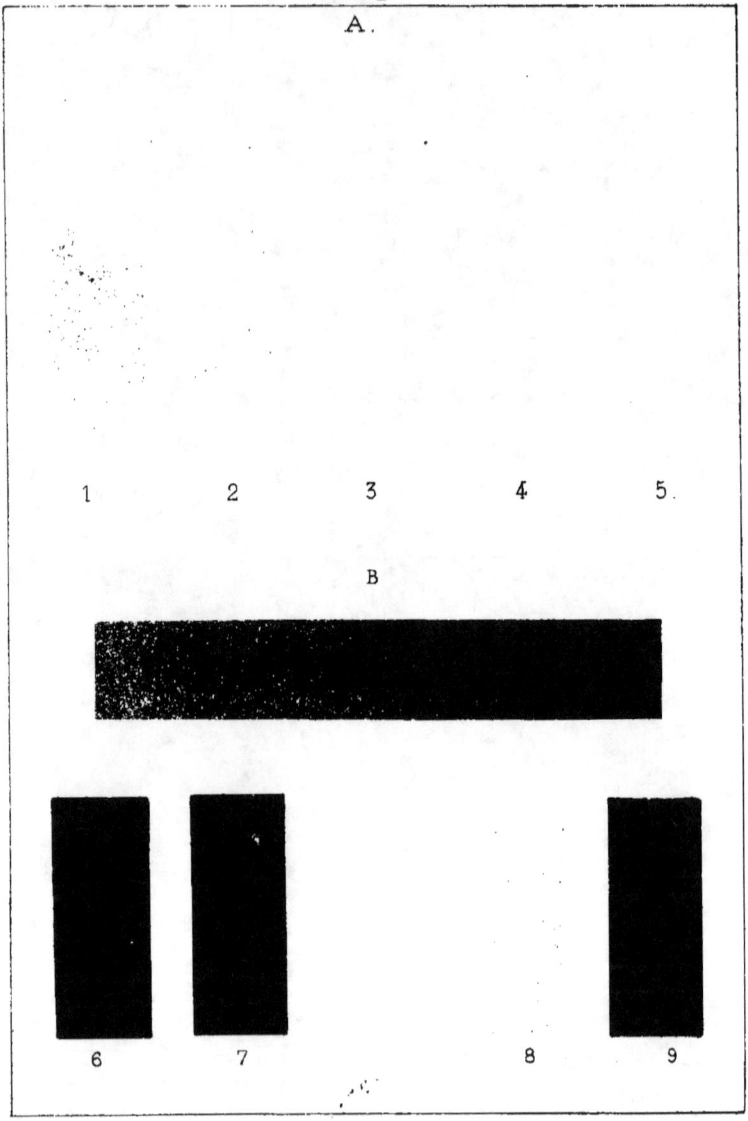

A.

1   2   3   4   5.

B

6   7   8   9

ÉTUDE DU SENS CHROMATIQUE
Méthode de HOLMGREN.

PLANCHE III

—

7. Choroïdite disséminée.

8. Neuro-rétinite hémorragique.

9. Rétinite albuminurique.

10. Névrite consécutive à une tumeur cérébrale.

11. Décollement de la rétine.

12. Rétinite pigmentaire.